초단기 완성
간호조무사

CBT 국가시험
완벽 대비 요약집

- 전과목 핵심내용 한 권에 수록!
- 2025년 개정 국가시험 출제 범위 영역 순서대로 구성

피앤피북 편집부

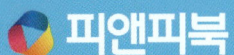

머리말

간호조무사 국가시험이 2025년부터 CBT 시스템으로 바뀌었고 출제 범위도 변경되었다.

이에, 2015 개정 교육과정부터 2022 개정 교육과정 인정도서를 출간한 출판사로서 간호조무사 자격증 취득을 준비하는 수험생을 위해 **〈초단기 완성! 간호조무사 CBT 국가시험 완벽 대비 요약집〉**을 출간하게 되었다.

이 책의 특징은 다음과 같다.

- **핵심 요약 정리**
  수험생들이 단기간 내에 전 과목을 빠르고 효율적으로 마스터할 수 있도록 출제 영역의 핵심을 정리했다.

- **출제 범위 순서대로 구성**
  국가시험 출제 범위에 맞춰 체계적으로 구성되어 있어, 수험생들이 혼란 없이 공부할 수 있도록 돕는다.

- **전문성**
  인정 교과서를 만든 출판사에서 출간한 책으로, 수험생의 눈높이에 맞춘 자료 구성과 차별화된 전문성이 돋보인다.

이 책은 CBT 시스템과 새로운 출제 범위에 맞춰 준비할 수 있도록 효율적인 방법을 제시하여, 간호조무사 국가시험을 준비하는 수험생들이 합격할 수 있도록 지원하는 든든한 파트너가 되어 줄 것이다.

차례

제1편 | 기초 간호학 개요

I. 간호 관리 ··········· 8
  1 직업윤리 ··········· 8
  2 병원 환경 관리 ··········· 10
  3 자기계발 및 행정업무 ··········· 14

II. 기초해부생리 ··········· 16
  1 계통별 구조와 기능 ··········· 16

III. 기초약리 ··········· 28
  1 약물의 기본개념 ··········· 28
  2 약물의 관리 ··········· 28
  3 약물의 종류 ··········· 30

IV. 영양과 영양소 ··········· 32
  1 영양소 ··········· 32
  2 영양과 에너지 대사 ··········· 35
  3 영양 간호 돕기 ··········· 35

V. 기초치과 ··········· 36
  1 구강의 해부학적 구조 ··········· 36
  2 치과 표준 기구 및 장비 ··········· 40
  3 치과 진료실 진료 보조 ··········· 41
  4 구강 질환 ··········· 42
  5 치과 진료 종류 ··········· 45
  6 치과 간호조무사의 업무 ··········· 47
  7 감염 관리 ··········· 48

VI. 기초 한방 ··········· 49
  1 한의 치료의 개념 ··········· 49
  2 한의학의 치료 ··········· 50
  3 한약제의 종류 ··········· 54

VII. 기초간호학(기본간호) ··········· 54
  1 기본개념 ··········· 54

VIII. 성인 관련 간호의 기초 ··········· 56
  1 호흡계 질환자의 간호 보조 ··········· 56
  2 심혈관계 질환자의 간호 보조 ··········· 59
  3 소화계 질환자의 간호 보조 ··········· 63
  4 근골격계 질환자의 간호 보조 ··········· 72
  5 내분비계 질환자의 간호 보조 ··········· 78
  6 신장/비뇨계 질환자의 간호 보조 ··········· 82
  7 신경계 질환자의 간호 보조 ··········· 85
  8 감각/피부계 질환자의 간호 보조 ··········· 88

IX. 모성 관련 간호의 기초 ··········· 93
  1 임신 간호 보조 ··········· 93
  2 출산 간호 보조 ··········· 96

X. 아동 관련 간호의 기초 ··········· 100
  1 아동 발달단계 ··········· 100
  2 아동의 건강 문제 ··········· 104

XI. 노인 관련 간호의 기초 ··········· 107
  1 노인에 대한 이해 ··········· 107

XII. 응급 관련 간호의 기초 ··········· 117
  1 기본 응급 간호 돕기 ··········· 117
  2 상황별 응급 간호 돕기 ··········· 118

제2편 | 보건 간호학 개요

I. 보건 교육 ··········· 126
  1 직업윤리 ··········· 126

II. 보건행정 ··········· 134
  1 보건조직 ··········· 134
  2 보건의료체계 ··········· 136
  3 사회보장 ··········· 141
  4 의료 보장 제도 ··········· 142

III. 환경 보건 ··········· 146

IV. 산업 보건 ··········· 167

제3편 | 공중 보건학 개론

Ⅰ. 질병관리 사업 ········· 174
   1 질병 발생 역학 ········· 174
   2 감염성 질환 관리 ········· 175
Ⅱ. 인구와 출산 ········· 182
   1 인구의 이해 ········· 182
   2 인구 정책 ········· 183
Ⅲ. 모자보건 ········· 184
   1 모자보건의 정의 ········· 184
   2 모자보건의 목적 ········· 184
   3 모자보건 사업의 특징 ········· 184
   4 모자보건의 대상 ········· 185
   5 모자보건의 주요 지표 ········· 185
   6 모성보건 사업 ········· 186
   7 영·유아 보건 ········· 186
Ⅳ. 지역사회보건 ········· 187
   1 건강증진 이해 및 정책 ········· 187
   2 노인 보건 ········· 189
   3 방문 및 가족 보건 활동 ········· 191
Ⅴ. 의료관계법규 ········· 198

제4편 | 병원 간호 실기

Ⅰ. 활력징후 ········· 240
   1 맥박, 호흡과 말초산소포화도 측정 보조 ········· 240
   2 체온과 혈압 측정 보조 ········· 243
Ⅱ. 감염관리 ········· 247
   1 격리와 주의 지침 ········· 247
   2 소독과 멸균 ········· 248
   3 내·외과적 무균술 ········· 251
Ⅲ. 호흡유지 ········· 256
   1 산소요법, 흉부물리요법과 분무요법 보조 ········· 256
   2 흡인과 기관절개관 간호 보조 ········· 260
Ⅳ. 영양과 배설 ········· 264
   1 식사 돕기 ········· 264
   2 위관 영양 간호 보조 ········· 265
   3 섭취량과 배설량 측정 보조 ········· 267
   4 배뇨와 배변 간호 보조 ········· 268
Ⅴ. 상처와 골절 ········· 272
   1 상처와 욕창 간호 보조 ········· 272
   2 골절 간호 보조 ········· 277
Ⅵ. 개인위생 ········· 280
   1 목욕과 등마사지 돕기 ········· 280
   2 부위별 개인위생 간호 보조 ········· 282
Ⅶ. 활동관리 ········· 287
   1 체위 유지 돕기 ········· 287
   2 운동 돕기 ········· 291
   3 이동과 보행 돕기 ········· 296
   4 의복 갈아입히기와 보호대 적용 돕기 ········· 303
Ⅷ. 체온유지 ········· 307
   1 냉·온요법 적용 돕기 ········· 307
Ⅸ. 진단검사와 수술 ········· 309
   1 임상병리검사와 특수진단검사 보조 ········· 309
   2 수술 간호 보조 ········· 314
Ⅹ. 기도폐쇄와 심정지 대처 ········· 321
   1 기도폐쇄 처치 방법 및 주의 사항 ········· 321
   2 심폐소생술 방법 및 주의사항 ········· 323
   3 자동 심장 충격기 사용방법 및 주의사항 ········· 324
Ⅺ. 환자관리와 의사소통 ········· 325
   1 환자관리 ········· 325
   2 의사소통기법 ········· 332
Ⅻ. 임종 간호 ········· 335
   1 Kübler-Ross의 슬픔 단계별 간호 보조 ········· 335
   2 임종 시 신체적 변화 및 간호 보조 ········· 336
   3 사후 간호 보조 ········· 338
   4 연명의료 결정법 ········· 339

제1편

기초간호학 개요

제1편 ✦ 기초간호학 개요

I. 간호 관리

1 직업윤리

가. 간호 윤리

1) 정의

법률과 도덕에 앞서 간호인이 마땅히 하여야 할 도리를 실천하는 것이며 자발적으로 봉사하는 마음에서 우러나오는 실천 행위임. 간호 인력은 병원 실무에서 지속적으로 윤리적 의사 결정에 직면하게 되며 직업적 관계 속에서 윤리적 딜레마에 빠지는 경우가 있음.

2) 간호 윤리가 중요한 이유

가) 인간의 존엄성과 인격을 중시하는 윤리적 바탕에서 간호를 수행하기 때문임.
나) 대상자의 생명에 영향을 줄 수 있는 의사 결정에 참여하게 되기 때문임.
다) 임상의 다양한 상황에서 윤리적 딜레마와 직면하게 되기 때문임.
라) 현대 사회가 전문직 간호인에게 책임 있는 행동을 요구하기 때문임.

3) 간호 윤리와 윤리 원칙

인격 존중을 전제로 하는 모든 윤리 원칙은 깊은 사고와 행동의 지침이 되는 기본적인 도덕 진리에 바탕을 두고 있음. 모든 돌봄 전문직은 타인에 대한 진정한 관심과 존중을 가져야 하지만 간호 전문직은 기본적으로 이것을 이해하고 실무에서 윤리 원칙을 의미 있고 일관성 있게 적용할 수 있어야 함.
윤리 원칙에는 자율성, 선행, 해악 금지, 정의가 있고 윤리 규칙에는 비밀 유지, 정직, 신의가 있음.

가) 자율성 존중의 원칙

타인의 자율성에 대한 윤리적 의무를 나타내는 원칙임. 즉 거짓이나 억압 또는 강압으로부터 자유롭게, 한 사람의 삶에 영향을 주는 문제에 대하여 선택할 수 있는 자유를 주는 것임. 자율성을 행사하기 위해서는 의사 결정 능력과 충분한 정보가 필요함.

나) 선행의 원칙

전문직 역할에서 도덕적·법적으로 요구되는 선행은 선(good)을 행하는 것으로 간호 전문인이 환자에게 이익이 되는 행위를 하는 것과 해(harm)를 막거나 제거하는 것을 포함함.
한국 간호사 윤리 강령에는 안전을 위한 간호로서 "간호사는 간호의 전 과정에서 간호 대상자의 안전을 우선시하며, 위험을 최소화하기 위한 조치를 취함." 그리고 간호 대상자 보호로서 "간호사는 동료 의료인이나 간호 관련 종사자에 의해 간호 대상자의 건강과 안전이 위협 받는 경우, 간호 대상자를 보호하기 위한 적절한 조치를 취함."이라고 명시하고 있음.

다) 해악 금지의 원칙

타인에게 해를 끼치지 말아야 할 의무를 의미하는 것임. 나이팅게일 선서에서는 "나는 인간의 생명에 해로운 일은 어떤 상황에서든 하지 않겠습니다."라는 조항이 포함되어 있음. 가끔은 의료행위에서 인체에 부작용을 일으키는 수술을 불가피하게 해야 할 경우 그 의료행위는 정당화될 수 있음. 해악금지의 원칙은 대상자에게 무조건적으로 상해나 고통을 주어서는 안 된다는 의미보다는 최소화해야 한다는 의미로 해석될 수 있음.

라) 정의의 원칙

공정한, 공평한, 적절한 대우와 관련된 윤리 원칙임. 의료 자원이 한정되어 있는 경우 환자를 선택하는 기준에서 자원을 공평하게 분배하는 방법의 문제이기도 함.

4) 한국 간호조무사 윤리 강령

[전면 개정] 2022.11.23.

가) 간호 대상자가 필요로 하는 간호를 차별 없이 평등하게 제공하고, 건강 취약계층의 건강권을 보호함.
나) 간호 대상자의 존엄성과 기본권을 존중하고, 사생활과 개인 정보를 보호함.
다) 최선을 다해 성실하게 간호하고, 간호 대상자에게 안전하고 편안한 간호 환경을 조성함.
라) 의료 법규를 준수하고, 보건 의료인으로서의 품위를 지키며, 자기 관리를 철저히 함.
마) 지속적인 자기 계발과 학습을 통해 간호 인력으로서의 직무 능력을 유지하고 개발하기 위하여 노력함.
바) 다른 보건 의료인들의 역할을 존중하고, 상호 협력적인 관계를 유지하는 가운데 간호업무를 수행함.
사) 자신의 권익과 처우 개선, 전문성 향상을 위하여 협회 활동과 사회 및 정책 활동에 참여함.
아) 국민 보건 향상에 관한 정부의 요청에 협력하며, 사회적 재난과 국가적 위기 상황 발생 시 구호 및 의료 활동에 적극적으로 참여함.

5) 간호 윤리의 실천

간호조무사의 업무는 간호 및 진료 업무를 보조하는 것이므로 간호 윤리 및 도덕에 입각한 자세로 일상 업무를 수행해야 함. 또한 간호 대상자 중심의 자세로 플로렌스 나이팅게일의 선서문과 간호 윤리 규약의 기본 정신을 잘 이해하고 실천해야 함.

간호 윤리를 실천하면 다음과 같은 유익함이 있음.

가) 자기의 직무와 관련하여 자기 자신을 아는 데 도움이 됨.
나) 판단을 내려야 하는 문제에 직면하는 경우 선하고 지혜로운 판단을 하는 데 도움이 됨.
다) 대상자나 자신을 위하여 안전하고 유익한 행동의 방향을 제시해 주며, 법적인 책임 한계도 식별할 수 있게 함.
라) 개인의 윤리적 마음가짐과 행동은 간호를 받는 대상자들에게 유익을 주며, 주위 사람들에게는 만족을 주고, 자신에게 보람과 발전을 가져다주며 업무 수준의 향상을 가져옴.

나. 직업윤리

1) 직업윤리의 실천

간호조무사들은 간호팀의 일원으로서 정신과 육체가 쇠약한 대상자들을 돌보면서 병원 내 여러 분야의 직원들과 더불어 일하게 되므로 높은 수준의 직업윤리 의식이 필요함. 직업윤리를 실천함으로써 다음과 같은 유익함을 얻을 수 있음.

가) 법적인 책임 한계를 식별하는 데 도움을 줌.
나) 기쁨과 보람을 줌.
다) 문제해결이 필요할 때 지혜롭고 양심적인 판단을 하게 됨.

2) 직업적 태도

간호조무사는 간호 및 진료 보조 인력으로 일함에 있어 다음과 같은 태도를 가져야 함.

가) **성실과 책임 완수** : 책임을 다한다는 것은 곧 직무에 충실하게 임한다는 것임. 자신의 직무 한계를 분명히 알고 일하면 간호 사고를 예방할 수 있고, 양심적으로 자기의 직무를 성실히 수행하면 간호 대상자로부터 존경과 신뢰를 받을 수 있지만, 과실이나 태만에 의하여 간호 대상자에게 좋지 않은 결과가 생긴 경우에는 책임을 져야 함.
나) **협조** : 간호 업무와 관련이 있는 모든 직업인들과 상호 협조하는 태도가 필요하며, 무엇보다 간호사의 보조자로서 간호사의 업무상 지시를 잘 수행해야 함.
다) **친절** : 간호 대상자의 치료상 도움이 되는 행동을 해야 함. 간호 대상자의 요구 사항이 무엇인가를 잘 파악하여 대상자를 편안하게 대해 주어야 함.
라) **예의** : 간호조무사는 예의 바르게 행동해야 함. 예의의 기본은 남의 처지를 이해하고 남을 위할 줄 아는 따뜻하고 다정한 마음과 친절한 마음에 있음.
마) **교양** : 간호조무사로서의 품위 유지를 위해 항상 노력하여야 하며, 간호 대상자가 물건이나 음식을 병실에서 대접하려고 할 때는 고마움을 표시하고 물건이나 음식을 받지 않도록 함.
바) **시간 엄수** : 간호조무사는 팀의 일원으로서 교대 근무를 하므로, 모든 업무 처리에 시간을 지키는 습관을 길러야 하고, 출퇴근 시간을 정확히 지키지 않으면 다른 근무자에게 피해를 주기 때문에 출퇴근 시간을 정확히 지켜야 함. 근무 시간을 변경할 때는 가능한 한 일찍 수간호사에게 사유를 설명하여 알려야 함. 모든 기록과 보고서는 그날 중으로 시행하므로 미루지 않아야 함.
사) **건강** : 먼저 자신이 건강해야 간호 대상자를 도울 수 있고, 활력을 줄 수도 있음. 간호조무사는 손을 소독하는 일이 많고 손끝으로 하는 일이 많으므로 손을 잘 보호해야 하며 서서 하는 일이 많으므로 발이 상하지 않도록 주의함. 여러 가지 질병에 걸려 간호 대상자에게 옮기는 일이 없도록 하며, 감염병 질환의 대상자를 간호할 때는 대상자로부터 감염되지 않도록 주의함.
아) **수면과 휴식** : 업무의 충실을 위해서는 충분한 수면(최소 8시간)을 취함. 특히, 야근 다음 날에는 주간에 충분한 휴식을 취하여 건강을 유지하도록 함.

자) **복장과 외모**

① 복장
- 직종에 해당하는 통일된 유니폼을 착용함.
- 간호조무사와 간호사의 복장은 일반적으로 색과 명찰로 구분됨.
- 근무 시간에는 항상 유니폼을 착용하고 근무 시간 이외에는 착용을 금함.
- 유니폼을 입을 때는 복장 밖으로 내의가 비치지 않도록 단정하게 입으며, 굽이 낮고 소리가 나지 않는 편한 신발을 신음.

② 외모
- 몸에 맞는 복장과 신발, 깨끗하고 단정한 모습은 마음 자세를 나타냄.
- 머리를 항상 청결하고 단정하게 빗고 있어야 함.

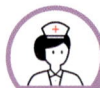

3) 직업적 관계

가) **의사와의 관계** : 의사가 대상자를 진찰하거나 치료할 때 대상자를 도우면서 진료 보조를 할 수 있음. 그러나 의사가 불법적 행위를 요구할 경우에는 거부할 권리가 있음.

나) **간호사와의 관계** : 간호조무사는 간호사의 지시와 감독 하에 간호 업무를 하므로 간호 대상자 상태에 이상을 발견하였을 때나 간호사가 지시한 업무를 수행하지 못했을 때는 반드시 간호사에게 보고하여야 함.

다) **동료와의 관계** : 간호조무사는 대개 병원이나 보건소 등에서 여러 사람과 협력하여 근무하게 됨. 그러므로 예의 바르고 친절하게 사람을 대하고 협력하는 태도는 갈등 요인을 제거할 뿐만 아니라 갈등이 일어나는 경우 해결하기가 쉬워짐.

라) **간호 대상자와의 관계** : 간호 대상자와 간호조무사의 관계는 직업적인 관계임. 간호 대상자를 돕고 필요한 경우 교육을 해야 할 책임이 있으며 대상자와의 원만한 의사소통을 위해 대상자의 이야기를 경청해야 함. 간호 대상자의 질병, 진단, 예후, 치료에 대한 질문에 대하여 의사에게 직접 문의하도록 설명하며 업무상 알게 된 간호 대상자의 비밀을 동료 간호조무사나 그 간호 대상자와 관련이 없는 다른 직원에게도 말해서는 안 됨.

마) **간호 대상자 가족과의 관계** : 간호 대상자 주변을 깨끗하게 정리하도록 협조를 구하며, 병원의 규칙, 오물처리, 조리실 등을 알려 주어 입원 생활의 불편을 덜어 줌. 간호사의 지시에 의해 간호 대상자 가족들에게 간단한 간호법과 예방 조치를 교육함.

바) **지역사회와의 관계** : 간호조무사는 그 지역 내의 보건 및 사회 기관에서 건강 교육과 질병 예방에 관한 협조 요청이 있을 때는 적극적으로 협조함.

사) **직장과의 관계** : 직장을 그만 둘 경우에는 적어도 한 달 전에 사직의 의사를 알려서 후임이 정해진 다음에 떠나야 함.

4) 간호 전문직의 법적 의무

가) **주의 의무** : 주의 의무는 유해한 결과가 발생하지 않도록 의식을 집중할 의무로서 주의를 소홀히 하여 타인의 생명과 신체에 손해를 가한 경우에 민·형사상의 법적 책임이 주어짐(의료인의 주의 의무 위반을 의료 과실이라고 함). 간호사나 간호조무사의 업무상 과실이란 대부분 주의 의무 태만임.

나) **설명 및 동의 의무** : 설명 의무는 의료 행위에 있어 대상자를 인격적 주체로 인정하여 의료인이 대상자에게 대상자의 질병 상태, 치료 방법의 내용 및 치료의 필요성, 발생이 예상되는 위험 등에 대하여 충분히 설명하는 것임. 관련 내용 설명은 대상자가 의료 행위의 필요성과 위험성을 비교하여 심사숙고한 후 의료 행위를 받을 것인지 여부를 선택할 수 있도록 하는 의료인의 법적 의무임. 의료인의 의료 행위는 대상자에 대한 사전 설명과 그 설명에 기초한 동의에 의해서만 적법화됨. 위반 시 민·형사상의 모든 책임을 지게 됨.

다) **확인 의무** : 간호사 또는 간호조무사는 동료 의료인과 간호 보조 행위, 의약품과 기자재 사용, 의사의 지시가 불명확한 경우, 투약 시 등 간호의 여러 가지 내용을 확인해야 할 의무가 있음.

라) **비밀 유지 의무** : 의료인은 의료의 목적을 달성하기 위해서 개인의 정신, 육체적인 조건을 알아야 하며 어떤 경우에는 가계 또는 대상자 가족의 비밀까지 알아야 함. 만일 의료인이 이러한 대상자의 비밀을 누설하는 경우에 의료인에 대한 신뢰는 물론이고, 의료 행위에도 많은 지장을 주게 됨. 의료법 제19조(비밀 누설 금지), 제21조(기록 열람 등), 보건 의료 기본법 제13조(비밀 보장)에서는 대상자의 비밀을 유지할 것을 규정하고 있음. 위반 시 법에서 규정한 형벌과 행정 처분을 받게 됨.

2 병원 환경 관리

가. 의료기관 환경

1) 병실 환경

가) **온도** : 실내 온도는 대상자의 질병 상태, 나이, 일상 활동 수준에 따라 다르나 보통 20~23℃를 유지함. 노인, 영아 그리고 급성 질환자는 좀 더 따뜻한 실내 온도를 유지하는 것이 좋음. 담요나 이불을 덮고 자는 경우에는 18℃가 적당함.

나) **습도** : 40~60%가 인체에 적합하며 호흡기, 폐, 기관지 계통의 질환 대상자는 약간 높은 습도가 편안함을 줌.

다) **환기** : 편안한 환경을 위해 가장 중요시해야 할 요소로, 창의 아래와 위를 열어 더운 공기는 위로 찬 공기는 아래로 들고 날 수 있도록 하고, 원활한 통풍을 위해 창문 면적은 바닥 면적의 1/5이 되도록 함. 특히 저항력(면역력)이 약한 대상자들이 많은 수술실, 중환자실, 분만실, 신생아실 등은 공기 감염 문제가 발생할 수 있으므로 공기를 정화하는 공기 조절 장치를 사용함. 환기 작용은 피부 표면의 모세 혈관을 자극하여 발열을 촉진함으로

써 혈액 순환 및 호흡을 증진하며 실내의 적당한 습도를 유지함. 주의할 점은 환기 시 대상자에게 바람이 바로 닿지 않게 함.
- 라) **조명** : 병실은 밝기 조절이 가능한 조명이 필요하며 희미한 조명이나 어두운 환경은 대상자의 수면과 편안함을 증진시키지만 낙상 사고 등과 같은 안전사고를 유발할 수 있음. 반사되는 조명은 대상자를 자극하고 수면을 방해하므로 취침이나 휴식 중에는 밝기 조절이 가능한 간접 조명을 사용하고 치료나 간호 수행 시에는 치료 등과 같은 직접 조명을 사용함.
- 마) **소음 방지** : 대상자들은 원내 방송, 옆 침상 또는 보호자의 말소리, 의료진들의 이야기 소리, 기계 소리 등에 의해 불편감을 느낄 수 있으므로 소음을 최소화해야 함.
- 바) **사생활 유지** : 대상자를 면담할 때나 검사, 치료 및 간호 보조 행위 시 프라이버시를 지켜 주어야 함. 치료 및 간호 보조 행위 시 방문을 닫거나 커튼이나 스크린을 사용하며, 신체 노출 부위를 최소화해야 함.
- 사) **색** : 대상자가 생활하는 병실이나 의료 기관 내부의 색은 대상자의 심리와 생리적 변화에 영향을 끼치므로 따뜻하고 안정된 느낌이 나는 색을 선택함.

2) 물리적 환경

- 가) **병실** : 대상자가 입원해서 치료와 간호를 제공받는 공간으로 여러 개의 병실로 구성된 병동(ward)은 1인실과 여러 명이 함께 사용하는 다인실이 있으며 다인실이라도 침대마다 커튼을 이용하여 개인의 프라이버시를 침범하지 않도록 함.
- 나) **간호사실** : 간호사실은 대상자를 간호할 수 있는 모든 물품을 비치하고 대상자 기록과 업무 연락, 물품 공급이 원활히 이루어지도록 병동 중심에 위치해 있으며 전자 의무 기록(EMR), 처방 전달 시스템(OCS), 의료 영상 전송 시스템(PACS) 등의 각종 첨단 전자 장비가 구비되어 있는 장소임.
- 다) **치료실** : 치료실(treatment room)은 간호사실과 연결되어 병실에서 수행하기 어려운 처치, 검사물 채취, 주의 깊게 관찰해야 할 대상자의 치료 등을 위해 필요한 의료 장비와 물품을 갖춘 공간임.
- 라) **배선실** : 배선실(serving kitchen)은 대상자의 식사를 위해 영양과에서 조리하여 이동된 식이를 대상자에 맞춰 전달될 수 있도록 준비하는 방으로, 음식을 데우거나 냉장 보관할 수 있음. 대상자의 식판을 두거나 식기를 세척할 수 있는 시설을 갖춘 곳도 있음.
- 마) **침구류 보관실(linnen room)** : 침구류 보관실은 병동에서 사용하는 이불, 시트, 베갯잇, 담요 등의 세탁물을 청결하게 보관하는 곳임.
- 바) **오물 처리실(utility room)** : 오물 처리실은 변기, 소변기, 병실에서 사용한 린넨류, 주사기 등 각종 오물이 묻은 기구나 물질을 모아 두고 처리하는 곳임.

3) 사회 · 심리적 환경

- 가) 대상자들이 의료 기관에서 불안감을 느끼는 요인
  ① 의료 용어의 이해 부족
  ② 사생활 결여
  ③ 대상자의 사회적 역할 박탈
  ④ 의료 기관 규칙의 규격화
  ⑤ 사회적 격리
  ⑥ 비인간적인 느낌

- 나) 대상자의 불안감을 극복할 수 있도록 도울 수 있는 방법
  ① 간호 및 처치에 대하여 자세히 설명
  ② 대상자와 함께하면서 대상자의 말을 경청

4) 안전한 환경

- 가) 발작 손상 예방
  ① 목적 : 발작 시 대상자를 손상으로부터 보호함.
  ② 발작 손상 예방 지침 및 기록 사항
  - 대상자 입원 시 과거의 발작 경험이 있다면, 발작 전구 증상, 발작 시기, 기간, 빈도, 특징, 발작 후 증상 등에 대한 정보를 수집하여 기록해 둠.
  - 발작 증상을 감소시키는 예방 행동이 있는지 확인함.
  - 발작 증상 발현 대상자의 침대는 전체적으로 패드나 담요로 감쌈.
  - 대상자 가까이에 구강 흡인 기구와 산소 기구를 준비해 둠.
  - 발작이 발생했다면 다음과 같은 조치함.
    - 대상자를 보호하고 필요시 도움을 요청함.
    - 대상자를 억제하지 않음.
    - 대상자가 발작을 침대 위에서 하지 않았다면 대상자는 바닥에 눕히고 옷이나 베개로 머리를 보호함.
    - 가능하면 측위로 눕힘.
    - 발작 시간을 확인하고 발작하는 동안 주위 환경을 관리하여 대상자가 외상을 입지 않도록 함.
    - 발작 진행 상황을 확인하고 피부색을 관찰하고 호흡수를 측정함.

- 발작이 끝나면 편안한 자세로 눕히고 필요시 개인 위생을 깨끗이 해줌.
- 대상자에게서 비정상적인 증상이 있으면 간호사나 의사에게 보고함.

나) 화재 예방

① 목적 : 화재에 대한 대비로 화재를 예방하고 화재 시 대상자를 안전하게 대피, 진압하여 인명 피해를 최소한으로 줄이기 위함임.

② 병원 내 화재 시 행동 요령
- R(rescue) : 즉시 대상자를 옮김.
- A(activate) : 화재 경보를 가동함. 119에 전화함.
- C(confine) : 산소와 전기 기구를 잠그며, 창문과 문을 닫아 화재의 범위를 국한함.
- E(extinguish) : 소화 기구를 사용하여 최소한의 소화 작업을 함.

다) 화재 시 대피 요령

① 화재가 다른 곳에서 났을 때는 물을 축축이 적신 옷이나 담요로 문틈을 덮어 연기가 들어오지 않도록 함.
② 화재의 크고 작음과 관계없이 대상자들을 다른 장소로 대피시킴.
③ 산소를 투여하고 있는 대상자가 있으면 생명에 지장이 없을 경우 산소를 잠그고 생명의 지장이 있는 대상자인 경우는 백밸브 마스크(bag valve mask)를 이용하여 산소를 공급하면서 안전한 곳으로 옮김.
④ 보행이 가능한 대상자들은 휠체어(바퀴 의자)에 있는 대상자들과 함께 안전한 곳으로 대피시키고 누운 채 이송해야 하는 대상자들은 침대나 들것을 이용함.

라) 전기 안전

① 목적 : 안전하게 전기를 사용하는 방법과 전기 사고 예방 지침을 지켜서 전기로 인한 위험에서 대상자를 안전하게 지키기 위함임.

② 전기 사고 예방 지침
- 코드를 사용하기 전에 전선이 벗겨지거나 다른 파손이 있는지를 살펴보고 이상이 있으면 사용하지 않음.
- 하나의 콘센트에 여러 개의 전기 코드를 꽂지 않도록 하며 연결 코드는 가급적 사용하지 않음.
- 물은 전기를 쉽게 전도시키므로 세면대, 욕조, 샤워장 등 물이 있는 곳에서는 전기 기구를 사용하지 않음.
- 전기 기구를 물품 세척 시나 수선 시에는 전기 기구에 전기를 연결하지 않음.
- 전기 기구 사용 시 짜릿한 느낌이 들거나 소음이 나거나 냄새가 나면 즉시 사용을 중단함.
- 의료 기기는 반드시 접지용 3핀 플러그를 사용하고 플러그를 뺄 때는 플러그를 잡고 똑바로 뺌.
- 어린이 보호를 위해 벽에 있는 콘센트에 보호용 덮개를 씌움.

5) 청결한 환경

가) 환경 청결 지침

① 청소는 계획하고 체계적으로 수행함.
② 청소에 관한 감독과 교육에 관한 사항은 담당 부서를 정하여 시행함.
③ 청소 책임 담당자를 확실하게 정하고, 책임을 맡은 담당자는 지정된 소독액으로 청소가 매일 지속적으로 수행되고 있는지 점검해야 함.
④ 병원 내 모든 청소는 먼지를 일으키지 않는 방법으로 수행해야 함.
⑤ 청소 시 혈액이나 체액이 묻은 것이 보이면 반드시 소독제를 이용하여 청소함.

나) 일반 병실 및 진료실

① 1일 2회 이상 청소함.
② 일반 병실에서는 소독제를 사용함. 중환자실 등 특수 부서에서는 약한 소독제를 이용하여 청소함. 소독제를 이용하여 청소하면 90~99%의 유기체를 제거할 수 있음.
③ 병실 바닥, 집기류, 침대 표면 등의 환경 청소에 사용하는 소독제는 약한 수준의 소독제를 사용함. 10~100배 희석한 차아염소산액(hypochloride, 하이포아염소산염)이나 역성 비누 제제, 희석한 양성 계면 활성 수용액 등을 사용할 수 있음.
④ 진료실 바닥을 청소할 때는 먼지를 유발하므로 비질을 하지 않음.
⑤ 바닥에 물이나 용액을 엎질렀을 때는 사고의 원인이 될 수 있으므로 빨리 닦아야 함.
⑥ 혈액이나 체액을 엎지른 경우는 우선 고무장갑과 가운을 착용하고 차아염소산을 10배 희석한 용액을 뿌린 후 휴지로 덮어 흡수시키도록 함. 사용한 휴지 등은 적출물 쓰레기통에 분리하여 버림.

다) 청소용 세제

① 병실을 포함한 병원 내 청소는 소독 세제로 청소함.
② 응급실, 중환자실, 수술실, 격리실 등에는 살균제가 포함된 세제를 사용함.

③ 병실 바닥, 집기류, 침대 표면 등의 환경에 사용하는 소독제는 약한 수준의 소독제로서, 10~100배 희석한 차아염소산액이나 약산성의 물비누(역성 비누 제제), 희석한 양성 계면 활성 수용액 등을 사용할 수 있음.

라) 기타 주의 사항
① 청소 담당 직원은 청소 전후에 손 세정제를 사용하여 흐르는 물에 손을 닦음.
② 진공청소기는 중앙식 또는 필터가 달린 휴대용을 사용하여 흡입된 먼지가 공기에 노출되지 않게 함.

나. 의료 폐기물 종류별 전용 용기 및 보관기간

종류	폐기물의 종류	전용용기 (도형색)	보관기간
격리 의료 폐기물	감염병으로부터 타인을 보호하기 위하여 격리된 사람에 대한 의료 행위에서 발생한 일체의 폐기물	상자형 합성 수지류 (붉은색)	7일
위해 의료 폐기물 - 조직물류 폐기물	인체 또는 동물의 조직·장기·기관·신체의 일부, 동물의 사체, 혈액·고름 및 혈액 생성물	상자형 합성 수지류 (황색)	15일 [이(치아)는 60일]
위해 의료 폐기물 - 조직물류 폐기물	재활용 태반	상자형 합성 수지류 (녹색)	
위해 의료 폐기물 - 병리계 폐기물	시험·검사 등에 사용된 배양액, 배양 용기, 보관 균주, 폐시험관, 슬라이드, 커버글라스, 폐배지, 폐장갑	합성 수지류, 골판지류 (황색), 봉투형 (검은색)	15일
위해 의료 폐기물 - 손상성 폐기물	주삿바늘, 봉합 바늘, 수술용 칼날, 한방 침, 치과용 침, 유리 재질의 실험 기구	상자형 합성수지 (황색)	30일
위해 의료 폐기물 - 생물·화학 폐기물	폐백신, 폐항암제, 폐화학 치료제	합성 수지류, 골판지류 (황색), 봉투형 (검은색)	15일
위해 의료 폐기물 - 혈액오염 폐기물	폐혈액백, 혈액 투석 시 사용된 폐기물, 그밖에 혈액이 유출될 정도로 포함되어 있어 특별한 관리가 필요한 폐기물	합성 수지류, 골판지류 (황색), 봉투형 (검은색)	15일
일반 의료 폐기물	혈액·체액·분비물·배설물이 함유되어 있는 탈지면, 붕대, 거즈, 일회용 기저귀, 생리대, 일회용 주사기, 수액 세트	합성 수지류, 골판지류 (황색), 봉투형 (검은색)	15일

다. 물품관리

1) 소독 물품관리 원칙
가) 유효 기간이 빠른 물품을 먼저 사용하도록 해당 물품을 가장 앞쪽에 놓음.
나) 소독물품 중 먼저 사용해야 할 물건은 손이 닿기 쉬운 쪽에 보관함.
다) 유효 기간이 지난 물품은 테이프를 다시 붙인 후 소독을 의뢰하거나 중앙공급실에 반납함.
라) 소독 요청 물품은 소독 테이프를 붙인 다음 해당 병동과 유효 기간, 포장자 이름을 기재하여 중앙공급실에 소독 의뢰함.

2) 의료기구 관리
가) 모든 오염된 날카로운 기구나 주삿바늘은 뚜껑을 되씌우지 않고 뚫리지 않는 손상성 의료폐기물 전용용기에 넣어 버림.
나) 얼음주머니, 더운물주머니, 얼음 목도리, 공기방석 등은 잘 말린 후 공기를 약간 넣어 보관함.
다) 고무포는 물기를 완전히 닦은 후 둥근 막대기나 의자 등에 걸쳐서 말리며 장시간 열이나 냉기에 노출되지 않게 함.
라) 대상자의 혈액, 체액(땀 제외), 분비물, 배설물이 묻은 물품은 찬물로 닦아내고 더운물로 헹구며 필요하면 소독함.

3 자기계발 및 행정업무

가. 간호조무사의 직무 정의

1) 간호조무사의 자격

의료법 제80조(간호조무사 자격) ① 간호조무사가 되려는 사람은 다음 각 호의 어느 하나에 해당하는 사람으로서 보건복지부령으로 정하는 교육과정을 이수하고 간호조무사 국가시험에 합격한 후 보건복지부장관의 자격인정을 받아야 함.
② 제1항제1호부터 제4호까지에 따른 간호조무사 교육훈련기관은 보건복지부장관의 지정·평가를 받아야 함.
③ 간호조무사는 최초로 자격을 받은 후부터 3년마다 그 실태와 취업상황 등을 보건복지부장관에게 신고하여야 함.

> 간호조무사는 고등학교 졸업자 또는 졸업 학력 인정자가 1,520시간(이론 740시간, 실습 780시간) 이상의 간호조무사 교육 및 실습을 이수하거나 특성화 고등학교의 간호 관련 학과 졸업자가 교육 과정을 이수하고 국가 자격 시험에 합격한 후 보건복지부 장관의 자격인정을 받아야 함.

2) 간호조무사의 업무

간호법 제15조(간호조무사의 업무)
① 간호조무사는 「의료법」 제27조에도 불구하고 간호사를 보조하여 제12조제1항제1호부터 제3호까지의 업무를 수행할 수 있음.

> 1. 환자의 간호요구에 대한 관찰, 자료수집, 간호판단 및 요양을 위한 간호
> 2. 「의료법」에 따른 의사, 치과의사, 한의사의 지도하에 시행하는 진료의 보조
> 3. 간호 요구자에 대한 교육·상담 및 건강증진을 위한 활동의 기획과 수행, 그 밖에 대통령령으로 정하는 보건활동

② 제1항에도 불구하고 간호조무사는 「의료법」 제3조제2항제1호에 따른 의원급 의료기관에 한정하여 같은 법에 따른 의사, 치과의사, 한의사의 지도하에 환자의 요양을 위한 간호 및 진료의 보조를 수행할 수 있음.
③ 제1항 및 제2항에 따른 구체적인 업무의 범위와 한계에 관하여 필요한 사항은 보건복지부령으로 정함.

3) 보수교육

한국 간호조무사 윤리 강령에 "지속적인 자기 계발과 학습을 통해 간호 인력으로서의 직무 능력을 유지하고 개발하기 위하여 노력함."이라고 명시되어 있으므로 간호조무사는 자기 계발을 위하여 노력하여야 함. 간호조무사 및 의료유사업자에 관한 규칙에 간호조무사 보수교육에 대하여 다음과 같이 설명하고 있음.

제14조(보수교육) ① 법 제80조 제5항에 따른 간호조무사의 보수교육(이하 "보수교육"이라 한다)은 다음 각 호의 구분에 따라 실시함.
1. 보수교육의 대상 : 간호조무사의 자격을 가지고 해당 자격과 관련된 업무에 종사하고 있는 사람
2. 보수교육의 내용 : 다음 각 목의 사항
   가. 직업윤리에 관한 사항
   나. 업무 전문성 향상 및 업무 개선에 관한 사항
   다. 의료 관계 법령의 준수에 관한 사항
   라. 그 밖에 보건복지부 장관이 보수교육에 특히 필요하다고 인정하는 사항
3. 보수교육의 방법 : 대면 교육 또는 정보 통신망을 활용한 온라인 교육
4. 보수교육의 시간 : 매년 8시간 이상. 다만, 1년 이상 간호조무사의 업무에 종사하지 아니하다가 다시 그 업무에 종사하려는 사람의 경우 그 종사하려는 연도의 교육 시간에 관하여는 다음 각 목의 구분에 따름.
   가. 1년 이상 2년 미만 그 업무에 종사하지 아니한 사람 : 12시간 이상
   나. 2년 이상 3년 미만 그 업무에 종사하지 아니한 사람 : 16시간 이상
   다. 3년 이상 그 업무에 종사하지 아니한 사람 : 20시간 이상
② 보건복지부 장관은 법 제80조 제5항에 따라 보수교육을 받은 사람에게 별지 제10호 서식의 간호조무사 보수교육 이수증을 발급하여야 함.
③ 제1항 및 제2항에 따른 보수교육의 대상·방법·내용 및 시간 등에 필요한 세부 사항을 보건복지부 장관이 정하여 고시함.

[본조신설 2016. 12. 30.]

나. 간호조무사의 역할

간호조무사의 역할은 근무처에 따라 조금씩 다르다. 의원, 치과의원, 한의원 등 의료기관에서 의사의 지시와 감독하에 간호 보조 업무와 진료 보조 업무를 전담할 수 있다. 또한 각종 관련 법령에 근거하여 보건소 및 보건지소, 정신 보건 시설, 노인 요양 시설, 노인 장기 요양 기관, 사회 복지 시설, 영유아 100명 이상의 보육시설, 산후조리원에서 근무할 수 있으며, 간호조무사로서 3년 이상의 간호 보조 업무 경력이 있고 700시간의 방문 간호 교육을 이수하면 노인장기요양보험법에 의한 방문 간호를 수행할 수도 있음.

① 환경 정비 : 입원실 및 진찰실의 환경을 정리함.
② 대상자의 관찰 : 대상자의 특이한 증상이 관찰되면 간호사에게 보고함.
③ 검사물 수거 및 확인 : 의사나 간호사의 지시에 따라 검사물(대변, 소변, 가래, 혈액 등)을 수집함.
④ 식사 보조 : 대상자가 정확한 식사를 편안한 자세에서 할 수 있도록 도움.
⑤ 개인 위생 보조 : 목욕, 구강 간호, 배변 등을 대상자 자신이 어느 정도 할 수 있도록 신체적 간호를 도움.
⑥ 대상자 교육 : 대상자가 질문할 때 모르는 일이나 위험한 일 또는 대상자의 상태에 관해서는 담당 간호사에게 의뢰하도록 설명함.
⑦ 기타 간호 및 진료 보조 : 대상자 진찰 시 보조, 입·퇴원 돕기, 활력징후 측정 돕기, 드레싱 준비, 처치 또는 수술에 필요한 기구의 소독과 사용 후 손질, 대상자의 이동 등의 업무 수행, 간호사의 지시·감독하에 대상자에게 투약 등을 실시함.(대상자의 투약 거부 시 : 거부 사유를 확인한 후 간호사에게 보고)

다. 간호 단위 기록과 전산 관련 업무

1) 대상자 기록

가) 일반적으로 대상자 기록은 병원이 환자에게 실시하는 여러 가지 사항을 기록하는 것으로 진단 및 치료와 간호에 도움이 되고, 나아가서 교육과 연구에 중요한 자원이 됨. 또한 법적으로 중요한 자료가 되기 때문에 직원을 보호하는 근거가 됨.
나) 일반적으로 대상자 기록을 할 때는 다음과 같은 점을 유의하여야 함.
① 구체적이고 정확한 표현을 하도록 하며, 상황 발생 시 즉시 기록해야 함.
② 의학 용어를 제외하고는 한글 사용이 원칙이며 임의 약어로 기록하지 않음.
③ 증상 관찰, 약물 투여, 시술 등을 기록할 때, 실시한 시간과 시술 과정 및 기록자 서명을 알아볼 수 있도록 기록해야 함. 기록지에 직접 펜으로 기록할 경우 기록이 잘못되었을 때는 붉은색으로 사선을 두 줄 긋고 'error'로 쓴 다음 다시 쓰도록 함. EMR 상에서도 오류(error) 발생 시 사유를 넣고 다시 정정할 수 있음.
④ 기록 시에는 존칭을 사용하지 않음.
⑤ 의료 기관마다 약간 다른 방식을 가지고 있지만 일반적으로 오후 7시부터 오전 6시 59분까지 붉은색으로, 오전 7시부터 오후 6시 59분까지는 검은색으로 기록하여 주·야간을 구분하거나 또는 시스템상에서 오전 7시부터 오후 10시 59분까지는 검은색, 오후 11시부터 다음 날 오전 6시 59분까지는 빨간색으로 표기함. 색깔이 자동으로 변경되는 전산 시스템이 구축되어 있기도 함.

2) 투약 기록

투약 기록은 7rights를 원칙으로 투여한 후 투약 시간, 약 종류 및 분량, 투약을 요구하게 된 상태(필요 시), 투약 효과 또는 투약 후 반응, 투약한 수행자 서명, 경구 투약이 아닐 때 투약 방법을 구체적으로 기입하여 정확한 기록을 남김. EMR상의 처방일 경우 약명, 수량, 복용법, 시간 등이 명시되는데 이때 시간은 수행자가 필요 시 정정할 수 있게 되어 있는 경우도 있음.

3) 수술 관련 기록

가) EMR 상에서는 아래의 모든 상황을 해당하는 항목에 클릭함으로써 입력을 완료하게 됨.
　－환자 개인정보, 수술 전 진단명, 수술 후 진단명, 수술명, 수술일시, 집도의, 첫 번째 수술 보조의, 두 번째 수술 보조의, 소독(스크립) 간호사/간호조무사, 순환 간호사/간호조무사, 마취의, 마취 종류, 배액관 삽입 여부 및 종류 등
나) 수행자 본인의 인증을 저장한 후 사용하기 때문에 입력자를 자동으로 정할 수 있으며 수술 날짜를 따로 입력할 필요가 없고 수술 전, 수술 후 등 해당 항목을 클릭하여 기록함. 필요한 대상자의 명단을 출력하면 자동으로 수술 후 며칠째인지 확인할 수 있음.

4) 진단 검사 기록

진단 검사 기록은 대상자의 건강 문제를 정확히 파악하기 위해서 실시한 여러 가지 진단 검사의 결과를 나타내는 기록지임. 진단 검사는 각 방법에 따라 주의가 필요하며, 사전 준비가 필요한 것도 있음. 따라서 담당자는 이들 방법에 대해 잘 알아야 하며 검사의 종류와 방법, 검사 실시자, 검사 전 준비, 검사가 대상자에게 미친 영향, 검사 실시 중 대상자 상태, 검사 시작 시간 및 끝난 시간, 검사 중 채취한 검사물이 있는 경우 그 양과 색깔을 기록한 후 관찰·기록한 수행자의 서명을 기록으로 남겨야 함.

다. 의료 기관 정보 시스템

병원에서 제공되는 간호 서비스의 전달을 기록하고 평가하는 데 사용됨. 병원 정보 시스템은 처방 전달 시스템(OCS : Order Communication System), 사무 자동화(OA : Office Automation), 영상 정보, 검사 정보, 약품 정보 시스템 등을 포함함.

1) 처방 전달 시스템(OCS : Order Communication System)

대상자 등록에서 진료, 수납까지 원내의 모든 데이터를 관리·전달하고 병원의 모든 행정을 효율적으로 관리할 수 있도록 하는 통합 의료 정보 시스템임. 특히, 의사가 대상자의 치료를 위해 간호사나 검사실 등 각 부서에 전달하는 처방 내용이 주를 이룸. 대상자가 있는 장소에 따라 병동 OCS와 외래 OCS로 구분할 수 있음.

2) 전자 의무 기록(EMR : Electronic Medical Record)

병원에서 사용하는 종이 또는 문서 양식에 기록된 모든 의료 기록과 데이터를 전산 매체에 저장하는 방식임. 환자의 진료행위를 중심으로 발생한 업무상의 자료나 진료 및 수술·검사, 간호기록을 전산에 기반을 두어 입력·정리·보관하는 시스템임.

3) 의료 영상 전송 시스템(PACS : Picture Archiving and Communication System)

디지털 상태로 보관한 의료 영상은 통신망(net-work)을 이용하여 전송하고, 이 의료 영상을 디지털 데이터로 저장한 후 담당 의사의 진료용 컴퓨터를 이용하여 대상자를 진료하는 시스템임.

II. 기초해부생리

1 계통별 구조와 기능

가. 인체의 개요

1) 해부학 용어

가) 인체의 면과 관련된 용어

면은 신체 부위의 구분을 위하여 상상으로 인체를 여러 방향으로 나눈 면이다.

- 정중면(median plane) : 인체를 좌우 대칭으로 나누는 수직 면
- 시상면(sagittal plane) : 인체를 정중면에 평행하게 수직으로 나누는 면
- 관상면(coronal plane, 전두면 frontal plane) : 인체를 앞뒤로 나누는 면으로 정중면과 시상면에 직각인 수직 면
- 수평면(horizontal plane, 가로면, 횡단면 transverse plane) : 인체를 지면과 평행한 방향으로 자른 면으로 인체를 위아래로 나누는 면

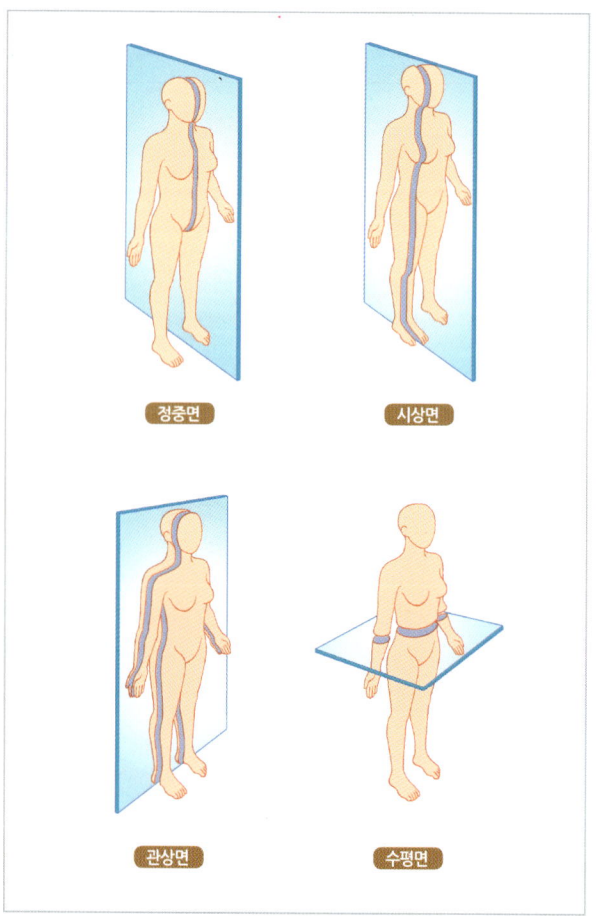

| 인체의 면 |

나) 위치와 방향에 관련된 용어

해부학적 자세를 기준으로 인체의 특정 구조와 위치, 다른 기관과의 위치 및 기관 안에 있는 세부 위치를 설명하기 위해 사용됨.

〈위치와 방향 용어〉

용어	정의	예
내측 (medial)	정중면을 향함	엄지발가락은 발의 내측(medial)에 있음.
외측 (lateral)	정중면에서 떨어짐	새끼발가락은 발의 외측(lateral)에 있음.
내측 (internal)	내부로, 안쪽의	뇌는 두개골 안(internal)에 있음.
외측 (external)	외부로, 바깥쪽의	두개골은 뇌의 바깥쪽(external)에 있음.
전방 (anterior)	배 쪽을 향함	흉부는 신체의 앞쪽(anterior)에 있음.
후방 (posterior)	등 쪽을 향함	척추는 배꼽의 뒤쪽(posterior)에 있음.
상부 (superior)	위, 더 높이	머리는 심장보다 위(superior)에 있음.
하부 (inferior)	아래, 더 낮게	심장은 머리보다 아래(inferior)에 있음.
근위 (proximal)	중심부에 가까운	팔꿈치는 중심부에 가까운(proximal) 부위임.
원위 (distal)	중심부에서 먼	손가락은 중심부에서 먼(distal) 부위임.
중추 (central)	중심부	뇌는 중추(central) 신경계통의 일부임.
말초 (peripheral)	중심부에서 뻗어 나간	팔에는 말초(peripheral)신경이 분포되어 있음.
표면 (superficial)	얕은, 표면 쪽의	피부는 근육의 표면(superficial)에 있음.
심부 (deep)	깊은, 안쪽의	근육은 피부 심부(deep)에 있음.
상행 (ascending)	아래에서 위로 오름	상행결장(ascending colon)
하행 (descending)	위에서 아래로 내림	하행결장(descending colon)
장측 (palmar)	손바닥 쪽	손바닥이 있는 쪽
배측 (dorsal)	손등 쪽, 발등 쪽	손등이나 발등이 있는 쪽
저측 (plantar)	발바닥 쪽	발바닥이 있는 쪽

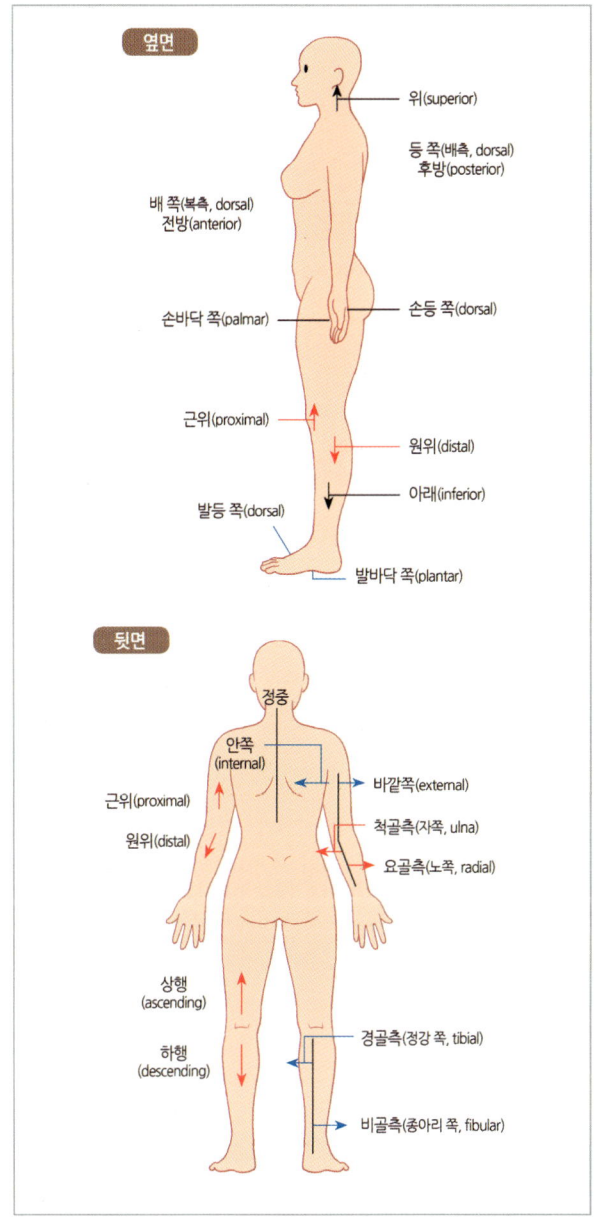

┃ 인체 위치와 방향 ┃

나. 인체 체계 분류

1) 호흡계 구조와 기능

- 대사 작용에 필요한 산소를 받아들이고 대사산물이 이산화탄소를 내보내는 가스 교환 과정
- 산소를 이용하여 영양소를 분해하고 생명 활동에 필요한 에너지를 얻는 과정
- 외부로부터 공기가 들어오고 나가는 폐 환기
- 폐포에서 공기와 혈액 사이의 가스 교환(외호흡)
- 혈액을 통해 각 조직과 폐로 기체가 이동하는 기체 운반 과정

제1편 ✦ 기초간호학 개요

- 혈액과 조직 사이의 가스 교환(내호흡)

호흡계 구조		호흡계 기능
상기도	코	• 호흡계의 시작 • 바깥 부분은 피부와 근육으로, 속은 점막과 뼈대, 연골로 구성	• 공기 여과(먼지 흡착), 가온, 가습 • 후각, 발성시 보조(공명 작용)
	비강	• 비중격 : 코안을 좌우로 나눔 • 비전정 : 코 앞부분으로 보호 털과 피지선 • 비갑개 : 3개의 층, 이물질 흡착, 가온, 가습 • 섬모 : 공기 여과 및 점액 이동 • 후각신경 : 비강의 천장에 위치, 냄새 감지	
	부비동	• 공기로 채워진 빈 공간, 비강과 연결, 점막으로 덮임 • 상악동, 전두동, 접형동, 사골동	• 공기를 따뜻하고 습하게 • 두개골의 무게를 가볍게 • 감염이나 알러지 반응으로 부비동염 발생
	인두	비인두 : 비강, 연구개, 구개수	공기만 통과, 이관과 연결됨, 중이의 압력 조절, 인두편도(공기 중 병원균 제거)
		구인두 : 구개수, 후두개	음식과 공기 통과, 중층편평상피로 구성, 구개편도와 설편도가 있음.
		후두인두 : 후두개, 식도 입구	음식물과 공기가 분리되어 식도와 후두로 보냄.
후두	후두	• 공기 통로, 발성기관 • 연골과 근육으로 구성 • 성대를 조절할 수 있는 근육으로 구성됨.	• 기관으로 이물질이 들어가는 것을 막음. • 9개의 연골 조각으로 구성되고 공기가 통과, 후두의 허탈을 방지 • 성대를 벌리거나 오므리는 일을 함.
	성대	• 공기가 들어가는 문, 발성기관 • 성대주름의 진동으로 소리가 발생	
하기도	기관	후두에서 기관지 위까지 연결된 관, 공기의 통로, 식도 앞에 위치	기관 : 앞쪽은 연골, 뒤쪽은 평활근으로 이루어져 식도에서 음식물 넘김이 쉬움. 이물질이 들어오면 기침반사를 통해 이물질을 배출
	기관지	• 기관에서 양쪽으로 갈라져 폐까지 이름 • 2개로 갈라진 기관지는 폐로 들어간 후 1, 2, 3차 기관지로 나누어져 세기관지 형성 • 종말세기관지, 호흡세기관지, 폐포관, 폐포낭을 거쳐 폐포에 이름	• 기관지 이하는 평활근으로 구성 • 점액 분비가 심하면 세기관지가 수축하거나 폐쇄됨.

호흡계 구조		호흡계 기능
하기도	폐	• 좌우 한 쌍의 장기로 폐첨, 폐저, 늑골면, 종격면, 횡격막면으로 구성 • 흉막에 싸여 흉강 내 위치 • 좌측폐 : 2개의 엽, 10개의 소엽 • 우측폐 : 3개의 엽, 9개의 소엽 • 폐포 : 반구형의 공기주머니로 폐를 이루고 있는 구조적 단위이며, 가스교환이 이루어지는 장소	• 외호흡(폐호흡) : 폐에서 일어나는 가스교환으로 외부에서 유입된 폐포 내 공기와 폐모세혈관 내 혈액 간의 가스교환 • 내호흡(조직호흡) : 조직세포에서 일어나는 가스교환으로 모세혈관 내 혈액과 조직액(세포) 간의 가스교환

- 가스교환 : 폐포와 혈액, 혈액과 조직 사이에서 산소와 이산화탄소 교환
- 산염기평형 : 혈액 속의 이산화탄소 농도 조절을 통한 혈액의 pH 조절
- 발성 : 성대를 지나는 공기의 이동으로 목소리를 만듦.
- 후각 작용 : 공기 중에 섞인 분자가 코안으로 들어올 때 냄새를 인지
- 면역 작용 : 미생물의 침입을 막고 제거하는 선천 면역 작용
- 호흡계의 방어 작용 : 점액 분비, 대식세포, 섬모운동, 폐표면 계면활성제
- 성인의 정상 호흡 횟수 12~20회/min, 어린이는 20~25회/min

외호흡(폐호흡) : 폐에서 일어나는 가스교환으로 외부에서 유입된 폐포 내 공기와 폐 모세혈관 내 혈액 간의 가스교환이 일어나며 폐순환(우심실 – 폐동맥 – 폐 – 폐정맥 – 좌심방) 과정에서 발생함.

내호흡(조직호흡) : 조직세포에서 일어나는 가스교환으로 모세혈관 내 혈액과 조직액(세포) 간의 가스교환이 일어나며 체순환(좌심실 – 대동맥 – 모세혈관 – 대정맥 – 우심방) 과정에서 발생함.

- 산염기 평형

구분	수소이온	pH	원인	보상	결과
호흡성산증	많음	낮음	호흡계질환, 숨 참음	신장 : 중탄산염 생산, 수소이온 배출증가	수소이온 감소, pH 증가
호흡성 알칼리증	적음	높음	과호흡, 호흡수 증가	신장 : 중탄산염 배출, 수소이온 배출감소	수소이온 증가, pH 감소
대사성산증	많음	낮음	당뇨, 신장질환, 심한 설사	호흡 : 깊이 증가, 이산화탄소 배출	수소이온 감소, pH 증가
대사성 알칼리증	적음	높음	알칼리성 약물복용, 심한 구토	호흡 : 감소, 이산화탄소 보유	수소이온 증가, pH 감소

2) 심혈관계

	순환계 구조	순환계 기능
심혈관계 - 심장	• 2개의 심방 : 우심방, 좌심방 • 2개의 심실 : 우심실, 좌심실	• 혈액을 펌핑하여 온몸으로 보내는 4개의 주머니 • 우심장의 심실은 폐로, 좌심장의 심실은 전신으로 혈액 분출
	중격 • 우심방과 좌심방 사이 • 우심실과 좌심실 사이	중격 : 정맥혈과 동맥혈이 섞이지 않도록 함.
	판막 4개 • 삼첨판 : 우심방과 우심실 사이 • 이첨판(승모판) : 좌심방과 좌심실 사이 • 폐동맥판 : 우심실과 폐동맥 사이 • 대동맥판 : 좌심실과 대동맥 사이	• 4개의 판막 : 혈액의 역류를 막아 혈액이 한 방향으로 흐르게 함. • 혈액순환 – 대순환(체순환) : 산소가 다량 포함된 동맥혈이 좌심실→대동맥→동맥→모세혈관→조직→모세혈관→정맥→대정맥→우심방 – 소순환(폐순환) : 이산화탄소가 다량 포함된 정맥혈이 우심실→폐동맥→폐→폐정맥→좌심실 • 자극전도 : 동방결절→방실결절→방실다발→퍼킨제 섬유
혈액	혈장 : 단백질과 전해질이 포함된 영양소 • 알부민, 글로불린, 피브리노겐	산소와 영양소를 조직에 운반하고 조직으로부터 이산화탄소와 노폐물을 거둠
	혈구 : 적혈구, 백혈구, 혈소판	• 적혈구 : 산소운반 • 백혈구 : 식균작용 • 혈소판 : 혈액 응고
혈관	동맥 : 심장에서 나오는 혈액이 지나가는 혈관	• 맥압측정 : 요골동맥 • 혈압측정 : 상완동맥
	정맥 : 심장으로 들어가는 혈액이 지나가는 혈관	역류를 막는 정맥의 판막이 제기능을 못 하는 경우 정맥류 발생
	모세 혈관 : 동맥과 정맥을 연결하는 가는 혈관	폐포와 조직에서 직접 가스 교환
기능	• 영양소, 노폐물, 가스, 효소, 호르몬 운반 • 병원체 이물질에 대항하여 인체를 보호 • 출혈 발생 시 혈액 응고를 통해 혈관을 보호 • 전해질 균형 유지 및 체온조절	
림프계 - 림프	림프관 : 모세림프관(림프 순환의 시작) → 림프관, 림프 본관 → 집합관 → 쇄골하정맥 → 우심방	순환되는 혈액이 조직으로 흘러나와 조직액이 된 혈장이 림프 모세 혈관을 통해 혈액으로 되돌려 보냄 이물질, 병원균, 암세포 등에 대항하여 신체를 보호
	림프절 : 림프관과 연결된 콩알 모양의 그물조직	
	림프기관 : 비장, 흉선, 편도	

3) 소화계

소화계	소화계 구조	소화계 기능
소화관	구강→ 인두→ 식도→ 위→ 소장→ 대장→ 항문	• 섭취 : 구강으로 들어오는 음식물을 이(이(치아))가 적당한 크기로 자름 • 소화 – 음식물을 잘게 부수며, 음식의 성질이 바뀌지 않는 기계적 소화 – 소화효소에 의해 음식물의 성질이 바뀌는 화학적 소화 • 흡수 : 화학적 소화에 의해 분해된 영양소가 소장의 융모에서 흡수 • 배변 : 소화되지 않은 음식물이 배변 반사에 의해 체외로 나옴. • 탄수화물과 단백질 1g당 4Kcal의 열량, 지방 1g은 9kcal의 열량을 냄
소화 부속 기관	타액 : 3쌍의 타액선(이하선, 악하선, 설하선)	탄수화물 소화효소인 프티알린
	이(치아) : 20개의 유치→ 32개의 영구치	중절치(앞니), 견치(송곳니), 소구치(작은어금니), 대구치(큰어금니), 지치(사랑니)
	췌장 : 소화효소와 호르몬(인슐린, 글루카곤) 분비	• 아밀라제(프티알린) : 탄수화물 소화 • 리파아제 : 지방 소화 • 트립신 : 단백질 소화
	간 : 가장 큰 분비선, 간에 산소를 공급하는 간동맥과 간에서 합성할 물질의 재료를 공급하는 문정맥이 있음.	영양분의 대사와 저장, 혈액 내 노폐물의 제거, 혈장 단백질의 생산, 혈액저장소, 해독작용
	담낭 : 간에서 생성된 담즙을 저장	담즙 : 강알칼리로 세균을 죽여 음식물의 부패를 방지하며, 지방을 유화하여 지방분해를 도움.

• 소화효소

효소명	기능	효소명	기능
프티알린	녹말을 엿당으로	펩티다아제	폴리펩티드를 아미노산으로
펩신 트립신	단백질을 폴리펩티드로	말타아제	엿당을 두 개의 포도당으로
리파아제	지방을 지방산과 글리세롤로	락타아제	젖당을 포도당과 갈락토오스로
수크라제	설탕을 포도당과 과당으로	담즙	지방을 유화

– 비타민

구분	수용성 비타민		지용성			
종류	B	C	A	D	E	K
부족 시	각기병	괴혈병	야맹증	구루병	불임	혈액 응고 지연

– 무기질 : Na, K, Cl, Ca, Mg, P 등이 있으며, 체내 합성이 되지 않아 음식으로 섭취

4) 근골격계

가) 근육

- 근육은 수축과 이완을 통해 인체에서 일어나는 모든 움직임을 담당
- 호흡, 심장박동, 혈관 및 림프관 등의 수축과 이완에도 관여
- 근육은 건(힘줄, tendon)에 의해 뼈나 다른 구조물에 부착되어 운동으로 인한 관절 손상을 예방

① 근육의 구조

　근절 → 근육원섬유 → 근육섬유 → 근육다발 → 근육

② 근육의 기능
- 운동 : 근육의 수축과 이완, 다양한 생명 활동
- 열 생산 : 골격근 수축으로 생산된 열로 체온유지
- 자세 유지 : 근육 간 서로 미세한 조정으로 자세 유지
- 관절 안정 : 관절에 연결된 근육은 한쪽이 수축하면 다른 쪽은 이완하여 관절이 범위를 벗어나지 않도록 고정

③ 근육수축 : 굵은 필라멘트인 마이오신이 가는 필라멘트인 액틴을 당겨 수축
- 등척성수축 : 고정된 자세에서 근육에 힘을 주는 정적인 운동으로 근육의 움직임 없이 수축을 통해 버팀으로써 재활 운동에 적합
- 등장성수축 : 근육이 수축과 이완으로 상처받은 근육이 회복을 반복하며 길어지고, 단단해져 근력과 근비대에 효과적

④ 골격근 상호작용
- 주동근 : 수축으로 근육운동을 주도
- 협조근 : 다른 근육들과 협조하여 주동근이 더 효과적으로 움직일 수 있도록 같이 수축
- 길항근 : 주동근이 운동하는 방향과 반대로 이완하여 주동근을 조절
- 고정근 : 주동근이 수축할 때 관절에 안전성을 부여하고 자세나 균형을 유지

⑤ 인체의 주요 근육

머리 근육	얼굴근육	다양하고 특유의 표정을 지음 – 두개표근, 추미근, 대광대근(웃음), 활경근(슬픔)
	저작근	아래턱을 끌어올리고, 좌우로 움직여 음식을 씹음 – 교근, 익돌근, 측두근
	목근육	• 머리를 숙이거나 돌림 : 흉쇄유돌근 • 목을 외측으로 굴곡, 신전 : 두판상근
몸통 근육	가슴근육	• 심장과 폐를 보호하고 호흡의 원동력 • 가슴벽 근육 – 팔 움직임(대흉근, 소흉근) • 가슴 안쪽 근육 – 호흡 관여(내늑간근, 외늑간근, 횡격막)
	복부근육	복직근, 외복사근, 내복사근
	등근육	승모근, 광배근, 능형근
팔 근육	상완근육	상완이두근, 상완근, 상완삼두근, 주근 등
	전완근육	원회내근, 장장근, 상완요골근, 장요측수근신근, 척측수근신근
다리 근육	볼기근육	대둔근, 중둔근, 대퇴근막긴장근
	대퇴근육	대퇴사두근, 봉공근, 대퇴이두근, 치골근 등
	종아리근육	전경골근, 비복근, 장비골근, 단비골근 등

⑥ 근육의 보조장치
- 건 : 근육과 뼈대를 연결하여 수축력을 전달
- 인대 : 뼈와 뼈를 연결하는 섬유성결합조직으로 관절의 운동범위를 제한
- 활액낭 : 근육 사이, 뼈, 피부 등의 틈 사이에 있으며 윤활액이 있어 운동시 근육과 주변 구조와의 마찰을 줄임.

나) 골격계

- 206개의 다양한 모양의 뼈
- 조직을 보호, 혈액을 생성, 무기질을 저장, 혈관과 신경이 지나가는 통로 형성
- 체중을 지탱, 근육과 함께 자세 유지

① 뼈의 구조
- 뼈조직 : 치밀뼈, 해면뼈
- 뼈막 : 혈관과 신경이 있으며, 근육이나 힘줄이 붙는 자리 제공, 뼈의 성장과 재생을 도움
- 골수 : 적색골수, 황색골수
  - 적색골수 : 모든 유형의 혈구를 생성하는 줄기세포가 있으며, 조혈작용이 활발한 젊은 사람에게 많음
  - 황색골수 : 적색골수 노화로 조혈기능이 감소하고 지방세포가 증가로 나이가 많으면 증가

② 뼈의 기능
- 보호 : 몇 개의 뼈가 모여서 뼈대를 형성하며, 공간을 만들어 장기, 뇌 등 중요한 기관을 보호
- 운동 : 뼈에 부착된 근육의 수축으로 가동성이 있는 관절을 중심으로 운동
- 조혈 : 조혈기능이 있는 적색골수로부터 적혈구, 백혈구, 혈소판을 끊임없이 만듦.
- 저장 : 칼슘, 인, 나트륨, 칼륨 등의 전해질을 저장하고 필요시 혈액으로 방출, 무기질의 균형을 유지

③ 뼈의 형성(골화과정)
- 막뼈과정 : 섬유성 결합조직막이 직접 뼈로 변화하는 과정
- 연골뼈과정 : 뼈몸통에서 골화가 일어난 후 양쪽 뼈

끝으로 퍼져가며 길이가 자라는 과정

④ 뼈의 성장
- 영양 : 비타민D, 칼슘과 인 등
  - 비타민D는 칼슘과 인이 소장에서 흡수되도록 하여 뼈 건강을 유지, 비타민 D 부족시 소아의 경우는 성장판과 뼈에 이상이 생기는 구루병, 성인의 경우 뼈에 칼슘이 흡수되지 않아 골연화증 위험
- 호르몬 : 성장호르몬, 갑상샘호르몬, 부갑상샘호르몬, 인슐린, 성호르몬 등
- 운동 : 적절한 운동이 없으면 뼈의 무기질 손실이 빨라져 뼈가 얇아지고 약해져서 골절위험 증가

⑤ 인체 주요 골격

축성 골격	두개골	8개의 두개골, 15개의 안면골로 구성
	설골	다른 뼈와 접하지 않은 유일한 뼈
	척주	7개의 경추, 12개의 흉추, 5개의 요추, 천추와 미추로 구성
	흉곽	1개의 흉골과 12쌍의 늑골로 종격동을 형성하여 심장, 폐, 식도 등 장기 보호 12쌍의 늑골 중 1~7번은 진늑골, 8~10번은 가늑골, 11~12번은 부유늑골
사지 골격	상지대	2개의 견갑골, 2개의 쇄골, 상완골과 요골과 척골의 전완골, 손의 뼈로 구성
	골반뼈	천추, 미추, 관골(장골, 좌골, 치골)로 구성
	다리의 뼈	관골, 대퇴골, 슬개골, 경골, 비골, 족지골로 구성
관절	부동관절	섬유관절(인대결합, 못박이 관절, 뼈 사이막, 봉합), 연골관절(유리연골, 섬유연골), 골결합(뼈 붙음)
	가동관절	절구관절, 타원관절, 경첩관절, 안장관절, 중쇠관절, 평면관절
관절 기능		• 움직임 제공 : 관절 주변의 근육과 힘줄이 뼈 사이에 연결되어 움직임을 만듦. • 안전성 제공 : 일부 관절은 움직임이 제한적이거나 움직일 수 없어 매우 안정적이며, 머리뼈나 갈비뼈와 같이 내부 장기를 보호 • 긴뼈의 길이 성장 : 뼈대가 발달하는 동안 긴뼈의 뼈 끝판에서 길이 성장이 이루어짐. • 연골은 혈관이 분포되지 않아 관절연골이 손상되면 회복이 늦어질 수 있음.
관절 운동		• 굴곡(굽힘) : 해부학적 자세에서 원래 이루고 있던 각도보다 줄어드는 운동 • 신전(폄) : 관절의 각을 증가시키는 운동 • 과신전(과다 폄) : 해부학적 위치를 넘어서 관절각을 증가시키는 운동 • 외전(벌림) : 몸의 중앙선으로부터 신체 부위를 멀어지게 움직여 관절각을 증가 • 내전(모음) : 몸의 중앙선을 향해 신체 부위를 움직여 관절각을 감소 • 발바닥 쪽 굽힘 : 발목을 발바닥 쪽으로 굽혀 발등이 아래로 향하게 하는 운동 • 발등 쪽 굽힘(후방 굽힘) : 발목을 발등 쪽으로 굽혀 발이 위로 향하게 하는 운동 • 회외(뒤침) : 손바닥이 위를 향하도록 손을 움직여 전완을 비트는 운동
관절 운동		• 회내(엎침) : 손바닥이 아래를 향하도록 손을 움직여 전완을 비트는 운동 • 내번(안쪽 들림) : 발목을 구부려 발바닥이 내측을 향하게 하는 운동 • 외번(가쪽 들림) : 발목을 구부려 발바닥이 외측을 향하게 하는 운동

- 두개골 : 인체에서 가장 두꺼움.
- 대퇴골 : 인체에서 가장 길고, 무겁고, 튼튼, 대전자는 골반 옆에서 만져지며 오랜 기간 누워있는 경우 대전자외회전이 발생할 가능성이 높음, 대퇴경은 가늘어서 대퇴 골절이 잘생김.

5) 내분비계

- 외분비 : 특정한 관을 통해 효소 등을 분비
- 내분비 : 혈액 내로 분비되어 표적세포에 작용, 뇌하수체, 갑상샘, 부신, 부갑상샘 등
- 주요 내분비기관 : 뇌하수체, 갑상샘, 부갑상샘, 부신, 췌장, 성선 등이 있음.

가) 시상하부

- 뇌에 위치, 전체 내분비 시스템에 대한 중앙 제어 역할
- 신경세포 및 내분비 세포 두 가지 형태와 기능을 모두 가지고 있음.
- 신경계로부터 신호를 받고, 주요 내분비샘에서 호르몬 방출을 조율
- 뇌하수체전엽 호르몬의 분비를 촉진하거나 억제
- 송과체 : 멜라토닌(수면호르몬) 분비, 햇빛이 약할 때 멜라토닌 분비 증가, 햇빛이 강할 때 멜라토닌 분비 감소

나) 뇌하수체에서 분비되는 호르몬

구분	호르몬의 명칭		기능
뇌하수체 전엽	성장호르몬		신체의 성장, 발달 및 재생 자극
	성선자극 호르몬	난포 자극	• 여성에서 난자가 들어 있는 난포를 발달시키고, 에스트로젠 분비를 촉진 • 남성에서는 정자 세포의 생성 촉진
		황체 형성	• 성호르몬 분비 증진 • 여성 난자 세포를 자극하여 배란을 촉진
	유즙분비 호르몬		출산 후 젖의 생성을 유지
	갑상샘자극 호르몬		갑상샘에서의 호르몬 분비 조절
	부신피질자극 호르몬		부신피질에서의 호르몬 분비 조절
	멜라닌세포자극 호르몬		색소 분비를 촉진하여 피부색을 결정
뇌하수체 후엽	항이뇨 호르몬		• 콩팥에서 수분의 재흡수를 촉진 • 고농도에서는 혈압을 상승
	옥시토신		자궁벽의 근육을 수축시키고, 젖을 분비하는 샘 근육을 수축

① 성장호르몬
- 인체가 정상적으로 성장하는 데 관여하며, 표적기관은 몸 전체
- 뼈의 형성과 성장을 촉진하고 광범위한 세포 성장을 자극, 주로 골격근과 장골에 작용
- 성장기 과잉 분비 – 거인증, 부족 시 – 왜소증/ 성인에서 과잉 분비 – 말단비대증 유발

② 갑상샘 호르몬
- 후두와 기관의 바로 앞 갑상연골에 위치
- 갑상샘 호르몬 생산에 요오드가 필요 – 요오드가 많은 식품으로 해조류
- 갑상샘 항진증 : 그레이브스병(갑상샘비대, 안구돌출)
- 갑상샘 저하증 : 크레틴병(소아), 점액수종(성인)
- 티록신과 칼시토닌 분비
  - 티록신 : 세포의 대사율 조절, 신진대사 촉진, 당질, 지방, 단백질의 대사 및 비타민 요구량 조절, 감염에 대한 저항력을 조절
  - 칼시토닌 : 혈중의 칼슘 이온의 농도가 높아지면 혈액으로 칼슘이 녹아드는 것을 억제시켜 칼슘이온 농도를 정상범위로 유지, 부갑상샘호르몬과 길항적으로 작용

③ 부갑상샘호르몬
칼슘대사를 조절 : 혈액 속 칼슘 농도가 낮으면 혈액으로 칼슘을 방출하여 혈중 칼슘 농도를 높임.

④ 부신피질호르몬
- 부신피질을 표적으로 하여, 부신피질호르몬과 스테로이드를 생성하도록 자극
- 부신피질 호르몬 : 당류코르티코이드, 염류코르티코이드, 안드로겐

당류코르티코이드	염류코르티코이드
• 탄수화물, 지방, 단백질 대사 조절 • 포도당, 아미노산, 지방산의 양을 증가시켜 스트레스 시 에너지 제공 • 간의 포도당 신생을 촉진하여 고혈당 효과 • 스트레스에 대한 저항력 증가 • 혈중 영양분의 농도 증가, 지방과 단백질 분해 촉진 • 염증과 면역반응을 감소시키고 조직을 재생	• 수분과 전해질 대사를 조절하는 호르몬 • 혈중 나트륨 및 칼륨의 흡수와 분비로 세포외액량 조절 (혈압) • 세뇨관에서 나트륨과 물의 재흡수로 체액량 유지, 칼륨이 분비증가 • 알도스테론 증가 : 대사성 알칼리증 • 알도스테론 감소 : 대사성산증

- 부신피질 기능항진 : 쿠싱증후근(비만, 고혈압, 얼굴부종 등)
- 부신피질 기능저하 : 에디슨병(염분의 재흡수 장애로 수분 소실 및 혈장감소)

⑤ 부신수질호르몬
- 에피네프린, 노어에피네프린

에피네프린	노어에피네프린
• 간과 근육을 자극하여 혈당을 높임. • 심박동 수를 증가시키고 심근의 수축력을 높임. • 기관지 평활근을 확장시킴. • 말초혈관 수축시켜 모세혈관 저항과 동맥압을 증가 • 위장계와 자궁평활근 수축을 감소 (소화억제 등)	• 전신의 피부와 내장 및 골격근의 혈관을 수축시켜 혈압을 상승시킴. • 에피네프린과 달리 기관지 평활근에 대한 작용은 없음. • 혈관수축 작용이 더 강해서 혈압상승(쇼크 방지)

⑥ 췌장
- 인슐린, 글루카곤 분비

인슐린	글루카곤
• 혈액 내 포도당 농도가 증가하면 분비 • 인슐린 부족 시 당뇨병이 발생 • 랑게르한스섬의 β세포에서 분비 • 세포의 포도당 이용을 증가	• 인슐린과 길항작용, 표적기관은 간 • 간의 당질을 포도당으로 전환시켜 혈당을 높임. • 랑게르한스섬의 α세포에서 분비 • 인슐린에 의한 글리코겐 합성에 길항

⑦ 난포자극호르몬, 황체형성호르몬(생식계 참조)

⑧ 항이뇨호르몬과 옥시토신
- 뇌하수체후엽에서 분비

항이뇨호르몬	옥시토신
• 소동맥을 수축시켜 혈압을 상승시키고, 세뇨관에서 수분의 재흡수를 촉진하여 소변량 조절 • 항 이뇨호르몬 분비가 저하되면 요붕증이 유발됨.	• 평활근을 수축(자궁벽을 수축하여 분만을 도움) • 유선에 작용하여 선세포에서 만들어진 유즙을 분비관으로 방출시킴.

6) 신장/비뇨계

가) 비뇨계 구조와 기능

비뇨계 구조	비뇨계 기능
신장→ 요관→ 방광→ 요도	• 소변 생성 • 수분 및 전해질의 분비와 재흡수를 통해 체액과 전해질의 균형 유지 • 체내 대사산물과 이물질 배설, 영양물질 재흡수 • 체내 산 – 염기 균형 유지 • 레닌을 분비하여 혈장량 유지, 혈압 조절

① 수분과 염분 조절

갈증중추	탈수, 자극 → 대뇌피질자극 → 갈증 지각
항이뇨호르몬	신장의 원위세뇨관과 집합관에서 수분의 재흡수
알도스테론	세포외액의 Na 조절, 혈류량과 삼투압 조절

② 산 – 염기 균형

폐	산소 및 영양분 처리 과정으로 세포들에 의해 생산되는 이산화탄소는 폐로 가서 호흡으로 방출
신장	과잉 축적된 산이나 염기를 배설
완충계	탄소와 중탄산염을 생산하여 갑작스런 pH 변화에 대처

나) 생식계 구조와 기능

남성 생식계	성선	고환	정자생산과 남성 호르몬 분비, 체온보다 낮은 온도 유지
	생식관	부고환	고환에서 생성된 정자를 성숙
		정관	정자가 지나는 통로로 정관 절제술이 이루어짐
		요도	정액과 소변이 배출 통로
	부속선	정낭	정자의 운동성을 강화시키는 알칼리성 액체 분비하며, 비타민C와 과당이 풍부하여 정자의 영양공급
		전립샘	맑은 우유 같은 알칼리성 액체를 분비하여 산성의 질로부터 정자를 보호
		요도 망울선	산성의 소변이 통과하는 남서 요도의 pH를 중화시키는 액체를 분비
	외생식기	음경	성교기관, 특수한 발기조직이 있어 성교를 통해 질 안으로 정자를 운반
		음낭	고환, 부고환, 관련된 구조물을 싸고 있는 주머니, 온도를 조절
여성 생식계	성선	난소	에스트로겐과 프로게스테론을 분비, 호르몬의 영향으로 난자를 배출하는 배란이 일어남
	생식관	난관	• 난자와 수정란을 운반하는 통로 • 누두, 팽대부, 협부로 나뉘며 팽대부에서 수정이 이루어짐 • 섬모운동으로 난자와 수정란을 자궁으로 이동
		자궁	자궁 경부는 질과 연결됨. 수정란 착상을 대비하여 점막 안의 기능 층이 두꺼워짐. 그러나 수정되지 않을 경우 기능층이 탈락하여 배출됨(월경), 수정란 착상-태아를 보호하고 영양공급
		질	성교 기관으로 신축성이 매우 큼, 세균의 자궁내부 침입을 막기 위해 산성을 유지, 아기가 나오는 산도
	부속선	전정선	성적 자극으로 점액을 분비하여 윤활제 역할
		부요도선	성 관계 시 점액을 분비하여 윤활 작용
	외생식기		대음순, 소음순, 음핵

다) 생식계 호르몬

호르몬 종류	분비기관	기능
난포자극호르몬 (FSH)	뇌하수체 전엽	• 고환에서 정자 생성을 자극 • 난포 발달 촉진, 에스트로겐 분비 자극
황체형성호르몬 (LH)	뇌하수체 전엽	• 고환에서 테스토스테론 분비를 자극 • 배란촉진
테스토스테론	고환	정자 성숙, 남성의 2차 성징 자극
에스트로겐	난소, 태반	여성의 2차 성징 자극, 유방 발달, 자궁내막 증식, 골밀도를 튼튼하게 함.
프로게스테론	난소, 태반	배란 억제, 배란 시 기초 체온 상승, 임신 유지

7) 신경계

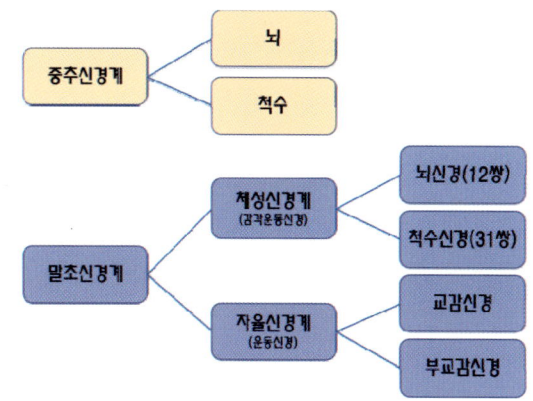

가) 신경계 구조

신경세포(뉴런)와 신경아교세포로 이루어짐.

① 신경세포(뉴런)
- 신경계를 이루는 기본 단위로 자극에 반응하고 이를 다른 세포로 전달
- 큰 핵을 가진 신경세포체와 여러 개의 수상돌기, 실처럼 가는 축삭으로 구성
- 수상돌기는 신경계의 수용체 역할을 하며, 외부에서 오는 자극을 신경세포체 방향으로 전달

② 신경아교세포
- 신경세포를 구조적으로 지지, 신경세포와 혈액 사이 물질교환
- 성상세포, 소교세포, 상의세포, 핍지교세포, 슈반세포 (슈반세포 : 슈반세포의 핵과 세포질은 손상된 신경섬유 재생에 필요한 신경초를 형성)
  (신경초 : 말초신경섬유에 손상이 생겼을 경우 스스로 재생하도록 도움)

③ 시냅스
- 축삭 끝부분의 신경종말이 다른 신경세포, 근육세포 또는 샘세포와 접합하여 흥분 전달
- 축삭을 따라 전해져 온 흥분(자극) 다음 세포로 전달되는데 화학 물질을 분비하여 흥분 전달
- 신호의 전달 방향은 일방향성

④ 신경전달물질
- 흥분성 신경 전달 물질 : 도파민, 에피네프린, 노르에피네프린, 히스타민, 세로토닌, 아세틸콜린
- 억제성 신경 전달 물질 : 엔도르핀

나) 신경계 기능
- 감각 기능의 통합 : 인체 안팎의 변화를 전달받아 상황을 정확하게 인식하여 다양하게 반응

- 운동 기능의 통합 : 목적이 있는 운동(씹기 등)은 대뇌피질과 대뇌 기저핵, 소뇌에서 정보를 통합하여 인식한 후 척수나 뇌간(뇌줄기)에 신호를 보내 운동을 일으킴.
- 반사 기능 : 말초에서 받은 자극이 중추의 신호와 관계없이 반응, 중추는 척수와 뇌간(뇌줄기)
- 자율 기능의 통합 : 순환, 호흡, 내분비, 체온, 생식, 배뇨, 소화 등 생명 유지에 필요한 기능으로 자율신경이 관여하며, 이들은 척수와 뇌간(뇌줄기)에서 통합

① 중추신경계의 종류와 기능

- 뇌

대뇌	전두엽	대뇌의 앞쪽 부분으로 추리, 계획, 사고, 감정, 문제 해결과 같은 고차원적 인지 기능과 관련되어 있고, 다른 연합영역에서 들어오는 정보를 조정하여 행동을 조절
	두정엽	대뇌의 위쪽, 이마엽의 뒤쪽 부분으로 운동중추가 있어 기관에 운동 명령을 내리고 촉각, 압력, 통각과 같은 몸 감각 처리 및 피부, 근골격계 등으로부터 오는 감각 정보 처리에 관여
	측두엽	대뇌의 양쪽 옆면에 위치하며 청각에 관련된 정보 처리, 언어 이해
	후두엽	대뇌의 뒷면에 위치하며 시각 기능에 관여
	대뇌피질	대뇌반구의 가장 표면을 덮는 부분으로 부위에 따라 기억, 집중, 사고, 언어, 각성 및 의식 등의 중요 기능을 담당
	대뇌수질	대뇌의 각 부분을 연결하거나 대뇌와 다른 중추 신경을 연결
	기저핵	대뇌피질과 다른 중추 신경 사이의 운동 또는 감각을 중계, 운동 조절, 인지 기능, 정서, 동기부여나 학습 등에 관여
	변연계	감정과 행동에 관여하고 정서 반응에 관여
간뇌	시상	촉각, 시각, 청각 등의 감각신경을 대뇌피질로 전달, 정서적 기전과 복잡한 반사 운동에 관여
	시상하부	내분비계 통제를 통한 신체 항상성을 유지, 체온, 공복, 갈증을 조절
뇌간	중간뇌	자세 반사의 중추와 동공반사 중추가 있음
	교뇌	소뇌와 대뇌 사이의 정보전달을 중계, 골격근의 긴장을 조절
	연수	호흡, 심박동 등 생명 활동
	뇌간망상체	뇌의 여러 영역을 연결
소뇌		운동계통 통합으로 몸의 균형을 유지

- 뇌척수막 : 경막, 지주막, 연막 등 3겹의 막이 뇌를 보호하고 있음.
- 뇌척수액 : 외부 충격으로부터 뇌를 보호, 영양공급, 노폐물 운반
- 혈액뇌장벽 : 뇌에 공급되는 혈액에 포함된 유해한 물질을 막기 위함.

- 척수
  - 척수강에 있으며, 위로는 대후두공에서 연수로 아래쪽은 제1요추까지 연결
  - 31개의 분절로 이루어짐.
  - 감각 정보를 중추로 전달(구심성 뉴런), 중추신경계에서 정보를 근육이나 분비샘으로 전달(원심성 뉴런)
  - 뇌와 말초신경 사이의 흥분 전달과 반사 중추로 작용
  - 반사 : 감각 정보가 대뇌피질에 도달하기 전에 척수가 중추로 작용하여 무의식적으로 반응

② 말초신경계

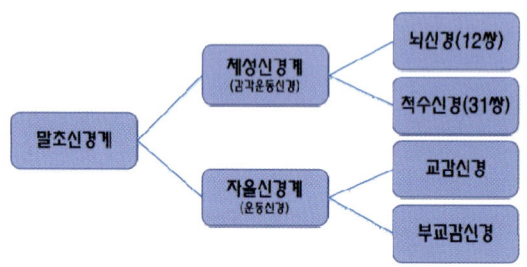

- 체성신경(12쌍의 뇌신경, 31쌍의 척수신경)

〈뇌신경의 종류와 기능〉

번호	명칭	신경		기능
I	후각신경 (olfactory nerve)	감각신경		냄새 정보를 대뇌반구 아래쪽에 있는 후각망울로 전달
II	시각신경 (optic nerve)	감각신경		망막에 비친 상이나 밝기, 색채 정보를 전달
III	눈돌림신경 (동안신경, oculomotor nerve)	운동신경		안구운동에 관계되는 근육을 지배
		부교감신경		동공수축과 수정체 두께를 지배
IV	도르래신경 (활차신경, trochlear nerve)	운동신경		안구운동에 관계하는 뼈대 근육을 지배
V	삼차신경 (trigeminal nerve)	혼합 신경	감각	얼굴의 감각 정보를 뇌에 전달
			운동	씹기근육을 지배
VI	갓돌림신경 (외전신경, abducens nerve)	운동신경		안구를 바깥쪽으로 향하게 하는 근육을 지배
VII	얼굴신경 (안면신경, facial nerve)	혼합 신경	감각	입과 혀의 앞부분이 미각을 담당
			운동	얼굴의 표정근을 지배
			부교감	눈물샘, 턱밑샘, 혀밑샘의 분비를 조절
VIII	속귀신경 (내이신경, auditory nerve)	감각신경		청각이나 평형감각 정보를 중추에 보냄.

번호	명칭	신경		기능
IX	혀인두신경 (설인신경, glossopha- ryngeal nerve)	혼합 신경	감각	혀의 미각을 전달
			운동	삼키기에 관계하는 인두근을 지배
			부교감	귀밑샘의 분비를 조절
X	미주신경 (vagus nerve)	혼합 신경	감각	뇌신경 중 지배 영역이 가장 넓고, 외이, 인두, 후두의 감각 정보를 전달
			운동	외이, 인두, 후두의 운동을 지배
			부교감	목, 가슴, 배의 장기에 분포하는 부교감신경을 포함
XI	더부신경 (부신경, accessory nerve)	운동신경		승모근을 지배
XII	혀밑신경 (설하신경, hypoglossal nerve)	운동신경		혀의 운동을 지배

〈척수신경의 분류〉

명칭	표시	분포
경신경(목신경)	C1~C8	목이나 어깨의 피부와 근육을 지배하는 목신경총과 팔신경총으로 구분
흉신경(가슴신경)	T1~T12	갈비 사이 신경을 만들어 가슴벽과 배벽에 분포
요신경(허리신경)	L1~L5	허리신경총을 만들어 아랫배, 엉덩이, 넓적다리 전체 분포
천골신경(엉치신경)	S1~S5	엉치신경총을 만들며 가장 굵은 것은 궁둥신경
미골신경(꼬리신경)	C0	항문 부근과 외음부에 분포

- 자율신경(교감신경, 부교감신경)
  - 교감신경 : 노르에피네프린, 에피네프린이 혈류로 방출되어 심박수와 호흡수 증가, 동공 확장, 정신적 각성, 땀 분비 촉진 등의 증상이 일어나 면접이나 발표 등 스트레스가 많은 상황에서 활성화되어 긴급 사태에 맞서 싸우거나 달아나는 반응을 유발하여 '도전 - 도피 반응 시스템'이라고도 함.
  - 부교감신경 : 교감신경과 길항작용을 하며, 우리 몸이 안정된 상태에서 우세하게 작동함. 부교감신경이 활성화되면 휴식, 회복을 촉진하는 다양한 생리적 반응으로 심박수를 늦추고 동공을 수축시키며, 소화를 촉진하여 신체 회복과 재생을 돕는 '휴식 - 회복 시스템'이라고도 함.

〈자율신경계〉

기관 (효과기)	표적기관	교감신경	부교감신경
기시부		흉수, 요수	뇌간, 척수
분비물질		에피네프린, 노르에피네프린	아세틸콜린
눈	홍체	동공 확대	동공 수축
	수정체	원거리 시각을 위한 이완	근거리 시각을 위한 수축
호흡계	기관지	기관지 이완, 호흡량 증가	기관지 수축, 호흡량 감소
순환계	심박수와 강도	증가	감소
	근육 혈관	수축	
	피부 혈관	수축	확장, 홍조
소화계	타액선	점액성 분비	장액성 분비
	위장운동	감소	증가
	간	글리코겐 분해(혈당증가) 담즙 분비 억제	글리코겐 합성(혈당 감소) 담즙 분비 촉진
비뇨계	신장	소변량 감소	
	방광벽		수축
	요도괄약근	수축(소변저류)	이완(소변 배출)
피부계	땀샘	분비 촉진	
	입모근	수축하여 털을 세움	

8) 감각/피부계

분류		감각의 종류	비고
일반 감각	체성 감각	피부감각	통각, 촉각, 압각, 온각, 냉각	수용체가 몸 전체에 분포
		고유감각	관절의 위치와 운동, 근육의 신장과 건의 장력	
	내장감각		혈압, 혈액의 O$_2$와 CO$_2$ 분압, 혈액의 삼투압, pH, 혈당, 체온	수용체가 내장에 분포
특수감각			시각, 후각, 미각, 청각, 평형 감각	수용체가 특정 부위에 국한되어 분포

가) 일반감각계
- 피부감각
  촉각, 압각, 온도각(온각과 냉각), 통각 등의 감각이 있으며, 감각영역은 두정엽에 있음.
- 고유감각
  - 근육이나 건, 관절낭, 내이 등에 고유수용체가 있어 신체의 운동 상태를 감지
  - 운동 속도와 방향, 신체의 각 부분의 위치를 느끼는 감각으로, 자세를 유지하고 신체 동작을 조정
- 내장감각
  - 촉각, 온도감각, 운동을 감지할 수 없지만 심장반사, 혈관반사, 호흡반사, 구토반사, 배뇨반사 등은 자율

신경계의 경로를 통해 감지
- 압각과 통각은 감지할 수 있어서 통증을 느낄 수 있음.

① 일반감각기관 - 피부
- 피부의 구조 : 표피, 진피, 피하지방의 세 층으로 구성
- 표피
  - 각질화된 중층편평상피세포로 구성된 얇은 층으로 인체의 가장 바깥쪽에서 몸을 보호
  - 표피에는 혈관이 분포하지 않음.
  - 표피는 각질층, 투명층, 과립층, 가시층, 기저층으로 구성
- 진피
  - 표피 바로 아래에 위치하는 두꺼운 섬유성 결합조직으로 표피를 지탱
  - 혈관, 신경, 림프관, 모낭, 분비샘이 있으며, 혈관으로부터 영양물질이 표피에 도달
  - 물리적 상해와 압박에 대한 보호 기능이 있고, 수분과 전해질의 저장 공간 역할
  - 진피에는 혈관이 풍부하게 분포되어 있어 체온 조절에 중요한 역할을 하며, 진피에 존재하는 신경을 통해 통증, 압력, 촉각, 온도 변화 등의 감각 정보를 처리하여 뇌로 빠르게 전달
  - 진피는 유두층, 세망층으로 구성
- 피하지방
  - 진피 밑에 위치한 성긴 결합조직으로 다량의 지방세포들로 구성
  - 진피를 아래에 있는 장기에 부착시켜 주는 역할을 함.
  - 혈관과 신경이 잘 발달되어 있어 피부에 영양소와 산소를 공급하고 체온조절을 도움.
  - 지방조직은 에너지 공급원 및 절연체의 역할을 하며 외부 충격으로부터 내장 기관을 보호
- 피부의 기능 : 보호 기능, 체온조절, 감각 기능, 대사 기능, 분비 및 배설 기능
- 피부부속기관 : 모발, 손톱과 발톱, 피부샘, 귀지샘, 젖샘 등

나) 특수감각계
- 자극을 받아들이는 감각수용체가 특징적으로 분화하여 인체의 특정 부위에 존재하는 감각
- 시각은 빛에, 청각과 평형감각은 소리 및 기계적 자극에, 미각과 후각은 화학적 자극에 대하여 반응하도록 분화되어 있어 특수감각으로 분류

〈특수감각기관〉

감각기관	특수감각 수용체	수용체 유형	감각
눈	망막의 간상세포, 원추세포	광 수용체	시각
귀	코르티기관	기계적 수용체	청각
	내이의 림프액 속 팽대능선	기계적 수용체	평형
코	후각세포	화학 수용체	후각
혀	미뢰의 미각세포	화학 수용체	미각

① 시각기관(눈)
- 광선은 각막, 수정체, 초자체를 지나면서 굴절되어 망막에 상을 맺고 시각수용체를 흥분시킨 후 시신경을 거쳐 대뇌에 정보를 전달

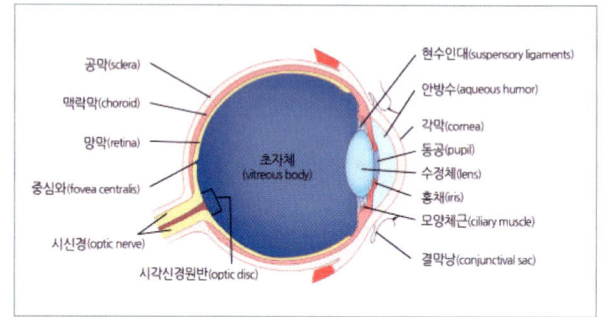

‖ 눈의 구조 ‖

분류		기능
외막 (섬유막)	각막	자외선을 흡수해서 망막을 보호함과 동시에 눈으로 들어오는 빛을 모아 굴절시키고 초점을 맞추는 데 관여하는 시각의 첫 부분
	공막	안구의 대부분을 덮고 있는 불투명한 섬유성 결합 조직막으로 눈의 흰자위에 해당, 6개의 외안근이 부착
중막 (혈관막)	맥락막	안구의 대부분을 덮고 있는 불투명한 섬유성 결합 조직막으로 눈의 흰자위에 해당, 혈관이 잘 분포되어 있는 막으로 주위 조직에 영양을 공급
	모양체	평활근으로 구성되어 모양체에 매달린 수정체의 두께를 조절하여 수정체가 초점을 맞추는 데 도움, 안방수 생성
	홍채	동공의 크기를 조절하여 안구로 들어오는 빛의 양을 조절하는 조리개 역할
내막 (신경막)	망막	명암을 감지하는 간상세포와 색을 감지하는 원추세포가 있는 시각 수용 장치
	황반	망막의 중심 가까이에 있는 둥글고 오목한 황색을 띤 좁은 부위를 말하며 원추세포가 많이 분포
	중심와	원추세포가 밀집되어 있어 빛을 가장 선명하고 정확하게 받아들일 수 있음.
	시각 신경 원반	시신경이 맥락막과 공막을 뚫고 안구의 뒤쪽으로 모여 뇌로 들어가는 통로, 기능적으로 시력에 관여하지 않음.

- 굴절 매개 물질
  - 수정체 : 두께를 변화시켜 안구 내에서 빛의 굴절력을 결정하므로 물체의 상을 망막에 정확하게 맺게 하는 가장 중요한 굴절 물질

- 안방수 : 안압 형성에 중요한 역할을 하며, 빛을 굴절시키는 매개체, 각막에 영양공급, 노폐물 제거
- 초자체액(유리체) : 안구 모양을 구형으로 유지시키고 광선을 굴절, 과 안구의 내압을 유지

② 후각기관(코)

후각수용체 : 후강 점막에 위치하는 화학수용체로 하나의 후각세포에는 한 가지 수용체밖에 없으므로 하나의 후각 자극만 결합할 수 있음. 감각 적응이 매우 빨라 자극이 시작된 지 수 초 후면 거의 냄새를 느낄 수 없게 됨.

③ 미각기관(혀)
- 미뢰에 모여 있는 감각세포의 화학적 자극에서 시작되는 감각
- 소화 준비를 위한 위산 분비와 혈류를 활성화하며, 대사 촉진을 위한 인슐린 분비 자극
  - 미각수용체는 감각 적응이 빨라 미각을 느낀 후 1~5분이 지나면 수용체가 적응되어 맛을 느끼지 못함
  - 다섯 가지 기본 미각 : 짠맛(salty), 단맛(sweet), 신맛(sour), 쓴맛(bitter), 감칠맛(umami)

④ 청각기관(귀)
- 소리를 듣는 청각기관과 신체 운동의 균형 및 평형을 유지하는 감각기관의 기능을 함께 담당
- 외이와 중이 및 내이의 와우관은 청각, 내이의 반고리관은 회전감각, 전정기관은 평형감각을 담당
- 귀의 구조

분류		기능
외이	이개	피부로 덮인 탄력연골로 구성되어 있으며, 소리를 외이도로 모아줌. 소리의 방향 감지
	외이도	짧고 좁은 관 모양의 구조로, 내벽은 피부로 덮여 있고 털, 피지선, 귀지샘이 분포, 고막이 받은 공기 진동의 압력을 강하게 하는 공명관으로 작용하여 공기의 진동을 고막까지 전달
중이	고막	외이와 중이의 경계에 있는 얇은 섬유성 막, 외부 환경으로부터 중이를 보호하고 소리의 진동을 고실로 전달
	고실	고막과 내이 사이의 공간으로, 뼈로 둘러싸임. 중이와 외이가 같은 압력으로 맞춰질 수 있게 하며, 소리를 내이로 전달하는 역할과 소리 자극의 전도를 조정
	이관	중이의 공기 통로 역할을 하며 양쪽 고실의 압력을 기압과 같게 조절
	이소골 (추골, 침골, 등골)	중이에 있는 세 개의 작은 뼈로 고실 벽에 인대로 부착되어 고막과 내이를 연결하여 진동을 전달하고 소리를 증폭시킴
	난원창	소리를 내이로 전달하는 입구 역할
	정원창	소리의 출구 역할

분류		기능
내이	골성 미로	와우	소리의 진동을 신경 신호로 바꾸어 대뇌로 전달하는 중요한 장치
		전정	평형감각, 즉 위치감각과 밀접한 관계, 전정 내부에 평형반에 평형 사(이석)이 있어 머리 위치가 변하면 중력에 의해 특정 방향으로 미끄러지면서 신경섬유와 연결된 유모세포(털세포, hair cell)를 자극하여 신경전달 물질을 분비
		반규관	반고리관에도 유모세포가 있어 머리의 움직임과 방향이 바뀌거나 급회전, 급제동, 회전 등의 운동 시 몸의 운동 방향과 회전감각 및 속도를 감지
	막성미로		골성미로 내부에 있으며, 맑고 칼륨이 풍부한 림프가 채워져 있고, 평형과 청각의 감각수용체들이 있음

- 청각의 전달 경로
  소리 → 이개(소리 모음) → 외이도(소리 전달) → 고막 진동 → 이소골 진동(소리의 증폭) → 난원창 진동 → 달팽이관의 전정계 외림프 진동 → 달팽이관의 중간계 내 림프 진동 → 달팽이관의 중간계 기저막 위의 코르티기관의 유모세포 자극(유모세포가 소리를 전기 자극으로 전환) → 와우신경섬유 → 와우신경절 → 대뇌의 청각피질 → 소리로 전환, 소리의 의미 부여

〈주요 호르몬의 작용〉

내분비샘	호르몬	주요 작용
뇌하수체 전엽	성장 호르몬	뼈, 조직의 성장 자극
	갑상샘 자극 호르몬	갑상샘 분비 활동 자극
	부신 피질 자극 호르몬	부신 피질 분비 활동 자극
	생식샘(성선) 자극 호르몬 (FSH, LH)	생식 기관의 성장과 기능에 영향
	프로락틴	유즙 분비 촉진
뇌하수체 후엽	항 이뇨 호르몬	콩팥에서 수분 재흡수
	옥시토신	유즙 분비 촉진, 자궁 수축
갑상샘	타이록신(T4), 트리아이오딘티로닌(T3)	신진대사 증진, 성장 조절
	칼시토닌	혈중 칼슘 농도 감소
부갑상샘	부갑상샘 호르몬	혈중 칼슘 농도 증가, 인의 배설 조절
부신 피질	당질 부신 피질 호르몬 (글루코코티코이드)	탄수화물, 지방, 단백질 대사, 항염 작용, 스트레스에 대한 반응, 혈당 증가
	염류 피질 호르몬 (무기질 코르티코이드)	콩팥에서 소듐 재흡수
	안드로젠	2차 성징 발현에 영향
부신 수질	에피네프린, 노르에피네프린	혈관 수축, 혈압 상승, 스트레스에 대한 교감 신경 반응
췌장	인슐린	혈당 감소
	글루카곤	혈당 상승
난소(여성)	에스트로젠, 프로제스테론	2차 성징의 발현 여성 생식 기관 성숙
고환(남성)	테스토스테론	2차 성징의 발현 남성 생식 기관 성숙
콩팥	레닌(효소)	혈압 조절

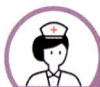

III. 기초약리

1 약물의 기본개념

1) 약물의 형태

형태	특성
정제(tablet)	분말을 압축하여 일정한 모양으로 만든 구강용 약제
환제(pill)	한 가지 이상의 약물을 응집물과 혼합하여 원형의 형태로 만든 약제
교갑(capsule)	분말, 액체, 기름 형태의 약물을 젤라틴 성분의 캡슐에 충전하거나 싼 고형의 약제
함당정제(troche)	입 안에서 녹아 약효를 내는 원형 또는 타원형의 맛이 좋고 달콤한 점액성으로 빨아 먹을 수 있는 구강 제제
장용제(enteric coated pill)	위 자극 예방을 위해 정제나 환제를 코팅한 것으로, 소장에서 용해됨.
추출물(extract)	식물이나 동물에서 추출한 생약 성분을 농축한 것
좌약(suppository)	젤라틴 같은 고형성 약제로 요도, 항문, 질 내에 삽입하여 체온에 의해 용해, 흡수됨.
분말/가루약(powder)	1종 또는 2종 이상의 가루로 된 약제로 정제보다 흡수가 빠름.
물약(solution)	약을 물에 용해한 것으로 구강용, 주사용 등이 있음.
시럽(syrup)	불쾌한 맛을 감추기 위해 농축된 당액에 용해시킨 약제
연고(ointment)	반고형 약제로 피부나 점막에 사용되는 외용제
로션(lotion)	수성액에 약물을 미세 균등하게 분산시킨 것으로 피부에 도포하는 액상의 외용제
현탁액(suspension)	물에 불용성인 약물의 입자가 흩어져 떠 있는 형태로 흔들어 사용해야 함.
팅크제(tincture)	식물에서 추출한 생약을 에탄올 또는 물의 혼액으로 침출하여 만든 약제
찰제(liniment)	알코올, 연화제, 유제 등이 함유된 피부약제
패치(patch)	피부에 붙여 피부를 통해 서서히 흡수되도록 한 반창고 형태의 약제
엘릭시르(elixir)	구강용 액체로 물, 향료, 알코올, 달콤한 성분 등을 혼합한 약제

2) 약물의 작용기전

가) 흡수 : 약물이 투약 부위에서 혈액속으로 들어가는 과정으로 투약 경로, 약물의 용해도, 약물의 크기 및 형태, 투약 부위의 혈류 상태, 체표면적 등에 영향을 받음.

나) 분산 : 흡수된 약물이 체내의 조직과 기관, 특정한 작용부위에 도달하는 것

다) 대사 : 약물이 상호작용할 조직으로 이동한 후 쉽게 배설되도록 비활성화 형태로 전환되는 것으로, 주로 간에서 이루어짐.

라) 배설 : 대사가 이루어진 약물들은 신장, 간, 장, 폐, 외분비선을 통해서 몸 밖으로 배설됨. 신장은 약물을 배설하는 주요 기관으로 신장의 기능이 약화된 대상자는 약물 독성의 위험이 있음. 그러므로 신장에 질환이 있는 대상자나 노인은 어떤 약물을 투여하지 않거나 적은 양을 투여해야 함.

2 약물의 관리

1) 약물의 저장

가) 약물은 직사광선을 피하고 30℃ 이하의 서늘하고 통풍이 잘되며 어두운 곳에 보관함.

나) 내복약과 외용약은 구분하여 보관함.

다) 혈청, 예방 백신, 인슐린, 간장 추출물, 알부민, 헤파린 등은 2~5℃의 냉장고에 보관함.

라) 좌약은 실온 보관함.

마) 기름 종류의 약은 10℃ 전후에 보관하며 복용 후 뜨거운 차를 마시게 함.

바) 마약류는 이중 잠금장치가 있는 별도의 약장에 보관함. 약장은 반드시 잠가 두고 근무 교대 시마다 수량을 확인함. 투여하지 않을 경우, 마약 취소 처방전을 발행하여 마약 대장에 기재 후 반납함.

2) 약물의 용기

가) 밀봉용기 : 미생물이 침입하지 못하도록 만든 용기 (예 바이알, 앰플, 수액 등)

나) 기밀용기 : 액체나 고체의 이물질이 들어오지 못하도록 만든 용기 (예 과산화수소 등)

다) 밀폐용기 : 약품의 파손, 손실, 이물질의 혼합을 막아 약물을 저장하는 용기

라) 차광용기 : 빛이 들어가지 못하게 만든 용기로 갈색 병, 흑색의 차광지 등으로 포장을 한 용기

3) 약물의 작용

가) 국소작용과 전신작용

① 국소작용 : 국소에 나타나는 약리작용
② 전신작용 : 약물이 혈액으로 흡수된 후 나타나는 작용

나) 선택작용과 일반작용

① 선택작용 : 특정 장기에만 작용하는 것
② 일반작용 : 특정 장기와 관련 없이 나타나는 작용

다) 직접작용과 간접작용
① **직접작용** : 약물이 직접 접촉한 장기에 일으키는 약리작용
② **간접작용** : 약물이 직접 접촉하지 않은 장기에 나타나는 반응

라) 치료작용, 부작용, 독작용
① **치료작용** : 질병 치료에 필요로 하는 작용
② **부작용** : 치료 작용 이외에 부수적으로 나타나는, 질병 치료에 필요하지 않은 작용
③ **독작용** : 부작용 중에 건강을 심하게 해치거나 생명에 위험을 주는 작용

마) 약물 알레르기
① 약물에 의한 항원-항체 반응을 일으키는 과민성 반응
② 아나필락시스쇼크(과민성 쇼크) : 투여 후 기침, 흉통, 빈맥, 소양증, 구토, 호흡곤란, 저혈압, 의식 소실 등의 증상이 나타나는 급성 알레르기 반응 → 에피네프린을 투여하여 치료함.

바) **내성** : 약물을 장기간 복용했을 때 특정 약물에 대한 대사 작용이 낮아져 용량을 증가해야만 다른 사람과 같은 치료 효과가 일어나는 성질

사) **축적작용** : 약물을 반복하여 사용할 경우 흡수에 비해 배설이 늦어 약물이 체내에 축적되는 현상

아) 약물의 상호작용
① **길항작용** : 두 가지 이상의 약물을 함께 투여할 때 그 효과가 각 작용의 합보다 감소하는 것
② **상승작용** : 두 가지 이상의 약물을 함께 투여할 때 그 효과가 각 작용의 합보다 증가하는 것
③ **상가작용** : 두 가지 이상의 약물을 함께 투여할 때 그 효과가 각 작용의 합에 해당하는 만큼만 나타나는 것

자) **약물 의존성** : 약물을 오랫동안 사용하다가 투여를 중지할 경우 금단 증상으로 계속하여 약물을 갈망하여 섭취하지 않으면 안 되는 성질

차) **금단 증상** : 의존성이 있는 약물을 갑자기 중단할 경우 나타나는 정신·신체적인 증상

카) **반감기** : 배설 과정으로 초기 적용한 특정 약물의 농도가 반으로 감소하는 데 걸리는 시간

4) 약물 작용에 영향을 주는 요인
연령, 체중, 성별, 식이, 투여 시기, 질병 여부 유전적 요인, 심리적 요인, 환경적 요인 등

5) 투약 시 주의 사항
가) 약물을 준비할 때 약물 용기의 라벨과 투약 기록지 내용을 세 번 확인함.
① 약장에서 약물 용기를 꺼낼 때
② 약물 용기에서 처방된 약물의 양을 꺼낼 때
③ 약물 용기를 다시 약장에 넣을 때
나) 약을 다른 병으로 옮겨 담지 않으며, 약을 너무 많이 따랐을 경우 약병에 다시 붓지 말고 버림.
다) 침전물이 있거나 변색된 약은 사용하지 않음.
라) 수술 후에는 새로운 처방을 받아 투약함.
마) 약은 준비한 사람이 투약하고, 잘못 주었을 경우 즉시 의사와 간호사에게 보고함.
바) 약을 희석할 경우 미지근한 물을 사용함.
사) 맛이 불쾌한 약은 투약 전에 얼음 조각을 물고 있게 함.
아) 철분제 등 이(치아)에 착색되는 약은 빨대를 이용하여 먹음.

6) 투여경로
가) **경구투여** : 가장 쉽고 가장 많이 사용되며 편리하고 안전함. 다른 투여경로에 비해 작용이 느리게 시작되고 더 오랫동안 약효를 유지하나 강력하지 않음. 연하곤란, 무의식, 구토 등이 있는 대상자에게는 불가능함.
① 구강투여
② 볼 점막투여
③ 설하투여
- 약물을 혀 밑에 투여하여 용해된 후 혀 밑에 있는 혈관으로 흡수되게 하는 방법임.
- 설하투여 약물은 삼키거나 씹어먹으면 약효를 얻지 못함. (예 니트로글리세린)
- 약물이 완전히 용해될 때까지 환자에게 음료수나 음식물 등을 주어서는 안 됨.

나) **비경구투여** : 약물을 신체조직에 주입하는 것
① **피하주사** : 피부의 진피층 아래 피하조직에 투여하는 것
② **근육주사** : 근육에 투여하는 것
③ **정맥주사** : 정맥에 투여하는 것
④ **피내주사** : 표피 바로 아래 진피층에 투여하는 것

다) **국소투여** : 피부 또는 점막 부위와 같은 신체의 국소적 부위에 직접 바르거나 넣는 방법임.
① **피부** : 로션, 연고, 파우더 같은 피부 약물을 피부 위에 직

접 도포하거나 경피 패치 등은 일정 시간 동안 지속적으로 약물을 방출하므로 피부에 일정 시간 동안 붙여둠.

② 점막
- 코 점적주입 : 비충혈을 경감하고 염증을 완화하기 위함임(스프레이, 점적약, 심지 등).
- 질 약물 투여 : 국소 염증의 예방·치료, 소양증이나 불편감을 감소하기 위함임. 좌약을 질강 내에 삽입하면 체온에 의해 녹아서 퍼지고 흡수됨.
- 직장 좌약 투여 : 배변 증진 및 해열, 진경을 위함임. 좌약은 용해되는 것을 예방하기 위해 사용 전까지 냉장고에 보관함.

③ 안약 투여 : 눈 검사 시 동공확대, 눈의 감염 감소나 안압 하강, 안구 건조 및 통증 치료 등을 위함임.

④ 흡입 투여 : 만성 천식, 폐기종, 기관지염 등 만성 폐질환에서의 기관지 폐색을 조절하기 위함임. 폐포–모세혈관 망으로 인해 쉽게 흡수되며 효과가 빨리 나타남.

⑤ 귀약 투여 : 귀지를 부드럽게 하여 귀제 제거, 내이의 염증 치료 및 통증 완화, 이물질을 제거하기 위함임.

7) 투약의 기본원칙

정확한 약물, 정확한 용량, 정확한 대상자, 정확한 경로, 정확한 시간

3 약물의 종류

1) 마취제

가) 전신 마취제
① 효능 : 수술 시 일시적으로 중추 신경의 기능을 마비시켜 지각과 의식을 잃게 하여 통증을 전혀 느끼지 못하게 하는 약제임.
② 종류 : 정맥용 마취제, 흡입 마취제, 마취 보조제 등

나) 국소 마취제
① 효능 : 말초에서 중추로의 지각 신경을 차단하여 신체 일부분의 감각을 느끼지 못하기 때문에 환자의 의식은 있으나 마취된 부위의 통증은 느끼지 못하게 하는 약제임.
② 종류 : 코카인, 리도카인, 프로카인, 벤조카인 등

2) 마약성 진통제

① 효능 : 중추신경계에 작용하여 의식 소실 없이 진통 작용만 나타냄.
② 종류 : 모르핀, 코데인, 데메롤 등
③ 모르핀 : 호흡 억제의 부작용을 초래할 수 있으므로, 투여하기 전·후에 반드시 호흡수를 측정함. 호흡수를 관찰하여 10~12회/분 이하이면 의사에게 보고함.

3) 해열 진통제

가) 아스피린
① 효능 : 해열, 진통, 소염, 혈전 생성 억제 등
② 부작용 : 위장 출혈, 자반성 출혈, 레이 증후군 등
③ 금기 : 혈우병 환자, 출혈 경향이 있는 환자, 심한 간장애 환자, 심한 신장애 환자, 심장 기능 부전 환자, 위궤양 환자

나) 아세트아미노펜
① 효능 : 해열, 진통 등
② 부작용 : 간 손상 등

4) 항히스타민제

① 작용 : 히스타민의 작용을 억제하여 발적, 소양감, 두드러기 등의 알레르기성 반응에 관여
② 종류 : 클로로페닐아민말레이트, 드라마민, 피리벤자민 등
③ 부작용 : 졸음, 현기증, 두통, 진정 작용 등
④ 정신 집중을 요하는 사람에게 주의가 필요

5) 순환계 약물

가) 강심제
① 작용 : 심근에 직접 작용하여 심장 수축력을 증가시켜 심부전증에 사용
② 종류 : 디곡신, 디지톡신 등
③ 부작용 : 서맥, 부정맥, 심실세동 등
  → 디곡신 투여 전 반드시 심박동 수를 측정하고, 60회/분 이하인 경우 의사에게 보고

나) 항협심증제
① 작용 : 혈관을 확장시켜 심장에 혈액공급을 원활히 하거나, 심장 수축력을 감소시켜 심장의 부담을 덜어줌.
② 종류 : 니트로글리세린
③ 부작용 : 체위 저혈압, 빈맥, 구역(메스꺼움), 구토, 두통, 실신 등
④ 투여 방법 및 특징 : 차광 보관하며, 설하투여함. 투여 1분 만에 작용하는 속효성으로 내성이 잘 생김.
  5분 간격으로 3회 투약 후에도 증상이 지속되면, 병원에 방문함.

다) 혈압강하제
① 작용 : 혈압 조절 기구에 영향을 주어 혈압을 내리게 함.
② 종류 : 니페디핀(아달라트), 하이드랄라진, 캡토프릴(카프릴), 아테놀롤(테놀민), 프로프라놀롤(인데랄) 등

라) 이뇨제
① 작용 : 수분과 나트륨이 신장을 통해 배설되는 것을 촉진하여 소변의 양을 증가시킴. 다양한 원인에 의한 부종, 고혈압 치료 등에 사용됨.
② 종류 : 하이드로클로로티아지드, 아밀로라이드, 프로세마이드(라식스), 스피로놀락톤(알닥톤) 등

마) 항부정맥제
① 작용 : 심장에 이상이 발생하여 맥박이 불규칙적으로 변하는 부정맥 증상(심방세동, 심방조동, 심실세동 등)을 억제
② 종류 : 리도카인

6) 소화계 약물

가) 소화성 궤양제
① 작용 : 위산 분비를 억제함으로써 위산에 의한 위 및 십이지장 궤양을 치료함.
② 종류 : 시메티딘, 라니티딘 등

나) 제산제
① 작용 : 이미 분비된 위산을 중화하여 위액의 PH를 상승시켜 십이지장 점막 및 위장 점막을 보호하고 통증을 감소
② 종류 : 알루미늄 하이드로사이드, 칼슘 카보네이트, 미란타Ⅱ 등

다) 완하제(변비약)
① 작용 : 장 내용물 배설을 촉진
② 종류 : 둘코락스, 락톨로스

7) 호흡계 약물

가) 기관지 확장제 : 폐의 공기 통로인 기관지를 확장시켜 호흡을 도와주고, 기관지 질환으로 인한 호흡 곤란이나 기침 완화

종류	효능	부작용 및 주의 사항
에피네프린	• 혈관을 수축시켜, 혈압을 상승시킴. • 기관지 확장 • 교감신경흥분제 • 심박동수, 심장수축력 증가 등	빈맥, 고혈압, 심계항진, 부정맥, 호흡곤란, 요정체, 불안 등
살부타몰 (벤토린)	중증 급성 천식	생리식염수에 희석하여 1일 4회까지 사용함.
아미노필린	• 호흡기 평활근을 직접 이완시킴. • 천식, 울혈성 심부전, 심장의 발작성 호흡곤란 등에 사용함.	

나) 진해거담제
① 작용 : 기침을 진정시키고 가래를 멎게 함.
② 종류 : 코데인, 브롬헥신(비졸본) 등

8) 자궁수축제와 자궁이완제

가) 자궁수축제
① 작용 : 자궁을 수축시켜 분만 유도, 산후 출혈 방지 등에 사용
② 종류 : 옥시토신, 에르고노빈 등

나) 자궁이완제
① 작용 : 조기 분만의 치료, 태아가 완전하게 성장할 때까지 자궁 운동을 감소시키고 임신 기간을 연장함
② 종류 : 염산 리토드린, 황산마그네슘 등

9) 항결핵제

① 두 가지 이상의 약물을 병행해서 투여함 → 치료 효과를 높이고 내성을 방지하기 위함.
② 아침 식전 공복에 처방된 약물을 한꺼번에, 최소 6개월 이상 복용함.

분류	약명	부작용
1차약	이소나이아지드	말초신경염 (예방적 $VitB_6$ 투여)
	리팜핀	눈물, 침, 소변 등이 붉게 변함
	에탐부톨	시력 이상, 색각 이상
	피라지나마이드	간독성, 위장장애, 관절통
	스트렙토마이신	청각장애 (제8뇌신경 장애)
2차약	PAS	간독성, 복부 불쾌감, 식욕부진, 구역(메스꺼움), 구토
	사이클로세린	우울증, 정신장애
	가나마이신	신장독성, 간독성

10) 항생제

① 작용 : 미생물을 죽이거나 활성을 억제하여 감염을 치료하는 약물로, 혈중 농도를 일정하게 유지하기 위해 일정한 간격으로 투여함. 항생제 사용 전 피부반응검사를 시행함. → 피내주사

② 종류 : 아미노글리코사이드류, 세팔로스포린류, 페니실린류, 퀴놀론류, 폴리펩티드류, 클로람페니콜류, 테트라사이클린류

11) 응급 약물

종류	효능	부작용
에피네프린	교감신경흥분제, 강심제, 혈관수축, 기관지확장의 경련 완화	• 빈맥 고혈압 중추신경자극 • 금기 : 당뇨병, 녹내장, 부정맥 등
아트로핀	부교감신경 차단제, 수술 전에 투여하여 기도 분비물을 억제시킴.	산동, 구갈, 구역(메스꺼움), 구토, 두통, 호흡곤란, 심계항진 등
리도카인	부정맥 치료제, 국소마취제	구역(메스꺼움), 구토, 서맥, 호흡곤란 등

12) 당뇨병 치료제

가) 경구용 혈당강하제 : 글리클라자이드(다이아마이크론), 글리메피라이드(아마릴), 아카보스(글루코베이) 등

나) 인슐린

① 작용 : 인슐린은 포도당 흡수를 촉진시키는 호르몬으로, 당뇨환자는 인슐린 분비가 감소되어 있으므로 주사로 공급해야 함.

② 투여 시 환자 교육
- 사용 전에 인슐린 용기를 두 손 사이에 넣고 가볍게 굴려서 섞음.
- 복부, 상완(위팔), 대퇴(넓적다리) 등을 돌아가면서 피하주사 함.
- 주사 후 문지르지 않음.
- 저혈당 증상(식은땀, 오한, 두통, 심계항진 등)이 나타나면 즉시 의사나 간호사에게 보고하고 사탕이나 초콜릿 등을 먹게 함.

IV. 영양과 영양소

영양(nutrition)은 외부에서 양분을 받아들여 생명을 유지하고 몸을 성장, 발육시키는 작용임. 생체 내에 영양을 위해 섭취하는 물질을 영양소(nutrients)라고 함. 영양소는 탄수화물, 지방, 단백질, 비타민, 무기질, 물로 분류되며, 다양한 영양소의 역할에 대한 이해는 대상자와 함께 영양 간호계획을 세울 때 기본이 됨.

1 영양소

가. 탄수화물(carbohydrate)

1) 분류

당은 탄수화물의 가장 단순한 형태이며 단당류(mono-saccharides), 이당류(disaccharides), 다당류(polysaccharides)로 분류됨. 단당류의 종류로는 포도당, 과당, 갈락토오스가 있으며 이 중에서 포도당에 당이 가장 풍부함. 이당류는 자당, 유당, 맥아당 등이며, 다당류는 전분, 글리코겐, 식이섬유, 섬유소 등이 있음.

2) 기능

탄수화물은 인간의 주된 에너지원으로 1g은 4kcal의 에너지를 생성하며, 총에너지 섭취의 약 55~70%를 차지함. 신체활동을 위해서는 필수적이며, 근육 운동을 위한 열량원으로서 가장 좋은 자원이 됨. 뇌와 신경조직은 포도당만을 에너지원으로 이용함. 포도당이 부족해지면 간에서 단백질과 지방을 분해해 포도당을 만들어 냄.

3) 흡수

탄수화물은 소장에서 단당류로 흡수되며 문맥 혈을 통해 간으로 이동하여 글리코겐으로 저장됨. 즉시 에너지원으로 사용되지 않은 탄수화물은 당원(glycogen)으로 전환되어 간에 저장되며 남은 포도당은 간과 지방세포에 중성지방(triglycerides)으로 저장됨.

나. 단백질(protein)

1) 분류

가) 필수아미노산(essential amino acids)

체내에서 합성할 수 없어 반드시 식이로 공급되어야 하는 아미노산을 필수 아미노산이라고 함.

필수 아미노산에는 류신, 리신, 발린, 이소류신, 메티오닌, 페닐알라닌, 트레오닌, 트립토판, 히스티딘, 아르기닌이 있음. 이 중 히스티딘과 아르기닌은 유아와 성장기 어린이에게 필요하지만 성인에게서는 제외됨.

나) 비필수아미노산(nonessential amino acids)
음식을 통해 반드시 섭취할 필요가 없고 체내에서 합성 가능한 아미노산을 비필수 아미노산이라고 함.
비필수 아미노산에는 알라닌, 시스틴, 아스파르트산, 아스파라긴, 글리신, 세린, 티록신 시스테인, 글루타민산, 글루타민, 프롤린 등이 있음.

2) 기능
단백질은 생체를 구성하는 주성분으로 생존에 꼭 필요한 물질임. 인체의 단백질은 파괴된 조직을 수선하여 새로운 조직을 형성하고 뼈, 건, 혈관, 피부, 모발, 손톱을 구성함. 단백질은 체액과 호르몬, 혈장 단백질, 면역 세포, 신경 전달 물질, 효소, 점액 등을 합성하는 데 이용되며, 항체도 단백질로 구성되어 신체가 감염과 질병에 저항하도록 도움. 또한 단백질은 에너지를 공급하기 위해 산화되어, 단백질 1g당 4kcal의 에너지를 공급하며 에너지 적정 비율은 7~20%임.

3) 흡수
단백질은 위와 소장에서 단백질 소화 효소인 펩신(pepsin)과 트립신(trypsin)등에 의해 아미노산으로 가수 분해된 후 소장에서 흡수됨. 단백질이 결핍되면 카시오커(kwashiorkor)라고 하여 발육정지, 부종, 빈혈, 혈청 단백질의 감소, 피부 탄력성 감소, 머리색 변화 등이 나타나고 상처 치유가 지연됨.

다. 지방(fat)
1) 분류
지방은 중성지방과 지방산으로 구성되어 있고, 지방산은 포화 지방산, 불포화 지방산으로 나눔. 포화지방산은 상온에서 고체이고, 동물성 지방에 많으며 과도한 섭취로 혈중 콜레스테롤 농도를 높임. 불포화 지방산은 상온에서 액체이고, 혈중 콜레스테롤 수치를 낮추는 효과가 있음. 불포화 지방산에는 체내에서 합성되지 않아 음식물로 섭취해야 하는 필수 지방산이 있음. 필수 지방산에는 리놀레산, α-리놀렌산과 아라키돈산이 있음.

2) 기능
지방은 1g당 9kcal의 에너지를 공급하며 탄수화물과 마찬가지로 중요한 열량원임. 지방은 필수 지방산, 담즙산, 안드로젠, 에스트로겐 등의 호르몬, 세포막의 주요 구성 성분임. 또한 체지방은 외부와의 절연체 역할로 체온을 유지시켜 주며, 체내의 장기를 둘러싸서 보호해 주는 충격 흡수의 역할을 함. 지용성 비타민인 A, D, E, K의 장내 흡수를 도움.

3) 흡수
지질의 소화는 췌장액인 리파아제와 담즙산에 의해 지방산과 글리세롤로 분해하여 소장에서 흡수됨. 소비되고 남은 에너지는 피부 밑 지방세포에 무제한적으로 저장됨. 지방의 소화 흡수율은 90~99%에 달함. 그러나 노령자는 소화율이 약하기 때문에 지방의 제한이 필요함. 또 지방은 소화관 속에서 오래 머물러 포만감을 줌. 지방의 에너지 적정 비율은 19세 이상에서 15~25%임.

라. 비타민(vitamin)
1) 분류
비타민은 지용성 비타민과 수용성 비타민으로 분류된다. 수용성 비타민은 체내에 저장되지 않아 매일 음식으로 섭취해야 하고, 지용성 비타민은 물에 녹지 않기 때문에 혈액을 통해 이동하기 위해 단백질 운반체와 결합해야 하며 과량 섭취 시 배설이 안 되고 간이나 지방조직에 저장됨. 특히 비타민 A는 장기간 다량 섭취 시 독이 될 수 있음.

가) 수용성 비타민
체내에 저장되지 않으므로 매일 음식물로 섭취해야 하는 수용성 비타민은 B복합체(티아민B_1, 리보플라빈 B_2, 나이아신 B_3, 피리독신 B_6, 엽산 B_9, 코발아민 B_{12}, 판토텐산, 비오틴)와 비타민C가 있음. 과량 섭취 시 신장을 통해 소변으로 배설되고 조직에 대한 독성이 없음.

1일 권장량	기능	결핍증	식품
비타민B_1 (티아민) 1.0~1.2mg	정신 작용, 신경 계통 원활	각기병, 다발성 신경염, 정신혼미, 심장 비대증, 식욕감퇴, 피로감, 불면, 근육쇠약 등	간, 돼지고기, 생선, 달걀, 밀, 곡류 전체, 호두 등
비타민B_2 (리보플라빈) 1.2~1.5mg	성장에 필수, 탄수화물, 단백질, 지방의 대사 작용	피부염, 피부와 혀의 장애	우유, 곡류, 녹색 채소, 육류, 달걀
비타민B_3 (나이아신) 12~16mg	탄수화물, 단백질, 지방으로부터 에너지 생산에 도움	피부염, 설사, 치매, 사망, 펠라그라	육류, 생선, 땅콩, 호두, 간

1일 권장량	기능	결핍증	식품
비타민B$_6$ (피리독신) 1.3~1.5mg	혈액 형성, 아미노산 대사에 관여	신경계, 피부계 장애, 경련, 구순염	곡물류, 감자, 육류, 아스파라거스, 브로콜리, 우유, 달걀
비타민 B$_{12}$ (코발라민) 2.0~2.4μg	골수 형성, 적혈구와 DNA 합성	악성빈혈, 피로, 호흡곤란, 체중감소 등	우유, 달걀, 육류, 동물성 식품 모두
비타민C (아스코르빈산) 75~100mg	철의 흡수 강화, 모세관혈관의 통합성 유지, 감염에 대한 저항력 강화	괴혈병, 상처치유 지연, 잇몸출혈, 감염의 감수성 증가	딸기, 브로콜리, 감귤류, 양배추, 초록고추
비타민 B$_9$ (엽산) 320~400μg	RNA와 DNA 합성, 적혈구 형성에 관여	빈혈, 창백, 설사, 체중감소	간, 녹색채소, 우유, 아스파라거스, 브로콜리, 달걀, 효모

나) 지용성 비타민

지용성 비타민은 물에 녹지 않으며 비타민 A, D, E, K가 있음. 과량 섭취 시 배설이 안 되고 간이나 지방조직에 저장됨. 특히 비타민 A는 장기간 다량 섭취하면 독이 될 수 있음.

1일 권장량	기능	결핍증	식품
비타민A (레티놀) 540~750μg RE	어두운 곳에서 시력 유지, 피부와 점막 유지	야맹증, 비늘 같은 피부, 건조한 점막, 눈 건조증	간, 달걀노른자, 녹황색 채소
비타민D (에르고스테롤) 5~60μg	뼈와 이(치아) 발달상 칼슘과 인의 흡수에 필요	아동 구루병, 성인 골연화증, 골격기형	자외선에 의해 합성 동물의 간, 간유, 버터, 생선 내장
비타민E (토코페롤) 10~540mg	혈색소 성분 합성을 돕고 세포막 통합성 유지를 도움	미숙아에게 적혈구 용혈 증상	곡물류, 채소류
비타민K 75μg	혈액 응고에 필수적인 프로트롬빈과 다른 응고인자의 합성에 필요	신생아에게 출혈성 질환 유발, 응고시간 지연	녹색 채소, 양배추

마. 무기질(minerals)

무기질은 다량 무기질과 미량 무기질로 구분됨. 다량 무기질은 하루에 100mg보다 많은 양을 필요로 하는 무기질이며 미량무기질은 하루에 100mg 미만으로 필요한 무기질임. 체중의 4%를 차지하는 무기질은 체내에서 산화되거나 연소 되지 않음. 무기질은 칼슘, 나트륨, 칼륨, 염소, 인, 마그네슘, 황 등의 다량 무기질과 철분, 아연, 구리, 요오드, 망간, 코발트, 불소 등의 미량 무기질로 분류됨.

〈다량 무기질〉

1일 권장량	기능	결핍증	식품
칼슘 (Ca, calcium) 580~700mg	뼈와 이(치아) 구성성분, 근섬유의 수축, 신경자극 전달, 혈액응고에 관여	골연화증, 골다공증, 저칼슘 혈증, 경련	우유, 뼈째 먹는 생선, 굴
인 (P, phosphorus) 580~700mg	뼈와 이(치아) 형성, 탄수화물 대사에 관여, 산염기 균형	저인산 혈증, 입 주위 지각 이상	육류, 달걀, 곡류
마그네슘 285~340mg (Mg, magnesium)	평활근 이완, 단백질 합성 과정 관여	떨림, 경련, 지남력 장애	녹색채소, 강낭콩, 코코아, 견과류
나트륨 1.5~2.0g (Na, sodium)	체액균형, 산·염기 균형	구토, 설사, 경련, 심계항진, 두통	염장식품
염소 (Cl, chloride) 2.3g	심장박동 조절 도움, 산·염기 평형 유지	근육경련, 알칼리증	소금
칼륨 (K, potassium) 4.7g	체액균형, 산·염기 균형, 근육수축과 이완에 관여	구역(메스꺼움), 구토, 졸음, 불규칙한 맥박, 근육의 약화	오렌지, 코코아, 콩류, 바나나, 토마토
황(S, sulfur)	단백질 대사에 관여, 모발형성 도움, 해독작용	알려지지 않음	달걀, 우유, 강낭콩

〈미량 무기질〉

1일 권장량	기능	결핍증	식품
철(Fe, iron) 8~10mg 임산부 +10mg	산소운반	빈혈, 허약, 스푼 모양 손톱	간, 난황, 살코기
요오드 (I, iodine) 95~15μg	티록신 주성분	영아(크레틴병), 성인(갑상샘종), 발육부진, 기초대사율 저하, 추위 민감	해산물
구리(Cu) 600~800μg	철의 이용을 도움	빈혈, 골격형성 지연	간, 견과류, 신선한 과일, 버섯
불소(F) 3.5~10mg	이(치아)형성, 충치예방	이(치아)문제, 과잉시 반상치	불소 첨가된 물
코발트(Co)	비타민 B$_{12}$의 성분	알려지지 않음	내장
아연 남자:8.1~10mg 여자:7.0~8mg	면역기능, 성 성숙치료	면역기능 저하, 성장 지연, 성장, 성성숙 저하, 미각과 후각 감각 저하	굴, 간, 견과류

바. 물(water)

인간의 체액은 수분과 전해질로 구성되어 있음. 성인 체중의 60~70%가 수분이며 생명 유지에 중요함.

1) 수분의 기능
- 체액을 구성함.
- 삼투압을 유지함.
- 노폐물을 배설함.
- 영양물을 흡수, 운반함.
- 체온을 조절함.

2) 체액의 불균형
과도한 발한, 열, 설사, 구토, 과다한 배뇨, 출혈, 심한 화상 등으로 인해 수분 배설량이 수분섭취량보다 많을 때 체액 부족이 나타남. 체액 부족 시 건조한 점막, 소변량 감소, 약한 맥박, 저혈압 등의 증상이 나타나고 체중의 10% 이상 소실 시 생명이 위험함.

수분 배설 장애, 신부전, 나트륨 과다 섭취, 울혈성 심부전 등과 같은 질환 시 이차적으로 체액 과다로 인한 부종이 나타남.

2 영양과 에너지 대사

인체가 영양소를 섭취하여 소화, 흡수, 운반 및 화학반응을 통해 세포 구성 성분과 에너지를 생성하고 노폐물을 제거하는 과정을 대사라고 함. 대사에는 물질을 단순한 분자로 분해하는 이화작용과 작은 입자가 모여 큰 입자를 형성하는 동화작용이 있음. 대사 과정에서 이화작용이 일어나는 동안에 화학적 에너지인 ATP가 생성되어 모든 세포 활동을 가능하게 함. 사람은 생명을 유지하기 위하여 일정량의 에너지가 필요함. 이런 에너지의 양을 잴 때는 칼로리라는 단위를 사용함.

가. 기초대사

1) 정의
인체가 생명을 유지하는 데 최소한으로 필요한 에너지의 양을 기초대사라 함. 즉 체온을 일정하게 유지하는 일, 호흡운동과 심장박동, 신장의 혈액 여과 작용 등 인체가 생존을 위해 필요한 기본적인 내부 활동을 기초대사라고 함.

2) 기초대사에 영향을 미치는 요인
① **나이** : 나이가 증가함에 따라 기초대사량이 차츰 줄어듦.
② **성별** : 여자가 남자보다 약 10% 정도 낮음.
③ **표면적** : 신체의 표면적이 클수록 상승되고 체중이 같더라도 키가 큰 사람이 기초대사량이 큼.
④ **호르몬** : 갑상샘호르몬(티록신)이 많이 분해될수록 증가함.
⑤ **계절** : 체온의 손실량이 많은 추운 겨울에는 이를 보충하기 위해 열의 생산이 활발하므로 기초대사량도 큼.
⑥ **기타** : 감정상태, 감염, 영양상태, 임신 등이 기초대사량에 영향을 미침.

3) 기초대사율 측정
기초대사율(BMR; basal metabolic rate)이란 식사를 하고 14~18시간이 지난 후 수면 상태가 아닌 완전하게 휴식 상태에서 호흡, 순환, 세포 활동만을 유지하기 위해 충분한 에너지를 소모할 때 하루 동안의 에너지 소비량을 말함.

〈기초대사율 측정〉

성인남자	성인여자
◎ 기초대사율 = 1kcal/체중kg/시간 예) 75kg : 1×75×24 = 1,800kcal	◎ 기초대사율 = 0.9kcal/체중kg/시간 예) 55kg : 0.9×55×24 = 1,188kcal
◎ 수면 시 10% 저하 예) 수면 8시간 : 0.1×75×8 = 60 1,800 − 60 = 1,740kcal	◎ 수면 시 10% 저하 예) 수면 8시간 : 0.1×55×8 = 44 1,188 − 44 = 1,144kcal

※ 비만도 계산 및 판정 기준
* 계산 : BMI 지수 = 몸무게(kg) ÷ (신장(m) × 신장(m))
* 판정 기준

세계보건기구기준		아시아–태평양 지역 지침 (2000대한비만학회)	
체질량지수(BMI)	분류	체질량지수(BMI)	분류
18.5 미만	저체중	18.5 이하	저체중
18.5~24.9	정상	18.5~22.9	정상범위
		23~24.9	과체중
25.0~29.9	과체중	25~29	1단계 비만
30.00이상	비만	30~34.9	2단계 비만
		35이상	3단계 비만(고도비만)

3 영양 간호 돕기

대상자의 회복을 촉진하기 위해서는 적절한 영양 섭취가 중요함. 대상자가 불편감 없이 식사하도록 도와주며, 대상자의 식욕, 식사에 대한 반응, 식사 후의 상태 등에 관해서 자세하게 관찰하여 문제가 있을 때 담당 간호사에게 보고하고 대상자의 상태에 따라 적절한 식이를 선택하여 제공하는 것이 필요함.

1) 병원식이의 종류

① 일반식이(regular diet)

일반식이는 건강인의 식사와 동일하며 모든 입원 대상자에게 주는 식사임. 일반식이에서 특별히 제한하는 음식은 없으나 영양소는 한국인 영양섭취 기준에 알맞은 정도로 구성하고 전체 열량은 2,000~2,500kcal 가 권장됨.

② 경식(light diet)

경식은 연식에서 일반식이로 옮기기 전 단계에서 제공되는 식사임. 각 영양소가 일반식과 동일한 비율로 함유되고 충분한 열량을 함유함. 소화하기 쉽고 위장에 부담이 안가는 식품을 선택하고 질긴 생채소, 강한 양념, 기름기가 많고 질긴 육류 등은 제한함.

③ 연식(soft diet)

연식은 소화기능이 감소했거나 수술 후 회복기에 제공되며 액체와 반고형 식품으로 구성함. 유동식에서 경식으로 옮겨가는 중간 단계에서 제공되는 식사임. 씹기 쉽고 소화하기 쉬운 음식으로 준비하고 섬유질 음식, 기름진 음식, 강하게 양념을 한 음식은 제외함. (예 죽)

④ 유동식(liquid diet)

유동 식이는 보리차, 맑은 국물, 과즙(우유, 지방음식은 제외)으로 주로 대상자가 외과적 수술을 받고 위장관계 기능이 회복된 후 처음으로 먹는 식이임. 주로 가스 발생이 적은 식품으로 준비함. 충분한 열량을 공급하지 못하고 모든 영양소가 부족하게 되므로 장기간 급식은 삼가야 함.

⑤ 특별식이(special diet)

특별 식이에는 당뇨식이, 고단백 식이, 저염 식이 등이 포함됨. 만성 질환이나 대사 장애가 있는 대상자에게 일정한 음식을 제한하는 것임. 즉 당뇨 식이는 대상자의 혈당 수치, 체중을 감안하여 의사의 처방에 따라 하루 총 섭취 열량이 정해짐. 보통 심장질환 대상자에게는 염분과 콜레스테롤을 제한함.
- 가스 발생이 쉬운 식품 : 달걀, 콩, 양배추, 양파, 사과, 배(생과일), 고구마(섬유질이 많은 음식), 기름진 음식, 탄산음료 등 – 삭제

V. 기초치과

1 구강의 해부학적 구조

가. 두개골

두개골은 설골을 포함하여 총 23개의 낱개 뼈로 이루어져 있음. 이들 뼈 중 상악골, 하악골, 측두골, 구개골, 접형골, 설골은 이(치아) 영역과 밀접한 관계가 있음.

1) 상악골(위턱뼈, maxilla)

위턱과 경구개의 일부를 형성하고 있는 좌우 한 쌍의 뼈로, 상악 봉합에 의해 연결되어 있음. 상악골의 아래 부분에 치조돌기라는 구조가 있어 윗니를 고정시키는 역할을 하며, 내부 공간은 피라미드 모양의 공간이 있어 상악동(위턱굴)이라 불림.

2) 하악골(아래턱뼈, mandible)

아래턱을 U자 형태로 구성하는 뼈로 두개골 중 유일하게 움직일 수 있는 뼈임. 치조돌기에 의해 아랫니를 고정시키고 측두골과 관절을 형성하여 이(치아)를 떠받치고 음식물을 씹는 기능을 수행함.

> **보충자료** 구개파열
> 선천적으로 입천장의 봉합이 완성되지 않아 구강과 비강이 통하는 안면 기형

3) 구개골(입천장뼈, palatine bone)

상악골의 뒤쪽에 있으며, 정중 구개 봉합에 의해 좌우가 연결되어 상악골과 함께 입천장을 형성함.

4) 부비동(코곁굴, paranasal sinus)

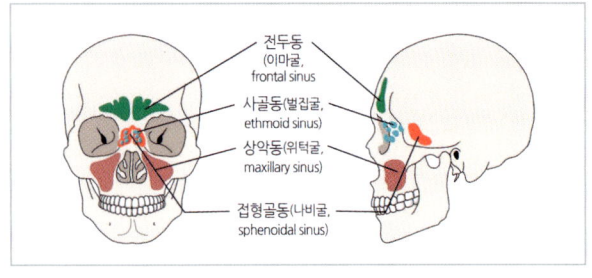

| 부비동 |

두개골과 안면골 속에 점막으로 싸여 있는 공간으로, 공기가 가득 차 있음. 좌우 대칭 구조로 이루어져 있으며 위치하

는 뼈의 이름을 따라서 명명되어 있음. 두개골의 무게를 감소시키고 호흡기를 지나는 공기의 습도 및 온도를 조절하며 발성 시 소리의 공명 및 목소리의 질에 영향을 미침. 또한 부비동 점막에서 만들어진 점액을 비강으로 배출하는 기능이 있음. 상악동(maxillary sinus), 전두동(이마굴, frontal sinus), 사골동(벌집굴, ethmoidal sinus), 접형동(나비굴, sphenoidal sinus)이 있으며, 이 중 상악동이 가장 크기가 큼.

5) 측두 하악 관절(악관절, 턱관절, temporomandibular joint, TMJ)

측두골과 하악골이 만나서 볼과 소켓처럼 연결되는 부위로, 귀 바로 앞쪽에 위치함. 주변의 근육과 인대 등에 의해 하악골을 상하, 좌우, 전후로 움직일 수 있게 해줌. 상·하악 이(치아)의 교합과 밀접한 관계가 있으며, 악관절에 발생하는 염증이나 탈구로 인해 기능적인 문제가 발생할 수도 있음.

나. 구강(oral cavity)

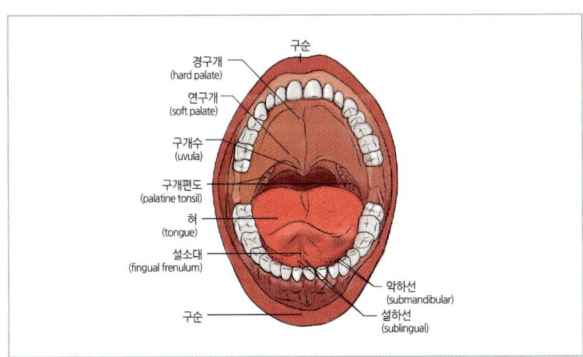

구강의 구조

구강은 구순(입술), 협(볼), 구개(입천장), 설(혀)로 구성되어 있음. 입술과 볼은 구강의 외벽을 형성하여 음식물을 모아 주고, 이(치아)는 저작을 담당하고 혀를 통해 음식물의 혼합과 연하 및 미각 등이 이루어짐. 또한 성대에서 올라오는 소리를 모아 음절을 만듦.

다. 이(치아)의 고유 조직과 주위 조직

이(치아)는 음식물을 저작하는 소화기관의 첫 단계로, 상하악의 치조돌기에 식립되어 있는 고도로 단단한 구조물임. 이(치아)는 치관과 치근으로 구분되며, 치관의 크기와 모양 및 치근의 크기와 수는 이(치아)의 위치(유형)에 따라 다양함. 치관은 법랑질로 덮인 부분이고, 치근은 치주인대에 의해 치조골에 단단히 부착되어 있는 부분임.

이(치아)는 경조직인 법랑질과 상아질, 연조직인 치수로 구성되어 있음. 치주조직은 이(치아)가 치조골 내에서 연관성을 유지하면서 존재할 수 있도록 이(치아)를 지지하는 조직이며, 이(치아)를 둘러 싸고 있는 백악질, 치조골, 치주인대, 치은으로 구성되어 있음.

1) 이(치아)와 치주조직의 구조 및 기능

구분	명칭	특성
이(치아) (tooth)	법랑질 (enamel)	• 치관의 가장 바깥 부분 • 인체 조직 중 가장 경도가 높고 무색 반투명한 조직 • 무기질(수산화인회석)을 많이 함유하고 있으며 마모되면 재생되지 않음. • 음식물을 씹는 기능 • 상아질의 표면을 덮어주는 보호막
	상아질 (dentin)	• 이(치아)의 대부분을 구성하는 성분 • 치관 부위는 법랑질로 덮여 있고, 치근 부위는 백악질로 덮여 있음. • 법랑질에 비해 경도가 약하여 이(치아)우식이 생기면 급속도로 확산되는 부위 • 지각이 예민한 신경섬유가 존재 - 이(치아) 우식으로 노출되면 통증 감각 느낌 • 법랑질의 충격을 흡수하여 신경을 보호
	치수 (dental pulp)	• 상아질 내부의 치수강에 존재하는 연조직 • 치근 단공을 통해 들어온 신경과 혈관이 존재 • 이(치아)가 맹출된 후에도 상아질의 형성을 도움. • 우식 이(치아)가 있을 경우 저작 시 통증을 느끼고 급격한 온도 변화 시에도 통증 감각을 느낌 • 상아 세관을 통해 상아질에 영양을 공급
치주 조직 (periodontal tissue)	백악질 (cementum)	• 치근의 표면을 덮고 있으며 뼈의 치밀골과 유사한 경조직 • 이(치아)와 치조골을 연결시키는 치주인대가 부착되는 부분 • 치주인대에 의해 이(치아)를 치조골에 고정시키는 역할 • 신경과 혈관이 존재하지 않아 주변 치주인대로부터 영양 공급 받음.
	치조골 (이틀뼈, alveolar bone)	• 상악골과 하악골에서 이(치아)가 식립되는 부분 • 치주인대를 통해 백악질을 치조골에 부착시키는 부분 • 이(치아)를 지지하고 보호하는 기능
	치주인대 [이(치아) 주위 인대, 치근막, periodontal ligament]	• 치근을 덮고 있는 백악질과 치조골을 연결시켜 주는 교원섬유 조직 • 이(치아)를 지지하고 고정시켜 이(치아)의 이탈을 방지 • 저작 시 충격을 흡수하는 교합력 완충장치 • 신경과 혈관이 분포 - 백악질과 치조골 세포에 영양 공급 • 통각, 촉각, 압각, 온각 등의 감각을 전달하는 기능
	치은(잇몸, gingiva)	• 상악과 하악의 치조돌기와 치경부를 덮고 있는 섬유성 상피조직 • 세균의 침입에 대한 방어 작용 • 이(치아)를 지지하고 보호하는 작용 • 정상 치은의 색은 선홍색임

구분	명칭	특성
치관(crown)		• 법랑질로 덮여 잇몸 밖으로 노출된 부분
치근(root)		• 백악질로 덮여 치조골에 묻혀 있는 부분
치경(cervix)		• 이(치아)와 잇몸의 경계부로, 치관과 치근이 만나는 좁은 부위
근관(dental root canal)		• 치수가 들어 있는 치근의 공간

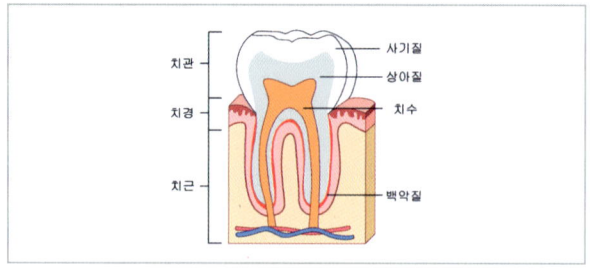

| 이(치아)와 치주조직 |

> **보충자료**
>
> **타액선(침샘, salivary gland)**
> 대타액선은 3쌍으로 위치에 따라 이하선(귀밑샘), 악하선(턱밑샘), 설하선(혀밑샘) 등이 있으며, 이중 이하선이 가장 큼. 소타액선은 구강 점막 전반에 분포되어 있으며 대타액선에 비해 크기는 작지만, 그 수가 훨씬 많음.
>
> **타액의 기능**
> ① 윤활 작용 : 구강 점막을 매끄럽게 하여 발음과 연하를 도움
> ② 세정 작용 : 구강 내 음식물 찌꺼기 및 이물질을 씻어내는 역할
> ③ 항균 작용 : 세균의 증식을 억제하고 살균
> ④ 완충 작용 : 구강 내 pH를 중성으로 유지
> ⑤ 재광질화 작용 : 이(치아)의 탈회와 재광질화를 도움

2) 이(치아)의 종류와 역할

가) 이(치아)의 종류

① 유치(젖니) : 유치의 치배는 대개 임신 6~8주부터 형성되고 생후 6개월경 맹출을 시작하여 24~30개월 사이에 유치열이 완성됨. 유절치(앞니), 유견치(송곳니), 유구치(어금니)가 있으며 총 20개의 이(치아)로 구성됨. 유치 중 제일 먼저 맹출되는 이(치아)는 하악 유중절치이며, 6세경 영구치가 맹출하면서 탈락(교환)되기 시작하여 12세경 완전히 빠짐.

유치는 성장기 어린이의 저작, 발음, 심미적인 요소, 성격 형성 외에도 영구치의 안내자 역할을 하므로 매우 중요함. 유치와 영구치가 구강 내에서 함께 존재하는 6세부터 12세까지를 혼합 치열기라고 함.

② 영구치(간니) : 영구치의 치배는 임신 20주경에 형성되고, 만 6세경 유치가 탈락된 자리에서 맹출되기 시작해서 제3대구치를 제외하고 12세경에 모두 맹출됨. 유치를 대신하거나 계승해서 나오는 이(치아)(절치, 견치, 소구치)와 유치가 없던 자리에 새로이 맹출되는 이(치아)(대구치)로 구분되며, 영구치 중 제일 먼저 맹출되는 이(치아)는 하악 제1대구치임. 영구치 중 가장 마지막에 나오는 이(치아)는 제3대구치(사랑니, 지치)로 개수나 맹출 시기는 사람마다 다를 수 있으며, 하악의 경우 악골이 좁은 사람은 맹출 공간이 부족하여 수평 또는 사선으로 맹출하는 경향이 있음.

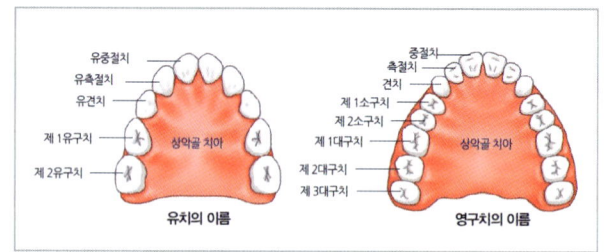

| 이(치아)의 종류 |

〈유치와 영구치의 맹출 시기〉

유치				영구치			
명칭	상악 맹출 시기	하악 맹출 시기	개수	명칭	상악 맹출 시기	하악 맹출 시기	개수
유중절치	6~8개월	6~7개월	4개	중절치	7~8세	6~7세	4개
유측절치	7~8개월	8개월	4개	측절치	8~9세	7~8세	4개
유견치	16~20개월	16~20개월	4개	견치	11~12세	9~10세	4개
제1유구치	12~16개월	12~16개월	4개	제1소구치	10~11세	10~12세	4개
제2유구치	20~30개월	20~30개월	4개	제2소구치	10~12세	11~13세	4개
				제1대구치	6~7세	6~7세	4개
				제2대구치	12~13세	11~13세	4개
				제3대구치	17~21세	17~21세	(4)개

나) 이(치아)의 기능과 명칭에 따른 역할

① 이(치아)의 기능

기능	설명
저작 기능	• 음식물을 자르고 찢거나 잘게 부수는 기계적 소화 작용 • 저작 활동을 통한 침 분비 촉진
발음 기능	• 혀, 입술, 뺨을 이용하여 자음계의 발음을 형성
심미 기능	• 얼굴의 균형 및 조화를 이룸
보호 기능	• 치주조직의 발달을 돕고 보호함

② 이(치아)의 명칭에 따른 역할

명칭	각 이(치아)의 역할(저작 운동)
절치 (앞니, 문치)	• 음식물을 자르는 역할 • 외관상 중요하며, 입술과 얼굴의 지지 • 발음을 도움
견치 (송곳니)	• 음식물을 찢는 역할 • 전체 이(치아) 중 가장 긴 이(치아)
소구치 (작은 어금니)	• 음식물을 약간 분쇄하는 역할
대구치 (큰 어금니)	• 음식물을 잘게 분쇄하는 역할

보충자료 | 저작의 기능
① 소화의 보조 작용
② 미각 감각 작용
③ 타액 분비 촉진 작용
④ 구강의 청정 작용
⑤ 윤활 작용

다) 이(치아)의 표기법(치식)

치열을 구성하는 이(치아)의 수나 종류를 간단한 기호나 숫자로 표시하는 방법으로, 영구치와 유치로 구분하고 상악과 하악, 좌측과 우측으로 나누어 이(치아)에 고유한 이름과 번호를 부여함.

이(치아)의 이름으로 진료 기록부에 표시하면 이(치아) 명칭이 길고 혼동을 일으킬 수 있으므로, 진료 시 치식을 사용하면 의료진들끼리 명확한 소통 및 진료 기록부의 기록도 정확하게 할 수 있음.

① FDI system(국제치과연맹 : Federation dentaire iternationale system)
- 국제치과연맹 표기방법으로 우리나라에서 많이 사용
- 유치와 영구치를 두 자리 숫자로 표기(영구치 11~48, 유치 51~85)
- 첫 번째 숫자는 시계방향으로 표기
- 영구치는 상악 우측을 10번대, 상악 좌측을 20번대, 하악 좌측을 30번대, 하악 우측을 40번대로 표시
- 유치는 상악 우측을 50번대, 상악 좌측은 60번대, 하악 좌측은 70번대, 하악 우측은 80번대로 표시
- 정중선 가까운 부분의 이(치아)부터 순차적으로 1~8번까지 부여함.

영구치
Ⓡ $\frac{18\ 17\ 16\ 15\ 14\ 13\ 12\ 11\ |\ 21\ 22\ 23\ 24\ 25\ 26\ 27\ 28}{48\ 47\ 46\ 45\ 44\ 43\ 42\ 41\ |\ 31\ 32\ 33\ 34\ 35\ 36\ 37\ 38}$ Ⓛ

유치
Ⓡ $\frac{55\ 54\ 53\ 52\ 51\ |\ 61\ 62\ 63\ 64\ 65}{85\ 84\ 83\ 82\ 81\ |\ 71\ 72\ 73\ 74\ 75}$ Ⓛ

② 팔머 시스템(사분 구획법, Palmer notation system)
- 방향을 표시하는 십자(사분면)를 표시하고 해당 위치에 번호를 표기하는 방법
  상악 우측 ┘, 상악 좌측 └, 하악 좌측 ┌, 하악 우측 ┐ 으로 표기
- 정중선을 기준으로 영구치는 1~8번까지 숫자로 표시, 유치는 A~E까지 알파벳 대문자로 표기

영구치
Ⓡ $\frac{8\ 7\ 6\ 5\ 4\ 3\ 2\ 1\ |\ 1\ 2\ 3\ 4\ 5\ 6\ 7\ 8}{8\ 7\ 6\ 5\ 4\ 3\ 2\ 1\ |\ 1\ 2\ 3\ 4\ 5\ 6\ 7\ 8}$ Ⓛ

유치
Ⓡ $\frac{E\ D\ C\ B\ A\ |\ A\ B\ C\ D\ E}{E\ D\ C\ B\ A\ |\ A\ B\ C\ D\ E}$ Ⓛ

③ 유니버셜 넘버링 시스템(만국표기법, 연속표기법, Universal numbering system)
- 유치는 A~T, 영구치는 상악 우측 제3대구치를 기준으로 1부터 32까지 표기. 미국에서 많이 사용

영구치 Ⓡ 1 2 3 4 5 6 7 8   9 10 11 12 13 14 15 16 Ⓛ
         32 31 30 29 28 27 26 25 24 23 22 21 20 19 18 17

유치 Ⓡ A B C D E   F G H I J Ⓛ
        T S R Q P   O N M L K

보충자료 | 이(치아)의 맹출 순서
① 유치 : A→B→D→C→E
② 영구치 : 상악 6→1→2→4→5→3→7→8
         하악 1(6)→6(1)→2→3→4→5→7→8

라) 이(치아)의 면

치관을 구성하는 여러 개의 면을 치면이라 함. 이(치아)가 위치하는 방향에 따라 명칭을 붙임.

구분	이(치아)의 면	설명
전치면	순면	• 입술 쪽으로 향한 면
	설면	• 혀 쪽으로 향한 면 • 상악 이(치아)는 구개면이라고도 함.
	인접면(접촉면)	• 인접한 두 이(치아)가 만나는 면
	근심면	• 정중선을 기준으로 가까운 면
	원심면	• 정중선을 기준으로 먼쪽 면
	절단면	• 전치와 절치에서 상악 이(치아)와 하악 이(치아)가 서로 맞닿는 부분
구치면	협면	• 볼을 향한 면
	설면	• 혀 쪽으로 향한 면
	인접면(접촉면)	• 인접한 두 이(치아)가 만나는 면으로, 근심면은 정중선에 가까운 면이고 원심면은 정중선에서 먼 면임.
	교합면	• 구치에서 상악 이(치아)와 하악 이(치아)가 서로 맞닿는 부분 • 저작을 담당하는 면이라 저작면이라고도 함.

2 치과 표준 기구 및 장비

치과 진료 과정에서는 많은 기구와 장비가 사용됨. 간호조무사는 진료의 특성을 파악하여 사용 목적과 순서에 맞게 기구를 준비하여 전달하는 능력을 갖추어야 함.

가. 표준 기구

이(치아)를 검진하거나 진료할 때 사용하는 표준 기구로는 치경, 핀셋, 탐침 등이 있음.

기구 이름	특징 및 용도
치경 (dental mirror)	• 동그랗고 작은 거울이 부착되어 있고 진료 시 빛을 반사하여 직접·간접적으로 시진하는 기구 • 구강 내 어둡고 잘 보이지 않는 부분을 관찰하거나 밝게 하여 진료 시야를 확보하기 위해 사용 • 뺨이나 혀를 견인하여 진료 시 기계적·화학적 위험으로부터 환자 보호
핀셋 (pincette, cotton plier, forceps)	• 구강 내 이물질을 빼거나 구강 내로 치료에 필요한 재료를 넣을 때 사용 • 손으로 잡기 어려운 물건을 잡을 때 사용 • 손잡이와 작동부에 홈이 패여 있어 물체를 잡기에 안정적임
탐침 (dental explorer)	• 예리한 끝을 이용하여 이(치아)의 이상 유무를 알아보기 위해 사용 • 구강 내 접근하기 어려운 이(치아) 손상 부위를 감지 • 우식 이(치아)의 깊이 확인, 치은 염증 정도 확인, 지각 과민 이(치아)(시린 이) 확인, 충전물의 결함 확인 시 사용 • 이(치아)의 동요도 검사, 치주낭 내의 침착물 확인 시 사용
치경, 핀셋, 탐침	치경 핀셋 탐침

나. 표준 장비

진료를 위한 표준 장비로는 유닛 체어(Dental unit chair), 세면대, 스툴, 캐비넷, 콤프레서, 센트럴 버큠, 치과용 엑스선 촬영기, 파노라마 및 세팔로 엑스선 촬영기, 가압증기멸균기, 자외선 소독기 등이 있음.

1) 유닛 체어(dental unit chair)

치과 진료 시 환자가 앉는 의자로 핸드피스, 공기 물 사출기, 진공 흡입기, 조명, 타구 등이 부착되어 있음. 환자를 적절히 위치시켜 구강 진료를 능률적으로 시행할 수 있도록 하는, 진료실에서 가장 중요한 장비임.

〈유닛 체어의 구성〉

구분	설명
등받이와 머리받침 (back rest & head rest)	• 대상자를 앉히거나 눕힐 수 있도록 조절

핸드피스 (handpiece)	• 이(치아)를 절삭하는 기구
	  – 고속 핸드피스(high speed handpiece) : 고속 회전 절삭 기구
	    와동 형성이나 보철물 제작 시 우식 부위와 치질 삭제용으로 사용
	    회전 시 마찰열을 줄이도록 물이 함께 분사됨
	  – 저속 핸드피스(low speed handpiece) : 저속 회전 절삭 기구
	    고속 핸드피스 사용 후 잔존 우식 마무리나 치면연마 시 사용
	• 핸드피스는 혈액, 타액 및 조직에 접촉하므로 반드시 멸균하여 사용

진공 흡입기 (suction)	• 환자의 구강 내에 고이는 물과 침, 혈액 등을 흡입하는 기구
	  – 타액흡입기(saliva ejector) : 플라스틱 튜브로 되어 있어 용도에 따라 모양 조절
	  – 고속흡입기(high speed evacuator) : 혈액, 부유물 등을 흡입하여 진료 시야 확보
	※ 시술자가 오른손으로 기구를 잡으면 간호조무사도 오른손으로 흡입기를 잡음.
	※ 구강 연조직이 팁 부분으로 빨려 들어가지 않도록 주의하며, 조직이 빨려 들어갈 경우엔 즉시 흡입을 중단
	※ 흡입기 팁을 가능한 시술 이(치아)에 가깝게 위치시켜 삭제하는 이(치아)에서 떨어지는 물이 바로 흡입되도록 조절
	※ suction tip : 1회용이므로 환자가 바뀔 때마다 교체해야 함.

공기 물 사출기 (3way syringe, air-water syringe)	• 진료 부위를 세척하거나 치면을 건조시킬 때 사용 • 2개의 버튼 중 한쪽은 물, 다른 한쪽은 공기가 분사되며, 양쪽을 동시에 사용하면 물과 공기가 함께 분사됨.
초음파 치석제거기 (ultrasonic scaler)	• 초음파를 이용해 미세한 진동으로 이(치아) 표면에 붙어 있는 치석을 제거 • 진동에 의한 열이 발생하므로 냉각수를 함께 분사하여 마찰열 감소시킴.
조명등 (light)	• 진료 시 구강 내를 비추어 시술 부위를 확보 • 조명 조절 시 환자의 눈에 직접 비추지 않도록 환자 가슴 위에서 조절 • 조명등이 시술자나 보조자의 머리에 부딪히지 않도록 환자의 가슴에서 50~70cm 떨어진 거리에서 비추도록 함. • 상악 진료 시에는 환자의 가슴 위에서, 하악 진료 시에는 환자의 구강 위에 위치시킴. • 장시간 사용 시 열이 발생하므로 주의
타구 (spittoon)	• 시술 중 입 안에 고인 물이나 침을 뱉어내는 곳 • 타구에 있는 노즐에서 물이 나와 자동으로 세척되며, 컵 받침대 위에 컵이 놓이면 자동 급수됨.
기구용 선반 (bracket table)	• 진료에 필요한 기구나 약품을 올려놓는 테이블 • 기구의 배열은 시술에 사용되는 순서에 따라 좌측에서 우측으로 배열함. • 기구가 잘 보이도록 낮게 위치시킴.

구분	설명
발 조절기 (foot controller)	• 핸드피스나 초음파 스케일러 작동 시 사용 • 페달을 밟는 세기로 핸드피스 회전속도를 조절
스툴 (stool)	• 시술자와 보조자가 앉는 의자로 감염 방지 차원에서 가능한 한 발로 조절 • 보조자는 시술자보다 15cm 높게 앉아서 시야를 확보함.
중앙 공기 압축기 (central air compressor)	• 핸드피스와 공기 물 사출기 사용 시 압축된 공기를 제공하는 장비

2) 기타 진료 기구 및 장비

〈기타 진료 기구 및 장비〉

종류	설명	기구 모양
엑스카베이터 (excavator)	• 숟가락 형태의 기구로 우식이 진행된 치질을 제거할 때 사용	
트레이(tray)	• 금속이나 플라스틱으로 만든 기구로 구강 모형 제작을 위한 인상 채득 시 이용	
치주 탐침 (치주낭 측정기, periodontal probe)	• 치주낭 또는 치은 열구의 깊이를 측정하거나 형태를 파악할 때 사용 ※ 건강한 치은 열구의 깊이 : 출혈 없이 0.5~2mm 이내 • 탐침 시 출혈 유무 또는 구강 내 병소 크기 파악 • 기구의 끝단에 눈금이 표시되어 있음	
외과용 큐렛 (dental surgical curette)	• 발치 후 발치와에서 병적인 육아조직을 제거하거나 치근단 병소를 제거할 때 사용	
발치 겸자 (extraction forceps)	• 발치 시 사용 • 이(치아)의 위치, 모양, 크기에 맞게 구분하여 사용	
발치 기자 (extraction elevator)	• 발치 시 지렛대의 원리를 이용하여 이(치아)를 치주인대로부터 분리하는 기구	
사전 준비용 접시	• 작업효과를 높이기 위해 자주 사용되는 기구들을 미리 준비해 놓는 접시 • 시술 시 사용되는 순서에 따라 기구를 좌측에서 우측으로 배열	
치과용 버(bur)	• 우식 이(치아)의 와동을 형성하거나 치질을 삭제할 때 사용	
중앙진공 압축기 (central vaccum compressor)	• 흡입장치(suction)를 작동시키기 위한 압축 공기를 만드는 장비 • 물 이외의 물질을 제거하는 중간 필터를 정기적으로 청소해야 함.	
세면대	• 의료진의 손의 청결과 감염 예방을 위해 필수적으로 설치 • 장소를 작게 차지하고 청소하기 쉬우며 환자에게 안 보이는 가까운 곳에 설치	

3 치과 진료실 진료 보조

가. 치과진료의자의 위치 조정

환자의 진료에 따라 치과진료의자는 적절한 위치로 조절되어야 함.

1) 수직 자세(upright position)

진료의자의 등받이가 바닥과 직각이 되도록 세운 자세로, 진료 시작 전과 진료가 끝날 때, 구내 방사선 사진 촬영, 불소 도포, 환자 교육 시 적절한 위치임.

2) 수평 자세(supine position)

환자의 등이 바닥과 수평이 되도록 누운 자세이며, 대부분의 진료 및 상악 진료 시 이용됨.

3) 반수평 자세(semi-spright, semi-supine position)

등받이가 수직과 수평의 중간에 위치하는 자세로, 하악 진료 또는 호흡기 질환자나 심혈관계 질환이 있는 환자, 후기 임산부 환자에게 적용함.

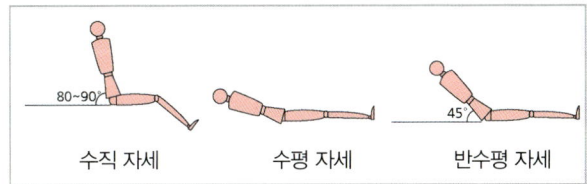

| 진료의자의 위치 조정 |

나. 시술자와 보조자의 진료 위치

시술자와 보조자의 위치는 시술 부위에 따라 달라짐. 시술자가 오른손을 사용하면 환자의 머리를 중심으로 시계 방향으로 위치를 정함.

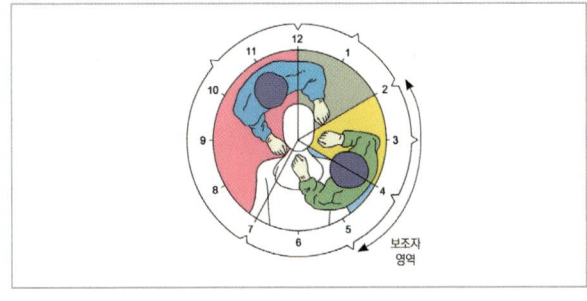

| 시술자와 보조자의 진료 위치 |

진료 위치	영역 위치	진료 가능 부위 및 영역의 역할
시술자 영역	7~12시 방향 • 전방: 7~8시 방향 • 측방: 9~11시 방향 • 후방: 12시 방향	• 상·하악 우측 구치부 협면과 좌측 구치부 설면 시술 시 적합 • 상·하악 우측 구치부 설면과 상·하악 좌측 구치부 협면 시술 시 적합 • 상악과 하악 전치부 시술 시 적합
보조자 영역	2~5시 방향	• 시술자의 진료를 보조하는 영역 • 이동식 장비 및 기구 받침대나 대부분의 재료가 놓임
기구 교환 영역	4~7시 방향	• 시술자와 보조자가 재료를 교환하는 영역 • 환자의 턱 아래와 가슴 위쪽에 위치함.
정적 영역	12~2시 방향	• 진료에 필요한 기구와 장비가 놓이는 영역

> **보충자료** 시술자의 올바른 자세
> ① 시술 시 머리와 목을 곧게 펴고 발바닥을 바닥에 대고 앉기
> ② 머리는 전방으로 15° 이상 굽히지 말고 시선만 아래쪽을 향하게 하기
> ③ 허벅지는 바닥과 평행이 되게 유지
> ④ 시술자의 팔꿈치는 몸에 가볍게 붙이고 허리 높이에 직각이 되게 하기
> ⑤ 환자의 구강 높이와 시술자의 팔꿈치 높이가 수평이 되도록 하기

다. 기구 전달 및 교환

보조자는 전달하려는 기구를 바르게 잡고 기구 전달 원칙을 준수하여 시술자에 전달해야 함.

1) 기구 잡는 방법

펜 잡기 (pen grasp)	손바닥 잡기 (palm grasp)	손바닥과 엄지손가락 잡기 (palm and thumb grasp)
• 펜을 잡듯이 기구를 잡는 법 • 치경, 탐침, 핀셋 등 대부분의 기구를 잡을 때	• 손바닥 전체로 기구를 잡는 법 • 발치 겸자, 교정용 겸자 등을 잡을 때	• 손바닥과 엄지손가락을 이용하여 기구를 견고하게 잡는 법 • 발치 기자, 치근 기자 등을 잡을 때

2) 기구 전달 원칙

- 진료 순서를 미리 숙지하여 기구 전달 시점을 파악하고 전달함.
- 최소한의 동작으로 전달하며 전달 시 기구에 닿거나 찔림 사고가 발생하지 않도록 주의함.
- 환자의 얼굴이나 가슴 위로 기구가 떨어지지 않도록 주의함.
- 시술자가 기구를 받아서 위치나 방향을 바꿀 필요가 없도록 사용 부위가 구강 내로 향하게 하여 전달함.
- 시술자가 시술 부위에서 시선을 떼지 않고 받을 수 있도록 전달함.

3) 보조자의 기구 전달 방법

- 기구 받침대에서 기구를 꺼낼 때 엄지, 검지, 중지를 이용함.
- 손잡이 끝 쪽이나 작업단 반대쪽을 잡고 기구를 꺼냄.
- 시술자가 사용한 기구는 왼손의 넷째와 다섯째 손가락으로 전달
- 기구가 떨어지지 않도록 시술자의 손에 단단히 쥐어지게 전달

4 구강 질환

가. 구강 질환의 원인

구강 질환의 가장 흔한 원인은 치면세균막과 치석임.

구분	치면세균막 (dental plaque, bio film)	치석(dental calculus)
정의	• 음식물 섭취 후 타액, 치은열구액, 상피세포, 음식 잔류물에 구강 내 세균들이 달라붙은 얇은 피막	• 치면세균막이 누적되어 타액 성분 중 칼슘·인과 결합하여 석회화되어 잇몸에 부착된 것
특징	• 칫솔질로 제거 가능 • 치석 형성의 전구물질 • 방치하면 이(치아)우식증을 유발	• 칫솔질로 제거 불가→치석 제거를 통해 제거 • 치주 질환을 유발

치면세균막은 이(치아)우식증과 치주 질환을 일으키는 주요 원인으로 칫솔, 치실, 치간 칫솔 등의 구강 관리 용품으로 이용하여 주기적으로 제거해야 함.

나. 구강 질환의 종류와 진행 과정

1) 이(치아)우식증과 치주 질환

구분	이(치아)우식증 (dental caries)	치주 질환 (periodontal disease)
정의	치면세균막 내의 세균이 배설하는 산 때문에 이(치아) 표면의 칼슘과 인 등의 무기질이 용해되어 이(치아)가 손상되는 현상	누적된 치석으로 인해 이(치아) 주위조직에 병적인 변화가 생기는 현상. 진행되면 치조골 흡수로 이(치아)가 흔들리고 이(치아)를 상실하는 염증성 질환
특징	• 비가역적이며 서서히 진행되는 만성질환 • 모든 인간 집단에서 발생할 수 있는 범발성 질환	• 유병률이 높고 서서히 진행되는 만성질환 • 모든 인간 집단에서 발생 • 유병률은 연령과 비례하고 사회경제적 계층에 따라 차이 있음.

구분	이(치아)우식증 (dental caries)	치주 질환 (periodontal disease)
특징	• 이(치아)우식 유병률은 연령과 비례 • 환자의 노력에 따른 예방효과가 높음. • 타액 유출량이 적을수록, 구강이 건조할수록, 타액의 점조도가 높을수록 발생빈도가 높음.	• 이(치아) 우식과 무관 • 치면세균막, 치석, 영양장애, 대사성 장애, 구강청결 정도, 불량 보철물, 화학적 자극(흡연, 음주 등) 등의 요인에 영향을 받음.

	분류	상태	관리 및 치료 방법	분류	상태	관리 및 치료 방법
진행 과정 및 치료 방법	0도 (C0)	건전한 상태	예방 처치	건강한 잇몸	연분홍색 치은 단단하고 탄력있음	올바른 칫솔질
	1도 (C1)	법랑질에 국한	예방 처치, 보존 수복 치료 (레진 등)	치은염	붉은색 잇몸 칫솔질 시 피가 나고 잇몸 부종 있음	치면 세마 (스케일링)
	2도 (C2)	상아질까지 침범	보존 수복 치료 (인레이, 온레이 등)	치주염	붓고 피가 나며 잇몸 통증 있음	잇몸 치료
	3도 (C3)	치수까지 침범	근관 치료	중증 치주염	심한 잇몸 부종과 출혈, 이 흔들림, 치근 노출	잇몸 수술
	4도 (C4)	치근단 질환 발생	근관 치료, 발치			

예방 방법	• 올바른 칫솔질(치실, 치간 칫솔 등 포함) • 식이 조절 • 치면열구전색(이(치아) 홈 메우기) • 불소 이용법 • 정기적인 검진 • 구강보건교육	• 치면세균막 제거(올바른 칫솔질) • 주기적인 치석 제거 • 식이 조절 • 치실, 치간 칫솔 등 사용하여 치석이 축적되지 않게 하고 잇몸 마사지도 병행

> **보충자료**
>
> **정상 치주조직의 특징**
> • 색 : 연분홍, 산홍빛
> • 치은표면 : 건조된 치은 표면은 귤껍질 같은 모습으로 견고하며 단단함
> • 변연치은 : 치은 유두가 치간 사이를 잘 메우고 있음.
> • 치은열구 : 깊이가 2mm 이내
> • 치은퇴축 : 퇴축, 마모, 파열, 염증이 관찰되지 않음.
>
> ▶ **충전 치료** : 우식 부위를 제거한 뒤 충전 재료로 메우는 술식
> ▶ **근관 치료(치수 치료)** : 괴사된 신경을 치료 또는 제거하는 술식
> ▶ **보철 치료** : 자연 이(치아)가 없는 부위에 인공 이(치아)로 대체하는 술식

2) 기타 구강 질환

가) 부정교합(malocclusion)

상하악 턱뼈의 성장이 불균형을 이루거나 이(치아)가 제자리에서 벗어나 배열이나 맞물림이 정상이 아닌 상태를 말함.

- 1급 부정교합 : 상하악 제1대구치의 위치 관계는 정상이지만 나머지 이(치아)의 배열 이상, 돌출, 회전 등이 있는 경우임.
- 2급 부정교합 : 상악이 정상 기준보다 전방으로 돌출된 경우임. 상악이 과성장하여 상악 절치가 순측으로 기울어진 경우(뻐드렁니)를 2급 1류, 하악의 성장부전으로 상악 절치의 구개측 경사(옥니)가 발생한 것을 2급 2류 부정교합이라 함.
- 3급 부정교합 : 하악이 정상 기준보다 전방으로 돌출된 경우로, 주걱턱이라고 함.

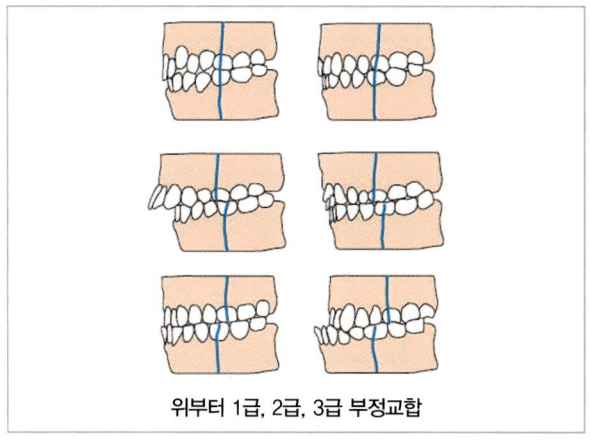

| 부정교합의 분류 |

부정교합은 이(치아)우식증과 치주질환을 유발하여 이(치아) 발거의 간접 원인이 되기도 하므로 예방적 관리가 중요함.

나) 치경부 마모증

잘못된 칫솔질 습관으로 인해 이(치아)와 잇몸과의 경계부가 오목하게 닳는 현상임. 마모력이 강한 세치제나 강도가 높은 칫솔모 사용, 횡마법으로 장기간 칫솔질을 하는 사람에게 호발함. 올바른 칫솔질(회전법)로 예방하도록 함.

다. 구강 질환 예방법

구강 질환은 발생 전 예방이 중요함. 건강증진 행위를 통한 1차 예방, 조기 발견과 조기 치료를 통한 2차 예방, 이(치아)와 구강의 잃어버린 기능을 회복시키는 3차 예방이 있음.

구분	정의	예방 활동
1차 예방	질환을 예방하기 위한 건강증진 행위	칫솔질 교습, 치면 세마, 불소 도포, 식이 조절, 구강 보건 교육, 치면 열구 전색, 부정교합 예방
2차 예방	발생된 구강 질환의 진행을 조기에 정지시키는 행위	주기적인 구강 검진, 치은염 치료, 치석 제거, 초기 우식 병소 충전 치료(법랑질과 상아질 우식), 부정교합 차단
3차 예방	회복기의 구강 질환을 관리하는 행위	진행 우식 병소 충전, 치수 치료(신경 치료), 치주염 치료, 이(치아) 발거, 의치, 보철, 부정교합 교정

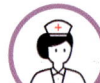

1) 이(치아)우식증 예방 방법

이(치아)우식증을 예방하기 위해 올바른 칫솔질, 식이 조절, 치면열구전색, 불소 이용, 정기적인 검진, 구강보건교육 등의 전략을 이용할 수 있음.

가) 올바른 칫솔질

- 회전법(rolling method) : 잇몸에서 이(치아) 방향으로 손목을 돌리면서 이(치아)를 닦는 방법으로, 치면세균막 및 음식물 잔사 제거율이 높고 잇몸 마사지 효과가 있음. 배우기 쉽고 실천성이 높지만 7~8세 이하의 소아에게는 적용이 어려움.
- 바스법(bass method) : 두 줄의 미세모 칫솔을 치은열구 내에 45° 각도로 삽입시켜 진동을 주어 잇몸을 마사지하듯이 닦는 방법으로, 치주 질환 환자를 위한 칫솔질 방법임. 치은열구 내 치면세균막 제거에 효과적이며 치은염 완화 및 치주조직 건강 회복에 유익하나 실천이 어렵고 잘못 시행 시 치은 손상의 우려가 있음.
- 폰즈법(Fones method) : 미취학 아동에게 권장하는 방법으로, 칫솔을 치면에 대고 둥글게 원을 그리면서 닦는 방법임. 방법이 용이하고 치은 마사지 효과가 있으나 설면의 치면세균막 제거가 어려움.
- 챠터스법(Charter's method) : 구강 내 고정성 보철물이나 교정 장치가 있는 부위에 주로 사용하며, 칫솔을 이(치아) 장축에 45° 각도로 위치시켜 이(치아)와 장착물 사이에 진동을 주어 치면세균막을 제거하는 방법임.

나) 식이 조절

이(치아) 우식 유발지수가 높은 음식물 섭취를 제한하고 구강과 전신 건강을 유지할 수 있는 식품을 섭취하도록 함. 치면세균막 내의 우식 유발 세균은 당분을 영양분으로 사용하므로 당분 섭취를 줄이고 치면에 잘 부착되는 점착성 높은 음식은 되도록 피함.

다) 이(치아) 홈 메우기(치면 열구 전색, 실란트, Pit & fussure sealant)

대부분의 이(치아)우식증은 이(치아) 교합면의 열구와 소와에서 시작됨. 구치부 교합면의 좁고 깊은 골짜기(열구, 소와)에 음식물이 끼이지 않도록 레진 전색재(sealant)를 인공적으로 메워주는 방법임. 레진에 특수 빛을 조사하면 광중합을 통해 레진이 굳어지면서 우식을 예방함.

라) 불소 이용법

불소를 치면에 침투시켜 법랑질의 구조를 더욱 치밀하게 하고 치질의 강도와 산의 저항력을 높이는 방법. 불소 이용 방법은 불소 복용법과 불소 도포법, 불소 용액 양치 등이 있음.

① 불소 복용법

상수도 불소 기준은 1.0±0.2ppm이며 우리나라는 상수도에 0.8ppm 정도의 불소를 넣어 이(치아)우식증을 예방함. 우유, 소금, 영양제 등에 불소를 일정량 함유시켜 섭취하는 방법도 있음.

② 불소 도포법

치과 의원이나 보건소 등에서 고농도의 불소를 이(치아)에 발라 이(치아)우식증을 예방하는 방법임.

> **보충자료** 반점치
> - 불소 이온의 과량 섭취로 인한 법랑질과 상아질의 형성부전 증상
> - 치면에 흰색 또는 갈색 반점이 생김
> - 불소가 많이 함유된 지하수나 온천수를 이용하는 지역에서 호발

2) 치주 질환 예방 방법

가) 치면세균막 제거(올바른 칫솔질)와 식이 조절

이(치아)우식증 예방과 마찬가지로 올바른 칫솔질을 통해 치석이 생기지 않도록 관리하고, 균형 잡힌 식사로 전신건강을 유지해야 함.

나) 치석 제거와 치면 세마

치주 질환의 주요 요인인 치석을 정기적으로 제거함. 또한 치석 제거 후 치면을 매끈하게 활택하여 치면에 부착된 연성 부착물을 제거하여 치주 질환을 예방함.

다) 보조 구강 용품의 사용

치실이나 치간 칫솔을 이용하여 잔여 치면세균막을 제거하고 치석이 축적되지 않도록 관리함.

① 칫솔 : 칫솔모는 조직 손상을 주지 않고 치면세균막 제거가 가능하도록 중간 정도의 탄력을 가져야 함.

> **보충자료** 칫솔 선택 시 주의 사항 및 관리방법
> - 칫솔은 2~3개월마다 주기적으로 교체하되, 칫솔모가 닳으면 즉시 교체함.
> - 칫솔머리는 구치부 이(치아)를 2~3개 덮을 정도의 크기로 끝이 작고 둥글게 생긴 것이 좋음.
> - 칫솔 목 부분이 15° 미만으로 약간 경사진 모양으로 선택하는 것이 좋음.
> - 칫솔은 통풍이 잘되고 건조가 쉬운 장소에 칫솔의 머리가 위로 오게 세워서 다른 칫솔과 닿지 않게 하여 보관함.

② 치실 : 치실을 45cm 정도 잘라서 양쪽 손 중지에 감고 이(치아) 사이를 톱질하듯이 쓸어 내는 방법으로, 이(치아)와 이(치아) 사이의 치면세균막 제거에 효과적임.

③ 치간 칫솔 : 이(치아) 사이에 빈 공간이 있거나 구강 내 보철물 또는 교정 장치가 있을 때 사용함. 칫솔질 후 이

(치아) 장축에 직각으로 대고 잇몸과 평행을 이루도록 하여 앞뒤로 넣었다 빼면서 이(치아) 사이를 쓸어 줌.

④ 첨단 칫솔 : 이(치아) 사이가 넓거나 이(치아)의 뒤쪽 면, 고립된 이(치아), 임플란트 보철물 주위 관리 시 사용함. 뾰족한 칫솔모 끝을 이용하여 해당 부위에 원을 그리듯이 마사지하면서 닦음.

⑤ 혀 세정기 : 혀에 붙은 설태를 제거하기 위한 도구로, 혀의 안쪽 부분에서 혀끝 쪽으로 쓸어내림.

⑥ 물 사출기(water pik) : 고압의 물을 뿜어 주어 이(치아)와 주위 조직에 있는 물질을 제거하며, 치간이나 고정성 보철물, 교정 장치가 있을 때 주로 사용함.

5 치과 진료 종류

가. 방습법(건조법, 격리법)

치과 진료 시 시술 부위를 건조하게 유지하고 타액에 의한 오염을 방지하는 것은 매우 중요함. 치료하고자 하는 이(치아)만 노출시켜 시술 부위를 격리하는 방법임.

종류	특징	용도
간이 방습법	• 면봉, 거즈를 이용하는 방법 – 시술 부위의 설면과 협면에 면봉, 거즈를 위치시켜 시술 부위 격리 • 타액 흡입기를 이용하는 방법 – 구강 내 타액과 핸드피스에서 분출되는 물을 동시에 제거하여 시술 부위 격리	단시간의 건조 상태를 유지하기 위해 사용
러버댐 (rubber dam) 방습법	• 얇은 고무판에 구멍을 뚫어서 시술 부위의 이(치아)만 노출시켜 나머지 이(치아)와 분리하는 방법 • 러버댐 시트, 러버댐 프레임, 러버댐 펀치, 러버댐 클램프, 러버댐 겸자, 러버댐 가위 등으로 구성 • 장점 : 시술 시야 확보, 건조 시간 유지, 진료 시간 단축 이(치아) 삭제 기구로부터 연조직 보호 기구나 재료 삼키는 것을 예방 장시간 진료 시 눈의 피로 예방 감염원으로부터 시술자 보호 • 단점 : 구호흡 환자, 고무 알레르기 환자는 적용 불가 고정기 장착 시 연조직 손상 유발 가능성 부분 맹출, 경사진 이(치아), 위치가 나쁜 이(치아)는 적용 불가 이(치아) 외벽이 얇고 약한 경우 파절의 위험	장시간의 건조 상태를 유지하기 위해 사용

나. 보존 수복 치료

구강 질환으로 인한 이(치아) 기능 손상 시 이(치아)를 발치하지 않고 보존하여 원래의 이(치아) 기능을 유지시켜 주며, 우식 부위를 충전하거나 치근 병소에 대한 시술 및 보철 치료를 하여 회복시켜 주는 방법임.

1) 보존 수복의 종류

가) 아말감 충전(amalgam filling)

수은, 은, 구리, 아연, 주석 등의 혼합치과용 아말감을 이용하여 이(치아) 결손 부위를 충전하는 방법으로, 심미성이 낮고 재료의 조작 시 독성이 있어 세심한 주의가 필요함.

나) 심미 충전(복합 레진 충전, resin filling)

이(치아) 색과 유사한 색의 복합 레진 또는 글라스 이오노머(glass ionomer), 도재를 이용하여 충전하는 방법임. 손상 이(치아)를 삭제하기 전에 색조를 선택해야 하며 자연채광 하에서 색조를 비교하여야 함.

다) 주조 금 수복

이(치아) 우식이 심하거나 과다한 치질이 손상된 경우 핸드피스를 이용해 와동(구멍)을 만들고 금(gold), 도재(ceramic), 레진(resin), 지르코니아(zirconia dioxide) 등으로 보철물을 만들어 끼워 넣는 술식임.

① 인레이(inlay)

이(치아)의 씹는 면 안쪽 부위를 수복할 때 사용하고 온레이에 비해 비교적 좁은 부위에 적용함.

② 온레이(onlay)

인레이보다 우식 범위가 넓은 부위에 수복물을 올릴 때 사용함.

2) 근관 치료(endodontic treatment, 신경 치료)

우식증이나 외상으로 치수 손상 시 감염된 치수 조직을 제거하여 염증과 통증을 없앤 후 인공 재료로 충전하여 저작 기능을 회복시키는 치료 방법임. 치료 후 원래의 이(치아)의 형태와 기능을 회복시키기 위해 금관 등으로 수복을 해주어야 함.

> **보충자료** 근관치료 시 환자 주의 사항
> - 치료 중인 이(치아) 쪽으로 저작 금지
> - 임시 충전제 탈락 시 즉시 치과로 연락 및 방문
> - 치료 부위를 혀나 손으로 만지지 말 것.
> - 치료를 완료하기 전 임의로 치료를 중단하지 말 것.
> - 신경 치료 완료 후 파절의 위험 때문에 크라운 치료를 해야 함을 설명
> - 치료 완료 후에도 통증이 있을 수 있다는 것을 설명

다. 보철 치료

이(치아) 우식이나 치주 질환, 외상 등으로 치관이 손상되거나 다수의 이(치아)를 상실했을 때 인공 재료를 이용하여 이(치아) 형태와 기능을 회복시켜 주는 술식임. 손상된 치관 부위 전체를 핸드피스를 이용해 삭제 후 금이나 도재 등으로 보철물을 만들어 씌워 줌.

1) 고정성 보철물

환자가 스스로 구강 내에 삽입하거나 제거할 수 없는 보철물임. 하나의 이(치아)에 적용할 경우는 크라운, 하나 이상의 이(치아)는 브리지라고 함. 인레이와 온레이도 고정성 보철물에 포함됨.

구분	금관(crown)	브리지(가공의치, bridge)
적용	각각의 이(치아)에 치질의 결손이 큰 경우 치관 전체를 덮어서 원래의 형태와 기능을 유지하는 보철물	1개 이상의 이(치아)가 상실된 경우 그 상실치 양쪽의 건강한 이(치아)를 삭제한 뒤 금관을 제작하고 인공치를 연결한 보철물

2) 가철성 보철물

탈착이 가능하여 환자가 스스로 제거할 수 있는 보철물임.

구분	국소 의치 (부분 틀니, partial denture)	총 의치 (완전 틀니, full denture)
적용	다수의 이(치아)를 상실하거나 후방에 지대치가 없는 환자에게 사용	모든 이(치아)를 상실한 무치악 환자에게 사용

> **보충자료** 틀니 관리법
> - 매 식후 구강 내에서 제거하여 의치용 칫솔로 세척함.
> - 파절을 방지하기 위해 싱크대에 수건을 깔고 세척함.
> - 연마제 성분으로 인해 의치 표면에 마모가 발생할 수 있으므로 전용 세제를 사용함.
> - 뜨거운 물로 의치를 세척하거나 보관하면 변형이 일어나므로 찬물에 세척함.
> - 장시간 사용하지 않을 때는 틀니의 변형을 예방하기 위해 찬물이나 미온수가 담긴 통에 넣고 뚜껑을 덮어 보관함.
> - 수면 시에는 틀니를 빼서 의치 아래 조직이 휴식할 수 있도록 함.

3) 임시 치관 & 임시 의치(temporary crown & temporary denture)

최종 보철물을 제작하는 기간 동안 임시로 장착하고 있는 보철물로 주로 아크릴릭 레진을 이용하여 제작함.

4) 임플란트(implant)

상실된 이(치아)를 대신하여 치조골 내부에 금속 재료를 삽입하여 이(치아) 기능을 회복시키는 보철물임. 치근 역할을 하는 인공 치근(fixture)을 식립한 후 일정 기간이 경과한 다음 골유착으로 악골 내에 견고히 고정되면 상부에 크라운이나 의치를 제작하여 결합함. 임플란트 수술 후에도 올바른 칫솔질과 적절한 구강 위생 관리가 이루어져야 함.

> **보충자료**
> **임플란트 수술 전 환자 안내사항**
> - 전반적인 신체 상태(연령, 치조골의 양과 질 등)에 따라 적용하기 어려울 수 있음을 설명
> - 턱뼈와 인공 치근이 결합되는 골유착 여부에 따라 치료 기간이 길어질 수 있음을 설명
> - 치료 기간 중 구강 위생 관리가 중요함을 설명(자연치와 마찬가지로 치면세균막과 치석이 발생할 수 있음)
> - 세균 감염에 취약하여 관리 소홀이나 신체 상태에 따라 실패할 수 있음을 설명
>
> **임플란트 수술 후 환자 안내사항**
> - 수술 후 물고 있는 거즈는 1~2시간 후에 제거
> - 수술 후 첫 24시간 동안은 강한 칫솔질 금지
> - 매일 2~3회 구강 소독액으로 가글하고 수술 후 첫 48시간 동안은 냉찜질
> - 상처 부위에 혀를 대거나 코를 세게 풀지 않기
> - 수술 당일은 미음, 2~3일은 유동식, 3~7일은 연식, 7일 이후에는 정상 식사
> - 수술 후 2일간 수면 시 평소보다 높은 베개 사용
> - 수술 후 2~3일은 심한 운동 금지
> - 수술 후 술과 담배 한 달간 금지
> - 처음 몇 달간 부드러운 음식 섭취
> - 임플란트 이(치아)와 자연 이(치아)를 골고루 사용하여 식사
> - 치주인대가 없어서 충격 흡수가 어려우므로 딱딱하거나 질긴 음식을 피하고 구강 악습관(이갈이, 이 악물기 등) 교정하기
> - 사용 중 헐거워지거나 빠지면 바로 치과 방문
> - 유지 관리를 위해 정기적인 점검

라. 미백(whitening)

색이 어두운 이(치아)나 변색된 이(치아)를 좀 더 밝아 보이게 하기 위한 치료임. 생활치 미백술과 실활치 미백술로 구분되며, 질병 치료보다는 심미적 목적으로 하는 경우가 많음. 전문가 미백과 가정용 미백(자가 미백)으로도 구분됨.

구분	생활치 미백술	실활치 미백술
적용	치수 내 신경 조직 등이 살아있는 상태의 이(치아)에 적용	치수 내 신경 조직이 활력을 잃은 상태의 이(치아)에 적용
적용 예시	• 음식, 담배, 커피 등에 의한 이(치아) 변색 • 노화에 따른 이(치아) 변색	• 이(치아)의 병적 상태나 외상 • 치수의 변성

마. 발치(tooth extraction)

발치 겸자 또는 기자를 이용하여 이(치아)를 치조골에서 분리하여 제거하는 방법임. 치관이 있는 이(치아)를 발치 겸자로 발거 가능한 경우를 단순발치(simple extracion), 이(치아)의 형태나 식립 이상으로 단순 발치가 어려울 경우 이(치아)를 분할하거나 치조골을 삭제하여 발치하는 외과적 발치(surgical extraction)가 있음. 치관이 치조골에 일부

또는 완전히 내복되었을 때 치조골 삭제와 이(치아)를 분할하여 발치하는 매복치 발치(impacted tooth extraction)도 있음.

> **보충자료**
> **발치 후 주의 사항**
> - 출혈을 예방하기 위해 2시간 정도 거즈를 물고 있어야 함.
> - 외과적 발치 후에는 48시간 동안 냉찜질을 적용하여 부종과 통증을 감소시킴.
> - 침 뱉기, 빨대 사용, 흡연 등 구강 내 압력을 증가시키는 행동은 금함.
> - 뜨거운 목욕이나 과도한 운동은 피함.
> - 칫솔질 시 발치 부위는 피하고, 식사 후 생리 식염수나 양치액으로 가볍게 헹굼.
> - 최소 1주일간 음주를 금함.
> - 수술 당일 유동식과 부드러운 음식을 섭취하고 충분한 휴식을 취함.
> - 심한 통증이나 출혈 지속 시 치과를 방문함.
>
> **건성 발치와(dry socket, 치조골염) 예방**
> 치조골염은 발치 후 발치와의 혈액응고 과정이 제대로 일어나지 않아 창상 부위가 그대로 노출되는 감염 증상임. 발치 후 3~5일이 지난 후 동통과 악취, 미각 이상을 호소하며, 발치 후 혈병 형성되면 제거하지 말고 육아조직으로 자연스럽게 대체되도록 보호함으로써 예방 가능

바. 방사선 촬영

1) 치근단 촬영

이(치아) 및 이(치아) 주위 조직의 상태를 관찰하기 위한 방법임. 구강 내 촬영하고자 하는 위치에 필름을 위치시켜 놓고 대상자가 손가락을 이용하여 필름을 고정하도록 한 뒤 촬영함. 전치부는 세로 방향, 구치부는 가로 방향으로 필름을 위치하여 촬영함.

2) 파노라마 촬영

구강 내 이(치아) 및 이(치아) 주위 조직의 전체적인 상태를 관찰하기 위해 촬영함. 넓은 해부학적 구조물 촬영이 가능하며 입을 벌리지 못하는 환자도 촬영할 수 있으나 세부 구조의 해상력이 떨어짐. 촬영 시 대상자가 움직이지 않도록 주의함.

3) CT(컴퓨터 단층 촬영, computed tomography)

구강 조직이나 질병의 위치, 깊이 등을 정확하게 확인하기 위해 촬영하며, 종류에 따라서 3차원적으로도 볼 수 있음. 수술이나 발치 시에 사용함.

사. 교정 치료

두개안면의 성장과 치열의 발달 및 교합을 수정하여 치열과 교합 상태를 올바르게 복귀시킬 목적으로 시행하는 치료임. 정상적인 교합과 안면 윤곽을 얻기 위해 기능적 혹은 기계적 방법을 사용하여 이(치아)가 제 위치로 조정되도록 하는 과정에서 이(치아)우식증과 치주질환이 유발되기도 함.

> **보충자료** **교정 치료 시 환자 주의 사항**
> - 부드러운 음식을 섭취하고 이(치아)에 붙기 쉬운 껌이나 캐러멜 섭취 금지
> - 음식 섭취 후에는 매번 칫솔질 실시
> - 구강 내 최초로 와이어가 들어가거나 새로운 와이어로 교체 시 2~3일간 통증 발생할 수 있음.

6 치과 간호조무사의 업무

치과 간호조무사는 치과의사를 도와 진료 보조 업무를 수행함. 기구 소독 및 준비, 구강 내 타액 흡인, 혀와 구강 조직의 견인, 기구와 재료 전달 등을 담당하게 됨.

가. 대상자에 대한 진료 준비

1) 진료 전 업무

대상자 안내, 진료실 관리, 기구 소독 및 준비 등을 주로 함.
- 출근과 동시에 주 스위치를 켜고 중앙공기압축기를 가동
- 예약 환자 확인 및 진료에 맞는 기구 준비가 되어 있는지 점검
- 환자가 교체될 때마다 즉시 사용할 수 있도록 기구와 장비를 준비
- 환자 기록부, 방사선 사진, 기구 받침대 등이 제자리에 있는지 확인

2) 진료 중 업무

진료 보조, 진공 흡입기 사용, 충전물 등 재료 준비, 기구 및 재료 전달 등을 주로 함.

3) 진료 후 업무

추후 진료 예약, 간단한 주의 사항 전달 및 교육, 기구 및 재료 정리정돈을 함.

나. 진료를 위한 준비

퇴근 시 오염된 모든 기구를 세척하고 멸균 여부 확인, 다음 날 진료를 위해 진료실 정돈, 모든 장비의 전원을 끔.

7 감염 관리

기구를 통한 미생물 전파를 예방하기 위해 철저한 손 씻기 및 기구의 사용 목적에 맞는 멸균과 소독법을 숙지해야 함. 모든 환자의 진료 전후 기구를 멸균하고 표면 소독을 실시

가. 소독법과 멸균법

1) 소독법

화학제의 살균력을 이용하여 미생물을 파괴하여 감염의 위험성을 낮추는 방법으로 세균의 포자는 사멸하지 못함. 멸균할 수 없는 진료장비, 기구, 환자의 구강 세척 등에 적용함.

구분	설명
화학적 소독법	• 열 멸균이 어려운 장비 등의 표면 소독 시 사용 • 정기적으로 용액을 갈아주어야 하며 반드시 보호장구를 착용한 후 사용 • 소독의 성취 여부를 확인할 수 없음. • 포장이 어렵거나 불가능하여 보관이 어려우므로 즉시 사용 • 종류 : 차아염소산 나트륨, 아이오도포, 알코올, 합성 페놀류, 알데하이드류 등등
자비소독	• 100℃의 끓는 물을 이용하여 소독하는 방법 • 병원균은 대부분 살균되나 포자나 바이러스는 제거 불가 • 소독 시간이 짧고 경제적이며 인체에 유해하지 않음 • 기구의 날이 무뎌지거나 부식됨.
Hot oil	• 뜨거운 오일을 이용하여 예리한 기구를 소독하는 방법 • 예리한 기구와 복잡하게 조립된 기구 소독 시 사용 • 기구의 날이 무뎌지거나 부식되지 않고 살균효과 뛰어남
자외선 소독	• 자외선을 방사하는 기구를 이용하여 기구 및 소독실 내부 소독 시 사용
불꽃 소독	• 기구를 알코올 램프의 불꽃에 직접 접촉시켜 소독하는 방법

2) 멸균법

모든 형태의 병원성, 비병원성 세균 및 바이러스 등의 포자까지 완전하게 사멸하는 방법으로, 감염성 분비물이나 혈액, 혈청이 묻은 기구 및 재료 소독 시 이용함.

구분	설명
가압증기 멸균법	• 고온, 고압의 수증기를 이용하여 미생물을 파괴하는 방법 • 대부분의 외과용 기구, 날이 없는 금속성 기구 멸균 시 사용 • 소요 시간이 비교적 짧음. • 121℃에서 30분, 134℃에서 10분 권장 • 멸균 후 별도의 건조과정 준수 • 금속의 날이 무뎌지거나 녹이 스는 손상이 있을 수 있음.
건열멸균법	• 공기를 가열하여 열에너지가 기구로 전달되는 방법 • 교정용 기구류, 유리 제품 멸균 시 사용 • 160~190℃에서 60~120분
화학멸균법	• 폐쇄된 공간에서 가열된 화학 용액의 뜨거운 증기로 미생물을 멸균하는 방법 • 45~55℃에서 1시간 30분~2시간 • 버(bur), 근관용 기구류 멸균 시 사용 • 취급 시 피부와 눈에 닿지 않도록 하며 증기를 흡입하지 않도록 주의 • 환기가 잘 되는 장소에서 사용

나. 개인위생 및 방호

- 손 씻기 : 장갑 착용 전과 후 항균 성분이 포함된 세제로 항상 손을 씻음.
  손 위생이 필요한 경우 : 환자 진료 전·후, 혈액, 타액, 분비물 등으로 손이 오염되었을 때, 진료 구역을 떠나기 전, 환자가 바뀔 때마다
- 복장 : 진료 중에는 반지, 시계 등을 착용하지 않고 손톱은 짧고 청결하게 관리함. 머리카락은 묶거나 핀으로 고정함.
- 보호 장비 : 앞치마, 고무장갑, 마스크, 보안경, 안면 보호대, 가운 등을 착용함.
- 보호용 장갑 : 치과 진료 중 타액과 혈액을 통한 감염 방지 및 교차감염을 예방하기 위해 착용함.
- 마스크 : 핸드피스, 초음파 스케일러 등에 의해 발생하는 파편과 에어로졸에 의한 오염을 방지하기 위해 착용하며, 환자가 바뀔 때마다 바꾸고 젖었을 때는 즉시 새것으로 교환함.
- 보안경 : 치과 진료 중 눈의 손상을 막기 위해 착용함. 환자마다 물과 세정제로 닦아 주고 필요 시 소독제를 이용하여 소독함.
- 보호용 의류 : 소매가 길고 목을 가릴 수 있는 진료복으로 착용하여 진료팀의 신체 부위를 보호함.

다. 안전 수칙

- 주삿바늘 끝이 신체를 향하게 하여 바늘 뚜껑을 다시 끼우지 않음.
- 바늘 뚜껑을 닫을 때는 한손 뜨기 기법을 사용함.
- 주사기 바늘, 수술 칼날, 사용한 알코올 솜, 거즈 등은 의료 폐기물 종류별 전용 용기에 버리고, 발거한 이(치아)는 합성수지류 전용 용기에 보관함.
- 혈액이나 감염 가능성이 있는 물질에 노출된 경우, 즉시 찔린 부위의 상처는 물과 비누로 씻은 뒤 소독수로 다시 씻어내고, 개방된 상처는 멸균 식염수나 소독액으로 씻음. 해당 병원의 감염 방지 수칙에 따라 검사 및 치료와 예

방접종을 실시함.
- 간염, HIV, 헤르페스 바이러스 환자 등은 진료 시작 전이나 진료하는 동안 감염 방지 대책을 철저히 준수하고, 가능한 한 일회용 기구를 사용함. 진료 후에는 기구 소독을 철저히 하고 사용한 물품 및 폐기물은 분리 배출함.

VI. 기초 한방

1 한의 치료의 개념

가. 인체는 상호 연관되고 유기적인 기능을 가진 통일체로 몸과 마음이 하나임.

나. 사람의 몸은 대자연에서 파생된 소우주로 병적 변화는 대자연의 운행 과정 중에 발생됨.

다. 환자의 정신을 중요하게 여기고 정신과 인체의 생리 변화는 관계가 있음.

1) 인간의 7정은 질병과 관련이 있음.
2) 희(喜－기쁘다, 좋아하다, 심장을 상하게 함.), 노(怒－성내다, 화내다, 간을 상하게 한다), 우(憂－근심하다, 오른쪽 폐를 상하게 한다), 사(思－생각하다, 마음, 비장을 상하게 한다), 비(悲－슬프다, 왼쪽 폐를 상하게 한다), 공(恐－두려워하다, 오른쪽 신장을 상하게 한다), 경(驚－놀라다, 겁내다, 왼쪽 신장을 상하게 한다)

라. 음식은 병의 증상에 따라 선택

1) 마음의 병은 온식(溫－따뜻)을 금하고, 폐의 병은 한식(寒－차가운)을 금함.
2) 간의 병은 신(辛－매운)을 금하고, 마음의 병은 함(鹹－짠)을 금함.
3) 비장의 병은 산(酸－신)을 금하고, 신장의 병은 감(甘－단)을 금함.
4) 폐의 병은 고(苦－쓴)를 금함.

마. 오장육부(五臟六腑)와 오관, 오축

1) 오장과 육부는 상호 간 영향을 주고받는 밀접한 관계에 있음. (표리관계)
 － 표리관계 : 삼초(三焦)는 운화(運化－음식물과 수분을 소화, 흡수, 운반), 섭식(攝食－음식물 섭취), 배설(排泄－영양분 흡수 후 노폐물 배출)하는 작용을 총칭함.

2) 오장

가) 간 : 혈액을 저장하고 순환 혈액의 양을 조절함. 승발(昇發－상승하고 발산), 소설(疏泄－소통하고 배설), 방어, 해독 기능이 있음. 힘줄과 뼈마디의 운동 기능을 주관함. 눈, 손발톱, 담(膽)과 밀접한 관계가 있음.

나) 심 : 가장 중요한 장기로 혈맥(血脈)과 신명(神明－정신 활동, 의식 활동)을 주관함. 땀, 혀, 말하는 것, 소장(小腸)과 밀접한 관련이 있음.

다) 비 : 음식물을 소화시키고 영양물질을 공급함. 수분 흡수와 배설 기능을 조절함. 위(胃)와 밀접한 관련이 있음.

라) 폐 : 기, 호흡, 혈액순환, 체액 대사를 조절함. 코, 목소리, 대장과 밀접한 관련이 있음.

마) 신 : 골수, 뇌와 관련이 있고 수분 대사, 체액 대사를 조절함. 방광과 밀접한 관련이 있음.

3) 육부

담(膽), 소장(小腸), 대장(大腸), 방광(膀胱), 삼초(三焦)

4) 오관

눈, 귀, 코, 혀(입), 피부의 5가지 감각인 시각, 청각, 후각, 미각, 촉각을 의미함.

5) 오축

가) 간＝계(닭계鷄) : 간이 허할 때 좋음.
나) 심＝양(양양羊) : 심장이 허할 때 좋음.
다) 비＝우(소우牛) : 비장이 허할 때 좋음.
라) 폐＝마(말마馬) : 폐가 허할 때 좋음.
마) 신＝돈(돼지돈豚) : 신장이 허할 때 좋음.

바. 경락(經絡)과 경혈(經穴)

1) 경락

가) 개념 : 침이나 뜸으로 병을 고치는 것으로 침구 의학의 본질이 되는 것임.

나) 종류

① 경맥 : 경락 안에서 줄기를 이루는 굵은 주요 부분
② 낙맥 : 경맥을 상호 연결하여 교통하는 가는 맥
③ 경근 : 사지의 말단에서 시작해 사지의 관절을 돌아 흉배부에 분포하고 두신부(頭身部 : 머리부터 신체 부분별로 나눔)에서 끝나는 12경로(12신경)

2) 경혈

가) 인체의 중요한 기초적 물질인 기와 혈이 지나는 통로인 경락을 따라 신체의 바깥 부분에 위치함.

나) 기가 모이고 출입하는 곳이라 하여 혈(구멍)이라고 함.

나) 뜸, 부항, 침 치료의 자극점으로서 경락상에 있어 침을 놓거나 뜸을 뜨기에 적당한 자리임.

3) 어혈(瘀血)

가) 혈액의 흐름이 원활하지 못한 것을 말함. 출혈이라고도 함.

나) 어혈이 경맥(기혈이 흐르는 무형의 통로)을 막아 통하지 않으면 통증이 생김.

다) 외상 어혈은 청자색 혈종이 보임.

라) 발생 부위에 따라 각기 다른 증상을 나타냄.

사. 음양오행(陰陽五行)

음양오행설은 우리 조상들이 자연을 인식하고 해석하는 방법임.

1) 음양(陰陽)

음양이란 태양을 중심으로 지구가 자전하며 낮과 밤이 생기는 현상에서 출발함.

가) 음은 차가운 기운(하강, 수축, 가을, 겨울), 움직이지 않는 기운(땅), 어두운 기운(밤, 달), 부드럽고 약한 기운(여자, 소극적)임.

나) 양은 따뜻한 기운(위, 상승, 발산, 봄, 여름), 움직이는 기운(하늘), 밝은 기운(낮, 태양), 굳세고 강한 기운(남자, 적극적)임.

2) 오행(五行)

오행은 목(木), 화(火), 토(土), 금(金), 수(水)로 자연과 인체의 변화를 말함. 다섯 가지 물질의 운동 변화를 나타내고 상호 작용에 의해 천지만물이 생겨난다고 봄.

가) 목(木) - 생(生) : 상승력, 시작, 탄생, 녹색, 양의 기운, 봄

나) 화(火) - 장(長) : 화려함, 양의 기운이 목(木)보다 강함, 여름, 붉은색

다) 토(土) - 화(化) : 중재자, 여름에서 가을로 넘어가는 중간, 황색, 후덕함.

라) 금(金) - 수(收) : 가을 열매, 서늘함, 흰색, 건조함, 음의 시작

마) 수(水) - 장(藏) : 차가운 물, 검은색, 강한 음의 기운, 겨울, 웅크림.

아. 사진

1) 망진(望診) : 환자의 표정, 색깔, 형태 등 신체 변화를 눈으로 봄.

2) 문진(問 : 물을 문, 診) : 환자 또는 보호자에게 질병의 증상과 몸의 상태를 물어봄.

3) 문진(聞 : 들을 문, 診) : 환자의 목소리, 숨소리, 기침소리를 듣고 환자 냄새를 맡음.

4) 절진(切診)

가) 맥진(脈診) - 가장 어렵고 복잡한 과정으로 요골동맥 부위를 눌러 몸의 변화를 진찰함.

나) 안진(按診) - 환자의 배, 손발 및 각 주의 경혈 등을 촉진해 몸의 변화를 진찰함.

자. 사상의학(이제마)

사람의 체질을 태양인, 태음인, 소양인, 소음인 네 가지로 분류한 것임.

체질	특징	
태양인	상체가 발달, 머리가 크고 얼굴이 둥글며 진취성이 좋고 사교적임. 식도나 위장이 약함.	폐대 간소
태음인	하체가 발달, 눈이 크고 몸이 비만함. 손발이 크고 무뚝뚝하며 식성이 좋음. 호흡기, 순환기계가 약함.	간대 폐소
소양인	손발이 뜨겁고 상체가 발달되어 있음. 판단력이 빠르고 바깥일을 좋아함. 비뇨생식기계가 약함.	비대 신소
소음인	체격이 작고 말랐으며 하체가 발달되어 있음. 깔끔하며 착실함. 소화계가 약함.	신대 비소

2 한의학의 치료

가. 침요법

1) 효과

피부의 경혈점에 침을 찔러 자극해 전신 기혈 불균형을 조절하고 사지말단·체 표면의 기능 실조를 조절하는 효과가 있음. 또한, 진통 및 마취효과, 마비의 완화, 어혈 제거, 내장 질환과 전신 질환 치료하고 질병을 예방함.

2) 침의 구조

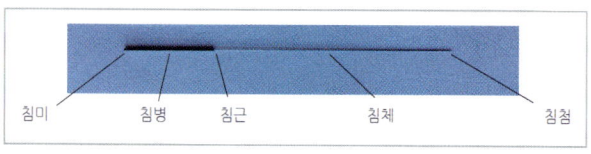

∥ 침의 구조 ∥

3) 적응증

주로 신경장애에 의한 마비 질환, 근 위축, 각종 급·만성 질환, 두통, 치통, 월경통, 관 절통 등의 통증, 호흡기 질환, 피부 질환 등 전신 질환 치료에 효과가 있음.

4) 금기증

가) **일반적 금기증** : 심하게 피곤한 경우, 심하게 배부른 경우, 심하게 배고픈 경우, 심한 갈증이 나는 경우, 술취한 경우, 심한 발한, 심한 설사

나) 피부 감염증, 항응고제 사용자, 출혈, 저혈압, 심한 당뇨, 암 환자의 암 부위는 침을 금함.

다) 천문이 폐쇄되지 않은 소아의 두정부, 안구, 유두, 음부, 고막, 심장, 고환, 폐, 후두, 외부생식기 등에는 침을 놓지 않음.

라) 특히 주의해야 할 곳은 임신 2~3개월 임산부의 하복부와 요부, 천골 부위이며, 임신 5개월 이상은 상복부의 침을 금함.

5) 침의 종류

가) 유침

① 침을 놓고 일정 시간 그대로 꽂아 두는 것

② 주의 사항

㉮ 유침 후 적외선 등과 같은 온열요법이나 전기적 자극을 주기도 하는데 환자가 온도나 자극에 불편감이 없는지 확인함.

㉯ 식은땀이나 과도한 긴장 등 환자 상태 이상 시 즉시 발침함.

㉰ 자세가 바뀌면서 발생할 수 있는 침의 눌림이나 발침 등을 확인함.

㉱ 유침하는 동안 훈침의 증상이 있는지 관찰함.

㉲ 환자를 확인 후 시술 부위에 따라 적당한 자세를 잡도록 함. 환자의 몸과 팔, 다리가 안정되어야 하며 오랫동안 지속할 수 있는 자세를 취하도록 함.

㉳ 실내 온도를 적절히 유지하고 신체 노출은 최대한 적게 함.

㉴ 20~30분 동안 함부로 움직이지 않게 함.

나) 발침

① 침을 뽑는 것

② 주의 사항

㉮ 침이 꽂힌 방향과 위치가 특이하다고 임의로 만져서는 안 됨. 침의 위치, 깊이, 방향 등의 이상 발견 시 함부로 만지시 않고 한의사에게 알림.

㉯ 신속하고 정확하게 발침해야 하며 발침 후 침 부위는 철저히 소독해야 함.

㉰ 발침 시 침에 찔리지 않게 주의해야 함.

㉱ 처음 침을 놓은 위치와 침의 숫자를 정확히 숙지 후 발침 후 침의 개수가 사용한 침의 개수와 맞는지 확인. 침이 꽂혀 있는 방향과 다르게 발침하면 침이 휘거나 통증이 생기므로 동일한 방향으로 발침(대상자에게 발침이 끝났음을 알리고 자기 몸을 확인하도록 함).

㉲ 발침 후 모세혈관 출혈, 혈종, 멍이 있으면 지혈 후 소독함.

㉳ 발침 시 한 손은 침이 꽂힌 방향대로 뽑되, 출혈이 일어날 수 있으므로 다른 손은 바로 알코올 솜으로 덮을 수 있게 대비함.

㉴ 침을 발침할 때는 반드시 침병을 잡고 뽑아야 함. 침체를 잡고 뽑으면 감염의 위험성이 큼.

㉵ 발침한 침은 침에 찔리거나 2차 감염의 위험성이 있으므로 즉시 손상성 폐기물 통에 버림.

㉶ 발침한 부위를 소독한 알코올 솜은 일반의료 폐기물 통에 버림.

㉷ 멸균된 침 봉지가 뜯긴 경에는 다시 멸균하여 사용해야 함.

㉸ 발침 후 침 치료 도구를 정리. 사용한 전기 코드 등을 정리하고 얼룩이나 피가 묻은 시트는 교체함.

다) **호침** : 한열, 통비(아프고 저릴 때)에 사용하며 일반적으로 가장 많이 사용하는 가는 침임.

라) **시침** : 피부를 눌러 자극하는 데 사용하는 침으로 찌르지 않음.

마) **피부침** : 아동이나 침을 두려워하는 환자에게 사용하는 침으로 여러 개 침을 한꺼번에 찌름. 두통, 고혈압(노인, 허약자, 초진) 등에 사용함.

바) **피내침** : 피부 안에 넣을 수 있는 짧은 침임.

사) **사릉침(사혈침, 자락침)** : 혈액 방출을 위한 침으로(사혈, 배농) 편도선염, 피부염, 염좌에 사용. 봉침이라고도 함.

아) **화침** : 침과 뜸의 효과를 같이 얻기 위해 사용하는 침임. 침체가 두꺼운 대침을 이용함. 화상에 주의함.

자) **지침(수지침)** : 손에는 전신에 해당하는 부위가 있다고 함. 손목에서 손끝까지 자극하는데 안마 효과가 있음.

6) 침의 부작용

가) **훈침(暈鍼)** : 침 치료가 처음이거나 두려워해서 과긴장, 허약 체질 시 나타남. 어지러움, 창백, 가슴 답답함, 식

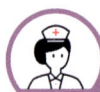

은땀, 구토 등의 증상이 나타남. 발견 즉시 침을 빼고 한의사에게 보고한 뒤 환자를 반듯하게 눕히고 베개를 빼 머리를 낮춰 줌. 따뜻한 물을 먹이고 안정을 취하게 하면 회복됨.

나) 체침(滯針) : 근육의 긴장으로 발침이 어려운 것임. 잠시 기다렸다가 돌려서 빼거나 주위를 눌러 주어 긴장을 완화한 후 빼 줌.

다) 절침(切針) : 침이 부러진 상태를 말함. 시술 시 근육의 갑작스러운 경련이나 침 끝 부위 손상 등으로 일어남. 침체가 몸 밖으로 나와 있으면 핀셋을 이용해 빼내고 침이 피부 내에 있으면 검지(식지, 시지)와 중지(장지)로 침의 양쪽을 눌러 몸 밖으로 나오게 한 후 핀셋을 이용해 빼냄.

라) 만침(彎鍼) : 침이 몸의 조직 안에서 구부러지는 상태를 말함. 침을 맞고 있는 상태에서 움직이거나 근육 또는 인대의 압박으로 인해 발생함. 침 주위 조직의 긴장을 풀어 주고 구부러진 방향으로 빼 줌.

마) 혈종(血腫) 및 팽윤(膨潤) : 침을 뺀 자리에 빨간색 반점이 생기거나 부풀어 오르는 경우임. 알코올 솜으로 지그시 눌러 주거나 시간이 지나면 없어짐.

전기침 시행 방법

전기침은 자침(찌를자刺, 의료용침鍼)된 침에 미세한 전기가 통하게 집게로 집어 자극하는 방법임. 통증 완화, 근육 위축 방지, 경락 자극, 혈류량 개선 등의 효과가 있음.

순서	방법
1	전기침 기계의 코드를 꽂고 전원을 켬.
2	전기침기의 작동시간을 침법(처방)에 따라 조절함. 침과 연결된 전침선이 맞는지 확인 후 연결된 전침선의 자극 강도를 높임. 이때 한 단계씩 천천히 높이면서 환자의 반응에 따라 강도를 조절함.
3	한의사가 지시한 침 2개의 침체에 전침 집게를 연결함. * 주의 사항 침병에 전침 집게를 연결하면 안 됨. 연결 시 전기 자극이 약해지고, 응급 상황 발생 시 발침하는 데 방해가 될 수 있음.
4	작동시간이 다 되면 알람이 울리는데 먼저 강도를 줄인 후 전원을 꺼야 함. * 주의 사항 강도를 줄이지 않고 기계의 전원부터 끄면 다음 작동 시 에러 버튼에 불이 들어옴.
5	환자 몸에 붙어 있는 전침 집게를 빼서 정리하고 발침함.

약침 시행 방법

약침요법은 침구요법과 약물요법을 결합한 침요법의 일종임. 한약의 처방 원리를 이용하여 선택된 약물에서 추출한 성분으로 만들어진 약침액을 주입하여 약물 자체의 효과를 살리고 침의 효과를 높임. 기존의 침 치료에 비해 효과가 강력하고 치료 유지력이 좋음.

약침 시행 방법

약침의 종류
봉침 : 발침 끝에서 뽑아낸 약침
사독침 : 뱀독에서 추출한 약침
어혈약침 : 홍화 등 한약재에서 추출한 성분으로 만든 약침

아나필락시스 쇼크
봉약침 후 환자가 갑작스럽게 알레르기 반응으로 인해 불안감, 발한, 재채기, 두드러기 등의 증상이 나타날 수 있음. 심한 경우 호흡 곤란, 천명, 구토, 복통, 설사, 경련, 의식 소실이 오기도 함. 응급처치가 적절한 처치가 안 되면 사망에 이를 수 있음. 봉약침 치료 시 환자의 이상 반응을 주의 깊게 관찰하고 이상 증상 발생 시 즉시 한의사에게 보고함.

순서	방법
1	한의사의 처방을 정확히 확인 (약침의 종류, 용량 등)
2	해당 약침의 바이알 입구를 알코올 솜으로 소독한 후 처방된 용량을 주사기에 잰 후 한의사에게 건네줌.
3	다 사용한 약침의 바늘은 손상성 폐기물 통에, 주사기는 일반 의료 폐기물 통에, 약침 바이알은 일반 쓰레기로 분리하여 배출함.

나. 부항요법

1) 컵처럼 생긴 관 속의 공기를 빼내어(음압의 원리) 경혈의 피부에 부착하여 피를 뽑거나 울혈을 일으켜 혈액순환을 촉진해서 소염, 진통 작용, 질병을 치유하는 방법임.

2) 효과

가) 인체 내 정체된 독소 찌꺼기를 체외로 배출시킴.
나) 혈행이 촉진되어 질병에 대한 저항력을 높일 수 있음.
다) 근육의 통증을 감소시킴.
라) 상처 회복에 도움

3) 금기

가) 임산부의 복부, 천골부, 요부
나) 정맥류 환자
다) 심계항진 증상이 있는 경우, 출혈성 질환과 피부병 환자
라) 혈관이 많이 분포된 곳, 눈·코·입·귀 부위
마) 몸이 너무 수척하고 피부 탄력이 없는 환자, 빈혈증 환자

4) 종류

배기관법	부항총(부항기)으로 공기를 빼서 음압을 만들어 부항관을 흡착시키는 방법
환관법 (불부항)	화력을 이용하여 배기시키는 방법으로 화상에 유의해야 하며 부항관은 도자기나 유리관으로 된 것을 사용해야 함. 파손에 주의함.

습부항	• 피부항이라고도 하며, 부항 할 부위에 사혈이나 자락을 시술하여 피가 나오도록 하는 방법 • 피가 나오기 때문에 일회용 부항컵을 사용함. • 사혈 : 피를 흐르게 한다는 의미로 란셋을 사용하여 일회용 사혈침을 활용하여 피부에 상처를 내어 출혈을 유도하는 것임. • 자락 : 낙맥을 절개하여 출혈을 유도한다는 의미로 사혈과 같은 의미임.
건부항	부항 할 부위에 사혈이나 자락 없이 시술 부위에 피가 나오지 않게 하는 방법
단관법	부항을 하나만 시술하는 것으로 병변 부위가 작거나 압통점이 좁은 부위에 적용함.
다관법	부항을 2개 이상 시술하는 것으로 병변 부위가 비교적 넓거나 압통점이 넓은 경우에 적용함.
주관법	부항을 흡착시킨 뒤 밀고 당기고 돌려서 부항을 이동시키는 것을 반복하는 방법으로 시술 부위에 윤활제를 바르고 부항기를 붙인 후 치료 부위가 빨개질 때까지 상하좌우로 움직임. 피부가 충분히 빨개졌다면 부항을 제거하고 알코올 솜으로 소독함.
섬관법	치료할 부위의 피부가 빨개질 때까지 부항을 붙였다가 바로 떼는 걸 반복하는 것임.
유관법	부항을 흡착시킨 후 일정 시간(약 3~15분)을 유지하는 방법으로 임상에서 활용도가 가장 높은 방법임.

5) 방법

가) 시술 전 : 대상자를 확인함. 몸이 허약한 경우 정상인보다 짧게 20초 정도로 시술하고 어린이나 노약자는 1분을 넘지 않게 함. 정상인도 10분을 넘지 않게 함. 컵 입구에 바셀린을 발라 피부 손상을 예방함. 치료 부위는 알코올 솜으로 소독함.

나) 시술 후 : 부항 제거 시 부항 꼭지의 밸브를 영에서 뗌. 습부항의 경우 사혈로 인해 컵에 고인 피가 흐를 수 있으므로 컵을 아래로 하고 휴지를 준비해서 피가 다른 부위로 흐르지 않게 함. 부항을 제거 후 시술 부위를 안에서 밖으로 나선형을 그리며 알코올 솜으로 소독함. 피로감이나 불쾌감이 나타나는 경우 2~3일의 휴식기를 가진 후 반복 시술. 질병이 악화하는 듯한 명현 현상이 나타나면 압력이나 횟수를 줄이고 3일 정도의 휴식기를 가진 후 반복 시술. 부항컵은 세척 후 멸균함. 자비법으로 소독한 경우 적외선 소독기에 넣어 한 번 더 소독한 후 건조대에 건조하여 사용함.

6) 부항 후 특이 반응

가) 자반 반응

① 부항 탈착 후 부착 표면에 속립상(곡식 조 모양)의 작은 것부터 손가락만 한 것이 자색으로 나타나는 반응임.
② 국소적으로 강한 자극을 가했을 경우에 주로 나타나며 호발 부위는 허벅지임.

나) 수포 반응

① 부항기의 압력이 60mmHgwjdeh로 5분 이상 흡착하였을 때 나타나며 이로 인한 부작용은 거의 없음.
② 수포 반응 부위의 반복 시술은 삼가고, 수포 반응이 소실된 후에 시술함.

다) 압통 반응

① 수포 반응 시술 시 치료 부위에 통증을 느끼는 것으로 체액이 많을수록 강하게 느껴짐.
② 압통 반응이 있다고 시술을 중단하지 않으며 시술을 지속하는 것이 원칙임.

다. 뜸 요법

1)
쑥 뭉치나 다른 약물을 경혈에 올려놓고 태워 따뜻한 기운을 직접 가하여 찬 기운을 물리쳐서 각종 질환을 개선하고 질병에 대한 저항력을 증가시킴.

2) 적응증

가) 내장이 차고 허약성 장 질환이나 신장, 간 등의 질환
나) 퇴행성, 피로성 근골격계 질환
다) 손, 발, 관절의 혈관계 질환

3) 금기증

심하게 피곤한 경우, 심하게 배고픈 경우, 심하게 갈증이 나는 경우, 출혈, 심한 발한, 심한 설사, 임산부, 저혈압, 급성 복막염 등 침의 금기증과 같음.

4) 부작용

가) 화상과 2차 피부 감염이 우려되기 때문에 마비와 관련된 대상자에게는 주의함.
나) 혈액 순환이 잘되지 않는 부위나 배꼽, 얼굴 등은 피함.

5) 대상자의 간호 보조

가) 시술 전 : 대상자를 확인 후 한의사가 지시한 뜸의 위치를 정확히 확인함.
나) 시술 중 : 화상의 위험이 있으므로 뜸이 타는 양을 확인함. 대상자가 뜨거움을 호소하면 임의로 뜸을 제거하지 않고 한의사에게 보고하여 지시에 따름.
다) 시술 후 : 시술 부위를 알코올 솜으로 닦아 소독함. 작은 수포는 저절로 없어지지만, 큰 물집이 생겼다면 감염 예방을 위해 주사기로 내용물을 뽑아내고 소독 후 붕대로 감음.

라. 냉온 요법 간호 보조

1) 핫팩(온요법)은 온열 작용이 있어 따뜻하게 해주어 기혈 순환을 증진하고 굳어진 근육과 인대를 부드럽게 풀어 주고 질환의 회복을 도움. 아이스팩(냉요법)은 열을 식혀 주어 염좌 등 초기 염증과 부종을 줄여 줌.

2) 대상자의 간호 보조

가) 시술 전 : 대상자를 확인 후 화상 및 동상 예방과 옷이 젖지 않도록 팩(핫팩, 아이스팩)을 수건으로 감쌈. 한의사가 지시한 위치를 정확히 확인하고 적용해 줌.
나) 시술 중 : 대상자에게 온도를 확인하고 너무 뜨겁거나 차가운 경우 수건을 한 장 더 깔아주고 미지근한 경우 수건을 빼낸 뒤 직접 대어 줌.
다) 시술 후 : 팩을 제거하고 대상자의 피부 손상 여부를 확인함. 피부에 습기가 있는 경우 휴지를 이용해 닦아 줌.

마. 간섭파 치료기(ICT)

1) 근육에 파장이 다른 2개의 전기 자극을 주어 근육을 긴장, 이완시키면서 안마 효과를 얻는 것임.

2) 금기 : 인공 심장 박동기 착용, 임신, 심장 부위, 상처, 종양, 철심을 박은 경우는 금하기 때문에 대상자에게 꼭 확인해야 함.

3) 방법

가) 간섭파 치료기의 스펀지 4개 모두 물에 넉넉하게 적심.
나) 적신 스펀지를 단자(부착컵)에 잘 넣음.
다) 전원 코드를 꽂음.
라) 기계 전원을 켜고 시간을 세팅함.
마) 시술 부위에 부착컵을 붙임. 서로 다른 색의 2쌍인 부착컵을 같은 색끼리 연결한 선이 X자로 교차되도록 함. 교차점에서 치료 효과가 나타남.
바) 환자의 상태를 확인하면서 강도를 서서히 올림.
사) 시술이 다 끝나면 강도 스위치를 끈 다음 기계의 전원을 끔.

바. 추나법(수기 요법)

손이나 신체 등을 사용해 대상자의 신체에 자극을 주어 혈액순환을 촉진하여 근경련 상태를 개선하고, 관절 운동을 원활하게 함. 골절, 골약화, 골종양 등 골 관련 질환에 잘못 적용 시 합병증을 증가시키므로 주의해야 함.

3 한약제의 종류

1) 탕제(湯劑) : 물에 약물을 넣고 끓여 성분을 삼출시키는 약임. 흡수가 빨라서 급성질환에 많이 사용함. 일반적으로 따뜻하게 복용함.

2) 환제(丸劑) : 가루로 만든 약에 꿀 등을 넣어 뭉쳐서 일정한 모양으로 만든 약임. 만성질환에 많이 사용함.

3) 산제(散劑) : 약을 가루로 만든 것임. 탕제와 환제의 중간 정도의 흡수 속도

4) 고제(膏劑) : 오랜 시간 물을 넣고 달여서 농축한 약임. 묵과 같은 모양임.

VII. 기초간호학(기본간호)

1 기본개념

가. 인간과 건강

1) 인간의 기본 요구

가) 매슬로의 욕구 위계

인간의 욕구 위계를 생리적 욕구, 안전의 욕구, 소속과 애정의 욕구, 자아존중감의 욕구, 자아실현의 욕구 등 다섯 가지로 제시하고 있음. 일반적으로 하위 수준의 욕구가 충족되어야 상위 욕구에 관심을 둠.

① 생리적 욕구 : 음식, 물, 공기, 수면, 배변 등 생존을 위한 가장 기본적이고 필수적인 욕구이며 모든 욕구 중 가장 강렬함.
② 안전의 욕구 : 신체적 · 심리적 안정 모두를 포함한 욕구.
③ 소속과 애정의 욕구 : 대인관계 속에서 소속과 애정을 느끼기를 원하는 욕구
④ 자아존중감의 욕구 : 타인으로부터 수용되고 가치 있는 존재가 되고 싶은 욕구
⑤ 자아실현의 욕구 : 자신의 능력과 재능을 최대한 활용하려는 욕구

2) 인간의 성장과 발달

가) 인간 발달의 의미

① 인간 발달의 개념
  • 발달 : 유기체가 생명 활동을 하면서 환경에 적응하는 과정을 의미함.

- 인간의 발달은 수정에서 사망에 이르는 전 생애에 걸쳐 진행되는 신체적·심리적 변화로서, 성장, 성숙, 쇠퇴, 학습, 노화 등의 모든 변화를 포함함.
- 노화는 생물학적 성숙이 절정에 달한 성인기 이후의 발달을 의미하며, 성인기 전체에 걸쳐 진행되는 변화로서 발달 일부임.

② 발달과 성장, 성숙, 쇠퇴
  ㉮ 발달 : 유전적인 양적 변화 요인(성장, 쇠퇴), 유전적 질적 변화 요인(성숙), 후천적 경험적 변화 요인(학습) 간의 상호 작용을 통해 연령 증가에 따라 진행되는 변화 과정임.
  ㉯ 성장
  - 유전적 양적 변화
  - 신체의 크기나 단위의 양적 증가
  - 주로 생애 초기에 집중적으로 일어남.
  ㉰ 성숙
  - 유전적 질적 변화
  - 유전적 요인에 의해 진행되는 기능이나 행동상의 질적인 변화
  - 전 생애에 걸쳐 일어남.
  ㉱ 쇠퇴
  - 유전적 양적 변화
  - 성장과 반대로 기능이나 상태가 쇠하거나 줄어드는 양적 변화
  - 인생 후반부로 갈수록 더 크게 일어남.

나) 발달과 학습의 관계
① 유전을 제외한 후천적이고 환경적 요인에 의하여 일어나는 행동, 사고, 성격 등의 변화임.
② 특히 인간의 발달 과정에서는 학습의 영향력이 상대적으로 큼.
③ 발달단계에 따른 성장, 성숙, 쇠퇴 정도는 학습에 영향을 미치고, 학습에 의한 행동이나 사고의 변화는 다시 성장, 성숙, 쇠퇴에 영향을 미침.

다) 인간 발달의 단계와 영역
① 인간 발달의 단계
  - 발달의 단계 : 연속선상에서 현저하게 구분되는 어떤 특징들로 구분되는 시기를 의미함.
  - 발달 단계의 구분은 학자들에 따라 차이가 있고, 연령 기준 및 시기는 문화 혹은 개인에 따라 차이가 있음.
② 발달의 영역
  ㉮ 인간의 발달은 다양한 영역에 걸쳐 균형을 이루며 진행됨.
  - 신체적 발달 : 생애 초기에 급격한 성장을 이루다가 생애 후기로 갈수록 성장은 둔화되고 쇠퇴가 증가함.
  - 인지적 발달 : 양적 성장, 질적 성숙, 학습에 의해 진행되며, 각 발달 단계에서 환경에 적응할 수 있는 가장 효과적인 인지와 사고 양식으로 변화함.
  - 정서적 발달 : 아동 초기까지 정서의 분화가 거의 완성되며, 타고난 성격특성과 환경 간의 상호작용을 통해 진행됨.
  - 사회성 발달 : 사회규범, 문화, 환경 등의 영향을 크게 받으며, 전환적 사건에 따라 진행되기 때문에 가장 개인차가 큼.

라) 인간 발달의 원리
① 일정한 발달 순서
  - 어떤 발달 특성이 나타나는 순서는 모든 사람에게 있어 일정하며, 순서가 뒤바뀌거나 뛰어넘을 수 없음.
  - 발달은 머리에서 다리로, 중심에서 말초로 진행됨.
② 서로 다른 단계·영역별 발달 속도
  발달은 지속적이며 일정한 순서에 따라 진행하지만, 발달의 각 단계나 영역별로 속도는 다르게 나타남.
③ 발달의 개인차
  - 인간 발달은 보편적인 순서를 따르지만, 발달의 속도나 어떤 발달특성이 나타나는 구체적 시기는 개인차가 큼.
  - 발달의 개인차 = 개인 간 차이(서로 다른 개인들 사이의 차이) + 개인 내 차이(한 사람의 여러 발달 영역 사이의 불균형)
④ 발달의 상호 관련성
  인간 발달에서 신체, 인지, 사회, 정서 등 각 영역은 서로 영향을 주고받으며 발달함.
⑤ 분화와 통합의 과정
  인간의 발달은 미분화된 상태에서 점차 분화되고, 세분화된 기능은 다시 통합되는 분화와 통합의 반복적인 과정을 통해 진행됨.
⑥ 발달 단계에 따른 영향력의 차이
  - 유전, 개인적 환경, 역사사회적 환경 등이 발달에 미치는 영향력의 중요성이나 정도는 각 발달단계에 따라 다름.
  - 영유아기 때는 유전적인 영향력이 가장 크지만, 성년기를 지나 노년으로 갈수록 유전적 요인보다 환경의 영향이 점차 커짐.

- 영유아기 때는 유전적인 영향력이 가장 크지만, 성년기를 지나 노년으로 갈수록 유전적 요인보다 환경의 영향이 점차 커짐.

나. 성장과 발달의 이론

1) 프로이트의 심리성적 발달 이론

프로이트는 정신 구조를 의식, 전의식, 무의식의 세계로 설명한 후 성격 요소로서 본능(id), 자아(ego), 초자아(super-ego)가 발달하는 동안 변화하는 역동적인 체계로 설명함.

〈성격의 구조〉

본능(id)	본능은 정신 에너지의 원천으로 본능적 욕구를 관장함.
자아(ego)	자아가 형성되어 현실 원칙을 따르게 되면 본능의 욕구 충족이나 통제가 가능한 자기 제어를 할 수 있음.
초자아(superego)	초자아는 본능과 달리 사회적인 학습으로 획득되며, 개인으로 하여금 사회적 질서를 위협하는 충동을 막아주는 역할을 함.

프로이트는 신체의 특정 부위가 성적 에너지(Libido)의 중심이 되어 새로운 쾌락의 근원이 되고 발달함에 따라 쾌락의 근원이 신체의 다른 부위로 점차 옮겨 간다고 주장함.

〈프로이트의 심리 성적 발달〉

연령	단계	의미
영아기 (0~1세)	구강기	구강이 감각 기관으로 초기에는 입에 넣어 사물을 탐색하며 후반기에는 치아를 사용함.
유아기 (1~3세)	항문기	성적인 관심의 초점이 항문에 있어 신체 기능 조절이 주요 문제임.
학령 전기 (3~6세)	남근기	생식기가 성적 호기심의 초점이 됨. 초자아가 발달하기 시작하며 죄의식이 나타남.
학령기 (6~12세)	잠복기	성적인 충동이 감소하며 평온해짐. 동성 또래 친구가 영향을 줌.
청소년기 (12세 이상)	생식기	생식기의 성숙과 성호르몬의 분비로 사춘기가 시작되면서 이성에 대한 성적 욕망이 생김.

2) 에릭슨의 심리 사회적 발달 이론

에릭슨은 프로이트의 정신분석학적 접근에 기초하여 발달 이론을 개발하였으나 프로이트와 달리 발달을 사회·문화적 요인에 의해 영향을 받는 전 생애를 통한 갈등의 연속으로 봄.

〈에릭슨의 심리 사회적 발달〉

연령	단계	의미
영아기 (0~1세)	신뢰감 대 불신감	일관되고 예측 가능하며 믿을 수 있는 돌봄이 제공될 때 신뢰감을 형성하며 그렇지 못하면 불신감이 형성됨.
유아기 (1~3세)	자율감 대 수치심	자신과 신체 기능에 대한 조절감이 발달하여 자율감이 형성됨.
학령 전기 (3~6세)	솔선감 대 죄의식	스스로 할 수 있다는 태도가 발달하여 목표 지향적이고 경쟁적인 행동이 나타나 솔선감이 발현됨.
학령기 (6~12세)	근면감 대 열등감	과제를 수행하고 인정받아 성취감을 경험하게 되고 여러 과제를 수행하는 과정을 통해 근면성을 획득함.
청소년기 (12~18세)	자아 정체감 대 역할 혼란	호르몬의 변화로 극적인 신체 변화와 사회적 관계의 변화로 부모로부터 독립하고자 노력하며 여러 역할을 수용하여 전체적으로 통합해야 함.
성인 초기 (18~40세)	친밀감 대 고립감	타인과 진정한 상호작용을 위하여 자신을 희생할 수 있으며 사랑이 특징임.
성인기 (40~60세)	생산성 대 침체성	일을 통해 아이디어와 생산성을 획득하며 자녀를 출산, 양육하는 것이 특징임.
노인기 (60세 이상)	통합감 대 절망감	인생에는 질서와 목적이 있음을 알며 지혜가 특징임.

VIII. 성인 관련 간호의 기초

1 호흡계 질환자의 간호 보조

가. 구조

호흡계는 상부 기도와 하부 기도로 나누어지며 상부 기도는 일반적으로 코, 부비동, 인두, 후두로 구성되고 하부 기도는 기관, 기관지, 세기관지와 폐로 이루어져 있음.

나. 기능

조직에 산소를 공급하고 대사 노폐물인 이산화탄소를 제거하는 가스 교환, 산-염기 균형, 발성, 후각 기능, 체액 조절 및 체온 조절의 기능을 담당함.

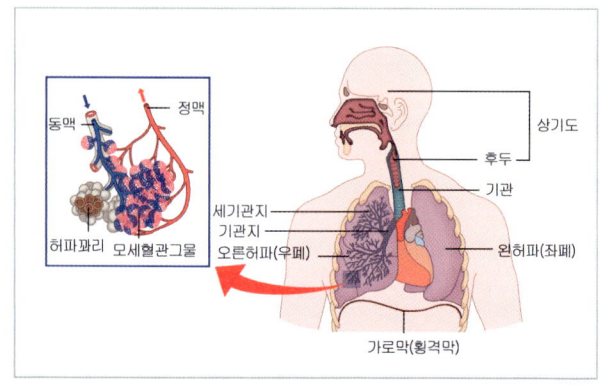

| 호흡계의 구조 |

〈상부 기도와 하부 기도의 구성〉

구분		구성
상부 기도	코, 부비동	부비동은 비강을 둘러싼 뼛속의 빈 공간으로 공기가 차 있으며 발성 시 공명을 하고 두개골의 무게를 가볍게 함. 벌집굴(사골동), 이마굴(전두동), 나비굴(접형동), 위턱굴(상악동) 등이 있음.
	인두(pharynx)	코인두(nasopharynx), 구인두(oropharynx), 후인두(laryngopharynx)로 구분
	후두(larynx)	갑상 연골과 윤상 연골 및 2개의 피열 연골이 위치함. 성대 : 발성 기능 및 기침반사에 관여 후두 덮개 : 호흡과 음식물 이동에 관여
하부 기도	기관(trachea)	16~20개의 C모양의 연골로 구성
	폐(lung)	기관지와 세기관지, 폐포로 구성

다. 관련 질환

1) 인플루엔자(influenza)

가) 정의 : 모든 연령에서 발생하며 감염력이 높은 유행성 급성 바이러스성 호흡기 감염임. A, B, C형 중 A형이 빈도가 높음.

나) 증상 : 일반적인 감기보다 증세가 심하여 피로감이 동반된 고열이 생기고 심한 두통과 오한, 근육통을 호소하는 전신 증상과 함께 인후통, 기침, 콧물 등의 국소적인 증상이 동반됨. 합병증으로 폐렴이 나타날 수 있음.

다) 치료 및 간호

① 침상 안정 : 피로회복, 휴식 제공
② 분비물을 묽게 하여 제거 : 충분한 수분 공급
③ 공기가 건조하지 않게 유지 : 가습기 사용
④ 감염 전파 예방
  - 기침이나 재채기 시 입과 코를 막고 1회용 휴지 사용
  - 면역기능 감소자 감염 주의(화학 요법 중인 자, 장기 이식을 받은 자, 스테로이드 복용자, 노인, 신생아)
⑤ 약물 요법
  - 경구용 rimantadin(Flumadin)이나 amamtadine(Symmetrel) : 인플루엔자A 예방이나 증상 완화를 위해 투여
  - Zanamivir(Relenza)와 oseltamivir(Tamiflu) : 인플루엔자 A와 B에 효과적

2) 편도선염(tonsillitis)

가) 정의 : 편도선염이란 몸의 저항력이 떨어졌을 때 세균이나 바이러스의 감염에 의해 생기며 가장 흔한 원인균은 β 용혈성연쇄상구균으로 주위 조직이 비대된 상태를 말함.

나) 증상 : 심한 인후통, 발열, 오한, 두통, 근육통, 삼킴 곤란, 전신 권태와 불편감, 림프절의 비대

다) 편도선 절제술 대상자의 간호

① 목에 얼음 칼라(ice collar)를 적용하며 해열제와 진통제를 투여함.
② 부드럽고 자극성 없는 음식을 섭취함.
③ 출혈 증상이 있는지 살펴보고 출혈이 있을 시 보고함.
④ 마취 후 의식이 회복될 때까지 측위나 반좌위를 취함.
⑤ 1~2주 동안 심한 기침, 코를 푸는 행위는 출혈 예방을 위해 금함. (기침이 나오면 입을 벌려 압력을 줄임)
⑥ 얼음 조각이나 아이스크림을 주고 수분 섭취를 권장함.
⑦ 출혈 시 찬물로 함수하고 출혈이 멎지 않으면 보고함.
⑧ 출혈 시 누운 자세에서 침을 뱉음.
⑨ 수술 첫날은 2시간 간격으로 미지근한 생리 식염수로 입안을 헹굼.

3) 기관지 천식(bronchial asthma)

가) 정의 : 공기 유통에 장애가 있는 상태로 만성적인 기도 염증, 기도 과민 반응과 가역적인 기도 폐쇄가 나타나는 알레르기성 질환임.

나) 발생 요인 : 일반적으로 40세 이하에서 발병하며 알레르기 비염, 습진, 천식에 대한 가족력이 있음.

다) 증상 : 이른 아침이나 밤에 간헐적 기침이 나타나며, 호흡 곤란, 호흡수 증가, 천명음, 가슴 답답함 등이 있음.

라) 간호 및 교육

① 흡연, 연기, 먼지, 곰팡이 등의 알레르기 유발 물질을 제거함.
② 갑작스러운 기온 및 기압의 변화, 아스피린 등의 천식 유발 요인을 제거함.
③ 음식 조리 시 인공 조미료 사용을 금함.
④ 운동 30분 전 기관지 확장제를 분무하여 기관지 수축을 예방함.
⑤ 적절한 수면과 휴식을 취함.
⑥ 스트레스와 불안을 감소시키기 위한 이완 요법을 실시함.
⑦ 모든 침구는 진드기를 제거하기 위해 뜨거운 물로 세탁함.

4) 폐렴(pneumonia)

가) 정의 : 허파꽈리와 세기관지와 같은 폐 실질 조직에 부종을 초래하는 염증 과정임.

나) 발생 빈도 : 노인, 요양 시설 거주자, 기계적 환기 대상자

에게 흔히 발생하며 늦은 가을과 겨울에 감기로 인한 지역 사회에서의 폐렴 발생 빈도가 높음.
다) 증상 : 발열, 오한, 호흡수 20회/분 이상, 심박 동수 100회/분 이상, 호흡 곤란, 객담 등이 나타남.
라) 진단 검사
흉부 X선 검사에서 병변 부위가 뿌옇게 나타나며, 객담에서 병원체가 발견되고 혈액 검사에서 백혈구 수치가 상승됨.

5) 폐결핵(pulmonary tuberculosis)

가) 정의 : 결핵은 혈류나 림프관을 따라 몸의 어느 기관에나 전파될 수 있는데 폐가 가장 잘 침범되며 전염성 질환에 해당됨.

나) 증상 : 활동성 결핵인 경우 기침할 때 점액성 또는 화농성 객담, 객혈, 가슴압박과 흉통을 동반하며 전신 증상으로는 체중 감소, 식욕 감퇴, 야간 발한, 호흡 곤란, 미열, 오한 등이 발생함.

다) 진단 검사

〈폐결핵 검사 및 결과〉

검사명	검사 소견	근거
PPD의 Mantoux 검사	48~72시간 뒤 주사 부위의 지름을 측정하여 판독함. (10mm보다 커지면 양성)	(+) 시 - 결핵에 노출된 적이 있고 항체가 있음을 의미함. - BCG 백신을 투여받은 경험이 있는 경우
흉부 X-선 검사	결핵의 병변, 공동, 침윤	결핵 확진은 할 수 없음. PPD 양성 대상자의 결핵 진단을 위함.
	3회의 객담 배양 검사	결핵을 확진함.
객담검사	치료 효과를 판단하기 위해 2~4주마다 객담을 검사하며 대부분 치료 3개월 후 객담 배양 검사에서 음성으로 나타남.	

라) 항결핵약제
약물 요법은 폐결핵을 치료하고 전파를 예방하는 가장 효과적인 방법이며, 활동성 폐결핵은 세균이 민감하게 반응하는 약물을 혼합하여 치료함. 결핵약은 한 번에 투여하는 것이 효과적이며, 특히 전용량을 아침 식전 공복에 투여하는 것이 좋음.

〈항결핵 약제의 분류〉

	약물명	부작용
1차 약제	isoniazid(INH)	말초신경염, 간염, 시력 장애
	rifampin	간염, 발열, 객담과 분비물이 오렌지색으로 변색
	ethambutol	시력 감소, 적녹 색맹
	pyrazinamide(PZA)	간독성, 요산혈증
2차 약제	para-aminosalicylic acid(PAS)	소화 장애, 위장 장애(구토, 설사)
	seromycin	귀, 신경, 신장 독성
	ethionamide	위장 장애, 내분비 장애
	kanamycin	귀, 신장 독성
	streptomycin	제8뇌신경 장애(청각장애), 현기증, 운동 실조
	capremycin	귀, 신장 독성

마) 대상자 교육 및 간호
① 항결핵제를 규칙적으로 복용하며 2주 정도 복용하면 화학적 격리가 가능함을 교육함.
② 기침이나 재채기, 웃을 때는 휴지로 입을 가리게 하고 가래는 1회용 가래 용기에 뱉어 소각해 버리도록 교육함.
③ 침구를 자주 햇볕에 쬐도록 교육함.
④ 기침이나 재채기할 때 휴지로 입을 막을 수 없는 대상자 가까이 접촉할 때 간호사는 마스크를 쓰고 손을 깨끗이 씻음.
⑤ 충분한 휴식을 취하게 하고 에너지 보존을 위해 균형 있는 고칼로리 식이를 소량씩 자주 섭취하며 양질이 단백질, 칼슘 섭취와 비타민 D 섭취를 늘리도록 함.
⑥ 노인 환자의 결핵약 복용 유무를 주의 깊게 관찰하고, 약물 투여로 인한 위장장애, 간 부위 통증, 출혈 또는 시력 감퇴, 관절의 통증과 같은 부작용을 잘 파악함.

6) 폐암(lung cancer)

가) 정의 : 폐암이란 폐에 생긴 악성 종양을 말하며, 폐 자체에서 발생하거나(원발성 폐암) 다른 장기에서 생긴 암이 폐로 전이되어 발생하기도 함.

나) 원인
① 흡연(폐암 사망의 85% 간접흡연 포함)
② 직업적 요인 : 석면, 비소, 크로뮴 따위 유독성 물질에의 장기적 노출
③ 환경적 요인 : 벤조피렌을 비롯한 발암 물질과 우라늄, 라돈 같은 방사성 물질의 영향
④ 가족의 병력(유전적 요인) : 여러 요소가 복합적으로 관여하여 발생함.

다) 증상 : 폐암 초기에는 전혀 증상이 없으며, 어느 정도 진행된 후에도 일반 감기와 비슷하게 기침이나 객담(가래) 같은 증상만 나타남. 피 섞인 가래나 객혈, 호흡 곤란, 흉부 통증, 쉰 목소리, 뼈의 통증과 골절, 두통, 구역(메스꺼움), 구토가 발생함.

라) 예방 : 1차 예방은 금연이며 간접 흡연을 하지 않도록 비흡연자들 교육을 실시함. 산업장 근로자에게는 보호 장비를 착용하도록 교육하며, 고위험군 환자들은 주기적인 건강 검진을 받도록 함.

마) 진단 검사 : 폐암은 초기 증상이 없는 것이 특징이므로 검진을 통한 조기 발견이 중요하며, 55세에서 74세인 남녀 고위험 흡연자는 매년 저선량 흉부 전산화 단층 촬영(CT) 검사를 받도록 권고하고 있음.

바) 치료 및 간호 : 생존 기간을 연장하고 완화 요법을 통해 삶의 질을 높이는 데 목적이 있음. 치료는 수술, 방사선 요법, 항암 화학 요법을 시행함.

7) 만성 폐쇄 폐질환(Chronic Obstructive Pulmonary Disease; COPD)

(1) 기관지 확장증(bronchiectasis)

가) 정의 : 염증 반응으로 하나 이상의 큰 기관지가 영구적이고 비정상적으로 확장되어 정상 방어 기전이 파괴된 상태를 말함.

나) 원인 : 선천적 또는 후천적 기관지 벽의 이상, 유년기에 호흡기 감염을 앓은 경우(홍역, 백일해, 유행성 감기), 기관지 협착, 부식성 화학 약품 사용 등이 원인임.

다) 증상 : 아침 기상 때와 누울 때 발작적인 기침, 가래가 나오는 만성적 기침(화농성의 탁하고 500cc/일 이상의 많은 양), 고상지두(곤봉형 손톱), 호흡곤란, 식욕과 체중의 감소 등의 증상이 있음.

〈기도 유지를 위한 흉부 물리 요법〉

심호흡과 기침	심호흡과 기침을 하면 분비물 배출이 용이 의자에 앉아 베개를 안고 고개를 숙인 상태에서 기침을 함.
입술 오므린 호흡	코를 통해 천천히 숨을 들이마시고 복근을 완전히 수축시키는 동안 입술을 모아 서서히 숨을 내쉼.
복식 호흡	횡격막을 최대한 사용하는 호흡 방법
체위 배액	중력을 이용하여 기침이나 흡인으로 기관지의 분비물이 체외로 배출되도록 함.
두드리기와 진동	타진법과 진동법은 체위 배액과 함께 적용
코, 기관 흡입	기관지 절개술, 기관 내 관 흡입은 무균적으로 시행

라) 간호 : 체위 배액, 심호흡과 기침을 통한 객담 배출, 면역력 향상을 위한 균형 잡힌 영양식과 수분 섭취 증가, 항생제 사용 등을 보조함.

(2) 폐기종(plumonary emphysema)

가) 정의 : 허파꽈리의 벽이 파괴되고 허파의 탄력성이 상실되어 종말 세기관지 말단 부위 허파꽈리가 영구적으로 확장되는 현상을 말함.

나) 원인 : 공기 오염, 흡연, 만성 기관지염 등이 원인임.

다) 치료 및 간호
① 다량의 수분을 섭취
② 객담 배출을 위한 가습기 적용 및 흉부 물리 요법 실시
③ 염증 치료를 위한 항생제 및 기관지 확장제를 투여
④ 폐 확장을 위한 계단 오르내리기, 걷기 등의 운동을 실시함.

2 심혈관계 질환자의 간호 보조

가. 구조

순환기계는 심장과 림프계, 혈관(동맥, 정맥, 모세혈관)으로 구성되어 있음. 심장은 좌우 사이막(중격)으로 분리되어 각각 심방과 심실로 구성된 4개의 방으로 나뉘어 있으며 심낭에 둘러싸여 심장 조직은 3개의 층으로 구성되어 있음. 심장은 심장 바깥막(심외막; epicardium)은 장측 심낭으로 이루어진 심장의 가장 바깥층, 심근(myocardium) 근섬유로 심장의 수축을 담당하는 층, 심장 내막(심내막; endocardium) 내피 조직으로 되어 있는 심장의 가장 안쪽 층 이렇게 3개의 층으로 이루어져 있음.

나. 기능

순환계는 세포에 필요한 산소 · 영양분 · 호르몬 등을 운반하고 대사 결과 조직에서 생성된 노폐물을 운반함으로써 신체의 기능을 정상으로 유지시켜 주는 기능을 담당함. 우심실은 심장의 가장 앞쪽인 복장뼈(흉골) 아래에 위치하고 폐순환을 담당하며, 좌심실은 산소가 많은 동맥혈을 전신으로 공급하는 작용을 하므로 압력이 가장 높고 우심실에 비해 벽의 두께가 4~5mm 두꺼움. 혈액순환 과정은 상 · 하대정맥 – 우심방 – 우심실 – 폐동맥 – 폐 – 폐정맥 – 좌심방 – 좌심실 – 대동맥 – 전신임.

다. 관련 질환

1) 고혈압(hypertension)

가) 정의 : 고혈압은 수축기 혈압이 140mmHg 이상이거나 확장기 혈압이 90mmHg 이상일 때를 말함. 수축기 혈압이란 좌심실이 수축하면서 대동맥에 미치는 압력을 말하며, 확장기 혈압이란 좌심실이 이완되면서 생기는 혈압을 말함.

나) 혈압 기준

혈압분류		수축기 혈압(mmHg)		확장기 혈압(mmHg)
정상혈압		<120	그리고	<80
주의혈압		120~129	그리고	<80
고혈압 전단계		130~139	또는	80~89
고혈압	1기	140~159	또는	90~99
	2기	≥160	또는	≥100
수축기 단독고혈압		≥140	그리고	<90

* 심뇌혈관 질환의 발병위험이 가장 낮은 최적 혈압

다) 혈압의 분류
① 본태 고혈압 : 원인이 명확하지 않으나 전체 고혈압의 90~95%를 차지함. 가족력, 음주, 흡연, 고령, 운동 부족, 비만, 소금 섭취량이 많은 식습관이 원인이 됨.
② 이차 고혈압 : 어떤 질환이 원인이 되어 발생하는 고혈압으로 신장 질환이나 부신 종양, 일부 선천성 심장질환 등 다양한 질환이 원인이 되어 발생함. 이차 고혈압의 원인은 신장 질환이 가장 관련성이 높음.

라) 증상 : 대부분의 고혈압은 무증상일 때가 많고 두통, 현기증, 불면 및 운동 시 심계항진, 빈맥, 호흡 곤란, 심한 흉통, 청색증, 혼수, 피로감, 정서적 장애가 나타나기도 함.

마) 합병증
① 관상동맥 질환 : 협심증, 동맥경화증
② 뇌혈관 질환 : 뇌졸중, 인지 장애, 혈관성 치매
③ 신장 질환 : 신부전, 요독증
④ 망막 손상 : 시야 흐림, 망막 출혈, 시력 상실

바) 치료 및 간호
① 비약물적 치료
  ㉮ 체중 감소 : 비만으로 인한 체지방의 증가는 혈압상승의 원인이 됨.
  ㉯ 운동 요법 : 주 3회, 1회에 30분 정도 운동이 적당
  ㉰ 금연 및 절주 : 흡연은 동맥경화를 촉진하여 혈관 질환의 위험 증가
  ㉱ 스트레스 및 수면 장애 조절
② 약물 치료
  이뇨제, 혈관 확장제, 칼슘 차단제, 안지오텐신 전환 효소 저해제

2) 죽상동맥경화증(atherosclerosis)
가) 정의 : 주로 혈관의 중간층에 퇴행성 변화가 일어나서 섬유화가 진행되고 혈관의 탄성이 줄어드는 노화 현상의 일종임. 이 때문에 수축기 고혈압이 초래되어 심장 근육이 두꺼워지는 심장 비대 현상이 나타남. 최근에는 죽상경화증과 동맥경화증을 혼합하여 죽상동맥경화라고 함.
나) 원인 : 고콜레스테롤 혈증, 높은 중성지방, 고혈압, 흡연, 당뇨병, 가족력, 고령, 운동 부족, 비만
다) 증상 : 진행 정도에 따라 관상동맥질환, 뇌경색 등의 다양한 증상이 나타남.
라) 치료 및 간호
① 체중 조절 및 금주, 금연
② 혈액순환 촉진 및 근육 강화를 위한 걷기 운동
③ 말초혈관 질환 예방 간호
④ 약물 요법 : 항응고제, 혈관 확장제, 콜레스테롤 저하제 투여

3) 울혈성 심부전(Congestive Heart Failure; CHF)
가) 정의 : 인체가 휴식하거나 운동할 때 필요한 대사 요구를 충족시킬 만큼 충분한 혈액을 심장이 펌프해 내지 못하는 상태를 말함.
나) 원인 : 심장 혈관 질환(관상동맥 질환), 심장 근육 질환(심근병증), 고혈압, 판막 질환, 만성 폐쇄 폐질환 등
다) 증상
① 좌심부전의 증상 : 심박출량의 감소와 폐정맥압의 상승으로 폐울혈, 흉부 X-선 소견상 심장 확대, 비정상 심음, 기립성 저혈압 등이 나타남.
② 우심부전의 증상 : 전신 울혈 증상, 체중 증가, 하지에 부종 발생, 요흔성(pitting edema) 부종 발생 등이 나타남.
라) 치료 및 간호 : 염분 및 수분 제한, 이뇨제, 강심제 투여

4) 협심증(angina pectoris)
가) 정의 : 관상동맥의 부분적인 차단으로 심근 요구에 대해 혈액 공급이 충분하지 못하여 허혈 상태가 생기는 것을 말함.
나) 원인 : 심근의 산소 공급 저하와 심근의 산소 요구량 증가가 원인임.
다) 증상 : 가장 특징적인 증상은 흉통임. 흉골 하부나 심방 부위에서 일어나며 왼쪽 팔의 안쪽을 따라 손목, 4~5번째 손가락으로 방사됨.

라) 치료 및 간호
① 금연 및 체중 조절, 육체적 피로 예방, 따뜻한 상태를 유지함.
② 폭식이나 다량의 카페인 섭취를 금함.
③ 약물적 치료 및 수술 요법
④ 니트로글리세린이나 필요 시 칼슘 통로 차단제, 베타 교감 신경 차단제 투여

5) 심근경색증
가) 정의 : 심근경색은 심장에 혈액을 공급하는 관상동맥의 동맥경화로 인해 발생하는 질환임. 협심증, 심근경색증을 통틀어 허혈성 심장질환이라고 하는데, 그중에서도 심근경색은 생명을 위협하는 치명적인 질환임.
나) 원인 : 관상동맥의 벽에 콜레스테롤이 쌓이면 이를 둘러싸는 섬유성 막(fibrous cap)이 생겨 어떤 이유로든 이러한 섬유성 막이 갑작스럽게 파열되면 안쪽에 있던 콜레스테롤이 혈관 내로 노출되고, 이곳에 갑작스럽게 혈액이 뭉쳐서 관상동맥이 완전히 막혀 혈류가 차단되는 것이 원인임.
① 고령
② 흡연
③ 고혈압 : 혈압 ≥ 140/90mmHg 이거나 항고혈압제를 복용하고 있는 경우
④ 당뇨병
⑤ 가족력 : 부모형제 중 남자 55세 이하, 여자 65세 이하의 연령에서 허혈성 심질환을 앓은 경우
⑥ 그 외 비만, 운동 부족 등
다) 증상 : 심근경색증 환자의 50% 이상은 평소에 아무런 증상이 없음. 그래서 평소에 나름대로 예방하거나 건강검진을 하더라도 발견하지 못하는 경우가 많음. 따라서 심근경색증이 발생할 경우 빠른 진단과 적절한 치료가 매우 중요함. 심근경색증이 발생하면 우선 격심한 가슴 통증이 발생하는데 이때 발생하는 통증은 예전에 경험해 보지 못했던 것으로, '가슴이 찢어지듯', '벌어지는 듯', '숨이 멎을 것 같은' 통증이 나타남. 이러한 고통은 30분 이상 지속되므로 환자들은 대개 이때 죽음의 공포를 경험함.
라) 진단
① 혈액 검사
피 검사는 대개 심장 특이적인 트로포닌(troponin)과 크레아티닌 키나아제(CK-MB)를 확인하여 수치가 상승되어 있는 경우에는 심근경색증을 더욱 강하게 의심할 수 있음.
② 심전도 검사
심전도에서 ST절이 상승된 심근경색증의 경우는 곧바로 심혈관 성형술, 스텐트삽입술, 혈전용해술이 요구되는 응급 질환임.

마) 치료
① 관상동맥 확장 성형술 : 풍선이나 스텐트라는 금속 그물망을 이용하여 막힌 관상동맥을 뚫어주는 가장 확실한 방법
㉮ 최근에는 2~3시간 이내에 관상동맥 확장 성형술을 받을 수 있는 병원으로 후송할 수만 있다면 약물치료를 하는 것보다 환자의 경과를 호전시킬 수 있다는 연구 결과가 있음.
② 약물치료
㉮ 약물로 관상동맥을 뚫는 방법으로는 '혈전'을 녹이는 '혈전용해제' 치료
• 관상동맥 확장 성형술이 불가능할 경우 제한적으로 사용하는 방법임.
㉯ 심장에 산소를 공급하고 관상동맥의 경화를 예방하는 약물
• 항 협심증 약물 : 혈관을 확장시켜 혈액공급이 잘 되도록 심장 운동을 줄여 심장의 부담을 덜어주는 약물
－나이트레이트 제제
－베타차단제 : 심장박동수와 혈압을 감소, 심근의 수축력을 감소시켜 심근의 산소요구량을 감소
▶부작용 : 서맥, 저혈압, 어지러움 등
• 칼슘 길항제
안지오텐신 전환효소저해제 : 혈관 확장 작용으로 심장 부담을 감소시켜 혈압 강하 작용
▶부작용 : 피부발적, 가려운 발진, 금속성의 맛, 미각의 저하, 마른 기침
• 고지혈증 약물 : 관상동맥질환에서 문제가 되는 죽상동맥경화증을 예방하고 조절해주는 약물
▶부작용 : 근육통, 식욕부진, 복통 등
• 혈전예방 약물 : 우리 몸의 불필요한 혈전이 생기는 것을 예방하여 관상동맥이 좁아지는 것을 예방하는 약물
－아스피린 : 아스피린 프로텍트, 아스트릭스
－클로피도그렐 : 플라빅스, 플라비톨, 휴로핏스

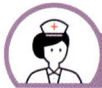

- 티카그렐러 : 브릴린타정
- 프라수그렐 : 에피언트정
▶ 부작용 : 출혈, 멍
▶ 주의 사항 : 다른 시술로 복용을 중지하여야 하는 경우 반드시 주치의와 상의해야 함.

6) 빈혈

가) 정의 : 정상적인 헤모글로빈의 혈액 농도가 감소하여 정상범위에 도달하기에는 헤모글로빈의 농도가 부족한 상태를 말함. 출혈 등으로 인해 혈액 자체가 부족한 경우에도 빈혈이라고 봄.

나) 진단기준 : 혈액 검사상 성인 남성의 경우(정상 헤모글로빈 농도 : 14~18g/dL) 12.5g/dL 이하에서, 성인 여성의 경우(정상 헤모글로빈 농도 : 12~16g/dL) 11.5g/dL 이하에서 빈혈로 간주됨.

다) 빈혈의 종류

① 적혈구 손실로 인한 빈혈 : 출혈 등으로 인해 적혈구가 손실되어 발생하는 빈혈

② 철 결핍 빈혈 : 철분이 헤모글로빈의 주요 원료이므로 철분이 부족하면 헤모글로빈이 합성되지 않아 빈혈이 발생함. 식단에 철분 섭취가 부족하면 발생하기 쉬움. 성장기나 임신 기간에는 철분 수요 증가로 인해 철분 결핍성 빈혈이 발생하기 쉬움. 또한, 철분 흡수 저해 장애가 있으면 발생하기 쉬우며 만성 출혈에 의한 빈혈도 이에 포함됨.

③ 재생 불량 빈혈 : 골수에 있는 조혈줄기세포의 이상으로, 모든 세포의 모체가 되는 줄기세포를 만들지 못하여 혈액세포가 줄어들면서 생기는 질환임. 예후가 좋지 않으며 지방으로 골수가 대체됨('지방골수'라고 함). 적혈구 뿐만 아니라 백혈구와 혈소판도 감소함('범혈구감소증'이라고 함).

④ 거대적혈모구 빈혈 : 거대적혈모구빈혈은 건강한 적혈구를 생산하는 데 꼭 필요한 비타민 B_{12}(코발라민)와 엽산 중 한 가지 이상이 결핍되어 세포 내 DNA 합성이 저해되는 것을 의미함.

㉮ 원인 : 엽산이나 비타민 B_{12}(코발라민)의 결핍

㉯ 증상
- 피로감과 실신할 것 같은 기분
- 피부 창백
- 가벼운 운동에도 숨이 참
- 손발 저림
- 근력이 약해지고 균형을 잃음
- 기억 상실과 의식 혼란
- 악성 빈혈 환자들은 황달로 인해 피부색이 노랗게 변함

7) 백혈병(Leukemia)

가) 정의

백혈병은 신체의 조혈 기관인 골수의 정상 혈액세포가 어떠한 원인으로 인해 암세포로 전환, 증식하면서 발생하는 혈액암임. 백혈병 세포는 무한 증식하여 정상적인 백혈구, 적혈구 및 혈소판의 생성을 방해하여 정상 혈액세포의 수치를 감소시켜 신체에 치명적인 문제를 일으킴.

나) 원인

백혈병은 질환의 진행 양상에 따라 급성 백혈병과 만성 백혈병으로 분류되며 암세포 변화가 발생한 곳에 따라 골수구성 백혈병과 림프구성 백혈병으로 구분됨. 골수구성 백혈병은 암세포 변화가 골수구 쪽에서 발생한 경우이고, 림프구성 백혈병은 그것이 림프구 쪽에서 발생한 경우를 의미함.

다) 증상

정상 혈구의 감소로 인한 빈혈, 출혈, 감염 등이 흔하게 나타나며 백혈병의 전신 증상으로는 발열, 쇠약감, 피곤함, 체중감소 등이 있음. 백혈구가 장기를 침범한 경우, 뼈의 통증, 잇몸 비대, 간 비대와 비장 비대가 나타나며, 백혈구가 중추신경계를 침범한 경우, 구역(메스꺼움), 구토, 경련, 뇌신경 마비 등이 나타남.

라) 백혈병의 종류 : 백혈병은 크게 보면 급성/만성이 있으며, 여기에 세부적으로 골수성 / 림프구성으로 나누어짐.

① 급성 골수세포 백혈병(Acute myelogenous leukemia; AML)

② 만성 골수세포 백혈병(Chronic myelogenous leukemia; CML)

③ 급성 림프모구 백혈병(Acute lymphoblastic leukemia; ALL)

④ 만성 림프모구 백혈병(Chronic lymphoblastic leukemia; CLL)

마) 치료

백혈병의 치료는 항암화학요법이 근간이 되며 백혈병의 종류, 진행 경과, 진단 시 환자의 신체 상태 등에 따라 항암화학요법이 달라짐.

① 급성 백혈병

㉮ 골수 내의 백혈병 세포를 죽이기 위해 '관해 유도 항암화학요법'을 먼저 시행하며 이때 사용되는 항암제는 백혈병 세포만을 선택적으로 제거하지 못하여 골수 내 정상 혈액 세포도 같이 파괴함. 일반적으로 2~3주 정도의 회복 기간을 거친 후 골수 검사를 시행하여 백혈병 세포가 5% 미만이고 정상 혈액 수치를 보이면 완전 관해를 확인함. 관해에 성공했더라도 치료가 완료된 것은 아니며 관해 상태를 오래 유지하면 완치되는 것임. 완치 성공률을 실질적으로 높이기 위해서는 추후에 공고 요법으로서 여러 차례의 항암화학요법과 동종 조혈모세포 이식 등을 시행할 수 있음.

㉯ 간호 보조 : 감염 예방(역격리)을 위한 관리, 환경 조절이 필요하며, 수혈이 필요할 수 있음.

㉰ 부작용 : 점막염, 설사, 탈모(혈액세포 외에도 소화기 점막 세포, 모낭 세포와 같이 빨리 자라는 세포도 손상을 받아서)

② 만성 백혈병

㉮ 만성 백혈병 중 만성 골수성 백혈병은 필라델피아 염색체의 이상에 의하여 후천적으로 발생하는 악성 혈액 질환으로 만성기, 가속기, 급성기로 분류됨.

㉯ 치료 방법 : 글리벡, 부설판, 하이드리아 등과 같은 경구용 약제의 투여와 인터페론 주사, 동종 조혈모세포 이식 등이 있음.

- 일반적으로 필라델피아 염색체 재배열 작용을 억제하는 글리벡이라는 약물을 이용한 치료를 우선적으로 시행함. 글리벡에 대한 내성이 생겨 치료에 실패하거나 이에 대한 부작용이 나타나 더 이상 약을 복용할 수 없다면, 2세대 약물인 타시그나, 스프라이셀로 교체함.
- 환자마다 약물 반응, 질환의 진행이 다르므로 약물의 반응 경과와 환자의 전신 상태에 따라 조혈모세포 이식 등과 같은 적극적인 치료가 필요할 수 있음.

> **보충자료** 조혈모세포이식 : Hematopoietic stem cell transplantation(HSCT).
>
> 1. 정의 : 공여자의 골수, 말초혈액, 제대혈 등에서 조혈모세포를 채취하여 백혈병 환자에게 이식하는 것. 과거에는 골수이식이라 불렀으나 최근에는 골수뿐 아니라 말초 조혈모세포, 제대혈 등 조혈모세포의 근원이 다양하므로 골수이식이라 부르지 않고 조혈모세포 이식이라고 부름.
> 2. 원리 : 항암제를 치사량 직전까지 몸에 쏟아부어서 암세포를 포함해 상존하는 골수를 없애고, 없어진 골수를 대신하기 위해 다른 사람의 골수를 집어넣어 주는 것임. 비유하자면 골수를 리셋하는 것. 이 과정에서 타인의 새로운 면역체계까지 같이 이식됨.
> 3. 조혈모세포 이식은 수술이 아닌 시술이며 '세포' 이식임.
> 조혈모세포 기증자의 생체기능에 장애를 전혀 주지 않으며 때에 따라 자가이식도 가능함.
> 조직적합항원(histocompatibility antigen, human leukocyte antigen)은 일치할수록 효과적이지만, ABO 혈액형은 맞을 필요가 없음. 거부반응보다 이식편대숙주반응이 더 중요한 문제이며 면역학적 내성이 유도되기 때문에 면역억제제를 장기간 투여할 필요가 없음.
> 4. 치료 효과
> 환자의 골수를 모조리 없애버리므로 백혈병 세포를 최대한 제거할 수 있음.
> 이식된 골수가 제대로 정착하게 되면 백혈병의 완치를 기대할 수 있음.
> 5. 적응증
> ① 급성골수성백혈병 : 첫 관해 때 시행
> ② 급성림프모구성 백혈병 : 소아는 두 번째 관해 또는 첫 번째 재발 때 시행, 성인 및 고위험군은 첫 번째 관해 때 시행
> ③ 만성골수성 백혈병 : 글리벡 등의 TKI(타이로신 키나아제 억제제)가 듣지 않는 경우 시행
> ④ 골수이형성증후군(Myelodysplastic syndrome) : 치료 성적은 좋으나, 대부분의 환자가 고령이라 시행하기 어려움
> ⑤ 중증 재생불량성빈혈 : 가능한 빨리 시행
> ⑥ 다발성 골수종 : 항암화학요법 이후 바로 시행
> ⑦ 림프종 : 항암화학요법이 실패 시 시행
> ⑧ 기타 : 난소암, 고환암, 신경모세포종, 윌름즈 등에서 항암화학요법 이후 시행
>
> 출처 : 나무위키, https://namu.wiki/

3 소화계 질환자의 간호 보조

가. 소화 계통의 구조

위장관계(GI tract)는 구강에서 항문까지의 길이 9m가량의 긴 관으로 구성되며, 소화액을 분비하는 침샘, 간, 쓸개(담낭), 이자(췌장)와 같은 부속기와 연결되어 있고 음식물을 소화, 흡수, 대사하고 노폐물을 배설하는 기능을 담당함.

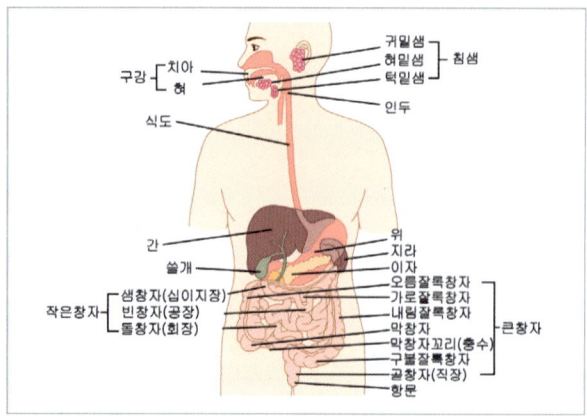

| 소화계 구조 |

나. 소화계의 기능

1) **운동 기능** : 음식물을 아래로 내려보내는 연하 운동과 장에서 음식물을 잘게 부수는 분절 운동과 수축과 이완을 통한 연동운동을 함.
2) **분비 기능** : 점액을 분비하여 위장관을 보호함.
3) **흡수 기능** : 소장의 융모에서 영양소의 흡수, 대장에서 수분의 흡수 작용이 일어나며 확산과 능동적인 운반 기전에 의해서 발생함.
4) **소화 기능** : 흡수 가능한 상태로 변화되는 과정임.

다. 소화효소 분비와 작용

영양소	효소	분비 장소	작용
탄수화물	프티알린(ptyalin)	침샘	탄수화물을 이당류로 분해
	아밀레이스(amylase)	이자(췌장)	탄수화물을 이당류로 분해
	말테이스(maltase)	창자 점막	이당류를 단당류(glucose)로 분해
	락테이스(lactase)		이당류를 단당류(glucose)로 분해 (유당을 포도당으로 분해)
단백질	펩신(pepsin)	위 점막	단백질을 아미노산으로 분해 (단백질을 펩톤으로 분해)
	트립신(trypsin)	이자(췌장)	폴리펩티드를 펩티드로 분해
지방	라이페이스(lipase)	이자(췌장)	지방을 지방산과 글리세롤로 분해

라. 관련 질환

1) 역류 식도염(reflux esophagitis)

가) **정의** : 위의 내용물이나 위산이 식도로 역류하여 발생하는 식도의 염증으로 일반적으로 그와 관련하여 발생하는 여러 불편감을 총칭하여 일컬음. 일반적으로 이야기되는 식도염은 대부분 이에 속하며 비만, 음주, 흡연 등이 악화 요인으로 작용할 수 있음.

나) **원인** : 정상적일 때 위와 식도 경계 부위가 닫혀있어 위의 내용물이 식도로 역류하지 않으나 조절 기능의 약화로 경계 부위가 완전히 닫혀있지 않아 위의 내용물이나 위산이 식도로 역류함으로써 이에 따른 불편감이 나타남. 이와 같은 현상이 지속하는 경우 만성적인 역류가 발생하여 위산에 의해 식도염이 발생함.

다) **증상** : 위산이 식도로 역류함으로써 가슴쓰림, 가슴의 답답함, 속 쓰림, 신트림, 목에 이물질이 걸린 듯한 느낌, 목 쓰림, 목소리 변화, 가슴 통증 등이 발생함.

라) **진단/검사**

가슴쓰림, 산 역류 등의 특징적인 증상이 나타나며 내시경 검사로 진단이 이루어짐. 식도위내시경술 검사로 진단하며 식도위내시경술 검사에서 진단이 이루어지지 않는 경우 식도로의 위산 역류 여부를 검사하는 식도 산도 검사를 시행해 볼 수 있음. 식도 산도 검사는 식도 하부에 산도 여부를 측정하는 작은 기계를 삽입하여 24시간 동안 식도 내의 산도를 검사함으로써 위산 역류 여부를 진단. 전체 위식도 역류 질환의 50% 정도가 내시경에서 식도염이 관찰됨.

마) **치료**

위산 분비 억제제 투여로 치료함.

바) **경과/합병증**

대개 만성적인 경과를 밟으며 합병증이 발생하는 경우는 매우 드물지만, 수십 년 이상 식도염이 지속되는 경우 식도암의 위험이 높아질 수 있음.

사) **예방방법**

기름진 음식, 과식, 취침 직전의 음식 섭취, 카페인 음료, 탄산음료 등은 질병을 악화시킬 수 있으므로 피함.

아) **식이요법/생활가이드**

역류 식도염의 위험인자에는 비만, 흡연, 음주 등이 있으며 이 경우 증상이 악화될 수 있으므로, 이와 같은 것들을 피함. 음식을 먹고 눕는 것이 악화시킬 수 있다고 알려져 있으나 실제로 식사 후 눕는 것을 피한다고 할지라도 증상이 개선되는 경우는 많지 않음.

2) 위염(Gastritis)

구분	급성 위염	만성 위염
원인	• 헬리코박터균(helicobacter) • 아스피린 및 비스테로이드성 항염제 • 알코올 및 약물 부작용 • 세균에 오염된 음식과 식수 • 심한 스트레스 또는 외상	• H.pylori 감염 • 자가면역성 감염 • 흡연 • 급성 위염의 원인
증상	식욕 부진, 구역(메스꺼움)과 구토, 복부 통증, 토혈, 흑색변	식후 발생하는 불편감, 전신적 빈혈, 피로

가) 급성 위염

① 원인

위점막의 방어기전이 약물, 음식, 미생물 등에 의해 파괴되었을 때 발생함. 간헐적으로 방사선치료나 항암치료의 합병증으로 발생하기도 함.

② 병태생리

위의 점막층은 위산으로부터 위벽을 보호하는 기능을 함. 위점막 방어벽은 프로스타글랜딘(prostaglandin)으로 구성되어 있으며, 손상을 입으면 염산과 펩신이 위 조직과 만나게 되어 염증이나 표재성 미란이 발생하게 됨. 염산이 위점막에 접촉하면 작은 혈관들이 손상되어 부종과 출혈이 생기고 궤양을 형성하게 됨.

③ 증상과 징후

일반적으로 식욕부진, 경미한 상복부 불편감을 호소하는데 이는 구토나 배변을 하고 나면 나아짐. 증상은 복부 통증, 구역(메스꺼움), 구토가 있으며, 위출혈이 발생하면 혈변, 흑색변 증상이 생김.

나) 미란성 위염

① 원인

급성 위염의 심각한 형태.

② 병태생리

위산에 의해서 위 조직이 손상되고, 교감신경성 혈관수축으로 인해 위점막이 허혈이 발생하여 미란성 위염이 생김. 화상에 의해서 발생하는 경우(Curling's ulcer), 두부 손상이나 중추신경계 수술에 의해서 발생하는 경우(Cushing's ulcer)

③ 증상과 징후

전형적인 통증이 나타나지 않아서, 흔한 초기 증상은 스트레스 상황에 노출된 후 2일 이후에 통증 없이 발생하는 위출혈임. 출혈량은 대부분 적지만 많은 경우도 있음.

다) 만성 위염

표재성 염증으로부터 점차 위 조직의 위축으로 진행되어 나타나는 만성적인 염증성 질환

① 원인

H. pylori에 의한 위염은 연령에 따라 발생률이 증가함. H. pylori에 감염되는 경우 소화성 궤양을 일으키기도 하고, 위암 발생 위험이 증가함.

자가면역성 위염은 신체에서 내인자와 벽세포에 대해서 자가 항체를 만들어냄으로써 발생하며 비교적 드묾. 다른 위험요인들로는 술, 담배, 특정 약물섭취 등과 같이 급성 위염을 일으키는 요인들과 비슷함. 또한 위공장 연결술 후에 담즙과 담즙산이 위로 역류해서 질병을 일으키기도 함.

② 병태생리

H. pylori에 감염되면 위 점막에 염증이 발생하여 중성구와 림프구가 침윤하게 됨. 위점막의 가장 바깥층이 위축되어 염산과 펩신에 의한 자가소화에 대해 효과적인 방어를 할 수 없게 됨. 자가면역성 위염은 자가 항체에 의해서 위점막 세포가 파괴되어 조직이 위축되고 염산과 펩신 분비를 못하게 되며, 비타민 B_{12}의 흡수에 필수적인 내인자의 생성에도 영향을 주어서, 악성 빈혈이 발생하게 됨. 만성 위염은 대개 상처 없이 치유되지만 출혈이나 궤양으로 진전될 수도 있음. 위축성 변화로 인해 위산 분비량이 감소하고, 무산증이 되면 위암 발병의 주된 위험요인이 됨.

③ 증상과 징후

심한 위축이 발생하여 소화과정에 문제가 생기기 전까지는 무증상인 경우가 많음. 환자들은 모호한 위 불편감, 식사 후 상복부 불편감, 궤양과 비슷한 증상을 호소함. 이러한 증상은 제산제에 의해서 호전되지 않으며, 빈혈에 의한 다른 증상이나 피로감을 호소하기도 함. 내인자가 부족할 경우에는 B_{12} 결핍으로 인한 다른 신경학적 증상이나 마비가 발생하기도 함.

④ 진단

급성 위염인 경우에는 섭취한 음식물, 술과 약물에 대한 자세한 과거력을 사정함. 만성 위염인 경우에는 증상이 모호하기 때문에 더 많은 진단검사 요구됨.

• H. pylori 감염에 대한 검사 : 요소호기검사, 대변 항원검사

• 헤모글로빈, 헤마토크리트, 적혈구 수치 등으로 빈혈 여부 확인

• 염산과 펩신 분비에 대한 검사 : 만성 위염에서 염산

과 펩신 분비가 감소
- 혈청 비타민 B_{12} 수치 확인 : 정상 수치 200~1,000pg/ml
- 상부 위장관 내시경 : 출혈 부위 확인, 조직검사 시행

⑤ 치료

㉮ 내과적 치료

급성 위염은 금식하면서 위장관의 휴식을 취하도록 함. 그 이후 유동식을 섭취하고자 점차 일반식으로 식이를 진행함. 양념을 많이 한 음식이나 카페인이 들어 있는 음료를 피하고 과식하지 않도록 함. 만약 구역(메스꺼움)과 구토로 인해 체액과 전해질의 불균형이 있다면 정맥 내 수액요법으로 전해질 보충이 필요함.

만성 위염은 두 가지 항생제와 함께 혼합물 등의 복합적인 약제로 치료함. 비스테로이드소염제(NSAID)가 원인이라면 misoprostol을 투여함. 벽 세포의 재생을 위해 코르티코스테로이드제를 투여하기도 하며 악성 빈혈이 있다면 비타민 B_{12}를 투여함.

㉯ 외과적 치료

약물 등 내과적 치료로 출혈이 조절되지 않으면 수술을 함. 부분적인 위절제술이나 유문성형술, 미주신경절단술, 전체 위절제술 등은 심한 미란성 위염일 때 시행함.

⑥ 예후

급성 위염으로 인해서 생긴 손상은 대개는 국소적이고, 위 점막은 빠르게 재생되기 때문에 며칠 이내에 회복되지만 만성 위염은 대개 상처 없이 치유되지만, 출혈이나 궤양으로 진전될 수도 있음.

⑦ 간호 보조
- 유동식을 섭취하고 점차 일반식으로 식이 전환함.
- 카페인, 음주, 흡연을 금하고 과식을 피함.
- 구역(메스꺼움)과 구토로 인한 체액 불균형 시 의사 처방으로 수액 요법을 실시함.

3) 궤양(Ulcer)

가) 정의

소화성 궤양은 위장관의 점막이 위액에 직접 접촉하면서 손상되는 질환이며, 위궤양은 소화성 궤양의 15%에서 발생하며 십이지장 궤양은 약 80%에서 발생함. 위궤양은 소화성 궤양의 약 15%에서 발생하며 몇 주 내에 치유되는 경향이 있음. 위의 유문부에서 2.5cm 이내의 작은 만곡에서 발생하며 이 부위는 위염이 흔히 발생하는 부위이기도 함. 위궤양은 점막의 방어벽 손상에 의해 발생하는 것으로 생각됨. 유문부가 제대로 기능하지 못하면 정상적으로 위를 방어하는 점액 생성이 감소되고 담즙산이 섞인 십이지장의 내용물이 역류되어 점막방어벽이 파괴됨. 또한 위점막에 혈액순환이 감소되는 것도 방어벽을 변화시킴. 혈액순환이 감소되면 십이지장이 위산과 펩신에 의해 더욱 손상을 입음. 위궤양 환자의 10~20%는 십이지장 궤양을 동반하며, 위궤양의 재발률은 십이지장 궤양의 재발률보다 낮음.

〈위궤양(gastric ulcer)과 십이지장 궤양(duodenal ulcer)〉

구분	위궤양	십이지장 궤양
발생 부위	위 기저부와 유문부의 연결 부위	유문부로부터 0.5~2.5cm
산 분비	정상 또는 감소	증가
발생 연령	45~54세	25~50세
남녀 비율	남 : 여 = 2:1	남 : 여 = 3:1
위염과의 상관성	많음.	없음.
통증	음식에 의해 악화될 수 있으며 제산제는 효과가 없음.	• 위가 비었을 때, 식후 2~3시간이나 새벽 1~2시에 발생함. • 음식 및 제산제로 통증을 완화할 수 있음.
통증 부위	상복부 중앙에서 약간 왼쪽으로 치우친 부위(왼 위 사분역; LUQ)	오른 위 사분역(RUQ)
암 발생 가능성	있음.	드물게 발생.
출혈 양상	토혈이 많음.	흑색변이 많음.
위험 요인	위염, 알코올, 흡연, 스트레스	만성 폐쇄 폐질환, 만성 신장 기능 상실, 간경화, 알코올, 흡연, 스트레스

나) 치료 및 간호

① 위액 분비 감소(분비 억제제), 위산 중화(제산제), 점막 방어벽 보호제 등을 투여함.
② 균형 잡힌 식사와 규칙적인 식사를 하고 간식은 피함.
③ 위산 분비를 증가시키는 커피, 술, 초콜릿, 뜨겁거나 양념이 강한 음식은 피함.
④ 악화기에는 저섬유성 식이를 실시함.
⑤ 환자는 전반적으로 아스피린이나 비스테로이드성 소염제를 피해야 하며 위산을 중화시키는 제산제 복용, 위산 분비를 감소시키는 H-2차단제 복용함.
⑥ 흡연자에게는 금연이 많은 도움이 됨.

다) 합병증 : 위내 출혈, 빈혈, 위천공, 악성 궤양 등

4) 위암(Stomach cancer)

가) 정의
위암은 위점막 상피세포에서 발생하는 악성 종양으로 98%는 선암이고 나머지는 임파종과 평활근육종이 차지함.

나) 원인
H. pylori 감염은 위의 원위 부위에 발생하는 암의 주요 위험요인임. H. pylori 감염자의 35~89%가 암이 발생하고 약 3배의 위암발생 위험이 증가함. 다른 위험요인은 유전적 요인, 만성 위염, 악성 빈혈, 위 용종, 식이, 위산결핍증, 위 부분절제술을 시행한 사람

다) 병태생리
위암은 국소 부위에서 시작하여 점차 점막, 점막하층까지 침범함. 조기 위암은 암이 위의 점막 또는 점막밑층까지 침범한 경우를 말하며 진행성 위암은 위의 근육층 이상을 침범한 경우를 말함. 선암은 점액을 분비하는 세포에 발생하는 것으로 위암 중 가장 흔한 형태임. 위암은 절반 이상이 위동과 유문부에 발생함. 예후는 용종상 병변의 위암이 제일 좋고 침윤성 형태는 나쁜 편임.

위암의 병기는 크게 4단계로 구분함. 위암은 림프선이나 혈액을 따라서 간, 폐, 난소, 복강으로 전이됨. 조기 위암은 수술받으면 5년간 생존율이 약 90~95%인 반면 주변 림프선으로 전이가 있거나 주변 조직으로 침범되어 있으면 약 30%로 떨어짐. 병변이 위의 상부, 특히 분문부에 위치할수록 예후가 나쁜데 이것은 일반적으로 진단이 늦게 내려지기 때문임.

라) 증상과 증후
증상이 늦게 나타나기 때문에 조기위암인 경우 약 80% 이상에서 특별한 증상이 없음. 초기에 나타나는 증상은 막연한 소화불량, 조기만복감, 식욕부진, 구역(메스꺼움), 피로, 상복부 불편감을 경험하게 됨. 환자는 궤양으로 인한 통증을 경험하는데 주로 식후에 나타나고 제산제에 의해서 완화되지 않음.

증상은 종양의 위체에 따라 다양함. 암이 위의 분문부 근처에 발생한다면 초기에 식도를 침범하여 환자는 연하곤란을 느낄 수 있으며, 유문부 근처에서 발생한다면 폐색증상이 생길 수 있음. 질병이 진행될수록 체중감소와 악액질 등을 동반하기도 함. 복부의 종양이 만져지기도 하며 대변에서 잠혈이 있는 경우는 위장관 출혈이 있다는 것을 의미함. 위액 속에 유산이 있고 젖산탈수소효소(lactate dehydrogenase) 수치가 높은 것은 암을 암시함. 덩어리가 만져지거나 복수가 차거나 전이성 뼈 통증이 나타나기도 함.

마) 진단
CBC 검사에서 빈혈이 나타나는 것이 위암의 첫 암시임. 상부위장관 X-선은 위 병변 부위를 확인할 수 있으며, 초음파나 다른 방사선 검사를 통해서 종양을 확인할 수 있음. 상부위장관 내시경과 조직검사는 정확한 진단을 가능하게 함.

바) 치료
① 내과적 치료
  위암에 대한 항암제 사용은 수술이 불가능한 4기 진행성 암환자나 수술 전·후 항암요법으로 암세포 활동을 억제하기 위함이 목적임.

② 외과적 치료
  위수술은 위의 산 분비 능력을 감소시키고, 악성이거나 잠재적인 악성 병변을 제거하며, 소화성 궤양 질환의 합병증으로 진전되는 외과적 응급 상태를 치료하고, 내과적 중재로 치료되지 않는 환자를 치료하기 위해 시행함. 암치료로써 수술은 위의 부분 또는 전체, 전이된 림프구를 제거함. 위암에 대한 치료법은 위부분절제술이나 위전절제술이 시행됨.

사) 위 절제술 대상자의 간호
① 급속 이동 증후군(dumping syndrome)은 가장 흔한 합병증임. 위가 비워지는 속도를 지연하고 장으로 소량씩 들어가도록 하는 식이요법으로 관리할 수 있음.

> **보충자료 덤핑증후군**
> 위 절제술을 받은 뒤에는 위와 십이지장 사이에 음식을 조금씩 내려보낼 수 있는 조절 기능이 사라져 여러 증상이 나타날 수 있는데, 이를 덤핑증후군이라고 함.

- 식사 후에는 누워 있게 함.
- 고단백, 고지방, 저탄수화물 식사를 조금씩 자주 줌.
- 식전 1시간, 식사 시, 식후 2시간까지 수분 섭취를 금함.
- 진정제나 항경련제 복용으로 위 배출 속도를 늦출 수 있음.

② 빈혈 및 칼슘과 비타민 D의 흡수 장애 발생을 사정함.
③ 출혈 : 복강 내 출혈 증상을 사정함.
④ 영양 불균형(몸무게 측정), 식욕부진, 조기 포만감, 구토, 상복부 통증 및 체중 감소를 관찰함.
⑤ 신체 사정 : 복부팽만이나 복부 촉진, 구토물이나 대변에서의 잠혈 반응을 검사함.

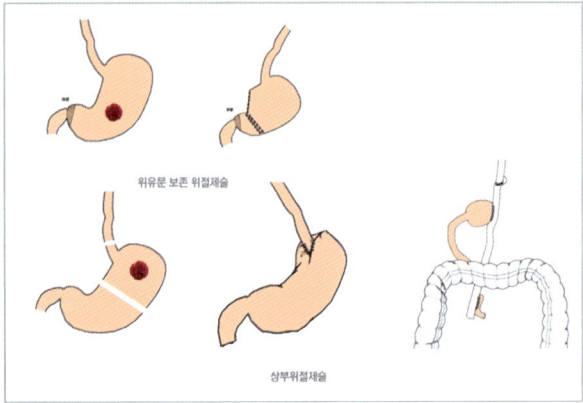

| 위절제술 |

(출처 : 국립암센터)

> **보충자료** 간·담도계 구조와 기능
>
> 1. 간·담도계 구조
>   가. 간의 구조
>   간은 인체에서 가장 큰 선으로 정상 성인의 간의 무게는 약 1500g이며, 오른쪽 횡격막 아래에 있고 위를 덮고 있음. 간은 겸상인대에 의해 우엽과 좌엽으로 나뉨. 우엽의 후면과 하면은 작은 미상엽과 방형엽의 경계 부분을 간문이라고 하며 이 공간을 통해 정맥, 동맥, 신경, 림프관 등이 간으로 출입함.
>   1) 간소엽
>   간의 기능단위인 간소엽은 간의 좌우 각 엽에 5~10만 개가 있으며, 길이가 1~2mm 정도로 작고 가늠. 간소엽은 중심정맥을 축으로 그 주위에 방사상으로 배열된 간세포로 접시 같은 차바퀴 모양을 이루며 간소엽 사이의 결체 조직을 통해 지나감. 중심정맥은 문맥의 가지이며 간동맥과 함께 간에 혈액을 공급함. 간에서 생성된 담즙은 간세포를 따라 방사상으로 배열되어 있는 담모세관을 따라 간소엽 내의 담관으로 흐름. 간소엽에서는 혈액과 담즙이 반대 방향으로 흐르며, 담관으로 들어오는 담즙은 총담관을 통해 십이지장으로 들어감.
>   2) 간의 순환
>   간을 통과하는 동맥, 정맥, 담관, 림프관 등을 문맥계라고 함. 간에는 분당 1,100mL 정도의 정맥혈이 간문정맥을 통해서 들어오고, 400mL의 동맥혈이 간동맥을 통해 들어옴. 문맥계에서 동양 혈관을 거치는 동안 동맥혈과 정맥혈이 섞여 간을 순환한 다음 중심정맥으로 들어가 간정맥과 하대정맥을 거쳐 심장으로 들어감. 간을 순환하는 동안 동맥혈은 풍부한 산소를 공급하고, 정맥혈에 포함된 영양소는 대사와 저장 과정을 거치며, 독성 물질은 해독됨. 따라서 문맥계에서 가장 가까운 간세포에는 산소와 영양소가 풍부하지만 반대로 중심정맥 주위는 산소와 영양소가 가장 적음.
>   중심정맥에 인접한 세포는 영양이 불량한 상태이므로 순환장애에 보다 민감해서 바깥층 세포보다 쉽게 손상받음. 동양혈관에 많은 Kupffer세포는 혈액을 통해 간으로 들어온 세균과 이물질을 제거함.
>   나. 담낭의 구조
>   담낭은 7~10cm 정도로 서양배 모양의 기관이며, 간의 아래쪽 움푹 들어간 곳에 놓여 있음. 담낭에서 나온 담낭관은 간의 간관과 합쳐져 총담관을 이룸. 총담관의 담즙은 오디괄약근을 통해 십이지장으로 들어감. 간에서 만들어진 담즙은 담낭에 저장되었다가 이 괄약근이 수축하거나 이완될 때 십이지장으로 들어감.
>
> 2. 간·담도계 기능
>   가. 간의 기능
>   1) 대사기능
>   가) 탄수화물 대사 : 당원생성, 당원 분해, 당원 신행
>   나) 단백질 대사 : 비필수 아미노산 합성, 혈청 단백질 합성, 응고인자 합성, 요산 형성
>   다) 지방 대사 : 지단백 합성
>   라) 해독 : 약물과 해로운 물질의 불활성화
>   마) 스테로이드 대사 : 성호르몬과 아드레날린성 코르티코이드 호르몬 결합과 배출
>   2) 담즙 합성
>   가) 담즙 생산
>   나) 담즙 배출 : 1L/일 배출
>   3) 빌리루빈 대사
>   빌리루빈은 주로 비장에서 혈색소가 파괴될 때 간접 또는 비결합 빌리루빈의 형태로 분리됨. 비장정맥과 문맥을 통해 간에 도달하면 글루쿠론산과 결합하여 수용성인 직접 또는 결합 빌리루빈으로 바뀌어 담즙으로 배설됨. 결합 빌리루빈은 장내 세균에 의해 urobilinogen으로 바뀌어 일부는 대변으로 배설되고 나머지가 소장과 대장에서 재흡수됨. 재흡수된 urobilinogen은 문맥계로 들어가 일부는 간에 흡수되어 담즙으로 분비되고, 대장으로 들어온 urobilinogen은 산화하여 stercobilin으로 변화되지 못하면 대변은 갈색이 아닌 점토색을 띠게 됨.
>   4) 저장 기능
>   가) 혈액 저장
>   나) 비타민 저장
>   다) 철분 저장
>   라) 저장 : 당원 형태의 포도당, 지용성 비타민, 수용성 비타민 (B_1, B_2, cobalamin, 엽산), 지방산, 무기질, 알부민, β글로불린 형태의 아미노산
>   5) 단핵 식세포계
>   가) 쿠퍼세포 : 오래된 RBC, WBC, 세균 분해
>   나) 쿠퍼세포가 손상되면 감염에 취약
>   나. 담낭의 기능
>   1) 담즙의 농축과 저장
>   담낭은 50~75mL의 담즙을 저장함. 간세포는 이 저장량보다 10배 많은 600~1,000mL를 매일 생산함. 담낭 점막은 물과 전해질을 흡수하여 담즙을 농축하고 담즙산염, 콜레스테롤, 레시틴, 빌리루빈 등이 포함된 담즙을 5~10배로 농축하여 담낭에 저장함.
>   2) 담즙배설 조절
>   지방이 소장에서 소화될 때 cholecystokinin(CCK)이란 호르몬이 장점막에서 유리됨. cholecystokinin은 혈류를 통해 담낭으로 들어가 담낭 벽에 있는 평활근을 수축시키고 오디괄약근을 이완시켜 담즙을 배설함. 미주신경의 자극도 담낭수축을 도움. 십이지장과 공장에서 secretin이라는 호르몬이 나와 간이 담즙 배설을 약하게 자극하고, 음식물이 연동 운동을 자극하면 오디괄약근은 더욱 이완됨. 이러한 요소들이 작용하여 담낭이 수축하고 연동 운동이 있을 때 담즙은 담낭에서 십이지장으로 흘러 들어오게 됨.

5) 간염

가) 원인 : 바이러스, 약물(알코올), 화학 물질, 자가면역질환, 대사장애

나) 바이러스성 간염의 유형

〈간염 바이러스의 특성〉

유형	잠복기와 감염경로	감염원	전염성
A형 간염 HAV hepatitis A virus	• 15~50일(평균 28일) • 분변-구강(최초 분변 오염-구강 접촉)	개인위생 결핍, 공중위생 결핍, 오염된 음식, 우유, 물, 조개, 무증상 감염자, 감염된 음식 취급자, 성적 접촉, 정맥주사로 약물 투여자	대부분 2주간 1~2주(증상 발현 후)
B형 간염 HBV Hepatitis B virus	• 45~180일(평균 56~96일) • 경피(비경구) 또는 치은의 혈액 또는 혈액 제품 노출 • 성적 접촉 • 분만 전/후의 전염	오염된 바늘, 주사기, 혈액 제품, 감염자와의 성적 활동, 자각 증상 없는 보균자, 오염된 바늘로 문신 또는 신체 피어싱	증상 발현 전후 4~6개월간 전염성 보균자는 평생 전염성
C형 간염 HCV hepatitis C virus	• 14~180일(평균 56일) • 경피(비경구) 또는 점막 • 성적 접촉(고위험) • 분만 전/후 접촉 급성과 만성 질환으로 나타나나 대부분 만성 간염으로 진행되며 만성 C형 간염의 20~30%가 간경화로 진행	• 혈액 또는 혈액 제품 • 오염된 바늘이나 기구를 공유함으로써 전파 • 감염자와의 성적 활동	• 증상발현 전 1~2주 • 임상 기간 동안 지속적임. • 75~85% 만성 C형 간염으로 발전
D형 간염 HDV hepatitis D virus	• 2~26주 • HBV는 반드시 HDV가 선행함. • HBV의 만성 보균자는 항상 위험	• HBV와 동일 • HBV 감염 중에만 감염	• HDV 감염 기간의 모든 병기에서 혈액 감염성 있음. • 단일 백신은 없으나 B형간염 백신으로 감염 위험을 줄일 수 있음.
E형 간염 HEV hepatitis E virus	• 15~64일(평균 26~42일) • 분변-구강 경로 • 개발도상국에서 오염된 식수	오염된 물, 공중위생 결핍 아시아, 아프리카, 멕시코 등 개발도상국에서 흔히 발견	알려지지 않음. HAV와 비슷

다) 증상

① 급성간염
- 식욕부진, 구역(메스꺼움), 구토
- 우 상복부 불편감, 변비 또는 설사
- 입맛과 냄새에 대한 감각 저하
- 권태감, 피로, 두통, 고열, 관절통
- 두드러기, 간비대(압통 동반), 비장비대
- 체중감소, 황달, 소양증
- 진한 소변색(빌리루빈 소변, 밝은색 소변)

② 만성간염
- 권태감
- 쉽게 피로를 느낌
- 간비대
- 근육통 또는 관절통
- 간 효소 수치 상승(AST, ALT)

라) 치료와 간호

간염의 치료는 원인과 관계없이 일차적으로 휴식, 적절한 영양, 금주 등의 기본 수칙을 지키는 것임. 약물은 간에서 해독되므로 간의 휴식을 위해 약물 사용은 신중해야 함.

① 약물요법
- HAV 치료제는 없음.
- HBV : 바이러스 축적, 간 효소 줄이기, 질병 진행 속도를 늦추기, 간경화, 간부전, 간세포암 예방, 바이러스 복제 억제, 합병증 예방
- HCV : HCV 사멸, 합병증 예방
- 약물치료 중 우울 또는 기분 변화가 흔히 나타날 수 있으므로 증상에 따라 체액과 전해질 보충제, 비타민 K 보충제(PT지연의 경우), 항히스타민제(황달로 인하여 소양증이 있는 경우)와 항구토제 등을 사용함.

② 영양요법
- 균형 잡힌 식이
- 적절한 열량 섭취
- 담즙 생산 감소로 지방 섭취량 감소
- 비타민 B, K 복합체 복용

③ 간호 관리
- 환자의 황달 유무와 정도를 사정함.
  밝은 피부색의 사람들에게서 황달은 처음에는 공막, 나중에는 피부에서 관찰됨. 어두운 피부색의 사람들에게 황달은 경구개와 눈의 내안각에서 관찰됨. 소변은 빌리루빈으로 인해 어두운 갈색이거나 갈색 계통의 붉은색일 수 있음. 소양감, 두통, 관절통 완화를 위한 안위 중재가 효과적임.
- 환자가 적절한 영양공급을 받도록 하기는 쉽지 않음. 식욕부진과 음식에 대한 불쾌감은 영양 문제를 야기함. 특정 음식에 대한 허용 정도와 식사 습관을 사정함. 적은 양의 잦은 식사는 세 번의 많은 양보다는 구역(메스꺼움) 예방에 효과적임. 종종 간염 환자들은

아침에 식욕부진이 심하지 않기 때문에 영양가 있는 아침을 먹는 것이 저녁에 많은 식사를 하는 것보다 더 수월함. 식욕을 자극하기 위한 중재(예 구강간호, 진토제, 편안한 환경에서 먹기 좋게 제공된 음식)를 간호계획에 포함함. 탄산음료를 마시거나, 너무 차갑거나, 뜨거운 음식을 피하는 것은 식욕부진 완화에 도움이 될 수 있음. 적절한 수액주입도 중요함(2500~3000mL/day).

- 휴식은 간세포 재생에 중요한 요인임. 휴식과 활동계획에 대한 환자의 반응을 사정하고 적절하게 수정함. 간기능검사와 증상들이 활동 정도의 기준으로 사용될 수 있음.
- 정신적, 감정적 안정이 육체적 휴식만큼 중요함. 제한된 활동으로 일부 환자는 불안감과 극한의 피로감을 호소함. 책 읽기와 같은 취미를 이용한 다양한 활동들이 도움이 될 수 있음.
- 간염을 진단받은 후 적어도 1년에 한 번은 추적관찰을 하도록 교육함. B형, C형 간염은 재발할 수 있어 재발 증상과 추적검사의 필요성에 대해 교육함. 알코올이 질병 진행을 가속화시키므로 만성 B형, C형 감염 환자는 금주해야 함.
- HBsAg나 HCV 항체 양성이면 헌혈은 금기임.

④ 합병증
- 합병증으로 급성 간부전, 만성 간염, 간경화, 간세포암 등이 나타날 수 있음.
- 급성 A형 간염은 거의 회복이 되며 일부에서 감염 후 첫 2~3개월에 재발하기도 함. 일부 B형 간염 감염과 대부분의 C형 간염 감염은 만성 바이러스 감염으로 진행됨.
- 감염된 어머니에서 태어난 신생아와 5세 이전에 감염된 경우 만성 B형 간염으로 진행되기 쉬움. 환자의 세포 면역반응의 변화는 만성 B형 간염 보균 상태로의 진행과 급성에서 만성 B형 간염으로의 진전에 중요한 역할을 함.
- C형 간염은 B형에 비해 만성화로 진행되는 경향이 있음. 만성 C형 간염이 있는 많은 환자가 만성 간질환, 간경화, 간세포암으로 진행됨. 남성, 음주, 철분의 간 내 과다 축적의 경우 간경화로 진행될 위험이 큼. 콜레스테롤 또는 중성지방 상승, 비만, 당뇨병 또한 C형 간염에서 간경화로 진행시키는 위험 요인임.

6) 간경화

가) 원인
① 과도한 음주, 알코올성 간질환
② 비알코올성 지방간 질환
③ C형 간염

나) 임상 증상
① 피로
② 간부전
③ 문맥 고혈압
④ 황달
⑤ **피부병변** : 거미 혈관종(중앙에 선명한 붉은색 반점, 거미줄 같은 가지를 동반한 작은, 팽창된 혈관), 코, 뺨, 상체, 목, 어깨, 손바닥 홍반증
⑥ 혈액학적 장애
- 혈소판감소증, 백혈구감소증, 빈혈 : 간문맥에서 비장으로의 혈류 흐름 정체(문맥 고혈압)
- 빈혈 : 부적절한 적혈구 생산과 유지, 부족한 식이, 엽산 흡수 저하, 정맥류 출혈
- 응고 장애 : 프로트롬빈과 다른 응고인자 생산능력 저하로 코피, 자반, 점상출혈, 쉽게 드는 멍, 잇몸 출혈 등
⑦ 내분비 문제
- 간의 부신피질 호르몬, 에스트로젠, 테스토스테론 대사 역할 문제
- 간경화 남성 : 에스트로젠 수치 증가 – 여성형 유방, 고환위축, 성욕저하로 인한 발기부전
- 젊은 여성 : 무월경, 나이든 여성 : 질 출혈
- 부적절한 알도스테론 대사 : 과알도스테론혈증 : 소듐과 수분 정체, 포타슘 소실
⑧ 말초신경병증
- 알코올성 간경화에서 주로 나타남
- 티아민, 엽산, 코발라민 결핍이 원인

다) 치료와 간호
① 치료의 목표는 간경화 진행 과정을 지연시키고 합병증의 예방 및 치료
② 복수 치료
- 염분 sodium 제한(2g/일), 이뇨, 체액 제거
- 복수가 심해도 수분 제한 하지 않음.
- 알부민 투여 : 혈장 콜로이드 삼투압 증가 – 혈관 내 용적 유지, 적절한 소변량 유지에 도움
- 이뇨제 투여

- 복수천자
  - 복수를 제거하거나 감염된 복강내 체액검사를 목적으로 시행함.
  - 호흡기능 손상이 있거나 심한 복수로 복통 동반된 환자에게 부적절함.
  - 액체는 재축적되는 성향이 있어 일시적인 처치임.

> **보충자료** 위식도 정맥류
> 1) 목적 : 출혈 예방
> 2) 알코올, 아스피린, 비스테로이드성 진통제(NSAIDs계) 약물 사용 제한
> 3) 정맥류 확인을 위해 상부 내시경 검사 시행
> 4) 출혈 예방을 위해 비선택적 β-blocker 치료 : 문맥 고혈압 감소
> 5) 출혈이 있는 정맥류의 경우 sandostatin이나 vasopressin 사용
> 6) 내시경적 결찰술, 경화요법
> 7) 급성 정맥류 출혈 시 신선동결혈장, 농축적혈구, 비타민K, 역류 식도염 치료제 투여
> 8) 션트시술 : 정맥류로부터 혈액을 제거하는 시술
>   - 션트시술은 문정맥압을 감소시켜 정맥류에 대한 압박을 줄여 출혈을 조절함.

7) 담석증

가) 담석증의 원인
콜레스테롤, 담즙산염 및 칼슘에 대한 담즙 내 불균형으로 물질의 침전

나) 임상 증상
① 담낭 경련 : 결석에 대한 반응
② 통증 : 담도계 산통(biliary colic)
- 빈맥, 발한 및 탈진 동반하며 1시간 정도 지속, 가라앉은 후에도 우상복부 잔여 압통이 있음.
- 시기 : 과식 후 3-6시간 후, 누워있을 때

〈담즙 흐름 폐쇄에 의한 임상증상〉

임상증상	원인
폐쇄 황달	십이지장으로 담즙이 흐르지 않음.
흔들었을 때 거품이 있고 어두운 호박색 소변	소변에 빌리루빈이 용해됨.
소변에 유로빌리노겐 없음	소장에서 유로빌리노겐으로 전환되는 빌리루빈이 도달하지 않음.
점토색 대변	상동
소양증	피부조직에 담즙산염 침착
지방 음식의 불내인성	지방 소화를 위한 담즙이 소장에 없음.
출혈 경향	비타민 K 흡수 부족이나 감소에 따른 프로트롬빈 생성 감소
지방변	지방유화와 소화장애를 방지하는 담즙산염이 십이지장에 없음.

다) 치료와 간호
① 보존요법
- 복강경 담낭절제술 이후 수술 후 간호는 출혈과 같은 합 내시경적 역행성췌담조영술(ERCP : Endoscopic Retrograde Cholangiopancreatography)
  - 총담관의 결석 제거에 효과적
  - 공장에 삽입된 내시경이 오디괄약근(sphincter of oddi) 확장
  - 결석 바구니에 회수되거나 대변으로 배출
- 내시경적 역행성 담즙배액술(ERBD : Endoscopic Retrograde Biliary Drainage) : 스텐트 삽입으로 체내 배액
- 내시경적 경비적 담즙배액술(ENBD : Endoscopic Naso Biliary Drainage) : 체외 배액관을 통해 답즙 배액

② 체외충격 쇄석술(ESWL : Extracorporeal Shock Wave Lithotripsy)
- 내시경적으로 담석을 제거하지 못했을 때 대체 치료
- 담석을 분해하기 위해 고에너지 충격파 사용
- 결석 붕괴를 위해 1~2시간 소요
- 해체된 후 파편들이 총담관을 통해 소장으로 배출

③ 수술요법
복강경 절제술 : 복부에 4개의 구멍을 내고 하나의 구멍을 이용해 담낭 제거하는 수술, 수술 당일 또는 다음날 퇴원이 가능하며 대부분 수술 후 정상 생활 복귀할 수 있음.

라) 영양요법
1) 저지방식이
2) 비만이 문제인 경우 저칼로리 식이
3) 고섬유성 식이
4) 고칼슘식이
5) 급격한 체중감소 금기 : 담낭의 운동성을 저하시켜 담석증의 원인이 됨

마) 간호 관리
- 환자는 자주 심한 통증을 경험함. 통증이 더 심해지기 전에 환자의 요구에 따라 통증을 완화하기 위해 처방된 약물을 제공해야 함.
- 심한 구역(메스꺼움)과 구토가 있는 환자를 위해 위장 감압이 필요함. 음식과 수분 섭취를 금하는 것도 담낭 자극을 예방함.
- 복강경 담낭절제술 이후 수술 후 간호는 출혈과 같은 합병증을 관찰하고, 환자를 편안하게 해주며, 퇴원을 위해 환자를 준비시키는 것임. 환자들이 당일 날 퇴원하지만,

하룻밤을 머물기도 함.
- 개방적 담낭절제술의 수술 후 간호는 적절한 환기와 호흡기 합병증 예방에 초점을 둠. 다른 간호는 일반적인 수술 후 간호와 같음.
- 환자가 T 튜브를 갖고 있다면 간호계획의 일부는 담즙 분비를 유지하는 것과 관련하여 T 튜브의 기능과 분비를 관찰하는 것임. 만일 Penrose나 Jackson – Pratt 배액관이나 T 튜브로 많은 양이 배액되면, 피부를 보호하기 위해 무균적인 주머니(체계)를 이용하는 것이 도움이 됨.
  바) 합병증 : 췌장염, 담관염, 담즙성, 누관 및 담낭 파열, 담낭성 복막염

4 근골격계 질환자의 간호 보조

가. 근골격계의 구조

근골격계는 다양한 결체 조직과 골, 근육, 인대, 관절로 구성되어 있으며 생리적으로 움직임과 자세 변화를 가능하게 해 주고 신체의 다른 조직을 지지함. 또한 생명 기관과 연조직을 보호하고 근접한 근육을 움직이는 지렛대의 역할을 하며, 적혈구를 생성하고 칼슘과 인 등의 무기질을 저장함. 뼈는 신체 조직의 내부 골격을 이루며 성장, 적응, 재생이 이루어지는 조직이다, 뼈는 총 206개이며 두개골(머리뼈), 척추, 흉곽과 같이 축을 이루는 뼈가 80개이고, 상·하지, 어깨, 골반을 구성하는 부속뼈가 126개임.

나. 근골격계의 기능

① 신체를 지지하여 그 형태를 유지함.
② 골수 내에서 적혈구를 생산함.
③ 내부 기관을 보호함.
④ 뼈에 부착되어 있는 근육에 대해 지렛대 역할을 함.
⑤ 무기물 등을 축적하였다가 필요에 따라 혈류를 통하여 공급함.

다. 관련 질환

1) 류마티스 관절염(Rheumatoid Arthritis; RA)

가) 정의 : 활막 관절(윤활 관절) 내의 결합 조직에 염증성 변화를 가져오는 자가면역질환으로 가장 흔한 관절염의 형태임. 발생빈도는 여성이 남성보다 2~3배 정도 높으며 모든 연령에서 발생하지만 나이가 들수록 발생률이 증가하며 40~60대의 발생 빈도가 높음.

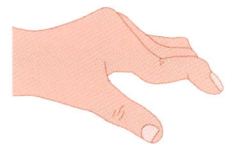 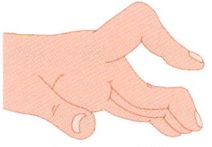

Swan-neck 기형 　　　 Boutonniere 기형

나) 원인
① 자가 면역 : 바이러스나 미생물에 의한 감염설과 대사장애나 호르몬의 부조화설이 있으나 확실하지 않음. 활액막 내의 림프구 증가와 면역 글로불린(Ig G)에 대한 자가 항체인 류머티즘 인자(Rheumatoid Factor; RF)가 혈장 내에 존재하는 자가 면역설이 유력함.
② 유전 : 이란성 쌍둥이보다 일란성 쌍둥이의 유병률이 높음.

다) 증상 : 염증 증상인 열감, 부종, 통증 및 관절 강직, 운동 제한이나 기능 상실이 나타나며, 관절은 아침에 강직이 심하고 기상 후 30분이 지난 후 부드러워짐. 관절의 통증과 부종은 관절에만 국한하지 않고 근육, 인대, 건으로 퍼지며 날씨가 습하거나 과로, 피로가 있으면 증상이 악화됨.

라) 주요 이환 관절 : 손가락 관절과 발의 중족지 관절과 같은 소관절이 영향을 받음. 점차 손목 관절, 팔꿈치 관절과 어깨 관절, 대퇴 관절, 무릎 및 발목 관절도 증상이 나타남.

마) 치료 및 간호
① 약물 요법 : 비스테로이드 소염제, 진통제, 항류머티즘 제제와 면역 억제제, 근육 이완제
② 비약물 요법
　㉮ 침상 안정 : 매트리스는 단단해야 하며 굴곡 기형을 예방하기 위해 체위를 자주 변경함.
　㉯ 냉요법 : 외상 후의 통증을 경감시키고, 강직 완화, 부종 감소에 도움이 됨.
　㉰ 수치료 : 몸의 모든 부위에 열을 전달해 주는 역할을 하며 수중 마사지 등 수중 운동이 효과적임.
　㉱ 마사지 : 통증 완화를 위해 사용하며 두드리기, 주무르기, 원을 그리며 마찰하기 등을 실시함.
　㉲ 영양 관리 : 칼슘을 보충할 수 있는 우유 및 비타민을 권장하고 비만 예방을 위해 지방 섭취를 제한함.
　㉳ 관절에 힘을 많이 주는 운동은 피하고, 맨손 체조 같은 가벼운 운동을 실시함.
　㉴ 운동 실시 전에 온열요법 등의 물리 치료를 통하여 통증 감소, 혈액 순환 증진, 부종과 강직을 경감 가능.

2) 골관절염(Osteoarthritis; OA)

가) **정의** : 관절을 보호하는 연골의 점진적인 손상이나 퇴행성 변화로 관절을 이루는 뼈와 인대의 손상 및 염증과 통증이 생기는 질환이며, 연령이 증가함에 따라 발생이 증가하는 퇴행성 관절염임.

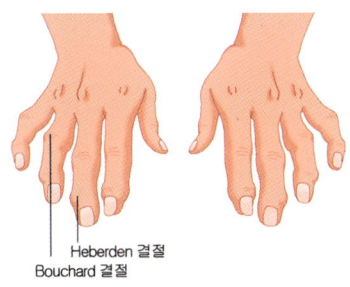

Heberden 결절
Bouchard 결절

나) **원인** : 원인은 잘 알려져 있지 않으나 연령, 선천적 기형, 유전, 물리적 긴장, 외상, 비만, 골격기형, 신경, 내분비, 혈액학적 질환, 약물과 관련이 있음. 폐경기 이후 에스트로젠 감소와 관련이 있는 것으로 추측됨. 비만은 노인 여성의 무릎 골관절염의 위험을 증가시키는 인자임.

다) **증상** : 관절의 종창이나 관절 주위의 압통, 운동하면 쉽게 피곤해지고 특히 앉는 것이 어려움. 관절 사용 후에 한 개 또는 두 개의 관절 강직을 호소하며 쑤시는 듯한 통증을 동반함.

라) **치료 및 간호** : 변형된 관절의 장애를 예방하기 위해 적절한 안정이 요구되며 체중이 부하되지 않는 운동을 함. 또한 열 요법은 강직을 완화하는 데 효과적이며 냉요법은 급성 염증 반응이 있을 때 적용함.

마) **예방 활동**
① 저지방, 저염 식이를 유지하고 정상 체중을 유지함.
② 칼슘 및 비타민 D, 녹황색 채소, 간, 곡류, 과일 섭취를 증가시킴.
③ 카페인은 칼슘 배설을 촉진하므로 과다하게 섭취하지 않음.
④ 과다한 단백질은 칼슘 손실을 유발하므로 단백질의 섭취를 조절함.
⑤ 유산소 운동이나 관절 주변 근육을 강화하는 저항 운동을 시행함.
⑥ 나쁜 자세나 습관, 무리한 운동 등 관절에 무리가 가는 일은 피함.

〈류마티스 관절염과 골관절염의 비교〉

변수	류마티스 관절염	골관절염
발병 시기	젊은 나이(중년 이하)	보통 40세 이상
성별	여성:남성 = 2:1	50세 이전은 남성에서, 50세 이후는 여성에서 흔함.
체중	정상 혹은 감소	과체중
질병 과정	악화기와 완화기를 가지는 전신 질환	진행적 양상을 가진 국소 질환
이환 관절	소관절이 침범하며 양측성 및 대칭적	체중 부하 관절(무릎, 고관절)이 주로 침범하며 비대칭적
통증과 강직	• 비활동 기간이 지속된 후 발생 • 조조 강직, 통증과 강직이 1시간 이상 지속	• 활동 시 통증 • 강직은 안정 후 몇 분 내에 완화됨.
삼출증	흔함.	흔하지 않음.
결절	피하 결절: 무통성 피하 결절이 관절 부근의 뼈 돌출 부위나 신근 표면을 따라 생김. / Boutonniere Swan neck 기형	Heberden 결절: 손가락의 원위지 관절에 뼈의 과잉 증식 / Bouchard 결절: 손가락의 근위지 관절에 뼈의 과잉 증식

3) 골다공증(osteoporosis)

가) **정의** : 노화에 따라 골량의 감소와 미세 구조의 이상으로 골의 강도가 약화되어 가벼운 충격에도 골절이 쉽게 발생하는 전신적인 골격계 질환임. 골질량이 전반적으로 감소되는 만성적이며 진행적인 골 대사성 질환임. 무기질과 단백질의 기질 요소가 현저히 저하되며 노화 현상의 하나로 50~70세, 폐경기 여성에서 발생 빈도가 높음.

나) **원인** : 영양, 신체적 상태, 호르몬, 선천적 요인, 흡연, 가족력 등이 복합적으로 관련되어 있고 주요 요인은 여성 노인, 칼슘 결핍, 정기적 운동 부족 및 폐경임.

다) **증상** : 요통이 있으며 골다공증이 심하면 병리적 골절이 흔히 나타나고 경미한 외상으로도 쉽게 골절됨. 흔히 골절되는 부위는 대퇴 경부 골절, 요골 원위부 골절, 상박골 골절임.

라) **치료 및 간호** : 골다공증은 치료보다 예방이 용이함. 식이, 약물 복용, 운동, 낙상과 골절 예방이 필요함.
① 골다공증 예방을 위해 에스트로젠을 투여함.
② 매일 체중 부하 운동을 함.(보행은 매우 효과적인 운동이며 계단 오르기, 조깅, 걷기 등의 규칙적인 운동이 중요함.)
③ 칼슘과 비타민 D가 풍부한 음식을 섭취함.
④ 노인은 장시간의 좌위 상태나 부동 상태는 관절 강직이나 보행의 어려움을 초래하므로 피함.

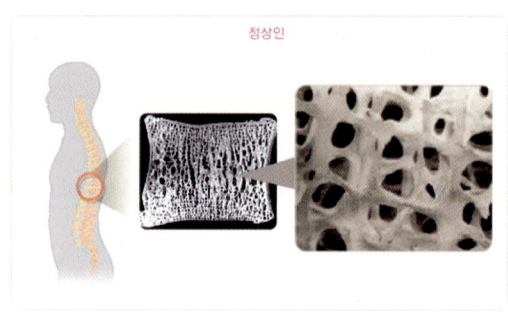

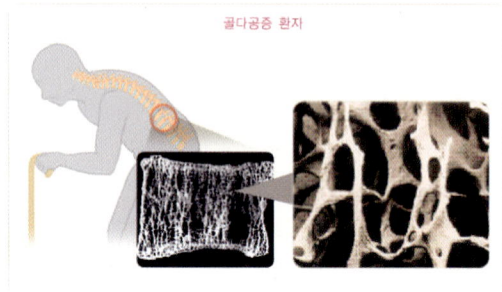

∥ 정상인과 골다공증 환자의 뼈 ∥

출처 : 대한골대사학회

4) 추간판탈출증

가) 정의 : 외상이나 퇴행성 변화 등에 의해 섬유륜(섬유테)이 찢어지거나 파열되면 내부의 수핵이 밖으로 밀려 나와 주위 조직, 특히 척추신경을 압박하면서 통증 등의 증상을 유발하는데, 이것을 '추간판탈출증'이라고 함.

나) 손상 정도에 따른 분류

① 1단계 : 추간판이 팽윤된 상태
- 탈출된 추간판의 폭이 전체 추간판 둘레의 1/4 이하이며 대칭적으로 튀어나온 경우로, 경도의 추간판 손상으로 분류

② 2단계 : 추간판이 돌출된 상태
- 돌출된 추간판 폭이 전체 추간판 둘레의 1/4 이상으로, 튀어나온 추간판 길이보다 폭이 더 넓은 경우

③ 3단계 : 추간판이 탈출된 상태
- 돌출된 추간판 폭이 전체 추간판 둘레의 1/4 이상으로, 튀어나온 추간판 폭보다 길이가 더 긴 경우

④ 4단계 : 추간판이 부골화된 상태
- 탈출된 수핵이 추간판 조직에서 떨어져 나온 상태로 위아래 분절까지 침범해 증상을 일으킴

다) 원인

대부분의 추간판탈출증은 점진적인 퇴행과 관련이 있으며, 정상적인 노화 과정 또는 반복적인 외상으로 발생하며 나이가 들어 수핵의 수분이 70~75% 정도로 줄고, 추간판이 탄력을 잃게 되어 충격 흡수 능력도 떨어짐. 이런 상태에서 과도한 힘을 받으면 섬유륜(섬유테)이 찢어지거나 파열되고, 파열된 사이로 수핵이 흘러나와 추간판탈출증이 발생함. 특히, 체중이 과도하거나 구부정한 상태에서 오랫동안 척추에 무리가 가해진 경우 발생함.

라) 증상

① 요추 추간판탈출증
- 허리 통증이 오랫동안 지속(퇴행성 변화로 인한 섬유륜의 손상)
- 감각 이상 또는 근력 소실
- 방사통

② 경추추간판탈출증
- 목 부위나 견갑골 안쪽 부위에서 깊게 느껴지는 통증
- 어깨, 팔, 상완부(위팔), 때때로 손이나 손가락, 가슴 등으로 뻗치는 방사통
- 기침을 하거나 복압이 높아질 때(숨을 참고 힘을 쓸 때), 웃을 때, 목을 굽히거나 한쪽으로 돌릴 때 심해지는 통증
- 경부 근육의 경련성 수축
- 팔 부위의 근력 약화

마) 치료 및 간호

① 약물 치료

㉮ 통증
- 1차 약제
  - 비스테로이드성 항염증제
  - 장기 복용 시에는 위장관 점막 손상으로 인한 출혈 가능성이 있고, 간과 신장에 영향을 미칠 수 있으므로 부작용에 주의
- 급성기 통증
  - 단기간 마약성 진통제
  - 2~3일 이상 쓰지 않음. 급성기 신경 자극으로 인한 화학적 염증성 통증 완화
  - 단기간 경구 스테로이드제 사용

㉯ 근경련 감소제
- 근이완제는 급성기에 단기간 사용하면 효과적

② 비수술적 치료

㉮ 안정과 휴식

급성기 추간판탈출증은 증상 발생 초기에 활동을 줄이고 수일간 침상 안정을 하는 것이 중요함. 초기 급성기 2~3일간은 절대 안정해야 하며, 침상 안정 시 자세는 무릎 밑에 베개를 넣어 엉덩이관절(고관절)과 무릎관절(슬관절)의 굴곡 상태를 유지하는 것이

좋음. 오래 활동을 안 하고 누워 있으면 통증이 지속되거나 악화할 수 있으므로, 침상 안정은 급성기에 2~3일을 넘지 않도록 함.
    ㉯ 물리 치료
      운동 치료 및 재활 치료의 목적은 통증과 경련으로 인해 소실된 근력과 유연성, 기능을 회복하는 데 있음. 또한, 추간판 내압을 올리거나 신경막을 긴장시키는 자세를 피해야 함. 운동 치료는 척추의 안정화에 중요한 척추 주위 근육 스트레칭 및 강화와 경부, 둔부 및 햄스트링, 복부 강화 운동을 시행함. 경추 견인술은 일부 환자에서는 도움이 되나, 과도하게 견인하면 통증이 유발될 수 있으므로 주의를 요함. 또한 통증과 근 긴장의 완화를 위한 초음파, 고주파 치료, 온찜질, 냉찜질 등 의료 기기를 이용한 보조 요법은 단기간 증상 완화에만 효과가 있음.
    ㉰ 주사요법을 이용한 중재시술(선택적 경추간공 스테로이드 주사)
      다른 비수술적 치료에도 증상의 호전이 없으면, 선택적 경추간공 스테로이드 주사를 시도할 수 있음. 환자의 이환된 신경근에 주사할 위치를 영상 증폭장치로 확인하고, 스테로이드와 국소 마취제를 주입함. 이 방법은 신경근의 염증을 완화하고, 신경 세포막을 안정화하며, 통증에 매우 효과적임.
  ③ 수술적 치료법
    ㉮ 수술적응증
      • 진행성 신경학적 결손
      • 영상 검사상 신경 압박 소견이 관찰되고, 그에 맞는 근력 저하나 감각 이상 등 신경학적 결손 증상이 있을 때
      • 신경 손상으로 인해 배뇨 기능이나 배변 기능에 이상이 생긴 경우
      • 경추 척수증 징후가 동반된 경우
      • 6주 이상 적극적인 비수술적 치료를 시행했음에도 증상의 호전이 없을 때
  ④ 자가 관리
    요추 추간판탈출증 예방을 위한 올바른 자세

5) **골절**
  가) 정의
    외력(외부의 힘)에 의해 뼈가 부러지는 것을 의미하며 뼈의 연속성이 완전하게, 혹은 불완전하게 깨져서 끊어진 상태임. 외력의 정도에 따라 뼈에 다양한 종류(횡형, 사선형, 나선형 등)의 골절선이 나타날 수 있으며, 여러 개의 골절선이 있는 경우를 분쇄 골절이라고 따로 분류함. 또한, 뼈 주위 연부 조직(물렁 조직)의 손상도 불가피한데, 골절된 뼈가 피부 밖으로 튀어나온 경우를 개방 골절이라고 함.

  나) 증상
  ① **통증 및 압통** : 골절 부위의 부기(종창), 근육 경련, 골막의 손상에 의해 통증이 발생하고 골절 부위를 압박하거나 움직일 때 더욱 심해짐.
  ② **정상 기능의 상실** : 골절된 부위가 비정상적으로 흔들리고 주위 관절이 아파서 움직이지 못함.
  ③ **골절로 인한 기형** : 팔, 다리의 모양이 변함.
  ④ **부종** : 체액과 혈액이 손상 부위로 스며들어 팔, 다리가 부음. 그 외에 감각 손상, 근육 경련, 마비 등이 올 수 있음.

  다) 치료
  ① **목적** : 골절의 치료를 통해 부러진 뼈의 위치를 바로잡아 환자의 통증을 감소시키고 유합(골절된 뼈가 아물어 붙음)을 도와주어 신체 기능을 회복시키는 것임. 이는 골절 이후에 발생 가능한 합병증을 예방할 수 있음.
  ② **응급처치** : 골절 부위의 부목 고정 : 부러진 팔다리가 흔들리거나 꺾여 골절된 뼈의 날카로운 끝 부분이 주위에 있는 근육, 혈관, 신경 등의 연부 조직에 2차 손상을 주기 때문에 가장 중요함. 또한 부목 고정은 통증을 줄여주고, 지방 색전증이나 쇼크(shock)와 같은 합병증을 감소시키며, 환자의 이송과 병원에서의 방사선 촬영을 용이하게 할 수 있음.
  ③ **비수술적 방법**
    수술하지 않고 부러진 뼈를 원래 모양대로 맞춘 상태를 유지하여 골 유합을 얻는 방법
    ㉮ 도수 정복 : 어긋난 뼈를 제자리에 다시 맞추는 작업이며 의사가 손으로 골절 부위를 당겨서 원래의 위치나 만족할 만한 위치로 교정하는 방법임. 골절 발생 후 최대한 빨리 시도하는 것이 좋으며, 정복(술)을 시행하기 전에 방사선 사진을 찍어 뼈가 어긋난 상태를 정확히 알아야 함.
    ㉯ 고정 : 도수 정복으로 골절된 뼈를 만족할 만한 위치로 교정한 후에는 뼈가 붙을 때까지 정복(술)을 잘 유지해야 함. 고정하는 방법으로는 깁스(석고 붕대, 섬유 유리 붕대), 보조기나 핀, 석고 고정법 등이 있음. 소아는 성인과 비교하면 골절이 빠르게 유합되기 때문에 주로 비수술적 방법을 많이 사용함. 피부 견인 혹은 골격 견인 치료 후, 가골이 보이면 석고나 보조

기로 추가 고정을 함.

> **보충자료** 고정 유지 기간
> 손상 정도와 위치, 골절의 전이 정도, 그리고 환자의 연령에 따라 골절 치료 기간은 모두 다름.

④ 수술적 방법

수술적 방법에는 골절 부위를 절개하여 노출시킨 후에 직접 골절된 조각들을 눈으로 보면서 정확하게 맞춰 고정을 시행하는 관혈적 방법(개방 정복)과 골절 부위를 노출시키지 않고 뼈를 맞춘 후 내부 고정을 시행하는 비관혈적 방법(폐쇄 정복)이 있음.

> **보충자료** 응급 수술이 필요한 골절
> 혈관 손상을 동반한 구획증후군이 발생한 경우(합병증 참조)나 척추 골절로 인해 신경 손상이 악화되는 경우에는 응급 수술이 필요함.

⑤ 합병증

㉮ 혈관, 신경 손상 : 뼈가 부러지면 날카로운 골절 면이 주변을 지나가는 주요 혈관이나 신경에 손상을 줄 수 있음. 혈관이나 신경이 손상되면 저림 증세, 마비 등이 나타날 수 있음.

㉯ 지방 색전증 : 뼈가 부러지면 뼛속의 골수에서 미세한 지방 조직이 혈류를 통하여 폐, 뇌, 심장 및 신장 등의 중요 장기에 손상을 주어 급격한 호흡 장애를 비롯한 중증의 증상을 일으킬 수 있음. 지방 색전증을 최소화하기 위해 골절 부위를 부목 등으로 고정해 주어야 하며, 과도한 움직임은 증상을 악화시킬 수 있으므로 불필요한 이동은 피하는 것이 좋음.

㉰ 구획증후군 : 골절로 인해 조직 내 압력이 지나치게 올라가거나 혈관 손상으로 인하여 구획 내 혈액 순환이 원활하지 않게 될 수 있음. 일정 구획에 혈액순환이 원활하지 않으면 조직에 충분한 산소 공급이 되지 않아 근육과 신경이 손상되며 구획증후군 같은 심각한 후유증을 남김. 구획증후군이 의심되는 경우에는 신속하게 근육을 싸고 있는 근막을 절개하여 구획 내 압력을 떨어뜨려야 함.

㉱ 감염 : 감염은 폐쇄 골절보다는 뼈가 외부에 노출되는 개방 골절에서 자주 관찰됨. 수술적으로 골절을 치료해도 수술 후에 감염이 발생할 수 있음.

6) 요통

가) 허리의 해부학적 구조

사람의 척추는 경추, 흉추, 요추, 그리고 천추의 4개 부분으로 구분되며, 모두 25개의 척추뼈가 수직으로 연결되어 우리 몸의 중심을 지지하는 기둥 역할을 하고 있음. 정상적으로 목과 허리 부위의 척추는 앞쪽으로 자연스럽게 휘어 있는 전만 곡선을 이루고 있으며, 가슴 부위의 척추는 뒤쪽으로 자연스럽게 휘어 있는 후만 곡선을 이루고 있음.

척추뼈들은 인대라고 하는 질긴 섬유조직에 의해 서로 연결되어 있으며, 척추뼈 주위에는 척주세움근 등 다양한 근육들이 둘러싸고 있어서 허리를 꼿꼿이 세우거나 굽히고 펴는 등의 운동을 가능하게 함. 각 척추뼈 사이에는 디스크라고 하는 연골이 들어 있어서 척추에 가해지는 충격을 흡수하는 역할을 담당하고 있음. 그리고 각각의 척추뼈 내부에는 척주관이라는 빈 곳이 있는데, 이곳을 따라 뇌에서 내려오는 척수가 지나가면서 각 척추 사이사이마다 한 쌍씩의 척추신경을 내보내고 있음.

나) 원인

① 물리적/기계적 원인

척추는 무거운 체중을 지탱하고 있을 뿐 아니라 다양한 방향으로 운동이 일어나기 때문에 이로 인해 통증이 발생할 수 있음. 이러한 형태의 통증 중 가장 흔한 것이 추간판(디스크)의 퇴행인데, 이것은 척추 사이에 있는 추간판이 나이가 들어감에 따라 손상되고 변성됨으로 인해 발생함. 추간판의 퇴행이 진행되면 척추뼈 사이의 충격을 흡수하는 능력이 감소하게 되고, 그 결과 허리를 움직이거나 힘을 쓸 때 요통이 유발될 수 있음.

② 외상

요추 염좌나 척추뼈가 부러지는 요추 골절 등은 외상에 의한 요통의 대표적인 사례임. 요추 염좌는 주로 잘못된 자세로 물건을 들거나 갑자기 허리를 펴거나 돌리는 등의 무리한 운동을 할 때 갑작스럽고 극심한 허리 통증이 발생하는 것으로, 척추를 지지하는 인대나 근육이 손상된 것임. 요추 골절은 넘어지거나 교통사고 등을 당했을 때 발생할 수 있으며, 특히 골다공증이 있는 사람에게 잘 발생함.

③ 척추의 변형이나 질병

소위 '곱사등'으로 불리는 척추측만증이나 척추후만증은 대개 중년까지는 심각한 통증을 일으키지 않지만, 시간이 지남에 따라 척추의 변형이 점점 심해지므로 후기에는 심각한 문제를 일으킬 수 있음. 골관절염(퇴행성 관절염), 류마티스 관절염이나 강직 척수염 등의 염증성 질환, 척추뼈의 연결 부위가 약해지면서 척추가 앞쪽으로 이동하는 척추전방전위증, 척추관이 서서히 좁아지면서 그 속을 지나가는 척추신경을 압박하는 척추관 협착증 등도 요통을 유발할 수 있음. 한편, 골다공증은 그 자체로는 통증을 유발하지 않으나, 척추 골절 등 뼈의 손상이 쉽게 발생하게 함으로써 2차적으로 통증을 유발함.

④ 감염/종양

골수염이라 불리는 염증은 척추와 그 내부의 골수를 감염시키거나 추간판의 염증을 유발하여 통증을 일으킬 수 있음. 한편, 척추 자체에서 발생한 종양이나 다른 장기에서 척추로 전이된 암도 골절을 유발하거나 주위 조직을 침범하여 요통을 발생시킬 수 있음.

⑤ 기타 요인
- 임신 : 임신 후기에 늘어난 체중과 불편해진 자세로 인해 요통이 발생할 수 있음.
- 신장결석/요로결석 : 신장이나 요로에 발생한 결석은 등 뒤쪽으로 극심한 통증을 발생시킬 수 있음.
- 자궁 내막증 : 복강 내부에 자궁 내막조직이 증식하는 자궁 내막증은 생리주기에 따라 아랫배나 골반부위, 그리고 허리 부위의 통증을 유발할 수 있음.
- 섬유근육통 : 넓은 부위의 근육에 통증과 피로가 발생하는 질환으로, 허리 부위의 근육을 침범할 경우 요통을 발생시킴.
- 육체적/정신적 스트레스 : 스트레스는 신체 전반에 걸쳐 다양한 증상을 유발함. 특히 스트레스가 심할 때는 같은 통증이라도 증상의 강도와 통증의 지속시간이 더 심해지거나 길어질 수 있음.

다) 진단 및 검사

요통의 진단을 위해 의사는 환자의 병력을 청취하고 신체 검진을 시행함. 그리고 필요할 경우 방사선 검사 등 추가적인 검사를 시행함.

① 병력

의사는 환자의 병력을 확인하면서 통증의 양상이나 다른 동반 질환의 여부, 그리고 가족 중 유사한 질환을 가진 사람의 여부 등을 질문
- 통증이 얼마나 지속되는지? 얼마나 자주 발생하는지?
- 누웠을 때 증상이나 통증이 호전되는지 아니면 악화되는지?
- 증상을 악화시키거나 완화시키는 활동이나 자세가 있는지?
- 하루 중 특별히 증상이 심해지거나 완화되는 시기가 있는지?
- 가족 중 요통이나 관절염 등의 병력을 가진 사람이 있는지?
- 과거에 요통을 앓은 경험이나 허리 또는 등 부위를 수술받은 경험이 있는지?
- 한쪽 또는 양쪽 다리에 통증이나 감각 이상, 저린 느낌 등이 있는지?
- 최근에 높은 곳에서 추락하거나 넘어진 병력이 있는지?

특히 발열과 체중감소, 누운 자세에서의 통증, 아침 강직의 지속, 급성 뼈 통증 등이 있으면 전신 질환을 의심할 수 있음.

② 신체 검진
- 서거나 걷는 자세를 관찰
- 척추 운동범위의 제한이 있는지
- 신경계통의 이상 여부를 확인하기 위해 심부건반사 등 신경 반사를 확인
- 등 부위를 눌러서 특별히 통증이 심하게 느껴지는 부위를 확인하여 섬유근육통(fibromyalgia) 동반 여부를 검사
- 근력의 강도와 감각 이상 여부를 확인
- 하지직거상검사 등을 시행하여 척추신경을 자극하는 증상이 있는지 확인

라) 요통의 특징

〈질병별 요통의 특징〉

병명	주된 연령(세)	통증의 위치	통증의 양상	악화요인 또는 완화요인
요추 염좌	20~40	허리, 둔부, 대퇴부 후면	통증, 근육경련	활동하거나 구부릴 때 요통 증가
급성 디스크	30~50	허리에서 하지	날카롭고 찌르는, 타는 듯한 통증, 하지 저림	서 있으면 요통 감소 구부리거나 앉을 때 증가
골관절염, 척추관 협착증	50세 이상	허리에서 하지, 종종 양측성	아프고 찌르는 듯한 통증, 매우 아픈 느낌	걸으면 증가(특히 내리막길), 앉아서 쉬면 통증 감소
척추분리증	모든 연령	허리, 대퇴부 후면	통증	활동하거나 구부릴 때 증가
강직 척추염	15~40	천장관절, 요추	통증	아침 경직
감염증	모든 연령	요추, 천골	예리한 통증, 통증	변화
암	50세 이상	침범된 뼈	둔한 통증, 박동성 통증 : 천천히 증가	구부리거나 기침할 때 증가

마) 치료

① 약물 요법

㉮ 진통제는 통증을 경감시키기 위해 사용하는 약물로, 아세트아미노펜과 같은 일반 진통제부터 마약계 진

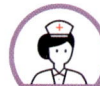

통제에 이르기까지 다양한 종류들이 있음.
ⓝ 근육이완제나 항우울제 등도 만성 요통의 치료에 이용되고 있으나, 그 효과에 대해서는 전문가들 사이에서도 논란의 여지가 남아 있음.

② 주사요법
㉮ 신경근 차단
척추신경이 척추나 디스크 등 주변 조직으로부터 압박을 받아 허리나 하지에 통증이 발생하면 신경근 차단술이 고려될 수 있음. 통증이 발생한 부위에 약물을 주사하여 통증 신경 부위를 차단함으로써 요통 증상을 완화함.

㉯ 관절 내 주사
척추와 척추를 연결하는 관절 부위의 염증이 있는 환자들에게 국소마취제나 스테로이드, 관절영양제 등을 포함한 주사를 관절 내부에 직접 주사함으로써 요통 증상을 완화시킬 수 있음.

㉰ 유발점 주사
이 방법은 의사가 손으로 눌러 보았을 때 통증이 유발되는 부위를 찾아낸 후, 마취제 또는 마취제와 스테로이드 제제를 혼합한 약물을 주사하여 통증 유발 부위를 치료하는 방법임.

③ 비수술적 치료법
㉮ 온찜질 또는 냉찜질
환부에 열이나 냉기를 가하는 것은 비록 요통의 원인 자체를 치료하지는 못하지만, 단기적으로 환자의 통증을 경감시키는 데 도움이 됨. 열은 혈관을 확장시켜 환부의 혈액순환을 개선시키고 근육의 경련을 완화시키며 통증 감각을 변화시키는 효과도 있음. 반면에 냉기는 혈관을 수축시켜 환부의 염증을 가라앉히고 감각을 얼얼하게 떨어뜨려 통증을 경감시키는 효과가 있음.

㉯ 물리치료 / 보조장구
요통의 치료에 이용되는 대표적인 방법으로는 견인치료가 있음. 견인치료는 척추를 잡아당김으로써 척추와 척추 사이의 간격을 넓혀주어 튀어나온 디스크가 안으로 돌아가 증상을 완화시키는 것임. 그 외에 코르셋이나 허리보호대 등 보조장구를 착용하는 방법이 있는데, 이것은 허리의 운동을 제한시키고 복부를 지지하며 자세를 바르게 교정하기 위한 목적으로 사용됨. 그러나 이러한 방법은 수술 직후의 환자 등에서만 제한적으로 사용할 때 효과를 얻을 수 있으며 만성 요통의 치료에 장기적으로 사용할 경우 허리 근육의 약화와 허리 관절의 경직 등을 유발하여 오히려 부정적인 결과를 일으킬 수 있으므로 주의해야 함.

㉰ 생활습관 교정
물건을 들거나, 앉고 서는 등 허리를 이용하는 다양한 상황에서 허리를 다치지 않도록 올바른 자세와 요령을 유지하는 것은 요통의 치료뿐만 아니라 예방 차원에서도 매우 중요함. 이와 함께 적당한 운동과 휴식, 충분한 숙면 그리고 적절한 영양분을 골고루 섭취하고 금연을 실천하는 것도 도움이 됨.

④ 수술 요법 적응증
㉮ 추간판탈출증
㉯ 척추관협착증
㉰ 척추전방전위증
㉱ 척추 골절

5 내분비계 질환자의 간호 보조

가. 정의

내분비계는 우리 몸의 내부로 호르몬을 분비하는 신체 기관으로, 혈액으로 호르몬을 분비하면 호르몬이 혈액을 통해 표적 기관으로 이동하여 효과를 나타냄. 호르몬은 신체의 성장과 발달, 대사작용의 균형, 항상성을 유지하고 수분과 전해질 균형 등의 중요한 역할을 담당함. 외분비샘은 내분비샘과 다르게 관(duct)을 통해 분비하는데 침샘, 땀샘, 젖샘, 위, 장, 췌장 등이 있고, 내분비샘에는 시상하부, 뇌하수체, 갑상샘, 부갑상샘, 부신, 췌장의 랑게르한스섬, 생식샘[고환(남성), 난소(여성)] 등이 있음. 내분비샘은 상호 의존적이어서 특정 호르몬의 분비가 다른 호르몬의 분비에 영향을 주며, 호르몬은 혈액을 타고 온몸에 운반되지만 표적 기관의 특정 수용체에 반응함. 내분비계는 신경계와 함께 신체의 기능을 조절하고 통합함.

〈주요 호르몬의 작용〉

내분비샘	호르몬	주요 작용
뇌하수체 전엽	성장 호르몬	뼈, 조직의 성장 자극
	갑상샘 자극 호르몬	갑상샘 분비 활동 자극
	부신피질 자극 호르몬	부신피질 분비 활동 자극
	성샘 자극 호르몬(FSH, LH)	생식 기관의 성장과 기능에 영향
	프로락틴	유즙 분비 촉진
뇌하수체 후엽	항 이뇨 호르몬	콩팥에서 수분 재흡수
	옥시토신	유즙 분비 촉진, 자궁 수축

내분비샘	호르몬	주요 작용
갑상샘	티록신(T4), 트리아이오딘티로닌(T3)	신진대사 증진, 성장 조절
	칼시토닌	혈중 칼슘 농도 감소
부갑상샘	부갑상샘 호르몬	혈중 칼슘 농도 증가, 인의 배설 조절
부신피질	당류 피질 호르몬(당질 코르티코이드)	탄수화물, 지방, 단백질 대사, 항염 작용, 스트레스에 대한 반응, 혈당 증가
	염류 피질 호르몬(무기질 코르티코이드)	콩팥에서 나트륨 재흡수
	안드로겐	2차 성징 발현에 영향
부신수질	에피네프린, 노르에피네프린	혈관 수축, 혈압 상승, 스트레스에 대한 교감 신경 반응
췌장	인슐린	혈당 감소
	글루카곤	혈당 상승
난소(여성)	에스트로젠, 프로게스테론	2차 성징의 발현, 여성 생식기관 성숙
고환(남성)	테스토스테론	2차 성징의 발현, 남성 생식기관 성숙
콩팥	레닌(효소)	혈압 조절

나. 관련 질환

1) 당뇨병(Diabetes Mellitus ; DM)

가) 정의 : 췌장은 위의 뒤쪽에 있는 장기로 머리(두부), 몸통(체부), 꼬리(미부)로 구분되어 있음. 머리 부분은 십이지장에, 꼬리 부분은 비장에 접해 있음. 췌장은 외분비샘과 내분비샘을 모두 가지고 있는데 랑게르한스섬(Langerhans islets)에서 호르몬을 분비함. 랑게르한스섬의 α-세포에서는 글루카곤(glucagon)을, β-세포에서는 인슐린(insulin)을 분비하여 우리 몸의 당질 대사를 조절함. 인슐린은 혈당량이 높아지면 분비되어 혈액 내의 포도당을 세포 내로 유입시켜 글리코겐의 형태로 저장함. 따라서 인슐린의 생성이나 분비가 잘되지 않거나 수용체에서 작용 결함이 생기면 혈당이 높아지고 소변으로 포도당이 배설되는 데 이를 당뇨병이라고 함. 당뇨병은 인슐린의 수요와 공급이 맞지 않아 발생하는데 고혈당이 특징인 당질 대사 장애와 지방, 단백질 대사 장애를 동반함.

〈당뇨병의 유형〉

구분	제1형 당뇨병	제2형 당뇨병
인슐린 분비	인슐린의 절대적 부족 (거의 없다)	인슐린의 상대적 부족 인슐린에 대한 조직 수용체의 저항
빈발 연령	주로 소아에게서 발생하나 성인에게서도 나타날 수 있음.	당뇨병 전체의 대부분을 차지하며 중년 이후에 많이 발생함.
시작 형태	보통 급작스럽게 나타남.	서서히 진행됨.
인슐린 주사의 필요성	필요함.	일부에서만 필요함.
치료	인슐린 주사, 식이요법, 운동 요법	경구용 혈당 강하제 또는 인슐린 주사, 식이요법, 운동 요법

나) 원인
① 유전 : 당뇨병의 발병 원인은 명확하게 규명되어 있지 않으나 유전적 요인이 큼.
② 비만 : 비만은 몸 안에서 인슐린의 요구량을 증가시켜 췌장의 인슐린 분비 능력을 저하시킴.
③ 연령 : 제2형 당뇨병은 중년 이후에 발생하며 연령이 증가할수록 발병률도 증가함.
④ 식습관 : 고열량, 고지방의 음식을 과다하게 섭취하면 발병률이 증가함.
⑤ 운동 부족 : 운동 부족은 고혈압 등의 원인이 되고 근육을 약화시킴.
⑥ 과도한 스트레스, 약물 등이 원인이 될 수 있음.
⑦ 췌장염 등의 감염증이 원인이 되기도 함.

다) 당뇨병 관련 검사
① 혈당 검사
  ㉮ 공복 혈당 : 8시간 금식 후 혈당을 체크하는 것으로 정상치는 100mg/dL 미만임.
  ㉯ 식후 2시간 혈당 : 식후 2시간 후에 측정하는 것으로 정상치는 140mg/dL 미만임.
② 당화 혈색소 검사 : 약 2~3개월의 평균 혈당치를 반영하는 검사로 포도당이 적혈구의 헤모글로빈에 붙어 적혈구의 수명인 약 120일간 지속됨. 그러므로 혈당이 높으면 포도당이 부착된 당화 혈색소도 증가하는데 정상치는 5.6% 이하임.
③ 경구 당부하 검사 : 10~12시간 금식한 후 공복 상태에서 혈액을 채취하고 포도당 75g을 경구로 투여한 다음 30분, 60분, 90분 간격으로 혈당을 체크해 정상으로 돌아오는 시간을 확인하는데 2시간 이내에 정상 수치로 돌아와야 함.

〈혈당 이상의 종류〉

	정상	당뇨병 전단계	당뇨병
공복 혈당	100mg/dL 미만	공복 혈당 장애 100~125mg/dL 110~125mg/dL (세계보건기구(WHO) 기준)	126mg/dL 이상

제1편 ✦ 기초간호학 개요

	정상	당뇨병 전단계	당뇨병
식후 2시간 혈당	140mg/dL 미만	내당능 장애 140~199mg/dL	200mg/dL 이상
당화 혈색소	5.6% 이하	5.7~6.4%	6.5% 이상

라) 증상

① **당뇨병의 3대 증상** : 혈당이 높아지면 소변으로 당이 빠져나가는데 이때 포도당은 물을 끌고 나가기 때문에 소변을 많이 보게 됨(다뇨). 물이 빠져나가 체내에 수분이 부족하게 되어 갈증을 느끼게 되고 물을 많이 마심(다갈, 다음). 혈당은 높지만, 포도당을 조직에서 에너지원으로 사용하지 못하기 때문에 공복감이 심해져 많이 먹음(다식).

② **체중 감소** : 포도당을 에너지원으로 사용하지 못하면 저장되어 있던 단백질과 지방을 분해하여 에너지원으로 이용하게 되므로 체중이 감소함.

마) 치료와 간호

① **고혈압 관리** : 당뇨병의 합병증인 신장과 혈관 합병증을 예방하기 위해서는 철저한 혈압 관리가 필요함.

② **적정 체중 유지** : 비만한 대상자는 인슐린 저항성이 증가하므로 적정 체중을 유지하도록 함.

③ **스트레스 관리** : 운동, 명상, 동호회 활동 등 긍정적인 활동을 권장함.

④ **식이요법**
  ㉮ 탄수화물, 단백질, 지방, 비타민 및 무기질을 균형 있게 섭취하고, 식사를 거르거나 과식하지 않는 습관을 가짐.
  ㉯ 섬유소는 혈중 콜레스테롤과 혈당을 낮추는 역할을 하므로 식이섬유소 함량이 높은 식품을 섭취함.
  ㉰ 탄수화물의 경우 설탕, 주스와 같은 단당류보다는 당지수1)(Glycemic Index; GI)가 낮은 식품을 선택함.
  ㉱ 자극적인 음식을 피하고 싱겁게 먹으며 술은 피함.
  ㉲ 지방은 적정량을 섭취하고 동물성 지방보다는 식물성 지방을 섭취함.

⑤ **운동 요법**
운동은 열량을 소모하여 혈당을 떨어뜨리고 근력을 향상시키며 스트레스 해소에도 효과적임. 매일 규칙적으로 숨이 조금 찰 정도의 강도로 하루에 30분~1시간 정도 운동하는 것이 좋음. 과체중인 사람이 식사 요법만 하는 경우에는 언제든 운동을 해도 되지만 경구 혈당강하제나 인슐린 주사 요법을 받고 있다면 식후에 운동하는 것이 좋음. 무리한 운동보다는 맨손체조, 걷기, 자전거타기 등의 가벼운 운동을 일주일에 3일 이상 하는 것이 좋고 너무 덥거나 추운 곳에서 운동하는 것은 피함. 운동 시 적절한 신발을 선택하고 운동 후에는 발 관리를 함.

바) 약물 요법

① **경구용 혈당 강하제** : 식이요법이나 운동 요법만으로 혈당조절이 어려운 제2형 당뇨병 대상자에게 사용됨. 췌장을 자극하여 인슐린 분비를 촉진하거나 조직에서 당의 이용을 증가시켜 혈당을 내리고 간에서 새롭게 당이 생성되는 것을 방지함.

② **인슐린 주사** : 제1형 당뇨병 대상자는 매일 맞아야 하고, 제2형 당뇨병 대상자는 경구용 혈당강하제나 식이요법 등으로 혈당을 조절할 수 없을 때 필요함. 한정된 부위에만 피하 주사하면 조직에 변화가 와서 흡수가 잘 안될 수 있으므로 인슐린 주사 부위를 순환해야 함.

사) 급성 합병증

① **고혈당증과 케톤산증** : 인슐린이 부족하면 포도당이 세포 내로 들어가지 못하고 혈당은 계속 높아짐. 고혈당증은 다뇨, 다음(다갈) 증상이 있다가 구토, 설사 등의 증상이 나타나고 흐린 시야와 두통 등의 증상이 나타남. 높은 혈당에 비해 세포는 에너지원이 부족하므로 지방을 사용하게 되는데 지방의 대사 결과 케톤체가 많이 생성됨. 따라서 식욕 저하, 구토, 복통 등의 위장계 증상을 유발하는데 케톤체는 산성이므로 대사성 산증 상태가 유발되고 심하면 의식을 잃게 됨. 케톤체가 증가하여 쿠스마울 호흡 양상도 보임.

② **저혈당증** : 혈당이 정상 이하로 떨어지는 상태로 경구 혈당 강하제나 인슐린을 사용할 때의 흔한 부작용임. 저혈당 증상이 심한 경우 의식 소실, 경련이 발생할 수 있으며 사망에 이를 수도 있음. 초기 증상은 얼굴이 창백해지고 발한, 빈맥, 떨림, 초조함, 어지러움 증상 등이 나타나고 진행되면 피로감, 두통, 복시, 감각 이상이 나타남. 심하면 경련, 혼수가 발생하여 치명적인 뇌손상이 올 수 있음. 그러므로 의식이 있는 경우에는 빨리 혈당을 올릴 수 있는 단당류(예 주스, 사탕, 각설탕 등)를 섭취하고 휴식을 취함. 의식이 없는 경우 억지로 음식을 먹이면 기도로 흡인될 수 있으므로 즉시 가까운 병원에서 포도당 주사를 맞도록 해야 함.

아) 만성 합병증

만성 합병증은 장기간 고혈당에 의한 혈관 손상으로 발생함.

① **심혈관계 질환** : 고혈압, 관상동맥 질환, 동맥경화증, 뇌

출혈, 뇌졸중 등
② **미세혈관병증** : 당뇨병성 망막병증, 당뇨병성 콩팥병증
③ **당뇨병성 신경병증** : 처음에는 저리고 마비가 오는 듯하다가 점차 통증이 심해지는데 밤에 증상이 심함.
④ **감염증** : 당뇨병은 감염에 취약하고 혈액순환 장애로 상처 치유가 느림.

2) 갑상샘 항진증(hyperthyroidism)

가) **정의** : 갑상샘 항진증은 내분비샘 질환 중 매우 흔한 질병으로 혈장 내에 티록신(T4), 트리아이오딘티로닌(T3)이 증가하는 병증으로 여성에게서 자주 발생함.

나) **원인** : 자가 면역 장애가 원인이며 가장 중요한 원인 질환은 그레이브스병(Grave's disease)임.

다) **증상**
① 신경질적이고 흥분을 잘함.
② 위장관 운동이 증가되어 배변, 설사를 자주 함.
③ 식욕이 좋은데도 체중이 감소함.
④ 맥박이 빨라지고 심계항진 증상을 보임.
⑤ 더위를 참기 힘들고 땀이 많이 남.
⑥ 손에 미세한 떨림이 있음.
⑦ 갑상샘이 커져서 목이 부은 듯한 모습을 보임.
⑧ 안구돌출 증상이 나타남.
⑨ 월경 과소나 무월경이 나타남.

라) **치료 및 간호**
① 약물 요법(항갑상샘 약물, 요오드제 등), 방사선 요오드 요법, 수술 요법 등을 실시함.
② **정서적 안정** : 대상자가 신경질적이므로 시원하고 조용한 환경을 유지하고 방문객을 통제하여 흥분할 수 있는 상황을 피함.
③ **피부 간호** : 더위를 잘 견디지 못하고 땀을 많이 흘리므로 가벼운 면소재로 된 옷을 입게 하고 자주 갈아 줌. 위장 운동 항진으로 배변이 잦고 설사를 하므로 항문 주위와 회음부를 건조하고 청결하게 유지함.
④ **식이** : 고단백, 고탄수화물, 미네랄이 풍부한 식이를 제공하고 충분한 수분 섭취를 권장함. 장 운동이 항진되어 설사가 잦으므로 섬유질이 많은 음식이나 자극적인 음식은 피함. 식욕이 항진되어 많이 먹어도 신진대사 증가로 체중이 줄기 때문에 체중을 매일 측정하여 하루 2kg 이상 체중 감소가 있으면 즉시 보고함.
⑤ **눈 간호** : 안구 주위에 부종이 있을 경우 침상 머리를 상승시키고 안구 돌출이 심하여 완전히 감기지 않는 경우 처방에 따른 안연고, 인공 눈물을 투여하고 안대 착용과 눈부심을 줄이기 위한 선글라스 착용을 안내함.
⑥ 활력 징후를 주의 깊게 사정함.

3) 갑상샘 저하증(hypothyroidism)

가) **정의** : 갑상샘 저하증은 갑상샘 호르몬의 부족으로 발생하며 어느 연령층에서나 발생할 수 있으나 30~60세 사이에 발생 빈도가 높고 남성보다 여성에게서 많이 발생함. 갑상샘 저하증에서는 신진대사율이 낮아져서 다양한 증상이 발현됨.

나) **원인**
① **일차(원발) 갑상샘 저하증** : 자가 면역의 장애(가장 많음), 요오드 섭취 장애, 항갑상샘 약 복용 등으로 갑상샘 호르몬 분비가 감소하여 발생함.
② **이차 갑상샘 저하증** : 뇌하수체 부전 상태 등으로 갑상샘 호르몬이 결핍되어 발생함.

다) **증상**
① 기운이 없고 지속해서 피로한 느낌이 들고 의욕이 없고 집중력이 떨어짐.
② 연동운동의 감소로 변비가 나타남.
③ 식욕이 없음에도 불구하고 체중이 증가함.
④ 맥박이 느려지고 저체온, 저혈압이 나타남.
⑤ 추위에 민감하고 피부가 건조하고 거칠며 부종이 관찰됨.
⑥ 목이 쉰 듯한 목소리가 나타남.
⑦ 탈모, 모발이 건조하고 푸석하며 손·발톱이 잘 부서짐.
⑧ 여성에게서는 무배란, 불임, 무월경 또는 월경과다 증상 등이 나타남.
⑨ 심장 비대, 심박출량 저하 등으로 심장 기능이 저하됨.

라) **치료 및 간호**
① **약물 요법(갑상샘 호르몬 대체 요법)** : 같은 시간에 꾸준히 복용하도록 교육함.
② **피부 간호** : 피부가 거칠고 건조하므로 목욕 후 크림 등으로 수분을 공급하도록 함.
③ **보온** : 추위에 민감하므로 따뜻하고 편안한 환경을 제공함.
④ **식이** : 저칼로리, 고단백, 변비 예방을 위해 고섬유 식이를 권장함.
⑤ 체중과 섭취량과 배설량을 측정하고 부종을 관찰함.
⑥ **감염 예방** : 감염에 민감해지므로 주의함.
⑦ 활력징후를 주의 깊게 사정함.

⑧ 정서적 안정 : 외모가 변하고 정신적으로 불안정해지므로 정서적으로 안정을 취함.

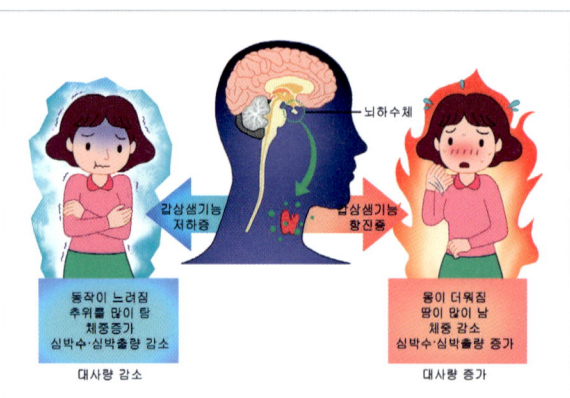

| 갑상샘 저하증과 항진증 비교 |

보충자료 쿠싱 증후군(Cushing's syndrome)

쿠싱 증후군은 만성적으로 당류 피질 호르몬 중 코르티솔이 과다 분비되어 발생하는 질환으로 여성에서 더 많이 발생함.

(가) 원인 : 부신의 종양, 뇌하수체 종양, 스테로이드의 장기 투여(의원성 쿠싱 증후군) 등으로 발생함.

(나) 증상
① 중심성 비만증 : 얼굴, 목, 가슴, 복부(복부 비만), 견갑골 사이(buffalo hump; 들소 목) 등에 지방이 축적되고 얼굴은 달덩이 얼굴(moon face)이 나타남. 이에 대조적으로 팔, 다리는 살이 찌지 않고 근육 위축을 보이기도 함.
② 피부 : 피부가 얇아지고 쉽게 멍이 들며 상처가 잘 아물지 않음. 또한, 복부나 허벅지 등에 붉은색 선이 나타남.
③ 대사 장애 : 코르티솔이 혈당을 상승시켜 당뇨병을 초래함.
④ 면역 억제 : 감염의 민감성이 증가하고 스트레스에 대한 저항력이 낮음.
⑤ 수분과 나트륨이 정체되어 부종과 고혈압, 저칼륨 혈증을 초래함.
⑥ 안드로젠의 과다 분비로 여성에게 남성화 증상(여드름, 다모증, 탈모)과 불규칙한 월경, 과소 월경, 무월경이 나타남.
⑦ 정서적 불안정 : 기억력 감퇴, 심한 감정 변화, 집중력 감소 등이 발생함.

(다) 간호
① 손상 위험성 감소 : 쉽게 멍이 들고 상처가 잘 낫지 않으므로 안전한 환경을 제공함. 낙상 예방을 위해 침대는 낮은 것이 좋고 침상난간을 올려줌.
② 감염 예방 : 감염의 위험이 있는 곳이나 사람을 피하고 철저한 손씻기를 수행함. 코티솔이 면역, 염증 반응을 억제하므로 감염이 되더라도 발열 등 염증 반응 증상이 미미하게 나타나서 인지하지 못할 수 있음.
③ 충분한 휴식과 활동 조절 : 허약, 근육 약화 등으로 휴식과 활동을 적절히 조절함.
④ 피부 간호 : 2시간마다 체위 변경, 부드러운 칫솔과 면도기 사용, 피부를 청결히 유지하고 보습을 함.
⑤ 식이 : 저지방 · 저탄수화물 · 고단백 식이, 저염 식이 등의 식생활을 함.
⑥ 정서적 안정 : 외모가 변하고 정신적으로 불안정해지므로 정서적으로 안정을 취함.
⑦ 체중, 혈압, 혈당을 주의 깊게 관찰하고 측정함.

6 신장/비뇨계 질환자의 간호 보조

가. 비뇨계의 구조

혈액을 여과시켜 소변을 생성하는 두 개의 콩팥(kidney), 콩팥에서 생성된 소변을 방광으로 운반하는 두 개의 요관(ureter), 소변을 저장하는 방광(bladder), 소변을 체외로 배출시키는 요도(urethra)로 구성되어 있음.

나. 관련 질환

1) 요로결석(urinary stones)

요로결석은 요로계에 돌이 생겨서 생성된 결석이 요로계를 통해 내려오면서 손상을 입혀 감염을 일으키고 요로 폐쇄를 초래하며 대상자가 모르게 소변과 함께 배설되기도 함.

가) 원인 : 요로결석은 여러 가지 요인으로 형성되는데 고칼슘 혈증, 고요산 혈증, 고수산염 요증, 강산성의 소변 또는 강알칼리성의 소변, 탈수, 결석을 유발하는 약물의 복용, 소변 농축, 요정체, 가족력, 수분 소실을 유발하는 더운 날씨 등 여러 가지 촉진 요인에 의해 발생함.

나) 증상 : 가장 특징적인 증상은 극심한 통증(colic)과 결석에 의한 요로계의 손상으로 나타나는 혈뇨, 배뇨 장애임. 통증이 심해지면 구역(메스꺼움) · 구토, 식은땀, 창백, 불안 등의 증상이 나타날 수 있음.

다) 간호
① 통증 조절 및 감염 예방 : 처방에 따라 극심한 통증 발생 시 마약성 진통제, 비스테로이드성 항염증제(NSAIDs), 요로 감염 시 항생제를 투여하고 요도 도관이 꼬이지 않도록 주의하며 철저한 무균술을 지킴.
② 식이
하루 3L 이상 수분 섭취를 권장하며 저염 식이, 저퓨린 식이, 자몽이나 오렌지 주스 등을 섭취하도록 권장함. 붉은색 고기나 내장, 고단백질 식품의 섭취를 줄이고 시금치와 같은 식품은 수산 성분이 들어 있어 피함.
③ 심리적 지지 : 통증과 재발에 대한 불안감이 있을 수 있으므로 재발 예방을 위한 건강 습관에 대한 교육을 시행하여 대상자를 안심시킴.

2) 방광염(cystitis)

가) 원인 : 방광염은 주로 상행성 세균 감염으로 나타나며 가장 흔한 원인균은 대장균(E.coli)임. 여성은 남성에 비해 요도의 길이가 짧고 질과 항문에 요도가 인접하여 남성보다 여성에게서 더 자주 재발됨.

나) 증상 : 빈뇨, 배뇨 시 통증, 잔뇨, 절박뇨(긴박뇨), 탁한 소변, 불쾌한 냄새가 나는 소변, 혈뇨, 오한, 열, 구역(메스꺼움), 요통 등

다) 진단 검사
① 소변 검사 : 소변 내 세균, 백혈구, 적혈구 검사
② 소변균 배양 검사
③ 혈액 검사 : 혈액 내 백혈구(WBC) 증가

라) 간호
① 약물 : 처방에 의한 항생제를 투여함.
② 유치 도관 관리 : 병원 감염에서 가장 흔한 원인이 요로 감염이므로 유치 도관의 관리가 매우 중요함.
③ 여성의 경우 회음부를 닦을 때 앞에서 뒤로 닦도록 하고 강한 알칼리성 비누로 회음부를 지나치게 닦지 않도록 하며 면 내의를 착용하도록 함. 피임 기구 삽입이나 살정제는 방광염 발생을 증가시킬 수 있음을 교육함.

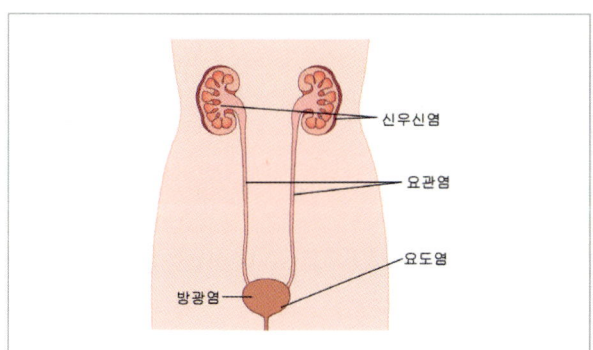

| 요로감염 |

3) 토리 콩팥염(사구체신염; glomerulonephritis)

가) 원인 : β-용혈성 연쇄상구균 감염 후 항원-항체 복합체가 사구체에서 염증 반응을 일으키고 이로 인해 사구체가 손상되어 나타남.

나) 증상 : 혈뇨, 단백뇨, 부종, 고혈압, 소변량 감소 등이 나타남.

다) 간호
① 안정과 수분 섭취 제한, 고탄수화물, 저단백 식이, 저염 식이의 습관을 기르도록 함.
② 체중과 섭취량 및 배설량을 매일 측정함.
③ 피부 간호 : 청결, 마사지, 체위 변경 등에 주의하도록 함.
④ 감염 예방 : 면역 억제 요법으로 감염 위험성이 증가하므로 감염이 있는 사람들과의 접촉을 피하고 인공 도뇨 시 철저한 무균술을 적용함.

4) 콩팥 기능 상실(신부전증; renal failure)

가) 정의 : 콩팥은 혈액을 여과하여 노폐물을 걸러내고 소변을 생성하며 수분-전해질 조절, 산-염기 평형 유지 등의 기능을 하는데, 이러한 콩팥의 기능을 상실하게 되면 혈중노폐물을 배설하지 못하고 이 증상이 진행되면 투석이나 콩팥 이식이 필요함.

① 급성 콩팥 기능 상실(급성 신부전증)(Acute Renal Failure; ARF) : 신장 기능이 갑자기 떨어진 상태이나 회복 가능성이 있음.

㉮ 원인
- 신전성 원인 : 콩팥으로 들어오는 혈액의 감소(예 출혈, 탈수, 설사, 화상, 심한 발한, 심박출량 감소, 패혈증, 저혈압 등)
- 신성 원인 : 콩팥의 조직 손상(예 사구체신염 등의 콩팥 질환이나 콩팥 독성 물질에 의한 손상)
- 신후성 원인 : 콩팥에서 만들어진 소변이 결석, 종양 등으로 요로가 폐쇄되어 배설되지 않아 초래

㉯ 단계 : 발생 초기-소변 감소기-이뇨기-회복기

㉰ 증상
- 무뇨 또는 소변량의 감소가 흔하지만 감소하지 않는 경우도 있음.
- 단백뇨, 수분 축적으로 인한 고혈압과 부종, 체중 증가가 나타날 수 있음.
- 소변 감소기에 질소 노폐물이 축적되어 피로, 집중 장애, 발작, 혼수 등의 증상이 나타날 수 있음.
- 구역(메스꺼움), 구토, 식욕 부진 증상과 요소 축적으로 입에서 심한 냄새가 나기도 함.
- 적혈구 형성 인자의 생산이 감소하고 적혈구의 수명이 짧아져서 빈혈 증상이 나타나고, 혈소판 기능 저하로 출혈성 경향을 보임.
- 혈액 검사 : 혈액 요소 질소(BUN), 혈청 크레아티닌의 상승

㉱ 간호
- 섭취량과 배설량(I&O) 기록, 체중 측정, 수분-전해질 균형 조절
- 식이 : 저단백, 고칼로리 식이, 나트륨, 칼륨 제한
- 고칼륨 혈증 : 부정맥을 유발할 수 있으므로 심전도 모니터링(EKG monitoring)을 시행

② 만성 콩팥 기능 상실(만성 신부전증)(Chronic Renal Failure; CRF) : 수개월에서 수년에 거쳐 콩팥 기능이 비가역적으로 상실되어 회복되지 않는 상태로 투석이나 콩팥 이식이 필요할 수 있음.

㉮ 원인 : 주요 원인으로는 당뇨병, 고혈압 또는 사구체 신염 등의 반복적인 감염으로 사구체가 손상되고 이러한 손상이 오래 지속되면 발생하기 쉬움. 그 외에도 요관 폐쇄, 결석, 전신 질환 등에 의해서도 발생할 수 있음.

㉯ 증상 : 특별한 증상을 느끼지 못하다가 콩팥 기능이 약 80~90% 상실되었을 때 인지하게 됨.
- 혈액 요소 질소(BUN), 혈청 크레아티닌의 상승
- 소변량 감소, 단백뇨, 부종, 고칼륨 혈증
- 빈혈, 피로, 추위에 예민해짐, 위장관 출혈 경향
- 고혈압, 빈맥, 부정맥, 폐부종, 대사성 산증을 보상하기 위한 쿠스마울 호흡(Kussmaul respiration)
- 식욕부진, 구역(메스꺼움), 구토, 요독성 악취, 변비
- 중추 신경계의 기능 저하로 불안, 우울, 수면 장애, 의식 장애 초래
- 고인산 혈증과 저칼슘 혈증으로 인한 골 형성 장애, 관절통
- 피부는 피지샘과 땀샘의 활동 저하로 건조하고 빈혈로 인해 창백하며, 소변 색소의 축적으로 노란 회색을 띠며 가려움증(소양증)을 호소
- 말초 신경병증
- 불임과 성욕 감퇴

㉰ 간호
- 식이 : 단백질, 나트륨, 칼륨, 인, 염분을 제한하고 고탄수화물, 비타민 D, 미네랄, 철분을 보충함.
- 섭취량과 배설량, 체중을 측정하고 수분은 배출되는 소변량에 따라 제한함.
- 변 완화제 복용, 입맛 증진을 위해 식전에 구강 간호를 실시함.
- 감염의 위험을 줄이기 위해 방문객을 제한하고 손씻기를 철저히 함.
- 소양증을 호소하는 피부에 보습을 유지하도록 함.
- 조용하고 안전한 환경을 제공하여 낙상 예방 및 골절을 예방하고 부종이 있는 피부는 쉽게 손상되므로 상처 등 손상 위험성을 줄임.
- 잇몸 출혈, 코피, 혈뇨 등 출혈 경향이 있는지 관찰하고 칫솔은 부드러운 것을 사용하도록 함.
- 수분 제한으로 갈증을 호소하므로 입술 윤활제, 얼음 조각 등을 적용함.

> **보충자료 투석**
>
> 1) 혈액투석
> 혈액투석은 환자의 혈액을 끌어내어 투석 기계에 순환시키면서 혈액 속의 노폐물과 과잉 축적된 수분을 제거한 다음 다시 체내로 돌려주는 치료라고 할 수 있음. 일반적으로 혈액투석은 인공 신장실에서 1회당 4시간, 주 3회 치료함. 복막투석보다 환자의 수고가 적고 정기적으로 의료진의 상담을 받을 수 있다는 장점이 있으나 투석 간의 지나친 체중 증가를 막기 위해 엄격한 식이 조절이 필요함. 혈액투석을 위해서는 환자의 혈액을 분당 300mL 전후로 끌어낼 수 있는 혈관 접근로가 필요함. 이를 '동정맥루'라고 하고 혈액투석을 시작하기 수개월 전에 미리 수술을 받아야 함. 그러나 당장 혈액투석이 필요한 시점에서 혈관 접근로가 없는 경우는 목 주위를 지나가는 경정맥에 도관을 삽입하여 투석을 시행하기도 함. 따라서 만성 콩팥병으로 치료받는 환자가 콩팥 기능이 지속해서 감소하여 투석을 받아야 할 시기가 다가오면 신장내과 전문의와 상의하여 '동정맥루' 수술을 미리 받아 혈관 접근로를 만드는 것이 중요함.
>
> 2) 복막투석
> 간단한 수술을 통하여 복강 내로 관을 삽입한 후 관을 통하여 투석액을 주입하여 일정 시간 저류시킨 후 다시 배액 하게 되는 과정을 반복하게 되며 이러한 과정을 통해 체내에 축적된 수분과 노폐물을 제거하는 방식임. 복막투석은 매일 시행하며, 수면 중 밤에도 기계를 이용하여 시행할 수 있음. 복막투석은 집에서도 할 수 있음. 복막투석 중 복막염이 가장 흔한 합병증이며 감염을 예방하기 위해 위생적으로 투석액을 교환해야 하며 관이 몸 밖으로 나오는 장소인 출구 관리가 필요함.
>
> ※ 동정맥루
> 주의 사항
> - 팔에 상처 입히지 않기
> - 혈압 측정 금지
> - 혈액 채취 및 정맥주사 금지
> - 무거운 물건 들지 않기
> - 손목이 조이지 않도록 하기
> - 팔베개를 하지 않기

5) 양성 전립샘 비대증(Benign Prostatic Hypertrophy; BPH)

전립샘은 테스토스테론의 자극으로 약알칼리성 액체를 생성하는데 사정 시 정액과 전립샘 액이 혼합되어 요도로 배출됨. 전립샘 비대증은 전립샘 조직의 비대로 나타나며 일반적으로 노화와 관련이 있음. 50세 이상의 남성의 50%, 60~70세의 남성에서 60~70%, 80세 이상에서는 80% 이상이 이환되는데 남성 생식기 장애 중에서 가장 높은 비중을 차지함.

가) 원인 : 노화와 관련된 남성 호르몬의 변화가 원인이며 위험 요인으로는 가족력, 비만(특히 복부 비만), 전립샘의 만성 염증 등이 있음.

나) 병태 생리 : 전립샘이 커지면 요도를 점차 압박하고 부분 혹은 완전 폐색을 초래할 수 있음. 이로 인해 소변 배출이 힘들어지고 요로감염 및 잔뇨량 증가, 요 정체로 인한 결석 형성 등의 합병증을 초래할 수 있음.

다) 증상 : 서서히 진행되는데 나이가 들면서 빈뇨(특히 야간)가 발생하며, 소변 줄기가 가늘어지고 배뇨 시작의 어려움을 느끼며 약한 요의 흐름과 방광이 덜 비워진 느낌, 배뇨 시간의 지연, 배뇨 끝에 소변 방울 떨어짐 등의 증상이 나타남.

라) 치료 및 간호
① 치료 : 증상이 진행되면 불편감 때문에 병원을 찾게 되는데 증상과 합병증을 고려하여 약물 요법, 보존적 요법, 수술 등으로 치료함.
② 식이 : 카페인이나 음주, 자극적인 향신료나 음식을 제한하고, 야뇨증이 있으므로 저녁에 수분을 제한함.
③ 규칙적으로 배뇨하고 더운물로 목욕하면서 전립샘을 마사지하면 울혈이 감소될 수 있음. 소변을 정체시킬 수 있는 약물(예 항콜린제 등)을 피함.

7 신경계 질환자의 간호 보조

신경계는 신체 전반의 조절과 통제 기능을 담당하고 있으며 신체 내·외부의 자극을 받아들이고 적절하게 반응함으로써 신체 각 기관의 기능에 직접적인 영향을 미침. 신경계는 중추신경계와 말초신경계로 구분되며 중추신경계에는 뇌와 척수가 포함되고, 말초신경계에는 뇌 신경과 척수 신경, 자율신경(교감 신경, 부교감 신경)이 포함됨.

뇌는 두개골 안에 들어 있어서 외부의 충격으로부터 보호되는데 두개골은 전두골, 측두골, 두정골, 후두골로 구성됨. 뇌막은 뇌와 척수를 싸고 있는데 뇌와 척수를 보호하고 혈액 및 영양 공급의 통로 역할을 함. 외층은 경막(경질막), 중간층은 지주막(거미막), 내층은 연막(연질막)의 세 층으로 되어 있음. 혈액뇌장벽(Blood-Brain Barrier; BBB)은 뇌의 모세혈관 내피 세포가 결합된 특수한 구조로 산소나 포도당, 물, 마취제 등은 뇌로 쉽게 통과하나 항생제나 분자량이 큰 물질은 이 모세혈관을 통과하지 못하거나 천천히 통과하여 뇌를 보호하는 역할을 함.

척수는 척수관 속에 위치하는 신경으로 감각·운동 신경을 모두 포함함. 31개의 분절로 구성되어 있으며 경수 8개, 흉수 12개, 요수 5개, 천수 5개, 미수 1개로 되어 있음.

〈신경계의 분류 및 주요 기능〉

분류		주요 기능
중추 신경계	뇌	• 대뇌 • 소뇌 • 사이뇌(간뇌) : 시상, 시상하부 • 뇌줄기(뇌간) : 중뇌, 뇌교, 연수	• 운동, 감각, 언어, 의식, 인격등 • 운동기능 조절, 균형 • 감각 자극 대뇌 전달, 체온 조절 등 • 연하, 기침, 구토, 호흡 조절등

분류		분류	주요 기능
중추 신경계	뇌	• 대뇌 • 소뇌 • 사이뇌(간뇌) : 시상, 시상하부 • 뇌줄기(뇌간) : 중뇌, 뇌교, 연수	• 운동, 감각, 언어, 의식, 인격등 • 운동기능 조절, 균형 • 감각 자극 대뇌 전달, 체온 조절 등 • 연하, 기침, 구토, 호흡 조절등
	척수	경수, 흉수, 요수, 천수, 미수	• 감각 자극을 뇌로 전달(상행로) • 운동 신호를 효과기(效果器)로 전달(하행로)
말초 신경계	뇌신경	12쌍	감각 및 운동 기능
	척수 신경	31쌍(8쌍의 경신경, 12쌍의 흉신경, 5쌍의 요신경, 5쌍의 천골신경, 1쌍의 미신경)	감각, 운동, 자율 신경 기능
	자율 신경	• 교감 신경계 • 부교감 신경계	• 심박수 및 혈압 증가, 혈관 수축 • 심박수 및 혈압 감소, 연동 운동 증가

〈자율신경계의 기능〉

기관	교감 신경	부교감 신경
눈(동공)	확장	수축
타액샘	침 분비 감소	침 분비 자극
혈관	수축	확장 또는 영향 없음.
심장(심박수와 혈압)	증가	감소
소화기	연동운동 저하, 소화액 분비 억제	연동운동 증가, 소화액 분비 자극
폐(기관지)	확장	수축
방광	이완	수축
입모근	수축	영향 없음.

보충자료 뇌신경
① 후신경 : 후각
② 시신경 : 시력, 시야
③ 눈돌림(동안) 신경 : 동공 조절, 안구 운동
④ 도르래(활차) 신경 : 안구 운동
⑤ 삼차 신경 : 각막 반사, 얼굴 감각, 저작 운동
⑥ 갓돌림(외전) 신경 : 안구 운동
⑦ 얼굴(안면) 신경 : 미각(혀 앞 2/3), 안면 근육 운동
⑧ 청신경 : 청각, 평형
⑨ 혀인두(설인) 신경 : 미각(혀 뒤 1/3), 연하 운동
⑩ 미주 신경 : 내장 기관 등의 감각, 운동
⑪ 더부(부) 신경 : 흉쇄유돌근, 승모근 운동
⑫ 혀밑(설하) 신경 : 혀의 운동

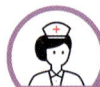

가. 뇌졸중

1) 정의

뇌혈관 장애로 인하여 갑자기 국소적 신경학적 장애 또는 의식장애가 발생하여 24시간 이상 지속하는 경우를 의미함. 또한, 신경학적 증상이 1시간 미만으로 짧게 지속하였다가 회복되었다고 하더라도, 뇌 MRI에서 분명한 급성 뇌경색 병변이 관찰되면 뇌졸중 진단을 내림.

2) 종류

가) 뇌경색(허혈 뇌졸중)

① 뇌혈관의 동맥경화증에 의한 뇌경색 : 동맥경화로 큰 뇌혈관이 좁아지면 뇌경색이 발생할 수 있음. 좁아진 혈관 부분이 손상되면 그 부위에 혈전(피떡)이 발생해서 뇌혈관을 막히게 할 수 있고, 큰 목 혈관에서 발생한 혈전이 떨어져 나가 혈류를 타고 흘러 들어가서 멀리 떨어져 있는 뇌혈관을 막을 수 있음.

② 심장성 색전에 의한 뇌경색(심장성 색전 뇌졸중) : 심장에 이상이 있는 경우에도 뇌경색이 발생할 수 있음. 특히 심장박동이 불규칙해서 심장벽이 부들부들 떨리거나(심방세동), 심장 판막 이상이 있는 경우에 심장 내 혈전이 발생할 수 있다, 이들이 떨어져 나가 뇌로 향하는 혈류를 타고 들어가서 뇌혈관을 막을 수 있음.

③ 작은 뇌혈관(소혈관) 병변으로 인한 뇌경색 : 뇌의 큰 혈관으로부터 나와서 뇌 조직을 관통하면서 혈류를 공급하는 혈관을 소혈관이라고 하는데, 여기에 문제가 생겨도 뇌경색이 발생할 수 있음. 나이가 들거나 고혈압이 오래되면 소혈관 벽이 딱딱해지고 기능이 저하되어 손상에 취약해져 쉽게 막힐 수 있음.

나. 뇌출혈(출혈 뇌졸중)

1) 정의

출혈성 뇌졸중은 뇌혈관이 파열되어 출혈을 일으켜 뇌신경을 손상할 뿐만 아니라 혈액이 뇌 속에 고여 뇌 조직을 압박하고 뇌압을 상승시켜 뇌 손상을 일으키는 질환임.

2) 종류

가) 뇌내출혈

갑자기 뇌 내 혈관이 터지면서 뇌 안에 피가 고이는 병으로 대부분은 고혈압이 원인임. 오래된 고혈압은 뇌 내 소혈관을 손상시킬 수 있는데, 손상된 뇌혈관은 스트레스나 압력에 취약해져 잘 터질 수 있음. 이 외에 뇌혈관 기형이나 모야모야병에서도 혈관이 약해져 뇌출혈이 발생할 수 있음.

나) 거미막밑출혈

뇌 동맥의 한 부분이 꽈리처럼 부풀어 올라 생긴 것을 동맥류라고 하는데 동맥류 부위는 혈관 벽이 약해서 잘 터질 수 있음. 이 경우, 뇌를 싸고 있는 거미막(지주막) 밑에 피가 고이게 됨. 따라서 출혈 발생 초기에 뇌 내 조직의 직접 손상은 심하지 않아, 다른 신경학적 증상보다는 심한 두통과 구토가 특징임.

3) 증상

가) **편측 마비** : 얼굴과 팔다리, 특히 몸의 한쪽 부분이 무감각해지거나 힘이 없어짐.

나) **언어 장애** : 상대방의 말을 이해하기 어렵거나 말이 잘 나오지 않음.

다) **시각 장애** : 한쪽 또는 양쪽 눈이 잘 보이지 않음.

라) **어지럼증** : 팔다리 움직임의 조절이 어렵거나 어지럽고 균형을 잃게 됨

마) **심한 두통** : 원인을 알 수 없는 극심한 두통

4) 치료 및 간호

가) 급성기에는 기도 개방 유지, 산소 공급, 흡인(suction)을 통해 기관지 분비물을 자주 제거하여 호흡 기계 합병증을 예방함.

나) 신체 선열을 유지하고 적어도 2시간마다 체위를 변경함.

다) 구강 간호를 하고 손상되지 않은 쪽 손을 이용하여 가능하면 스스로 움직여서 자가 간호를 할 수 있도록 지원함.

라) 시야장애가 온 경우 항상 대상자의 건강한 쪽으로 접근함.

마) 실행증을 보이는 경우 행동을 할 때 단계적으로 천천히 수행하도록 하고 실어증이 있는 대상자와 의사소통할 때는 대상자를 바라보면서 명확하게 말하고 간단한 단어와 문장을 사용하는 것이 좋음. 대상자가 의미를 이해하거나 자기 생각을 표현하는 데 시간이 걸릴 수 있으므로 인내심을 가지고 충분한 시간을 제공함.

바) 삼킴장애가 있을 때는 대상자를 좌위로 앉히고 액체보다는 연식이나 걸쭉한 음식이 좋음. 음식을 제공할 때는 건강한 쪽으로 음식을 안쪽 깊이 넣어주고 천천히 먹이도록 함.

사) 금기가 아니라면 수분을 충분히 섭취하도록 하고 규칙적으로 화장실에 가도록 하여 실금을 예방함.

아) 변비 예방을 위해 섬유소가 많이 함유된 채소, 과일 등을 섭취하도록 함.

자) 낙상 예방을 위해 침상 난간을 올리고 침대나 휠체어 이동 방법을 교육하고 보조기의 사용법을 교육함.

다. 뇌전증(epilepsy)

1) 정의
뇌전증은 뇌의 비정상적인 전기 활동의 결과로 반복적으로 발작(seizure)을 일으키는 질환임. 발작은 몇 초 또는 몇 분 동안 지속되고 이러한 비정상적인 뇌의 전기적 활동은 뇌파 검사(EEG)를 통해 파악할 수 있음.

2) 원인
유전, 출생 시 손상, 두부 외상, 뇌염, 뇌종양, 뇌졸중, 저산소증, 저나트륨 혈증, 저칼슘 혈증, 저혈당, 약물 중독 등 여러 가지 원인에 의해 발생함.

3) 발작의 분류
가) 전신 발작
① 긴장성 : 간대성 발작 : 대발작이라고 하며 성인에게 가장 흔한 유형임. 불쾌하고 이상한 맛이나 냄새가 나고 어지럽거나 이상한 불빛이 보이는 등의 비정상적인 경험을 하는 전조 증상이 나타남. 긴장기에는 사지의 근육이 경직되고 의식을 상실하고 간대성기에는 율동적으로 경련을 일으키고 청색증이 나타나고 혀를 깨물 수도 있고 실금을 할 수도 있음. 발작 후 피로, 혼돈, 기면 상태에 빠짐.
② 결신 발작(소발작) : 어린이에게 흔하며 몇 초간 의식을 상실하고 멍한 표정으로 행동이 멈추지만, 발작 후에 즉시 정상으로 돌아옴.
③ 무긴장성 발작 : 순간적인 의식 소실과 함께 전신의 근육에 힘이 빠지면서 넘어지거나 물건을 떨어뜨리기도 하는데 발작 동안 의식이 남아 있는 경우가 많음.

나) 부분 발작 : 의식 소실이 없으며 한쪽 사지가 움직이거나 이상한 감각을 경험하는 단순 부분 발작과 1~3초간 의식을 상실하거나 입맛을 쩝쩝 다시거나 옷을 쥐어뜯는 듯한 자동 행동을 보이는 복합 부분 발작이 있음.

4) 치료 및 간호
가) 약물 요법 : 항경련제를 사용함.
　　예 페니토인(phenytoin)]

나) 수술 요법 : 약물로 완전히 조절되지 않는 약물 난치성 뇌전증은 발작을 일으키는 뇌 조직을 수술로 제거하여 치료할 수 있음.
① 뇌전증이 약물로 조절되지 않는 환자
② 약물 요법으로 뇌전증이 조절되더라도 평생 약을 복용해야 하고, 수술적 요법으로 치료할 수 있으며, 수술적 요법이 약물치료보다 유리한 환자
③ 난치성 뇌전증은 아니더라도 원인이 뇌종양, 뇌혈관 기형 등에 있어서 종양의 진행이나 뇌혈관 기형에 의한 출혈의 위험성을 막기 위해 뇌전증 수술을 시행하는 환자
④ 드물지만 약에 대한 심각한 부작용으로 약물치료가 불가능한 환자

다) 발작 대상자 간호
① 발작 동안 손상되지 않도록 위험한 물건을 치우고 머리를 보호함.
② 대발작 시 설압자를 이용하여 혀를 깨물지 않도록 하되 억지로 해서는 안 됨.
③ 대상자의 옷을 느슨하게 해주는데 특히 목 주위를 느슨하게 하여 호흡을 도움.
④ 기도를 유지하고 구강으로 아무것도 투여하지 않음.
⑤ 발작 중에 억제하면 더 심해질 수 있으므로 억제하지 않음.
⑥ 발작이 끝날 때까지 대상자 곁을 지키고 발작 후 옆으로 눕히며 휴식을 취할 수 있게 함.
⑦ 발작의 양상과 기간을 기록함.

라. 척수 손상(spinal cord injury)
척수 손상(spinal cord injury)은 교통사고나 추락과 같은 외상에 의해 주로 발생하며 감염이나 종양, 소아마비 등 질환에 의해서도 발생할 수 있음.

1) 증상
척수 손상으로 운동과 감각 기능의 손상이 발생하는데 그 정도는 척수의 손상 범위와 위치에 따라 달라짐. 심하면 영구적인 사지마비를 초래할 수도 있음. 감각과 반사 기능 장애, 장과 방광의 조절 기능 장애, 자율신경계 반사 장애 등이 나타남.

2) 간호
① 기립 저혈압을 관찰하고 갑자기 자세를 변경하거나 일어나지 않고 천천히 움직이도록 함.

② 필요하면 처방된 진통제를 투여함.
③ 욕창 예방을 위해 피부를 자주 관찰하고 2시간마다 체위를 변경하며 압박 스타킹을 착용하도록 함.
④ 기침과 심호흡을 격려함.
⑤ 장과 방광 팽만을 주기적으로 관찰하고 적절한 시기에 장과 방광 훈련을 시작함.
⑥ 이동할 때는 안전을 위해 미끄러지지 않는 신발을 착용함.

3) 척추 손상 대상자 이송 시 주의 사항
① 반드시 경추 부목과 머리 고정대를 사용하여 머리와 목 주위를 받쳐 목을 지지함.
② 대상자의 이동 시 통나무 굴리기 기법으로 척추 고정판에 안전하게 눕힌 다음에 움직이지 않도록 고정하고 이송함.

8 감각/피부계 질환자의 간호 보조

가. 감각계 질환자의 간호 보조

1) 눈

가) 눈의 구조와 기능 : 시각은 눈으로 들어오는 정보를 암호화하여 대뇌피질로 전달하는 중요한 감각으로 신체에서 수용하는 감각의 약 70%를 차지함. 시각 기관은 빛을 감지하게 되어 있는데 어두운 곳에서 사물을 잘 알아보지 못하는 것은 눈이 빛을 받아들이지 못하기 때문임. 눈은 안구와 눈 부속 기관으로 구성되어 있는데 안구는 3개의 층으로 되어 있고 눈 내용물(수정체, 유리체(초자체), 방수)로 이루어져 있음. 눈 부속 기관으로는 안와, 눈꺼풀(안검), 결막, 눈물 기관 및 외안근 등으로 구성되어 있음.

〈안구의 3개의 층〉

바깥층 (섬유층)	• 각막은 투명하여 육안으로 볼 수 없고 빛이 통과할 때 굴절이 일어남. 눈을 깜빡일 때마다 눈물이 분비되어 각막을 보호함. 각막 표면은 통증 수용체가 많이 분포되어 있어 상해를 입으면 통증을 느끼게 됨. • 공막은 흰색의 불투명한 조직으로 각막과 연결되어 있고 나이가 들면 퇴화되어 노란색으로 변할 수 있음. 혈관과 신경이 분포되어 있고 6개의 외안근이 부착되어 있음.
중간층 (포도막)	• 홍채 : 눈의 색을 나타내는 부분으로 중앙에 빛을 방출하지 않아 검게 보이는 것이 동공임. 홍채의 근육은 눈으로 들어오는 빛의 양에 따라 수축과 이완을 하며 동공의 크기를 조절함. • 모양체(섬모체) : 맥락막과 홍채를 연결하고 방수를 분비함. • 맥락막 : 혈관이 풍부하여 망막에 영양을 공급함.
안쪽 층	• 망막 : 얇은 막으로 시신경에 자극을 전달하는 신경 세포와 섬유망으로 되어 있음. 시신경 유두는 신경 섬유만 있고 시각수용체가 없어 생리적 맹점임. 황반(중심와)은 시세포가 모여 있어 시력이 가장 좋게 나옴.

수정체는 양면이 볼록하고 혈관이 없는 투명한 조직으로 망막에 빛을 모으는 기능이 있으며 통증 신경 섬유와 혈관이 없음. 유리체(초자체)는 수정체와 망막 사이의 공간을 채우고 있는 젤라틴 형태의 물질로 눈의 투명성과 모양을 유지하는 역할을 함. 눈의 부속 기관 중 안와는 안구를 둘러싸고 있는 뼈로 얇고 약해서 외부의 충격에 의해 쉽게 부러질 수 있고, 뼈 이외에도 지방, 결합 조직, 혈관, 신경 등을 포함함. 눈꺼풀은 눈을 깜빡여서 외부 물질로부터 안구를 보호하고 눈꺼풀이 닫혀 있을 때 눈의 건조를 막는데 눈꺼풀에 있는 마이봄샘은 피지를 분비하여 눈을 보호함. 눈물샘은 외안각의 상부에 있으며 분비된 눈물은 안구의 전면을 적시고 내안각의 비루관을 통해 코 쪽으로 흐름. 외안근은 안구에 6개가 붙어 있으며 4개의 직근(곧은근)과 2개의 사근(빗근)으로 구성되어 있고 눈의 움직임을 조절함. 제3(동안신경), 4(활차신경), 6(외전신경)번 뇌신경에 의해 조절됨.

나) 관련 질환
① 백내장
㉮ 정의 : 백내장은 사물이 안개가 낀 것처럼 흐려 보이는 증상이 나타나는 안과 질환임. 사람의 눈 속에는 안경알처럼 투명한 수정체가 들어 있는데, 이 수정체는 사물을 보는 데 초점을 맞추어 주는 중요한 역할을 함. 이 투명한 수정체는 나이가 들거나, 눈 속에 염증이 생기거나 외상을 당하여 흐려 보일 수 있는데 일반적으로 60세 이상이 되면 전체 인구의 70%가, 70세 이상이 되면 90%가 백내장 증상을 경험함.

㉯ 원인 : 백내장에는 나이가 들면서 자연적으로 발생하는 노인성 백내장, 산모가 임신 초기에 앓은 풍진 또는 유전적인 요인에 의해서 발생하는 선천성 백내장이 있음. 이외에 백내장의 원인으로는 외상, 당뇨병, 포도막염, 피부 질환, 자외선 과다 노출, 부신피질호르몬과 같은 약물의 과용, 비타민 E 결핍증, 과음이나 지나친 흡연 등이 있음.

㉰ 증상
- 시력 감퇴 : 서서히 나타나며 독서, 운전 등의 생활에서 불편을 느낄 때까지 변화를 인지하지 못함.
- 눈부심 : 특히 밝은 빛을 볼 때 빛이 퍼져 보이거나 눈부신 증상이 나타남.
- 복시 : 물체가 여러 개로 보이는 현상이 나타남.
- 색의 인식 감소 현상이 나타남.
- 심하면 동공이 육안으로도 뿌옇게 보임.

㉱ 치료 및 간호
- 치료 : 약물 요법을 실시하면 진행 속도를 늦출 수는 있으나 이미 진행된 백내장을 치료할 수는 없으며 수술이 가장 확실한 치료 방법임. 일상생활에서 불편감을 느끼고 백내장으로 인해 합병증이 우려되는 경우에 수술 시기를 정함. 수술은 혼탁해진 수정체를 제거하고 인공 수정체를 삽입하는 과정임.
- 간호
  - 대부분 외래 수술장에서 시행되므로 누가 대상자를 집으로 데리고 가며 일상생활을 돌보는지 확인함.
  - 수술 후 드레싱 위에 플라스틱 눈 보호대로 덮어 눈 손상을 방지하고 밤에는 무의식적으로 눈을 만지거나 손상을 입힐 수 있으므로 약 한 달간 눈 보호대를 착용하도록 함.
  - 갑작스러운 통증, 출혈, 시력 감소, 번쩍하는 빛이나 부유물 등이 있으면 즉시 병원을 방문하도록 교육함.
  - 수술 후 안압 상승을 최소화함.
  - 수술 후 약 2주간은 눈에 물이 들어가지 않도록 함.
  - 심한 운동이나 눈에 먼지가 들어가기 쉬운 활동은 하지 않음.
  - 처방된 안약(항생제, 부신피질 호르몬제 등)을 정확히 점안하도록 교육함.
  - 수술 후 약 1주 동안은 심한 육체노동, 운동, 눈에 먼지나 이물이 들어가기 쉬운 일을 삼가고 안정을 취함.

② 녹내장
㉮ 정의 : 녹내장은 눈에서 받아들인 시각 정보를 뇌로 전달하는 데 중요한 역할을 하는 시신경에 병증이 생겨서 특징적인 형태학적 변화와 그에 따른 시야 결손의 기능적 변화를 보이는 질환임. 전 세계적으로 회복할 수 없는 가장 중요한 실명의 원인 중 하나임. 예전에는 녹내장이라 하면 주로 안압이 상승된 경우를 포함했지만, 최근에는 안압이 정상인 녹내장이 흔하게 발견되면서 녹내장의 정의가 변하고 있음.

㉯ 원인
- 원발성 개방각 녹내장
  가장 흔한 녹내장 유형으로, 방수 배출구가 열려 있다고 하여 개방각 녹내장이라고 함. 방수 배출 부위의 저항이 증가하여 안압이 상승하면서 녹내장성 손상이 진행되는 경우(고안압 녹내장)와, 안압은 정상범위로 알려진 21mmHg 이하이지만 녹내장성 손상이 발견되는 경우(정상안압 녹내장)로 나눌 수 있음. 시야 손상이 중기 이후로 진행될 때까지 시력이 계속 유지되기 때문에 자각 증상이 없는 경우가 대부분임. 안과 검진을 하다가 우연히 발견되는 경우가 많으며 일차적으로는 약물치료를 시행하며, 안압이 조절되지 않으면 수술을 함.
- 급성 폐쇄각 녹내장
  방수의 배출구가 갑자기 막히면서 안압이 급격히 증가하고, 심한 안구통, 충혈, 시력 저하, 두통 및 구역질 등의 증상이 나타나는 질환임. 대개 증상이 뚜렷하므로 응급실로 내원하는 경우가 많음. 안구의 해부학적인 구조가 변화하면서 발생하는 경우가 많으므로 노인이 갑작스러운 안통과 편두통을 호소하면 반드시 이를 의심해 보는 것이 좋음. 레이저 시술 및 약물 치료를 통해 안압을 조절하지만, 치료에 반응이 없거나 만성으로 진행되면 수술을 시행함. 적절한 치료를 받지 못하면 치명적인 손상을 입을 수 있는 질환임.
- 만성 폐쇄각 녹내장
  방수의 배출구가 막혀서 안압이 올라간다는 점에서는 급성 폐쇄각 녹내장과 같지만, 이러한 변화가 서서히 나타나기 때문에 만성 개방각 녹내장처럼 증상이 없는 경우가 많음. 또한, 급성 폐쇄각 녹내장이 생긴 후 해부학적인 변화로 인해 만성적인 상태로 진행할 수가 있음. 일단 약물치료 및 레이저 치료를 시도하지만, 역시 안압 조절이 되지 않으면 수술을 시행함.
- 약물치료와 관련한 녹내장
  스테로이드 제제를 장기간 사용하는 경우에는 안

압이 상승하여 녹내장이 발생할 수 있음. 약물 사용을 중단하면 안압이 떨어지는 경우도 많지만, 만성적인 안압 상승으로 인하여 수술적 처치를 받아야 하는 경우도 가끔 발생함. 일시적인 충혈 및 피곤감을 제거하기 위해 의사의 처방 없이 스스로 오랫동안 약물치료를 한 경력이 있는 경우에는 안과 검진을 받아야 함.

- 백내장, 망막 질환, 포도막염 등과 관련한 이차 녹내장

  백내장, 포도막염, 당뇨병 망막증 등과 같이 눈에 다른 질환이 있는 경우, 이와 관련하여 녹내장이 발생할 수 있음.

- 유아 녹내장(선천 녹내장)

  대개 생후 6개월 이내의 아이들이 빛에 매우 민감하거나, 눈물을 흘리거나, 검은자가 다른 아이들에 비하여 크다는 이유로 안과를 방문했다가 녹내장을 발견하는 경우가 많음. 안구 내 구조가 정상아에 비해 다르며, 이러한 구조적 이상으로 인하여 안압이 상승함. 심한 경우 안구의 크기가 증가하거나 검은자가 뿌옇게 되는 증상이 나타나기도 함. 약물치료를 시도해 볼 수 있지만 대개 효과가 좋지 않으며, 많은 경우 수술적 처치가 필요함.

- 고안압증

  안압이 정상범위인 21mmHg보다 높은 경우로, 녹내장성 시신경 손상이나 시야 검사상 시야 장애가 발견되지 않는 경우를 의미함. 하지만 이러한 고안압증 환자의 경우 장기적인 경과 관찰 시 녹내장으로 진행하는 경우가 있으므로, 정기적인 안과 경과 관찰이 필요함. 또한 안압이 너무 높거나 가족력이 있는 등 위험 요인이 있는 환자는 예방적으로 약물치료를 시작하기도 함.

㉰ 증상

녹내장의 대다수를 차지하는 원발 개방각 녹내장과 정상 안압 녹내장은 시신경이 서서히 손상되는 만성 질환임. 이에 따라 주변 시야가 먼저 손상되고 중심 시력은 말기까지 보존되는 경우가 많아 초기에는 거의 자각 증상(환자 자신이 느끼는 병의 증상)이 없다가 말기에 가서 자각 증상을 호소함. 따라서 원발 개방각 녹내장은 조기에 증상을 통해서 발견하기가 쉽지 않음. 또한 원발 개방각 녹내장은 양쪽 눈에 발생하는 경우가 많음. 양쪽 눈의 시신경 손상 정도에 차이가 있어서, 상대적으로 건강한 눈의 시 기능으로 인해 손상이 심한 눈의 증상을 느끼지 못하는 경우도 많음. 한쪽 눈으로 작업을 하거나 예민한 사람이라면 드물게 암점을 발견하기도 함. 또한, 이른 아침이나 밤늦게 한쪽 눈 또는 양쪽 눈의 안압이 상승하여 일시적으로 시력이 저하되고 두통이나 안통(눈 통증) 등을 호소하는 예도 있음. 시신경 손상이 진행되면 시야가 매우 좁아져서 주변 사물과 돌발 상황에 대한 대처 능력이 떨어져 계단을 헛디뎌 넘어지거나 낮은 문턱 또는 간판에 머리를 부딪치기도 함. 운전 중 표지판이나 신호등이 잘 보이지 않는 증상을 호소하기도 하며 우연히 녹내장이 발견된 환자의 경우에는 진단된 순간부터 증상을 느끼기도 함.

㉱ 치료 및 간호

- 녹내장으로 인한 실명은 조기 발견하는 것이 가장 중요하며 '평생 관리해야 한다'는 것을 교육하고 규칙적으로 검진받도록 해야 함.
- 급성기에는 이마에 찬물 찜질을 하고 조용한 장소에서 안정을 취하도록 함.
- 안압 측정과 시야 검사, 안저 검사로 진단하고 약물로 안압을 조절함. 처방에 따라 규칙적으로 점안하는 것이 중요하다는 것을 교육함.
- 흡연, 안압을 올릴 수 있는 물구나무 자세, 꽉 조이는 의상, 관악기 연주, 복압이 올라가는 운동(예 윗몸 일으키기) 등을 피하고 기온 변화에 유의함.
- 과도한 음주와 카페인 섭취를 제한하고 고개를 숙인 상태에서 장시간 있으면 안압을 상승시킬 수 있으므로 금함.
- 한 번 발병하면 완치할 수 있는 병은 아니지만 더 이상 시신경의 손상이 진행되지 않도록 관리가 필요한 질환이므로 안과 의사의 치료 지시를 잘 이행하도록 격려함.

나. 피부계 질환자의 간호 보조

1) 피부의 구조

피부는 인체에서 가장 큰 기관으로 외부를 덮고 있으며 표피, 진피 그리고 피하 지방층으로 구성되어 있음.

보충자료

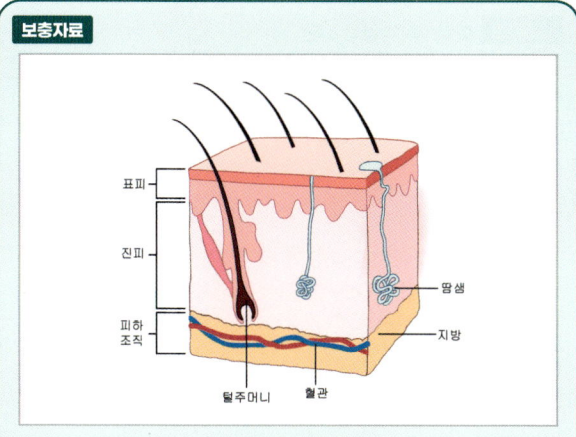

∥ 피부의 구조 ∥

가장 바깥쪽에 위치한 표피의 대부분을 차지하는 것이 각질 형성 세포인데 표피의 각질, 모발과 손·발톱의 각질을 구성함. 이 외에도 멜라닌 세포, 랑게르한스 세포, 메르켈 세포 등으로 구성됨. 진피는 표피 바로 아래 있으며 1~4mm 두께의 피부층으로 혈관이 풍부해 표피에 영양을 공급하고 체온을 조절하며 감각 신경과 림프관이 분포되어 있음. 피하 지방층은 진피 아래에 있으며 신체의 열을 저장하고 충격을 흡수하며 영양을 저장함. 일반적으로 등과 둔부에 피하 지방층이 두껍게 분포되어 있음. 피부의 부속 기관으로는 땀샘과 기름샘(피지선), 모발과 손·발톱이 있는데 땀샘에는 소한선(에크린선), 대한선(아포크린선)이 있음.

2) 피부의 기능

① 보호 기능 : 외부 환경으로부터 내부 기관을 보호하는 방어막으로 세균 등의 미생물, 화학 물질 등으로부터 신체를 보호함.
② 감각 기능 : 통각, 촉각 등 여러 형태의 감각 수용체가 있음.
③ 체온 조절 기능 : 피부에는 많은 혈관이 분포하고 있어 체온 변화에 적응하며, 신체 대사 결과 발생한 열을 피부를 통해 방출함.
④ 분비 기능 : 땀으로 물과 소량의 염분을 분비함.
⑤ 비타민 D 형성 : 자외선을 쬐면 비타민 D를 형성함.
⑥ 항상성 기능 : 수분과 전해질의 상실을 막고 피하조직 내 수분을 유지함. 심한 화상으로 피부가 심하게 손상을 입으면 수분과 전해질이 급속히 소실되며 쇼크나 사망까지 이를 수 있음.

3) 피부 관련 질환

가) 단순 포진(herpes simplex virus infection)
① 원인 : 단순 포진 바이러스(1형은 주로 얼굴, 구강에서 발견되며 스트레스나 피로 등으로 발생하고, 2형은 성 접촉에 의해 전파되고 생식기 감염을 일으킴.)

② 증상
  - 바이러스에 의해 작은 물집의 군집을 이루며 발적, 작열감, 가려움증을 동반함. 물집이 터지면 투명한 물이 나오고 가피가 형성됨.
  - 두통, 근육통, 권태감 등의 증세가 있음.
③ 치료 및 간호
  - 처방된 항바이러스제를 투여함.
  - 손을 자주 씻고 상처 부위를 만지지 않도록 함.
  - 활동성일 때는 직접 접촉을 피함.
  - 수건이나 화장품 등을 함께 사용하지 않음.
  - 피로, 스트레스를 줄이고 휴식하도록 함.

나) 대상포진(herpes zoster)
① 원인
  수두를 일으키는 바이러스(varicella zoster virus)가 원인임.
② 빈발 요인
  노인에게서 흔하며 후천성 면역 결핍증(AIDS), 면역체계를 악화시킬 수 있는 약물이나 치료를 받게 되는 경우(항암제 투여 등), 면역기능이 약화될 때 발병 빈도가 증가됨.
③ 증상
  수두를 앓은 후 바이러스가 잠복해 있다가 면역력이 저하되었을 때 몸의 한쪽 편으로 심한 통증이 나타나고 수일 내 수포가 신경절을 따라 나타나며 가려움증, 권태감 등을 동반함. 수포가 농성으로 변하고 터져서 가피를 형성함. 대상포진 후 신경통이 합병되기도 함.
④ 치료 및 간호
  - 통증 조절과 합병증 예방 : 처방된 항바이러스제, 진통제, 스테로이드 제제를 투여함.
  - 수포 형성 시기에 감염성이 높으므로 면역이 저하되어 있는 사람, 수두를 앓지 않는 사람과의 접촉을 제한함.
  - 철저한 손위생을 준수함.
  - 충분한 휴식과 영양 공급을 하도록 권장함.

다) 아토피 피부염(atopic dermatitis)
① 정의 : 아토피 피부염은 가려움증을 주된 증상으로 하는 만성적인 염증성 피부 질환으로 주로 영유아기에 시작됨.
② 원인
  - 유전적인 소인 : 명확한 원인은 알려지지 않았지만, 대상자의 75~80%가 알레르기성 비염, 습진, 음식 알레르기 등의 가족력이나 개인력이 있음.

- 환경적인 요인 : 환경 오염, 식품 첨가물, 집먼지진드기, 동물의 털 등이 알레르기 반응을 일으키는 항원임.
- 악화 요인 : 스트레스, 불안 등 심리적 요인, 피부 감염, 땀을 유발하는 상황 등임.

③ 증상

심한 소양증, 피부 건조증, 피부 병변(만성 피부염의 형태) 등의 증상이 있음. 피부 건조는 가려움증을 유발하고 악화시키는데 가려워서 긁게 되면 습진성 피부 병변이 생기고 이러한 병변이 진행되면서 더 심한 가려움이 유발되는 악순환이 반복됨. 유아기에서는 주로 머리, 얼굴, 몸통, 팔다리가 펴지는 부위에 붉고 습하며 기름지고 딱지를 형성하는 급성기 습진으로 나타나지만, 소아기에서는 이마, 눈 주위, 귀 주위, 사지 접히는 부위의 피부가 두꺼워지고 건조해지는 습진이 나타나는 것을 볼 수 있음. 또한, 사춘기와 성인기에서는 피부 건조, 손·발·유두 습진, 태선화 피부가 나타남. 나이가 들면서 호전되거나 없어지는 경우가 많지만, 호전된 후에도 특정 물질이나 자극 때문에 쉽게 가렵거나 염증 반응이 나타나는 경향이 있고 성인기에 손 습진이 나타나는 경우가 많음. 접히는 부위는 오랫동안 긁어 피부가 두껍고 딱딱하며 주름이 생기는 태선화 피부가 나타남.

④ 간호
- 피부의 보습이 매우 중요하므로 보습제를 자주 바름. 목욕 후 물기를 닦을 때는 부드럽게 눌러서 말리고 목욕 후 수분이 증발하기 전에 보습제를 발라 수분을 유지함.
- 지나친 목욕이나 과다한 비누 사용을 하지 말고 건조한 환경은 증상을 악화시키므로 적정한 습도를 유지함.
- 목욕 시 미온수를 이용하고 중성 비누를 사용함.
- 새 옷은 세탁 후에 입도록 하고 세탁 시 중성 세제를 사용하며 비눗기를 완전히 제거하기 위해 여러 번 헹굼.
- 꽉 끼지 않는 면제품의 옷을 입음.
- 손톱은 짧고 청결하게 유지함.
- 주변 환경이나 생활 습관에서 악화 요인을 찾아내어 노출을 피함.
  (예 알레르기를 유발하는 음식, 집 먼지, 꽃가루, 동물의 털 등)

> **보충자료** 아토피피부염의 진단
>
> 2005년 대한아토피피부염학회에서 발표된 '한국인의 아토피 피부염의 진단 기준'
>
> (1) 주 진단 기준
> - 가려움증
> - 특징적인 피부염의 모양 및 부위
>   - 2세 미만의 환자 : 얼굴, 몸통, 팔다리가 펴지는 부위의 습진
>   - 2세 이상의 환자 : 얼굴, 목, 팔다리가 접히는 부위의 습진
> - 아토피 질환(아토피피부염, 천식, 알레르기 비염)의 과거력이나 가족력
>
> (2) 보조 진단 기준
> - 피부 건조증
> - 백색 잔비늘증(백색 비강진, pityriasis alba)
> - 눈꺼풀 피부염 및 눈 주위의 어두운 피부
> - 귀 주위 습진
> - 입술염
> - 손, 발의 비특이적인 습진
> - 두피의 비늘
> - 모공 주위 피부의 두드러짐
> - 유두 습진
> - 땀이 날 때 가려움증 동반
> - 백색 피부 그림증(백색 피부 묘기증, white dermographism)
> - 즉시형 피부 반응 양성(단자 검사 양성 반응)
> - 혈청 면역글로불린 E(Immunoglobulin E, IgE)의 증가
> - 피부 감염에 대한 감수성 증가
>
> 출처 : 국가건강정보포털 | 질병관리청 https://health.kdca.go.kr

라) 접촉 피부염

① 정의

접촉 피부염은 외부 물질과의 접촉 때문에 생기는 모든 피부염을 말함. 접촉 물질 자체의 자극 때문에 생기는 원발성 접촉 피부염과 접촉 물질에 대한 알레르기 반응이 있는 사람에게만 생기는 알레르기성 접촉 피부염으로 구분됨.

② 원인
- 원발성 접촉 피부염

  비누, 세제 등과 같은 알칼리와 산, 기저귀 등이 원발성 접촉 피부염의 원인이 될 수 있음. 비누 공장에서 직업성 피부염으로 발생할 수 있으며 비누, 표백제, 세제 등 가정에서 사용하는 대부분의 세제들이 주부 습진을 포함한 습진을 일으킬 수 있음. 산의 경우 염산은 황산이나 질산보다 깊은 조직까지 침투하지 않으며 물집을 더 잘 만듦. 또한, 황산은 다른 산에 비해 공장에서 많이 사용되는 산이므로 이것에 의한 피부병이 더 많이 발생할 수 있음. 기저귀피부염은 기저귀를 차는 유아의 회음부에 발생하며 보통 기저귀의 습기나 마찰 때문에 생김. 이처럼 원발성 피부염을 일으키는 원인 물질들은 수없이 많음.

- 알레르기성 접촉 피부염
  식물, 금속, 화장품, 방부제, 약제, 고무, 합성수지 등 많은 원인 물질이 있음. 식물 중 가장 흔하게 피부병을 일으키는 것은 옻나무임. 야생 옻나무즙뿐만 아니라 옻칠을 사용할 때도 발생할 수 있음. 또한, 우리나라에서는 옻닭을 먹은 후 전신적으로 구진성 홍반(동그란 붉은 점)이 발생하는 전신성 습진성 접촉 피부염이 흔히 관찰됨. 금속 중 알레르기성 접촉 피부염을 일으키는 대표적인 물질은 니켈, 크롬, 코발트 및 수은임.

③ 증상
원발성 접촉 피부염과 알레르기성 접촉 피부염의 증상은 비슷함. 주로 홍반(동그란 붉은 점), 부종 등을 동반한 습진 형태의 병변을 보임. 수포나 진물을 동반하기도 함. 일부에서는 여드름성 병변, 두드러기성 병변, 다형홍반, 색소침착, 육아종성 병변 등도 발생할 수 있음.

④ 치료 및 간호
- 문제를 일으키는 물질과의 접촉 피하기(접촉 피부염을 촉진하는 물질을 알아내서 이를 피하기만 한다면 예후는 매우 좋음)
- 가려움 완화 조치
- 증상 완화를 위한 경구용 항히스타민제와 스테로이드 약물치료
- 오랫동안 유해한 화학 물질과 알레르기 항원 물질에 노출된다면, 수년간 지속하는 만성 접촉 피부염으로 진행될 수 있음. 따라서 증상이 나타나면 빨리 치료를 받을 수 있도록 함.

IX. 모성 관련 간호의 기초

1 임신 간호 보조

가. 임신 과정

1) 난자와 정자

가) 난자
출생 시 여아의 난소에는 가임기 동안 쓰일 미성숙한 제1난포 200만 개가 존재함. 제1 난포는 월경주기마다 배란 직전에 감수분열 및 성숙이 진행되어 성숙 난자가 발생하고 난자의 수명은 배란 후 약 12~24시간임.

나) 정자
고환의 세정관에서 정자가 발생하며 정자는 정원세포가 사춘기 때부터 세포분열을 거쳐 성숙한 정자가 만들어짐. 정자의 생존 기간은 여성의 생식기 내에서 약 48~72시간임.

2) 월경주기와 배란

가) 월경주기
시상하부, 뇌하수체 및 난소에서 분비되는 호르몬의 영향으로 자궁 내막에서 일어나는 주기적인 변화를 월경주기라고 함. 월경주기는 월경기, 증식기, 분비기, 허혈기의 4단계로 구분함. 월경기는 월경 시작일로부터 첫 5일을 의미하며 수정이 되지 않으면서 자궁 내막의 기저층에 있던 혈관이 파열되면서 월경이 시작됨. 증식기는 월경 5일째부터 14일째까지로 월경이 끝나고 난소 내의 난포의 성장으로 에스트로젠의 분비가 증가되어 자궁 내막의 기능층이 빠르게 성장하는 시기임. 분비기는 배란부터 월경 시작 3일 전까지로 난소 내 난포가 배란 후 황체가 되면서 다량의 프로게스테론을 분비하여 자궁 내막이 두꺼워지는 시기임. 허혈기는 월경 시작 전 마지막 3일간을 의미하며 수정이 되지 않아 황체가 퇴화하면서 에스트로젠과 프로게스테론의 수치가 감소하면서 자궁 내막으로 가는 혈관으로 혈액공급이 차단됨.

나) 배란
배란은 월경 전 14일에 일어남. 난포가 성장하면서 난소의 표면 밖으로 나와 복강 내로 배출되는 현상을 배란이라고 함. 배란기에는 프로게스테론의 영향으로 체온이 저온에서 고온으로 변화함.

3) 수정과 착상

난소에서 배란된 난자는 난관의 팽대부에서 정자를 만나 수정란이 만들어지고 수정란은 6~10일 사이에 자궁 내막에 착상됨. 수정란의 성별은 정자의 성염색체에 의해 결정되며 정자의 성염색체가 Y면 남자, X면 여자가 됨. 수정란은 22쌍의 보통 염색체와 1쌍의 성염색체를 포함함.

4) 임신 기간

임신의 기간은 마지막 월경 시작일로부터 280일이며 분만 예정일을 계산하기 위해서 마지막 월경 시작일을 알고 있어야 함. 네겔 법칙에 따르면 분만 예정일은 마지막 월경 시작일의 월수에서 3을 빼거나 9를 더하고 마지막 월경 시작일의 일수에서 7일 더함.

나. 임신의 징후

종류	추정적 징후	가정적 징후	확정적 징후
의미	임부가 느끼는 주관적 변화	검사자에 의해 감지되는 객관적인 변화	태아의 존재를 확인하는 것
징후	• 유방의 변화 • 무월경 • 입덧 • 빈뇨 • 첫 태동	• 골반 내 장기의 변화 • 자궁 수축 • 피부의 변화 : 임신선, 착색 • 복부 증대 • 태아의 외형 촉지 • 임신 반응 검사	• 초음파를 통한 태아 확인 • 태아 심음 청취 • 태아 움직임 촉진

1) **추정적 징후** : 임부가 경험한 변화로 임신을 확진할 수 있는 것은 아님.
2) **가정적 징후** : 검진자가 인식할 수 있는 변화로 임신을 진단할 수 있는 근거가 되나, 임신을 확진할 수는 없음.
3) **확정적 징후** : 임신을 최종적으로 확인하는 근거가 됨.

다. 임신 여성의 계통별 변화

1) 생식기계 변화

가) 자궁

자궁은 근육성 기관으로 수정란의 발육과 월경이 나타남. 임신 1기 동안 자궁은 고농도의 에스트로젠과 프로게스테론으로 인해 자궁벽이 증대되고 임신 2기에 자궁벽은 두꺼워지며 임신 후기에는 태아의 성장에 따라 자궁의 크기가 커져 복강 내에 위치함.

> **보충자료** 자궁 바닥의 높이
> • 12주 : 치골 결합
> • 16주 : 치골 결합과 제와부 사이
> • 20주 : 제와부에서 2손가락 아래
> • 36주 : 검상돌기와 맞닿음
> • 40주 : 하강하여 자궁 하부가 이완됨.

나) 경관

임신 중 에스트로젠과 프로게스테론의 영향으로 자궁경관의 점액 분비 세포가 증가하여 끈적끈적한 점액이 마개와 같이 경관을 차단하여 임신 중 질로부터 세균 감염을 예방함. 진통이 시작되면 소량의 출혈과 함께 분비물이 배출되는데, 이를 이슬이라고 함.

다) 질

임신 동안 젖산의 증가로 질 분비물의 pH는 산성(pH 3.5~6)으로 변하며 질 내부를 산성으로 유지시켜 외부로부터의 감염을 방지해 질을 보호함. 다만 임부는 질 상피의 글리코겐이 풍부하여 곰팡이 감염인 칸디다 알비칸스에 취약해짐.

2) 전신의 변화

가) 유방

임신 초기 유방은 황체와 태반에서 분비되는 에스트로젠과 프로게스테론의 증가로 유방의 혈액 공급이 증가하여 유선의 비대 및 증식이 일어남.

나) 심혈관계

임신 중 혈액량은 1,500ml(혈장 1,000ml, 적혈구 450ml) 정도 증가함. 임신 중 적혈구 증가보다 혈장의 증가가 더 높아 생리적 빈혈이 나타남. 심박출량은 임신 전보다 30~50% 증가하고 이는 조직의 산소요구량의 증가에 대한 반응임. 임신 동안 혈액량이 증가하더라도 말초혈관 확장으로 정상 혈압을 유지함.

다) 소화계

입덧	임신 초기에 융모성선자극호르몬의 상승으로 입덧을 경험함. 구역(메스꺼움), 구토와 메스꺼움의 증상이 나타나고 맛과 냄새에 민감해짐.
잇몸 출혈	임신 중 에스트로젠의 증가로 잇몸이 충혈되고 연화 및 부종이 나타나 쉽게 출혈되는 경향이 있음.
가슴앓이	장(후방측위), 위(상부)의 위치변화와 프로게스테론의 증가는 평활근의 탄력성과 운동성을 저하시켜 식도 분문괄약근의 이완으로 식도역류나 가슴앓이를 경험함.
변비, 가스 참	프로게스테론의 증가로 장의 연동운동이 저하되고 대장의 수분 흡수 증가로 변비가 나타남.
치질	증가된 자궁에 의한 복부팽만으로 인해 발생함.

라) 체중 증가

임신 초기와 중기에는 모체 조직이 주로 발달하고 임신 말기에는 태아 조직이 발달함. 임신 초기 3개월 동안은 1~2kg 증가 또는 약간 감소할 수 있고, 임신 2기와 3기에는 4.5~5kg 정도 증가하여 임신 말기에는 정상체중이었던 여성을 기준으로 약11.5~16kg 정도가 이상적임.

마) 내분비계

갑상샘		임신 시 갑상샘의 선조직이 증대되고 혈관분포가 늘어나 약간 커짐. 에스트로젠 증가로 티록신결합 글로블린이 임신 20주부터 증가함.
부갑상샘		임신 중 태아의 성장을 위해 칼슘과 비타민 D의 요구가 증가하는 임신 15~35주에 가장 증가하나 분만 후 정상으로 회복됨.
뇌하수체	전엽	• 난포자극호르몬(FSH), 황체형성호르몬(LH) → 난포호르몬(에스트로젠)과 황체호르몬(프로게스테론)의 수치가 증가(임신 14주까지는 황체에서 분비되며, 이후 태반에서 분비됨)함으로써 억제됨. • 프로락틴 → 유즙 분비를 위해 임신 말기에 증가함.
	후엽	• 옥시토신 → 자궁 수축, 분만 후 유즙사출작용으로 후기에 증가함.

	췌장	임신 중 태아의 성장과 발달을 위해 포도당의 지속적인 공급이 필요하고 태반에서 많은 양의 호르몬(에스트로젠, 프로게스테론, hCG, 코티솔)을 분비하여 인슐린 요구가 점차 증가함.
태반 호르 몬	융모생식샘 자극호르몬 (hCG)	임신 초기 영양세포에서 분비되는 호르몬으로 임신 초기에 황체를 유지시켜 에스트로젠과 프로게스테론 분비를 촉진시킴.
	태반락토젠	성장 호르몬의 작용과 유사하고 유방의 발달을 돕고 모체의 당대사를 감소시켜 임부에게 당뇨병을 유발시킬 수 있음.
	에스트로젠	자궁발달 촉진, 유방의 샘 조직 증대, 골반 인대와 관절 이완
	프로게스테론	임신 유지, 평활근 이완, 자연 유산 예방

라. 산전 관리

1) 산전 관리 횟수 및 검사 항목

구분	산전 관리 횟수	매번 시행하는 검사 항목	최초 방문 시 검사 항목
내용	• 임신 28주까지 : 4주마다 1회 • 임신 29주~36주까지 : 2주마다 1회 • 임신 37주 이후 : 1주마다 1회	체중 측정, 소변검사 (단백뇨), 혈압측정, 복부 청진 및 촉진	초음파, 빈혈검사(일반혈액검사), 혈액검사, 혈액형 검사, 풍진 항체 검사, B형 간염 검사, 에이즈 검사, 매독 검사, 자궁 경부 세포진 검사

가) 태아의 염색체 이상 진단 검사 : 융모막융모 생검은 초음파 영상을 보면서 작은 튜브를 자궁 경부 또는 복부를 통해 삽입하여 태반 조직의 일부를 채취하는 검사로 임신 10~13주에 실시함. 양수천자 검사는 임신 15~20주 사이에 초음파를 통해 태아의 위치를 확인하고 배를 찔러 양수를 뽑아 태아의 염색체 이상이나 태아 문제를 확인하는 검사임.

2) 임부의 일반적 관리 및 간호 보조 업무

가) 비뇨계 감염 예방 : 무증상으로 나타날 수 있고 모체나 태아에게 위험을 초래할 수 있어 예방과 치료가 필수임. 속옷은 면제품을 사용하고 꽉 조이는 스타킹, 거들, 청바지 등은 세균 증식과 열과 습도를 높여 피하는 것이 좋음.

나) 케겔 운동 : 생식기관 주위 근육의 근력을 강화시켜 분만 후 회복을 도움.

다) 철분 및 엽산 섭취 : 임신 중 혈액량 증가로 철분 섭취가 필요함. 철분은 공복에 흡수율이 높지만, 위장 자극이 있으므로 식사 중간에 음식과 함께 복용하는 것을 권함. 엽산은 적혈구 생성을 위해 필요함. 엽산 결핍 시 태아의 신경계에 악영향을 미치며 태아 성장을 지연시킬 수 있으므로 임신 초기에 충분한 양의 엽산을 섭취하도록 안내함.

마. 임신 중인 여성의 건강관리

1) 임신 전반기 출혈성 합병증

가) 유산 : 임신 20주 이전에 임신이 종결되는 것을 말함. 습관성 유산은 자연유산이 3회 이상 연속적으로 발생한 경우를 말함.

종류	절박 유산	불가피 유산	불완전 유산	완전 유산	계류 유산
경관개대 유무	닫혀 있음	열려 있음	열려 있음	닫혀 있음	닫혀 있음
태아조직배출	없음	없음	있음	있음	없음
출혈량	약간, 점적	중간	심함	약간	없음, 점적

나) 자궁경관무력증 : 자궁 경부의 구조적 및 기능적 장애로 임신 2기 또는 3기 초기에 무통성 자궁 경부 개대가 있으면서 양막이 질 내로 탈출되거나 파열되어 조기양막파열로 인한 조산이나 습관성 유산이 됨. 내과적인 관리는 침상 안정과 활동 제한이고 외과적 관리는 자궁 경부 원형 결찰술을 시행함.

다) 자궁 외 임신 : 자궁강 외의 부위에 수정란이 착상된 것으로 대부분 난관의 팽대부에서 발생함. 난관의 탄력성이 없어 태아를 임신 말기까지 수용할 수 없어 임신 6~8주에 수정란이 착상된 난관벽이 파열되면서 증상이 나타남. 복강 내 출혈량에 따라 저혈압, 빠르고 약한 맥박, 빈호흡 등이 초래되어 저혈량성 쇼크에 빠지기도 함.

라) 포상기태 : 정자와 난자가 수정하여 태반을 형성할 때 비정상적인 융모가 과다 증식하면서 수포성 변성을 일으켜 작은 낭포를 형성하는 일종의 자궁종양임. 포상기태의 태아는 수정란 발육 도중에 사망하여 소멸하는 경우가 대부분임. 증상은 임신 개월 수에 비해 자궁의 크기가 매우 크거나 과도한 구역과 구토(임신오조증)가 발생하고 태아 심음이 들리지 않고 태아가 촉진되지 않으며 태동이 느껴지지 않음. 그리고 검은 갈색이나 선홍색의 질 출혈이 나타날 수 있음. 기태 제거를 위해 임신 12주에 소파술을 실시하고 융모성선자극호르몬 수치를 추적 관찰하고 폐 전이 여부 확인을 위한 흉부 X-선 촬영을 함. 융모성선자극호르몬의 수치가 정상이라도 적어도 1년간은 임신을 피하도록 교육함.

2) 임신 후반기 출혈성 합병증

가) 전치 태반 : 태반이 자궁 하부에 부착되어 자궁 경부를 완전히 또는 부분적으로 덮고 있는 상태로 임신 2기나 3기의 무통성 선홍색 자궁출혈이 특징적인 증상임. 원인은 과거 제왕절개술에 의한 자궁 내막 반흔, 다산부, 다태임신, 35세 이상 고령 임부 등이 있음. 태아가 36주 미만이면서 출혈이 적고 분만이 시작되지 않았으면 태아가 성장할 때까지 절대 안정을 취함. 태아가 36주 이상이고 분만이 시작되거나 감염이 있고 출혈이 많으면 제왕절개를 실시함.

나) 태반조기박리 : 태아 만출 이전에 태반이 착상 부위에서 박리되는 것으로 대표적인 원인은 고혈압임. 초임부보다는 경산부에서 발생률이 높음. 증상은 질 출혈로 인해 저혈량성 쇼크와 응고장애를 유발할 수 있고 갑작스럽고 날카로운 복부 통증, 태반 뒤에 혈액이 축적되고 자궁이 팽창되어 자궁 압통 등이 나타날 수 있음.

3) 임신과 관련된 질환

가) 임신 중 고혈압성 장애

① **임신 고혈압** : 임신 20주 이후 수축기 혈압이 140mmHg 이상 혹은 확장기 혈압 90mmHg 이상의 고혈압이 진단된 경우로 단백뇨는 없는 상태임. 출산 후 3개월 이내 혈압은 정상화됨.

② **자간전증** : 임신 20주 이후에 수축기 혈압이 140mmHg 이상 혹은 확장기 혈압 90mmHg 이상의 고혈압과 부종과 단백뇨가 있는 경우임.

\	자간전증의 3가지 증상
고혈압	• 자간전증에서 가장 많이 나타나는 증상임. • 혈압을 6시간 간격으로 두 번 측정하였을 때 평상시 혈압보다 수축기 혈압이 30mmHg 이상, 확장기 혈압이 15mmHg 이상 상승할 때 • 혈압이 140/90mmHg 이상일 때
단백뇨	• 자연 배뇨를 통하여 중간뇨를 수집하거나 단순 도뇨를 이용한 소변검사에서 요단백이 검출됨.
부종	• 조직 내 수분 축적으로 인한 갑작스런 체중 증가가 나타남. • 보이지 않는 곳에서의 부종은 물론이며, 얼굴이나 손가락에 부종이 나타나기도 함.

③ **자간증** : 자간전증 증상에 경련이나 발작(전신형 발작)이 동반됨. 자간증은 두통, 과반사, 시야 혼란, 상복부 통증 및 혈액 농축 현상이 먼저 일어나며 분만 전에 38~53% 정도 발생하고 나머지는 분만 중과 후에 발생함.

④ **임신 중 고혈압성 장애 간호 보조** : 정기적인 산전 관리를 통해 고혈압성 건강 문제를 조기에 발견하여 합병증을 예방함. 좌측 위로 침상 안정을 유지함. 매일 혈압을 측정하고 체중은 매일 같은 시간에 측정함. 수분 섭취량과 요 배설량을 측정하여 신장 기능을 확인함. 태반 관류 저하로 인한 태아 저산소증 여부를 평가함. 자간증 임부에게는 소음, 밝은 조명, 침대 흔들림 등의 외부 자극이 발작을 유발시킬 수 있으므로 최소화시킴.

나) 임신성 당뇨 : 임신으로 에스트로젠과 프로게스테론이 증가하여 췌장의 β-세포를 자극하여 인슐린 생산이 증가하지만, 태반에서 분비되는 호르몬이 인슐린 저항성을 높여 임신성 당뇨가 발생함. 모체의 과혈당으로 태아는 거구증, 어깨 난산으로 인한 쇄골 골절이나 팔 신경얼기 손상이 발생하고 제왕절개분만을 하는 산모가 늘어남. 신생아는 태어난 후 신생아 저혈당증, 고빌리루빈혈증, 저칼륨증, 적혈구증가증 등이 나타남.

다) 태아적아구증 : Rh 음성인 산모가 Rh 양성인 태아를 임신한 경우 태반 박리, 양수 천자 또는 분만 시 태아의 적혈구가 모체로 유입되어 모체에 Rh 양성 항체가 형성됨. 첫 번째 임신 시에는 정상아를 분만할 수 있지만, 두 번째 임신부터는 모체에 형성된 Rh 양성 항체가 태반을 통과하여 태아의 적혈구를 파괴하여 용혈성 질환을 일으킴. 태아에게 용혈성 빈혈은 저산소증을 유발하여 자궁 내 태아 사망을 초래함. 산모에게 Rh D 면역글로불린(RhoGAM)을 투여하여 Rh 양성 항원에 감작되지 않도록 하여 다음 임신에서 태아가 용혈성 질환의 영향을 받지 않게 함.

2 출산 간호 보조

가. 분만의 전구 증상

1) 하강감

태아의 선진부가 진골반 안으로 들어가면서 태아가 하강하면 산모는 위장장애의 불편감이 완화되고 호흡도 편해지나 방광이 압박되어 빈뇨가 나타남.

2) 가진통과 진진통

항목	가진통	진진통
통증 부위	• 복부에 국한됨. • 걸으면 완화됨. • 휴식 시 통증 감소	• 허리에서 시작하여 복부로 방사됨. • 걸으면 심해짐. • 휴식과 통증은 무관함.
자궁 수축의 강도	변화 없음.	점점 증가
자궁 수축의 규칙성	불규칙적	규칙적
자궁 경부	닫혀 있음.	열려 있음.
이슬 여부	없음.	있음.

3) 이슬
자궁경관의 소실과 개대가 시작되면서 경관을 덮고 있던 점액 마개가 함께 배출되어 혈성 점액인 이슬이 배출됨.

4) 양막 파열
양막이 분만 전이나 분만 동안 저절로 파열되는 것은 분만의 지표임. 자연 파막 후 24시간 이내 분만을 하지만 파막 후 24시간이 지나도 분만이 안 되면 자궁내감염 위험이 있고 양막 파열은 제대탈출의 위험을 동반함.

나. 두정위 분만 기전

1단계	진입(engagement)	태아의 선진부가 골반 입구에 도달
2단계	하강(descent)	태아의 선진부가 골반을 통과
3단계	굴곡(flexion)	태아가 하강하면서 턱이 가슴 쪽으로 바짝 붙음.
4단계	내회전(internal rotation)	후두가 골반 바닥에 도달하면 태아의 어깨는 그대로인 상태에서 아두만 내회전하여 치골 결합 바로 밑에 놓이고 목이 뒤틀림.
5단계	신전(extesion)	아두가 내회전한 후 굴곡 상태에서 회음부에 이르면 신전되면서 질 밖으로 나옴.
6단계	외회전(external rotation)	태아의 어깨가 골반 바닥을 지나 치골결합 바로 밑에 놓이면서 질 밖의 아두는 원상복구되고 태아의 어깨가 만출되기 위해 외회전이 발생함.
7단계	만출(expulsion)	태아의 어깨가 만출된 후 나머지 부분이 신속하게 만출됨.

다. 분만 단계별 특징 및 간호 보조 업무

1) 분만 1기(경관 개대기)
가) 특징
규칙적인 자궁 수축의 시작부터 자궁 경관 완전 개대(10cm)까지로 초산부는 약 14시간, 경산부는 약 8시간이 소요됨.

나) 간호 보조 업무
① 산모 : 방광 팽만은 선진부의 하강을 방해하며 자궁 수축에 방해가 되므로 2시간마다 배뇨함. 태아의 하강으로 대장 속 변이 직장 쪽으로 내려와 분만 2기에 힘을 줄 때 배출될 수 있어 관장을 실시함. 분만 중 양막이 파열되지 않았다면 의사의 지시에 따라 보행이 권장됨. 산모의 좌측위는 자궁, 태반과 신장의 혈류를 증진시키고 태아의 산소포화도를 높여 도움을 줌.
② 태아 : 정상 태아 심음은 120~160회/분으로 30분~1시간마다 측정하고 경관이 5cm 이상 개대된 이후에는 15분마다 측정함. 양막 파열은 분만이 임박했음을 알려 주는 징후이고, 양막 파악 후 선진부 하강이 없으면 제대 탈출의 가능성이 증가함. 또한 파막 후 24시간 이상 분만이 지연되면 자궁내감염의 위험성이 커져 양막 파열의 확인이 중요함.

2) 분만 2기(태아 만출기)
가) 특징
경관의 완전 개대(10cm) 이후부터 태아가 만출되는 시기임. 자궁 수축과 함께 태아 머리가 골반층에 도달하면 산모의 힘주기가 시작됨.

나) 간호 보조 업무
① 분만실 이동 : 초산부는 경관이 완전 개대되었을 때, 경산부는 6~8cm 개대 시 이동함.
② 회음절개술 실시 : 아두가 하강하여 외음 사이에 아두가 보이는 발로 상태에서 회음절개술을 실시함. 회음절개술은 질 입구를 넓혀 회음 열상을 예방함.
③ 분만 직후 신생아 간호 : 아프가점수(Apgar's score) 계산, 체중 측정, 눈 감염 예방법 실시, 비타민 K 투여 및 신분 확인 팔찌를 착용함.

3) 분만 3기(태반 만출기)
가) 특징
태아 만출 직후부터 태반 만출이 끝나는 시기로 태아 분만 후 몇 차례의 강한 자궁 수축으로 태반이 기저막으로 분리되어 배출됨.

나) 간호 보조 업무
① 탯줄 사정 : 2개의 제대 동맥과 1개의 제대 정맥으로 이루어졌는지 확인함.
② 태반 사정 : 태반의 외양, 무게, 혈관의 분포 등을 관찰함. 태반의 일부가 자궁에 남아 있는 경우, 자궁 이완과 출혈의 원인이 됨. 정상 태반은 무게 500~600g, 지름 15~20cm, 두께 1.5~3.0cm 임.
③ 옥시토신 투여 : 처방에 따라 자궁 수축을 위해 옥시토신을 투여함.

4) 분만 4기(회복기)
가) 특징
분만 후 1~2시간의 회복기로 산모의 신체적 상태가 안정될 때까지임.

나) 간호 보조 업무
① 활력징후 사정 : 처음 2시간 동안 혈압과 맥박을 15분 간격으로 측정함.
② 자궁의 수축 정도 관찰 : 자궁 바닥의 단단한 정도와 위치를 확인하고 자궁 바닥이 단단하지 않으면 자궁 바닥 마사지를 시행함.
③ 방광 팽만 유무 확인 : 방광 팽만은 자궁 근육의 수축을 방해하고 방광벽을 이완시켜 소변 정체로 감염이 발생할 수 있음.
④ 오로 : 오로의 색과 양을 확인하고 출혈 유무를 사정함.
⑤ 회음부 : 회음절개 부위의 부종이나 반상출혈 유무를 관찰함.

라. 산욕기 간호 보조

1) 산욕기의 신체 변화

산욕기란 분만 후 생식기가 임신 이전의 상태로 급속히 변화하는 6주간을 의미함.

가) 생식기계
① 자궁
- 자궁의 퇴축 : 자궁근 수축으로 자궁의 크기가 감소하며 임신 이전의 크기와 모양으로 회복되며 약 6~7주간 지속됨.
- 자궁 바닥의 높이 변화 : 산후 자궁 바닥의 높이는 매일 손가락 하나 폭(약 1cm)만큼씩 낮아짐. 분만 직후 자궁 바닥은 배꼽 아래에 위치하나, 분만 12시간 후에는 상승되어 배꼽 위에서 만져짐. 분만 1일 후에는 자궁 바닥이 배꼽 1cm 아래에서, 2일 후에는 배꼽 2cm 아래, 분만 후 5일경에는 배꼽과 치골결합 사이에서 만져짐. 분만 후 10~12일이 되면 복벽에서 만질 수 없게 됨.
- 산후통 : 산후통은 자궁근의 반복적인 수축과 이완으로 나타나며 분만 후 3일이면 발생 빈도나 강도가 줄어듦. 초산모의 산후통은 드물며 임신 중 자궁이 과다하게 늘어난 경우 심한 산후통을 경험할 수 있음.
- 오로 : 분만 후 자궁 내막이 치유되면서 나오는 질 분비물이 오로임. 오로는 생리혈과 같은 독특한 냄새가 날 수 있으나 불쾌한 냄새가 난다면 자궁 내막염을 의심할 수 있음.

종류	배출 시기	특성
적색 오로	분만 후 1~3일	혈액과 탈락막, 점액으로 구성된 붉은색 또는 적갈색
갈색 오로	분만 후 3~10일	혈액, 혈청, 백혈구 조직 등으로 구성된 장액성 오로
백색 오로	분만 후 10일~3주	백혈구, 탈락막, 상피세포, 경관 점액 등이 포함된 흰색 또는 크림색에 가까운 오로

② 월경과 배란의 재개 : 모유 수유하는 산모는 산후 10주~6개월에 월경이 시작되고 모유 수유를 하지 않는 산모는 산후 6~10주경에 월경이 시작됨. 분만 후 첫 월경은 정상보다 양도 많고 무배란인 경우가 많지만, 배란이 되는 경우도 있으므로 산욕 초기에 적절한 피임법에 대한 상담이 필요함.

나) 전신의 변화
① 순환계통
- 혈액량의 변화 : 임신으로 증가된 혈액량(약 1,500cc)은 분만 중 혈액 손실(질식분만 약 500ml, 제왕절개분만 약 1,000ml)로 감소하였다가 분만 후 조직 외액이 혈관 내로 이동하면서 일시적으로 혈액량이 증가함. 이렇게 증가된 혈액량은 이뇨 작용(분만 후 2~5일 동안)과 발한 작용을 통해 감소되며 산후 4주에 임신 이전 수준으로 회복됨.
- 혈액 응고 작용 : 분만 동안 혈액 응고 경향이 증가될 수 있고 산후 2~3주 동안 혈액 응고 인자가 높은 상태를 유지하다가 3주 후 임신 이전 상태로 회복됨. 산욕 초기 혈액 응고 경향의 증가는 분만 후 부동 상태와 함께 혈전색전증 발생 위험을 높일 수 있음.
② 비뇨계 : 분만 시 통증 조절을 위해 마취를 하거나 옥시토신을 투여한 산모는 분만 후 요의를 느끼는 데 어려움이 있어 분만 후 방광 팽만이나 배뇨 곤란이 발생할 위험이 있고 이는 비뇨계 감염의 원인이 됨. 요정체와 방광 팽만은 자궁수축을 방해하여 자궁무력증이 발생하고 그 결과 산후 출혈이 나타날 수 있음.

2) 산욕기 간호 보조 업무

가) 신체적 간호 보조 업무
① 산후통 : 산후 3~5일 동안 일어나며 1주일경이면 사라짐. 온요법, 엎드린 자세 취하기, 기분 전환, 관심 전환 등을 통해 줄어들 수 있음.
② 회음절개술이나 회음부 열상으로 인한 통증 : 도넛 모양 방석을 이용하거나 건열요법이나 좌욕 등의 방법이 있음.
- 건열요법 : 회음에서 50cm 정도 떨어진 곳에 램프를

놓고 20분씩 하루 3회 실시함. 여러 명의 산모가 램프를 사용하는 경우 전후에 깨끗이 닦음.
- 좌욕 : 하루에 2~3번, 물의 온도는 38~40.5℃, 손이 쉽게 닿을 수 있는 곳에 호출벨을 제공하고 15분 정도 시행함.

③ 조기 이상 : 분만 후 8~24시간 이내 일어나 움직일 수 있도록 격려해야 함. 조기 이상은 혈전증을 예방하고 산모의 회복을 도움.

④ 배설 증진 : 방광 팽만으로 인한 자궁 압박을 완화하여 자궁퇴축을 촉진하므로 산후 출혈과 산후 감염을 예방할 수 있음. 분만 후 6~8시간 이내 자연 배뇨를 하지 못하면 도뇨를 실시함.

⑤ 유방 : 분만 직후 24~48시간 동안 유방은 부드럽고 통증이 없으며 이때 유즙 분비 촉진을 위해 신생아에게 3시간마다 3~5분 수유를 하도록 안내함. 수유부는 깨끗한 물을 이용하고 비누나 알코올 등의 사용을 피함. 산모는 산후 3~4일경에 모유 생산량이 급증하여 유방의 팽만감과 민감성이 증가하는 울혈이 발생. 유방 울혈은 48~72시간이 지나면 완화됨. 통증 완화를 위해 냉찜질이나 차가운 양배추잎(15분간, 2~3회/하루)을 사용할 수 있음.

유방 울혈 시 간호 보조 업무		
구분	수유부	비수유부
모유 분비 자극 여부	자주 모유 수유(2~3시간 간격, 8~12회/하루)를 하여 유방을 비움.	모유 분비 억제를 위해 약 72시간 동안 탄력 붕대로 유방을 묶음.
유방 자극	온찜질 후 종창이 있는 유관을 따라 마사지하여 유즙을 배출시킴.	유방 마사지나 유두 자극을 피함.

나) 심리적 간호 보조 업무
① 산후 우울감
- 정의 : 분만 후 2~3일경에 시작하여 약 1~2주 후에 사라짐. 산후에 느끼는 우울한 기분은 정상이며 곧 사라지는 증상으로 정상적인 반응임.
- 증상 : 산모는 불안정하고 실망감, 식욕상실, 수면 곤란, 불안감 등을 겪음.
- 간호 보조 업무 : 특별한 치료는 필요 없고 배우자의 절대적인 지지와 위로가 중요함. 산모가 중요한 사람임을 느끼도록 개별적인 간호를 제공하고 산모의 기분을 말로 표현하도록 격려함.

② 산후 우울증
- 정의 : 분만 후 1년 후까지 언제든지 발생할 수 있고, 산후 4~6주에 많이 발생함.
- 증상 : 주변 환경에 대해 무관심, 신생아에 대한 양가감정, 심한 기분 변화 등이 나타나며 산후 우울감의 증상과 징후가 10일 이상 지속되면 산후 우울증으로 발전할 가능성이 높음.
- 간호 보조 업무 : 의사 처방에 따른 약물 요법을 잘 따를 수 있도록 교육함. 산모의 걱정이나 불안에 대해 말로 표현할 수 있도록 지지하고, 산모의 남편과 가족도 함께 상담에 참여하도록 격려함.

3) 고위험 산욕 간호

가) 산후 감염 : 분만 후 생식기의 세균 감염을 의미하며 모성 사망의 3대 원인 중 하나임.

① 산욕열 : 출산 후 24시간~10일 이내 최소 2일 이상 지속적으로 38℃ 이상의 체온 상승이 있는 경우를 말함. 원인은 내진이나 분만 관련 간호 및 의료 처치 시, 질 내로 세균이 이동하거나 장갑이나 기구의 오염으로 인한 세균 감염으로 발생함. 전신 증상으로는 발열, 전신 쇠약, 피로, 권태감, 오한 등이 있고 국소 증상으로는 회음부 불편감, 냄새가 심한 농성 오로 등이 있음. 처방에 따른 약물(항생제, 진통제 및 해열제) 투여, 감염 예방을 위한 손 위생, 수분 섭취 증가 및 방광을 자주 비우기(2~3시간 마다), 균형 잡힌 영양 섭취 등을 안내함.

② 자궁 내막염 : 산후 2~4일 사이에 발생하며 주로 태반 부착 부위에서 시작됨. 원인은 산후 태반 부착 부위에 침입한 세균이 자궁 내막, 탈락막 및 자궁 주위 근육층을 침범하여 발생함. 악취나는 농성 분비물의 오로와 자궁 퇴축 지연으로 산후통도 심하게 느낄 수 있음. 처방된 항생제 투여, 충분한 수분 섭취(3~4L/하루), 골반감염을 예방하기 위해 오로 배출을 증진시키는 파울러 자세를 유지하고 고비타민, 고단백의 영양가 높은 음식을 제공함.

③ 혈전 정맥염 : 호르몬의 영향으로 인한 혈액 응고력의 증가와 정맥 저류로 인한 혈액 정체로 발생함. 증상은 침범 부위의 열감, 발적, 비대 등과 함께 일측성 다리 통증, 장딴지 압통과 부종이 나타날 수 있음. 침범된 하지를 상승시키고 색전 예방을 위해 탄력스타킹을 착용함. 앉을 때 다리를 꼬지 않도록 안내하고 처방된 약물(항생제와 항응고제)을 투여함. 혈전 정맥염 환자는 침범된 부위를 문지르거나 마사지를 하면, 혈괴가 떨어져 나와 색전이 발생할 수 있으므로 마사지는 절대 금기임.

④ 유방염 : 코나 상기도에 서식하는 황색포도상구균이 균열유두 혹은 열상을 통해 침범하면서 발생함. 분만 2~4

주에 흔히 나타나며 전신 증상으로는 오한, 40℃ 이상의 고열, 빈맥, 권태감 등이 있고 국소 증상으로는 유방의 심한 압통과 유방 조직의 붉고 단단한 덩어리가 촉진됨. 충분한 수분 섭취를 권장하고 처방된 약물(진통제, 항생제)을 안내함. 화농 전에 적절한 항생제 치료 시 염증은 48시간 이내에 가라앉음. 항생제 사용 시 모유 수유는 지속하도록 하며 2~4시간마다 젖을 짜내어 감염된 유방을 비워서 유방 울혈을 완화시킴. 감염 부위의 순환 증진을 위해 온찜질을 적용함.

나) **산후 출혈** : 질 분만 후 500ml 이상, 제왕절개분만 후 1,000ml 이상의 출혈을 의미하고 발생 시기에 따라 조기 산후 출혈과 후기 산후 출혈로 구분함.

① **조기 산후 출혈** : 분만 후 24시간 이내 발생한 출혈로 원인의 90% 이상은 자궁 이완으로 태반 부착 부위에서 출혈이 지속됨. 자궁 이완으로 인한 출혈을 줄이기 위해 자궁 바닥 마사지를 시행하고 처방에 따라 자궁 수축제를 투여하고 저혈량쇼크를 예방하기 위해 수액을 보충함. 산도 열상으로 인한 출혈은 외과적 봉합을 시행하고 부종 감소를 위해 얼음주머니를 적용함.

② **후기 산후 출혈** : 분만 24시간 이후에 발생하여 산후 6~12주까지 발생하는 출혈을 말함. 후기 산후 출혈의 원인은 감염과 태반 조직의 잔류, 이로 인한 자궁 퇴축 부전이 있음. 순환혈량 증가를 위해 정맥으로 수액을 제공하고 처방에 따라 자궁 수축제를 투여함. 자궁 퇴축을 돕기 위해 자궁 바닥 마사지를 시행함. 비수술적 중재로 효과가 없는 경우 자궁 내막소파술을 시행함.

X. 아동 관련 간호의 기초

1 아동 발달단계

가. 성장과 발달

1) 개념

가) **성장** : 성장은 일반적으로 신체 전체나 일부의 크기, 세포의 수나 크기와 같은 양적 증가를 의미함. 성장은 체중과 신장의 변화로 쉽게 측정할 수 있음.

나) **성숙** : 성숙은 유전에 의해 연령이 증가할수록 섬세하고 세부적인 단계의 과정을 완수하게 되는 기능 또는 기술의 증가를 말함.

다) **학습** : 학습은 성숙과 환경에 대한 경험의 결과로 일어나는 행동의 변화임. 학습 양상은 예측할 수 있고 순차적 · 연속적 · 점진적으로 일어남.

라) **발달** : 발달은 기능의 증가로 전 생애에 걸쳐 진행되는 질적 과정이며 성장 · 성숙 · 학습을 통해 일어나는 복합적인 능력의 증가임.

2) 원리

가) **순서성의 원리** : 성장과 발달은 계속적이며 비가역적이고 일생 동안 지속되는 복합적인 과정임.

나) **방향성의 원리** : 성장과 발달은 일정한 방향과 진행 순서에 따라 규칙적으로 이루어짐.

① **두미성** : 머리에서 꼬리 방향으로 발달이 일어나는 것을 말하며 머리와 목을 가눈 후 두 손으로 젖병을 잡을 수 있고 팔을 사용하게 된 후 혼자 설 수 있음.

② **근원성** : 신체 중심부의 조정을 먼저 배운 후 말초를 조절하게 됨.

다) **연속성과 다양성의 원리** : 성장과 발달의 속도는 일정하지 않고 연령별로 기관마다 변화 속도에 차이를 보임.

라) **개인차의 원리** : 아동은 유전적 잠재력, 본질, 경험에 따라 개인차가 있고 환경과 유전의 상호작용으로 일반적인 성장 발달이 변화될 수 있음.

마) **결정적 시기** : 출생 후 최적의 성장 발달을 위해 결정적이거나 민감한 시기인 결정적 시기가 있음. 이 시기에는 학습이 극대화되는 시기로 새로운 행동을 배울 수 있는 환경 자극이 필요함.

3) 영향 요인

가) 유전 : 아동의 성장과 발달에 큰 영향을 주는 요인임. 유전의 대표적인 요소는 신체적인 특징이며, 아동이 성장하고 환경과 상호작용하는 방법에 영향을 미침.

나) 환경 : 출생 전후에 성장과 발달의 결과를 결정하는 중요한 요인임.

4) 이론

가) 프로이트의 심리성적 발달 이론

프로이트는 정신 구조를 의식, 전의식, 무의식의 세계로 설명한 후 성격 요소로서 본능(id), 자아(ego), 초자아(superego)가 발달하는 동안 변화하는 역동적인 체계로 설명함.

프로이트의 성격 구조	
본능(id)	본능은 정신 에너지의 원천으로 본능적 욕구를 관장함.
자아(ego)	자아가 형성되어 현실원칙을 따르게 되면 본능의 욕구 충족이나 통제가 가능한 자기제어가 가능해짐.
초자아(superego)	초자아는 본능과 달리 사회적인 학습으로 획득되며, 개인으로 하여금 사회적 질서를 위협하는 충동을 막아주는 역할을 함.

프로이트는 신체의 특정 부위가 성적 에너지(Libido)의 중심이 되어 새로운 쾌락의 근원이 되고 발달함에 따라 쾌락의 근원이 신체의 다른 부위로 점차 옮겨간다고 주장함.

프로이트의 심리성적 발달		
연령	단계	의미
영아기 (0~1세)	구강기	구강이 감각기관으로 초기에는 입에 넣어 사물을 탐색하며 후반기에는 이(치아)를 사용함.
유아기 (1~3세)	항문기	성적인 관심의 초점이 항문에 있어 신체기능 조절이 주요 문제임.
학령전기 (3~6세)	남근기	생식기가 성적 호기심의 초점이 됨. 초자아가 발달하기 시작하며 죄의식이 나타남.
학령기 (6~12세)	잠복기	성적인 충동이 감소하며 평온해짐. 동성 또래 친구가 영향을 줌.
청소년기 (12세 이상)	생식기	생식기의 성숙과 성호르몬의 분비로 사춘기가 시작되면서 이성에 대한 성적 욕망이 생김.

나) 에릭슨의 심리사회적 발달 이론

에릭슨은 프로이트의 정신분석학적 접근에 기초하여 발달이론을 개발하였으나 프로이트와 달리 발달을 사회·문화적 요인에 의해 영향을 받는 전 생애를 통한 갈등의 연속으로 봄.

에릭슨의 심리사회적 발달		
연령	단계	의미
영아기 (0~1세)	신뢰감 대 불신감	일관되고 예측 가능하며 믿을 수 있는 돌봄이 제공될 때 신뢰감을 형성하며 그렇지 못하면 불신감이 형성됨.
유아기 (1~3세)	자율감 대 수치심	자신과 신체 기능에 대한 조절감이 발달하여 자율감이 형성됨.
학령전기 (3~6세)	솔선감 대 죄의식	스스로 할 수 있다는 태도가 발달하여 목표 지향적이고 경쟁적인 행동이 나타나 솔선감이 발현됨.
학령기 (6~12세)	근면감 대 열등감	과제를 수행하고 인정받아 성취감을 경험하게 되고 여러 과제를 수행하는 과정을 통해 근면성을 획득함.
청소년기 (12~18세)	자아정체감 대 역할 혼란	호르몬의 변화로 극적인 신체 변화와 사회적 관계의 변화로 부모로부터 독립하고자 노력하며 여러 역할을 수용하여 전체적으로 통합해야 함.
성인 초기 (18~40세)	친밀감 대 고립감	타인과 진정한 상호작용을 위하여 자신을 희생할 수 있으며 사랑이 특징적임.
성인기 (40~60세)	생산성 대 침체성	일을 통해 아이디어와 생산성을 획득하며 자녀를 출산, 양육하는 것이 특징임.
노인기 (60세 이상)	통합감 대 절망감	인생에는 질서와 목적이 있음을 알며 지혜가 특징임.

나. 신생아

신생아는 출생 후 28일까지의 기간으로 이 시기는 신생아가 모체 밖으로 나와 자궁 외 환경에 적응하는 시기임.

1) 신생아의 일반적 특성

가) 신장 및 체중 : 키는 머리~발꿈치 길이로 평균 49cm이며 체중은 평균 3.2~3.4kg임. 생후 3~4일경까지는 과다한 세포외액의 손실과 태변 배설, 섭취 제한으로 인해 출생체중의 약 5~10% 정도 생리적 체중 감소가 있으며 생후 10일경 회복됨.

나) 머리 : 신생아의 머리는 몸 전체에 비해 크며 신장의 약 1/4을 차지하고 머리둘레(두위)는 평균 33~35cm임. 대천문은 마름모꼴이며 전두골과 두정골이 만나는 지점으로 12~18개월이면 닫힘. 소천문은 삼각형이며 후두골과 두정골이 만나는 지점으로 약 6~8주에 닫힘. 천문이 부풀어 오른 것은 두개내압 상승을 의미하며 천문이 안으로 들어간 것은 탈수를 의미함.

다) 가슴 : 가슴은 원통형이며 가슴둘레는 평균 31~33cm로 머리둘레보다 약 2~3cm 작음.

라) 피부 : 출생 시 피부는 치즈와 같은 회백색의 태지에 싸여 있으며 겹쳐진 부위에 많음. 태지는 2~3일 후 건조되어 자연 소실되므로 목욕 시 무리하게 닦아내지 않음. 신생아는 몸 크기에 비해 체표면적이 넓어(성인의 3배)

열 소실이 쉽고 신생아는 피하 지방층이 얇아 열 보존이 잘되지 않음.

마) 위장관계

① 간 : 위장관계 중 가장 미숙함. 간접 빌리루빈을 배설하는 전이효소의 활성이 부족하여 신생아에게 생리적 황달이 발생함.

② 위 : 소화기관이 수직으로 형성되고 분문괄약근이 미숙하여 신생아에게 역류 및 구토가 잘 발생함.

③ 장 : 신생아의 장내 정상 세균총이 없어 비타민 K가 생성되지 않음. 또한 모유의 비타민 K 함유량이 적어 첫 3~4일 동안은 비타민 K가 부족함. 그래서 출생 직후 출혈성 질환을 예방하기 위해 비타민 K를 외측광근에 근육 주사함. 비타민 K는 간에서 프로트롬빈 합성을 촉매하여 혈액 응고에 필수적임.

④ 항문 : 항문의 개폐 여부를 출생 시 확인해야 함. 생후 24~48시간 이내에 첫 태변이 배설되고 수유 시작 후 3일 경에 이행변이 배설되며 보통 생후 4일경부터 정상변 나옴.

바) 비뇨계 : 신생아의 신장계는 모든 구조가 갖추어 있으나 소변의 농축, 수분 및 전해질 불균형에 대처하는 기능은 미숙하여 탈수의 위험이 있음. 생후 24시간 이내에 첫 배뇨를 함.

구분	태변	이행변	정상변
시기	생후 24~48시간	수유 시작 후 3일	생후 4일
냄새	점액성 변, 냄새 없음.	태변보다 덜 끈적거림.	모유는 신 우유 냄새
색	암갈색이나 암녹색	녹갈색이나 황갈색	인공 영양은 더 불쾌한 냄새

사) 감각기계

① 촉각 : 가장 발달되어 있고 얼굴의 입, 손바닥과 발바닥이 가장 예민함.

② 청각 : 신생아의 귀에서 양수가 제거되면 성인과 같은 수준으로 소리에 반응을 보임. 생후 3일 이전에 엄마와 다른 여성의 음성을 구분함.

③ 후각 : 여러 가지 냄새에 다르게 반응하며 모유 냄새를 인지하여 엄마의 모유와 다른 여성의 모유를 구분할 수 있어 애착 형성과 수유에 영향을 미침.

④ 미각 : 맛을 구별하는 능력이 있으며 단 것은 좋아하고 신맛은 얼굴을 찡그림.

⑤ 시각 : 출생 시 구조적으로 불완전함. 모양체근이 미성숙하여 일정기간 동안 물체에 집중하고 조정하는 능력이 부족함. 눈물샘은 생후 2~4주가 되어야 기능하여 초기에는 울더라도 눈물이 관찰되지 않음.

2) 신생아의 반사 운동

반사		유도 자극과 반응	소실 시기
몸통	모로반사 (Moro Reflex)	신생아를 약간 일으킨 자세에서 머리와 몸통을 30정도 떨어뜨릴 때 발생함. 반응은 포옹 자세를 취하고 양팔과 다리는 뻗치고 손가락을 폄. 사지를 내전하며 움.	생후 3~4개월
목	긴장성 경반사 (Tonic neck reflex)	안정 상태에서 바로 눕혔을 때, 머리를 한쪽 방향으로 돌리면 사지를 머리가 돌아간 방향으로 신전하고 반대쪽은 구부림.	생후 3~4개월까지 유지
사지	파악 반사 (Grasp reflex)	손바닥 파악반사 : 신생아 손바닥을 검지자 손가락으로 건드리면 붙잡고 놓지 않음. 발바닥 파악반사 : 발바닥을 발꿈치에서 앞으로 건드리면 발가락을 모음.	• 손바닥 파악반사 : 생후 3개월 • 발바닥 파악반사 : 생후 8개월
	바뱅스키 반사 (Babinski reflex)	발바닥의 외면을 발꿈치에서 발가락 쪽으로 가볍게 긁으면 엄지발가락은 발등 쪽으로 구부리고 나머지는 부채살처럼 폄.	생후 12개월
입	포유 반사 (Rooting reflex)	신생아의 입가를 손가락으로 자극하면 그쪽으로 머리를 돌림.	• 깨어있을 때 : 생후 3~4개월 • 잠잘 때 : 생후 7~8개월
	빨기 반사 (sucking reflex)	젖꼭지로 입을 자극하면 뺨.	생후 6개월에 감소하기 시작
눈	각막 반사 (Blinking reflex)	갑자기 각막으로 사물이 다가오거나 눈에 밝은 빛을 비추면 눈을 깜빡임.	소실되지 않음.

다. 영 · 유아의 성장 발달

1) 영아

출생 후 1개월부터 12개월까지 영아기로, 영아기의 전반기에는 감각기관이 발달하고 후반기에는 지적 발달이 뚜렷하게 나타남. 운동 능력이 발달하여 신체 조정력을 획득함.

가) 영아의 신체 발달

① 체격 : 인간의 전 생애 동안 신체 발달이 가장 빠른 시기인 제1급 성장기임.

- 체중 : 생후 3~4개월에 출생 시 2배가 되고 생후 12개월에 3배가 됨.
- 신장 : 생후 12개월이면 출생 시 1.5배가 되고 사지보다 몸통이 길어져 전형적인 아기의 체형을 갖게 됨.
- 머리 : 머리둘레도 급속히 자라며 생후 12개월이 되면 뇌의 크기도 출생 시에 비해 1.5~2배 정도 커짐. 대천문은 여전히 열려 있으나 소천문은 생후 6~8주

에 닿힘.
- 가슴 : 출생 시 머리둘레보다 작았던 가슴둘레도 생후 12개월에 같아지며 이후 가슴둘레가 머리둘레보다 커짐.
- 이(치아) : 생후 6개월부터 하악 전치가 맹출됨. 이(치아)가 날 때 잇몸이 부을 수 있고 이 시기에 단단한 물건을 씹기 원하므로 씹기 좋은 장난감을 제공함. 수유 후에는 매번 깨끗한 헝겊에 물을 약간 적셔 아기의 이(치아)와 잇몸을 마사지하듯 부드럽게 닦아주는 것이 좋음.

② 감각
- 시각 : 4개월에 양안시가 완성되고 6개월에는 눈과 손의 협동으로 물체를 보고 잡을 수 있음. 4~6개월에는 외안근의 불균형으로 일시적으로 눈동자가 코 쪽으로 모일 수 있는데(가성 사시), 이는 정상 반응임. 시각은 오감 중 가장 늦게 발달함.
- 청각 : 생후 1개월에 소리에 민감하게 반응하며 2개월에는 소리 나는 방향으로 고개를 돌림. 생후 6~8개월이 되면 이름에 반응함.
- 후각 : 신생아기에 잘 발달 되어 냄새를 맡고 구분할 수 있음.
- 미각 : 생후 1개월에는 달콤한 맛을 좋아하고 생후 5개월에 침의 분비가 왕성해져 침을 흘림.

③ 운동
- 전체 운동 : 전체 운동 발달은 머리 가누기 → 뒤집기 → 앉기 → 이동(기기, 서기, 걷기)의 순으로 발달함.
- 미세 운동 : 미세 운동은 손, 손가락 등을 움직여 물건을 쥐거나 잡는 등의 운동으로 눈과 손의 조정이 요구됨.

④ 인지 발달 : 감각 운동기
- 1~4개월 동안은 신체의 여러 부분이 협응하는 시기임. 목적성 없는 단순한 행동을 통해 신체와 관련된 것을 배움.
- 4~8개월은 목적성 있는 행동을 하는 시기임. 부분적으로 가려진 물건을 알아차리고 찾아내는 대상연속성이 발달하는 시기임. 대상 연속성을 발달시키기 위해 물건을 숨겼다 찾아주거나 물건을 떨어뜨리기, 까꿍놀이 등이 도움이 됨.
- 8~12개월은 간단한 문제해결이 가능하고 영아의 행동은 목표지향적임. 9개월 영아는 숨겨진 장난감을 찾아내는 행동으로 대상 연속성을 획득함.

⑤ 언어
- 생후 2~3개월 : 기분이 좋거나 어른의 말에 대한 응답으로 표현하는 것이 쿠잉임.
- 생후 4~5개월 : 소리를 내며 혼자서 소리를 반복하는 옹알이가 시작됨.
- 생후 9~11개월 : '엄마', '빠빠' 등 의미 있는 말로 두 음절 소리를 내고 다른 사람의 소리를 따라 하며 '안돼'의 의미를 이해함.
- 생후 12개월 : '엄마', '아빠', '맘마'를 의미 있게 사용하고 세 가지 단어 정도를 정확하게 말함.

2) 유아

유아는 영아기에 형성된 신뢰감에 기반을 둔 안정적인 상황을 벗어나 독립적으로 세상을 탐험하면서 새로운 기술을 습득함.

가) 유아의 신체 발달

① 체격
- 체중 : 12개월에 출생 시 3배, 3세의 평균 체중은 출생 시 체중의 4배가 됨.
- 신장 : 12개월에는 출생 시 1.5배, 4세가 되면 출생 시 2배가 됨.
- 두위 : 2세까지 두위는 성인 크기의 90%에 도달함. 대천문은 12~18개월에 닿힘.
- 외형 : 유아의 배는 복근이 미성숙하여 주전자처럼 볼록함. 유아기는 영아기의 지방조직이 근육조직으로 대체되어 토실토실한 살이 빠져서 야위어 보임. 유치는 2~2.5세에 상하 20개가 모두 나옴.

② 감각
- 시력 : 12개월이 되면 양안시가 완전히 발달되고 깊이에 대한 인식은 발달되나 운동 조정 기능이 부족하고 머리가 무거워 추락의 위험이 있음.
- 기타 감각 : 유아기 동안 청각, 후각, 미각, 촉각이 계속 발달하고 물건을 맛보고 냄새 맡고 만져보기를 반복하여 사물을 탐구함.

③ 운동 : 유아기에는 운동 기술이 발달하여 일상생활을 혼자 할 수 있게 됨.
- 전체 운동 : 15개월에는 혼자 걸을 수 있고 기어오르려는 경향이 있어 의자, 탁자, 책장 등에 오르려 하여 부상의 위험이 있음. 2세 말에는 한 발로 설 수 있고 두 발을 교대로 계단을 오를 수 있음.
- 미세 운동 : 눈과 손의 협응력이 증가하여 미세 운동이 급속히 발달함. 18개월에는 양손으로 컵을 잡고 마

실 수 있고 옷을 혼자 벗을 수 있음.

④ 심리사회적 발달
- 자율성의 발달 : 자율성이 발달하면서 영아기의 의존성이 사라지며 신뢰감이 형성되면 유아는 잠시 부모와 떨어져 바깥세상을 탐험할 수 있게 됨. 유아의 자율감은 신체와 감각기관의 사용인 대소변 가리기가 시작될 때 조임근의 조절로 확실하게 나타남.
- 거부증 : 의존성에서 자율성과 독립성으로 나아가는 발달 행동으로 유아는 '예'보다 '아니'라는 말을 사용함. 거부증을 보이는 유아에게는 '아니오'라고 대답하는 질문('시리얼 먹을래?')보다 개방적인 질문('시리얼 먹을래 아니면 토스트 먹을래?')으로 '아니오'로 답하는 기회를 적게 주고 유아에게 선택 기회를 제공함.
- 대상 연속성의 완성 : 시행착오를 통해 학습이 이루어져 보이지 않는 물건을 찾음.

⑤ 놀이 : 유아의 놀이는 평행놀이로 같은 장소에서 다른 아동의 옆에서 놀지만, 함께 놀지는 않음. 유아의 자기 중심성으로 다른 아동의 장난감을 뺏을 때 공격 행동에 대한 수치심을 느끼지 않음.

⑥ 언어 : 1세는 4단어 정도에서 2세에는 약 300단어를 사용할 수 있으며 1세 아동은 대화의 25% 정도를 이해함.

2 아동의 건강 문제

가. 신생아의 건강 문제

1) 신생아의 간호 보조 업무

가) 아프가 점수 : 아프가 점수는 신생아가 자궁 외 생활에 잘 적응하는지를 확인하고 평가하기 위해 5가지 항목을 검사하며 출생 후 1분과 5분에 두 번 실시. 생후 1분에 측정하는 아프가 점수는 신생아의 질식 유무를 판단하여 응급처치의 필요성 여부를 조사하는 지표이며 생후 5분에 측정한 아프가 점수는 신생아의 예후를 판단하는 지표임.

아프가 점수 평가표			
항목/점수	0	1	2
피부색	청색증, 창백	몸은 분홍색, 사지는 청색	전신 분홍색
심박수	없음	분당 100회 미만	분당 100회 이상
자극에 대한 반응	무반응	자극 시 얼굴을 찡그림	울음, 재채기
근력	늘어짐	사지를 약간 굴곡	굴곡이 잘 됨
호흡 노력	없음	느리고 불규칙한 호흡, 약한 울음	양호함. 활기찬 울음

결과 해석
- 0~3점 : 심한 적응 곤란 상태(생후 1분 : 즉각적인 소생술 실시)
- 4~6점 : 중증도의 적응 곤란
- 7~10점 : 자궁 외 생활의 적응에 어려움 없음.

나) 활력징후
① 체온 : 액와 체온의 정상범위는 36.4~37℃임.
② 맥박 : 안정 상태에서 청진기로 1분간 심첨 맥박을 재거나 대퇴동맥을 촉지하여 측정함. 정상범위는 120~160회/분임.
③ 호흡 : 신생아는 복식호흡을 하므로 1분간 복부의 움직임을 관찰함. 정상 범위는 30~60회/분이고 리듬이 불규칙함.
④ 혈압 : 혈압의 정상 범위는 수축기는 80~45mmHg, 확장기는 60~40mmHg 임.

다) 체온 관리 : 증발에 의한 열손실을 예방하기 위해 출생 후 젖은 몸을 따뜻한 수건으로 잘 닦아주고 정상 체온으로 유지될 때까지 2~4시간 동안 목욕을 시키지 않음. 신생아실의 온도는 24℃, 습도는 50~60%를 유지함.

라) 제대 관리 : 제대는 세균 성장에 좋은 배지가 되므로 제대가 떨어지는 생후 7~10일까지 제대 간호가 필요함. 깨끗하고 건조하게 유지시키며 70% 알코올 솜으로 제대와 제대 절단면, 제대 주위를 소독함. 기저귀를 채울 때는 기저귀 밖으로 제대가 위치하도록 함.

마) 눈 관리 : 출생 시 1시간 이내 임균성 결막염을 예방하기 위해 멸균 생리식염수 솜으로 양쪽 눈을 닦은 후 1% 질산은 용액, 0.5% 에리트로마이신(erythromycin) 또는 1% 테트라마이신(tetracycline) 안용액이나 안연고를 양 눈의 하안검 중간에 점안함.

바) 생리적 황달 : 신생아는 출생 후 2~3일에 황달이 시작되어 약 7일에는 정상으로 돌아옴. 생리적 황달은 신생아의 적혈구 수의 증가, 성인의 적혈구 수명(120일)에 비해 짧은 신생아 적혈구의 수명(90일), 간의 빌리루빈 흡수 저하, 초기 수유 섭취 부족으로 나타남. 빌리루빈 수치가 증가하면서 얼굴에서 시작하여 복부, 발 순으로 피부가 노랗게 관찰됨. 생리적 황달에 대한 치료는 필요하지 않음. 그러나 출생 24시간 이내 발생한 황달은 핵황달로 치료가 필요함. 핵황달은 빌리루빈 침착물로 인해 뇌에 문제가 발생할 수 있음. 광선요법은 아동을

특수한 광선에 노출시켜 빌리루빈을 담즙과 소변으로 배출시킴. 광선은 인큐베이터 위인 환아 위에 설치하여 광선에 최대한 노출될 수 있도록 기저귀만 착용함. 눈 손상을 예방하기 위해 눈에 안대를 착용시킴. 광선요법으로 불감성 체액 손실이 증가하므로 수분 섭취량은 25% 증가시킴.

사) 신생아 목욕 : 출생 후 첫 목욕은 체온이 안정된 후 시행함. 신생아의 피부는 pH 5 정도로 이를 유지하기 위해 따뜻한 물을 사용함. 목욕 중 실내 온도는 24~26℃를 유지하고 목욕물은 38~42℃의 온도로 팔꿈치 안쪽을 담가 따뜻한 정도로 준비함. 수유 전에 목욕하고 체온 저하를 막기 위해 목욕은 5~10분 이내에 끝냄.

아) 영양
① 초유 : 출산 2~3일에 분비되는 진하고 노란 물질임. 초유는 면역글로불린이 풍부하여 감염으로부터 신생아의 위장관을 보호하고 장내 정상 세균총이 자리 잡도록 돕고, 변 완화제 효과가 있어 태변 배출을 도움.
② 모유와 인공영양의 비교 : 모유는 인공영양에 비해 소화가 잘되고 모유와 인공영양 모두 지방 함량은 비슷하지만, 모유의 지방 흡수가 더 효율적임. 모유에는 비타민 A, E, C의 함량이 높지만 비타민 D의 함량은 인공영양에 비해 낮음. 모유의 철분과 칼슘의 양은 인공영양에 비해 낮지만, 흡수율이 높음.

2) 신생아 질환과 간호 보조 업무

가) 선천성 대사 이상 질환 : 태어날 때부터 어떤 종류의 효소가 없어 우유나 음식의 대사산물이 신체에 축적되어 대뇌, 간, 안구 등의 장기에 치명적인 손상을 초래함. 신생아기에는 증상이 나타나지 않고 생후 6개월 이후에 여러 증상이 나타나므로 조기 발견이 중요함. 종류는 페닐케톤 요증, 갑상샘 저하증, 호모시스틴요증, 갈락토스혈증, 선천성 부신 과형성증 등임. 정상아는 생후 2~7일경에 검사하고 미숙아나 1개월 이상 입원한 환아는 생후 7일경에 검사하고 약 1개월에 재검사함. 검사 방법은 발꿈치에서 천자 하여 검사함.

나) 미숙아에게 흔히 발생하는 합병증
① 호흡곤란증후군(초자양막증) : 폐의 계면 활성물질 부족으로 발생하는 질환임. 임신 34~36주에 폐의 표면활성 물질이 분비되기 시작하기 때문에 임신 주수가 적을수록 발생 빈도가 높음. 폐포 확장이 저하되어 출생 후 몇 시간 내에 빈호흡, 늑간퇴축, 청색증 등 저산소 혈증과 이산화탄소 증가증 등의 증상이 나타남. 신생아 출산 즉시 및 초기 몇 시간 동안 아동의 호흡곤란증후군 발병 징후를 관찰하고 상태를 평가함.
② 미숙아망막병증(수정체 뒤 섬유 증식증) : 임신 28주 미만에 1,000g 미만의 체중으로 출생한 미숙아에게 가장 흔히 발생하는 질환으로 원인은 보육기 내에 고농도의 산소 공급으로 인해 망막 혈관의 손상되기 때문임. 보육기 내의 산소 농도를 모니터링해야 함.
③ 감염성 질환 : 칸디다증
원인은 칸디다 알비칸스로 신생아와 영아의 아구창과 기저귀피부염을 일으키는 흔한 원인임. 아구창은 구강 및 인두 점막에 우유 찌꺼기 같은 흰색의 위막이 나타나고 위막을 제거하면 발적이 관찰됨. 처방된 항진균성 약품을 수유 후에 발라주고 노리개 젖꼭지와 수유용 젖병을 열탕 소독함.

다) 미숙아와 과숙아의 구분

구분	미숙아	과숙아
재태 기간	임신 37주 미만에 출생	임신 42주 이후에 출생
솜털과 피하 지방	솜털이 많고 피하지방은 적음(피하지방이 적어 정맥이 관찰됨).	솜털이 거의 없고 출생 후 피부가 수분을 잃어 피부가 벗겨지고 정맥이 관찰되지 않음.
주름	손바닥과 발바닥 주름 적음	손바닥과 발바닥 주름 있음.
생식기	• 남아 : 음낭 발달 미약 • 여아 : 음핵 돌출	• 남아 : 음낭 주름과 음낭이 관찰됨 • 여아 : 대음순으로 음핵이 덮임

나. 영아의 건강 문제

1) 영아의 간호 보조 업무

가) 예방접종 전후의 주의 사항

	예방접종 전 주의 사항	예방접종 후 주의 사항
1	오전에 의료기관을 방문함.	접종 후 20~30분 동안 의료기관에 남아서 상태를 관찰함.
2	집에서 체온 측정 후 열이 나면 예방접종을 연기함.	귀가 후 3시간 정도 상태를 주의 깊게 관찰함.
3	건강 상태를 잘 아는 보호자가 의료기관에 데리고 감.	접종 당일은 목욕이나 과격한 운동을 시키지 않음.
4	아기 수첩을 가져감.	접종 부위를 청결하게 관리함.
5	접종 전날 목욕을 시킴.	접종 후 3일 정도 관찰하고 고열, 경련 등이 발생하면 의료기관을 방문함.
6	예방접종을 하지 않는 형제는 데리고 가지 않음.	열이 날 것을 대비해 의사에게 자문을 구한 뒤 해열제를 준비해 놓음.
7	좋아하는 장난감이나 인형을 가져감.	접종한 것에 대해 칭찬과 격려해 줌.
8	거짓말로 안심시키지 않음. (예 전혀 아프지 않음)	다음 예방접종 일정을 확인함.

나) 영양

① 출생 후~6개월 : 모유를 섭취하는 동안 물이나 음료수를 섭취하지 않아도 됨. 영아는 출생 시 4~6개월간 사용할 철분을 비축하고 태어나며 모유에 있는 철분은 소량이지만 흡수가 잘 되므로 추가적인 섭취가 불필요함.

② 6~12개월 : 생후 4~6개월부터 이유식을 준비함. 이유식은 생리적인 밀어내기 반사가 사라지고 삼키는 기술이 조절되어 이유식 섭취 시 질식할 염려가 없으며 위장관이 성숙되어 알레르기를 유발할 위험이 없을 때 가능함. 새로운 음식은 모유나 인공 수유 전에 주고 한 번에 한 가지씩 새로운 음식을 첨가하며 간격을 약 1주일 정도로 하여 음식 알레르기 유무를 확인함. 고형 음식의 순서는 과일과 채소를 먹인 후 고기, 생선, 가금류, 달걀을 먹이는 것이 좋음. 4~6개월에 곡류부터 시작하고 6~8개월에 과일과 채소를, 육류 및 생선, 닭고기 등은 8~10개월에 시작하며 달걀과 치즈는 12개월에 제공함. 이유식을 제공할 때는 즐거운 시간으로 인식하도록 하고 두 가지 이상을 한꺼번에 제공하지 않음. 양은 점차 늘리며 자극적인 조미료는 사용하지 않음.

다) 낯가림과 분리불안

① **낯가림** : 6~7개월이 되면 인지 능력이 향상되고 애착이 형성되어 양육자와 낯선 사람을 구분하는 낯가림이 나타남. 낯가림은 인지 능력이 발달함에 따라 생기는 자연스러운 현상임. 낯가림을 줄이기 위해서는 영아에게 가족 외의 여러 사람을 만날 기회를 많이 제공하는 것이 좋음.

② **분리불안** : 친숙한 양육자가 잠시라도 보이지 않으면 울고 양육자와 떨어지는 데 어려움이 발생하는 분리불안은 6~12개월 영아에게 나타남. 영아 초기부터 부모와 잠깐 분리되는 경험을 통해 영아가 지나치게 심한 분리불안이 생기지 않도록 할 수 있음. 또한 부모와 떨어져 있는 동안 해가 되지 않는다는 것을 영아에게 안심시키고 부모가 반드시 돌아온다는 점을 강조하여 분리가 달성되도록 함.

라) 안전 : 새롭게 생긴 이동 능력으로 생각지 못하게 다칠 수 있으며 위험한 것과 안전한 것을 구별하지 못하여 뒤집고, 기어다니고, 걷는 영아는 사고의 위험에 놓임.

① **영아돌연사증후군** : 생후 1개월~1년 사이 영아의 사망원인 중 40~50%를 차지함. 원인은 자궁 내 저산소증, 태아 성장지연, 임신 중 흡연, 감염, 엎어 재우는 경우, 영아를 너무 더운 온도에서 두꺼운 이불로 덮어주는 것, 부드러운 침요 등임. 수시로 영아의 변화에 주의를 기울이도록 하고 위험 요인을 제거하도록 교육함.

② **이물질 흡인** : 영아는 보이는 모든 것을 입 안에 넣기 때문에 기도로 이물질이 들어갈 수 있음. 응급처치 방법으로 영아에게 5회 등 두드리기를 하고 5회 흉부 압박을 이물질이 나올 때까지 반복. 이물질이 제거되지 않고 의식이 소실되면서 반응이 없으면 심폐소생술을 시행하고 인공호흡 전 입 안에 이물질 유무를 확인함. 이를 예방하기 위해 수유 후 영아를 측위로 두고, 잘 씹을 수 있을 때까지는 땅콩과 같이 단단한 음식을 주지 않고, 한입에 먹을 수 있는 크기로 잘라 줌. 동전이나 단추 등의 작은 물체는 장난감으로 제공하지 않고 레고 조각이나 단추 같은 물건을 입에 물지 않도록 함.

마) 영아에서 자주 발생하는 질환의 간호 보조 업무

① **우유병 유치** : 영아가 우유나 주스가 들어 있는 병을 물고 잠을 자게 되면 탄수화물이 풍부한 용액이 긴 시간 동안 이(치아)에 머물러 충치를 일으킴. 우유병 유치는 중절치부터 시작하여 다른 이(치아)로 옮겨감. 밤에 우유병이 필요하다면 물을 넣어주는 것이 좋음.

② **중이염** : 주로 상기도 감염의 합병증으로 발생하며 3세 이하 아동의 유스타키오관이 짧고 넓고 수평으로 되어 있어서 이물질이 쉽게 통과함. 영아의 누워 있는 체위는 인두강 내에 액체가 고이게 되고 유스타키오관의 배액을 방해하기 때문에 감염 가능성이 커짐. 증상은 이통, 발열, 농성 분비물과 함께 아픈 귀를 잡아당기거나 비비는 행동 등을 보임. 의사의 처방에 따라 항생제를 투여하고 수유 시 눕히지 말고 세운 자세로 먹이고 호흡기 감염으로 코를 풀 때는 콧구멍 하나를 막지 않도록 교육함.

③ **기저귀피부염** : 영아기에 나타나는 대표적인 접촉 피부염의 일종으로 기저귀가 닿는 부위에 발생하는 피부염을 총칭함. 영아는 표면적이 성인보다 4배 이상 넓어 피부를 통한 흡수율이 높지만, 피부 면역은 약해 세균 감염에 취약함. 원인은 대소변에 의한 피부 마찰과 습기임. 축축한 피부는 자극에 약해 영아가 움직일 때마다 기저귀가 피부에 닿아 마찰을 일으켜 기저귀피부염을 유발함. 가려움과 통증이 있어 영아가 잠을 못 자거나 식욕을 잃을 수 있음. 자주 기저귀를 갈아주어 습기로 인한 피부 자극을 줄임. 엉덩이를 닦을 때는 물을 사용하고 완전히 건조된 후 기저귀를 채움. 비누와 파우더 사용은 삼감. 증상에 따라 의사에게 처방받은 약물을 사용함.

다. 유아의 건강 문제

1) 영양
18개월 : 유아는 먹는 데 흥미가 없는 생리적 식욕부진이 자연적으로 나타남. 유아는 감각 능력의 발달과 자의식 발달로 식성이 까다로울 수 있는데, 이 시기에는 영양가보다 식사의 즐거움과 사회적인 면에 집중하도록 안내함.

2) 대·소변 가리기
대변은 1일 1회 정도로 규칙적이고 예측하기 쉬워 12~18개월에 완수될 수 있음. 소변 가리기는 16~24개월에 식사 전이나 잠에서 깬 후 규칙적으로 일정한 시간에 소변기를 대어주고 성공하면 칭찬을 해줌.

3) 분노발작
유아의 정상 발달 반응으로 4세가 되면 사라짐. 유아의 독립성을 주장하는 수단으로 감정을 통제하지 못하거나 원하는 것을 갖지 못했을 경우 발생하며 바닥에 누워 소리를 지르고, 발로 차고, 숨이 넘어갈 듯 울기도 함. 양육자는 유아의 분노발작 시 외상을 막기 위해 유아 가까이서 안전을 확인해야 함. 그러나 유아의 관심을 끌기 위한 분노발작에는 무시하고 양육자가 설정한 규칙을 지키며 일관성을 유지하며 분노발작 행동을 다루어야 함. 유아의 분노발작이 진정되면 양육자는 유아를 안아주며 안정과 편안함을 느끼도록 안내함.

4) 급성 사구체신염
상기도와 피부의 연쇄상구균 감염이 발생한 후 급성 사구체신염이 발생함. 연쇄상구균 감염으로 인한 사구체의 염증으로 눈 주위의 부종, 단백뇨, 혈뇨, 고혈압 등의 증상이 나타남. 처방된 항생제를 투여하고 섭취량과 배설량 및 체중을 측정하며, 처방에 따라 수분 섭취량을 제한하고 적정 수준의 혈압과 소변량이 유지되는지 확인함.

XI. 노인 관련 간호의 기초

1 노인에 대한 이해

가. 노인성 질환의 특성
1) 특정 질병과 위험 인자 사이의 연관성이 없음.
2) 특정 질병에 수반되는 증상이 없거나 비전형적인 성격을 가짐.
3) 동시에 여러 가지 질병(질병의 중복성)이 있을 때가 많음.
4) 의식장애나 정신장애를 일으키기 쉬움.
5) 정상 노화와 병리 노화를 정확하게 구분하기 어려움.
6) 질환의 경과가 길고 재발률이 높음.
7) 질환의 원인이 명확하지 않아 치료가 어렵고, 만성 질환이 대부분이어서 지속된 관리가 필요함.
8) 원인의 다중성, 반응의 취약성을 갖고 있음.
9) 수분과 전해질의 균형, 즉 항상성을 유지하기 어려움.
10) 환자의 예후가 사회, 환경적인 요소에 의해서 지배되는 경우가 많음.
11) 노인 질병은 의학, 간호학, 정신 사회학, 사회 복지학 등의 다학제적 접근에 의한 치료가 필요함.

나. 노화에 따른 변화
일생에 걸쳐 경험하는 신체적, 정신적, 사회적 변화의 유형, 비율과 정도는 개인의 유전적 요인과 환경, 식습관, 건강, 스트레스, 생활 방식 등 수많은 요인에 영향을 받아서, 노화의 유형은 유사한 부분도 있으나 개인마다 독특하게 나타남.

1) 신체적 변화

	특징적 변화
세포	세포 수의 감소, 세포 내액의 감소로 총체액량 감소, 탈수
근골격계	건 반사의 감소 또는 소실, 골다공증과 골절이 쉽게 발생, 얇아진 디스크와 짧아진 척추뼈로 신장 감소와 허리 굽음. 관절의 움직임과 동작 둔화
순환기계	심박출량 감소, 체위 저혈압 유발, 부정맥 및 관상동맥질환 증가, 수축기 혈압의 증가, 혈관 탄력성 저하로 정맥류 발생, 심잡음 발생
호흡기계	코골이와 수면 무호흡증 증가, 호흡 근력 약화, 기관 내 분비물 배출 능력의 감소, 폐활량의 감소, 호흡기 감염의 위험 증가
소화기계	치주 질환 증가, 식욕과 소화 기능 감퇴, 쓴맛 이외 맛의 역치가 상승, 구내 건조증, 식도 하부 괄약근의 이완으로 트림의 빈도 증가, 소화액 분비 감소와 흡수 능력 저하로 소화불량 및 영양부족, 설사, 변비, 담석 발생 빈도 증가

	특징적 변화
비뇨기계	세뇨관 기능 감소로 단백뇨, 방광 근육이 약화와 기능 감소로 빈뇨와 긴박뇨, 야뇨증, 요실금 발생
생식기계	• 남성 – 전립샘 비대와 전립샘증으로 배뇨장애 • 여성 – 질 분비물 감소로 질 건조와 염증 및 감염 증가, 음부의 건조로 소양감, 폐경 여성 노인이 에스트로젠 요법 받는 경우 질 출혈 유발
내분비계	기초대사량 감소, 생식선 분비 감소(에스트로젠, 테스토스테론, 프로게스테론의 점진적 감소), 당대사 능력의 감소로 고혈당 발생
신경계	뇌의 크기와 무게의 감소, 반사와 인지 및 반응이 지연, 단기기억 능력이 많이 감소, 낙상의 위험 증가, 전체 수면 시간의 감소
감각기계	• 시각 – 노안과 백내장, 야맹증, 색깔 구분의 장애(특히, 파란색과 초록색), 깊이에 대한 지각이 왜곡되어 계단과 커브의 높이 판단 오류, 눈의 건조, 노인환 형성 • 청각 – 노인성 난청(8번 뇌신경의 퇴행)으로 고음 감지 장애, 평형감각 변화 • 후각 – 후각 능력 상실(80세에 최상의 기능보다 절반으로 감소) • 미각 – 쓴맛과 신맛 기능 증가, 단맛과 짠맛 둔화, 침 분비 감소 → 노인 충치 발생의 원인 • 촉각 – 동통, 온도 감지 능력의 감소 → 손상 위험성 증가
피부계	피하지방, 탄력성, 수분 감소 → 주름, 처짐과 건조 증가, 피부가 얇아짐. 노인성 반점(검버섯), 색소 감소로 은색의 모발, 털이 얇아지고 회색(코와 귀의 털은 더 두꺼워짐), 손톱과 발톱은 더 두껍고, 거칠고, 쉽게 부서짐.

2) 심리·사회적 변화

가) 에릭슨(Erikson)의 노년기 발달 과업인 통합성(integrity)은 자신의 인생 경험을 긍정적으로 보며 과거와 현재의 인생을 수용하는 것임.

나) 통합성을 가진 사람은 성숙함을 보이며 과거의 생활 유형을 수용하고 평온해하며 자아실현을 계속하면서 죽음을 수용할 수 있게 되지만, 통합성을 성취하지 못한 사람은 과거에 대한 후회와 원망을 느끼며 비현실적이고 도달하기 어려운 목표를 세우며 죽음에 대해 공포와 절망을 느끼게 됨.

다) 노인의 심리·사회적 적응을 높이기 위해서는 노인에 대한 부정적 관념을 버리고 노인의 특성을 이해하려는 태도가 필요하고, 노인이 사회의 일원으로서 소속감을 갖도록 노인에게 일할 기회를 제공하는 지역 사회의 지원 및 국가 정책이 뒷받침되어야 할 것임.

다. 노인대상자의 건강문제와 간호 보조

1) 영양 관리

노인 대상자에게 영양은 노화 현상의 발현을 가능한 한 늦추는 데 의미가 있음. 노인의 생활은 비교적 단조롭고 생리적인 변화로 식욕이 감퇴하여 실제로 식사량이 감소함. 하루의 생활에 즐거움을 부여하기 위한 식생활의 중요성은 청·장년에 비해 대단히 큼. 그러므로 개인차에 따라 기호와 습관을 존중하여 식단 작성을 해주어야 함.

가) 노인의 영양 권장량

노인은 신체 구성 성분 중 근육량은 감소하고 지방조직이 증가하며 신체 활동량이 감소하여 기초 대사율이 감소하므로 열량 필요량이 감소함. 75세 이후는 성인의 70~80% 정도의 열량이 필요하게 됨. 노인의 이(치아)상태와 식습관을 고려하여 저지방, 고단백이면서 영양이 풍부하고 섬유소와 비타민이 함유된 식품을 선택하여야 함.

① 탄수화물

우리나라의 식생활은 탄수화물 과잉 섭취의 경향이 있으므로 섭취 에너지양을 감소시키기 위해서는 총에너지의 55~65% 정도로 제공하는 것이 좋으며 단당류보다는 과일이나 채소, 현미 식품과 복합 탄수화물을 섭취하는 것이 좋음.

② 단백질

노년기에는 위액의 산도가 저하되고, 펩신 및 췌장액의 트립신, 그 밖의 단백질 소화 효소 등이 감소되어 단백질의 소화율은 감퇴하지만, 흡수율은 청장년과 큰 차이가 없어서 체중 1kg당 1g 정도의 섭취를 권장함. 노년기의 과다한 단백질 섭취는 사구체에서의 칼슘 여과를 촉진하고, 세뇨관에서 칼슘의 재흡수 감소로 배설이 증가하여 골격 손실을 가져 옴.

③ 지방

노년기에는 담즙 및 리파아제 분비가 저하되어 지방의 소화와 흡수가 다소 감퇴하므로 총에너지 섭취량의 15~30% 정도의 지방 섭취를 권장함. 참기름, 들기름, 해바라기유 등의 식물성 기름이 혈중 콜레스테롤을 저하시키므로 불포화 지방산의 섭취를 권장함. 지방의 과도한 제한은 필수지방산의 부족과 지용성 비타민의 흡수를 방해하여 영양장애를 초래할 수 있고, 과도한 섭취는 비만, 만성 질환, 노화 과정을 촉진할 수 있음.

④ 비타민이나 무기질은 노년기라고 해서 큰 변화가 없음. 폐경기 이후의 여성과 남성 노인에 있어 철분 요구량은 같으며 특히 골다공증 예방을 위하여 칼슘 섭취량을 증가시킴.

나) 노인의 식사 관리
① 규칙적으로 하루 3끼 식사와 1~2번의 간식을 섭취.
② 노인은 이(치아) 기능과 소화 기능이 저하되어 식욕이 떨어지기 쉬우므로 식품, 향료, 색깔, 모양, 온도, 향기, 재질을 다양화함.
③ 다섯 가지 기초 식품군을 골고루 섭취
④ 이(치아)가 빈약할 경우 반가공한, 유연하고 으깬 식사를 제공
⑤ 가족이나 친지들과 함께 식사하는 등 외롭지 않게 함.
⑥ 식사 전에 적당한 신체 활동을 하여 식욕을 증진시킴.

다) 영양 문제와 간호 보조
① 연하 곤란
노화가 진행되면서 식도 운동의 변화, 뇌졸중, 침 분비 감소나 의치, 불안, 구강 호흡으로 인해 구강 건조와 연하 곤란이 나타날 수 있음.
- 연하 곤란을 돕는 간호
  - 음식을 삼키기 쉽게 개인의 능력에 따라 식사의 점도를 조절하여 흡인 위험을 방지함.
  - 묽은 액체로 된 음식보다는 농도가 진한 음식을 제공함.
  - 소량씩 자주 공급함.
  - 식사 전후에는 15~30분간 앉아 있도록 함.
  - 편마비가 있는 경우 숟가락을 사용하여 마비가 없는 쪽으로 음식을 넣어줌.
  - 식사하는 동안 말을 하지 않도록 함.

② 체액 불균형
노인의 잦은 입원 원인 중의 하나인 탈수 현상은 노화로 인한 콩팥의 기능 저하, 갈증을 덜 느낌에 따른 체내 총수분량의 감소, 적절한 체액 상태에 대한 지각 감소, 요실금에 대한 두려움 등으로 나타남.
- 체액 불균형을 돕는 간호
  - 구토가 있는 경우 하루 6~8잔 정도의 물을 마시는 것이 좋음.
  - 차, 주스, 우유와 같은 음료를 마심.
  - 가능한 한 수프, 아이스크림, 과일과 같이 수분이 많은 음식을 섭취함.

③ 비만
65세 이상 노인은 표준 체중의 20% 이상이거나 체질량지수가 30 이상일 때 비만이라고 정의함. 그 이유는 청년과 노인의 정상 체지방량이 다르기 때문임.
비만의 원인은 노화에 따른 대사 감소, 활동력 저하, 제한된 사회적 접촉, 부적합한 의치, 약물 부작용 등이 있음. 노인의 과체중과 비만은 청·장년기보다 고혈압과 당뇨병과의 관련성이 적고 심혈관 질환의 위험 요인으로써 관련성도 적지만 관절염, 거동 불편, 피부 질환, 폐기능 장애 등의 1차적 원인이 되고 기동성 장애와 통증을 일으키기도 함.
비만으로 인한 문제를 해결하기 위하여 식이 제한과 함께 적당한 운동을 병행하여 체중을 감소시켜야 함.

④ 영양 결핍
노인 대상자는 질환, 투약, 알코올 중독과 남용, 구강 건강 문제, 식욕부진, 기능 제한, 재정 문제 등 여러 가지 문제에 의해 영양 결핍에 빠지기 쉬움. 이로 인하여 면역력이 떨어지거나 질환을 극복하는 기간이 지연되고 심한 경우 사망에 이르기도 함.
- 영양 결핍을 돕는 간호
  - 영양 결핍의 원인에 따라 전문가 의뢰, 사회화 증진, 영양 교육, 영양 치료, 구강 건조 예방, 식욕 부진의 치료 등 노인에게 영양 섭취를 늘리게 하는 다양한 방법을 적용하는 것이 중요함.

⑤ 변비
변비는 양성 질환으로, 단기간의 치료로 쉽게 조절될 것으로 생각되지만 만성 변비를 치료하지 않은 채로 두었을 때 분변 매복, 변 실금, 장 천공 같은 심각한 대장 합병증을 유발할 수도 있음. 연령이 증가한다고 장기능이 크게 변화하는 것은 아니며, 여러 가지 변비 유발 요인이 증가하게 됨.
- 변비를 돕는 간호
  - 정상적으로 성인은 하루에 1,500~3,000mL의 수분을 섭취함.
  - 아침 식전에 물이나 과일 주스를 마시면 도움이 됨.
  - 섬유질이 많이 함유된 식품을 섭취하도록 권장함.
  - 지나친 고섬유소 식이는 소화가 잘 안되고 위석(bezoar)을 형성할 우려가 있음.
  - TV 시청 시간을 줄이고 맨손체조나 스트레칭 등의 운동을 권장함.
  - 규칙적인 배변 습관을 위하여 아침 식전이나 식후에 화장실에 가는 습관을 들이도록 하며 배변하는 데 충분한 시간을 가짐.

⑥ 골다공증
중년 이후 골다공증의 위험도가 높은 이유는 다른 영양소에 비해 칼슘의 섭취량이 부족하며, 칼슘의 흡수율이 감소하고 소변의 칼슘 배설량은 증가하기 때문임. 여성 노인의 경우 노화와 에스트로젠 부족이 골격 손실의 큰

원인이 됨.
- 골다공증을 돕는 간호
  - 살이 부드러운 생선이나 살코기, 유제품 등 양질의 단백질 식품을 섭취함.
  - 폐경기 후 여성의 칼슘 권장량은 800mg/일으로 우유나 유제품을 섭취하지 못하는 경우 칼슘 보충제를 권장함.
  - 좋은 식습관과 체중 부하 운동을 실시하여 골다공증을 예방함.

⑦ 심리적 영양 불량증

심리적 영양 불량증(FTT : Failure to thrive)은 일상생활에 대처하면서 살아가는 능력이 약해지는 것으로 노인에게서 살아야겠다는 의지의 감소와 함께 영양 장애가 동반된 상태를 나타내는 증후군을 말함. FTT로 입원한 노인 대상자는 탈수, 인지 장애, 치매, 기동성 장애, 일상생활 활동의 어려움이 있음.
- 심리적 영양 불량증(FTT)을 돕는 간호
  - 노인 대상자의 FTT에 대하여 생리적, 사회 심리적, 영적인 면까지 분석함.
  - 노인이 처한 환경에 대한 느낌이나 걱정을 표현하도록 하여 진심으로 경청함.
  - 삶에 대한 긍정적 평가를 하도록 도움.
  - 스스로 자가 간호를 할 수 있도록 동기를 유발시킴.
  - 여러 모임에 참석하도록 사회 기관의 적절한 프로그램을 소개하며 사회단체의 서비스와 연결해 줌.

2) 안전과 환경

안전은 노년기의 삶에 있어서 매우 중요한 문제임. 안전하고 편안하면서도 사회적 관계 유지에 제한이 되지 않는 환경이 조성되었을 때 독립적인 일상생활을 위한 적절한 기능을 수행해 나갈 수 있음. 노인도 보통 성인과 똑같은 위험에 직면하게 되지만, 노화와 관련된 여러 요인으로 인하여 스스로 보호할 수 있는 능력이 감소하고 위험 요인에 대한 감수성이 증가하므로 환경적 위험 요인에 의한 피해를 더 많이 받게 됨.

가) 낙상의 위험 요인

환경적 요인	어두운 조명, 미끄러운 욕조, 높은 문지방
질병 요인	고령, 여성, 부정맥, 기립 저혈압, 낮은 시력, 약물(항경련제, 수면제, 안정제), 과거 낙상력, 비타민 D 부족
신경, 근육 요인	신경질환, 척추 변형, 약화된 근력

나) 낙상 예방법
① 일상생활에서의 예방 : 미끄럼 방지용 신발, 보행기나 지팡이의 안전한 사용, 천천히 앉고 일어서기
② 환경 요인 정비 : 적절한 조명, 미끄럽거나 손잡이 없는 목욕탕 시설 등의 점검 및 개선, 카펫 가장자리는 테이프를 붙여 바닥에 고정
③ 운동 : 규칙적인 운동으로 뼈와 근육 강화, 보조기를 사용한 보행 교육
④ 식이요법 : 적절한 영양식을 섭취하여 건강한 체중 유지

3) 수면

신체의 모든 기관을 잠시 쉬게 하고 긴장을 완화하여 피로를 예방하며 인체의 에너지를 보존해 주는 수면과 휴식은 손상된 신체를 회복시키고, 일상생활의 스트레스에 반응할 수 있는 힘을 줌. 노인 대상자에게 수면과 휴식의 변화는 생활양식을 변화시키고 주요한 기능을 조절하는 능력을 방해함.

가) 노인 수면의 특징

노인 대상자들은 흔히 일찍 자고 일찍 일어나며 젊은 사람에 비해 수면량이 줄어들고, 총 침상 시간은 길어지는 반면 수면 중에 자주 깨어나고 잠이 들 때까지 시간이 오래 걸려서 수면 효율이 떨어짐. 이러한 수면 양상의 변화는 낮 동안의 활동에 영향을 미쳐 전반적인 명료함의 감소, 피로감, 졸음, 낮잠 증가, 사고 유발 등의 원인이 되어 삶의 질을 저하시킬 수 있음.

노년기에 나타나는 정상적인 수면 단계의 변화는 NREM의 1단계 수면은 증가하고 3, 4단계 수면은 감소하며 REM 수면도 감소함. 수면 주기 중 뇌가 효율적으로 기능하기 위해 필요한 NREM의 4단계 수면과 REM 수면 단계가 줄어들기 때문에 노인은 숙면을 취할 시간이 짧아짐.

나) 노인 수면 관리
① 아침 기상 시간을 일정하게 함.
② 커피, 녹차, 홍차 등 카페인 음료를 줄이거나 오후에는 금지함.
③ 금주, 금연을 함.
④ 저녁의 과식은 숙면을 방해하므로 삼감.
⑤ 공복감으로 잠이 안 오는 경우 따뜻한 우유 등을 마심.
⑥ 편한 잠옷을 입힘.
⑦ 침실의 적정 온도를 유지하고 소음 관리를 하며, 침구 등 잠자리를 편하게 함.
⑧ 취침 전 지나치게 집중하는 일을 하지 않음.

⑨ 함께 자는 사람이 코골이, 뒤척임이 심하면 다른 방을 사용하도록 함.
⑩ 수면제나 진정제 등의 장기 복용을 금함.
⑪ 매일 규칙적이고 적절한 양의 운동을 실시함.
⑫ 낮잠을 많이 자면 밤잠을 설치게 되므로 낮잠이 필요한 경우는 오후 3시 이전에 30분 이내가 좋음.

4) 노인 학대 관리

고령화와 더불어 우리나라도 사회 보장 제도와 노인 복지 제도 등 가족 지원체계가 정착되지 않은 열악한 환경에서 장기간 의존적인 고령 노인을 수발해야 하는 성인 자녀의 부양 부담이 늘어나고 있음. 이로 인한 스트레스와 좌절감은 가족 간의 불화를 초래하고 이는 노인 학대라는 심각한 사회 문제를 가져옴.

가) 노인 학대의 정의
우리나라 노인복지법(제1조의 2)에 의해 '노인 학대라 함은 노인에 대하여 신체적·정신적·성적 폭력 및 경제적 착취 또는 가혹 행위를 하거나 유기 또는 방임을 하는 것을 말한다'라고 규정하고 있음.

나) 노인 학대의 유형
노인복지법(제1조의2 제4호)에 근거하여 신체적 학대, 정서적 학대, 성적 학대, 경제적 학대, 방임, 자기 방임, 유기 등으로 분류하고 있음.

① **신체적 학대** : 물리적 힘 또는 도구를 이용하여 노인에게 신체적 혹은 정신적 손상, 고통, 장애 등을 유발시키는 행위. 예 때림, 꼬집기, 물건 집어던지기, 신체적 구속 및 감금, 담배 등으로 화상 입힘, 난폭하게 다루기, 불필요한 약물 투여 등
② **정서적 학대** : 비난, 모욕, 위협 등의 언어 및 비언어적 행위를 통하여 노인에게 정서적으로 고통을 유발시키는 행위. 예 욕설과 고함 지름, 노인에게 말을 걸지 않거나 대답하지 않기, 비웃거나 조롱하기, 집에 들어오지 말라고 함, 외출시키지 않기
③ **성적 학대** : 성적 수치심 유발 행위 및 성폭력(성희롱, 성추행, 강간) 등 노인의 의사에 반하여 강제적으로 행하는 모든 성적 행위. [예] 성 관련 언어 표현 및 행위, 강제적인 성행위 및 강간, 성 관련 수치심을 유발하는 환경(남녀 공용 탈의실 등)]
④ **경제적 학대** : 노인의 의사에 반(反)하여 노인으로부터 재산 또는 권리를 빼앗는 경제적 착취, 노인 재산에 관한 법률 권리 위반 등 경제적 권리와 관련된 의사결정에서 통제하는 행위. 예 노인의 유언장을 허위로 작성하거나 노인이 작성한 유언장을 노인의 동의 없이 수정, 노인의 허락 없이 부동산(재산) 매매, 노인의 허락 없이 노인 명의의 은행 계좌 해약
⑤ **방임** : 부양 의무자로서의 책임이나 의무를 거부, 불이행 혹은 포기하여 노인의 의식주 및 의료를 적절하게 제공하지 않는 행위(필요한 생활비, 치료, 의식주를 제공하지 않는 행위). 예 필요한 의료 처치를 받게 하지 않음, 스스로 개인위생을 할 수 없는 노인을 방치함, 거동이 불편한 노인을 장기간 방치, 필수 생활비·생계비 지원을 하지 않음, 가출해도 찾지 않음.
⑥ **자기 방임** : 노인 스스로가 의식주 제공 및 의료 처치 등 최소한의 자기 보호 관련 행위를 의도적으로 포기 또는 비의도적으로 관리하지 않아 심신이 위험한 상황이나 사망에 이르게 하는 행위. 예 노인 스스로 치료 행위의 거부, 생존을 위해 반드시 필요한 의·식·주 관련 행위의 거부
⑦ **유기** : 보호자 또는 부양 의무자가 노인을 버리는 행위. 예 노인을 길이나 시설 및 낯선 장소에 버림, 거동이 불편한 노인을 시설에 맡기고 연락하지 않음.

다) 노인 학대의 방지 및 예방
① 노인복지법 제39조의6에서는 노인 학대 신고 의무와 절차를 정하고 있어 누구든지 노인 학대를 알게 된 때에는 노인 보호 전문 기관 또는 수사 기관에 신고할 것 의무화하고 있음.
② 노인복지법 제6조에서는 범국민적으로 노인 학대에 대한 인식을 높이고 관심을 유도하기 위하여 매년 6월 15일을 노인학대 예방의 날로 지정하고, 국가와 지방자치단체는 노인 학대 예방의 날 취지에 맞는 행사와 홍보를 실시하도록 하고 있음.

5) 우울증 관리

우울증은 복합 증후군이며 공통적으로 나타나는 자율 신경계 증상으로 피로감, 식욕부진, 체중 감소, 변비, 성적 흥미 감소가 나타나며 감정, 인지, 행동 장애 특징이 있는 정서적 질환으로 대개 기능 손상이나 즐거움 결여와 관련이 있어 방치하는 경우 신체적 질환율이나 자살률이 증가하게 됨. 노인의 우울증은 흔한 정신과적 질환이지만 정상 노화 과정은 아니며, 노인 자살의 주원인이 됨. 노인이 호소하는 신체적, 정신과적 증상의 상당수가 우울증에 해당하는 경우가 많으며 사회 비용 부담을 증가시키는 치매의 발병과도 연관성이 깊은 것으로 나타남.

노년층의 경우 치매 비슷한 우울증 증상을 보이는 가성치매(pseudodementia)가 나타날 수도 있음. 우리나라 노인의 우울증 유병률은 27%로 보고되고 있으며 노인 우울증은 남성에 비해 여성이 많으며 특히, 소득이 낮은 사람들, 독거노인 등은 우울증의 위험이 높음.

〈치매와 우울증 비교〉

구분	치매	가성치매(우울증)
발생양상	인지기능 변화가 가장 먼저 발생	감정 변화가 가장 먼저 발생
감정상태	불안정	일관되게 불쾌
치매검사(MMSE)	협조적이지만 부정확	비협조적이거나 검사받지 않음
실어증	나타나지 않음	나타남
식욕부진, 불면	없음	있음
뇌파	이상 있음	이상 없음
항우울제	효과 없음	효과 있음

가) 우울증의 원인
신체 기능 저하에 따른 허무감, 무능력감, 존재의 무가치함, 상실감, 가정과 사회에서의 역할 감소, 빈곤,
주변 사람의 질병과 사망(예 배우자나 사랑하는 가족의 상실), 죽음의 두려움과 고독감 등)

나) 우울증 치료 및 간호
① 노인의 우울증 유병률과 위험을 예방하기 위하여 평소 건강 검진 때 이 문제를 사정해야 함.
② 노인 우울증은 오래 지속되는 경향이 있지만 즉각적인 치료로 회복이 빠를 수 있음. 정신 치료와 항우울제는 다양한 정도의 많은 우울증을 완화할 수 있으며 전기 경련 요법은 다른 치료에 반응하지 않는 심각한 우울증이 있는 환자에게 효과적임.
③ 적절한 영양과 규칙적인 운동을 포함한 양질의 기본 건강 수칙은 기분에 긍정적인 작용을 할 수 있음.
④ 노인 우울증의 주원인이 되는 독거, 사회적 고립, 열악한 주거 환경, 경제적 빈곤, 학대와 방임 등에 적극적으로 개입하고 사회적 지지를 제공할 수 있는 자원, 프로그램 등에 참여하도록 지지하고 연계하는 것이 중요함.

6) 효과적인 의사소통

노인이 가진 여러 가지 형태의 감각 장애와 인지 과정의 변화, 신경학적 변화는 노인이 다른 사람들과의 상호작용에 부정적인 영향을 미치게 됨. 따라서 노인의 나이, 결혼 상태, 교육 정도, 흥미와 인구 사회학적 배경을 파악하고, 노화로 인한 생리적 변화와 청력, 시력 등에 대한 정보를 확인하여 원활한 의사소통을 위한 기술과 어휘를 고려하여 실시함.

가) 인지기능 장애가 있는 경우의 의사소통
① 시계, 달력과 같은 시각적 기구를 활용함.
② 이름과 존칭을 사용하여 주체성과 정체성을 강화함.
③ 서두르지 않고 안정된 환경을 유지함.
④ 간단하고 익숙한 단어를 사용하고 정확하게 천천히 말함.
⑤ 주변의 불필요한 자극을 제거함.
⑥ 의사소통 중에 배설, 배고픔 등의 기본 욕구 불 충족으로 인한 불안 여부를 확인하여 해결해 줌.
⑦ 노인이 적절한 단어를 떠올리지 못하면 관련 단서를 제공하여 도움.
⑧ 노인이 한 말의 내용이 사실이 아니더라도 수용함.

나) 청각장애가 있는 경우의 의사소통
① 소음을 제한하여 조용한 환경을 조성함.
② 상대방의 표정을 볼 수 있도록 밝은 곳에서 같은 높이에서 마주 보고 앉음.
③ 대화 시 고음을 피하고 천천히 분명하게 발음함.
④ 필요시 글로 써서 의사 표현함.
⑤ 대화 중에 얼굴에 손을 대거나 껌을 씹는 등의 행동을 하면 입 모양을 읽을 수 없으므로 삼가도록 함.
⑥ 짧은 문장으로 말하고, 다음 문장을 말하기 전에 약간 간격을 둠.

다) 시각 장애가 있는 경우의 의사소통
① 대화를 시작하면서 자신의 이름을 소개함.
② 주변 환경에 관해 설명하여 낯선 환경에 불안해하지 않도록 함.
③ 저기, 거기, 이것 등의 지시 대명사를 사용하지 않음.
④ 가능한 한 구체적인 사물의 이름을 사용함.
⑤ 점자와 문자 해독기의 사용이 익숙할 경우 이를 활용함.

라. 노인성 질환에 따른 간호 보조

1) 골절(fracture)

가) 골절(fracture)은 외부의 힘으로 뼈의 연속성이 완전 혹은 불완전하게 소실된 상태를 말함.
나) 노인의 골절은 낮은 강도의 외상으로 발생하며 주로 실내에서 발생함.
다) 노인이 골절에 취약한 이유는 골다공증으로 뼈가 약해져 있으며, 노화로 균형 감각이 떨어지고 낙상 시의 보

호 반사 기능도 두드러지게 약해져 있기 때문임.
- 라) 여성 노인은 골다공증으로 남성보다 골밀도가 낮으며 주로 대퇴골 근위부의 골절이 많이 발생함.
- 마) 노인 대상자가 고관절 골절로 장기간 움직일 수 없게 되면 신진대사 기능이 떨어지고 폐렴, 혈전에 의한 뇌졸중, 욕창, 영양실조 등의 합병증으로 인해 사망률이 크게 증가함.
- 바) 간호 보조
  ① 주기적으로 골절 부위의 피부 상태를 살펴 조기에 욕창의 발생을 파악하여 치료함.
  ② 노인 대상자의 장기 부동을 유발하는 고관절 골절을 예방하기 위하여 집안의 조명을 밝게 하고, 걸려 넘어질 수 있는 물건 등을 치우며 욕실의 손잡이를 설치하고 바닥에 매트를 깔고 계단을 이동할 때는 난간을 잡음.
  ③ 근력 유지를 위하여 자전거 타기, 걷기, 스트레칭 등의 규칙적인 운동을 권장함.
  ④ 석고 붕대를 적용한 경우 사지를 24~48시간 동안 상승시켜 부종을 예방하고 손가락이나 발가락을 자주 움직여서 정맥 귀환을 촉진함.

2) 욕창
- 가) 정의 : 욕창(pressure sore)은 오랫동안 뼈 돌출 부위와 침대, 의자와 같은 외부 표면 간에 압박받아 생긴 국소적인 연조직의 괴사로 모든 노인 환자, 특히 거동이 어려운 환자는 표피와 진피가 얇아지고 피하지방이 줄어들어 욕창 발생의 위험이 큼. 욕창이 자주 생기는 부위는 천골부 57%, 대전자 부위 12%, 좌골부 5%, 견갑골 순임.
- 나) 원인 : 부동, 영양 불량, 습기, 마찰력과 응전력 및 지각 감각의 손상이 있음.
- 라) 증상 : 피부의 발적, 체온 상승, 통증, 혈액 공급의 장애로 괴사가 대표적임.
- 마) 욕창의 예방적 관리
  ① 부동 상태인 환자의 대전자, 무릎, 발목의 뼈 돌출 부위가 바닥에 직접 닿지 않게 함.
  ② 베개나 쿠션을 이용하여 침대로부터 발꿈치를 올림.
  ③ 침대의 머리 부분을 최소한으로 올리며, 올리고 있는 시간도 최소한으로 줄임.
  ④ 뼈의 돌출 부위에 압박이 직접 가해지지 않도록 함.
  ⑤ 1시간 또는 2시간마다 체위 변경을 함.
  ⑥ 도넛 형태의 쿠션을 사용하지 않음(정맥 충혈과 부종을 일으켜 욕창 발생 위험이 커짐).
  ⑦ 뜨거운 물과 과도한 피부 마찰은 피함.
  ⑧ 요실금이 조절되지 않는 경우 배뇨 후 즉시 세척하고 수분 차단 크림을 사용하며, 흡수가 잘 되는 패드를 사용하여 피부에 습기가 차지 않도록 함.
  ⑨ 피부에 보습제를 사용하고 뼈 돌출 부위의 마사지는 피함.
  ⑩ 영양부족 시 칼로리, 단백질, 아연, 철, 칼슘 제제, 비타민 A, 비타민 C 등을 보충함.
  ⑪ 기동성과 활동 상태의 유지 혹은 증진을 위한 재활 프로그램을 제공함.

3) 요실금(urinary incontinence)
정상적으로 콩팥에서 생성된 소변은 요관을 통해 방광에 모여 요의를 느끼게 되고 이것을 뇌에서 명령하여 방광을 수축하고 요도의 괄약근이 이완되면서 소변이 배출됨. 요실금은 본인의 의지와 관계없이 소변이 유출되는 것으로 요도 괄약근 조절 장애로 발생하며 남성보다 여성에게 더 흔하고 노인에게서 많이 발생함.

- 가) 요실금의 유형
  ① 복압성(스트레스성) 요실금 : 재채기, 웃음 등 갑작스러운 복압 상승 시 골반 저근의 약화로 소변의 유출이 발생함.
  ② 절박성(긴박성) 요실금 : 요의를 느끼고 화장실에 도착하기 전 불수의적인 소변의 유출이 발생함.
  ③ 기능성 요실금 : 비뇨계의 원인이 아니라 기동성 장애나 환경적인 이유로 발생하는 요실금임.
  ④ 일류성 요실금 : 요로 폐쇄 등으로 방광에 소변이 가득 차 있으며 적은 양의 소변이 지속적으로 새어 나오는 요실금임.

- 나) 치료 및 간호 보조
  ① 케겔 운동(골반 저근 운동) : 허벅지나 복부, 둔부와 같은 근육이 아닌 골반 저근만 수축과 이완을 반복함. 소변의 흐름을 멈출 때 당겨 올라가는 근육이 골반 저근임을 교육하고 생활 속에서 꾸준히 운동하도록 함.
  ② 방광 훈련 : 규칙적으로 배뇨하게 하고 실금을 하지 않는 범위 내에서 배뇨 시간 간격을 점점 늘려 감.
  ③ 낮에는 수분 섭취를 격려하고 밤에는 수면 장애를 예방하기 위해 섭취를 제한함.
  ④ 알코올, 매운 음식, 카페인 등 방광을 자극하는 음식을 줄이고 변비를 예방함.
  ⑤ 금연하고 적정 체중을 유지하도록 함.

⑥ 피부 간호 : 소변의 자극적인 성분으로 인해 피부 손상이 일어날 수 있으므로 항상 건조하고 청결하게 유지함.

⑦ 심리적 지지 : 요실금으로 자존감이 저하되고 사회생활에서 위축될 수 있으므로 우울감을 호소하는지 관찰하고 지지함.

4) 관절염

가) 류머티즘성 관절염(RA : Rheumatoid Arthritis)

① 정의 : 활막 관절(윤활 관절) 내의 결합 조직에 염증성 변화를 불러오는 자가 면역 질환으로 가장 흔한 관절염의 형태임. 발생 빈도는 여성이 남성보다 2~3배 정도 높으며 모든 나이에서 발생하지만 나이가 들수록 발생률이 증가하며 40~60대의 발생 빈도가 높음.

② 원인 : 바이러스나 미생물에 의한 감염설과 대사장애나 호르몬의 부조화설이 있으나 확실하지 않음. 활액막 내의 림프구 증가와 면역 글로불린(IgG)에 대한 자가 항체인 류머티즘 인자가 혈장 내에 존재하는 자가 면역설이 유력함.

③ 증상 : 염증 증상인 열감, 부종, 통증 및 관절 강직, 운동 제한이나 기능 상실이 나타나며, 관절은 아침에 강직이 심하고 기상 후 30분이 지난 후 부드러워짐. 관절의 통증과 부종은 관절에만 국한하지 않고 근육, 인대, 건으로 퍼지며 날씨가 습하거나 과로, 피로가 있으면 증상이 악화함.

④ 주요 이환 관절
- 손가락 관절과 발의 중족지 관절과 같은 소 관절이 영향을 받음.
- 점차 손목 관절, 팔꿈치 관절과 어깨 관절, 대퇴 관절, 무릎 및 발목 관절도 증상이 나타남.

⑤ 치료 및 간호 보조
- 약물요법 : 비스테로이드 소염제, 진통제, 항류머티즘제제와 면역억제제, 근육 이완제
- 비약물 요법
- 침상 안정 : 매트리스는 단단해야 하며 굴곡 기형을 예방하기 위해 체위를 자주 변경함.
- 냉요법 : 외상 후의 통증을 경감하고, 강직 완화, 부종 감소에 도움이 됨.
- 수치료 : 몸의 모든 부위에 열을 전달해 주는 역할을 하며 수중 마사지 등의 수중 운동이 효과적임.
- 마사지 : 통증 완화를 위해 사용하며 두드리기, 주무르기, 원을 그리며 마찰하기 등을 시행함. 급성기에는 혈전 정맥염이나 피부 통증을 초래하므로 마사지를 금함.
- 영양 관리 : 칼슘을 보충할 수 있는 우유 및 비타민을 권장하고 비만 예방을 위해 지방 섭취를 제한함.
- 운동 관리 : 관절에 힘을 많이 주는 운동은 피하고 맨손체조 같은 가벼운 운동을 시행함. 운동 시행 전에 온열 요법 등의 물리 치료를 통하여 통증 감소, 혈액순환 증진, 부종과 강직을 경감할 수 있음.

나) 골관절염(OA : Osteoarthritis)

골관절염은 체중 부하와 관련된 고관절, 무릎관절, 경추 및 요천추, 손가락 근위지 관절에 나타나며, 류머티즘 관절염과는 달리 피로나 열은 발생시키지 않으며 기관 침범도 없음.

① 정의 : 관절을 보호하는 연골의 점진적인 손상이나 퇴행성 변화로 관절을 이루는 뼈와 인대의 손상 및 염증과 통증이 생기는 질환이며, 연령이 증가함에 따라 발생이 증가하는 퇴행 관절염임.

② 원인 : 원인은 잘 알려지지 않았으나 나이, 선천적 기형, 유전, 물리적 긴장, 외상, 비만, 골격기형, 신경, 내분비, 혈액학적 질환, 약물과 관련이 있음. 폐경기 이후 에스트로젠 감소와 관련이 있는 것으로 추측됨. 비만은 노인 여성의 무릎 골관절염의 위험을 증가시키는 인자임.

③ 증상 : 관절의 종창이나 관절 주위의 압통, 운동하면 쉽게 피곤해지고 특히 앉는 것이 어려움. 관절 사용 후에 한 개 또는 두 개의 관절 강직을 호소하며 쑤시는 듯한 통증을 동반함.

④ 치료 및 간호 보조

골관절염의 치료 목표는 통증과 염증 조절, 장애 예방, 관절 기능의 유지 및 향상임.
- 휴식과 안정 : 변형된 관절의 장애를 예방하기 위해 적절한 안정이 요구되나 지나친 휴식은 근육의 위축을 초래하므로 주의함.
- 체중 관리 : 체중 감량이 증상의 개선에 도움이 되나 뼈와 관절에 적절한 영양공급이 필요하므로 균형 잡힌 식사가 권장됨.
- 운동 : 체중이 부하 되지 않는 운동을 시행함. 관절 주변을 강화하는 수영이나 고정식 자전거 타기 등이 필요함.
- 열 요법과 냉요법 : 열 요법은 강직을 완화하는 데 효과적이며 냉요법은 급성 염증 반응이 있을 때 적용함.

⑤ 예방 활동
- 저지방, 저염 식이를 유지하고 정상 체중을 유지함.
- 칼슘 및 비타민 D, 녹황색 채소, 간, 곡류, 과일 섭취를 증가시킴.
- 카페인은 칼슘 배설을 촉진하므로 과다하게 섭취하지 않음.
- 과다한 단백질은 칼슘 손실을 유발하므로 단백질의 섭취를 조절함.
- 유산소 운동이나 관절 주변 근육을 강화하는 저항 운동을 시행함.
- 나쁜 자세나 습관, 무리한 운동 등 관절에 무리가 가는 일은 피함.

5) 치매(dementia)

가) 정의 : 치매(dementia)란 여러 가지 원인의 뇌 손상 때문에 인지 기능(기억, 인식, 추리, 판단, 시간, 장소, 사람을 인식하는 능력)을 상실하여 일상생활을 수행할 수 없게 되는 것을 말하며, 주로 노년기에 많이 나타남. 치매의 종류에는 알츠하이머병이라 불리는 노인성 치매와 중풍 등으로 인해 생기는 혈관성 치매가 있으며, 그 밖에 다양한 원인에 의한 치매가 있음.

나) 원인 : 알츠하이머병은 원인 미상의 신경 퇴행성 질환으로 전체의 50~60%를 차지하는데, 뇌의 혈액순환 장애에 의한 혈관성 치매가 20~30%를 차지함.

다) 증상 : 치매는 오랜 기간에 걸쳐 서서히 진행되어 전반적인 지적 능력의 감퇴가 발생하지만, 의식은 흐려지지 않는 것이 특징임. 전반적인 지적 능력 저하는 기억력 장애, 사고 장애, 시·공간 능력 장애와 의욕 및 정동 장애(우울, 불안정한 감정, 흥분, 공격성), 인격 변화, 섬망, 망상 등의 정신 증상을 나타냄.

〈혈관성 치매와 알츠하이머병 치매의 차이점〉

	알츠하이머병 치매	혈관성 치매
발병과 악화 과정	점진적	급작스러운 발병, 계단식 악화 과정
초기 증상	기억력 장애가 두드러짐.	인지기능의 심한 장애 (실행 기능, 언어 장애)
신경학적 이상	병이 상당히 진행한 후 나타남.	초기부터 동반됨. (걸음걸이의 불안정, 요실금)

라) 치매의 진단 : 다른 질환과의 감별 및 치매 진단을 위해서는 병력 청취, 신체 사정, 신경 심리 검사, 뇌 영상 촬영, 혈액검사와 전문가의 종합적인 판단을 해야 함.

마) 예방 및 간호 보조

치매의 초기 단계에서는 단순히 노화에 의한 인지기능 장애로 오인하므로 치매가 상당히 진행된 후 병원을 방문하는 경우가 많음. 그러므로 치매의 치료에서 가장 중요한 것은 뇌 손상이 가벼운 초기 단계에 진단받고 가능한 한 조기 치료를 받는 것임. 치매 환자의 비약물적 요법으로는 지지적 정신 치료, 행동 치료, 회상을 통한 인지 치료 및 다양한 인지 재활 훈련 프로그램 등이 있음.

① 치매 노인 돌봄을 위한 일반적인 간호 보조
- 대상자의 안전을 위협하는 요인을 확인하여 안전을 확보함.
- 안전하고 익숙하며 단순한 환경에서 생활하도록 환경을 조성함.
- 효과적인 의사소통을 위하여 신체 간호를 제공함.
- 일과표를 만들어 일과표에 따라 일관되고 반복적인 생활을 하도록 하며 일상생활에서 최대한 잔존 기능을 활용하도록 함.

② 치매 노인과 의사소통 방법
- 칭찬과 격려하는 좋은 말을 함.
- 자존심을 건드리지 말아야 하며, 가르치려 들지 말고 이성적인 성인으로 대함.
- 천천히 치매 환자가 말하는 속도에 맞추어 말함.
- 치매 환자가 알아들을 수 있는 쉬운 단어를 사용함.
- 짧은 문장을 명확하게 말함.
- 구체적으로 말함.
- 복잡한 판단이나 기억이 많이 필요한 사실을 물어보지 않음.
- 대답은 충분히 기다림.
- 치매 환자가 틀렸다고 지적하지 않음.
- 자신의 실수를 반복해서 떠올리는 것은 치매 환자를 의기소침하게 만듦.
- 한 번에 하나씩 묻고 설명함.

③ 치매 노인의 식사 돕기
- 사용하는 그릇은 사발이나 플라스틱 제품이 좋음.
- 식탁 위에 소금이나 간장 같은 양념을 두지 않음.
- 음식을 잘게 잘라 부드럽게 조리하여 쉽게 먹을 수 있도록 함.
- 잠이 오거나 초조해하는 경우 식사를 제공하지 않음.
- 뜨거운 것에 대한 판단력이 부족함으로 음식 온도는 미리 확인하여 제공함.
- 약간 무거운 숟가락을 사용하여 숟가락을 쥐고 있다는 사실을 기억하게 함.

- 한 가지 음식을 먹고 난 후 다른 음식을 제공함.
- 식사 보조를 할 때 한 번에 조금씩 제공하고 음식을 삼킬 때까지 기다려줌.

④ 치매 노인의 배설 돕기
- 방과 화장실이 가까이 있도록 함.
- 화장실에서 옷을 쉽게 벗을 수 있도록 고무줄 바지를 입도록 하고, 세탁하기 편하고 빨리 마르는 옷감이 좋음.
- 대소변을 잘 가렸을 때는 칭찬을 하고 실금을 한 경우에는 "괜찮다"라고 말함.
- 하루 식사량과 수분 섭취량을 일정하게 유지함.
- 배뇨 곤란 시 야간에 수분 섭취를 제한함.
- 요실금이 있는 경우 계획된 배뇨 스케줄에 따라 배뇨 훈련을 시행해 봄.

⑤ 치매 노인의 개인위생 돕기
- 미리 목욕물 온도를 확인함.
- 필요한 물품을 모두 준비하여 목욕을 시작함으로 치매 노인 혼자 욕실에 머무르게 하지 않음.
- 피부가 접히는 부위를 깨끗하게 씻고 목욕 후 물기를 잘 닦아주고 건조함.
- 의치는 하루에 6~7시간 정도 제거하여 잇몸에 무리가 가지 않게 함.
- 옷을 순서대로 입지 못하는 경우 속옷부터 차례로 정리해 둠.
- 단추를 제대로 채우지 못하는 경우 단추 대신 부착용 접착 천으로 된 옷을 준비함.
- 자기 옷을 구분하지 못하는 경우 옷 라벨에 이름을 써 둠.

⑥ 치매 노인의 문제 행동 돕기
- 반복적 질문이나 행동
  - 크게 손뼉을 쳐서 관심을 바꾸는 소음을 내거나 치매 노인이 좋아하는 음식을 제공함.
  - 좋아하는 노래를 함께 부르거나 과거의 경험 또는 고향과 관련된 이야기를 나눔.
  - 단순하게 할 수 있는 일거리를 제공함. (예 콩 고르기, 나물 다듬기, 빨래 개기 등)
- 음식 섭취 관련 문제 행동
  - 식사를 했는데 밥을 달라고 하는 경우 "방금, 드셨는데 무슨 말씀이세요"라고 대상자의 말을 부정하면 혼란스러워하므로 "지금 준비하고 있으니까 조금만 기다리세요"라고 친절하게 말함.
  - 금방 식사한 것을 알 수 있도록 먹고 난 식기를 그대로 두거나 매 식사 후 달력에 표시하도록 함.
- 수면 장애 시 간호 돕기
  - 낮 동안 산책과 같은 야외활동을 통해 신선한 공기를 접하면서 운동하도록 도움
  - 소음을 최대한 없애고 적정 실내 온도(침실 온도 20~22℃)를 유지함.
  - 오후나 저녁에는 커피나 술과 같은 음료를 주지 않음.
- 배회 시 간호 돕기
  - 단순한 일거리를 주어 배회 증상을 줄이거나 집안에 배회 코스를 만들어 둠.
  - TV나 라디오를 크게 틀어 놓지 않으며 집안을 밝게 함.
  - 고향이나 가족에 관한 대화를 나누어 정서적인 불안에 의한 배회의 관심을 다른 곳으로 돌림.
- 의심·망상·환각 시 간호 돕기
  - 잃어버린 물건에 대한 의심을 부정하거나 설득하지 말고 함께 찾아보도록 함.
  - 치매 노인이 물건을 두는 장소를 파악해 놓음.
  - 동일한 물건을 잃어버렸다고 자주 의심하는 경우 미리 같은 물건을 준비해 두었다가 잃어버렸다고 주장할 때 내어놓아 안심시킴.
- 가벼운 야간 섬망 시는 방을 밝게 하고 따뜻하게 해주고, 심각한 수준이면 본인의 에너지 소모가 심하고 주변 사람들에게 위험할 수 있으므로 전문가의 진료를 받도록 함.
- 파괴적 행동 시 간호 돕기
  - 이상행동 반응을 보일 때 조용한 장소에서 쉬도록 함.
  - 치매 노인이 당황하고 흥분되어 있음을 이해한다고 표현함.
  - 일상적인 생활에 대하여 자상하게 설명을 반복하고 신체적인 요양 보호 기술을 적용할 때마다 도와주는 행동을 말로 표현함.
- 석양 증후군 시 간호 돕기
  - 해 질 녘에 충분한 시간을 가지고 치매 노인과 함께 있도록 함.
  - 치매 노인이 좋아하는 소 일거리를 주거나 애완동물과 함께 즐거운 시간을 갖게 함.
  - 낮 동안 움직이거나 활동하게 하고, 밖으로 나가서 산책함.

XII. 응급 관련 간호의 기초

1 기본 응급 간호 돕기

가. 응급처치 개요

우리나라의 응급의료법 제17786호, 제2조 응급환자의 정의는 질병, 분만, 각종 사고 및 재해로 인한 부상이나 그 밖의 위급한 상태로 인하여 즉시 필요한 응급처치를 받지 아니하면 생명을 보존할 수 없거나 심신에 중대한 위해가 발생할 가능성이 있는 환자 또는 이에 준하는 자로서 보건복지부령이 정하는 자를 말함. '응급의료'란 응급환자가 발생한 때부터 생명의 위험에서 회복되거나 심신상의 중대한 위해가 제거되기까지의 과정에서 응급환자를 위하여 하는 상담·구조·이송·응급처치 및 진료 등의 조치를 말함. "응급처치"란 응급의료 행위의 하나로서 응급환자의 기도를 확보하고 심장 박동의 회복, 그 밖에 생명의 위험이나 증상의 현저한 악화를 방지하기 위하여 긴급히 필요로 하는 처치를 말함.

「응급의료에 관한 법률(시행 2017.7.26., 법률 제14839호)」, (국가법령정보센터, 2017)

1) 응급처치의 목적

- 생명을 구하거나 유지 : 출혈 부위 지혈, 기도 열기, 인공호흡 등을 실시함.
- 신체 손상 최소화, 통증 완화 : 함부로 대상자를 옮기지 말고 손상 부위를 고정하여 보호함.
- 빠른 회복 : 대상자를 안정시키고, 체온을 유지함.
- 응급 의료 기관으로 신속히 이송 : 119와 1339에 신속히 도움을 요청함.

2) 응급상황 시 고려할 점

- 자기 자신의 안전부터 확인함.
- 주변에 위험물질이 있는지 확인함.
- 주변 사람의 도움을 요청하고 혼자서 하려고 하지 않음.

3) 응급상황 시 우선 순위

- 현장 주변 환경이 안전한지 상황을 파악함.
- 환자 상태를 확인함.
- 응급한 문제에 도움을 제공함.
- 주변의 다른 사람에게 도움을 요청하고 119에 구급차를 요청함.

> **보충자료** 반드시 119에 연락하여 빨리 도움을 받아야 하는 응급 상황
> 응급의료정보센터 http://www.e-gen.or.kr 중앙응급의료센터
> - 기도폐쇄
> - 호흡곤란이나 숨을 쉬지 않는 경우
> - 심장마비
> - 심장질환이나 흉통
> - 의식이 없는 경우
> - 심한 출혈
> - 척추손상이 의심되는 경우
> - 경련 환자
> - 마비환자
> - 중독환자
> - 물에 빠졌을 때
> - 심한 화상
> - 전기 손상
> - 자살 기도
> - 분만

4) 응급상태 분류

응급 상황 시는 환자를 효과적이고 체계적으로 관리하기 위해 손상 정도 또는 중증 정도를 파악하여 우선순위를 결정해야 함. 환자 분류(triage)는 응급처치와 환자 이송의 우선순위를 결정하고 가장 효율적인 치료를 함으로써 사람의 생명을 구하기 위해서 환자의 증상을 중증도별로 구분하는 것임.

〈재난 시 중증도에 따른 응급상태 분류〉

분류	분류색	환자 중증도
긴급 (immediate)	적색(빨강)	• 최우선 순위, 가장 위급함. • 즉각적 처치를 요하는 대상자, 긴급한 대상자, 생명을 위협받는 환자, 심정지, 기도폐쇄, 쇼크, 심한 출혈
응급 (delayed)	황색(노랑)	• 이차 우선순위, 위급함. • 치료가 지연(2시간 이내)되어도 생존에 영향을 주지 않는 안전한 대상자, 개방성 골절, 흉부 상처
비응급 (minimal)	녹색(초록)	• 삼차 우선순위 • 치료 여부와 상관없이 생존이 예상되는 대상자, 경미한 손상, 보행을 해도 되는 상처, 폐쇄 골절, 염좌, 좌상
지연	흑색(검정)	• 사망, 또는 예상되는 사망 • 생존이 거의 불가능하다고 판단되는 환자나 자발호흡의 증가가 전혀 없는 환자 - 두부나 몸체가 절단된 경우 - 심폐소생술을 시도하여도 효과가 없다고 판단되는 경우

5) 응급처치의 일반적 원칙

가) 응급처치 구명 4단계

① 기도유지(호흡)
- 이물질로 인한 질식을 방지하기 위해 머리를 옆으로 돌림.
- 머리 기울이고 턱 들기 수기(head tilt chin lift maneuver) (척추손상이 의심되면 목을 움직이지 않고 턱을 들어 올리는 방법)

② 지혈(출혈)
- 직접압박 : 심한 출혈 시 가장 먼저 시행함.
- 거상법 : 출혈 부위를 심장보다 높게 들어올림.
- 지압법 : 출혈 부위에서 가까운 동맥 부위를 지압함.
- 지혈대 : 사지 출혈 시 가장 마지막에 사용하는 방법으로 지혈대 폭은 5cm 정도 되는 천을 사용하여 동맥까지 완전히 차단되도록 꽉 묶는 방법임. 상처 중심으로 심장 가까운 곳을 묶음. 괴사로 인한 절단의 가능성이 있으므로 20분마다 풀어주고 2~3분 후에 다시 묶음. 지혈대 적용 부위는 심장보다 높여줌.

③ 쇼크 예방(순환)
- 정의 : 대출혈이나 화상, 아나필락시스 등의 원인에 의해 조직의 관류가 인체 대사 요구에 미치지 못하는 비정상적인 순환 상태를 말함.
- 증상 : 창백함, 차고 축축한 피부, 저혈압, 약하고 빠른 맥박, 불안, 식은땀 등이 나타남.
- 처치 : 트렌델렌부르크 자세를 취하며, 두부와 흉부 손상 시에는 상체를 약간 올려줌. 담요 등을 이용하여 보온해 줌.

④ 상처 보호(감염 예방)
- 상처의 이물질을 제거하기 위해 수돗물이나 생리식염수로 씻어줌.
- 천이나 거즈로 씻은 부위를 대줌.
- 심하게 오염된 상처, 심한 동상, 치료하지 않은 채 오래된 상처 등은 필요시 파상풍 예방접종 함.

> **보충자료** 물을 주어서는 안 되는 응급대상자
> - 병원에 곧 도착할 대상자
> - 수술해야 할 대상자
> - 의식이 없는 대상자(질식 우려가 있음)
> - 구토 및 대출혈, 내출혈, 두부손상, 복부손상 대상자 등

2 상황별 응급 간호 돕기

가. 연부조직 손상

1) 상처의 종류

가) 폐쇄 손상

타박상(bruise)과 혈종 등과 같이 피부가 손상되지 않고 피부 이하 조직이 손상된 경우를 말함.

나) 개방 손상

피부나 점막이 손상되면서 내부 조직까지 손상된 상태로 찰과상, 열상, 자상, 결출상, 관통상, 절상 등이 있음.

2) 창상 종류에 따른 응급처치

가) 좌상(contusion)

세게 맞거나 둔한 물건 등에 부딪혀서 생긴 연부조직 손상을 좌상이라 함. 작은 혈관 파열 및 피부 아래 조직 손상이 된 부위에 압통이 나타나고 부종이 있음.

(처치)
- 냉찜질로 부종 및 통증을 감소시키고 압박하여 지혈하고 사지를 올려줌.
- 말초 부위 감각, 운동, 맥박을 관찰함.

나) 찰과상(abrasion)

피부가 거칠거나 딱딱한 면에 긁혀서 표피와 진피의 일부가 떨어져 나간 것을 찰과상이라 함. 출혈과 통증을 유발함.

(처치)
- 흐르는 물에 환부를 씻고 깨끗한 천으로 닦음.
- 더러운 이물질은 가능한 한 모두 제거하고 멸균 드레싱을 적용함.
- 필요시 파상풍 예방접종을 하고 이물질이 깊이 박혀 있거나 상처가 깊으면 담당 간호사에게 보고함.

다) 열상(laceration)

열상은 피부가 불규칙하게 찢어진 경우를 말하며 근파열과 인대파열도 열상에 해당됨. 출혈과 심한 조직 파괴가 있음.

(처치)
- 직접 압박법을 실시하고 깊은 상처를 제외하고는 상처를 세척함.
- 멸균 드레싱으로 상처를 덮어 보호하고 상처가 깊고 조직의 손상이 심하면 보고함.

라) 결출상(avulsion injury)

피부의 일부가 완전히 찢겨나간 상태이며 피하조직과 근막이 분리되어 혈액순환 부족 시 괴사가 될 수 있음. 주로 귀, 손, 손가락에 잘 생기며 심한 출혈이 있음. 완전히 떨어져

나가면 절단이라고도 함.

(처치)
- 신속하게 압박붕대로 지혈함.
- 결출된 조직은 본래 위치로 돌려놓고 잘 보존하고 붕대로 감음.
- 내장, 안구 등 돌출된 장기는 제자리에 넣지 않고 생리식염수에 적신 멸균 방포로 덮어줌.
- 절단된 신체는 청결한 거즈로 싸서 비닐 주머니에 집어넣은 다음 얼음을 채운 용기나 주머니에 넣음. 절대 얼음이나 물에 절단 부위가 닿지 않도록 주의함.

마) 자상 또는 관통상
칼이나 날카로운 물체에 찔린 상처를 말함. 찔린 물체가 심부 조직이나 장기를 손상시키므로 짧은 시간에 대량의 출혈이나 감염의 가능성이 큼.

(처치)
- 상처를 멸균 드레싱으로 감염 가능성을 줄이는 것이 가장 중요함.
- 이물질이 깊이 박힌 경우는 빼지 말고 거즈와 반창고로 고정한 후 즉시 의료기관으로 이송함.

3) 물리거나 쏘임(bites and stings)
사람, 동물, 곤충 등에 물려서 생긴 상처를 교상이라 함.

가) 개나 고양이에 물린 경우
동물에는 세균이 있기 때문에 이빨에 물리면 세균이 피부 조직 깊숙이 침투함. 이런 경우 광견병에 걸릴 수 있음. 개나 동물에 물린 경우 부종, 발적, 통증, 출혈이 생김.

(처치)
- 대상자를 안정시키고 활동을 최소화함.
  - 기도를 유지하고 호흡과 순환을 확인하고, 지혈한 다음 비눗물로 상처를 5~10분간 흐르는 물에 깨끗이 씻음. 조직 손상을 악화시킬 수 있으므로 문지르지 않음.
- 상처 부위를 심장보다 낮게 하고 상처 위쪽을 가볍게 묶어줌.
- 부목을 이용하여 고정하고 병원으로 이송함.

※ 동물에 물린 경우 증상이 당장 나타나지 않거나 가벼운 증상이 나타나더라도 병원에 반드시 이송을 하여야 함. 개는 1주일 이상 관찰한 후 광견병이 의심되면 반드시 광견병 예방주사를 맞아야 함.

나) 뱀에 의한 교상(snake bite)

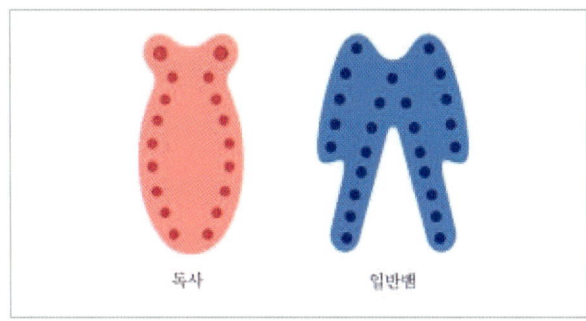

| 뱀에 물린 상처 모양 |

국내에 서식하는 뱀 중 독사는 살모사, 까치살모사, 불독사 3종류로 알려져 있음. 독사는 머리가 삼각형이며 꼬리에 두 개의 가로선이 있어 모양으로 식별이 가능함. 교사 부위는 말발굽 모양의 물린 자국 앞쪽에 두 개의 뚜렷한 잇자국이 있어 독사는 구별할 수 있음. 몇 분 내에 부종과 함께 통증이 나타나며 피가 고임. 상처에 지속적인 삼출액과 땀이 많이 나고 구토, 설사와 독이 전신에 퍼지면서 쇼크 상태가 옴.

(처치)
- 대상자를 안정시키고 움직이지 않도록 함.
- 상처 부위는 절대로 절개하거나 입으로 빨지 않음.
- 비눗물로 상처를 깨끗이 세척하고 파상풍 예방접종을 시행함.
- 물린 부위는 심장보다 낮게 하여 혈액순환을 더디게 함.
- 상처가 부어오르면서 혈액순환을 방해할 수 있는 반지나 시계는 제거함.
- 물린 부위의 위쪽을 폭 5cm 이상의 넓은 천으로 압박하거나 약하게 묶음.
- 너무 조일 경우는 혈액순환이 되지 않아 2차적 손상을 가져올 수 있으므로 주의함.
- 독이 전신에 퍼지는 것을 예방하기 위해 되도록 물을 마시지 않음.
- 뱀에게 물린 자리는 동상의 위험이 있으므로 얼음 찜질을 하지 않음.
- 병원으로 빨리 이송하도록 하고 충분한 수액을 투여함.

다) 벌에 쏘였을 경우(Bee bite)
노랑말벌에 쏘일 경우 알레르기 반응을 가장 많이 일으킴. 벌에 쏘였을 경우 인체 내에 벌침 속에 남아 있는 독액이 흡수되어 국소 반응이나 독성 반응, 아나필락시스 반응이 나타남. 과민반응은 15분 이내에 나타나며 국소 반응으로는 쏘인 부위 통증, 발적, 부종 등이 나타나고, 독성 반응으로는 구역(메스꺼움), 구토, 설사, 실신, 어지러움 등이 나타남.

(처치)
- 대상자를 안정시키고 기도, 호흡, 순환을 확인함.
- 빨갛게 부어오른 부위에 검은 점처럼 보이는 벌침을 찾음.
- 신용카드 등으로 피부를 긁어내듯 침을 제거함.
- 비눗물로 상처 부위를 깨끗이 씻어 2차 감염을 최소화함.
- 얼음 찜질을 하여 통증과 부종을 감소시킴.
- 통증을 완화하기 위해 아세트아미노펜을 투여하고 부종과 가려움증을 완화하기 위해 스테로이드 연고를 바름.
- 알레르기 반응을 관찰하고 알레르기 반응이 나타나면 병원으로 이송함.
- 입안을 쏘였을 경우는 병원에 가는 동안 얼음 한 조각을 입 안에 넣어 부종을 감소시킴.
- 암모니아나 베이킹파우더 원액을 발라 독소를 중화하고 가려움과 부종을 줄여줌.

(주의 사항)
- 핀셋이나 손톱으로 누르는 것은 독액이 밀려들어갈 수 있으므로 자제함.

> **보충자료 아나필락시스**
> - 아나필락시스란 원인 물질에 노출된 후 갑작스럽게 전신적으로 중대한 알레르기 증상이 나타나는 현상으로 호흡곤란이나 혈압 저하 등 증상이 흔히 나타나며 신속하게 조치하지 않으면 생명이 위태로울 수 있음. 식품이 가장 흔한 원인이고 병원에서는 약물에 의해 나타남.
> - 응급처치로는 에피네프린을 투여하며 그 외에 항히스타민제, 스테로이드 등을 보조적으로 사용할 수 있음.
> - 아나필락시스의 병력이 있거나 위험이 있는 환자는 '에피네프린 자가 주사기'를 반드시 휴대해야 됨.

4) 화상 · 열손상 · 냉손상
가) 화상
화상이란 뜨거운 액체나 증기 또는 물질과의 마찰 등으로 인해 피부가 손상된 상태를 말함.

① 증상
- 1도 화상 : 피부가 빨개지고 열감이 있으면 동통과 부종이 있음.
- 2도 화상 : 표피와 약간의 진피에 손상이 있고 수포가 생기고 동통이 심함.
- 3도 화상 : 진피 또는 심부 조직까지 화상을 입어 동통은 거의 느끼지 못함.
- ※ 얼굴의 화상이나 뜨거운 공기나 연기 또는 부식성 화학 물질을 흡입하였을 경우는 호흡 장애를 초래할 수 있어 위험함.

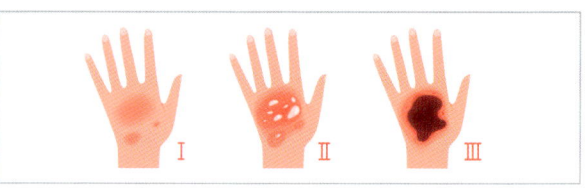

‖ 화상의 단계 ‖

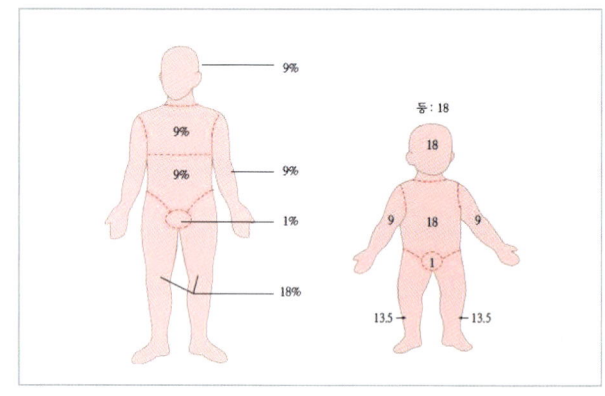

‖ 화상 범위 : 9의 법칙 ‖

② 응급처치법
- 화상 부위에 붙어 있는 옷 등은 제거하면 안 됨.
- 화상 부위가 적을 경우 열로 인한 조직 손상이 진행되지 못하도록 화상 직후 4~5℃ 정도의 찬물로 20~40분 정도 화상 부위의 온도를 낮추고 통증을 감소시킴.
- 소독 거즈로 화상 부위를 덮어주고 심장보다 높게 하여 부종을 줄임.
- 물집은 터트리지 않음.
- 로션을 바르거나 연고, 기름 같은 것은 바르지 않음.
- 부종이 생기기 전에 반지, 시계, 신발, 의복 등 압박하는 모든 장신구는 조심스럽게 제거함.
- 안면 부위 화상일 경우는 우선적으로 기도유지부터 해줌.
- 대상자를 안정시키고 중증인 경우 병원으로 이송함.

(주의 사항)
- 화학물질에 의한 화상인 경우 약품에 의해 부식 성분이 피부에 닿아 발생하며 빨리 제거하지 않으면 계속 깊이 진행되므로 신속하게 처치해야 함. 약품이 산성인 경우보다 알칼리성이 더 깊이 스며듦. 그러므로 최소한 물 세척은 20분 이상 수압을 낮게 하여 접촉한 후 1~2분 내에 실시함.
- 건조한 석회인 경우 물에 닿으면 화학반응을 일으켜 열을 발생시키므로 마른 솔로 부드럽게 석회부터 제거하고 물 세척을 함.

- 기도의 흡입 화상이나 유독가스(일산화탄소 등) 흡입에 따른 저산소증 등으로 생명에 위협이 되는 경우가 있고, 전기 감전의 경우 화상 범위는 넓지 않지만 깊이가 깊고, 심장이나 근육, 혈관, 신경 등의 손상 가능성이 있으므로 반드시 전문치료가 추가적으로 요구됨.

나) 열에 의한 손상(heat injury)

인체가 더운 환경에 노출될 경우 다양한 열손상을 초래하며, 열경련, 열사병, 열피로, 열실신으로 분류됨.

〈열성 질환〉

	열피로 (Heat exhaustion; 열탈진)	열사병 (Heat sroke)	열경련 (Heat cramp)	열실신 (Heat syncope; 일사병)
원인	직사광선에 오랜 시간 머리와 전신이 노출될 때, 전해질 불균형, 과다한 수분 부족	장시간 고온 환경에서 육체노동, 운동을 지속할 경우 체온조절중추 이상	심한 발한으로 인한 수분과 염분 손실	갑자기 뜨거운 기온에 노출되어 말초혈관이 확장되어 혈액이 다리 쪽에 몰려 나타남. 전해질 불균형, 수분 부족
증상	발한, 38~40℃ 체온상승	41℃ 이상 체온 상승, 의식장애, 피부가 뜨겁고 건조, 혈압저하, 발한이 없음, 빠른 맥박	발한, 근육 경련, 체온이 약간 상승하거나 정상	발한, 체온이 약간 상승되거나 정상, 약한 맥박, 피부가 차갑고 축축함.
응급처치	경증인 경우 경구로 수분 및 이온음료 공급, 중증인 경우 생리식염수를 정맥으로 주입, 강심제 투여	즉시 체온을 저하시킴. 찬 식염수 관장, 얼음찜질, 찬 수건으로 몸을 닦으며 바람을 불어줌.	이온음료 섭취	꼭 끼는 의복 제거, 경구로 수분 전해질 공급. 다리를 상승시키는 자세

- 서늘하고 그늘진 환경으로 대상자를 옮김.
- 기도 유지, 호흡 및 순환을 관리하고 필요시 산소를 투여함.
- 심전도를 관찰하고 전해질 불균형을 교정함.
- 주기적으로 체온을 측정하고 정상 심부체온을 유지하도록 함.

다) 냉에 의한 손상(Cold injury)

냉에 의한 손상은 온도, 노출시간, 주위 환경 등에 의해 결정됨. 온도가 낮은 저온 환경(0℃ 이하)에 장시간 노출되어 피부가 실제로 얼어버린 상태를 동상이라 함. 손상 받은 세포가 괴사되거나 정상적인 기능을 상실하게 됨. 신체 말단 부위인 손끝, 발가락, 코끝, 귀 등이 가장 잘 발생하는 부위임.

① 동상(Chilblains, frostbite)의 증상
- 1도 동상 : 부종과 충혈이 발생하고 통증이 있고 가려움이 있음.
- 2도 동상 : 부종과 충혈, 수포가 생김. 심한 통증과 피부가 벗겨지거나 출혈이 생기기도 함.
- 3도 동상 : 자줏빛 또는 출혈성 수포, 손상된 부위에 통증이 있고 감각이 사라지고 피하조직의 일부까지 괴사함.
- 4도 동상 : 근육과 골격까지 파괴되어 딱딱해지고 괴사가 일어남.

② 동상(Chilblains, frostbite)의 응급처치
- 따뜻한 곳으로 이동함.
- 혈액순환에 방해가 되는 시계, 반지, 젖은 신발, 장갑 등은 제거함.
- 꼭 끼는 옷은 제거함.
- 1도 및 2도 동상일 때는 동상 부위를 37~40℃ 정도 물에 20~40분 정도 담금.
- 피부 색깔과 감각이 돌아오면 물기를 닦고 멸균 붕대로 감아줌.
- 손가락과 발가락 사이에 멸균된 솜이나 거즈를 넣고 피부가 서로 닿지 않도록 함.
- 즉시 병원으로 이송함.

(주의 사항)
- 세포 사이 얼음 조각에 의해 손상이 더욱 심하게 진행되므로 동상 부위는 절대 문지르지 않음.
- 감염 예방을 위해 물집 또한 터트리지 않음.
- 43℃ 이상의 뜨거운 물은 오히려 화상을 입을 우려가 있음.
- 동상 부위를 불 위에 올리거나, 전기담요 등 직접 열을 가하지 않음.
- 담배는 혈관 수축을 일으키고 혈액순환을 방해하므로 절대 피우게 해서는 안 됨.
- 하지 동상 시는 걷지 못하게 하고, 궤양이 생겼으면 파상풍 예방접종을 함.

나. 근골격계 손상

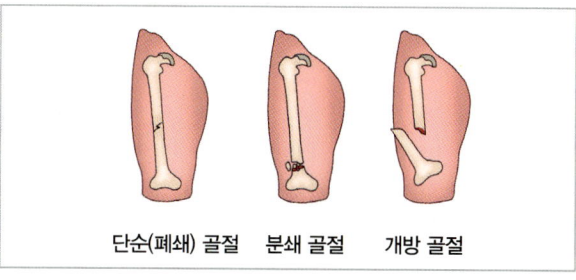

단순(폐쇄) 골절   분쇄 골절   개방 골절

| 골절의 종류 |

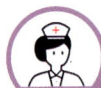

1) 골절(fracture)

골절은 완전 혹은 불완전하게 뼈의 연속성이 소실된 상태를 말하며 대부분 외상으로 인해 일어나고, 단순 골절과 복합 골절로 구분함.

가) 골절의 종류 및 증상

- 단순(폐쇄) 골절(closed fraction) : 연조직이나 피부 손상은 없이 뼈만 부러진 상태로 통증과 부종, 손상 부위 반상 출혈 및 타박상, 기능 상실, 감각 변화 등이 있음.
- 분쇄 골절(communicated fracture) : 골편수가 3편 이상 있는 골절
- 개방 골절(open fracture) : 골절된 뼈가 연부조직을 뚫고 피부 밖으로 돌출된 상태로 감염의 위험성이 높음. 통증, 부종, 기능 상실, 감각 변화, 출혈로 인한 쇼크를 동반함.
- 압박 골절(compression fracture) : 뼈의 길이 방향으로 체중과 같은 무리한 하중으로 발생함.

나) 응급처치

- 연조직 손상을 예방하고 개방 골절로 진행되는 것을 방지하기 위해 우선 부목으로 고정함.
- 출혈 시 지압법으로 출혈을 방지하고 심하면 지혈대를 사용하고 소독한 붕대로 감아줌.
- 움직이지 않도록 하고 부종을 예방하기 위해 골절 부위를 상승시켜 줌.
- 통증이 심하면 국소적 냉찜질을 하고 몸은 보온해 줌.
- 개방 골절 시는 튀어나온 뼈끝을 억지로 피부 속으로 집어넣지 않음.
- 골반 골절인 경우는 좌골신경과 장골동맥이 손상될 수 있으므로 반신마비나 점상 출혈과 혈뇨 및 빈맥, 저혈압이 나타날 수 있음.
- 고관절 골절은 전신 부목으로 고정하고 활력 징후를 자주 측정하여 쇼크를 예방함.
- 척추 골절인 경우는 머리를 들거나 일으켜 앉히거나 세우거나 걷게 해서는 안 되고 판자처럼 단단한 침상을 사용하도록 함.

2) 염좌(sprain), 탈구(dislocation)

염좌란 관절에 비정상적인 힘이 가해져서 뼈를 지지하고 있던 인대가 늘어나거나 찢어진 상태를 말하며, 탈구는 강한 충격에 의하여 관절에서 뼈가 이탈된 상태를 의미함. 염좌는 압통과 부종, 기능 장애 등의 증상이 나타나고 탈구는 열감과 통증, 부종, 기능 장애가 나타남.

가) 응급처치

- R(rest 안정) : 손상된 부위를 쉬게 함.
- I(ice 냉요법) : 부종과 통증을 완화하기 위해 냉찜질을 해줌.
- C(compression 압박) : 압박붕대로 고정함.
- E(elevation 거상) : 손상 부위를 상승시켜 부종을 완화함.
- 손상을 입은 지 48~72시간 후에는 온찜질을 해줌.
- 탈구인 경우는 가장 편안한 자세로 부목과 패드를 대고 의료기관으로 빨리 후송. 탈구는 골절이나 신경의 손상을 동반하는 경우가 많으므로 함부로 바로 잡으려 해서는 안 됨.

3) 붕대법

가) 목적

- 드레싱을 고정하고 부종을 감소하거나 방지하기 위함임.
- 골절 부위를 고정하고 상처를 보호하기 위함임.
- 드레싱을 고정하고 직접 압박을 하여 지혈하기 위함임.

나) 붕대의 종류

- 환행대(돌림 붕대, 원형 붕대: circular bandage) : 붕대 감기의 기본이며, 동일 부위를 여러 번 돌려 감는 방법으로 손목, 발목, 이마, 목, 발목 등의 드레싱을 고정할 목적으로 이용하며 붕대법의 시작과 마지막에 사용
- 경사 붕대(oblique bandage) : 붕대의 너비만큼 또는 그 이상의 간격으로 나선형으로 감는 방법으로 드레싱을 가볍게 고정하거나 부목을 고정할 때 사용
- 나선 붕대(spiral bandage) : 환행대로 감고 붕대 너비를 2/3 정도씩 겹치면서 감는 방법으로 주위 굵기가 비슷한 곳의 부목을 고정할 때 사용
- 나선 역행 붕대(spiral reversed bandage) : 팔이나 다리와 같이 굵기가 급격히 변하는 부위에 사용하는 붕대법으로 두 번 환행으로 감은 후 약 30° 각도 로 위쪽으로 비스듬히 감고 붕대의 위쪽에 왼손으로 엄지손가락을 뺀 후 붕대를 뒤집어서 돌림. 붕대 너비의 2/3 정도를 겹치면서 감아 감.
- 8자 붕대(figure of eight bandage) : 발꿈치, 팔꿈치 등 관절이나 돌출부에 이용되는 방법으로 붕대를 어슷하게 번갈아 돌려 감아 8자형으로 부위를 올려감고 내려감는 붕대법.
- 되돌이 붕대(recurrent bandage) : 환행대를 먼저하고 중앙에서 시작해서 건너가고 돌려오게 하여 손으로 눌러가며 계속 좌우를 번갈아 돌려서 전체를 덮는 방법으로 절단면이나 말단 부위에 사용

다) 주의 사항
- 혈액순환에 장애가 되지 않도록 붕대를 너무 조이지 않도록 함.
- 관절은 약간 구부린 상태에서 감고 말단 부위를 노출시켜 순환장애(청색증, 감각, 냉감, 움직임)를 관찰함.
- 붕대의 시작과 매듭은 상처 부위에 하지 않음.
- 배액이 있는 상처나 젖은 드레싱 위에 붕대를 할 때는 마르면서 수축되어 국소 빈혈을 일으킬 수 있으므로 느슨하게 감아줌.
- 말단부터 중앙으로 감아 정맥 귀환을 돕고, 뼈의 돌출 부위나 함몰 부위는 거즈나 패드를 적용함.

다. 쇼크(shock)

쇼크란 혈액순환 장애로 세포 조직 내에 산소를 충분히 공급하지 못하여 신체 각 기관의 기능 부전과 허탈이 일어나는 상태로 생명을 위협할 수 있음. 쇼크의 증상으로는 체온 하강, 혈압 저하, 청색증, 호흡수 증가, 빈맥, 심계항진, 요 생성량 감소 등이 나타나며 적절한 응급관리를 즉각적으로 수행할 수 있어야 함.

1) 쇼크의 분류 및 원인

〈쇼크의 분류 및 원인〉

쇼크의 구분		원 인
저혈류성 쇼크	저혈량 쇼크	• 실혈 : 심한 외상, 위장관 출혈, 수술, 대동맥류 파열 • 혈장 소실 : 화상, 복수, 지속적 구토, 심한 설사, 요붕증
	심장성 쇼크	• 심근 원인 : 심근경색증, 심근좌상 • 부정맥 : 서맥, 빈맥 • 좌심실 허혈, 우심실 기능 부전 • 급성 판막 질환, 혈전증
혈류 분배 장애성 쇼크	신경성 쇼크	• 척추손상, 척추마취, 심한 통증, 혈관 운동 중추 억압
	과민성 쇼크	• 아나필락틱쇼크(약물, 혈액제제, 벌독, 마취제, 음식 등)
	패혈 쇼크	• 요로감염, 폐렴, 봉와직염, 농양, 그람 음성균, 바이러스 등

2) 쇼크의 단계

가) 보상 단계
- 혈압 정상, 맥박 > 100회/min, 과다 호흡으로 $PaCO_2$의 감소, 피부가 차고 축축함.
- 소변량 감소, 의식 상태 혼돈(confusion), 호흡성 알칼리증

나) 진행 단계
- 수축기 혈압〈80~90mmHg, 맥박 > 150회/min, 빠르고 얕은 호흡
- $PaCO_2$ > 45mmHg, 반상출혈, 점상출혈, 소변량 0.5ml/kg/hr, 의식변화, 호흡 곤란
- 대사성 산증이 심해짐.

다) 불응 단계
- 혈압 상승을 위해 약물 보조 필요, 불규칙적 맥박
- 기도 내 삽관과 기계적 환기 및 산소공급 필요, 무뇨
- 황달, 투석 필요, 무의식(unconscious), 심각한 산증
- 심각한 저혈압과 저산소혈증이 나타나고, 뇌, 간, 폐, 신장 등 주요 장기가 손상되며 회복이 어려운 단계임.

3) 응급처치

- 기도 및 호흡 유지, 산소공급 : 산소 포화도를 확인하여 동맥혈 기체 분석(ABGA) 결과 PaO2가 낮을 경우 산소를 공급하고 기도를 개방하도록 함.
- 체위유지 : 혈압이 낮은 경우 변형된 트렌델렌부르크 자세를 취하도록 함. 장시간 트렌델렌부르크 자세를 취할 경우 심장에 부담이 증가하고 호흡곤란을 유발하므로 초기 쇼크 시 단시간에만 적용함.
- 정맥수액주입 : 수액을 공급하여 순환 혈량을 회복함.
- 약물사용 : 수액 요법으로 조직 관류를 교정하기 어려울 경우 약물을 정맥 내로 투여함.(교감신경 흥분제, 혈관 확장제 등)
- 대상자의 불안이나 통증을 확인하고 필요하면 약물을 투여하여 완화함.
- 체온유지 : 체온 소실을 최소화하기 위해 담요 등을 이용하여 체온을 유지함.
- 의식상태 : 의식저하의 유무를 지속적으로 사정하여 대처해야 함.
- 금식유지 : 갈증 호소 시 거즈에 물을 적셔 입술을 축여줌. 의식이 있더라도 음식이나 음료 등 어떤 것도 주지 않음.
- 대상자의 기도, 호흡, 순환 상태를 지속적으로 관찰하고 증상에 맞는 처치를 함.

라. 중독(poisoning)

중독이란 어떤 물질이 체내로 들어와 건강에 해로움을 야기하는 현상을 말함. 사고로 인한 중독 대상자의 대부분은 영·유아이며 의약품, 세제, 화장품 등 가정 내 물질로 인한 중독이며 성인은 작업 현장, 가정, 야외 등에서 동·식물 독

소, 유해 화학물질 등에 노출되는 경우나 자살 목적으로 일어남. 일반적인 중독의 증상으로는 구역(메스꺼움), 구토, 설사, 가슴과 복부 통증, 호흡 곤란, 발한, 발작 등이 나타남.

1) 일반적인 원칙

- 기도를 유지시키고 독성물질은 내장 손상 방지를 위해 구토를 금지하고 병원으로 이송하여 위 세척을 함. 독극물 섭취 2시간이 경과하였을 때는 효과가 적음. 환자를 좌측 횡와위로 눕히고 위관 삽입을 한 다음 실온의 물 또는 생리식염수로 세척액이 맑아질 때까지 최소 2L 이상 세척함. 한 번 주입하는 양은 보통 250~500mL 정도로 하여 십이지장으로 들어가지 않도록 함.
- 활성탄을 사용하여 장관 내 독물을 흡착하여 조직 내로 독물이 흡수되지 못하도록 하며 담즙 내 약물과 결합하여 장관 순환을 차단함. 활성탄은 안전하고 효과적인 위장관 정화제이며 강산, 강알칼리, 에탄올 등을 제외한 거의 모든 중독 대상자에게 투여할 수 있음.
- 중독 물질, 중독 시간, 섭취량을 확인하고 병원 이송 시 독약이 들어 있는 병이나 토물을 가지고 가는 것이 중요함.
- 금기가 아니면 구토를 유도하여 위장을 비움.

> **보충자료** 구토 금기증
> 경련환자, 임산부, 부식성 물질(강산, 강알칼리)이나 독극물을 섭취한 경우, 석유제품, 심장질환 병력자

2) 중독별 응급처치

가) 바비튜레이트 중독

- 위관 삽입 후 신속하게 물질을 제거하기 위해 위세척을 하고, 각성 효과가 있는 커피나 중추신경 흥분제를 먹여서는 안 됨.
- 금식을 유지하여 기도 흡인의 위험을 최소화하고 병원으로 이송함.

나) 쥐약 중독

- 기도를 유지하고 의식 상관없이 구토를 금지하며 병원 이송 시 반드시 쥐약 병 또는 겉 포장을 가지고 감.
- 위세척, 활성탄, 하제를 투여하고 혈액형과 교차 시험 검사를 하고 결과에 따라 수혈함.
- 필요시 비타민 K를 투여함.

다) 일산화탄소 중독

- 신선한 공기가 있는 장소로 옮기고 호흡이 정상으로 회복될 때까지 고압산소탱크를 이용하여 100% 산소를 공급함.

마. 비출혈(Epistaxis)

1) 원인

코를 손가락으로 후비거나 심하게 풀 때, 외상, 비충격 질환, 염증, 종양(비강, 부비동, 비인강 등), 동맥류, 혈액 응고 장애, 고혈압 등이 원인임.

2) 주의

- 두부 손상의 경우 코나 귀에서 출혈이 있으면 두개골 골절을 의심해야 하므로 지혈을 위한 압력을 가해서는 안 됨.
- 고혈압으로 인한 비 출혈은 후방출혈이 많아 쉽게 지혈이 되지 않을 수 있어 응급을 요할 수도 있음.
- 쉽게 지혈이 안 되는 경우 병원으로 빨리 이송함.

3) 응급처치

- 대상자를 안정시키고 의자에 편안하게 앉힘.
- 코피는 삼키지 말고 입으로 뱉도록 설명하고, 고개를 숙여 피가 코 뒤로 넘어가지 않게 함.
- 깨끗한 솜으로 코안 깊숙이 넣음(수축제가 있다면 솜에 묻혀 사용).
- 콧등을 엄지와 인지로 최소한 5분 이상 누르고 콧등이나 이마에 얼음찜질함.
- 코는 풀지 않도록 하고 구강으로 호흡하도록 교육함.
- 30분 정도 관찰 후 지혈되지 않으면 병원으로 이송함.
- 비강 심지를 사용하는 경우 24~48시간 이후 제거하므로 중간에 빼지 않도록 함.

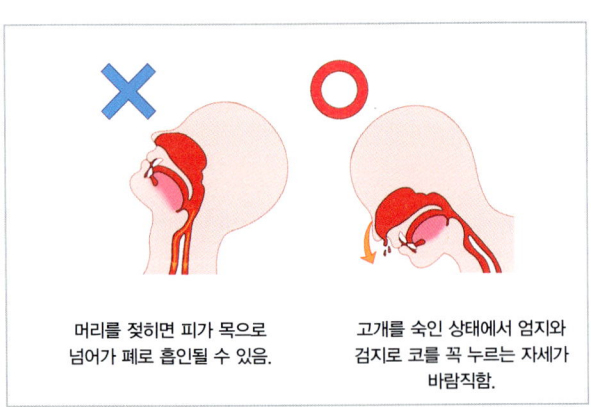

| 비 출혈 시 자세 |

제 2 편

보건간호학 개요

I. 보건 교육

1 직업윤리

가. 보건 교육의 이해

1) 보건 교육의 개념과 특성

가) 보건 교육의 개념

보건 교육은 대상자가 질병을 예방하고 건강을 지키고 향상시키는 데 필요한 지식을 배우고, 스스로가 건강을 지켜야 한다는 긍정적인 태도를 형성하며, 일상생활에서 건강에 도움이 되는 행동을 습관처럼 할 수 있도록 돕는 교육적 과정임. 보건 교육은 건강과 질병의 연속선상에서 제공되며 신체적·정서적·사회적·지적·환경적·영적 등 모든 측면의 건강을 포함하는 전문 영역이라 할 수 있음.

나) 보건 교육의 목표와 필요성

① 보건 교육의 목적과 목표

보건 교육의 목적은 건강 행위의 실천을 통한 삶의 질 향상으로 이를 위한 구체적 목표는 다음과 같음.
- 건강에 대한 기본 개념과 지식을 함양함.
- 건강에 대한 긍정적 태도를 갖춤.
- 의사소통 기술 능력을 향상시키며 의사결정 능력을 도움.
- 유용한 건강 관련 자원에의 접근성을 높임.
- 건강 실천 행위를 향상시킴.
- 예방적 건강 행위를 하도록 함.

② 보건 교육의 필요성

건강증진이 중요시되어 보건 교육의 필요성이 더욱 강조되고 있음.

㉮ 질병 구조의 변화

의료 기술의 급진적인 발전으로 질병의 양상이 급성 질환에서 만성질환으로 변화되었음. 암, 심·뇌혈관 질환의 유병률 증가는 개인과 가족뿐만 아니라 국가적으로 의료비용에 대한 경제적 부담을 주고 국민의 질을 저하시킴. 만성 질환의 대부분이 흡연, 음주, 식사 습관, 운동 부족 등의 생활 습관과 관련되어 보건 교육을 통해서 행동의 변화를 가져올 수 있음.

㉯ 인구구조의 변화

저출산과 평균수명의 증가로 노인 인구가 증가하여 고령화 사회로 진입하였음. 질병이 있는 노인에게는 질병 관리 교육이 필요하고 건강한 노인에게는 스스로 건강을 관리할 수 있는 능력이 요구되고 있음.

㉰ 건강 개념의 변화

오늘날의 건강 개념은 건강증진과 삶의 질 향상에 초점을 두고 있음. 건강에 대한 인식의 변화로 건강권이 중요시되고 질병 예방에 대한 필요성이 증대됨. 또한 대상자의 건강 문제 및 해결에 대한 알 권리와 관심이 증가하여 건강과 관련된 결정을 의료 전문가와 함께 능동적으로 하고자 하며 관련 지식과 정보를 얻고자 하는 요구도가 높아짐.

나. 보건 교육의 실시

1) 보건 교육의 내용 선정

가) 보건 교육의 내용

보건 교육의 내용은 최적의 건강 상태를 유지하기 위해 건강증진에서부터 질병 예방, 재활, 치료에 이르기까지 전반적인 건강 연속선상에서 다루어질 수 있으며 실무현장에서 대상자의 요구에 따라 달라질 수 있음.

우리나라 건강증진법(시행령 제17조)에서는 보건 교육의 내용을 다음과 같이 제시하고 있음.
- 금연·절주 등 건강 생활의 실천에 관한 사항
- 만성 퇴행성 질환 등 질병의 예방에 관한 사항
- 영양 및 식생활에 관한 사항
- 구강 건강에 관한 사항
- 공중위생에 관한 사항
- 건강증진을 위한 체육활동에 관한 사항
- 그 밖에 건강증진사업에 관한 사항

2) 보건 교육 수행 과정의 이해

가) 요구 사정

보건 교육자가 보건 교육을 수행하기 위한 첫 번째 단계는 교육을 통해 대상자가 변화되어야 할 건강 관련 문제가 무엇인가를 찾아내는 것임. 요구 사정은 자료수집 방법을 활용하여 수행이 가능하고 설문조사, 면접, 관찰 등 다양한 방법을 이용하여 알아낼 수 있음.

① **기존 자료조사** : 간접정보 수집으로 정부나 각종 관련 기관에서 발행된 보고서, 회의록, 통계자료, 연구 논문 등의 자료를 통하여 관련 정보를 수집하는 것임.
② **직접 관찰** : 직접 보고, 듣고, 느낌으로써 정보를 수집하는 것임.
③ **대상자와 면담** : 토의나 질의응답을 통하여 정보를 수집하는 것임.

④ **질문지 이용법** : 질문지를 활용하여 자료를 수집하는 것으로 구체적이고 직접적인 자료 수집이 가능함.

학습자의 보건 교육 요구를 확인하면, 다양한 요구 중에 우선적으로 시행해야 할 교육의 주제는 무엇인지 결정해야 함. 우선순위 결정 시 고려할 점은 많은 사람에게 영향을 미치는가, 건강상 심각한 영향을 미치는가, 실현 가능한가, 효율성이 높은가, 개인이나 집단, 가정과 지역사회의 관심과 자발적인 참여가 높은 문제인가를 확인하여 결정함.

나) 학습 목표 선정

학습 목표란 학습의 결과로 기대되는 행동을 말함. 전반적인 교육의 방향을 설정해 주고 안내하는 역할을 하므로 보건 교육의 계획, 수행, 평가의 기준이 됨. 보건 교육 학습 목표 설정 시 유의점은 다음과 같음.

- 행동 용어로 기술함.
- 학습자 위주로 작성함.
- 학습 후의 결과로 최종행위를 기술함.
- 한 문장 안에는 단일 성과만을 기술함.
- 구체적 학습 목표는 일반적 학습 목표의 범위 내에서 기술하며 일관성이 있어야 함.

다) 학습 내용의 선정과 조직

① **학습 내용의 선정**

정해진 시간에 무엇을 가르쳐야 할지 결정하는 것은 매우 중요함. 학습 내용을 선정할 때는 첫째, 학습 목표와 관련된 내용이어야 함. 학습 목표를 당뇨 합병증 예방으로 설정하였다면 내용은 예방과 관련된 것으로 구성하여야 하며 치료나 증상관리와 관련된 내용으로 구성하지 않음. 둘째, 균형감을 가지고 적절하게 내용을 구성함. 지나치게 광범위하지 않게 하며, 제한적이거나 너무 깊게 다루어서도 안 됨. 셋째, 누구나 알고 있는 진부한 내용을 다루지 않고 최신의 자료를 조사하여 학습 내용을 선정함. 넷째, 대상자의 건강관리를 위해 실천 가능한 내용으로 선정함.

② **학습 내용의 조직**

학습 내용을 결정한 후에는 학습을 촉진하는 방법으로 내용을 조직해야 함. 학습 내용 조직의 일반적 원리는 이미 알고 있는 것에서 모르는 것으로, 직접적인 것에서 간접적인 것으로, 구체적인 것에서 추상적인 것으로, 쉬운 것에서 어려운 것으로 이행되도록 체계적으로 배열할 필요가 있음. 이러한 조직은 학습을 쉽게 하도록 도움.

라) 학습 경험의 선정

학습 경험이란 학습활동 혹은 학습 과정임. 학습활동은 도입, 전개, 정리의 단계로 구성됨.

① **도입 활동**

교육활동을 시작하는 단계임. 대상자에게 목표를 제시하고 중요성을 설명하며 학습의 진행을 위해 대상자의 관심과 집중을 위하여 주의를 환기시킴. 새로운 것에 접근할 때 적절한 분위기를 조성하여 흥미와 동기를 유발시키는 것이 중요함. 전체 학습 시간의 10~15% 정도의 시간을 할애하는 것이 일반적임.

② **전개 활동**

본론에 해당하며 도입 활동을 통해 흥미가 유발된 분야에 대한 탐구가 시작되는 부분으로 행동의 변화가 이루어지도록 활동을 구성함. 관계없는 내용이나 필요 이상으로 예를 많이 들면 전달하고자 하는 내용의 의미를 희석할 수 있음. 정확하고 논리적이며 흥미 있는 방식으로 내용을 전달해 나가야 함.

③ **정리 및 평가 활동**

학습의 마지막 단계로 요약 및 결론 부분임. 전개에서 수행한 활동을 종합하여 설정된 목표를 이루어 나가는 단계임. 지도한 내용을 정리하고 교육한 내용에 대해 질의응답 시간을 가질 수 있음.

3) 보건 교육의 방법의 이해

가) 보건 교육 방법의 선정

보건 교육을 통해서 학습 목표에 도달하기 위해서 적절한 교육 방법의 선택이 중요함. 어떤 교육 방법을 선정할 것인가는 교육 대상자의 수, 학습 목표, 교육에 참여한 대상자들의 교육 정도, 대상자들의 선호와 기대, 교육 실시 장소 및 시설을 고려하여 결정해야 함. 학습자가 많다면 강의가 적합하고, 학습자의 수가 적다면 그룹 토론이나 역할극 등이 가능함. 학습 목표가 간단한 지식이나 이해라면 강의가 적합하겠지만, 복합적인 태도의 변화가 필요하다면 강의나 토론으로 불가능함. 학습자들의 사전 지식 정도를 고려해야 하고 학습 성향이 적극적인지 소극적인지도 고려하여야 함. 교육 대상자들이 어떤 교육 방법을 선호하는지 알아보고 교육 장소와 시설을 확인하여 교육 방법을 결정하여야 함.

① **대상자별 교육전략**

㉮ 영유아기 및 학령기

영아기의 보건 교육 대상자는 영아를 돌보는 사람임. 돌보는 사람의 건강정보 상태의 수준을 파악하

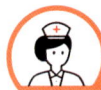

고 아기의 발달 수준과 건강 상태를 파악해야 함. 유아기의 아동은 놀이를 통해 주로 학습하고 부모 교실을 통해 부모의 자녀관리 능력을 향상시킬 수 있음. 학령전기의 아동은 집중력이 짧으므로 짧은 시간에 직접 참여하는 활동으로 교육하는 것이 유리함. 학령기 아동은 30~40분 정도 집중이 가능하므로 구체적인 교육자료를 제시하여 교육의 효과를 높일 수 있음. 설명이 필요한 경우 간단하고 구체적으로 하며 피드백을 즉각적으로 주며 칭찬을 자주함.

㉯ 청소년기

다양한 생활양식에 관한 정보와 그 결과를 알려 주고, 현재의 건강한 행동 습관은 강화시켜 주어야 함. 또한 자가 간호행위에 대한 의사결정에 적극적으로 참여함으로 효과가 커질 수 있음. 청소년이 사용하는 신조어와 은어를 이해하고 교육 시 유머를 적절히 활용하며 대상자가 성취한 것에 대하여 칭찬하여 학습을 촉진시킴. 보건 교육 시 집단토의 방법이나 문제해결 기법, 역할 놀이가 효과적임.

㉰ 성인기

성인은 가지고 있는 건강지식과 기술을 재편성하여 자기주도적으로 학습을 이행하므로 문제해결을 중심으로 교육을 진행하는 것이 효과적임. 사실을 간단명료하게 전달하고 현 상황에서 문제를 해결하는 방법을 찾아감. 학습자의 경험을 중시하고, 학습자 중심의 교육을 실시함. 의견 교환을 위한 질문을 효과적으로 활용함. 학습자와 논쟁하지 않고 스스로 학습하도록 유도함.

㉱ 노년기

노화로 인한 신체적 변화, 인지·감각·운동 수준이 저하되면서 나타나는 학습 능력의 저하 등을 고려하여야 함. 시각, 청각의 신체적 변화를 고려하여 큰 글자, 복잡하지 않은 그림, 분명한 발음으로 천천히 교육함. 새로운 개념 전달 시 충분한 시간을 갖고 시청각 자료를 부가적으로 활용하며 학습 속도를 조절하고 휴식, 이완요법 등을 병행함. 게임, 역할극, 시범, 재시범 등의 교육방법이 효과적임. 반복 학습을 통해 기억력을 증대시키며 학습자의 경험을 존중하고 따뜻하고 친절하게 대함.

나) 보건 교육 방법

① 상담(면담)

상담은 대화를 통해 대상자가 자신의 문제를 인식하고 문제의 원인을 탐색하여 스스로 문제해결 방안을 찾도록 돕는 방법임. 상담은 보건사업이 이루어지는 현장에서 가장 많이 활용되고 있는 보건 교육 방법임. 특히 건강 관련 문제는 사적인 문제이므로 상담을 통한 교육 방법이 유효하게 사용됨. 상담은 상담자와 피상담자가 대화를 통하여 변화를 유도하는 것으로 올바른 상담법을 실시하면 교육 효과가 매우 높음.

> **보충자료** 상담(면담) 시 주의 사항
> - 신뢰 관계를 형성함.
> - 비밀을 엄수함.
> - 대상자에 대한 긍정적 태도를 가짐.
> - 공감대를 형성하도록 노력함.
> - 대상자의 부정적 감정의 표시를 잘 수용하도록 함.
> - 대상자가 스스로 말할 수 있을 때까지 말이나 대답을 강요하지 말아야 함.
> - 지시, 충고, 명령, 훈계, 설득, 권고 등을 피하여야 함.
> - 대상자가 믿고 마음을 열 수 있도록 말과 태도가 일치하는 신중한 태도를 가짐.
> - 대상자가 자유롭게 의사를 표시할 수 있도록 부드럽고 조용한 상담 분위기를 조성하도록 함.

② 프로그램 학습법과 컴퓨터 활용 학습

학생이 스스로 학습할 수 있도록 고안된 것으로서, 책이나 소책자를 매체로 이용하는 경우 프로그램 학습법이라고 하고, 컴퓨터를 이용하여 자가 학습을 하는 경우를 컴퓨터 활용 학습이라고 함. 자가 학습법이므로 학습자가 자신의 학습 속도를 결정할 수 있다는 측면에서 매우 효과적인 방법임.

③ 강의법

강의법은 일반적으로 사용되는 교육 방법이며 교육자가 의사전달 방법을 통해 학습자에게 지식을 직접 가르치는 방법임. 학습자가 교육 내용에 관하여 기본적인 지식이 없을 경우, 많은 청중을 대상으로 다른 교육 방법을 적용하기 어려울 때 이용하며, 효과적인 교육이 되기 위해서는 교육자의 준비가 철저해야 하고, 조직적으로 내용 전달이 되어야 함.

④ 토의법

토의법은 학습의 결과보다는 과정을 중요시함. 주로 교육자와 학습자, 학습자와 학습자 간에 언어적인 상호작용을 통해 스스로 학습하는 방법임. 고차원적인 사고, 태도를 학습하는 데 효과적이며 특정 개념에 대해 이해력이 좋아지고 문제해결 능력을 키울 수 있음.

㉮ 패널 토의(배심 토의)

선정된 4~7명의 각기 상반되는 의견을 가진 전문가가 어떤 주제에 대하여 자신의 의견을 정해진 시간만큼 발표한 후 사회자는 문제를 소개하고 대립 의견을 청중에게 설명하여 토의를 유도하고 청중에게 질문이나 발언 기회를 제공하는 방법임. 사회자의 진행에 따라 단상 토론을 실시함으로써 이에 참여한 청중이 전문가의 토론을 들으면서 필요한 지식을 얻을 수 있고 타인의 의견을 듣고 비판하는 능력을 키우며 태도의 변화를 가져올 수 있음.

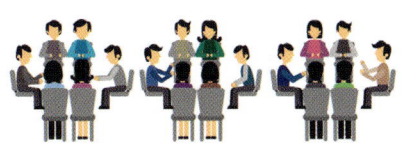

㉣ 집단토의

집단 내의 참가자들이 약 10~20명 정도가 함께 어떤 특정 주제에 대하여 자유롭게 상호의견을 교환하고 결론을 내리는 왕래식 교육방법임. 집단토의 방법은 강의와 달리 교육자가 중심이 되지 않고 학습자들이 참여하여 자유롭게 자신의 의견을 발표함으로써 의견을 모아 정리하고 부족한 부분이나 요약을 교육자가 지원함으로써 문제해결이나 변화를 유도할 수 있음.

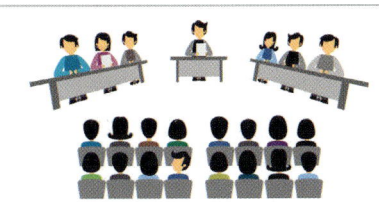

㉯ 심포지엄

폭넓은 문제를 주제로 하며 정해진 주제의 여러 면을 다루기 위해 2~5명의 전문가가 각자의 의견을 10~15분씩 발표하고 발표 내용을 중심으로 사회자가 청중을 공개토론 형식으로 참여시키는 방법임. 사회자는 발표 내용을 요약하고 질문을 다루어야 하므로 해당 분야의 전문가이어야 하며, 토의에 참가한 전문가, 사회자, 청중 모두가 특정 주제에 대해 전문적인 지식이나 정보 및 경험 등을 가지고 있는 사람이어야 함.

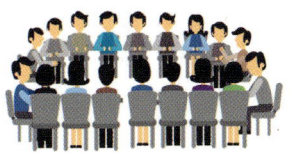

㉰ 세미나

세미나는 토의나 연구 또는 선정된 주제를 과학적으로 분석하기 위하여 전문가나 연구자들이 함께 모여 구성하는 집회임. 주제는 참여하는 교육 대상자들과 관련이 있어야 하며 참가자는 사전에 충분한 지식을 가지고 있어야 함.

㉱ 브레인스토밍

갑자기 떠오르는 생각을 종이에 기록하거나 말로 표현한 후 글로 기록하거나 기록된 문장을 정리정돈하면서 생각을 논리화하는 방법임. 이 방법은 어떤 계획을 세우고자 할 때, 창조적인 아이디어가 필요할 때, 집단 구성원들의 의견과 생각을 끌어내어 발전시키고자 할 때 사용함. 참여자들이 자유로운 분위기에서 창의적이고 다양한 의견을 제시할 수 있도록 사회자와 서기를 정하는 것이 필요하며 보통 12~15명이 한 집단에서 활동하고 일반적으로 10~15분 정도 단기 토의를 하는 것을 원칙으로 함.

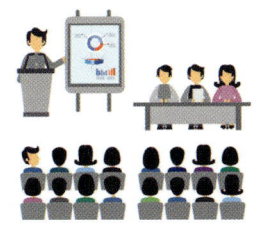

㉢ 분단토의

참여자 수가 많을 경우에 참여자를 소그룹으로 나누어 토의하는 방법임. 교육에 참가한 전원을 몇 개 분단으로 나누어서 토의하고 다시 전체 회의에서 종합하는 방법임. 각 분단은 6~8명이 알맞으며 상호 의견 교환 후에는 전체 의견을 종합하여 전체적으로 발표하며 결론을 찾음. 참여자가 많아도 의견 교환과 진행이 가능하며 모든 대상자에게 참여 기회가 제공되어 학습에 능동적으로 참여하게 됨. 그러나 소수 의견이 집단 전체의 의견이 될 수 있고 관련 없는 문제가 다루어질 수 있으므로 주의해야 하고 학습자의 성격이 소심한 경우 부담감을 느낄 수 있음.

⑤ 시범

시범은 학습 목표가 말이나 토의로는 어려운 기술의 습득인 경우 교육자가 실제로 대상자들에게 전 과정을 천천히 실시해 보임으로써 대상자가 따라서 할 수 있도록 하는 방법임. 학습자는 관찰하고 모방하며, 특별한 기술을 습득할 수 있음. 시범 교육 시 주의점은 다음

- 과 같음.
- 충분한 연습을 통해서 익숙하게 진행할 수 있어야 함.
- 사용되는 모든 기구나 물품을 대상자들이 잘 볼 수 있도록 순서대로 배열함.
- 시범을 보이는 동작과 절차를 정확하게 하며 최신의 실천 가능한 방법으로 수행하여야 함.
- 대상자들이 오류를 범하기 쉽거나 어려운 기술이라고 생각되는 부분은 반복해서 교육함.

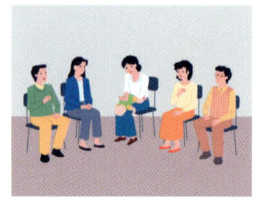

⑥ 역할극

역할극은 학습자들이 직접 실제 상황 중의 한 인물로 등장하여 연극으로 표현함. 극중 인물이 되어 건강문제나 어떤 상황을 분석하고 해결방안을 모색하면서 이러한 과정을 통해 학습목표에 흥미롭게 도달할 수 있는 교육 방법임.

⑦ 현장체험(견학)

견학은 교육장소가 일정한 강의실이 아닌 실제 현장으로 옮겨 직접 관찰을 통하여 학습을 유도함. 실제 현장을 방문하여 관찰하고 경험하여 학습하는 방법으로 교육자가 사전에 계획을 세워 목표를 명확히 하고, 구체적인 계획서와 지침서를 작성하여 사전에 필요한 행정적 절차를 밟아야 함. 교육 후에는 학습자들에게 다양한 방법으로 학습 목표 도달 여부를 확인하여 경험을 비교 분석함.

⑧ 전시 교육

전람이나 전시는 다양한 실물이나 시각적인 자료들을 한 장소에 모아 두거나 설치하여 교육적 효과를 이끌어 내는 방법임. 전시되는 자료에는 실물, 모형, 작품 등을 포함한 다양한 자료들이 활용될 수 있음. 전시나 전람이 이루어지는 장소는 보건실, 멀티미디어실, 공공기관의 전시실, 중앙 로비 등 다양한 공간에서 가능함. 자료를 보여 주는 것과 함께 해당 자료에 대한 설명 자료를 같이 전시하거나 관련 담당자가 전시되는 자료에 대하여 직접 설명하는 방법이 병행되기도 함.

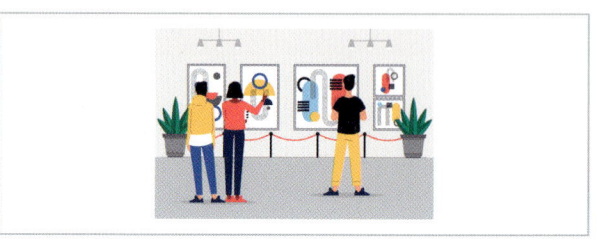

⑨ 건강 캠페인

건강 캠페인은 건강에 대한 일반적인 상식과 건강 생활을 실천하기 위한 방법이나 기술에 대한 내용을 중심으로 다수의 사람들을 대상으로 이를 인식하고 실천하기 위하여 활용하는 교육 방법임. 캠페인은 일반적으로 한 개의 주제나 이와 관련한 문제점에 초점을 두어 계획됨. 캠페인 기간은 수일에서 1개월까지 다양하며 포스터나 리플릿, 대중 매체 등의 방법을 사용할 수 있음.

〈주요 교수법의 장단점 비교표〉

방법	장점	단점
상담	• 교수-학습자 간에 상호작용으로 교육적 효과가 큼 • 개인의 비밀이나 도덕적으로 회피하기 쉬운 주제도 교육 가능 • 공간적 제약이 적음	• 시간, 인력, 비용 면에서 경제성이 낮음 • 상담자의 역량에 따라 차이가 큼 • 타인과의 교차 학습 기회가 차단됨
강의	• 단시간에 많은 양의 지식, 정보 전달 가능 • 다수를 교육할 수 있어 경제적 • 학습자의 긴장감이 적음 • 학습자가 기본 지식이 없어도 가능	• 학습자의 개인적 차이를 고려할 수 없음 • 학습자의 학습 수준과 진행 정도 파악이 어려움 • 학습자가 수동적으로 참여
토의	• 학습자가 능동적으로 참여 가능 • 적용, 이해 등의 학습 목표 달성에 효과적 • 학습자의 흥미나 가치를 개발하고 태도 변화 용이	• 많은 양의 학습 내용을 다루기에 부적절 • 교사의 계획적 진행이 어려움
시범	• 흥미 유발 가능 • 대상자 수준에 맞춰 다양하게 적용 가능 • 관련 주제에 관한 기술 습득으로 실무 적용에 용이	• 교육 준비 시간이 많이 요구됨 • 장비의 구입, 유지에 드는 비용이 필요
역할극	• 직접 참여를 통한 흥미, 동기 유발 • 사회성 개발 • 주제에 대한 학습자의 태도 변화가 용이	• 준비 시간이 많이 요구됨 • 대상자 역할 배정이 어려움
현장학습(견학)	• 사물과 상황에 대한 관찰 능력 및 적응 능력 배양 • 흥미와 동기 유발 • 학습 내용의 현장 적용 가능	• 체계적인 계획과 준비가 요구됨 • 견학을 거부하거나 제한하는 상황이 있음 • 시간과 경비가 많이 소요됨
전시 교육	• 학습자의 흥미와 관심 유발이 용이 • 반복 교육이 가능	• 학습자의 흥미를 유발하지 못할 경우 비효과적 • 적절한 장소와 여유 있는 공간이 필요

방법	장점	단점
건강 캠페인	• 새로운 지식과 정보를 빠르게 전달 • 다수의 사람에게 주제 전달 • 학교, 보건소, 병원, 산업장 등 다양한 장소에서 활용 가능	• 일방적 전달 • 관심이 저조한 경우 비효과적

⑩ 프로젝트 방법

학습 목표를 교육 대상자에게 제시하고 그것을 소그룹이나 개인이 시간을 두고 자신이 자료를 수집하고 계획하고 시행함으로써 어떤 문제를 해결하는 데 필요한 지식, 기술, 태도를 포괄적으로 습득하게 하는 것임. 스스로 혹은 팀원들과 의사를 결정하는 과정에서 문제를 해결하는 탐구·협동 능력을 키울 수 있는 높은 수준의 학습이 유용함.

⑪ 문제 중심 학습법

문제 중심 학습은 문제에 대한 이해와 이를 해결하기 위한 논리적이고 체계적인 활동을 통하여 문제를 해결하는 방법을 학습하는 것임. 학습자들에게 제시된 실제적인 문제를 협동적으로 해결하기 위해 학습자들이 공동으로 문제해결 방안을 논의하고 개별학습과 협동학습을 통해 공동의 해결안을 마련하는 과정에서 학습이 이루어지는 학습자 중심의 학습 모형임. 실제 사례를 만나는 것처럼 가상의 시나리오를 체계적으로 구성하여 학습자들에게 단계적으로 제공하면 학습자들은 사례가 가지는 문제점을 스스로 발견하고 문제를 해결함으로 유사한 사례에 대한 통합적인 문제해결 능력을 학습할 수 있음.

⑫ 액션 러닝

액션러닝은 학습자들이 과제해결을 위해 모여서 실제 과제를 해결하거나 해결안을 도출하는 과정으로 학습자 상호간에 질문과 성찰을 통해 학습이 이루어지는 교육 방법임. 이러한 방식을 통해 학습자들은 실무경험을 통합하고 전문직관의 정립과 전문능력이 향상됨. 문제해결학습은 실제 상황과 유사한 상황을 교육적 측면에서 개발하는 반면 액션 러닝은 실제 문제를 가져와서 적용하는 차이가 있음.

⑬ 시뮬레이션 학습법

시뮬레이션은 현실과 유사한 상황을 구현해 놓고 활동에 참여하게 하는 방법임. 학습자에게 실제와 유사한 상황을 제공하고 활동을 구현해 보면서 쉽게 기억하게 하며, 실제 상황에서 적용할 수 있는 능력을 길러줌. 실제의 현장과 비슷한 상황에서 안전하고 빠르게 학습할 수 있어 태도와 기술훈련에 유용함. 학습자의 참여와 자발성을 가져올 수 있고 즉각적인 피드백이 가능함.

⑭ 사례연구

사례연구는 특정 학습 주제를 학습자에게 전달하기 위해 기존의 여러 사례들을 이용하는 방법임. 학습자는 사례를 수집, 비교, 분석하여 해결방안을 찾거나 일반적일 원리를 파악해 새로운 지식을 얻게 됨.

⑮ 블렌디드 러닝

온·오프라인 교육의 혼합으로 교육되는 것임. 전통적인 수업형태인 면대면 학습, 즉 교사에 의해 이루어지는 수업을 보조하여 전자형태의 수업을 혼합하여 진행되는 수업을 말함.

⑯ 플립 러닝

'거꾸로 학습'으로 알려진 플립 러닝은 기존의 교육방식을 바꾸어 집에서 교사가 제작한 강의를 듣고 학교에서는 교사 및 학생들과 토론하면서 퀴즈, 프로젝트 활동, 토론 등을 통해 문제를 해결하는 교육방법임. 교수자와 학습자 간의 의사소통을 강화하고 성취도가 낮은 학생들의 편차를 줄일 수 있으며 수준별 수업이 가능함. 동영상 강의를 통해 반복 학습이 가능한 장점이 있음.

⑰ 실시간 온라인 학습

온라인 학습은 컴퓨터를 활용한 환경에서 교육하는 학습방법으로 교육자와 학습자가 온라인에서 각종 자료를 매체로 상호 의사소통하면서 배우는 교육 방법임. 실시간 온라인 수업은 화상회의 프로그램이나 소셜미디어 프로그램을 통해 교육대상자를 온라인 공간에 참여하게 하여 같은 화면을 공유하고 대화하며 수업하는 형태의 교육방법임. 줌(Zoom), 구글 행아웃 미트(Google Hangouts Meet), 마이크로소프트팀즈(Microsoft Teams), 유튜브(Youtube), 인스타그램, 카카오티비 등의 프로그램을 사용하여 진행할 수 있음.

다) 보건 교육 매체

교수·학습 과정에서 교육목표를 달성하기 위하여 사용되는 모든 수단을 매체로 볼 수 있음. 교육활동 시 교육 매체를 적절하게 사용하면 새로운 정보 및 지식을 더욱 쉽게 전달할 수 있으며, 교육의 효과를 높일 수 있고, 수업이 흥미롭고 다채로워 대상자의 주의집중이 가능함. 교육 매체를 선택할 때는 학습목적과 내용, 대상자 특성, 교육환경, 매체의 특성과 이용 가능성 등을 함께 고려해야 함.

① 교육 매체의 종류

㉮ 컴퓨터

컴퓨터는 학습현장에 직접 이용될 뿐만 아니라 각종

도구를 통제하고 관리할 수 있는 능력까지 보유하고 있어 폭넓은 활용이 가능함.
ⓒ 인터넷
인터넷을 통해서 전 세계의 정보자원 탐색, 가상공간에서의 협력학습, 원격교육, 원거리 시뮬레이션 교육 등이 가능함. 이는 풍부한 정보와 다양한 배경의 지식을 무제한적으로 제공하고 끊임없이 정보를 탐색하는 과정에서 창의성과 종합적 사고를 배양할 수 있음.
ⓓ 파워포인트
프리젠테이션 작성용 프로그램을 사용하여 만들어진 교육 매체로 교육현장에서 폭넓게 사용되고 있는 매체 중의 하나임. 파워포인트로 만든 파일은 여러 장의 슬라이드로 구성되어 있는데, 각각의 슬라이드는 텍스트, 소리, 그림, 동영상 등을 모두 포함할 수 있는 멀티미디어 매체임.
ⓔ 모바일 및 스마트 기기
모바일 학습이란 이동성에 초점을 두어 휴대전화, 스마트폰, 태블릿 PC 등과 같은 휴대용 무선 전자 기기를 이용한 학습임. 모바일 및 스마트 기기는 이에 사용되는 휴대용 무선 전자 기기를 뜻함. 스마트 기기를 활용한 수업은 다양한 강점이 있음. 학생들이 쉽게 몰입할 수 있으며 학습 결과물을 자동 채점할 수 있으며 완성된 글이나 자료, 작품 등은 수집하여 아카이빙 할 수 있음. 또한 현장 체험 학습을 가지 않아도 VR, AR 콘텐츠를 활용하여 가상체험을 할 수 있음.
ⓕ 대중 매체
많은 사람에게 파급효과가 큰 TV, 라디오, 인터넷 사이트, 신문 등의 대중매체를 이용하는 방법임. 급성 감염병이나 신종 호흡기 감염병 같이 많은 사람에게 급속하게 영향을 미칠 경우 사용하면 효과적임. 시간적으로 동시에 전달이 가능하고 공간적인 제약이 없음.

② 교육 매체 활용 시 고려할 사항
- 교육 대상자 전체가 듣고 볼 수 있어야 함.
- 쉽게 구할 수 있고 조작이 간편해야 함.
- 동일한 조건의 경우는 경제성이 있어야 함.
- 교육 전에 교육매체 활용에 소요되는 시간을 고려하여 적절한 시간에 배정되어야 함.
- 선정한 교육 매체는 실제 교육에 들어가기 전에 능숙하게 사용할 수 있도록 사용 방법을 확인해야 함.

4) 보건 교육의 평가
가) 보건 교육 평가의 목적
교육 평가는 교육과정의 전 과정을 통하여 학습 목표를 기준으로 대상자들이 얼마나 배웠는지, 대상자의 행동에 변화가 있었는지를 판단하는 것으로 교육 평가의 대상은 학습자, 교육자, 교육과정, 학습환경이 포함됨. 평가를 시행하는 목적은 다음과 같음.
- 학습자가 배운 것을 수행할 수 있는지를 확인하여 학습자의 학습 정도를 이해하기 위함임.
- 학습에 대한 동기를 부여하고 학습자가 더 열심히 학습하도록 격려하기 위함임.
- 교육과정의 강점과 약점을 파악하여 개선하기 위함임.
- 평가과정이나 결과로 교육방법과 매체를 개선하기 위함임.

나) 보건 교육 평가의 유형
① 평가 시점에 따른 분류
  ㉮ 진단평가
  사전평가라 불리며, 교육을 실시하기 전에 교육대상자들이 보건 교육 주제에 대해서 갖고 있는 지식, 태도, 행동의 수준을 파악하여 학습자의 요구를 확인하는 방법임.
  - 교육 대상자의 지식수준, 태도, 흥미, 준비도, 동기부여 정도 등을 알 수 있음.
  - 대상자의 개인차를 이해하고 교육 방법을 모색하는 데 효과적임.
  ㉯ 형성평가
  교육이 진행되는 동안 교육내용, 교육방법, 교육효과 등을 향상시키기 위해 무엇을 조정하거나 추가하는 것이 필요한지를 확인하는 방법임.
  - 학습 진행 정도를 상호 교환할 수 있음.
  - 대상자의 개인차를 찾아냄으로써 개별화 교육을 실시할 수 있음.
  - 학습자의 주의집중이 강화되고, 학습 동기의 계속적 유지에 도움이 됨.
  ㉰ 총괄평가
  일정한 학습이 끝난 후 교육목표의 도달 여부를 확인하는 것이라고 할 수 있음. 보건 교육 후 대상자가 교육주제에 대한 지식, 태도, 행동의 변화가 있는지 확인하는 방법임.
  - 학습자의 학업 성취 수준을 확인할 수 있음.
  - 대상자들에게 학습결과를 알려 줌으로써 학습 의욕을 높일 수 있음.

- 실시한 교육의 장단점을 평가하여 재교육에 반영함으로 교육 수준을 향상시킬 수 있음.

② 평가 기준에 따른 분류

㉮ 절대평가(목표지향 평가)

기준에 따른 평가로 도달할 목표를 정해놓고 교육을 실시한 후 그 목표에 도달하였는가 도달되지 못하였는가를 알아보는 평가방법임. 평가의 초점이 목표 성취 정도에 있기 때문에 학습자 간에 점수를 비교하지 않음.

㉯ 상대평가(기준지향 평가)

다른 학습자와 비교하여 어느 정도에 위치하고 있는지를 평가하는 방법임. 이 평가는 개인의 상대적 위치와 우열의 파악이 가능하여 경쟁을 통해 학습 동기를 유발할 수 있음.

③ 평가 성과에 따른 분류

㉮ 과정평가

교육 프로그램이 어떻게 진행되었는지를 평가하는 것임. 보건 교육을 실행하는 과정 중 실시하는 평가로 진행 일정의 준수, 보건 교육 자원의 적절성, 효율성, 대상자들의 특성과 형평성, 보건 교육 전략 및 활동의 적합성과 제공된 서비스의 질 등을 평가함.

㉯ 영향평가

프로그램을 투입한 결과로 단기적으로 나타난 바람직한 변화를 평가함. 즉각적으로 관찰 가능한 보건 교육의 효과인 지식, 태도, 기술 및 행위의 변화를 측정함.

㉰ 성과평가

프로그램을 시행한 결과로 얻는 건강 또는 사회적 요인의 개선점들을 측정함. 보건 교육을 통해 나타난 바람직한 변화가 시간이 흐름에 따라 긍정적으로 나타난 효과를 평가함. 보건 교육 대상 집단의 생리학적 측정지표, 유병률, 사망률, 삶의 질 향상 등을 평가하는 것임.

다) 보건 교육 평가 방법

① 질문지법(설문지법)

교육성과를 고려하여 만든 문항들로 질문지를 구성하여 평가하는 방법으로 질문(설문)에 대해 이해할 수 있는 사람에게 적용할 수 있음. 이 방법은 지적 영역의 학습을 평가하는 데 적합함.

② 구두 질문법

대상자의 변화를 즉각적이고 정확하게 측정할 수 있는 평가 방법임. 평가를 위한 질문은 분명하고 구체적이어야 하며 유도성 질문 등은 피하도록 함.

③ 관찰법

교육자가 대상자에게 실시한 교육과 관련된 변화내용을 직접 관찰하여 작성하는 평가 방법임. 시범 교육 후에 습득한 기술을 정확하게 수행하는지를 평가하는 방법으로 활용함.

④ 자기 보고서(체크리스트)

보건 교육을 통해 성취하고자 하는 구체적인 학습 성과를 체크리스트 형식으로 만들어 대상자 스스로가 자신의 지식, 태도, 행위 등의 상황을 체크하여 기록할 수 있도록 하는 방법임.

마) 평가 도구의 조건

평가 과정에서 사용될 평가도구의 조건에는 타당도, 신뢰도, 객관도, 실용도 등이 있음.

① 타당도

측정하고자 하는 내용 자체를 얼마나 잘 측정하고 있는가를 말함. 타당도는 평가도구가 평가하려는 내용, 즉 교육의 목표나 기준을 얼마나 잘 포함하고 있는지 측정해 내는 정도를 말함.

② 신뢰도

측정하고자 하는 내용을 얼마나 오차 없이 측정하는가를 말함. 즉 동일한 도구를 동일한 대상자에게 반복적으로 적용하여 평가했을 경우 동일한 결과를 얻을 수 있는지를 말함. 신뢰도는 시간차를 두고 반복 측정하더라고 평가결과가 일치하는 정도가 높으면 평가도구의 신뢰도는 높은 것으로 판단할 수 있음.

③ 객관도

객관도는 측정결과가 평가자의 주관에 의해 흔들리지 않고 검사 횟수에 상관없이 평가의 결과가 얼마나 일치하는지를 알아보는 것임. 동일한 답안지를 동일한 사람이 시간이나 상황을 달리하여 평가해도 같은 결과가 나오면 객관도가 높은 것으로 판단할 수 있음. 또한 객관도를 높이기 위해서는 여러 사람들이 공동으로 평가해서 그 결과를 종합해야 함.

④ 실용도

실용도는 평가도구의 경제성, 간편성, 편의성을 나타내는 것으로 교육자나 교육대상자에게 그 평가방법을 얼마나 쉽게 적용할 수 있는가를 말함. 교육자와 학습자가 그 평가를 수행할 때 투입되는 비용, 시간, 노력의 적합성의 정도를 말함.

II. 보건행정

1 보건조직

가. 보건 행정의 개념과 특성

1) 보건행정의 정의

보건행정은 보통 정부와 공공단체가 국민 또는 지역사회 주민의 건강을 유지·향상시키기 위하여 수행하는 행정을 뜻함. 즉, 보건행정은 공공의 책임하에 실시되는 활동으로 행정 활동의 4대 기본 요소인 조직, 인사, 예산, 법규 등이 필요함.

2) 보건행정의 특성

보건행정은 일반 행정의 특성뿐만 아니라 보건학의 특수성을 포함하고 있음.

가) 공공성과 사회성 : 보건 의료 서비스는 사회·경제 특성상 공공재 성격의 서비스임. 따라서 정부는 사회 구성원인 국민의 건강 향상을 위하여 노력하게 됨.

나) 보건 의료 가치의 상충 : 인간의 생명이 유일하기 때문에 무한의 서비스 욕구를 충족하려고 하는 개인 가치와 한정된 서비스를 분배해야 하는 형평성이라는 사회 가치가 상충할 수가 있음.

다) 행정 대상의 양면성 : 소비자인 국민의 보건을 위한 규제와 보건 의료 산업 보호를 위한 자율을 함께 고려해야 하는 양면성이 존재함.

라) 과학성과 기술성 : 보건 의료 서비스의 제공은 보건 의료의 지식과 기술을 갖춘 사람이 하게 됨. 따라서 과학성과 기술 행정성을 가짐.

마) 봉사성 : 보건행정은 국민의 건강 향상을 위하여 최선을 다해 서비스를 제공하는 봉사성을 지님.

바) 조장성 및 교육성 : 국민의 건강을 향상시키기 위해 무엇보다 중요한 것은 건강한 환경 조건 및 건강 행위를 실천하도록 하는 것임. 이를 위하여 부단히 교육하고 스스로 참여하도록 분위기를 조장해야 함.

나. 보건조직의 개념과 구성

보건조직은 국민의 건강을 유지·증진하고 수명을 연장하여 보건 의료 자원의 적절한 분배 및 효율적인 기능을 수행하기 위한 행정 조직임. 우리나라 국가보건조직은 크게 중앙보건조직과 지방보건조직으로 나눌 수 있음. 중앙보건조직으로서 보건복지부가 대표적이며, 지방보건조직인 보건소는 보건의료서비스에 관한 중추적인 일선 조직으로 행정안전부 체계를 통해 운영되고 있음.

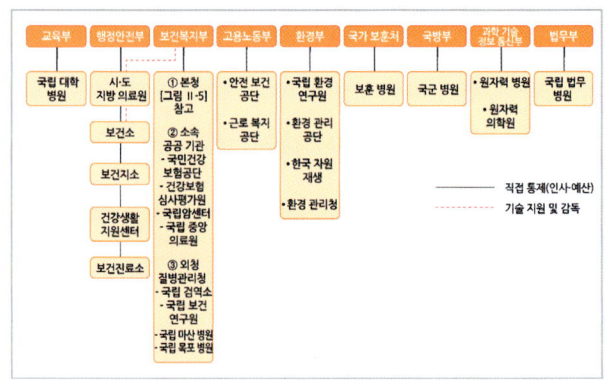

| 공공보건의료조직 |

1) 중앙보건조직 : 보건복지부

가) 보건복지부

보건복지부는 중앙 행정 기관의 하나로, 생활 보호·자활 지원·사회보장·아동(영·유아 보육)·노인·장애인·보건위생·의정 및 약정에 관한 사무를 관장함. 보건복지부는 보건정책을 수립하는 중앙의료조직이나, 공무원의 인사 및 지방자치단체의 재정에 관한 사무는 행정안전부에서 관장하고 있어 보건정책결정기관으로서 기술 지원 및 감독만을 담당함. 따라서 시·도 보건조직과 시·군·구의 보건소는 일반행정의 한 부분으로 행정안전부의 직접적인 통제를 받고, 보건복지부의 기술지원을 받는 이원적 행정 구조를 가지고 있음. 이는 부처 간의 의사소통에 어려움이 발생하고, 인력운영의 효율성 저하 등으로 사업 수행에 어려움이 있음.

① 보건의료정책과 : 보건의료정책에 관한 종합계획 담당

② 간호정책과 : 간호조무사에 관한 보수교육, 자격 신고 및 지도·감독에 관한 사항

③ 의료인력정책과 : 의료인의 보수교육, 면허 신고 및 지도·감독에 관한 사항, 보건의료인 국가시험의 관리에 관한 사항

나) 보건복지부 소속 기관

국립정신건강센터, 국립정신병원(나주, 부곡, 춘천, 공주), 국립소록도병원, 국립재활원 등이 있으며, 산하 공공기관으로는 국민건강보험공단, 국민연금공단, 건강보험심사평가원, 국립암센터, 대한적십자사, 한국보건의료인국가시험원, 의료기관평가인증원 등이 있다.

다) 질병관리청

보건복지부의 외청으로 국내외 감염병 유입 및 확산을 방지하기 위한 국립검역소(인천공항, 부산, 인천, 평택, 군산, 목포, 여수, 마산, 김해공항, 울산, 포항, 동해, 제주)를 운영하며 방역·검역 등 감염병에 관한 사무 및 각종 질병에 관한 조사·시험·연구에 관한 사무를 담당함.

2) 지방보건조직 : 보건소

지방보건조직은 행정적인 면에서 행정안전부 소속이며 보건복지부로부터 업무의 지도·감독을 받는 이원적 행정 구조를 보임. 우리나라 행정체계에 따라 시·도(광역자치단체) 및 시·군·구(기초자치단체) 조직으로 구분할 수 있음.

가) 시·도 보건조직

시·도 보건조직에는 보건환경국이 있으며, 보건복지부와 시·군·구의 보건소를 연결하는 중간 조직임.

나) 시·군·구 보건조직

시·군·구의 보건의료 업무를 담당하는 공공보건의료기관에는 보건소, 보건의료원, 보건지소, 건강생활지원센터, 보건진료소가 있음. 이들은 보건의료사업의 일선 조직으로 지역주민의 질병을 예방하고 건강을 유지·증진시키는 것을 목적으로 함.

① 보건소

보건소는 시·군·구에 1개소씩 설치하며, 최일선에서 보건행정을 담당하는 말단 조직임. 보건소는 국가 보조를 받으며, 보건 계몽 활동의 중심이 되는 곳이며, 보건소의 인사권은 시장·군수·구청장이 담당하며, 지방자치단체의 사업소적인 성격을 갖고 있음.

㉮ 인력구성

보건소 및 보건지소에는 의무·치무·약무·간호·의료기술·식품위생·영양·보건·통계·전산 등 보건의료에 관한 업무를 전담할 전문 인력 등을 둠. 보건소장은 시장·군수·구청장이 임명하고 의사의 면허를 가진 자로서 1인을 두되, 충원하기 곤란한 경우에는 최근 5년 이상 보건 등 업무 관련 근무 경험이 있는 보건의무직군(보건, 의무, 약무, 간호, 식품위생, 의료기술직)의 공무원으로 임용할 수 있음. 보건소장은 시장·군수·구청장의 지도와 감독을 받아 보건소의 업무를 관장하고, 소속 공무원을 지휘·감독하며 관할 보건지소와 보건진료소의 직원 및 업무에 대해 지도·감독함.

㉯ 보건소의 기능과 업무

보건소는 지역사회 주민 전체를 대상으로 사업의 목적은 주민의 건강에 초점을 갖고 그들의 건강 요구를 스스로 관리할 수 있는 능력을 개발하고 건강 문제 발생 시 의료기관에 의뢰해 건강을 유지·증진할 수 있도록 하는 것임.

보건소의 업무는

- 건강 친화적인 지역사회 여건의 조성
- 지역보건의료정책의 기획, 조사·연구 및 평가
- 보건의료인 및 보건의료기관 등에 대한 지도·관리·육성과 국민 보건 향상을 위한 지도·관리
- 보건의료 관련 기관·단체, 학교, 직장 등과의 협력 체계 구축
- 지역주민의 건강증진 및 질병 예방·관리를 위한 지역보건 의료서비스의 제공
  - 국민건강증진·구강건강·영양관리사업 및 보건교육
  - 감염병의 예방 및 관리
  - 모성과 영유아의 건강 유지·증진
  - 여성·노인·장애인 등 보건의료 취약계층의 건강유지·증진
  - 정신건강증진 및 생명존중에 관한 사항
  - 지역주민에 대한 진료, 건강검진 및 만성질환 등의 질병 관리에 관한 사항
  - 가정 및 사회복지시설 등을 방문하여 행하는 보건의료 및 건강관리사업
  - 난임의 예방 및 관리

② 보건의료원

보건의료원은 보건소 중 병원의 요건을 갖춘 보건소를 말함. 병원급 진료를 담당하며 보건의료원은 군 지역에 15개소가 설치되어 있음.

③ 보건지소

읍·면마다 1개씩 해당 보건소의 지소, 즉 보건지소를 설치할 수 있음. 기본적으로는 농어촌 지역에 설치하여 보건소의 업무를 수행하고 보건소장으로부터 지휘·감독을 받음. 보건지소는 보건소와 보건진료소의 중간 역할을 담당함.

④ 건강생활지원센터

보건소의 업무 중에서 특별히 지역주민의 만성질환 예방 및 건강한 생활습관 형성을 지원하는 기관임. 보건지소에 비해 업무 범위는 제한적이며, 보건소장으로부터 지휘·감독을 받음.

⑤ 보건진료소

보건진료소는 WHO의 일차 보건관리를 국가정책으로 받아들임으로써 1980년 12월 농어촌 등 보건의료를 위한 특별조치법이 제정되고, 1981년 9월에 의료취약지역인 도서·벽·오지에 포괄적인 일차보건의료서비스 제공을 위해 설치되었음. 벽·오지 지역사회간호에서 중추적인 역할을 하는 보건의료 인력은 보건진료전담공무원임. 보건진료전담공무원의 업무에는 상병 상태를 판별하기 위한 진찰·관찰·검사, 환자의 이송, 외상 등 흔히 볼 수 있는 환자의 치료 및 응급조치가 필요한 환자에 대한 응급처치, 상병의 악화 방지를 위한 처치, 만성병 환자의 요양 지도 및 관리, 정상 분만 시의 분만개조, 예방접종, 위의 의료 행위에 따르는 의약품의 투여가 포함됨.

> **보충자료** 지역 보건의료 계획
> 1. 수립 배경
>   - 보건소 등 지역보건의료기관의 설치·운영에 관한 사항과 기능을 효과적으로 수행하는 데 필요한 사항을 규정함으로써 지역보건의료정책을 효율적으로 추진하여 지역주민의 건강증진에 이바지함을 목적으로 함.
>   - 지역의 실정에 맞는 지역 보건의료 계획을 수립하여 지역 주민의 보건의료 서비스 질을 향상시키고 궁극적으로 주민 건강 향상에 기여
> 2. 법적 근거 : 「지역보건법」 제7조 지역 보건의료 계획의 수립 등
> 3. 수립 주체 및 수립 기간
>   - 수립 주체 : 특별시장·광역시장·도지사 또는 특별자치시장·특별자치도지사·시장·군수·구청장
>   - 수립 기간 : 4년
> 4. 지역보건의료기관 : 보건소, 보건의료원, 보건지소 및 건강생활지원센터

2 보건의료체계

가. 보건의료체계

1) 개념

보건의료체계(health system)는 국민의 건강을 유지·증진·회복하기 위한 사회 제도로, 국가가 국민의 건강을 책임지고, 건강 수준을 향상시키기 위해 국민에게 보건의료서비스를 효율적으로 제공하는 모든 활동이라고 할 수 있음. 건강은 인간의 기본권으로서 건강에 대한 사회적 책임이 증가하고 국가가 국민의 건강 수준을 향상시키기 위하여 제한된 자원을 효율적으로 관리·운영하는 체계임.

2) 필요성

양적·질적으로 팽창하는 보건의료 분야의 자원에 대해 이를 좀 더 효율적으로 의료 제공자나 소비자, 국가 모두에게 적당한 전달체계가 필요해짐. 체계적인 보건의료전달이 대두하게 된 구체적 요인은 다음과 같음.
- 의료 기술의 향상
- 의료비의 급증
- 제3자 지불제도의 도입 확산
- 제한된 의료자원의 효율적 제고
- 의료인력의 전문화 및 고급화 추세
- 의료시설·자원과 인력의 불균형

3) 구성 요소

보건의료체계는 보건의료서비스를 제공하는 공급자, 보건의료서비스를 이용하는 소비자, 보건의료서비스의 공익성과 효율성을 관리·감독하는 중재자 간에 일어나는 모든 활동으로 구성 요소는 크게 5가지로 분류함.

가) 보건의료자원의 개발

보건의료자원은 보건의료체계가 그 기능을 수행하는 데 필요한 것으로, 인적자원, 시설, 장비 및 물자, 지식과 기술 등이 해당됨.

나) 자원의 조직화

보건의료 체계에 투입된 자원을 보건의료활동으로 전환하기 위해서 체계적으로 배열하는 것을 말함. 정부조직, 건강보험조직, 기타 정부기관, 비정부기관, 민간영역으로 5가지 유형으로 분류됨.

다) 보건의료서비스의 제공

조직화 된 보건의료자원을 이용자의 요구에 부합되는 서비스를 효과적으로 제공하기 위해서는 일차, 이차, 삼차 보건의료서비스가 지속적으로 보장되어야 함.

라) 경제적 지원

보건의료체계의 운영과 서비스 제공을 위한 비용을 예산이라고 하며, 조세, 사회보험, 민간보험, 이용자 본인부담금 등을 통해 조달함.

마) 관리

보건의료체계의 모든 기능이 원활히 수행될 수 있도록 지원하는 활동으로 국민의 건강수준 향상이라는 목표 달성을 위해 의사결정, 예산 확보, 규제 등이 있음.

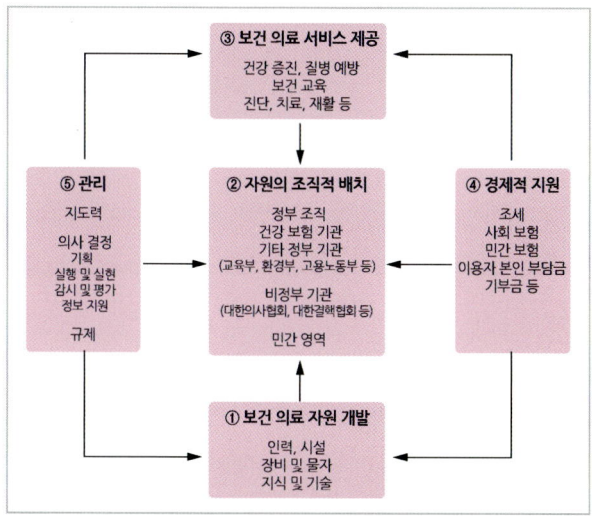

| 보건 의료 체계의 구성 요소 |

4) 보건 의료 체계의 유형

가) 보건 의료 체계의 분류

보건 의료 체계 분류에 있어서 가장 주요 요인은 재원 조달 방법임. 프라이(Fry)의 분류 방식으로 자유방임형, 사회보장형, 사회주의형의 3가지로 구분함.

① 자유방임형

의료기관 선택에 대한 자유가 최대한 보장되고 정부의 통제는 극히 제한되는 형태임. 질병 발생에 대비하여 건강보험제도가 정착되어 있음. 의료기관들 간의 경쟁이 치열하여 의료서비스의 질이 높은 수준으로 유지되나 의료자원의 지역 간의 불균형이 심함.

예 한국, 미국, 일본

② 사회보장형

강력한 정부 주도형으로 국가보건의료서비스가 세금이나 건강보험료로 운영되고 국가가 건강에 관한 모든 서비스를 포괄적으로 제공하고 관리하여 보건의료서비스의 기회가 균등하므로 형평성이 높음. 그러나 의료조직이 대규모로 조직되어 있어 운영의 효율성이 떨어지고 의료의 질, 생산성이 낮아질 수 있음.

예 영국, 캐나다, 뉴질랜드

③ 사회주의형

공산주의 국가에서 채택하고 있는 형태로 국가가 의료자원의 분포와 의료서비스 이용 기회를 통제하는 형태를 말함. 예방서비스 비중이 높고 의료전달체계가 조직적으로 운영되며 자원활용도가 높음. 반면 의료조직이 경직되어 있고 의료인에게 월급제 등 획일적 보상이 이루어지므로 의료서비스 질이 낮아질 수 있음.

예 중국, 러시아, 북한

나) 의료 보장의 유형

① 국민보건서비스(NHS : National Health Service)

국가가 세금을 통해 재원을 마련하고, 공공병원이나 보건소에서 무상으로 의료서비스를 제공함. 모든 국민에게 의료서비스 접근성을 보장하는 형평성이 핵심임. 장점으로는 의료접근성이 높고, 의료비 부담이 적으며, 국가가 관리하기 때문에 의료비 증가에 대한 통제가 강하며 조세를 통한 재원조달로 소득재분배 효과도 큼. 그러나 의료의 질이 저하될 수 있음. 국가가 의료서비스를 직접 관리하기 때문에 민간 부문의 경쟁에 의해 촉진되는 의료의 질 향상이 제한될 수 있음.

예 영국, 스웨덴, 이탈리아

② 사회보험체계(SHI : Social Health Insurance)

사회보험으로 운영되는 보건의료체계는 국가가 아닌 보험자가 보험료를 통해 재원을 마련하여 의료를 보장함. 보험료는 근로자, 사용자, 국가가 공동으로 부담함. 보험자는 가입자에게 의료비를 보장하고, 의료기관은 보험자로부터 보험급여를 받아 환자에게 의료서비스를 제공함. 모든 가입자에게 의료서비스 접근성을 보장하는 사회연대를 핵심 가치로 의료접근성이 높으며 의료비 부담이 적음. 또한 민간의료기관의 경쟁에 의해 의료의 질 향상이 촉진될 수 있음. 그러나 민간의료기관 중심으로 운영되기 때문에 의료비 증가에 대한 억제 기능이 취약하고 보험재정이 불안정할 수 있음.

예 독일, 프랑스 등

우리나라의 경우 사회보험체계이면서 단일보험자가 운영하는 국민건강보험 방식(NHI : National Health Insurance)임. 의료기관은 보험자인 국민건강보험공단으로부터 보험급여를 받아 환자에게 의료서비스를 제공함. 있음.

③ 민간보험체계(private insurance system)

개인이 보험 회사에 보험료를 내고 의료서비스가 필요할 때 보험금을 받는 방식임. 보험료는 개인의 위험에 비례하여 책정됨. 지불 능력에 따라 의료서비스를 이용하는 것과 보험료 수입과 지출이 균형을 이루는 것을 원칙으로 함. 국가는 매우 제한적으로 개입함. 장점으로는 가입자가 의료기관과 의료서비스를 선택할 수 있어 의료서비스의 선택권이 넓으나 보험료가 비싸기 때문에 의료접근성이 낮고, 의료비가 증가할 수 있음.

예 미국

5) 우리나라 의료 전달 체계

우리나라는 의료자원의 효율적 공급과 대형병원의 환자 집중 현상 방지 및 지역 간 의료기관 간의 불균형 해소를 위해 1989년 전국민의료보험제도와 함께 의료전달체계가 시작되었음. 의료기관을 1차, 2차, 3차 의료기관으로 분류하여 의료기관 간의 기능을 분담하였음. 의료 이용은 건강보험과 의료급여에 따라 이용 단계별 차이가 있으며, 상위 단계의 요양급여를 받기 위해서는 요양급여의뢰서를 제출하여야 하며, 미제출 시에는 그에 따른 비용에 대해 본인이 전액을 부담해야 함. 단계적인 의료기관 이용을 유도하기 위해서 의료기관 종별 가산율 및 환자 본인부담률의 진료비 차등제도를 실시하고 있음.

가) 건강보험(2단계 진료)

건강보험은 1단계 및 2단계 진료체계로 운영되고 있으며, 1단계에서 진료가 곤란한 경우에는 요양급여의뢰서를 받아 2단계인 상급종합병원에서 진료받을 수 있음.

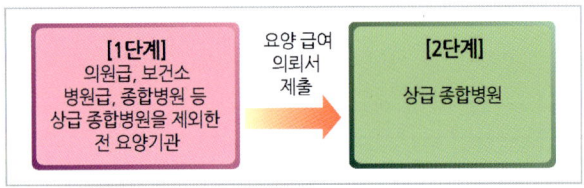

| 건강보험 진료 절차 |

나) 의료급여수급권자(3단계 진료)

의료급여 수급권자는 1차 의료급여기관, 2차 의료급여기관, 3차 의료급여기관에서 단계적으로 진료를 받을 수 있으며, 단계마다 의료급여의뢰서를 제출해야 함.

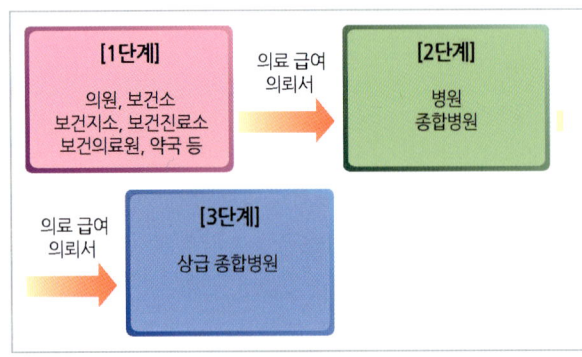

| 의료급여 진료 절차 |

보충자료 우리나라의 1차·2차·3차 의료
- 1차 의료(의원, 보건소) : 환자의 초기 접촉을 통해 예방과 치료가 통합된 포괄적인 보건 의료 서비스 제공(가벼운 감기, 두통 등 일반 질환)
- 2차 의료(병원, 종합병원) : 1차 의료에서의 진단을 거쳐 외래 진료가 아닌 입원 치료가 필요하다고 인정될 때
- 3차 의료(상급 종합병원) : 환자의 질병이 중증이거나 특수한 치료가 필요한 경우(난치병, 중증의 심혈관 및 암)

나. 일차보건의료(PHC : Primary Health Care)

1) 일차보건의료의 개념

일차보건의료는 1978년 알마아타 회의에서 처음 선언되었으며, 일차보건의료에서는 의료 공급자보다는 지역사회가 자주적으로 보건의료체계에 대한 책임을 수행함.

가) 정의

일차보건의료는 지역사회의 공동적인 노력이 요구되는 보건의료의 초기 단계로서, 기본적이고 포괄적인 접근법을 의미함. 기술적으로는 예방과 치료가 통합된 포괄적 보건의료를 의미하며 세계적인 보건의료 전략의 핵심임.

나) 일차 보건 의료의 배경

일차보건의료가 대두된 배경에는 의료자원의 불균형적 분포, 종합병원 중심의 의료, 치료 중심의 의료, 인간의 기본권 보장, 의료인력의 전문화, 비전염성 질환의 증가 등임.

다) 기본 개념

① 지역사회 주민들이 쉽게 이용할 수 있어야 함.
② 주민들의 지불 능력에 맞는 의료 수가가 제공되어야 함.
③ 지역 주민의 기본적인 건강 요구에 기본을 두어야 함.
④ 주민과 보건의료팀과의 접근성과 수용성이 필요함.
⑤ 건강은 인간의 기본권이라는 개념에 기초하고 있음.
⑥ 일차보건의료는 지역사회개발사업의 일환으로 이루어져야 함.
⑦ 지역사회 주민의 적극적인 참여가 필요함.
⑧ 더 높은 차원의 의료가 필요한 경우를 위한 후송의뢰체계가 잘 이뤄져야 함.
⑨ 의사, 간호사만이 아닌 보건의료팀을 통한 접근이 이루어져야 함.
⑩ 간호사와 주민과의 교량 역할은 주민을 위해 봉사하고자 하는 활동적인 사람이 적합함.
⑪ 주민과 가장 가까운 거리에서 계속적인 건강관리를 해야 함.

라) 일차 보건의료의 기본 정신

주민 스스로 자신의 건강에 책임을 지도록 함.

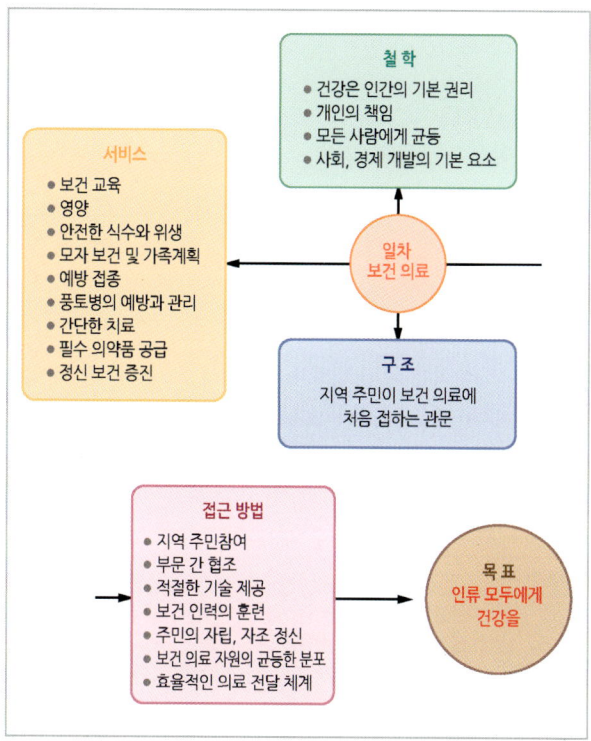

| 일차 보건 의료의 개념 틀 |

2) 일차 보건 의료의 접근 방법

WHO에서 제시한 일차보건의료 접근의 필수 요소(4A)는 접근성, 수용 가능성, 주민의 참여, 지불 부담 능력임.

가) 접근성(accessible)

개개인이나 가족 단위의 모든 주민이 쉽게 일차 보건 의료를 이용할 수 있어야 함. 지리적, 경제적, 사회적으로 지역사회 주민이 일차 보건 의료 서비스를 이용하는 데 차별이 있어서는 안 됨.

나) 수용 가능성(acceptable)

지역사회가 쉽게 받아들이는 방법으로 일차 보건 의료 사업을 제공하여야 하며, 일차 보건 의료 사업은 주민들이 수용할 수 있는 과학적인 방법으로 건강 문제를 해결하기 위해 접근해야 함.

다) 주민의 적극적인 참여(available)

일차보건의료는 국가의 보건 의료 체계의 핵심으로서 지역사회 개발 정책 중 하나로 지역사회의 적극적인 참여를 통해 이루어져야 함. 이를 위해 지역 분권화된 보건 의료 체계에서 일차 보건 의료를 도입하는 것이 바람직함.

라) 지불 부담 능력(affordable)

지역사회 구성원의 비용 부담 능력에 맞는 보건 의료 수가로 제공되어야 함. 국가는 국민의 건강을 책임질 의무가 있으며 이를 위해 국가나 지역사회가 재정적으로 부담이 가능한 범위내에서 저렴하고 품질이 좋은 서비스를 제공하는 것이 바람직함.

3) 일차 보건 의료의 내용

일차 보건 의료는 건강 유지를 위한 기본적인 내용으로 구성되며 지역사회 주민의 건강 문제 발생을 예방하고 건강 유지 및 증진을 위한 내용으로 지역사회 개발에 직·간접적으로 영향을 미칠 수 있음.

〈WHO가 제시한 일차 보건 의료의 내용〉

• 주요 건강 문제와 예방 및 관리 방법에 대한 교육 • 식량 공급과 영양 증진 • 안전한 식수 공급과 환경 위생 • 가족계획을 포함한 모자 보건 • 지역사회 주요 감염병에 대한 예방접종	• 지역 풍토병의 예방 및 관리 • 통상 질환과 상해에 대한 적절한 치료 • 필수 의약품의 공급 • 정신 보건 증진 (심신 장애자의 사회 의학적 재활)

4) 우리나라의 일차보건의료

우리나라에서 일차보건의료를 수행하기 위해 만들어진 것이 보건진료전담공무원임. 1980년 농어촌 등 보건의료 취약 지역 주민에게 보건의료를 효율적으로 제공하여 국민의 의료 균형과 보건 향상에 이바지함을 목적으로 「농어촌 등 보건의료를 위한 특별 조치법」이 제정되었고, 이 법에 따라 간호사 또는 조산사 자격을 가진 자 중에서 24주 이상의 직무 교육을 거쳐 단기 임상 훈련을 이수한 보건 진료원을 의료 취약 지역에 설치하고 보건 진료 전담 공무원을 두어 농어촌 및 무의촌 지역 주민들은 가까이에서 저렴한 비용으로 보건 의료 서비스를 받을 수 있게 됨.

다. 지불보상제도

진료비 지불제도는 환자가 의료서비스를 받은 대가로 의료제공자에게 지불되는 보상을 말함. 의료비 지불제도는 진료비가 결정되는 시기를 기준으로 분류할 수 있는데 크게 사전결정방식과 사후결정방식으로 구분됨. 사전결정방식은 환자가 의료기관을 이용하는 시기를 기준으로 의료기관 이용 이전에 의사의 수입이 미리 결정되는 것이며, 사후결정방식은 환자가 의료기관을 이용한 후에 의사의 수입이 결정되는 것임.

1) 행위별수가제

행위별수가제는 진료에 소요되는 약제 또는 재료비를 별도로 산정하고, 의료인이 제공한 진료행위마다 항목별로 가격을 책정하여 진료비를 지급하도록 하는 제도임. 진료비는 수가표에 기초하여 산출되는데, 수가표에 대해 국민건강보험공단(보험자)와 의료서비스 공급자 간의 협상에 의해 결정됨. 우리나라는 행위별수가제를 기본으로 하고 있으며, 비합리적 수가를 개선하기 위하여 2001년부터 상대가치를 고려하여 수가를 책정하는 상대가치수가제를 적용하고 있음.

2) 포괄수가제(diagnosis related group, DRG)

포괄수가제는 치료행위가 아닌 진단군별 또는 환자군별로 미리 책정된 일정액의 진료비를 지급하는 제도임. 우리나라는 상병에 따라 지불하는 포괄수가제로 안과의 수정체 수술, 이비인후과의 편도 및 아데노이드 수술, 일반외과의 항문 및 항문주위 수술, 서혜 및 대퇴부탈장수술, 충수절제술, 산부인과의 자궁 및 자궁부속기수술, 제왕절개분만 등 7개 질병군을 적용하고 있음. 단순한 수술에 적합한 모형으로 개발되어 암이나 중증질환 등 복잡한 수술을 포함하는 전체 질병군으로 확대하기 어려움. 포괄수가제의 장점은 제공되는 서비스 양과 상관없이 상병명에 따라 진료비가 지불되기 때문에 의사들에 의한 과잉진료 행위가 줄어들고, 이로 인해 의료비 증가를 억제시킬 수 있음. 단점은 의사들이 과소 또는 최소 서비스만 제공하려는 경향이 있어 의료의 질이 저하될 수 있음.

3) 인두제

인두제는 일정 기간 의료기관에 등록한 주민의 수를 기준으로 보수를 지불함. 주민이 의사를 선택하고 등록을 마치면, 등록된 주민이 환자로서 해당 의사의 의료서비스를 받든지 안 받든지 간에 보험자 또는 국가로부터 각 등록된 환자 수에 따라 일정 수입을 지급 받음. 인두제의 장점은 의료비 상승을 억제할 수 있음. 등록된 주민에게 사용되는 진료비용이 적을수록 의사의 수입이 증가하기 때문에 의사들은 의료비를 절감하기 위해 예방활동이나 질병의 조기발견과 치료에 관심을 기울이게 됨. 반면 자신의 업무량과 비용을 줄이기 위해 과소 진료, 중증 환자 등록 기피와 같은 문제가 발생할 수 있음.

4) 봉급제

의사에 대한 진료비 지불 방법으로 서비스의 양이나 제공 받는 사람의 수에 관계 없이 일정한 기간에 따라 보상받는 방식임. 월급을 받는 의사는 일한 시간에 기초하여 항상 일정한 급여를 받음. 장점은 수입의 안전성이 보장되므로 진료에 열중하여 양질의 의료를 유지할 수 있으며 단점으로는 국공립병원에서는 낮은 봉급 탓으로 유능한 의사를 확보하는 데 어려움이 있으며, 사립 병원에서는 지나치게 업무에 신경을 쓰게 되므로 관료적이 되기 쉬움.

5) 총액예산제(총액계약제)

총액계약제는 일정 기간 동안 제공되는 진료 서비스와 약품에 대한 총비용을 사전에 책정하여 지불함. 보험자 측과 의사단체 간에 국민에게 제공되는 의료서비스에 대한 진료비 총액을 협의한 후, 사전에 결정된 진료비 총액을 지급하는 방식임. 장점은 국민 의료비의 억제가 가능함. 단점은 매년 진료비 계약을 둘러싼 교섭의 어려움으로 의료 공급의 혼란을 초래할 가능성이 있음.

⟨진료비 지불제도별 장·단점⟩

지불방식	장점	단점
행위별 수가제	• 양질의 의료서비스 제공 • 신의료기술 및 신약개발 등에 기여 • 의료의 다양성이 반영될 수 있어 의사·의료기관의 제도 수용성이 높음	• 과잉진료, 과잉검사 등 초래 우려 • 국민의료비 증가 우려 • 수가 구조의 복잡성으로 청구 오류, 허위·부당 청구 우려
포괄 수가제	• 경영과 진료의 효율과 • 과잉진료, 의료서비스 오남용 억제 • 의료인과 심사기구·보험자 간의 마찰 감소 • 진료비 청구 방법의 간소화 • 진료비 계산의 투명성 제고	• 서비스 제공 최소화로 인한 의료 질적 수준 저하 • DRG 코드 조작으로 의료기관의 허위·부당 청구 우려 • 의료의 다양성이 반영되지 않아 의료기관의 불만이 크고 제도 수용이 낮음
봉급제	• 의사의 직장 보장과 수입 안정 • 불필요한 경쟁심 억제	• 진료의 질을 높이거나 효율성 제고 등 열의가 낮음 • 관료화, 형식주의화, 경직화 등 우려 • 진료의 질적 수준 저하
인두제	• 진료비 지불의 관리 운영이 편리 지출 비용의 사전 예측 가능 • 예방의료, 공중보건, 개인 위생 등에 노력 • 국민의료비 억제 기능	• 과소진료 우려 • 신의료기술의 적용 지연 • 중증 질병 환자의 등록 기피 발생 우려
총액 계약제	• 과잉진료·청구의 시비가 줄어듦 • 진료비 심사·조정과 관련된 공급자 불만 감소 • 의료비 지출의 사전 예측이 가능하여 보험 재정의 안정적 운영 가능 • 의료 공급자의 자율적 규제 가능	• 보험자 및 의사 단체 간 계약 체결의 어려움 • 전문과목별, 요양기관별로 진료비를 많이 배분받기 위한 갈등 유발 소지 • 신기술 개발 및 도입, 의료의 질 향상 동기 저하 • 의료의 질 관리 어려움(과소진료)

라. 국민의료비

1) 개념

국민의료비란 개인의 건강을 위해 지출되는 비용(예 개인이 구매한 약값, 치과 및 한방 병원의 진찰료 등), 비영리 및 정부의 보건 프로그램을 위한 관리비, 국가가 의료보호 환자를 위해 지불한 진료비, 민간 의료 보험 가입자의 순비용, 보건 프로그램의 정부 지출, 비영리적인 보건 서비스 연구, 의료시설 건립 등에 소요되는 비용 등을 말함. 여기서 환경 개선비나 전문인력의 교육 보조비는 제외됨.

2) 국민의료비의 증가 원인

- 노인 인구의 증가(인구의 노령화)
- 비전염성 질환(만성 질환)의 증가
- 도로 및 교통시설 확충으로 의료기관 이용 용이
- 의료보험 적용으로 본인 부담의 비용이 감소(전 국민 의료보험제도 실시)
- 경제적 여유로 사소한 질병에도 병원을 찾는 빈도 증가
- 의료 서비스의 고급화
- 의료 서비스 양의 확대
- 국민의 소득 수준 향상 및 급여 범위의 확대
- 진료비의 보상 방법
- 의료 기술의 발달과 병원 규모의 대형화
- 의료 서비스 생산에 투입되는 재료비의 가격 상승

3 사회보장

사회보장은 출산, 양육, 실업, 노령, 장애, 질병, 빈곤 및 사망 등의 사회적 위험으로부터 모든 국민을 보호하고 국민 삶의 질을 향상시키는 데 필요한 소득·서비스를 보장하는 것을 말함. 즉, 사회보장은 경제생활에 위험을 받고 있는 구성원의 생활을 사회가 공동으로 보호하기 위하여 국가가 사회정책으로 추진하는 복지제도라고 할 수 있음. 우리나라는 사회보장을 크게 사회보험, 공공부조, 사회서비스로 분류하고 있으며, 이를 통해 사회질서 유지, 최저생활의 보장, 소득 재분배의 효과, 사회통합이라는 목적을 실현하고자 함.

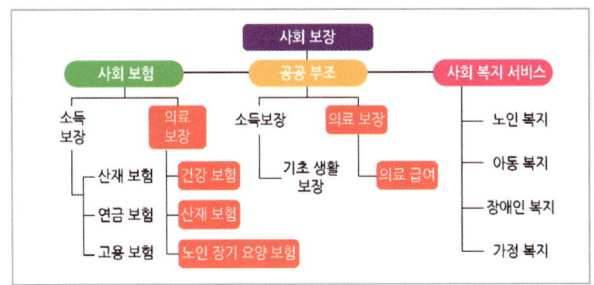

| 사회보장의 분류 |

가. 사회보험

사회보험은 국민들이 질병, 사망, 노령, 실업, 신체장애 등의 원인으로 활동 능력의 상실과 소득 감소가 발생하였을 때 보험방식에 의하여 그것을 보장하는 제도임. 즉, 보험료를 정기적으로 납부하여 경제적 위험이나 의료사고 시 일시에 과중한 부담을 경감시킬 수 있음. 우리나라는 사회보험을 국민에게 발생하는 사회적 위험을 보험의 방식으로 대처함으로써 국민의 건강과 소득을 보장하는 제도로 규정하고 있음. 현재 우리나라는 법으로 5대 사회보험(건강보험, 노인장기요양보험, 연금보험, 산재보험, 고용보험) 가입을 의무화하고 있음. 사회보험은 민간보험과 다르게 업무상 재해, 질병, 분만, 장애, 사망, 유족, 노령 및 실업 등이 인정되며 사회보험의 특징은 다음과 같음.

〈우리나라 5대 사회보험〉

구분	건강보험	노인장기요양보험	국민연금	산재보험	고용보험
관장부처	보건복지부	보건복지부	보건복지부	고용노동부	고용노동부
근거법	국민건강보험법	노인장기요양보험법	국민연금법	산업재해보상보험법	고용보험법
집행기구	국민건강보험공단	국민건강보험공단	국민연금공단	근로복지공단	고용노동부
보장내용	의료보장 건강증진	노인요양	소득보장	의료보장 -재해치료, 재활 소득보장 -산재보상	소득보장 -실업급여
대상	전국민	65세 이상 또는 노인성 질환자	5인 이상 근로자/ 18~65세 자영업자	상시 1인 이상 근로자	상시 1인 이상 근로자
도입시기	1977.7.1	2008.7.1.	1988.1.1.	1964.7.1.	1995.7.1.

나. 공공부조

공공부조란 국가와 지방자치단체의 책임하에 생활 유지 능력이 없거나 생활이 어려운 국민의 최저생활을 보장하고 자립을 지원하는 제도를 말함. 도입 배경은 자본주의 사회의 모순으로 빈곤이 발생되었다는 인과 관계를 인정하여 국가의 책임 아래 일반조세로 재원을 조달하여 경제적 보호가 필요한 국민에게 최소한의 의료와 소득을 지원하여 삶을 보장하는 것임.

공공부조는 취약계층의 생활 보호 기능에 의의가 있으며, 생활 보호는 최저 수준을 보장하는 것을 말함. 의료보장에는 의료급여, 소득보장에는 국민기초생활보장이 있음.

다. 사회서비스

사회보장기본법에서 사회서비스란 국가·지방자치단체 및 민간 부문의 도움이 필요한 모든 국민에게 복지, 보건의료, 교육, 고용, 주거, 문화, 환경 등의 분야에서 인간다운 생활을 보장하고 상담, 재활, 돌봄, 정보의 제공, 관련 시설의 이용, 역량 개발, 사회참여 지원 등을 통하여 국민의 삶의 질이 향상되도록 지원하는 제도를 말함.

> **보충자료**
> 1. 산업재해보험의 목적은 근로자의 업무상의 재해를 신속·공정하게 보상하고 재해 예방과 재해를 입은 근로자와 그 가족의 인간다운 생활을 보호하기 위함임.
> 2. 재해보상의 종류
>   - 요양급여 : 재해로 인하여 4일 이상의 요양을 필요로 하는 업무상의 부상 또는 질병에 관하여 요양 담당 지정의료기관에서 요양토록 하는 제도
>   - 휴업급여 : 요양(질병치료)으로 인해 취업하지 못하는 기간이 4일 이상인 경우 1일에 대하여 평균 임금의 100분의 70에 해당하는 금액을 지급
>   - 장해급여 : 업무상 부상이나 질병이 완치되고 장해가 남을 때
>   - 간병급여 : 요양급여를 받은 자 중 치유 후 의학적으로 수시로 간병이 필요한 경우
>   - 유족급여 : 업무상 사망에 대하여 유족에게 지급되는 것
>   - 상병보상연금 : 요양이 시작된 지 2년이 경과한 이후에 상병이 치유되지 아니하고 폐질의 상태가 지속될 때
>   - 장의비 : 업무상 사망이 있을 때
>   - 직업재활급여 : 장애급여를 받는 자 중 취업을 위하여 직업훈련에 드는 비용 지급

4 의료 보장 제도

우리나라는 사회보험 방식의 국민건강보험과 공공부조방식의 의료급여를 통해 국민의 의료를 보장함.

가. 국민건강보험제도

건강보험제도는 질병이나 부상으로 인해 발생한 고액의 진료비로 가계에 과도한 부담이 되는 것을 방지하기 위하여, 국민들이 평소에 보험료를 내고, 보험자인 국민건강보험공단이 이를 관리·운영하다가 필요시 보험급여를 제공함으로써 국민 상호간 위험을 분담하고 필요한 의료서비스를 받을 수 있도록 하는 사회보장제도임. 우리나라 건강보험제도의 특성은,

첫째, 건강보험은 강제 가입되며 보험료 납부 의무가 부여됨.
둘째, 소득수준 등 보험료 부담 능력에 따라 보험료를 차등 부과함.
셋째, 보험료 부담수준과 관계없이 균등한 의료를 제공함.

우리나라는 1963년에 의료보험법이 제정·공포된 이래로 1989년 전국민 의료보험이 실시되었음. 보험자는 국민건강보험을 관리·운영하는 국민건강보험공단이며, 피보험자는 가입자인 국민임.

1) 적용대상

건강보험의 적용대상은 의료급여를 받는 자를 제외한 국내에 거주하는 모든 국민이며, 국민건강보험법에 따라 생활 유지 능력이 있는 국민을 대상으로 하여 직장가입자와 지역가입자로 구분됨.

가) 직장가입자

모든 사업장의 근로자 및 사용자, 공무원 및 교직원, 그리고 그 피부양자임. 피부양자란 피보험자(가입자)가 보험료를 납부함으로써 건강보험 적용을 받는 자를 말하며, 직장가입자의 배우자, 직계존속, 배우자의 직계존속, 직계비속, 직계비속의 배우자·형제·자매, 직장가입자에 의해 생계를 주로 유지하는 자로서 보수 또는 소득이 없는 자를 말함.

나) 지역가입자

직장가입자를 제외한 자를 대상으로 함.

2) 기능

가) 의료 보장 기능

건강보험은 피보험대상자에게 필요한 기본적 의료를 적정한 수준까지 보장함으로써 의료문제를 해결하고 누구에게나 균등하게 의료서비스를 제공함.

나) 사회연대 기능

건강보험은 사회보험으로서 건강에 대한 사회 공동의 책임

을 강조하여 비용(보험료) 부담은 소득과 능력에 따라 부담하고(차등 부담) 가입자 모두에게 균등한 급여를 제공함으로써 사회적 연대를 강화하고 사회통합을 이루는 기능을 함.

다) 소득재분배 기능

질병은 개인의 경제생활에 지장을 주어 소득을 떨어뜨리고 다시 건강을 악화시키는 악순환을 초래함. 따라서 각 개인의 경제적 능력에 따른 일정한 부담으로 재원을 조성하고 개별부담과 관계없이 필요에 따라 균등한 급여를 제공하여 질병의 치료 부담을 경감시키는 건강보험은 소득 재분배 기능을 함.

3) 보험급여방식

건강보험이 적용되는 요양급여는 진찰·검사, 약제·치료 재료의 지급, 처치·수술, 기타의 치료, 예방·재활, 입원, 간호, 이송 등에 드는 비용임. 건강보험급여 형태는 의료 그 자체를 보장하는 현물급여와 의료비의 상환제도인 현금급여가 있음. 우리나라는 현물급여를 원칙으로 하되 현금급여를 병행하고 있음.

- 현물급여 : 가입자 및 피부양자의 질병·부상·출산 등에 대한 요양급여 및 건강검진
- 현금급여 : 요양비, 장애인보장구 급여비

  가입자 또는 피부양자가 요양급여를 받는 때에는 그 진료 비용의 일부를 본인이 부담하여야 하며, 입원의 경우 진료비 총액의 20%, 외래의 경우는 요양기관 종별에 따라 30~60%를 차등 적용함.

4) 운영체계

국민건강보험은 보건복지부, 국민건강보험공단, 건강보험 심사평가원 등에 의해 운영됨. 보건복지부는 건강보험 관련 정책 결정과 건강보험 업무 전반을 총괄하며, 국민건강보험공단은 보험자로 가입자 자격관리, 보험료의 부과·징수, 보험급여비용 지급 등의 업무를 수행함. 건강보험심사평가원은 요양기관으로부터 청구된 요양급여 비용을 심사하고, 요양급여의 적정성을 평가함.

5) 보험료

사회보험 방식으로 운영되는 우리나라 건강보험은 가입자 및 사용자로부터 징수한 보험료와 국고, 건강증진기금 등 정부지원금을 그 재원으로 하고 있음. 직장가입자의 경우 일정기간 동안 지급된 보수를 기준으로 보험료율을 적용하여 산정한 금액을 가입자와 사용자 또는 국가 및 지방자치단체가 각각 보험금액의 100분의 50씩 부담함. 지역가입자의 경우 소득, 재산, 생활수준 등 부과요소별 점수를 합산하여 산출 방식에 따라 보험료를 산정함.

6) 진료체계

건강보험의 진료체계는 1단계와 2단계가 있음. 1단계는 상급병원을 제외한 모든 요양기관에서 초진을 받은 후 필요에 따라 요양급여의뢰서를 발급받아 상급종합병원에서 2단계 진료를 받을 수 있음. 단, 응급, 분만, 혈우병 등의 경우는 제외됨.

나. 의료급여제도

의료급여제도는 생활 유지 능력이 없거나 생활이 어려운 국민을 대상으로 정부가 의료서비스를 제공하는 공공부조 방식의 의료보장제도임. 1977년에 도입되어 저소득층의 의료보장을 통해 건강증진과 사회복지 증진에 이바지함을 목적으로 함.

1) 의료급여 수급권자

의료급여를 적용받는 자를 수급권자라고 말하며 국민기초생활보장법에 의해 1종과 2종으로 구분하여 본인부담금에 차등을 두고 있음. 1종과 2종을 구분하는 근거는 근로 능력의 유무인데 기초생활보장수급자 중 근로 능력이 없는 가구의 구성원은 1종, 근로 능력이 있는 가구의 구성원은 2종이 됨.

2) 의료급여의 내용

의료급여의 내용은 수급권자의 질병·부상·출산에 대한 진찰과 검사, 약제·치료 재료의 지급, 처치·수술과 그 밖의 치료, 예방·재활, 입원, 간호, 이송과 그 밖의 의료 목적 달성을 위한 조치가 해당됨.

3) 의료급여 전달체계

의료급여 수급권자는 진료체계에 따라 단계적으로 진료를 받아야 함. 1차 의료급여기관은 시장·군수·구청장에게 개설 신고를 한 의료기관(의원), 보건소, 보건의료원, 보건진료소, 약국이고, 2차 의료급여기관은 시·도지사가 개설 허가한 의료기관(병원, 종합병원)을 말하며, 3차 의료급여기관은 상급종합병원을 말함. 응급환자, 분만, 혈우병, 장애인 보장구를 지급받고자 하는 경우 또는 2·3차 의료급

여기관에서 근무하는 수급권자의 경우 2·3차 의료급여기관에서 진료를 받을 수 있음.

⟨의료급여 수급권자 유형 및 대상자 및 본인부담금 기준⟩

구분		1종		2종
수급권자		• 국민기초생활보장법에 의한 수급자(근로무능력가구, 희귀질환자, 중증난치질환자, 시설수급자) • 이재민, 의상자 및 의상자 유족 • 국내 입양된 18세 미만 아동 • 국가유공자, 보훈보상대상자 및 유족·가족 • 중요무형문화재 및 그 가족 • 새터민(북한이탈주민)과 그 가족 • 5·18 민주화운동 관련자, 그 유족과 가족 • 노숙인, 행려 환자		국민기초생활보장법에 의한 수급자 중 근로 능력이 있는 자를 포함한 세대의 구성원
본인부담금 기준	외래	• 보건소·보건지소·보건진료소에서 진료하는 경우 : 없음 • 1차 의료급여기관 : 1,000원 • 2차 의료급여기관 : 1,500원 • 3차 의료급여기관 : 2,000원 • PET,MRI,CT등:급여비용의 5%	외래	• 보건소·보건지소·보건진료소에서 진료하는 경우 : 없음 • 1차 의료급여기관 : 1,000원 • 2차·3차 의료급여기관 (급여비용의 15%) • PET,MRI,CT등 : 급여비용의 15%
	입원	무료	입원	의료급여기관의 입원진료:급여비용의 10%
	약국	처방전당 500원	약국	500원(단, 경증질환으로 종합병원 이상급 기관에서 원외처방전으로 약국에서 조제 받는 경우 : 급여비용의 3%)

⟨건강보험과 의료급여 비교⟩

구분	건강보험	의료급여
특성	사회보험	공공부조
대상	모든 국민(강제가입)	저소득층 등 일부 계층(본인 신청 필요)
자산조사	불필요	필요
급여수준	균등 급여	자산 및 필요도에 따라 차등
재원	보험료, 국가지원금 등	일반조세
보험료	소득 수준에 따른 차등 부과 징수	없음

다. 노인장기요양보험

노인장기요양보험은 고령이나 노인성 질병 등의 원인으로 6개월 이상 동안 혼자서 일상생활을 수행하기 어려운 노인 등에게 신체활동 또는 가사 지원 등의 장기요양급여를 제공하는 사회보험제도임. 우리나라는 2007년 4월 노인장기요양보험법이 제정되어 시작되었고, 2008년부터 요양보호사를 양성함. 전통적으로 가족의 일차적 책임이었던 노부모에 대한 수발을 사회적 돌봄으로 전환했다는 점에서 큰 의미를 가짐. 장기요양보험은 건강보험제도와는 별개의 제도로 운영되고 있으나, 관리·운영은 국민건강보험공단이 담당하고 있음. 장기요양보험은 요양시설이나 재가 장기요양기관을 통해 신체활동 또는 가사지원 등의 서비스를 제공함. 수급자에게 배설, 목욕, 식사, 취사, 조리, 세탁, 청소, 간호, 진료의 보조 또는 요양에 관한 상담 등을 다양한 방식으로 제공함. 보험신청은 소득에 관계 없이 신청되며 인정절차를 걸쳐 등급에 따라 서비스를 제공함.

1) 적용대상

장기요양보험제도의 적용대상은 전 국민임. 법률상 강제가입이 원칙이며, 건강보험 가입자는 장기요양보험의 가입자가 됨. 의료급여수급권자의 경우 가입자에서는 제외되지만, 국가 및 지방자치단체의 부담으로 장기요양보험의 적용대상이 됨.

2) 수급대상자

장기요양보험은 65세 이상의 노인 또는 65세 미만의 자로서 치매·뇌혈관성 질환 등 노인성 질병을 가진 자 중 6개월 이상 혼자서 일상생활을 수행하기 어렵다고 인정되는 자를 대상으로 함. 노인성 질병은 총 21개로 뇌졸중, 치매, 파킨슨, 중풍후유증, 진전 등이 있음.

3) 장기요양 인정 및 등급판정

장기요양을 인정받기 위해서는 먼저 장기요양인정신청서를 국민건강보험공단에 제출해야 함. 인정신청을 하게 되면 간호사, 사회복지사, 물리치료사 등으로 구성된 공단직원이 직접 방문조사를 하여 신체기능, 인지기능, 행동 변화, 간호 처치, 재활에 대한 조사결과서를 작성함. 공단이 조사결과서와 의사 소견서 등을 등급판정위원회에 제출하면 최종 등급을 판정하게 됨. 판정은 신청서를 제출한 날로부터 30일 이내에 완료함.

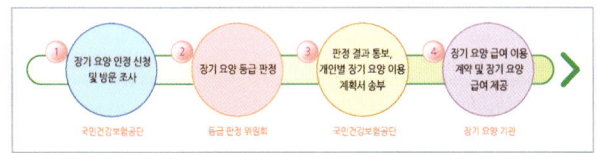

| 장기 요양 인정 및 이용 절차 |

등급판정이란 신청인의 요양 필요도가 등급판정 기준에 적합한지를 판단하여 최종적으로 장기요양 등급, 유효기간, 장기요양급여의 종류 및 내용 등을 결정하는 것을 말함. 심신의 상태를 지표화한 장기요양인정점수를 기준으로 6개 등급으로 판정되며 등급에 따라 급여 종류, 급여비용, 등급 유효기간 등에 차이가 있음.

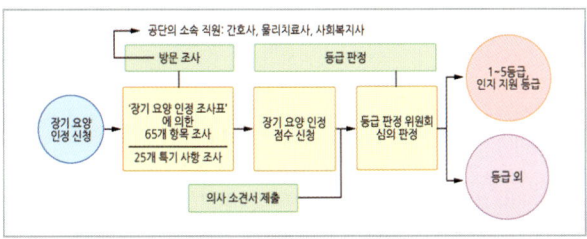

| 등급판정 절차 |

4) 판정 결과 통보

공단은 장기요양등급과 장기요양급여의 종류 및 내용 등이 담긴 장기요양인정서와 이용계획서를 수급자나 보호자에게 제공한 후 서비스 이용에 관해 교육함. 장기요양인정 유효기간은 2년으로 함(노인장기요양보험법 제8조). 등급 판정 결과에 대해 이의가 있는 경우 통보를 받은 날로부터 90일 이내에 공단에 증명 서류를 첨부하여 심사청구할 수 있음. 또한 장기요양인정의 갱신 신청을 하려는 경우에는 유효기간이 끝나기 90일 전부터 30일 전까지의 기간에 공단에 신청해야 함.

등급	상태	장기 요양 인정 점수
장기 요양 1등급	심신의 기능 상태 장애로 일상생활에서 전적으로 다른 사람의 도움이 필요한 자	95점 이상
장기 요양 2등급	심신의 기능 상태 장애로 일상생활에서 상당 부분 다른 사람의 도움이 필요한 자	75점 이상 95점 미만
장기 요양 3등급	심신의 기능 상태 장애로 일상생활에서 부분적으로 다른 사람의 도움이 필요한 자	60점 이상 75점 미만
장기 요양 4등급	심신의 기능 상태 장애로 일상생활에서 일정 부분 다른 사람의 도움이 필요한 자	51점 이상 60점 미만
장기 요양 5등급	치매 환자(노인 장기 요양 보험법 시행령 제2조에 따른 노인성 질병으로 한정함.)	45점 이상 51점 미만
인지 지원 등급	치매 환자(노인 장기 요양 보험법 시행령 제2조에 따른 노인성 질병으로 한정)	45점 미만

| 장기 요양 등급판정 기준 |

5) 장기요양급여의 종류

장기요양급여 종류에는 재가급여, 시설급여, 특별현금급여가 있음. 재가급여는 가정에서 생활하며 장기요양기관이 운영하는 각종 서비스를 제공받는 것으로 요양보호사, 간호사 등이 수급자의 가정을 방문하여 신체활동 및 가사활동 등을 지원하는 서비스를 말함. 시설급여는 가정에서 생활하지 않고 시설에 입소하여 신체활동지원, 심신 기능의 유지 및 향상을 위한 서비스를 제공받는 것을 말함. 특별현금급여는 재가급여와 시설급여를 받을 수 없을 때 현금을 받는 형태로 가족요양비, 특례요양비, 요양병원 간병비가 있으나 이중 가족요양비만 실시하고 있음.

〈장기요양급여의 종류〉

급여 종류		내용
재가급여 (본인부담금 15% 의료수급자는 면제)	방문 요양	장기요양요원이 수급자의 가정 등을 방문하여 신체활동 및 가사활동을 지원
	방문 목욕	장기요양요원이 목욕 설비를 갖춘 장비를 이용하여 수급자의 가정 등을 방문하여 목욕을 제공
	방문 간호	장기요양요원인 간호사 등이 의사, 한의사 또는 치과의사의 지시서(방문간호 지시서)에 따라 수급자의 가정 등을 방문하여 간호, 진료보조, 요양에 관한 상담 또는 구강위생 등을 제공
	주·야간 보호	수급자를 하루 중 일정 시간 동안 장기요양기관에 보호하여 신체활동 지원 및 심신기능의 유지·향상을 위한 교육과 훈련 등을 제공
	단기보호	수급자를 보건복지부령으로 정하는 범위 안에서 일정기간 동안(월9일 이내) 장기요양기관에 보호하여 신체활동지원 및 심신기능의 유지·향상을 위한 교육과 훈련 등을 제공
	기타 재가급여	수급자의 일상생활·신체활동 지원 및 인지기능의 유지·향상에 필요한 용구를 제공하거나 가정을 방문하여 재활에 관한 지원 등을 제공하는 장기요양급여로서 대통령령으로 정하는 것(휠체어, 전동·수동침대, 욕창방지 매트리스·방석, 욕조용 리프트, 이동욕조, 보행기 등)
시설급여 (본인부담금 20% 의료수급자는 면제)	노인요양 시설	치매·중풍 등 노인성 질환 등으로 심신에 상당한 장애가 발생하여 도움이 필요한 노인을 입소시켜 급식·요양과 그 밖에 일상생활에 필요한 편의를 제공하는 시설(입소자 10인 이상 시설)
	노인요양 공동생활 가정 (그룹홈)	치매·중풍 등 노인성 질환 등으로 심신에 상당한 장애가 발생하여 도움이 필요한 노인에게 가정과 같은 주거 여건과 급식·요양, 그 밖에 일상생활에 필요한 편의를 제공하는 시설(입소자 9인 이내의 시설)
특별현금 급여	가족 요양비	도서·벽지 등 장기요양기관이 현저히 부족한 지역, 천재지변, 수급자의 신체·정신 또는 성격상의 사유 등으로 인해 가족 등으로부터 방문요양에 상당한 장기요양급여를 받은 경우 지급되는 현금 급여

특별현금 급여	특례 요양비	수급자가 장기요양기관이 아닌 노인요양시설 등의 기관 또는 시설에서 재가급여 또는 시설급여에 상당한 장기요양급여를 받은 수급자에게 지급되는 현금 급여(현재 시행 안 함)
	요양병원 간병비	수급자가 요양병원에 입원했을 때 장기요양에 사용되는 비용의 일부가 지급되는 현금 급여(현재 시행 안 함)

방문간호가 가능한 장기요양요원의 자격은 다음과 같음.
- 간호사로서 2년 이상의 간호업무 경력이 있는 자
- 간호조무사로서 3년 이상의 간호 보조업무 경력이 있고, 보건복지부 장관이 지정한 교육기관에서 소정의 교육을 이수한 자
- 치과위생사

〈노인장기요양보험 표준 서비스〉

분류	표준 서비스 내용
신체 활동 지원 서비스	세면 도움, 구강 관리, 머리 감기기, 몸단장, 옷 갈아입히기, 목욕 도움, 식사 도움, 체위 변경, 이동 도움, 신체 기능의 유지 증진, 화장실 이용 돕기
일상생활 지원 서비스	취사, 청소 및 주변 정돈, 세탁
개인 활동 지원 서비스	외출 시 동행, 일상 업무 대행
정서 지원 서비스	말벗·격려·위로, 생활 상담, 의사소통 도움
방문 목욕 서비스	방문 목욕
기능 회복 훈련 서비스	신체·인지 향상 프로그램, 기본 동작 훈련, 일상생활 동작 훈련, 물리 치료, 언어 치료, 인지 및 정신 기능 훈련, 기타 재활 치료
치매 관리 지원 서비스	행동 변화 대처
응급 서비스	응급 상황 대처
시설 환경 관리 서비스	침구·리넨 교환 및 정리, 환경 관리, 물품 관리, 세탁물 관리
간호 처치 서비스	관찰 및 측정, 투약 및 주사, 호흡기 간호, 피부 간호, 영양 간호, 통증 간호, 배설 간호, 그 밖의 처치, 의사 진료 보조

6) 재원조달

우리나라 장기요양보장제도는 사회보험방식을 근간으로 하며 재원은 가입자가 납부하는 장기요양보험료 및 국가 지방자치단체 부담금, 장기요양급여 이용자가 부담하는 본인 일부 부담금으로 조달됨. 건강보험료와 구분하여 통합 징수하며, 각각의 독립회계로 관리 운영되고 있음. 본인 일부 부담금 시행으로 시설급여는 20%, 재가급여는 15% 부담하도록 되어 있음. 그러나 의료급여수급권자 중 국민기초생활수급권자는 전액 무료임.

III. 환경 보건

가. 환경 보건 및 정책 이해

1) 환경 보건

인간이 자연환경의 영향 속에서 생활하면서 환경에 적응하고 질병을 극복하며 건강하게 오래 살고자 하는 노력은 인류의 시작과 함께했음. 즉, 인간의 역사는 환경에 대한 적응과 극복의 역사라고 할 수 있음. 인간은 언제나 환경의 영향을 받는 한편, 각종 생활 공간에서 공기와 물, 음식물, 주거, 생활용품 등의 생활자원을 활용함으로써 생존을 유지하고 사회생활을 지속하는데 이를 통하여 환경에도 영향을 미치게 됨.

가) 기후

① 정의 : 기후는 어떤 장소에서 매년 반복되는 지구를 둘러싼 대기의 종합적인 현상으로 오랜 기간의 평균적인 날씨임. 기후는 의·식·주와 같이 인간의 삶을 영위하는 데 영향을 미쳐 왔음. 기후는 기후 요소에 의해 형성되고 기후 인자에 의해 지역적으로 차이가 나타나며 대류권에서 이루어짐.

② 기후 요소

기후 요소란 기후를 구성하는 요소를 말하는 것으로 기온, 기습, 기류, 기압, 강우, 강설, 복사량, 풍속, 구름, 일조량 등이 있음. 이 중에서 기온(온도), 기습(강수), 기류(바람)의 세 가지를 요소를 기후의 3대 요소라고 함. 기후 요소 중 인간의 체온 조절에 중요한 영향을 미치는 것을 온열 요소(온열 인자)라고 하고 기온, 기습, 기류, 복사열을 4대 온열 요소라고 함. 항온 동물인 인간은 온열 요소에 의해 춥고 더운 감각을 느끼고 체온을 조절하게 되는데 온열 요소는 각자 독립적으로 영향을 미치기 보다는 상호 복합적으로 작용하여 인체의 체온 조절에 영향을 미침.

㉮ 기온

대기의 온도를 기온이라고 함. 태양 광선의 복사열(주로 적외선)에 의하고, 온열 요소 중에서 가장 중요한 요소임. 실외 기온은 인간이 호흡하는 위치인 지상 1.5m에서 복사열의 영향으로 지열을 피하기 위해 백엽상 안에서 수은, 건구 온도계로 측정함. 인간이 활동하기에 적합한 온도는 21~22℃(겨울 : 18~21℃)임. 비정상적인 고온 환경에서 작업하거나 운동할 경우 열중증이 발생할 수 있음. 열중증은 특히 습도가 높을 때 일어나기 쉽고 체온 조절 이상으

로 열을 체외로 내보내기 어려운 경우 일어남. 열중증의 종류에는 일사병 및 열사병, 열피로, 열경련 등이 있음. 인간은 고온보다 저온에서 저항력이 강하나 인체의 일부가 장기간 노출되거나 직업적으로 심한 냉각 조건에 노출될 경우 류머티스 신경통, 말초 신경 마비, 동상 등을 일으키며 심할 경우 동사할 수 있음.

㉯ 기습

공기 중에 포함되어 있는 수분의 양을 말하며 기온에 따라 변화함. 일반적으로 공기는 약 4%의 수증기를 함유하고 있는데 기습은 낮에는 태양열을 흡수하여 대지의 과열을 방지하며 밤에는 지열의 복사를 방지하여 기후 조건을 완화함. 하루 중 습도의 변화 곡선은 대체로 기온과 역관계를 나타내는데, 보통 습도는 상대 습도를 말함. 습도는 인간의 체열 방산에 영향을 미쳐 습도가 높을 때는 불쾌감을 느끼고 습도가 낮을 때는 상쾌함을 느끼게 되는데 인체에 쾌적한 습도는 40~70%의 범위임. 습도로 인해 더울 때는 더 덥게, 추울 때는 더 춥게 느끼게 되어 '느낌의 온도'라고 함. 실내 습도가 너무 건조하면 호흡기계 질병이 발생하기 쉽고, 너무 습하면 피부 질환이 발생하기 쉬우므로 겨울철이나 건조한 시기에는 인공적인 가습이 필요하며 우기에는 습기를 제거하는 것이 좋음.

㉰ 기류

기류는 공기의 흐름(기동), 즉 바람임. 실외는 기압의 차이로, 실내는 온도의 차이로 발생. 쾌적 기류의 범위는 실내에서 0.2~0.3m/sec, 실외에서는 1.0m/sec 정도임. 실외에는 항상 0.5~3m/sec의 기류가 있어서 인체의 방열 작용을 촉진하고 신진대사의 촉진, 자연 환기의 원동력 등 환경 위생에 중요한 역할을 함. 인간이 느끼는 기류의 최저 속도는 0.5m/sec로서 그 이하는 불감 기류, 0.1m/sec 이하는 무풍 상태라고 함. 불감기류란 실내나 의복 안에 항상 존재하지만, 우리의 피부가 느낄 수 없는 기류로 운동 신경과 신진대사를 촉진하고 냉한에 대한 저항력을 높여 줌. 기온이 체온보다 낮을 경우 기류는 서늘하게 느껴지나 체온보다 높으면 반대로 무겁게 느껴짐.

㉱ 복사열

복사열은 대류를 통해 열이 전달되지 않고 열이 직접 이동하는 것을 말함. 발열체로부터 느끼는 온감을 말하는데 예를 들어 태양 광선(주로 적외선)을 직접 받는다든지 난로 가까이에 있을 때 실제 온도보다 더 따뜻하게 느끼는 것이 복사열로 인한 것으로 복사열의 온감은 거리의 제곱에 반비례함. 복사열은 흑구 온도계로 측정함.

③ 온열 지수

온열 지수는 온열 요소를 단일 척도로 표현한 것임. 온열적 감각(따뜻한 느낌)을 결정하는 온열 요소는 기온·기습·기류와 복사열임. 인체의 체온 조절과 체·내외열 교환이 원활하게 이루어지고 있는지를 평가해 주는 지수로 인체의 생리적 기능과 감각에 의해 결정됨.

㉮ 쾌감대

바람이 없는 상태에서 적당히 옷을 입고 쾌감을 느낄 수 있는 조건으로 온도 17~18℃, 습도 60~65%의 범위가 쾌적함을 느끼는 조건임. 쾌감과 불쾌감은 기온, 기습, 기류의 상호작용에 따라 형성된 기후와 신체 조건, 의복 상태, 활동량 등 여러 가지 조합에 의해 달라짐.

㉯ 감각 온도(체감 온도)

기온, 기습, 기류의 3가지 온열 요소의 종합적인 작용에 의해 인체에 미치는 온감을 의미하는 것으로, 포화 습도·무풍 상태일 때 동일한 온감을 주는 기온임. 사람이 느끼는 온도는 반드시 그때의 기온과 일치하지는 않기 때문에 체감 온도라고도 하며 사람마다 느끼는 온감과 쾌적감이 다름. 그러므로 감각 온도는 사람마다 다를 수 있는데 이는 습도, 기류가 영향을 주기 때문임. 일반적으로 안정 시 보통 의복을 입고 우리가 느끼는 쾌적한 감각 온도는 대략 65°F(17.2℃ : 겨울철)~71°F(21.6℃:여름철)임. 겨울철의 최적 온도가 낮은 것은 기후 순화 현상 때문임. 기온 20℃, 습도 100%, 0m/sec의 무풍 상태일 때, 감각 온도는 20℃임.

㉰ 불쾌지수

날씨에 따라 인체가 느끼는 불쾌감의 정도를 기온과 기습을 조합하여 나타낸 수치임. 기온과 기습만을 인자로 하고 실외 조건인 복사열과 기류가 포함되지 않아 감각 온도와 차이가 있을 수 있는 단점이 있기 때문에 여름철 실내 무더위를 알아보는 기준으로 가장 적당한 온습도 지수임.

DI ≧ 70	사람들의 10% 정도가 불쾌한 상태
DI ≧ 75	사람들의 50% 정도가 불쾌한 상태
DI ≧ 80	거의 모든 사람이 불쾌한 상태
DI ≧ 85	모든 사람이 불쾌한 상태, 견딜 수 없을 정도

㉱ 최적 온도(지적 온도)

체온 조절에 가장 적합한 온도로 인간은 체내에서 열을 생산하고 체외로 발산하여 체열을 조절하는데 성별, 나이, 계절, 의복, 음식, 작업의 강도 등에 따라 최적 온도가 달라짐. 주관적 지적 온도, 생산적 지적 온도, 생리적 지적 온도 등이 있음.

㉲ 카타 냉각력

인체의 발열량은 기온과 기습이 낮고 기류가 클 때 증대되는데 이 기온, 기습, 기류의 3가지 인자가 종합하여 인체로부터 열을 빼앗을 힘을 그 공기가 가지고 있는 냉각력이라고 함. '카타'는 down의 뜻임. 단위 시간 안에 인체의 단위 면적에서 손실되는 열량을 카타 냉각력이라고 함. 100℉(37℃)에서 95℉(35℃)로 내려가는 시간을 측정하여 산출하는데 기온·기습이 낮고 기류가 클 때 카타 냉각력이 큼. 카타 냉각력을 측정하는 카타 온도계가 있음. 공기의 쾌적도와 기류의 측정에 사용됨.

④ 기후와 건강

일정 지역에서 오랜 기간에 걸쳐 진행되는 기상의 변화를 기후 변화라고 함. 최근 지구 온난화로 폭염과 가뭄, 홍수, 빙하 감소 등 이상 기상 현상이 증가하고 있는데 이는 지속적으로 많은 양의 온실가스가 발생하여 지구가 따뜻해지고 이로 인해 기후가 변화하고 있는 것임. 지구는 지난 100년 동안 그 어느 때보다 빠른 속도로 더워지고 있는데 1만 년 동안 지구 온도가 1℃ 이상 변한 적이 없던 것에 비하면, 최근 100년 동안 0.74℃나 올라간 것은 전 세계가 이제까지 경험하지 못한 기후 변화 환경에 직면하고 있는 것임. 개인차는 있지만 기후에 따라 기분과 쾌적감도 달라지며, 작업 능률에도 영향을 미침. 기후가 변화하면 신체적, 정신적으로 변화를 일으켜 질병이 발생할 수 있음.

> **보충자료**
> - 풍토병 : 어느 지역에서 주로 발생하는 질병. 예 열대 지방 말라리아
> - 계절병 : 특정 계절이 많이 발생하는 질병. 예 여름철 장티푸스, 겨울철 인플루엔자
> - 기상병 : 기상의 변화에 따라 발생하는 병. 예 류마티스, 협심증

나) 광선

① 광선의 종류

㉮ 적외선(약 7,800 Å 이상)

열을 방출하는 가장 중요한 파장으로 열선이라고 함. 복사선의 대부분은 적외선이며, 태양광선의 약 50%를 차지함. 빛의 스펙트럼에서 적색 부분의 바깥쪽에 해당하므로 적외선이라는 이름이 붙여짐. 적외선이 인체에 미치는 영향으로는 피부 온도의 상승, 혈관 확장, 피부 홍반 등의 작용이 있으며, 과도한 적외선은 두통, 현기증, 백내장, 일사병 등의 원인이 됨.

㉯ 가시광선(약 4,000~7,800 Å)

가시광선은 눈으로 볼 수 있는 태양광선으로 망막을 자극하여 명암과 색채를 구별하게 함. 가시광선으로 인해 눈으로 볼 수 있는 것임. 가장 강한 빛을 느끼는 파장은 5,500 Å이고, 눈에 가장 적당한 조도는 100~1,000Lux임. 조명이 불충분할 때는 시력 저하, 안정 피로, 안구 진탕증, 근시의 원인이 되고 조도가 지나치게 강하면 두통, 시력 장애, 암순응 능력이 저하됨. 휴대폰, 태블릿, PC나 TV를 통해 노출되는 블루라이트는 24시간 리듬에 영향을 주는 호르몬인 멜라토닌을 감소시켜 수면 주기에 변화를 줄 수 있음.

㉰ 자외선(약 2,000~4,000 Å)

보라색 파장의 바깥쪽에 있어서 자외선이라고 하며 눈에 보이지 않음. 자외선이 대기권을 통과하는 동안 성층권의 오존층은 생명체에 해로운 자외선을 흡수하여 지구상에 도달하는 것을 막아 줌. 그러나 성층권의 오존층이 얇아지면 지표에 도달하는 자외선 복사량이 증가하게 됨. 태양의 고도와 관계가 있어 하루 중에는 정오, 1년 중에는 7~8월에 가장 많으며 적도 부근, 고지대, 농어촌, 대기오염이 적은 지역, 날씨가 쾌청할 때 많음. 주파수에 따라 3가지 대역으로 나누는데 자외선의 파장 중에서 약 2,800~3,000 Å인 자외선 B(UV-B)가 인체에 유익한 작용을 하기 때문에 도르노선 또는 생명선(건강선)이라고 함. 3,500~4,000 Å의 자외선은 대기 중의 질소산화물과 광화학 작용을 하여 오존, 알데히드, PAN 등 대기오염 물질을 만들어냄. 자외선은 신진대사 촉진 및 적혈구 생성 촉진, 혈압 강하 작용, 살균 작용을 하지만 자외선의 과다 노출은 피부의 홍반 및 색소 침착, 부종, 수포형성, 피부 박리, 결막염, 설안염, 피부암 등의 장애를 유발할 수 있음.

자외선 영역	파장(Å)	생물학적 작용	비고
근자외선 (UV-A)	3200~4000	혈액 재생, 신진대사 촉진	오존층을 뚫고 피부 깊숙이 도달
중자외선 (UV-B, Domo선, 건강선, 생명선)	2800~3200	비타민 D 생성, 홍반, 색소 침착, 피부 비후, 피부암, 각막염, 결막염	일부는 오존층에 흡수, 일부는 피부까지 도달

자외선 영역	파장(A°)	생물학적 작용	비고
원자외선 (UV-C)	2800~ 이하	살균, 각막염, 결막염, 피부암	파장이 짧아서 오존층에 흡수됨.

㉣ 기타 광선
- 전리 방사선(X선)
  방사선이란 불안정한 물질(방사성 물질)이 안정화되기 위해 방출하는 에너지의 흐름으로 전리 방사선과 비전리 방사선으로 나뉨. 일반적으로 우리 인체에 직접적인 위해를 가하는 방사선은 전리 방사선으로 물질을 전리시킬 수 있는 능력이 있는 방사선을 말함. 방사선이 위험한 이유가 바로 물질과의 상호작용을 통한 전리 때문임. DNA를 파괴하여 세포를 죽이거나 기형을 만들며, 인체를 점진적으로 파괴함.
- 마이크로파
  마이크로파는 라디오파와 적외선 사이의 파장과 주파수를 가지고 있는 전자기파로 초단파라고도 함. 적외선보다 긴 마이크로파를 이용하면 살균, 가열, 건조, 멸균 등에 탁월한 효과를 얻을 수 있음. 전자레인지가 대표적인 가전제품임. 그리고 마이크로파보다 더 긴 중파를 이용한 것이 라디오임.

② 광선과 건강

종류	긍정적인 작용	부정적인 작용
적외선 (열선)	• 온열감 • 소독 살균, 관절염, 근육통 치료	• 피부 장애, 시각장애, 일사병, 초자공 백내장
가시광선	• 명암과 색채 구분 • 광합성 작용	• 근시, 안구 진탕증 • 시력 장애, 시야 협착, 망막 변성
자외선 (화학선)	• 살균 작용, 비타민 D 생성 • 피부 결핵, 관절염의 치료, 신진대사 촉진 • 적혈구 생성 촉진, 혈압강하 작용	• 피부 홍반과 색소 침착, 백내장, 부종, 수포, 피부 박리, 결막염, 면역 기능 저하

다) 공기
① 공기의 개념과 조성
공기는 지구를 둘러싸고 있는 무색투명의 기체로 '대기'라고도 하며 대기의 범위는 지상으로부터 대략 100km까지임. 공기가 없으면 생물이 존재할 수 없고 소리가 전파되지 않으며 물체의 연소도 불가능하며, 기압이나 비, 바람도 존재하지 않음. 대기는 대류권, 성층권, 중간권, 열권 등 4권역으로 나뉘는데 이 중에서 대류권은 수증기의 대부분을 포함하고 비와 구름, 그리고 기상 현상이 일어나는 곳이므로 대기오염 측면에서 가장 중요한 층임. 대기권 내의 공기는 질소가 약 78%, 산소가 약 21%로 전체의 99%를 차지하고 있는데 아르곤과 이산화탄소까지 이 4가지 물질이 전체의 약 99.9%를 구성하고 있음.

공기는 각종 가스, 매연, 먼지 등으로 오염되고 또 어느 정도까지는 스스로 제거하는 능력이 있는데 이를 공기의 자정 작용이라고 함. 공기의 자정 작용이 있기 때문에 극심하게 오염되지 않고, 공기의 조성이 크게 달라지지 않지만, 산업의 고도화로 대기오염은 공기의 자정 작용을 벗어나는 정도에까지 이름.

> **보충자료** 공기의 자정 작용
> - 희석 작용 : 공기 자체에 의한 작용
> - 세정 작용 : 강우·강설에 의한 작용
> - 산화 작용 : 산소·오존·과산화수소 등에 의한 작용
> - 살균 작용 : 자외선에 의한 작용
> - 탄소 동화 작용 : 식물의 산소와 이산화탄소의 교환에 의한 작용

② 공기와 건강
㉮ 질소(N_2)
질소는 공기 중의 78%로 가장 많은 양을 차지하고 있으며, 호흡할 때 단순히 기도를 출입함. 정상 상태에서는 인체에 직접적인 영향을 주지 않는 기체이지만 이상 고기압(4기압 이상)에서 급격하게 기압을 강하시킬 때 인체에 영향을 주게 됨. 고압 상태일 때 질소가 혈액이나 지방 조직에 녹아 있다가 급격히 감압되면 질소가 기포를 형성하여 모세 혈관에 혈전을 일으키는데 잠함병이 대표적인 예로 전신 통증, 신경 마비 등 중추 신경 마비 등의 증상을 나타냄.

㉯ 산소(O_2)
성인이 하루 필요한 공기의 양은 13kL이고, 1회 호흡 시 5%의 산소를 소비하므로 1일 하루 산소 소비량은 대략 0.65kL 정도임. 공기 중의 산소 농도는 21% 정도인데 인체가 적응력이 크기 때문에 감당할 수 있는 산소의 변동 범위는 15~50%임. 하지만 이보다 낮은 분압에서는 저산소증, 높은 분압에서는 산소 중독증을 초래함. 일반적으로 4.5km 이상의 고도에서는 호흡 곤란, 4.5~7km 사이에서는 의식 상실, 7km 이상에서는 저산소증으로 사망하게 됨. 산소 중독은 대기 중 산소 농도 21%보다 높은 산소를 장시간 호흡할 때 발생하는 것으로 일반적 증상으로는 폐부종, 구토, 흉통, 호흡 억제, 서맥, 폐출혈 등이 나타남.

㉓ 이산화탄소(CO_2)

이산화탄소는 무색, 무취, 비독성 가스임. 성인은 안정 시 호기 중에 4%, 1시간당 20~25L의 이산화탄소를 배출함. 미량의 이산화탄소는 인체에 해롭지 않은데 이때의 폐포의 이산화탄소 농도가 5~6%임. 그 이상에서는 호흡 곤란, 의식 상실, 심하면 사망할 수도 있음. 이산화탄소는 실내에 다수의 사람이 밀집해 있을 때 농도가 증가하므로 실내 공기 오염의 지표로 널리 사용되는데 이산화탄소가 0.1%(1,000ppm) 이상일 때 그 방의 환기가 불량하다고 판단함. 또한 이산화탄소는 온실 효과를 초래하여 지구 온도를 상승시킴.

㉔ 일산화탄소(CO)

일산화탄소는 무색, 무취의 기체로 맹독성이 있고 공기의 비중과 거의 비슷하지만 약간 가벼운 편이어서 혼합되기 쉽고 주로 물체가 불완전 연소할 때 많이 발생함. 헤모글로빈과 친화성이 산소보다 약 250~300배나 강해서 혈액 중에 산소 헤모글로빈(HbO_2) 형성을 방해하여, 산소 운반 장애와 산소 해리 장애의 이중 작용으로 산소 결핍증을 가져옴. 혈중의 일산화탄소 헤모글로빈(CO-Hb) 포화도가 10% 미만이어야 하는데 그 이상일 경우 구토증, 혼수상태, 심하면 사망하게 됨. 일산화탄소의 서한량은 1시간 기준에 0.04%(400ppm)이며, 일산화탄소 가스 중독 시에는 CO와 Hb의 해리를 촉진하기 위해서 고압 산소 요법 치료를 받아야 함.

③ 대기오염

㉮ 정의

대기오염이란 대기 중에 정상적으로 존재하지 않는 물질이 발생한 것을 말함. 세계 보건 기구(WHO)에서는 대기오염은 "대기 중에 인공적으로 배출된 오염 물질이 존재하여 오염 물질의 양과 농도 및 지속 시간이 지역주민에게 불쾌감을 일으키거나, 해당 지역에 공중 보건상 위해를 미치고 인간과 동식물의 활동에 영향을 주어 생활과 재산을 향유 할 정당한 권리를 방해받는 상태"로 규정하고 있음.

㉯ 대기오염 물질

대기를 오염시키는 원인은 크게 자연 현상으로 인한 오염과 인공적으로 발생되는 오염이 있음. 황사나 모래바람, 화산 폭발, 대형 산불 등에 의한 자연 오염 물질은 관리가 불가능하므로 일반적으로 대기오염에서는 다루지 않고, 사람이 만들어 내는 인공 오염 물질을 주로 다룸. 인공 오염 물질은 사람의 생활에 편리한 물질을 만드는 공장과 산업장, 자동차 매연에 의해서 주로 발생함. 인공 오염 물질이 일단 대기에 배출되면 배출된 오염 물질은 불안정하기 때문에 태양광과 반응하여 또 다른 대기오염 물질을 생성함. 대기오염 물질 중 발생원에서 직접 대기로 방출되는 오염물을 1차 오염물이라고 하고 물리 화학적 반응을 일으켜서 만들어진 새로운 오염 물질을 2차 오염물이라고 함. 우리나라 대기오염 물질은 환경부령으로 정해진 「대기 환경 보전법 2021.」에 정해진 대기오염원이 되는 가스, 입자상 물질임.

> **보충자료** 대기오염 물질
> • 황산화물(SO_x) : 화석 연료, 즉 석탄이나 석유 등의 연소 시에 발생
> • 질소산화물(NO_x) : 발전소, 자동차 등에서 발생
> • PAN류(질산과산화아세틸류) : 무색의 자극성 액체
> • 알데히드 : 자극성이 강한 가스
>
> ▶ 1차 오염 물질 : CO_2, 황산화물, 질소산화물, 일산화탄소, 연기, 분진, 매연, 먼지 등
> ▶ 2차 오염 물질 : 스모그, 오존, PAN류, 알데히드 등

㉰ 기상 조건에 의한 대기오염
• 기온 역전

대기오염이 가장 잘 발생하는 기상 조건이 기온 역전 현상임. 대류권에서는 해발 고도가 100m 올라갈 때마다 약 1℃ 정도 기온이 내려가는데, 기온 역전은 고도가 높아지는데도 기온이 떨어지지 않고 오히려 기온이 올라가는 현상임. 정상 상태에서는 지표면은 기온이 높고 위로 올라갈수록 기온이 낮아져서 찬 공기가 위에 있기 때문에 아래쪽으로 내려오면서 공기가 섞이면서 대기오염이 완화됨. 그러나 기온 역전은 더운 공기가 가벼워서 위쪽으로 올라가기 때문에 찬 공기가 지표면에 있고 더운 공기가 위에 형성되면서 위아래 공기가 섞이지 않고 지표면에 가까운 쪽에 쌓여서 대기오염이 증가함. 보통은 짧은 시간 동안 그리고 제한된 범위로 나타남. 기온 역전이 일어나면 안개나 스모그 현상이 잘 발생하고 중독 사고가 나기 쉬운데 대표적인 기온 역전의 예로 뮤즈 계곡 사건, 런던 스모그 사건, 도노라 사건 등이 있음.

> **보충자료**
> - 뮤즈 계곡 스모그 사건(벨기에, 1930.)
>   분지인 계곡에서 무풍 상태, 연무 발생, 기온 역전으로 공장 지대에서 60명 사망, 6,000명 이환, 전 연령층의 급성 호흡 장애가 발생했던 사건임.
> - 도노라 사건(미국, 1948)
>   무풍 상태, 연무 발생, 기온 역전으로 공장 지대에서 인구 14,000명 중 환자 6000명 발생, 전 연령층 호흡기 질병, 20명 사망자가 발생했던 사건임.
> - 런던 스모그 사건(영국, 1952)
>   평지인 하천에서 무풍 상태, 기온 역전으로 인구 밀도가 높은 지역에서 차가운 스모그가 발생하여 2주간 4,000명 이상 사망, 환자 수 불명, 그 후 2개월 이내 8,000명이 사망한 사건임.
> - LA 스모그(미국, 1943)
>   황갈색의 안개가 눈을 뜰 수 없게 뒤덮였는데 자동차 배기가스의 질소 산화물이 광화학 반응을 일으켜 발생한 현상으로 밝혀짐.

- 열섬 현상
  동일한 여름 조건이라도 인구 밀도가 높고 콘크리트 고층 건물이 밀집되어 있는 도심 지역은 주변보다 평균 기온이 1~2℃ 정도 더 높음. 이러한 현상을 나타내는 지역을 열섬이라 하는데, 주로 인위적인 열 발생의 증가가 원인임. 도시에서 방출되는 열이 오염층이 되어 도시 상층을 덮고 머무르는 현상이 지속되면 주변에서 도심으로 들어오는 바람에도 큰 영향을 받지 못해 마치 오염층이 섬처럼 도시 상공에 머무르게 되는 것임. 기상 연구소에 따르면 서울 도심과 서울 교외의 온도 차이가 최대 2~6℃의 차이가 남.
- 열대야 현상
  어떤 지점의 하루 최저 기온이 25℃ 이상인 날, 즉 밤이 되어도 기온이 25℃ 이하로 내려가지 않는 한여름의 무더운 기후 현상을 말함. 계속된 열대야는 노약자의 사망까지도 초래함.
- 폭염
  하루 중 최저 기온이 33℃ 이상인 경우를 폭염이라고 함. 기후 변화로 인해 우리나라도 폭염을 기록하는 날짜가 계속 증가하고 있음.

㉣ 대기오염으로 인한 기상 변화
- 지구 온난화
  지구 온난화의 주된 원인은 온실 효과로 대표적인 온실가스는 이산화탄소임. 이산화탄소는 지표면에서 복사하는 적외선을 흡수하여 열의 방출을 막고, 또 흡수한 열을 다시 지상에 복사하여 지구 기온을 상승시키는데 이를 '온실 효과'라고 함. 지구 온난화의 영향으로 빙하의 감소, 해수면의 상승 외에도 생태계가 변화되고 있는데, 대표적으로 해수면의 온도 변화로 인한 엘니뇨와 라니냐가 있음. 엘니뇨와 라니냐가 발생하면 가뭄, 홍수가 빈번해져서 환경 오염과 감염병이 많이 발생함. 즉, 엘니뇨 현상은 해수 온도 상승, 라니냐 현상은 해수 온도 하강으로 일어남.

> **보충자료**
> - 엘니뇨
>   지구 온난화로 인해 해수면의 온도가 5개월 이상 0.5도 이상 높아지는 현상을 엘니뇨라고 함. '엘니뇨'는 적도 무역풍이 약해지면서 남미 해안으로부터 적도 부근 중태평양의 해수면 온도가 상승하는 현상임. 엘니뇨 현상이 있는 해는 적도의 강력한 난류가 동쪽으로 강하게 흐름에 따라 페루 부근은 호우가 발생하고 반대편 서부에는 큰 가뭄이 발생함. 우리나라에는 폭우가 나타남.
> - 라니냐
>   지구 온난화로 인해 해수면의 온도가 5개월 이상 0.5도 이상 낮아지는 현상을 라니냐라고 함. '라니냐는 엘니뇨와 반대 현상임. 적도 무역풍이 강해지면서 적도 부근 태평양에서 수온이 정상 이하로 떨어지고 원래 차가운 동태평양의 바닷물은 더욱 차가워지며 서쪽으로 흘러 인도네시아 등 동남아시아는 극심한 장마가, 페루 등 중남미에는 가뭄이 일어남.

- 산성비
  공장, 교통 기관, 발전소 등에서 배출되는 황산화물, 질소·탄소 산화물 등이 빗물에 섞여 내리는 것을 말하며 pH5.6 이하일 때를 산성비라고 함. 산성비는 호수나 하천을 산성화시켜 산성에 약한 수중 생물을 죽게 하고 산에 약한 대리석, 금속 등을 사용한 건축물이나 유적을 손상시키기도 함. 또한 농작물이나 산림에 피해를 주며 인간에게는 직접적으로 천식과 기관지염을 유발할 수 있는 것으로 알려져 있음.
- 오존층의 파괴
  오존은 성층권에서 오존층을 형성하여 지구를 감싸고 있으면서 자외선이 지표면에 도달하기 전에 대부분의 자외선을 흡수하여 지구상에 존재하는 생명체를 보호함. 이 성층권의 오존층이 파괴되면 지구에 들어오는 자외선의 양이 많아지고 이에 따라 기온이 올라가게 됨. 이렇게 지구 온난화가 나타나면 수분 증발량과 습도가 늘어나 강수량이 변하고 대기의 흐름도 바뀌게 되어 기후 변화와 더불어 생태계 및 사물에도 피해를 입힘. 성층권의 오존량이 10% 감소하면 지표면에 도달하는 자외선 B는 약 20% 증가하는데 피부암이나 동식물의 돌연변이를 유발함. 남극 상공은 오존층이 가장 많이 파괴된 곳인데, 여기서 가까운 지역에는 다른 지역보다 피부암 환자가 많은 것이 그 예임. 또한 바닷속 플랑크톤의 광합성을 방해하여 생태계 먹이 사슬을 무너뜨림. 자외선은 나무 등 건축 재료의 부식을 촉진하며, 건축물과 차량 색상을 변하게 하고, 광택을 감소시키며, PVC와 같은 플라스틱 제품에 직접적인 손상을 입힐 수 있음. 일반적으로 대기 중 오존 농도는 일사량, 기온에 비례하여 증가하고, 상대 습도와 풍속에 반비례하여 감소함. 오존층 파괴의 주요인은 프레온 가스임.

- 대기오염과 미세먼지

  미세먼지는 여러 종류의 오염 물질이 엉겨 붙어 구성된 것으로 입자가 매우 작기 때문에 숨을 쉴 때 호흡기계를 통해 폐 속으로 들어가거나, 혈관을 따라 체내로 이동하여 면역 기능을 떨어뜨리는 등의 건강 장애를 일으킴. 먼지는 대부분 코, 구강, 기관지에서 걸러지는데 미세먼지는 걸러지지 않고 우리 몸속까지 스며들어 염증 반응이 발생하면 천식, 호흡기·심혈관계 질환 등이 유발될 수 있음. 2013년에는 세계 보건 기구(WHO) 산하의 국제 암 연구소에서 미세먼지를 1군 발암 물질로 지정함. 미세먼지 농도에 따라 '좋음' '보통' '나쁨' '매우 나쁨'의 단계로 나누어 미세먼지 예보제를 실시하고 있는데 '나쁨'의 경우 건강한 사람도 장시간의 실외 활동을 유의해야 하며 폐 질환자나 노약자는 '보통'의 단계에도 외부 활동을 자제하고 미세먼지가 많은 날의 수칙을 지켜야 함. 같은 농도인 경우 PM2.5(초미세먼지)는 PM10(미세먼지)보다 유해 물질이 더 많이 흡착될 수 있고, 입자크기가 더 작으므로 기관지에서 다른 인체 기관으로 이동할 가능성도 높음.

- 대기오염과 황사 현상

  황사는 중국과 몽골 사막의 모래 먼지가 강력한 편서풍에 의해서 우리나라와 일본, 심한 경우에는 북미 지역에까지 날아가는 현상을 말함. 황사는 사막과 바람이라는 자연환경에 의해서 생기는 자연 현상으로 오래전부터 관찰되어 오던 현상임. 그러나 중국의 산업화로 많은 양의 대기오염 물질이 배출되고, 이 배출된 대기오염 물질이 황사와 함께 우리나라로 이동하고 있는데, 황사 자체가 가지는 미세먼지의 나쁜 효과에 더하여 인위적 대기오염 물질에 의한 건강 이상이 부가적으로 생길 수 있어 더욱 문제가 되고 있음.

2) 정책 이해

기후 변화에 대응하는 노력은 전 세계가 공동으로 함. 온실효과를 발생시키는 가스에 의해 지구 온난화 현상이 심각한 지구 환경 문제로 대두되면서 세계 각국은 온실가스 배출을 규제와 지구 환경 오염 방지를 위해 국제 협약을 체결하고 있음. 기후 변화의 대응 방안으로는 온실가스를 감축해야 하고 이를 위해서는 에너지의 효율적 사용과 함께 태양, 풍력, 조력, 바이오 에너지 등 화석 에너지를 대체하는 신·재생 에너지원의 개발이 필요함.

가) 기후 변화 대책

① 유엔 환경 회의(1972 : **스톡홀름 선언**) : 인간 환경 선언이라고도 함. 단 하나뿐인 지구를 보전하자는 선언으로 스웨덴의 스톡홀름에서 열림.

② IPCC(1998) : 유엔 산하 '기후 변화에 관한 정부 간 협의체'로 1998년 발족.

③ 유엔 환경 개발 회의(1992 : 리우 선언) : 스톡홀름 선언 20주년을 맞아 '기후온난화 방지를 위해 대기 중의 온실가스 농도를 안정화하는 것'을 목표로 '유엔 기후 변화 협약'을 채택함.

④ 교토 의정서(1997 : *COP3) : '유엔 기후 협약'의 구체적인 의무를 담고 있는 온실가스 배출량 감축에 대한 의무를 담고 있음.

> **보충자료** COP3(유엔 기후 변화 협약 당사국 총회)
> 기후 변화 협약을 논의하기 위해 매년 개최하는 당사국들의 회의임.
>
> - 파리협정
> 목표 온도는 보통 인간이 감당할 수 있는 한계점 이상으로 온도가 변하는 것을 피하기 위해 설정함. 예를 들어 '2℃ 목표'란 산업화 이전 수준과 비교하여 지구의 평균 온도가 2℃ 이상 상승되지 않도록 온실가스 배출량을 줄이자는 것임. 파리 협정에서는 지구의 평균 온도 상승을 2℃보다 훨씬 아래로 유지하여야 한다는 내용이 포함됨. 이에 더해 온도 상승으로 인한 해수면 상승으로 국가 존폐의 위기에 처하게 된 군소 도서 개발 도상국의 요구를 받아들여 1.5℃ 온도 상승 억제를 위해 노력하겠다는 목표도 최종적으로 승인됨.

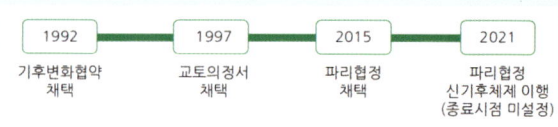

⑤ 파리 협정(2015 : COP21) : 지구 평균 기온 상승을 1.5℃로 제한하기로 함. '1.5℃ 목표'란 산업화 이전 수준과 비교하여 지구의 평균 온도가 1.5℃ 이상 상승하지 않도록 하자는 것.

나) 대기오염 예방 대책

① 국제적 협력

공기는 국경이 없고 특히 바람의 영향을 많이 받기 때문에 최근 대기오염은 지구상의 모든 생태계에 영향을 미치고 있음. 대기오염의 공통 영향권에 있는 국가 간에는 상호 협력 대책이 필요하여 대기오염 방지를 위한 국제 협약을 체결하고 있음.

② 국가적 예방 대책

우리나라는 '대기오염으로 인한 국민 건강이나 환경에 관한 위해를 예방하고 대기 환경을 적정하고 지속 가능하게 관리 보전하여 모든 국민이 건강하고 쾌적한 환경에서 생활할 수 있게 함'을 목적으로 「대기 환경 보전법(2020.5.27.)」을 제정. 국가와 기업은 대기오염 물질을 발생하지 않는 대체제의 연구도 활성화하여 ESG 기업 환경을 추구하여 국제 사회에서 환경 후진국이 되지 않도록 해야 할 것임. 또한 우리나라 대기 환경 기준은 「환경 정책 기본법 시행령 (2021.7.6.)」에 아황산가스, 일산화탄소, 아산화질소, 미세먼지, 초미세먼지, 오존, 납, 벤젠의 8개 항목을 정하고 있음.

나. 환경과 건강(생활환경, 물, 식품, 폐기물)

1) 생활환경

가) 주택의 개념 및 조건

주택은 인간이 살아가는 데 쾌적하고 편리해야 하며, 일상 생활을 건강하고 즐겁게 영위할 수 있는 공간이어야 함. 아울러 가족 관계를 유지하고 휴식과 수면을 취할 수 있는, 생활에서 가장 기본이 되는 공간이므로 주택 위생과 생활에 최적의 조건을 고려해야 함. 가족 수에 알맞은 공간이 확보되어야 하고 안전과 보완이 갖추어져 있고 과도한 주거비가 발생하지 않아야 함. 이 외에도 추위와 더위를 피할 수 있고 각종 소음과 환경 오염, 사고와 질병의 위험으로부터 보호되어야 하며 심리적으로도 안정감을 줄 수 있어야 함.

> **보충자료** 대지 조건 및 구조
> 주택의 방향은 남향이나 남동향이 좋으며 공해 발생이 없고 교통이 편리한 곳이어야 하고 상수 공급이 원활하고 하수 처리가 잘 되는 곳이어야 함. 대지는 건조하고 유기물로 오염되지 않고 쓰레기 매립지가 아닌 곳이어야 위생적임.
> - 천정 높이 : 2.1m 정도
> - 마루 : 지면으로부터 45cm 이상의 높이
> - 지하수로부터의 높이 : 최소 1.5m 이상(3m 정도인 곳)
> - 주택의 대지가 쓰레기 매립지인 경우 : 매립 후 최소 10년이 경과된 곳

나) 주택의 실내 환경

① 환기

실내 공기 오염의 예방과 처치로는 실내 환기가 가장 중요함. 환기란 실내에서 축적되는 오염 물질을 실외로 배출하거나 희석하는 방법으로 신선한 실외 공기와 오염된 실내 공기를 교환하여 인체의 유해 작용을 방지하는 수단임. 환기를 통해 밀폐된 실내에 많은 사람이 장시간 있게 되어 이산화탄소가 증가하여 일어날 수 있는 악취, 두통, 오심 등의 중독 증상을 예방할 수 있음. 창문과 문틈을 통해 실외 공기와 실내 공기가 자연적으로 교환되는 자연 환기도 있지만 다수가 밀집하는 강당, 병원, 학교, 극장, 밀폐된 실험실, 선박 및 탄광 등은 동력을 이용한 인공 환기가 필요함.

자연 환기는 창문을 열어 환기하는 방법이 가장 손쉽고 효과적인데 전·후면 창문을 동시에 개방하는 맞통풍 방식으로 하루 3회 이상, 1회 30분 이상 실시하는 것이 효과적임. 저녁 늦게나 새벽 시간에는 대기가 침체되어 오염 물질이 정체되어 있을 수 있으므로, 오전 10시 이후부터 오후 9시 이전에 하는 것이 좋음. 실내 환기를 위한 창의 넓이는 그 방바닥 넓이의 1/20 이상이어야 함. 외부 환경 조건으로 자연 환기가 어려운 경우에는 송풍기를 이용해 강제적으로 환기하는 인공 환기를 해야 하는데 최근에 신축한 아파트에는 대부분 설치되어 있음.

② 채광

주택의 채광은 태양광선이 인체에 미치는 신체적 건강과 생리 작용과 밀접한 관계가 있어서 주택 조건 중 중요한 요소임. 모든 생물은 태양광선을 받아 생명력을 유지하므로 주거 생활에서도 태양광선의 효능을 충분히 활용하는 것이 좋음. 주택의 일조량은 하루에 최소 4시간 이상 되어야 하고, 채광을 위한 창의 변적은 거실 면적의 1/5이 적당하며 (창이 높을 때는 1/7) 최소 1/12 이상은 되어야 함. 같은 면적이라면 창이 세로로 긴 것이 채광의 효과가 좋음.

③ 조명

조명은 태양광선을 이용한 자연조명과 인공조명이 있음. 자연조명은 연소 물질이 없고 눈의 피로가 적을 뿐만 아니라 피부, 장기의 기능을 증진하여 식욕을 촉진하며 적혈구와 헤모글로빈 양의 증가로 산소 흡수 능력을 증가시킴. 또한 구루병을 예방하고 실내 공기와 피부의 세균을 살균하는 효과가 있어서 전염성 질환을 예방함. 태양광선이 창을 통한 통과량이 너무 많아 지나치게 밝다면 시력 피로가 올 수 있으므로 커튼이나 창에 광선을

차단하는 물질을 붙여 차광함.

인공조명은 대부분 전기 에너지를 이용한 전등 조명을 사용하는데, 가장 편리하고 위생적으로도 좋은 방법임. 인공조명을 사용할 때는 작업상 간접 조명이 좋으며 좌상방에서 비치는 것이 좋은데 부적당한 조명은 시각 기관에 나쁜 영향을 미칠 뿐만 아니라 정신 건강에도 해로움. 적절한 기준보다 어두운 곳에서 오래 일하면 안압이 높아지고 안구 진탕증이 발생함.

④ 온도

적절한 실내 온도는 작업의 종류 및 강도, 개인의 체질 및 습관 등에 따라 차이가 있음. 사람이 가장 쾌적하게 느낄 수 있고 건강한 환경을 유지하기 위한 온도는 18±2℃이며 취침 시에는 15℃ 전후 약간 낮게 해주는 것이 숙면에 적절함.

일반적으로 의복으로 체온 조절을 하기 어려운 10℃ 이하에서는 난방을, 26℃ 이상에서는 냉방을 하는데, 냉방 시에는 실내·외의 온도 차이는 5~7℃ 이내가 적당하며 10℃ 이상이 되면 건강에 해로움. 냉방에 노출되는 시간이 너무 많거나 실내·외의 온도 차이가 너무 심할 경우 냉방병에 걸릴 수 있는데 감기, 두통, 요통, 신경통과 생리 불순 및 위장 장애가 올 수 있음. 특히 냉방 시에 레지오넬라균에 의한 감염을 예방하기 위해 에어컨 필터 청소를 자주 해주어야 하고, 창문을 닫고 선풍기를 틀어 놓고 잠들지 않도록 유의함.

⑤ 습도

건강한 환경 유지에 적정한 습도는 40~60%임. 습도가 높으면 실제 온도보다 더 덥게 느끼고 습도가 낮으면 반대로 실제 온도보다 덜 덥게 느끼는데 예를 들어 우리나라 장마철에 실제 기온보다 더 덥게 느끼는 것은 습도가 높기 때문임. 습도가 30% 이하로 적어지면 비강, 인후 등에 손상을 주어 호흡기계의 건강에 이상 초래함. 고습에서는 피부 질환이나 곰팡이류의 번식이 많아지는데 난방 시에는 습도가 낮아지기 때문에 실내 온도와 습도의 관계를 고려하여야 함. 실내 온도는 난방기 사용으로 쉽게 조절할 수 있으나 습도는 난방기 사용만으로는 조절이 어려움. 가습기, 제습기 및 식물 등을 통한 다양한 습도 조절 방법을 사용해 실내 습도를 적절하게 유지하는 노력이 필요함.

⑥ 소음

소음은 생활 주변에서 발생하는 소리 중 일반적으로 인간의 건강 생활에 유해한 작용을 나타내는 음향으로 단순히 시끄러운 소리 외에도 불쾌감을 유발하는 소리임. 소음은 불규칙, 비주기적, 고주파 음역의 특성을 나타내는 음을 말하는데 주거 환경에 영향을 미치는 소음으로는 교통 소음, 생활 소음 등이 있음. 주거 환경이 공장이나 건설 현장에 근접해 있다면 그러한 소음도 쾌적한 주거 환경을 저해할 수 있음.

소음은 흔히 심리적 영향(불쾌감)과 신체적 영향(수면 장애, 작업 능률 저하) 등을 불러오기도 하지만 순환기, 호흡기, 소화기 등 전신에 영향을 줄 수 있음. 소음 방지 방법으로는 방음·차음 벽면의 재질 사용 등이 있음. 교통 소음은 소음기의 부착, 경적 사용 제한, 속도 제한 등이 필요함. 이 외에도 소음 방지 지도, 계몽, 법적 규제 및 소음 피해자 관리 대책도 요구됨.

일반적으로 쾌적한 주거 환경을 저해하는 대표적인 소음과 진동은 층간 소음임. 층간 소음이란 다세대 주택 혹은 아파트에서 주로 발생하는 소음 공해로, 아이들 뛰는 소리, 발자국 소리, 화장실 물소리, 가구 끄는 소리, 피아노 소리, 오디오 소리, TV 소리 등을 총칭하여 이르는 것임.

「소음·진동 관리법」에서 소음과 진동의 환경기준은 건강을 보호하고 쾌적한 생활을 하도록 규정하고 있음. 장기간 소음과 진동에 노출 시 스트레스로 인한 두통, 불면증, 신경쇠약 등의 문제를 일으킴. 층간 소음은 공동 주택에서 사람의 활동으로 발생하는 소음으로 직접 충격 소음과 공기로 전달되는 소음이 있음. 걷거나 뛰는 소리, 물건을 떨어뜨리는 소리, 가구 이동하는 소리, 망치질 소리, 운동 기구 소리 등 직접 충격이 전달되는 소음이고, 각종 음향 기기 소리, 악기 소리 등이 공기로 전달되는 소음임. 누구나 가해자나 피해자가 될 수 있으므로 서로 이해하고 배려하는 공동체 문화 의식 또한 필요함.

다) 실내공기 오염

① 군집독

군집독은 실내에 다수가 밀집해 있을 때 실내의 환기가 불량하여 탄산가스의 농도가 증가하는 등의 화학적 변화와 기온, 습도, 냄새, 먼지 등의 물리적 변화로 생리적 이상 현상을 일으키는 것임. 발생 원인으로는 취사, 고온, 고습 등이 있으며 불쾌감, 두통, 권태, 현기증, 구토, 식욕 저하 등의 증상을 보임. 군집독을 예방하기 위해서는 적절한 환기가 꼭 필요함.

② 새집 증후군

새집증후군은 새로 짓거나 리모델링한 주택, 건물 등에서 인체에 해로운 화학 물질이 발생하여 피부염, 두통,

신경성 질병 등 각종 질환에 시달리게 되는 것을 말함. 건강에 미치는 피해를 줄이기 위해서는 화학 물질을 함유한 마감재 대신 친환경 소재를 사용해야 하며 환기와 베이크 아웃을 시행하여 실내 오염 물질을 내보내도록 함.

③ 헌집 증후군

헌집 증후군이란 오래된 집안 곳곳에 숨어 있는 곰팡이와 세균, 집먼지진드기 등의 오염 물질이 건강에 나쁜 영향을 주는 현상으로 병든집 증후군이라고도 함. 헌집 증후군의 원인인 곰팡이는 기관지염이나 천식, 알레르기 등을 유발하며, 오래된 배수관이나 가스관에서 새어 나오는 메탄가스와 암모니아 등은 두통 또는 현기증을 유발할 수 있음. 헌집 증후군을 예방하기 위해 환풍 장치를 설치하고 습기를 제거하며 낡은 배수관을 교체하거나 자주 환기를 해야 함.

④ 빌딩 증후군

건물 안에서는 머리가 아프고 어지럽고 쉽게 피로하고 눈, 목이 따갑고 소화가 잘 안되다가 건물 밖으로 나가면 증상이 없어진다고 하여 빌딩 증후군이라고 불림. 먼지, 곰팡이, 담배 연기, 냉방병을 일으키는 레지오넬라균 등이 문제가 되고 있음. 빌딩 증후군 역시 환기가 중요하며 장기적으로는 자연 환기가 될 수 있는 건물 구조로의 개선이 필요함.

⑤ 일산화탄소 중독

일산화탄소 중독의 주요증상은 두통 메스꺼움, 졸음, 현기증, 방향 감각 상실 등이며, 고농도에 중독될 경우 의식을 잃거나 죽음에 이르게 될 수도 있음. 중독 시 고압 산소 치료 요법을 해줌.

라) 쾌적한 주거 환경 유지를 위한 대책

실내 공기 질 측정으로 예방, 보호하기 위하여 우리나라는 실내 사무실 공기 오염 대처 방법 휘발성 유기물질과 오존으로 인한 피해 쾌적한 주거 환경 유지를 위한 대책 공기질 관리법[시행 2022. 12. 8.]을 시행하고 있는데 이 법에 의거하여 다중 이용 시설의 소유자들은 실내 공기 질을 측정하고 그 결과를 3년 동안 기록 보존하여야 함. 국가적 규제 외에도 실내 공기 오염을 줄이기 위해서 우리가 해야 할 일은 실내 공기 오염 발생원의 사용을 되도록 줄이고 필수적인 환기는 물론 정기적인 청소도 도움이 되므로 환경 위생에 철저히 관리함. 벽지, 장판, 가구, 의복 등의 제품을 천연 소재로 사용하여 실내 공기를 오염시키지 않도록 하고, 신축 건물 입주 전 베이크 아웃을 실시함. 실내에서의 식물 재배도 공기 정화뿐만 아니라 습도 조절 및 심신의 안정 등에도 도움이 될 수 있음. 공기 청정기를 설치하여 공기를 정화할 경우 공기 청정기는 오존이 기준치를 초과하여 방출되지는 않는지 꼼꼼히 살펴보아야 함.

2) 물

가) 물과 건강

물은 정상적인 생리 기능과 생명을 유지하는 데 필수적인 요소임. 우리 인체의 60~70%는 수분으로 구성되어 있으며 물은 인체 내에서 음식물의 소화, 운반, 영양분의 흡수, 노폐물의 배설, 호흡, 순환, 체온 조절 등의 생리 작용을 함. 이러한 기능을 유지하기 위하여 성인의 경우 하루에 2~3L의 물이 필요함. 인체에 있는 수분의 10% 이상 손실되면 생리적 이상이 오고 20% 이상 손실되면 생명이 위험함.

나) 상수

① 종류

상수의 자원인 수원의 종류는 천수(우수), 지표수, 지하수, 복류수, 해수 등이 있음. 수원의 구비 조건으로는 수량의 변동이 없이 풍부해야 하고 중금속, 미생물 등이 함유되지 않은 수질이 좋은 물이어야 함.

수원	특징
우수 (천수)	우수는 비와 눈의 증류수이며 발생 빈도가 부정기적이고 저장이 어려워 수자원으로서의 가치는 적음. 열대 지방이나 섬에서는 사용하기도 하지만, 대기 오염이 심하면 오염 물질이 혼입되어 건강에 나쁜 영향을 줄 수 있음.
지표수	지표수는 강, 하천, 호수, 저수지 등에 있는 물임. 풍부한 양을 확보할 수 있어서 손쉽게 공급이 가능하기 때문에 생활용수로 많이 사용됨. 지표면 위에 고여 있기 때문에 공장 폐수와 도시 하수를 통해 수질이 오염될 수 있어 철저한 위생 관리가 필요함.
지하수	지하수는 오수나 지표수가 지층을 통과하여 지하에 저장된 물임. 자연, 인위적인 국지조건에 따라 크게 영향을 받음.
복류수	복류수는 지하수의 면이 하천수와 밀착해 있는 것임. 지표수와 교환이 이루어져 지표수와 거의 비슷하고 탁도가 낮아 소도시의 수원으로 이용됨.
해수	해수는 염분과 용해된 성분이 많아 이용 가치가 적음. 수산물 가공 시 원료의 이송이나 세척에 쓰이며 간단한 여과를 거쳐 수산물 가공 공장에서 제한된 용도로만 사용함.

② 자정작용

자연에 존재하는 모든 물은 각종 유기물, 무기물, 생물에 의해 오염되어 있음. 오염된 물은 환경 용량을 초과하지 않는 경우라면 점차 침전, 분해하여 자연히 안정된 물로 환원함. 이러한 물이 시간이 경과하면 오염 물질을 스스로 정화할 수 있는 능력을 물의 자정 작용이라고 하며 희석, 침전, 여과, 일광, 산화, 환원, 식균 작용 등이 있음.

③ 인공적인 정수

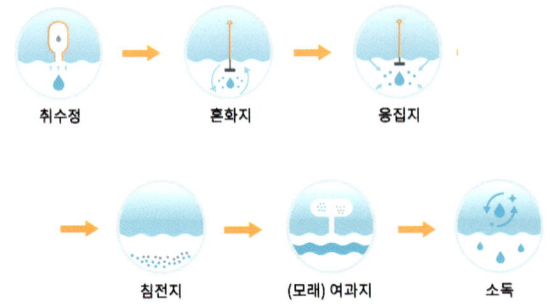

㉮ 침전
부유물 중에서 중력에 의해 제거할 수 있는 무거운 부유물(고형물)을 가라앉혀 색도, 탁도, 냄새, 세균을 제거하는 것임. 침전에는 보통 침전과 약품 침전의 2가지 종류가 있음.
- 보통 침전법(완속 침전법)
  응집제를 가하지 않고 침전지에서 유속을 느리게 하거나 멈추게 하여 자연 상태 그대로 중력에 의해 무거운 부유 물질을 가라앉히는 침전법
- 약품 침전법(급속 침전법)
  보통 침전법으로 침전되지 않는 부유물은 응집제를 주입하여 불용성 응집물(floc)을 형성하게 한 후 침전시키는 방법

㉯ 여과
약품을 사용한 침전지에서 가라앉지 않은 불순물은 자갈, 모래 등을 통과시켜 걸러짐. 여과에는 완속 여과법과 급속 여과법의 2가지 종류가 있음.
- 완속 여과법(자연 정화법)
  - 원수를 12~40시간 정지시키면 부유물이 침전되어 깨끗해지고 세균이 감소함.
  - 인력, 경비 면에서 어려움이 많아 현재는 거의 사용하지 않음.
- 급속 여과법(인공 정화법)
  원수 속의 불순물에 응집제를 주입하여 응집물을 형성하게 한 후 침전시키고 빠르게 여과함. 시간과 경비 면에서 경제성이 높아 대도시와 추운 지역에서 주로 사용함.

㉰ 소독
침전과 여과 과정을 거치면서 수중 세균의 99%를 제거할 수 있으나 배수 및 급수 과정에 오염 물질이 유입되어 미량의 병원성 미생물이 남아 있을 수 있음. 때문에 절대 안전하다고 볼 수는 없으므로 깨끗하고 안전한 물을 얻기 위하여 소독이 필요함. 상수 소독에는 열처리법, 자외선 소독법, 오존 소독법 등이 있음. 이 중 주로 염소 소독을 많이 사용하는데 취급이 간편하고 값이 싸고 잔류 효과가 좋으며 강한 소독력을 가지고 있는 장점을 가지고 있기 때문임. 단점은 냄새가 남을 수 있고 다량 사용 시 트리할로메탄이 생성되어 인체에 해를 미칠 수 있다는 점임.

- 불연속점 염소 처리
  어느 정도까지는 염소 주입량에 비례하여 잔류 염소가 증가하는데 최대점에 이른 후에는 오히려 감소하다가 거의 0에 가깝게 되는데 이 지점이 불연속점(파괴점)임. 불연속점을 발견하여 그 이상 염소를 주입하여 처리하는 것을 불연속적 염소 처리라고 함. 불연속점 이전까지 소요된 염소량이 그 물의 염소 요구량임.

- 부활 현상
  물을 염소 소독하면 수중 세균은 감소하여 0 또는 0에 가깝도록 감소되지만, 어떤 경우는 염소 처리 후에 일정 시간이 지나면 세균이 다시 증가하는 경우가 있음. 식균 생물이 전부 사멸되면 잔존해 있던 세균이 급증하는 등의 원인이 되기도 하는데 이런 현상을 부활 현상이라고 함. 부활 현상을 예상하여 불연속점 이상으로 주입하는 것임.

④ 물의 수질 기준
국가에서는 먹는 물의 수질과 위생을 합리적으로 관리하여 국민 건강에 위해를 끼치는 것을 방지하고 생활환경을 개선하는 것을 목적으로 「먹는 물 관리법」(2021. 9.16.)을 제정하여 운영하고 있음. 이 법에서 '먹는 물'이라 함은 먹는 데에 사용하는 자연 생태의 물을 먹기 적합하도록 처리한 수돗물, 먹는 샘물, 먹는 해양 심층수 등을 말함. 먹는 물 관련 취급자에 대해서도 지도와 관리를 하도록 규정하고 있음. 먹는 물 수질 기준은 크게 미생물에 관한 기준, 건강상 유해 영향 무기질에 관한 기준, 건강상 유해 영향 유기물질에 관한 기준, 소독제 및 소독 부산물에 관한 기준, 심미적 영향 물질에 관한 기준, 방사능에 관한 기준 등 6가지로 구분됨.

> **보충자료**
> - 수도열 : 대장균 및 잡균에 의한 발열 현상을 말함.
> - 밀즈 & 라인케 현상 : 물을 여과 급수하면 수도열 뿐 아니라 장티푸스, 세균성 이질 같은 수인성 감염병도 감수하는 현상. 비슷한 시기에 미국 매사추세츠주에서 밀즈와 독일 함부르크에서 라인케가 물을 여과 급수하여 수인성 감염병의 발생 및 사망률을 감소시킨 결과를 얻게 되어 이름 붙여짐.

다) 하수

① 하수의 이해

하수란 액체성 폐기물의 총칭으로, 오수와 천수(우수)로 구성됨. 오수는 가정에서 발생되는 생활 하수, 공장이나 사 업장에서의 배수, 지하수 등이 모인 물로 그 상태로는 사람의 생활이나 산업 활동에 사용할 수 없는 물을 말하고 천수란 빗물이 도로 등의 배수로를 통하여 모인 물임. 하수 처리 시설에서 가장 중요한 성분은 생활 하수로서 하수 처리는 하수의 구성 성분을 배출 허용 기준 이하로 감소시키는 것이 주요 목적으로 더러워진 물을 깨끗이 하여 환경을 안전하게 회복시키기 위한 과정임. 하수 처리를 하지 않고 하수를 방류하면 심한 오탁으로 가스와 악취의 발생, 세균의 증식, 해충이나 쥐의 서식 등 여러 가지 보건 위생적인 문제가 발생할 수 있음.

② 하수 처리

일반적으로 하수 처리 과정은 예비 처리, 본 처리, 오니 처리의 단계를 거침.

㉮ 예비 처리(1차 처리, 물리 화학적 처리)

유입 펌프장에서 보내진 하수를 약 2~4시간 정도 체류, 침전시키면서 하수 중에 들어 있는 오염 물질 중 비교적 무거운 물질을 제거하여 본처리를 위한 예비 처리를 함. 발생하는 생슬러지는 슬러지 처리 공정으로 보내어 제거함.

- 철제망(screen) : 철제 막대기로 큰 부유 물질을 제거함.
- 침사지 : 하수의 유속을 느리게 하여 모래, 자갈 같은 무거운 물질을 가라앉힘.
- 침전(1차 침전) : 예비 처리 중에서 가장 비중이 큰 방법으로 보통 침전법과 약품 침전법이 있음.
  - 보통 침전 : 물리적 침전으로 유속을 느리게 하거나 정지시켜 부유 물질을 침전시킴.
  - 약품 침전 : 화학적 침전으로 보통 침전으로 침전되지 않는 미세 부유 물질에 응집제를 넣어 응집시켜 침전시킴.

㉯ 미생물을 이용한 본처리(2차 처리, 생물학적 처리)

- 혐기성 처리(혐기성균에 의한 부패 처리 → 메탄 발생)

하수에 공기를 차단하여 혐기성균에 의해 처리하는 방법으로 부패조와 임호프 탱크가 있으며 소규모의 하수나 분뇨 처리에 이용하고 가스가 발생하여 악취가 나는 단점이 있음. 혐기성 처리에서 가장 많이 발생하는 가스는 메탄임.

  - 부패조 : 침전실과 오니의 소화실이 분리되지 않은 단순한 탱크로 이 안에서 하수 중 가장 가벼운 것이 떠올라 부유물이 형성되면 공기를 차단함. 탱크 안이 무산소 상태가 되면 혐기성균에 의한 분해 작용이 촉진됨. 현재 폐수 처리법으로 거의 사용하지 않음.
  - 임호프 탱크 : 부패조의 결점을 보완하여 고안한 것으로 침전실과 오니 소화실로 분리하여 역류를 방지하고, 위에서는 침전이 일어나고 아래에서는 오니의 소화가 일어나도록 한 것으로 이층 탱크라고도 함.

- 호기성 처리(호기성 균에 의한 산화 작용 → CO_2 발생)

활성 오니법과 살수 여상법이 대표적이며 하수 처리의 2대 방법임. 호기성 처리는 악취가 나지 않고 시설비가 적게 들며 생물학적 산소 요구량(BOD)과 부유 물질이 적은 장점이 있음. 반면 유지비가 많이 들고 산소 공급을 해주어야 하는 단점이 있음. 호기성 처리에서 가장 많이 발생하는 가스는 이산화탄소임.

  - 활성 오니법 : 가장 현대적인 방법으로 도시의 하수 처리법으로 이용되고 있음. 호기성 균이 풍부한 활성 오니를 하수량의 약 30% 정도를 넣어 충분한 산소를 공급해 하수 중에 유기물을 호기성 균으로 산화 작용으로 산화시켜 상층에 안전 하수를 얻는 진보된 방법임.
  - 살수 여상법(살수 여과법) : 큰 쇄석이나 코크스를 여상으로 사용함. 여상에 예비 처리된 하수를 뿌리면 쇄석에 증식하는 미생물과 더불어 생물막을 형성하게 되는데 표면의 미생물은 호기적 활동을 하고 막의 아래에는 산소 공급이 단절되어 미생물에 의한 혐기성 처리가 이루어짐. 높은 수압이 필요하고 파리가 발생하거나 악취가 날 수 있음. 산업 폐수나 분뇨 처리 시에 사용함

- 최종 침전(2차 침전)

폭기조에서 생물학적으로 처리된 하수를 약 3~5시간 정도 침전시켜 슬러지 덩어리와 맑은 물을 분리하여 깨끗해진 물만을 방류하며 가라앉은 슬러지는 미생물 공급을 위해 포기조에 다시 보내며 남은 슬러지는 슬러지 처리 공정으로 보내어 제거함.

ⓓ 오니 처리

하수에서 분리된 고형 성분을 처리하는 것임. 하수 처리 과정은 수(水) 처리 과정과 오니 처리 과정으로 나뉘는데 오니의 종류에 따라 처리 방법이 차이가 있을 수 있으나 하수 처리에서 발생한 오니는 양을 줄이기 위해서 농축, 탈수, 건조 처리를 한 후 안정화하기 위해 소화, 소각 처리 등을 하거나 육상 투기, 해양 투기를 함.

라) 수질 오염

① 수질 오염의 특성 및 원인

㉮ 점오염원(고정 오염원)

하나의 (지)점으로 표현될 수 있는 오염원으로 일정한 배출 경로의 파악이 가능한 오염원임. 오염 물질의 이동 경로가 명확해 비교적 처리가 용이함. 점오염원으로는 가정 하수, 산업 폐수, 축산 폐수가 대표적임.

㉯ 비점오염원(이동 오염원)

점오염원의 상대적 개념으로 사용한 것으로 불특정 장소에서 불특정하게 배출되는 오염원으로 확인이 어렵고 규제 관리가 쉽지 않아 비점오염원은 심각한 수질 오염의 원인이 되고 있음. 비점오염원으로는 농약, 화학 비료, 합성 세제 그리고 공사장과 주차장 등이 대표적임.

② 수질 오염의 영향

〈인체에 대한 피해〉

㉮ 수인성 감염병 질환

병원성 미생물에 오염된 물에 의해서 전달되는 질병으로 수인성 감염병이라고 함. 병원체에 오염된 물을 마셔서 발생하기 때문에 소화기계 감염병이라고도 하는데, 오염된 물을 통해 우리 몸에 들어온 병원성 미생물이 위장관에서 증식하면서 감염증을 일으키고 분변을 통해 우리 몸 밖으로 나감. 이는 주변의 물을 오염시켜 다시 다른 사람들을 감염시킴. 수인성 감염병은 장티푸스, 파라티푸스, 세균성 이질, 콜레라, A형 간염 등이 대표적임. 동일한 물을 많은 사람이 함께 사용함으로써 같은 시기에 다수의 환자가 발생하며 감염 속도가 빨라 폭발적으로 유행할 수 있고, 발생 지역이 넓게 분포하여 공중 보건학 측면에서 중요한 질환임. 유행 지역과 급수 지역이 일치하고 성별, 연령 등의 구분 없이 발생하며 계절의 영향을 크게 받지 않으나 온도가 높을수록 병원체의 활동이 활발하므로 여름철 발생이 비교적 많고 치사율 및 2차 감염률은 낮음.

㉯ 수인성 기생충 질환

간흡충, 폐흡충, 광절열두조충, 주혈흡충, 회충, 편충 등은 수질 오염으로 감염될 수 있는 대표적인 수인성 기생충 질병임.

㉰ 중금속 중독 질환

중금속에 오염된 물의 섭취, 흡수로 인해 수은 중독, 카드뮴 중독, 페놀 중독, 납 중독 등의 다양한 중독 증상을 일으킬 수 있고 전 세계에 걸쳐 다양한 피해 사례가 속출하고 있음.

〈생태계의 파괴〉

㉮ 부영양화

부영양화는 수중 생물의 영양분이 증가한다는 의미로 물속으로 인(P), 질소(N) 등의 많은 영양물질이 유입되어 그 농도가 높아지고 조류의 성장이 활발해져 산소 결핍 상태가 되며, 물이 탁해져 물의 가치가 떨어지는 현상임. 부영양화라는 용어는 '영양분이 풍부하게 공급'되었다는 그리스어에서 유래함. 부영양화가 발생하면 플랑크톤이 갑자기 번식하여 태양광선의 침투가 어려워져 녹색, 갈색의 이끼류가 부패함. 이로 인해 악취가 발생하고 산소 부족으로 물고기가 죽게 되는 등 심각한 수질 오염을 초래하여 그 수역의 생태계가 파괴되고 사회적·경제적·환경적 측면에서 많은 문제가 발생함. 용존 산소가 표수층은 플랑크톤 광합성에 의해 (과)포화되고 심수층에서는 현저히 감소됨. 산소의 소비는 주로 플랑크톤 사체의 산화를 의미함. 부영양화 현상은 자연적인 현상이 아닌 주로 인간 활동에 의해 일어나는 현상이 대부분임.

㉯ 적조 현상

적조 현상은 주로 인이나 질소 등을 포함하는 생활 하수, 공장 폐수 등의 유기성 오염 물질이 바다에 유입되어 부영양화가 발생했을 때 갈색 플랑크톤이 필요 이상으로 증식하여 물의 빛깔이 적색으로 변하는 현상임. 바닷물의 온도가 23℃ 이상일 때 적조를 일으키는 플랑크톤이 폭발적으로 번식함. 과영양 상태가 진행되면 용존 산소를 소비하게 되고 어류 등 다른 생물에 피해를 끼치게 됨. 적조 생물이 어패류의 아가미에 부착하여 어패류가 질식사하기도 함.

㉰ 녹조 현상

부영양화된 늪과 호수, 유속이 느린 하천에서 식물성 플랑크톤인 녹조류나 남조류가 크게 늘어나 물빛을 녹색으로 변화시킨다고 하여 우리나라에서 처음 붙여진 이름임. 물의 표면에 녹조가 덮이면 수중으로 햇빛이 차단되고 산소가 추가로 유입되지 않으면서 물의 용존 산소량이 줄어듦. 남조류 독소에 의해 가축이나 야생 동물이 폐사하고 대량 증식한 남조류가 분해되는 동안 용존 산소의 감소로 어류 및 수중 생물이 폐사함.

③ 수질 오염의 지표

〈물리적 항목〉

음용수의 기준으로 색도는 5도 이하, 탁도는 2도 이하, 냄새는 무취, 맛은 무미이어야 함.

〈화학적 항목〉

㉮ 용존 산소(DO)

물속에 녹아 있는 산소의 양을 용존 산소(DO)라 함. DO는 수온, 기압, 기타 조건에 따라 달라지며 수온이 높아지면 그 양이 적어지고 공기 중에 산소가 많아지면 증가함. 하천 상류의 깨끗한 물에는 거의 포화에 가까운 정도의 DO가 들어 있으나 가정에서 버린 물, 공장에서 버린 물, 기타 썩을 수 있는 물질로 오염되어 그 양이 점점 적어지며, DO가 없으면 썩게 됨. 2ppm 이상이면 냄새가 나지 않으며, 물고기가 살 수 있는 DO는 5ppm 이상임. DO 값이 크면 클수록 깨끗한 물임.

㉯ 생물 화학적 산소 요구량(BOD)

물속에 살고 있는 호기성균이 물속의 유기물질을 산화 분해하는 데 쓰이는 산소의 양을 생물 화학적 산소 요구량(BOD)라고 함. BOD가 크다는 것은 그 물 속에 분해되기 쉬운 유기물이 많은 것이므로 수질이 나쁘다는 것을 의미함.

㉰ 화학적 산소 요구량(COD)

물속에 들어 있는 유기물, 아질산염 등은 물속에 녹아 있는 산소를 소비함. 이런 물질이 많이 들어 있으면 물속의 산소가 없어져 물고기와 미생물이 살 수 없게 되고 물이 썩어 고약한 냄새가 나고 물 색깔이 검게 변하여 물이 죽게 됨. 유기물질이 들어 있는 물에 과망간산칼륨이나 중크롬산칼륨 등의 수용액을 산화제로 넣으면 유기물질이 산화됨. 이때 쓰인 산화제의 양에 상당하는 산소의 양을 나타낸 것을 COD 값이라고 함. COD 값이 작을수록 오염 물질이 적게 들어 있어 수질이 좋고, COD 값이 클수록 오염 물질이 많이 들어 있어 수질이 나쁨을 의미함.

㉱ 수소 이온 농도(pH)

수소 이온 농도는 물의 산 또는 알칼리의 강도를 나타냄. 수중에서 각종 생물이 성장과 번식하기 위해서는 pH가 중성을 유지해야 함. 생활 하수 및 산업 폐수 등에 의해 산·알칼리성 물질이 들어오면 쉽게 변화되기 때문에 수질 오염을 알 수 있는 좋은 지표임. 「먹는 물 수질 기준」에서 pH는 5.8~8.5로 규정하고 있음.

㉲ 부유 물질(SS)

부유 물질은 유기 물질과 무기 물질을 함유한 고형 물질로 물에 용해되지 않고 떠다님. 부유 물질은 주로 점토, 미세모래 입자, 음식물 찌꺼기 등으로 수중 탁도의 원인이 됨. 물속에서 부유 물질이 증가하면 유기물의 부패로 DO를 소모하게 되어 어패류가 죽는 원인이 되고 빛의 수중 전달을 방해하여 수중 생물의 광합성에 장애를 일으킴.

〈생물학적 항목〉

㉮ 대장균군

대장균군은 사람이나 동물의 장과 내장에 생존하고 있는 균으로 자연계에는 서식하지 않음. 대장균군이 수중에 존재한다는 것은 그 물이 사람이나 동물의 분뇨로 오염되어 있는 것을 의미하기 때문에 수중 오염의 미생물학적 지표로 활용됨. 「먹는 물 수질 기준」에서 대장균군은 검출되면 안 되는 것으로 규정하고 있으며, 일반 세균은 100CFU/mL 이하로 기준을 제시하고 있음.

④ 수질 오염의 피해 사례

㉮ 이타이이타이병

일본의 기후현 가미오카에 있는 미츠이 금속 광업 가미오카 광산에서 아연을 제련할 때 광석에 포함되어 있던 카드뮴을 제거하지 않고 그대로 강에 버린 것이 원인이 되어 1929~1946년에 발생한 질병임. 이타이이타이병은 카드뮴의 만성 중독에 의하여 신장의 재흡수 기능이 저하되어 칼슘 성분이 상실되고, 체내 칼슘 성분에 불균형이 일어나 골연화증이 심하고 쉽게 골절을 일으키고 뒤뚱거리는 오리걸음, 다뇨, 단백뇨, 심한 통증으로 고통 속에 죽게 되는 병임.

㉯ 미나마타병

일본의 미나마타현에서 1953~1979년에 발생한 사건으로 미나마타 공장에서 배출된 수은 폐수가 원인이 된 사건임. 물고기 체내의 수은 농도가 기준치보다 1만 배 이상으로 농축되어 있었고 인근 주민들이 그 물고기를 장기간에 걸쳐 복용하면서 미나마타병이 발병. 이 병으로 뇌와 중추 신경에 영향을 주어 언어 장애와 보행 장애, 시야 협착 등의 증상을 나타내며 사망하거나 후유증이 남음.

㉰ 제임스강 오염 사건

1975년 미국 버지니아주에서 살충제 생산 공장 직원에 의해 유독성 살충제가 하수에 버려져 발생한 오염 사건으로 물고기의 폐사와 굴 오염 등 피해가 막대한 사건이었음.

㉱ 우리나라 수질 오염 사건

우리나라에게 수질 오염 대표적 사례는 1970년 한강 하류 오염으로 서울 및 인천 등 상수도와 공업용수의 수질이 악화되었고 1979년 용인시 대규모 사육장에서 다량의 양돈 폐수가 팔당 저수지에 유입된 사례가 있었음. 1983년 대구시의 생활 오수와 공업 폐수가 낙동강으로 유입되면서 금호강의 수질이 악화되었고, 1992년 구미시 공업 단지에서 대량의 페놀이 유출되어 낙동강으로 유입되었으며, 2007년 태안에서는 선박에서 기름이 유출되는 사고로 수질이 오염되는 사례가 있었음.

⑤ 수질 오염 예방 대책

㉮ 국가적 예방 대책

물 부족과 수질 오염은 전 세계적으로 많은 문제를 낳고 있어서 국가마다 자체적으로 수질 오염 방지를 위한 법적 제도를 마련하고 있음. 우리나라도 「물 환경 보전법」을 제정하여 공공 수역을 관리하고 있음.

- 수질 기준의 선정 : 수역 내에서 수자원을 효율적으로 안전하게 이용하기 위해서 예상되는 영향을 고려하여 수질 기준을 설정해야 함.
- 배출 허용 기준과 총량 규제 : 배출 허용 기준은 개별 배출 업소에 적용되는 규제 기준으로서 각 업소가 오염 물질을 배출할 때 지켜야 하는 최대 배출 허용치 또는 허용 농도를 말함. 공장 폐수가 배출 허용 기준을 초과할 때는 개선, 조업 정지, 조업 허가 취소 등 행정처분을 함.
- 생활 하수 및 산업 폐수 처리 : 가정, 학교, 음식점, 호텔 등의 세탁장, 화장실, 조리실 등에서 나오는 폐수의 정수 처리를 철저하게 시행하고, 쓰레기의 양 줄이기와 분리배출을 해야 함. 또한, 공장, 공업 단지 등의 사업장, 병원, 연구소 등의 폐수는 자체적으로 폐수 정화 시설을 설치하여 오염 물질을 하수로 무단 방류하지 않도록 해야 함.
- 환경 기초 시설의 확충 : 환경 기초 시설인 하수 처리 시설, 폐기물 처리 시설 등은 일반적으로 공공 투자로 이루어지고 있음. 이들 시설에 대한 공공 투자의 확대로 수질 환경이 더욱 좋아질 수 있도록 예방적 조치를 고려하여야 함.
- 배출원의 이전, 분산 : 오염 방지 시설로 처리하여도 수질이 오염되고, 그 피해가 심하다고 판단될 때는 오염 물질을 배출하는 사업장을 다른 지역으로 분산 이전하도록 조치함.
- 오염의 감시 및 기술 개발 : 상수원 수질 개선을 위한 기술도 지속적으로 개발, 도입하도록 노력해야 하며, 수질 오염에 벌금을 부과하여 오염도를 낮추는 방법도 있음.

㉯ 수질 오염 예방을 위한 개인적인 노력

공공 수역의 수질 오염을 방지하기 위해서는 좋은 물을 지키기 위한 국민의 자각과 의지가 필수적임. 우리나라 수질 오염의 주요 발생량을 기준으로 볼 때 생활 하수가 가장 많다고 볼 수 있으므로 개인, 가정에서의 노력을 절실히 필요로 함. 이를 위해 인식 개선과 수질 오염을 예방하기 위한 생활 수칙을 세우고 노력해야 할 것임.

3) 식품

가) 식품의 변질

식품의 변질은 효소나 미생물, 화학 물질 등에 의하여 식품의 구성 성분이 분해되어 맛, 색깔, 모양, 조직감 등이 변하는 것으로 식품의 구성 성분에 따라 부패, 산패, 변패, 발효 등으로 구분함.

① **부패** : 단백질이 미생물에 의해 분해되어 암모니아, 아민 등이 생성되어 악취 및 유해 물질이 생성되는 단백질의 변질임.
② **산패** : 지방이 산화되어 알데히드, 케톤, 알코올 등을 생성하여 악취를 냄.
③ **변패** : 탄수화물과 지방이 미생물에 의해 변질되어 풍미가 나빠짐.
④ **발효** : 탄수화물이 미생물에 의해 분해되어 알코올, 젖산, 유기산 등 인체에 유용한 물질을 생성함.(예 술, 간장, 치즈 등)

나) 식품의 보관

① 물리적 보존법

㉮ 냉장 및 냉동법 : 일반적으로 식품을 저온에 보존하면 미생물의 증식이 억제되거나 정지됨. 일반적으로

0℃ 이하에서는 번식이 억제되고 -5℃ 이하에서는 대부분 번식하지 못함.
- 움 저장 : 감자, 고구마, 채소류 및 과일 등을 움 속(지하)에 온도를 약 10℃로 유지하면서 저장하는 방법
- 냉장 저장 : 식품을 0~4℃로 보존하는 방법으로 일반 식품의 단기간 저장에 널리 이용되나 장기간의 보존에는 적당치 않음.
- 냉동 저장 : 냉동은 0℃ 이하로 보존하는 방법을 말하는데 장기간의 보존이 가능한 반면 식품의 조직에 변화를 주게 됨. 이 방법은 미생물의 증식을 억제하는 것이고 사멸을 기대하기는 어려움.

㉯ 건조법 : 음식물을 건조하는 것은 음식물을 탈수된 상태로 만들어서 미생물의 증식을 막는 데 목적이 있음. 수분이 40%이면 미생물의 번식은 완만해지고, 15% 정도로 건조하면 미생물의 증식을 억제하면서 음식물의 가치를 손상시키지 않는 적당한 건조 방법임. 건조법에는 일광 건조법과 인공 건조법 등이 있음.

㉰ 가열법 : 가열은 식품에 부착되어 있는 미생물을 죽이거나 효소를 파괴하여 미생물의 작용을 저지함으로써 식품의 변질을 방지하여 보존하는 방법. 일반적으로 포자를 형성하지 않는 미생물은 80℃에서 30분이면 사멸되나 포자균은 120℃에서 20분간 가열할 필요가 있음. 저온 살균법, 고온 단시간 살균법, 고온 장시간 살균법, 초고온 순간 살균법 등이 있으며 저온 살균은 60~65℃의 저온에서 30분간 가열하여 살균하는 방법으로 우유, 술, 주스 등에 이용됨.

㉱ 조사 살균법 : 이 방법은 살균 중 발열이 적으므로 식품을 그대로 살균할 수 있어서 냉온 살균법 또는 무열 살균법이라 하기도 함.
- 자외선 살균법 : 자외선을 조사하여 살균 후 보관하는 방법이며 취급법이 비교적 간단하고 식품의 품질 변화가 적어 비교적 널리 이용됨.
- 방사선 살균법 : 방사선을 조사하여 살균 후 보관하는 방법이며 안전성 문제가 제기되고 있어 한정적으로 이용됨.

㉲ 밀봉법(통조림법) : 식품을 외부의 공기와 차단하여 산화 또는 흡수를 방지함으로써 장기간 보존하는 방법임.

② 화학적 보존법
㉮ 절임법 : 식품을 소금이나 설탕 또는 산성 pH에 저장하는 방법으로 식품이 탈수되어 미생물의 발육이 억제됨. 절임법은 세균의 생육을 억제할 뿐이며, 살균력은 없고 또한 절임 상태에 적응하는 균들이 있으므로 절대적인 보존 방법이 아님.
- 염장법 : 식품에 10~20%의 소금 농도를 유지하면 삼투압이 높아져서 식품이 탈수되어 건조 상태가 되고 미생물도 원형질의 분리를 일으키므로 미생물의 생육이 억제됨. 김장철 배추절임이 이에 해당하며 젓갈류, 자반류, 장아찌류 등이 대표적 염장 식품임.
- 당장법 : 식품을 설탕 또는 전화당으로 저장하여 40~50% 농도로 사용하며 잼 등에 사용됨.
- 산장법 : pH가 낮은 초산, 젖산을 이용하여 식품을 저장하는 방법으로 세균은 pH 4.9 이하가 되면 생육하지 못함. 피클이 대표적이며 오이, 마늘, 김치 등의 채소류나 과일류에 이용함.

㉯ 보존료 첨가법 : 합성 보존료나 산화제를 사용하여 보존하는 방법으로 식품 위생법에 따라 사용 용도와 사용 식품량에 맞게 사용하여야 함.

③ 물리·화학적 보존법
㉮ 훈연법 : 나무를 불완전 연소시켜서 나오는 연기를 이용하여 식품의 미생물 번식을 억제하는 방법으로 주로 햄, 베이컨 등의 육류나 어류의 보존 방법에 이용

㉯ 가스 저장 : 공기 중의 산소, 이산화탄소, 온도, 습도의 농도를 인공적으로 조절하여 저장성을 높이는 방법으로 과일이나 채소 등의 저장에 이용

④ 생물학적 보존법
세균, 곰팡이 및 효모의 작용을 통해 식품을 저장하는 방법으로 유산균의 이용으로 치즈, 발효유 등의 형태로 보존하는 것을 말함.

다) 식품과 건강
식품 오염으로 발생할 수 있는 대표적인 질환은 소화기계 감염병, 인수 공통 감염병, 기생충 질환, 식중독이라고 할 수 있음. 소화기계 감염병이란 병원체의 경로가 식품에서 입으로 이루어지는 감염병임. 주로 식품이 매개체이지만 식품 외에도 물이나 불결한 식기 또는 손으로부터 직접적으로 감염될 수 있음. 인수 공통 감염병이란 사람과 가축의 양쪽에 이환 되는 감염병을 말하며, 특히 사람이 동물을 통해서 감염되는 병을 말함. 인수 공통 감염병에 식품위생 문제가 제기되는 것은 식용으로 제공되는 가축, 가금, 어류 등에 병원체가 존재할 수 있기 때문임.

분류	주요 질병
식중독	미생물 식중독, 자연독 식중독, 화학적 식중독 등
소화기계 감염병	콜레라, 이질, 장티푸스, A형 간염, 소아마비 등
인수 공통 감염병	결핵, 탄저, 브루셀라병, 야토병, 중증 급성 호흡기 증후군(SARS) 등
기생충증	회충, 구충, 요충, 간흡충, 폐흡충, 무구조충 등에 의한 질환

라) 식중독

① 정의

식중독은 식품 매개 질환으로 식품 또는 물을 섭취하여 소화기계가 감염되어 설사, 복통 등의 증상이 급성 또는 만성으로 나타나는 증상을 말함. 세계보건기구(WHO)에 의하면 식중독을 '식품 또는 물의 섭취에 의해 발생되었거나 발생된 것으로 생각되는 감염성 또는 독소형 질환'이라고 정의하였고, 우리나라의 경우는 식품 위생법(제2조)에 의하여, 식중독이란 '식품의 섭취로 인하여 인체에 유해한 미생물 또는 유독 물질에 의하여 발생하였거나 발생한 것으로 판단되는 감염성 또는 독소형 질환'이라고 말함. 식중독은 주로 구토, 오심, 복통, 설사 등을 주 증상으로 하는 급성 위장 증세를 나타냄.

② 분류

식중독은 식중독을 일으키는 원인 물질에 따라 미생물 식중독, 자연독 식중독, 화학적 식중독으로 분류함. 미생물 식중독은 세균이나 바이러스 등으로 오염된 식품을 섭취함으로써 발생하는 것으로 급성 위장염 등의 증상을 일으킴. 자연독 식중독은 자연에 존재하는 유독 동·식물을 잘못 섭취하거나 정상적인 조리 방법에 따르지 않아 일으키는 식중독으로 동물성 자연독과 식물성 자연독으로 구분됨. 화학적 식중독이란 사람이 유해한 화학 물질에 오염이 된 식품을 섭취함으로써 중독 증상을 일으키는 것을 의미함.

분류		종류	원인균 및 물질
미생물 식중독	세균성	감염형	살모넬라, 장염 비브리오, 병원성 대장균 등
		독소형	황색 포도알균(황색 포도상구균), 보툴리누스균, 웰치균 등
	바이러스성	공기, 접촉, 물 등의 경로로 전염	노로바이러스, 그룹A 로타바이러스, 아스트로바이러스 등
	원충성	–	이질 아메바, 람블 편모충 등
자연독 식중독		동물성 자연독	복어독, 패류독 등
		식물성 자연독	감자독, 버섯독 등
		곰팡이 독소	황변 미독, 맥각독, 아플라톡신 등

분류	종류	원인균 및 물질
화학적 식중독	고의 또는 오용으로 첨가되는 유해 물질	식품 첨가물
	본의 아니게 잔류, 혼입되는 유해 물질	잔류 농약, 유해성 금속 화합물
	제조·가공·저장 중에 생성되는 유해 물질	지질의 산화 생성물, 니트로소아민
	조리 기구 포장에 의한 중독	구리, 납, 비소 등

㉮ 세균성 식중독

〈감염형 식중독〉

- 살모넬라 식중독
  - 원인균 : 쥐티푸스균, 장염균 등이 대표적으로 전 세계적으로 널리 발생되는 흔한 식중독이며, 우리나라에서는 일년내내 발생하며 특히 6~9월에 많이 발생함.
  - 원인 식품 및 감염 경로 : 원인 식품으로 날고기, 가금류, 달걀, 우유 및 그 가공품이며, 살모넬라균에 의해 오염된 식 육이나 달걀 등을 섭취함으로써 사람에게 감염되는 경우가 1차 오염임. 2차 오염은 닭, 돼지 등의 보균 동물이나 보균자의 배설물이 식품에 오염되어 발생하는 것을 말하며 2차 오염에 의한 감염이 높음.
  - 주요 증상 : 잠복기는 8~48시간(평균 12~24시간)이며 38~40℃의 발열이 나고 오한, 설사, 구토, 복통 등의 여러 증상을 일으키며 2~5일이면 없어짐. 최대 1주일 이내에 회복되고 발병률은 75%이며, 치명률은 1~3%임.
  - 예방 대책 : 살모넬라균은 비교적 열에 약하므로 식품을 62~65℃에서 20분 가열 처리로 사멸되며, 식품 보관 시는 5℃ 이하에서 저온 저장하여야 함. 2차 오염이 발생할 수 있는 식육은 생식하지 말고 예방을 위해 위생 관리를 철저히 해야 함.

- 장염 비브리오(호염균) 식중독
  - 원인균 : 장염 비브리오균은 호염균으로 3~5%의 염도와 30~37℃에서 발육하고 10℃ 이하에서는 잘 발육하지 않아 기온이 30℃가 넘는 7~9월에 집중적으로 발생함.
  - 원인 식품 및 감염 경로 : 원인 식품으로는 생선회나 초밥이 주된 경우이고, 어패류에 의한 2차 오염으로 도시락, 샐러드 등의 복합식품이 원인

이 되기도 함. 이 균에 오염된 어패류에 의해 조리대, 도마, 행주, 식칼 등을 거쳐 간접적으로 다른 식품에 2차 오염이 발생함.
- 주요 증상 : 평균 12시간 정도 잠복기를 거쳐 급성 위장염을 일으키는데 복통과 설사가 주 증상이고 심하면 점액변, 점혈변을 보이기도 함. 또한 오한, 발열(37~39℃), 두통, 근육통, 구토, 권태감 등을 보임.
- 예방 대책 : 장염 비브리오균은 60℃에서 15분 이상 가열하여 조리하는 것이 안전하며, 여름철 어패류의 생식을 삼가고 민물에 약하므로 흐르는 수돗물에 깨끗이 씻어 예방하는 것이 좋음. 조리 시 사용되는 조리대, 도마, 행주, 식칼 등을 충분히 세척하고 소독하여 2차 오염을 방지함.

• 병원성 대장균 식중독
- 원인균 : 대장균은 사람과 동물의 장관에서 대장 상재균으로 언제나 존재하고 있으며, 장의 구조를 튼튼히 하고 비타민 A, B, K, 니코틴산 등을 합성하는 것으로 알려져 있으나 병원성 대장균은 사람과 동물의 장관에 감염하여 설사나 급성 장염을 일으키는 원인이 됨. 그 예로는 병원성 대장균(EPEC), 장관침습성 대장균(EIEC), 독소원성 대장균(ETEC), 장출혈성 대장균(O-157:H7) 등이 있음.
- 원인 식품 및 감염 경로 : 원인 식품은 감염된 우유와 치즈이며, 햄버거, 도시락, 김밥, 햄, 소고기 등을 섭취함으로써 감염됨. 또한 물을 매개로 한 감염이 발생할 수 있어서 오염된 하수에서 수영한 후 감염되기도 하며 2차 감염이 있어서 유아나 어린이에게 빠르게 전파됨.
- 주요 증상 : 원인균에 따라 다양하나 12~72시간의 잠복기를 가지며, 환자의 공통적인 증상은 복통과 설사임. 복통은 상복부 통증이 주된 것이며 설사는 혈액이나 농이 섞이는 때도 있어 세균성 이질과 구별하기 어려움. 특히 O-157균에 의한 장출혈성 감염증은 감염력이 매우 강하고 신기능 장애를 유발하는 용혈성 요독 증후군을 일으켜 어린이나 노인의 경우 발병 후 단기간에 사망할 가능성도 있음.
- 예방 대책 : 예방은 일반 감염형 식중독에 준하며 환자 및 인수의 분변의 위생 처리를 철저히 함으로써 병원성 대장균 식중독을 예방할 수 있는데 식품 조리 시 75℃ 이상으로 식품과 음료수를 가열하여 예방함.

〈독소형 식중독〉

• 포도알균(포도상구균) 식중독
- 원인균 : 황색 포도알균(황색 포도상 구균) 식품 중에서 증식하여 장독소를 생산하므로 사람이나 동물의 화농성 질환을 유발하는 독소형 식중독의 대표적인 원인균임. 기온이 높은 5~9월에 집중 발생하며, 원인균에 의한 식품 오염, 증식, 증식 후 엔테로톡신 생산의 3단계를 거침.
- 원인 식품 및 감염 경로 : 원인 식품은 감염된 우유, 치즈 등의 유제품과 김밥, 도시락, 빵, 떡 등의 탄수화물 식품이고, 햄과 같은 가공 식품인 단백질 식품 등이 있음. 포도알균(포도상구균)은 사람의 화농소나 콧구멍, 목구멍, 피부 등에 많이 존재하며, 감염경로는 화농소, 손 등이고 손과 조리 기구를 통한 2차 오염에 의해 감염됨.
- 주요 증상 : 잠복기는 1~6시간(평균 3시간)으로 비교적 짧고 주요 증상으로는 구토, 복통, 설사 등의 급성 위장염으로 중증일 경우 1일 10회 이상의 설사와 구토로 인한 탈수 증상이 있으나 발열은 거의 없음.
- 예방 대책 : 장독소는 내열성이 강해서 보통의 조리 방법으로는 파괴되지 않고 210℃ 이상에서 30분 가열이 요구됨. 화농성 질환 등 피부 질환이 있는 사람의 식품 취급 및 조리를 반드시 금지하고, 조리자의 손을 청결히 하도록 함. 식품 및 조리 기구의 멸균, 취사장의 청결에 주의를 기울이고, 식품을 저온에 보관하여 가능한 한 균의 발육을 방지하여 오염 기회가 없도록 해야 함.

• 보툴리누스 식중독
- 원인균 : 보툴리누스균이 원인균으로 식품의 혐기성 상태에서 균이 증식하는 과정에서 생산된 신경 독소를 섭취함으로써 일어나는 식중독임.
- 원인 식품 및 감염 경로 : 햄, 소시지 등의 식육제품, 어류의 훈제품이나 식초 절임, 채소나 과일의 통·병조림 식품류, 어류의 소금 절임 식품 등이 원인 식품임. 감염 경로는 농작물, 어패류, 육류 등에 널리 분포되어 있어 식품 재료에 오염되기 쉽고 병조림, 통조림 식품, 소시지 등은 내부가 혐기적 상태이므로 균이 쉽게 증식함.
- 주요 증상 : 잠복기는 보통 12~36시간으로 구

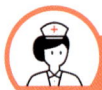

역질, 구토, 복통, 설사 등의 소화기계 증상과 시력 저하, 복시, 눈꺼풀 처짐, 동공확대, 신경계 증상이 나타나며, 중증인 경우는 사지의 운동 마비 및 호흡 곤란 증상이 나타남. 발열이 없는 것이 특징이며, 치명률이 식중독 중에서 가장 높음.
- 예방 대책 : 먹기 직전에 80℃에서 30분 또는 100℃에서 2~3분간 가열하여 독소를 완전히 파괴하고, 4℃에서도 증식하여 독소를 생성하므로 식품 저장 시 4℃ 이하에서 함.

• 웰치균 식중독
- 원인균 : 웰치균이 원인균으로 장내에서 아포가 형성되면서 생성된 장독소에 의한 감염임.
- 원인 식품 및 감염 경로 : 식육 및 식육 가공품, 어류 및 어류 가공품 등이 원인 식품이며 가열 조리 후 용기에 담아 장시간 실온에 방치하는 경우 혐기성 상태가 유지되어 균의 증식이 쉽기 때문에 대량 조리 식품에서 대규모 식중독이 발생하기도 함.
- 주요 증상 : 잠복기는 평균 12시간이며 복통과 묽게 나오는(수양성) 설사가 주요 증상이나 드물게 점액변이나 혈액변이 배출되기도 함.
- 예방 대책 : 내열성이 강하므로 가열에 의한 사멸이 어려움. 대량 조리한 식품은 혐기적 환경을 제공하지 않도록 저어주거나 조리된 식품을 얕은 용기에 넣어 냉각이 신속히 이루어지도록 냉장 보관해야 하고, 섭취 직전에 내부 온도가 70℃ 이상 되도록 재가열함.

㉯ 바이러스성 식중독
• 노로바이러스 식중독
- 원인균 : 노로바이러스임. 연중 발생하며 특히 10~11월에 증가하고, 다음 해 1월에 최고정점에 이르러 'winter vomiting disease'라 하고 5~6월에는 발생이 감소함.
- 원인 식품 및 감염 경로 : 감염자의 분변이나 구토물에 있는 바이러스가 식품, 물을 오염시키고 이를 섭취하여 바이러스가 경구 침입함. 사람에서 사람으로의 감염인 2차 감염도 흔히 일어나며 소량의 바이러스만 있어도 쉽게 감염됨.
- 주요 증상 : 잠복기는 평균 12~48시간이고 오심, 구토, 복통, 설사 등이 주요 증상이지만 대개 48시간 이상 지속되지 않고 자연 회복되며 만성 보균자는 없음.

- 예방 대책 : 개인 위생을 철저히 하고 어패류는 반드시 익혀서 먹도록 주의함. 만약 음식 조리자가 감염되어 증상에서 회복된 경우에는 최소 2~3일간은 음식 조리에 참여하지 않도록 함.

㉰ 자연독 식중독
〈동물성 자연독〉
• 복어독
- 독성분 : 원인독은 테트로도톡신으로 산란기 직전인 5~6월에 독력이 강함. 열에 안정하여 끓여도 파괴되지 않으며 난소와 간이 독력이 가장 강하고 그다음으로 내장의 독력이 강함.
- 중독 증상 : 증상은 마비를 특징으로 하여 입술 저림, 구토, 사지 운동 마비, 호흡 마비 등이 특징이며 식후 30분~5시간 만에 발병하고 8시간이 경과하면 대체로 회복하지만, 심한 경우 호흡 곤란으로 사망하기도 함. 일반적으로 치사 시간은 4~6시간이지만 8시간 이내에 생사가 결정되며 회복도 빠르고 후유증도 없음.
- 예방 : 복어를 독이 많은 산란 직전(5~6월)에 섭취하는 것을 주의하고 전문 조리사가 요리하여 난소, 간, 내장 등 유독 부위의 폐기를 철저히 해야 함.

• 조개독
- 베네루핀 중독 : 모시조개, 바지락, 굴에 함유된 조개독으로 열에 안정한 간독소를 함유하고 있어 100℃로 1시간 가열하여도 파괴되지 않음. 잠복기는 12~48시간 정도이며 중독 증상으로는 오한, 복통, 구토, 변비 증세와 적색 또는 암적색의 출혈 반점, 간기능 저하로 인한 황달이 나타나며 심해지면 사망할 수 있음.
- 삭시톡신 중독(마비성 조개 중독) : 검은조개, 섭조개(홍합), 대합조개에 함유되어 있으며 열에 안정한 신경 마비 독소로 5~9월, 특히 한여름에 독성이 강함. 삭시톡신은 조개 자체에서 생성된 것이 아니라 조개가 특정한 종류의 플랑크톤을 섭취하여 독 성분이 체내에서 축적되어 만들어짐. 중독 증상은 입술, 혀 등에 마비를 일으키며 보행 곤란, 언어 장애, 호흡 장애를 일으킴.

〈식물성 자연독〉
• 독버섯
- 종류 : 무당버섯, 알광대버섯, 독우산광대버섯,

흰알광대버섯, 미치광이 버섯 등이 있으며 산지, 기후, 채취 시기에 따라 성분이 다르게 나타남.
- 독성분 : 머스카린, 머스카리딘, 팔린, 아마니타톡신, 콜린, 뉴린 등인데 머스카린에 의한 식중독이 가장 많음.
- 중독 증상
  · 머스카린 : 독성이 매우 강하여 미량을 섭취하여도 군침, 땀 등 각종 분비액이 증진되고 호흡 곤란, 위장 장애 등을 일으킴.
  · 팔린 및 아마니타톡신 : 강한 용혈 작용이 있으며 독성이 강하고 구토와 설사를 일으킴.
- 예방 : 독버섯을 식용 버섯으로 오인하여 함부로 섭취하지 않도록 함.
• 감자
- 독성분 : 솔라닌으로 발아 부위와 녹색 부위에 많이 함유되어 있음.
- 중독 증상 : 복통, 위장 장애, 현기증, 의식 장애 등이며 발열은 발생하지 않음.
- 예방 : 발아 부위와 녹색 부위를 제거한 후 조리하여 섭취하고 서늘한 곳에 보관함.
• 청매
- 독성분 : 미숙한 매실 속에 함유하고 있는 아미그달린이 하이드로사이안산(청산, HCN)으로 분해되어 중독을 일으킴.
- 중독 증상 : 중추 신경계 자극과 어지럼증을 유발하고 두통, 구토, 복통, 호흡 곤란, 전신 경련을 일으킴.

〈곰팡이독 식중독〉

• 아플라톡신
아플라톡신은 강력한 간장독으로 간암을 일으키는 등 사람에게 발암률이 높은 독성 물질임. 쌀, 보리 등의 탄수화물이 풍부한 곡류와 땅콩, 메주, 된장, 간장 등에 존재함.
• 맥각독
- 독성분 : 맥류(보리, 밀, 호밀)의 개화기에 발생하는 맥각균의 기생에 의해 어고타민, 어고톡신 등의 독소를 생성함.
- 중독 증상 : 구토, 설사, 복통 등의 소화기계 증상과 교감 신경 마비, 사지 근육이 수축되는 것이 특징임. 심해지면 사망하며 임산부는 조산 또는 유산을 일으키기도 함.

• 황변미독
쌀에 수분이 14~15% 이상 함유하면 곰팡이가 기생하여 색깔이 황색 또는 적홍색을 띠는 황변미를 만드는데 이것은 곰팡이의 생육에 알맞은 상태가 되어 신장독인 시트리닌, 신경독인 시트레오비리딘, 간장독인 아이슬란디톡신 등의 황변미독이 생성됨. 중독 증상으로는 경련, 마비, 호흡 장애, 간경화증과 간암 등이 있음.

③ 예방 수칙
우리나라는 식품위생 관리 수준이 매년 향상되고 있으나 식생활 패턴이 다양화됨에 따라 식중독의 양상이 변화되고 있음. 식중독은 점차 집단화되어 발생하는 경향이 있으며, 식품으로 인한 위해의 80~90%가 식중독 때문이라는 것을 감안할 때 철저한 위생 관리가 요구되고 있음.

㉮ 식중독 예방 3대 요령
• 손씻기 : 손은 비누를 사용하여 흐르는 물로 손가락 사이사이, 손등까지 골고루 20초 이상 씻어야 함.
• 익혀 먹기 : 음식물을 충분히 익혀 먹어야 함. 중심부 온도가 75℃(어패류는 85℃), 1분 이상 조리하여 속까지 충분히 익혀 먹음.
• 끓여 먹기 : 물은 끓여 마셔야 함.

㉯ 식중독 예방 원칙
• 청결 유지
- 식품 취급자는 식품을 다루기 전과 조리하는 중간에 손을 청결하게 하고 손톱·두발 상태가 위생적이어야 하며 화장실에 다녀온 후 반드시 손을 씻음.
- 식품을 취급할 때는 2차 오염 또는 교차 오염이 발생하지 않게 조리에 사용하는 기구 및 표면을 깨끗이 세척하고 소독함.
- 조리 장소 및 식품에 곤충 해충 및 기타 동물의 접근이 불가하도록 방충·방서 시설을 설치함.
- 건강 보균자나 환자 특히, 화농성 질환자의 경우는 작업에 종사시키지 말아야 함.
• 비가열 식품과 가열 식품의 분리
- 익히지 않은 음식과 익힌 음식 간의 접촉을 피하기 위하여 식품은 별도의 용기에 담아 보관함.
- 익히지 않은 육류, 가금류, 해산물을 다른 식품과 분리하여 보관함.
- 칼, 도마 등의 조리 기구는 음식 간의 오염을 매

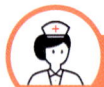

개할 수 있으므로 깨끗이 세척·소독하며 가열한 식품과 비가열 식품으로 구분하여 사용함.
- 식품의 철저한 가열 조리
  - 육류, 가금류, 달걀 및 해산물은 완전히 익을 때까지 가열 조리함.
  - 국이나 수프 같은 음식은 완전히 끓여 중심 온도가 75℃ 이상 도달할 때까지 가열하고 육류 및 가금류의 경우 육즙이 분홍색이 없어질 때까지 가열함.
  - 이미 조리가 되었던 식품은 섭취 전 완전하게 재가열함.
- 안전한 온도에서 식품 보관
  - 조리한 식품은 실온에서 2시간 이상 방치하지 않음.
  - 조리한 식품 및 부패하기 쉬운 식품은 즉시 냉장고에 넣어 보관함.
  - 냉장고에 식품을 장기간 보관하지 않고 식품의 특성에 따라 냉장고의 온도, 보관량, 보관 기준을 적정 수준으로 유지함.
  - 조리한 식품은 제공 전까지 60℃ 이상 뜨거운 상태로 유지함.
  - 냉동식품은 절대로 실온에서 해동하지 말고, 냉장고 안이나 흐르는 물속에서 해동함.
- 안전한 물과 원재료 사용
  - 안전한 물을 사용하고 안전하게 취급함.
  - 신선하고 질 좋은 식품 재료를 사용해야 하며 처리·조리·가공 시간을 단축하여 될 수 있는 한 세균에 오염되지 않도록 해야 함.
  - 살균 우유처럼 안전하게 가공된 식품을 선택함.
  - 날것으로 먹는 과일과 채소는 반드시 세척함.
  - 유통 기한이 지난 식품을 사용하지 않음.

4) 폐기물

가) 정의
폐기물이란 쓰레기, 연소재, 오니, 폐유, 폐산, 폐알칼리 및 동물의 사체 등으로, 사람의 생활이나 사업 활동에 불필요한 물질을 말함. 즉, 인간의 활동에서 배출되어 버리는 것은 모두 폐기물이라고 정의함. 우리나라의 경우「폐기물 관리법」에서는 생활 폐기물과 사업장 폐기물로 분류하고 있음.

나) 처리 방법
폐기물 처리는 전처리 과정과 중간 처리 과정, 최종 처리의 3단계를 거침. 수거, 운반의 전처리 과정을 거쳐서 쓰레기 감량화 단계인 중간 처리 과정에서는 폐기물을 파쇄, 분쇄, 압축, 재이용, 재활용 등을 하게 된다. 중간 처리 과정을 거친 후 최종 처리 단계에서는 매립, 소각, 투기, 퇴비화 등의 방법으로 처리됨.

① 소각법

소각법은 가장 위생적인 방법으로 처리에 필요한 면적이 좁아 땅이 좁은 우리나라에 적합한 방식이나 우리나라는 불연성 쓰레기의 비율이 높아서 많이 쓰이지 않고 있음. 도심 등 근거리 설치가 가능하고 소각 과정에서 발생하는 열을 재이용하여 발전, 난방, 수영장 등에 이용하는 장점이 있으나 건설비와 관리비가 비싸고, 대기 오염의 요인이 될 수 있음. 폐기물 소각 시 제일 많이 생기는 게 *다이옥신임. 쓰레기 소각장을 혐오 시설로 인식하는 지역 주민의 님비 현상으로 소각장 지역 홍보에 어려움이 따름. 소각법을 시행하기 전에 폐기물의 가연성과 불연성의 분리수거가 선행되어야 함.

② 매립법

매립법은 폐기물을 모아서 파묻는 방법으로 우리나라에서 가장 많이 사용하고 있음. 발생한 폐기물을 분리수거하여 재활용성 폐기물은 회수하고, 나머지 폐기물도 선별 과정을 거쳐 각각 특성에 맞춰 처리하고 마지막에 남은 폐기물을 최종적으로 매립함. 매립은 처리 비용이 낮으며 공정이 간단하여 전 세계 고형 폐기물의 90% 이상이 매립법으로 처리되고 있으며 가장 많이 사용하고 있음. 매립 후 발생하는 메탄가스로 폭발 위험성이 있고 폐기물 운반 시 날리는 먼지 및 찌꺼기의 2차 오염이 유발할 수 있으며, 토양으로 스며들어 지하수가 오염될 수 있어서 이를 최소화하는 것이 매립 기술의 핵심 부분임. 도시 폐기물 매립지는 매립 완료 후 10년이 지나면 거의 안정화된 것으로 기대할 수 있음. 그러나 유해 폐기물의 경우 30년을 사후 관리 기간으로 정하고 있음. 매립 장소는 저지대, 산골짜기 등이 적당하고 인가와 떨어져 있어야 함. 복토를 완벽하게 해주어야 악취와 위생 해충의 서식을 예방하고 침출수 유출로 인한 지하수 오염을 방지할 수 있음.

③ 퇴비법

퇴비법은 폐기물을 미생물에 의해 분해하여 비료 등으로 재활용하는 방법임. 농촌이나 농촌 주변의 도시에서는 4~5개월간 발효를 시켜서 퇴비로 이용하고 있는데 최근 고속 퇴비화 시설이 설치되어 2~3일이면 양질의 비료를 생산할 수 있음. 발효 과정에서 60~70℃의 발열로 병원 미생물이나 기생충을 사멸할 수 있음. 2005년부터 음식물 쓰레기의 매립이 금지됨에 따라 음식물 쓰레기 자원화 시설에서 사료나 퇴비로 많이 처리함. 처리 시설의 확보와 자원화 기술의 어려움이 있으며 주변 지역의 잦은 민원을 유발하는 단점이 있음.

④ 재활용법

폐기물의 재활용은 폐기물의 양을 감소시킴으로써 처리 비용을 절감하고 한정된 천연자원을 절약하여 환경 악화를 방지하는 등 장점이 많기 때문에 이를 확대 발전시켜야 함.

다) 폐기물과 건강 및 피해 사례

폐기물은 위생적으로 해로울 뿐만 아니라, 자연 생태계를 훼손하며 감각적으로 불쾌하게 하고, 감염병의 매체 또는 발생지가 되기도 하므로 인류의 건강과 밀접한 관련이 있음. 유해 폐기물은 대기오염, 수질 오염, 악취, 소음 등을 발생하여 건강과 관련해서 발암성, 감염성 질환의 발생에 영향을 미치고 있음. 폐기물로 인한 대표적인 피해 사례로 1940년대 미국의 나이아가라 폭포 부근 러브 운하 작업이 중단된 웅덩이에 유독한 화학물을 매립 후 30여 년이 지난 1973~78년 사이에 정신 지체, 선천성 기형아의 출생이 많고 인근 학교나 주민들의 신 질환, 간 질환, 천식의 발병률이 높아져서 재난 지역으로 선포된 바가 있음.

라) 폐기물 관리

① 폐기물 처리 방향

「자원 순환 기본법」을 제정하여 기후 변화, 에너지 고갈을 예방하는 방향으로 자원 순환 사회를 만드는 것을 목표로 하고 있음. 배출되는 폐기물의 양적 증가와 질적 유해성은 자연계의 자정 작용을 초과하는 등 환경 오염의 주요 원인이 되고 있음. 자원의 절약과 자연계의 자정 능력 범위에서 폐기물을 배출하여 환경에의 영향 감소나 이를 위한 기술 발전을 이루도록 해야 함.

② 폐기물 관리 정책

폐기물 정책의 최종 목표는 폐기물의 발생을 최소화하고 발생된 폐기물을 재이용, 재활용하고 나머지를 안전하게 처리함으로써 환경을 보전하고 모든 국민이 쾌적한 환경 속에서 살아갈 수 있도록 하는 데 있음. 정부 기관에서 재활용품 의무 구매 제도 등을 시행하는 등의 정책을 펴고 있음.

㉮ 환경 마크 제도 : 다른 제품에 비해 생산, 사용, 폐기 과정에서 저공해 상품에 마크를 부착하여 타 상품과 구별해 줌으로써 판매, 상품 개발 등을 촉진하는 제도(예 재생 노트, 재생 화장지, 폐식용유 재활용 비누 등)임.

㉯ 쓰레기 종량제 : 폐기물 배출량에 따라 오염 원인자가 부담하는 제도임. 1995년에 도입된 쓰레기 종량제와 재활용품 분리수거 제도를 통해 폐기물의 발생량은 감소하고 재활용량은 증가함.

㉰ 공병 보증금제 : 재사용이 가능한 병류의 회수를 촉진하기 위해 용기 반환 시 병류 구입 시에 미리 예치된 일정 금액을 반환해 주는 제도임.

㉱ 예치금 제도 : 수입, 생산, 판매업자에게 생산량에 따라 일정 금액을 예치하게 한 후 납부자가 해당 폐기물을 회수 처리한 비율에 따라서 예치금을 반환해 주는 제도임.

㉲ 부담금 제도 : 수입, 생산, 판매업자에게 생산량에 따라 일정 금액을 처리 비용으로 부담하게 하는 제도임.

③ 폐기물 감량화를 위한 노력

생활 폐기물 발생량은 쓰레기 종량제를 시행으로 감소한 반면, 사업장 쓰레기는 우리나라 경제 성장을 반영하여 지속적으로 증가하고 있음. 기업은 사업장에 폐기물 예치금제, 부담금제뿐만 아니라 자체적으로 에너지 대체 상품 개발 등 세계적인 ESG에 적극적으로 선도해 가야 할 것임. 개인도 1회용품과 과대 포장의 자제, 제로 웨이스트 운동 동참, 업사이클링, 리사이클링 등으로 쓰레기 감량화에 더 노력해야 할 것임. 재활용 비율이 가장 높고 매립, 소각률은 소폭 감소하고 있는 추세이긴 하나 여전히 많은 양의 자원이 재활용될 수 있음에도 불구하고 소각, 매립되고 있음. 매립 시 침출수로 인한 수질 오염, 토양 오염과 소각 시의 공기 오염, 그리고 지역 이기주의(님비 현상)로 방치되는 쓰레기 처리는 우리 모두가 생각해 볼 필요가 있음.

IV. 산업 보건

가. 산업 보건의 이해

1) 산업 보건의 정의

세계 보건 기구와 국제 노동 기구는 산업 보건이란 "모든 산업장 내 근로자들의 육체적, 정신적, 사회복지를 최고도로 증진, 유지되도록 하는 데 있음."이라고 정의함. 즉, 근로자의 건강이나 생명을 위협하는 여러 가지 유해 요소나 방해 요소를 없애고 근로자가 자신의 직무를 잘 수행할 수 있도록 작업 환경과 근로 환경, 보건 환경을 조성해 나가는 것임.

2) 산업 보건의 목적 및 필요성

가) 산업 보건의 목적
산업 보건의 목적은 근로자들이 효율적으로 산업에 참여하고 건강 장애를 받지 않으며 건강을 유지할 수 있도록 하는 데 있음.

나) 산업 보건의 필요성 및 중요성
① 산업 사회가 노동 집약적 산업 사회에서 기술 집약적 산업 사회로 변천되어 감에 따라 시설, 장비에만 의존하였던 관심이 인간 자원 관리에 대한 관심으로 커지게 됨.
② 최소의 근로 시간과 최소의 노력으로 최대의 생산을 올릴 수 있도록 하는 데는 인간 관리를 통한 기업의 합리화가 최선임을 인식함.
→ 따라서 산업 보건은 노동력을 보존하여 기업의 손실을 방지하고 근로자의 건강과 안전을 관리하는 인도적 차원에서 산업 보건의 중요성이 인정됨.

나. 산업 피로

1) 산업 피로의 정의
산업 피로는 수면이나 휴식을 취하지 못하여 과로 등이 회복되지 않고 쌓여서 작업을 계속할 때 정신 기능 및 작업 수행 능력이 저하되는 것을 말함. 피로 자체는 가역적인 생체 변화로서 건강의 장애에 대한 경고 반응이라고 할 수 있음. 작업에 수반되는 피로는 생산성의 저하뿐만 아니라 재해와 질병의 원인이 되므로 노동 생산성에도 큰 저하를 가져올 수 있음.

2) 산업 피로 발생 요인

가) 작업적 인자
작업 환경이 불량하거나 근로 시간과 노동 시간이 연장되고 휴식 시간과 휴일이 부족하거나 작업 보건이 불량한 경우

나) 신체적 인자
수면 부족이나 과음, 임신, 생리 현상 등으로 인한 체력 저하, 시력이나 청력의 저하, 신체가 건강하지 못할 때

다) 심리적 인자
작업에 대한 불안, 계속된 피로의 누적으로 인한 작업 의욕 상실, 인간관계의 마찰이나 가정 불화로 인한 걱정 등의 심리적 요인

3) 산업 피로의 증상
산업 피로의 증상은 두근거림, 이상 발한, 목이 마름, 오심, 두통, 현기증, 근육통, 허탈감, 위, 창자 장애, 수면 장애 등이 있음. 작업 능률의 저하, 동작 이상, 반응 기능 저하, 협조 기능 저하, 표정의 결핍 등이 나타나게 됨.

4) 예방
근로자의 산업 피로를 방지하기 위해서는 피로를 일으키는 원인을 규명하여 제거하는 것이 가장 근본적인 방법이지만 작업 조건의 개선과 합리적 인사 관리 및 근로자의 작업 관리가 중요함. 생활의 안정, 영양 개선, 정신 보건 향상 및 건강 증진도 피로 예방과 관계가 있음.

다. 산업 재해

1) 산업 재해의 정의
산업 재해는 노동 재해라고도 하며 산업 현장에서 예기치 않게 생긴 사고로 생긴 부상, 그로 인한 질병, 사망, 직업 환경의 부실에 의해 직업병, 경제적 손상 등을 말함.

2) 발생 요인

가) 환경적 요인
1차적 재해의 원인이며 가장 중요한 요인은 기계 요인으로 주로 물적 요인에 의한 것이 많음. 그 기계 자체의 문제와 온도, 환기, 소음 등에 따라 더욱 조장되는 경우가 많음. 그 밖에 시설물의 미비와 불량, 작업 환경의 불량, 작업장의 정리, 정돈의 태만, 부적절한 공구 사용 및 부적합, 노동 시간의 과대 휴식 시간의 부족, 재료, 취급품 부족 등으로 발생함.

나) 인적 요인
인적 요인으로는 관리상 요인과 생리적, 심리적 요인이 있음.

3) 산업 재해의 분류

가) 산업 재해의 상병 분류
① 재해 정도별 분류

구분	내용
사망	안전사고로 사망하거나 혹은 부상의 결과로 사망한 것
영구 전 노동 불능	부상의 결과로 근로 기능을 완전히 상실(신체 장애 등급 1~3등급)
영구 일부 노동 불능	부상의 결과로 신체의 일부가 근로 기능을 완전히 상실(신체 장애 등급 4~14등급)
일시 전 노동 불능	의사의 소견에 따라 일정기간 동안 노동에 종사할 수 없는 상해

구분	내용
일시 일부 노동 불능	의사의 진단에 따라 부상 다음 날 또는 그 이후의 정규 노동에 종사할 수 없는 상태
구급 처치 상해	응급 처치 또는 자가 치료를 받고 당일 정상 작업에 임할 수 있는 상해

② 상해 종류별 분류

구분	내용
골절	뼈가 부러진 상해
동상	저온물 접촉으로 생긴 동상 상해
부종	국부의 혈액순환 이상으로 몸이 퉁퉁 부어오르는 상해
찔림(자상)	칼날 등 날카로운 물건에 찔린 상해
타박상 (뻠, 좌상)	타박, 충돌, 추락 등으로 피부 표면보다는 피하 조직 또는 근육부를 다친 상해
절단(절상)	신체 부위가 절단된 상해
중독, 질식	음식물, 약물, 가스 등에 의한 중독이나 질식된 상해
찰과상	스치거나 문질러서 벗겨진 상해
베임(창상)	창, 칼 등에 베인 상해
화상	화재 또는 고온물 접촉으로 인한 상해
뇌진탕	머리를 세게 맞았을 때 장해로 일어난 상해
익사	물속에 추락하여 익사한 상해
피부병	직업과 연관되어 발생 또는 악화되는 모든 피부 질환
청력 장애	청력이 감퇴 또는 난청이 된 상태
시력 장애	시력이 감퇴 또는 실명된 상해

③ 재해 발생 형태별 분류

구분	내용
떨어짐 (추락)	사람이 인력(중력)에 의하여 건축물, 구조물, 가설물, 수목, 사다리 등의 높은 장소에서 떨어지는 것
넘어짐 (전도)	사람이 거의 평면 또는 경사면, 층계 등에서 구르거나 넘어지는 경우
깔림·뒤집힘	기대어져 있거나 세워져 있는 물체 등이 쓰러져 깔린 경우 및 지게차 등의 건설 기계 등이 운행 또는 작업 중 뒤집어진 경우
부딪힘·접촉	재해자 자신의 움직임, 동작 등으로 인하여 기인물에 접촉 또는 부딪히거나, 물체가 고정부에서 이탈하지 않은 상태로 움직임 등에 의하여 접촉한 경우
맞음(비래·낙하)	고정되어 있던 물체가 고정부에서 이탈하거나 설비 등으로부터 물질이 분출되어 사람을 가해하는 경우
끼임	두 물체 사이의 움직임에 의하여 일어난 것으로 직선 운동을 하는 물체 사이의 끼임, 회전부와 고정체 사이의 끼임, 롤러 등 회전체 사이에 물리거나 또는 회전체, 돌기부 등에 감긴 경우
무너짐	토사, 건축물, 가설물 등이 전체적으로 허물어져 내리거나 또는 주요 부분이 꺾여져 무너지는 경우
감전	충전부 등에 신체의 일부가 직접 접촉하거나 유도 전류의 통전으로 근육의 수축, 호흡 곤란, 심실세동 등이 발생한 경우 또는 특별 고압 등에 접근함에 따라 발생한 섬락 접촉, 합선, 혼촉 등으로 인하여 발생한 아크에 접촉된 경우
이상 온도 노출, 접촉	고·저온 환경 또는 물체에 노출, 접촉된 경우

구분	내용
유해·위험 물질 노출·접촉	유해·위험 물질에 노출·접촉 또는 흡입하였거나 독성 동물에 쏘이거나 물린 경우
산소 결핍·질식	유해 물질과 관련 없이 산소가 부족한 상태·환경에 노출되었거나 이물질 등에 의하여 기도가 막혀 호흡 기능이 불충분한 경우
소음 노출	폭발음을 제외한 일시적, 장기적인 소음에 노출된 경우
이상 기압 노출	고·저기압 등의 환경에 노출된 경우
유해 광선 노출	전리 또는 비전리 방사선에 노출된 경우
폭발	건축물, 용기 내 또는 대기 중에서 물질의 화학적·물리적 변화가 급격히 진행되어 열, 폭음, 폭발압이 동반하여 발생하는 경우

4) 산업 재해 예방 대책

산업 재해의 예방 대책은 안전 관리 조직, 안전 훈련, 공정과 설비에 대한 검토, 사업장 내부의 정리 정돈 및 보호구의 착용이 중요함. 작업장에 대해서는 적성 배치가 필요함. 재해 예방 대책은 사업장, 정부와 자치 단체를 비롯하여 노동자 스스로 예방 의식을 가져야 하는 등 모두의 노력이 필요함.

5) 산업 재해 지표

가) 건수율(incidence rate) = (일정 기간 중의 재해 건수/일정 기간 중의 평균 종업원 수) × 1,000

- 천인률 또는 발생률이라고도 함.
- 조사 기간 중의 산업장 종업원 1,000명당 재해 발생 건수를 표시하는 것
- 산업 재해의 발생 상황을 총괄적으로 파악하는 데는 적합하나 작업 시간이 고려되지 않은 단점이 있음.

나) 도수율(frequency rate) = (일정 기간 중의 재해 건수/일정 기간 중의 연작업 시간 수) × 1,000,000

- 발생 상황을 파악하기 위한 표준지표로 100만 연작업 시간당 재해 발생 건수

다) 강도율(intensity or severity rate) = (일정 기간 중의 작업 손실 일수/일정 기간 중의 연작업 시간수) × 1,000

- 연작업 시간당 작업 손실 일수로서 재해에 의한 손실의 정도를 나타냄.
- 이때 사망 또는 영구 완전 노동 불능의 경우에는 작업 손실 일수를 7,500일로 계산함.

라. 직업병

1) 직업병의 정의와 원인

특정 직업에 종사함으로써 특정한 요인(물리적, 화학적, 신체의 과도한 부담)에 의해 그 직종에 종사하는 사람에게만 발생하는 질환을 직업병이라고 함. 산업 발달로 직업의 종류는 다양화되어 가고 있으며 또 다른 새로운 환경, 조건, 물질의 종류에 따라서 발생하는 직업병이 새로운 유형의 질병으로 나타날 수 있음. 직업병의 발생 원인에는 작업장의 불량한 환경 조건과 부적당한 근로 조건이 있음. 작업장의 환경 불량 요인에는 부적당한 기온, 기압, 습도와 방사선, 소음, 진동, 분진, 유해 가스, 중금속 등의 노출이 있고, 부적당한 근로 조건에는 과중한 작업, 운동 부족, 불량한 작업 자세, 불규칙한 작업 시간 등이 있음. 직업병의 발생 원인은 환경, 작업의 특성에 따라 나타날 수 있으며 직접적인 원인에 의해서 발생되나 간접적인 원인도 영향을 미치게 됨.

2) 종류

가) 이상 기온에 의한 직업병

① 열중증(heat attack)

열중증은 고온, 다습한 환경 또는 복사열이 강하게 인체에 미치는 작업 환경에서 심한 근육 운동을 할 때 생기는 장애를 말함. 열경련, 열사병, 열허탈을 일으키는 급성과 열쇠약 같은 만성 열중증으로 구분할 수 있음.

열중증	원인 및 증상	치료
열경련	• 체내 수분 및 염분의 결핍으로 발생 • 사지의 경련, 현기증, 이명, 구토, 맥박 상승, 동공 확대 등	• 1~2L 생리 식염수 정맥 주사 • 체열 발산 촉진(서늘한 곳 이동)
열허탈	• 말초 혈관 운동 신경의 조절 장애와 심박출량의 부족으로 순환 부전 • 전신 권태, 두통, 현기증, 구토, 이명, 의식 상실 초래, 혈압 강하, 맥박 미약, 발한 등	• 서늘한 곳 이동, 안정 • 생리 식염수 정맥 주사 • 심할 경우 강심제 주사
열사병	• 체온 조절 중추 신경 장애 • 두통, 현기증, 이명, 복시, 혼수 초래, 동공 반사 소실	• 서늘한 곳 이동, 안정 • 생리 식염수 정맥 주사 및 의료 기관 이송
열쇠약	• 만성적 체열 소모로 발생 • 전신 권태, 식욕 부진, 위장 장애, 빈혈 등	• 비타민 B1 공급 • 충분한 영양 섭취, 휴식

② 저온 환경과 건강 장애

한랭한 장소나 저온 물체 취급 업무를 하는 경우는 신체의 조절 기능에 영향을 미쳐 전신 체온 강하, 신경 자극 작용과 세포의 기능 저하, 빈혈을 일으키며 국소 부위에서는 참호족과 동상 등이 발생할 수 있음.

- 참호족 : 참호에 있는 병사의 발에 생기는 동상과 비슷한 증상으로 저온에 의한 혈관 수축으로 팔, 다리에 발생함. 축축한 곳에 장기간 노출되거나 찬물에 오래 담그고 있어 혈관, 피부, 신경, 근육이 손상된 발의 비정상적인 상태로 부종, 작열통, 소양감, 심한 통증이 수반되며 수포, 표층 피부의 괴사 및 궤양이 발생하기도 함.
- 동상 : 동상은 추위에 장시간 노출되어 우리 몸의 조직이 얼면서 손상되거나 괴사되어 혈액이 순환되지 않아 세포가 죽게 되어 발생함.

나) 이상 기압에 의한 직업병

① 잠함병(잠수병)

잠함병(잠수병, 감압병)은 갑작스러운 기압 저하로 혈액 속에 녹아 있는 기체가 폐를 통해 나오지 못하고 혈관 내에서 기체 방울을 형성해 혈관을 막는 질환으로 심해에서 수면으로 너무 빨리 올라올 때 발생함. 이로 인해 호흡기뿐 아니라 림프계, 근골격계 및 중추 신경계 등에 증상이 나타날 수 있음. 만성 두통, 관절통, 어지럼증, 난청 등을 호소하는 경우가 많으며 극심한 피로감 및 무기력감, 저림 또는 무감각증, 피부 질환 등이 흔하게 나타남. 특히 목이나 어깨 등의 관절 근처에서 나타나는 증상은 관절통과 같은 통증의 형태로 나타나기도 함.

다) 진동에 의한 직업병

직업성 진동 장애에는 국소적인 장애와 전신 장애로 나누어 볼 수 있음.

- 전신 장애 : 교통 기관에 종사하는 승무원, 발전기 및 전동기 취급자 등
- 국소 장애 : 연삭기, 연마공, 진동 기구 취급자 등

진동 공구 작업자의 대표적인 직업병인 레이노 증후군(진동 신경염)은 추위·심리적 스트레스 환경에 노출될 경우 손가락·발가락 말초 혈관이 과도하게 수축돼 피가 잘 흐르지 않는 허혈 증상이 일어나고 손가락·발가락 끝이 하얗게 변함. 청색증이나 통증 또는 저림, 감각 이상 증상이 나타나기도 함.

라) 소음에 의한 직업병

소음으로 인한 장애는 물리적인 요인 중 가장 많은 비중을 차지하고 있음. 소음에 의한 장애는 소음의 크기, 소음의 주파수 구성, 소음 폭로의 시간, 소음의 시간적 변동 등과 관

계가 있음. 소음성 질환의 자각 증상은 이명이 가장 빈도가 높고 작업 후에 청력 저하와 이통이 있으며 두통, 현기증, 초조감, 불면증이 있을 수 있음. 직업성 난청은 발생 후의 치료 방법이 거의 없으므로 환경 및 작업 관리로 예방해야 하며 조기 발견이 필요함.

마) 전리 방사선에 의한 직업병

X-선, α-선, β-선, γ선 등의 방사선을 다루는 직업에서 발생함. 조혈 기능의 장애로 인한 적혈구 및 백혈구 수의 감소, 피부 점막의 궤양과 백혈병 등 암의 형성, 기타 조직의 악성 신생물 유발, 생식 기능의 장애 및 유전성 돌연변이 발생, 피폭된 피부의 홍반 및 화상, 탈모, 식욕 감퇴, 쇠약, 피부 건조 등이 나타남.

바) 비전리 방사선에 의한 직업병

자외선과 적외선은 비전리 방사선으로 피부와 눈에 영향을 미침. 자외선은 태양, 용접 불꽃, 자외선 램프, 눈 위에서의 장시간 노출이 될 때 발진, 홍반, 피부 질환 등이 발생함. 적외선은 온열 작용이 수반되는 가열공과 용광로, 제철업 등에서 많이 발생하고 피부 장애, 망막 화상, 백내장 등을 일으킴.

사) 작업 형태에 의한 직업병

VDT란 Visual Display Terminals의 약자로, 영상 표시 단말기라고도 하는데 그 대표적인 것이 바로 컴퓨터이며, VDT 작업은 모니터 앞에서 키보드, 마우스, 프린터 등을 이용해서 업무를 처리하는 모든 작업을 말함. VDT 증후군이란 컴퓨터 단말기를 오랜 시간 사용함으로써 발생하는 질병을 의미함.

> **보충자료** VDT 증후군의 증상
> - 눈의 피로(안정 피로) : 작업이 계속되는 과정에서 시력 감퇴, 복시, 안통, 두통 등이 나타남.
> - 경견완 증후군 : VDT 작업에서는 목, 어깨, 팔, 손가락 등의 근육계 장애나 등이나 허리 등의 요통에 관한 자각 증상이 나타남.

아) 분진에 의한 직업병

분진은 주로 작업장의 발파, 착암, 절삭, 연마 시에 발생함. 분진에 의한 신체장애를 일괄해서 진폐증이라고 하며, 진폐증은 분진이 호흡기를 통해 흡입되어 폐 속에 침착되고 폐 조직과 반응하여 폐의 섬유화, 괴사, 석회화 등과 같은 이상 상태를 일으키는 모든 질환을 말함. 진폐증 가운데서 가장 문제시되는 것이 유리규산(SiO_2, Free silica)에 의한 규폐증임. 규폐증은 3대 직업병 중의 하나이며 금속 광산, 금속 제련소, 탄광 등을 비롯하여 석공, 주물공, 도자기 제조 등에서 많이 발생함.

자) 중금속 중독에 의한 직업병

중금속 중독은 공업 분야에서 주로 사용하는 각종 원료, 제품과 제조 공정 중에 발생되는 고체, 액체, 기체 등의 혼합물에 의해서 발생하는 건강 장애를 말함. 납, 수은, 크로뮴, 카드뮴 등과 같은 물질을 다루는 작업장에서 발생하는 직업병이지만 공장의 폐수로 인하여 지역주민에게도 중독환자가 나타나 사회 문제가 되고 있음.

중금속	원인	증상
납	납 제련소, 차 배터리, 페인트, 인쇄소	성격 변화, 두통, 감각 상실, 허약, 입 속의 금속맛, 균형 잡히지 않은 보행, 식욕 부진, 구토, 변비, 경련성 복통, 관절통, 고혈압 및 빈혈 등
카드뮴	아연 제련 또는 정련 공정 시 용광로, 용해로, 금, 은, 알루미늄 등과의 합금·제조 작업, 치과용 아말감의 합금 또는 취급 작업, 수질 오염의 주원인	호흡기계 질환으로 급성 폐렴, 호흡 곤란, 급성 위염, 급성 장염 원인, 만성 중독의 3대 증상으로 폐기종, 신장장애, 단백뇨, 이따이이따이병(Itai-itai disease)
수은	유기 수은이 바다에 유출되어 어패류 오염	구토, 설사, 복통, 구내염, 단백뇨, 신염, 호흡 곤란, 근육 전진, 선천성 신경장애, 시야 협착, 청력 장애, 사지마비 등, 미나마타병(Minamata disease)
크로뮴	합금 제조 공정, 제련 공정 등의 크로뮴 분진의 흡입으로 발생	자극성 피부염, 비중격 천공, 폐암의 원인

3) 예방대책

가) 작업 환경 관리

작업 환경 관리는 작업 환경 중 유해한 물질 및 요인을 배제, 감소시키는 것으로 쾌적한 근로 환경을 확보하는 것을 목적으로 하고 있음. 작업 환경의 기본적인 원리는 대치, 격리, 환기 및 교육임.

원리	내용
대치	• 독성이 약한 유해 물질로 대체하거나 공정 또는 시설을 바꾸는 방법 • 공정 변경, 시설 변경, 물질 변경
격리	• 작업자와 유해 인자 사이에 장벽(물체, 시간, 거리)이 놓여 있는 것 • 물질 격리, 시설 격리, 보호구 착용
환기	• 오염된 공기를 작업장으로부터 제거하고 신선한 공기로 치환하는 방법 • 국소 환기, 전체 환기
교육	건강관리 능력 증진을 위한 교육 및 청결 교육

나) 작업 관리

동일한 환경 조건에서도 작업자의 신체적·정신적 상황, 작업 강도, 작업 방법, 작업 시간 등에 따라 건강에 미치는 영향은 크게 다를 수 있음. 그래서 작업의 부하 및 자세의 개선, 그리고 쉬운 방법으로 작업 방법을 개선하여 근로자에게 미치는 악영향을 제거하거나 경감하는 것을 작업 관리라 함.

다) 보호구 착용

① **호흡용 보호구**: 유해 물질이 발생되는 사업장에서 근로자의 호흡기계를 보호하기 위하여 사용
  ㉮ 방진 마스크: 작업장에 발생하는 광물성 분진 등 유해한 분진을 흡입해 인체에 건강 장해가 우려되는 경우에 사용하는 호흡용 보호구를 말함.
  ㉯ 방독 마스크: 작업장에 발생하는 유해 가스, 증기 및 공기 중에 부유하는 미세한 입자 물질을 흡입해서 인체에 장해를 유발할 우려가 있는 경우에 사용하는 호흡 보호구를 말함.

② **방음 보호구**: 소음이 발생되는 사업장에서 근로자의 청각 기능을 보호하기 위하여 사용
  ㉮ 귀마개: 외이도에 삽입하여 소음을 차단하는 것
  ㉯ 귀덮개: 귀 전체를 덮어 차음하는 것

라) 근로자의 건강 관리

근로자에 대한 건강 관리는 근로자의 건강을 보호, 유지, 증진하기 위해서 필요할 뿐만 아니라 산업장의 생산성 향상을 위해서도 중요함. 근로자의 건강 관리는 건강 증진, 질병과 상해 관리, 건강 진단으로 이루어짐.

종류	내용
채용 시 건강 진단	사업주가 근로자를 채용하고 작업에 배치하기 전에 실시하는 채용 시 건강 진단
일반 건강 진단	사업주가 질병(직업성 질병 포함) 및 건강상의 이상을 조기에 발견하여 근로자의 건강을 보호하기 위해 상시 사용하는 근로자 전체에 대하여 정기적으로 실시하는 건강 진단
배치 건강 진단	특수 건강 진단 대상 업무에 종사할 근로자에 대하여 배치 예정 업무에 대한 적합성 평가를 위하여 실시하는 건강 진단
특수 건강 진단	특수 건강 진단 대상 유해 인자에 노출되는 업무에 종사하는 근로자 또는 근로자 건강 진단 실시 결과 직업병 유소견자로 판정받은 후 작업 전환을 하거나 작업 장소를 변경하고 직업병 유소견 판정의 원인이 된 유해 인자에 대한 건강 진단이 필요하다는 의사의 소견이 있는 근로자의 건강관리를 위하여 실시하는 건강 진단
수시 건강 진단	특수 건강 진단 대상 업무로 인하여 해당 유해 인자에 의한 작업성 천식·피부염 기타 건강 장해를 의심케 하는 증상을 보이거나 의학적 소견이 있는 근로자에 대하여 사업주가 실시하는 건강 진단
임시 건강 진단	납·4알킬납·유기용제 및 특정 화학 물질 등에 의한 중독의 우려가 있는 근로자 또는 해당 물질의 취급과 관련된 질병에 걸린 근로자가 많이 발생한 경우 그 근로자 및 해당 물질을 취급하는 다른 근로자에 대하여 중독 여부, 질병의 이환 여부 또는 질병의 원인 등을 발견하기 위하여, 고용노동부 장관의 명령에 따라 사업주가 실시하는 건강 진단

4) 산업 보건 관련 법규

가) 산업 안전 보건법

산업 안전 및 보건에 관한 기준을 확립하고 그 책임의 소재를 명확하게 하여 산업 재해를 예방하고 쾌적한 작업 환경을 조성함으로써 노무를 제공하는 사람의 안전 및 보건을 유지·증진함을 목적으로 만든 법임. 근로 기준법, 노동조합 및 노동관계 조정법, 산업재해 보상보험법, 중대 재해 처벌법과 함께 노무 현장에서 매우 중요하게 다루어지는 법률임. 중대 재해 처벌법이 산업 재해를 막지 못한 사업주를 처벌하기 위한 사후 처리 성격의 법률이라면, 이 법은 산업 재해를 사전에 예방하는 성격이 강함.

나) 산업 재해 보상 보험법

산업 재해 보상 보험 사업을 시행하여 근로자의 업무상의 재해를 신속하고 공정하게 보상하며, 재해 근로자의 재활 및 사회 복귀를 촉진하기 위하여 이에 필요한 보험 시설을 설치·운영하고, 재해 예방과 그 밖에 근로자의 복지 증진을 위한 사업을 시행하여 근로자 보호에 이바지하는 것을 목적으로 함(「산업 재해 보상 보험법」 제1조). 이 법은 근로자를 사용하는 모든 사업 또는 사업장에 적용함. 산업 재해 보상 보험은 공업화 진전과 더불어 발생하는 산업재해 노동자를 보호하기 위하여 마련된 사회보험임. 산재보험이라고 불리며 질병, 장애, 노령, 사망, 실업 등으로부터 국민을 보호하기 위해 산업 재해 보상 보험, 국민 건강 보험, 국민연금, 고용 보험 등의 사회보험이 있음. 이를 가리켜 '4대 사회 보험'이라고 함.

다) 근로 기준법

근로 기준법은 헌법에 따라 근로 조건의 기준을 정함으로써 근로자의 기본적 생활을 보장, 향상시키며 균형 있는 국민 경제의 발전을 꾀하는 것을 목적으로 함. 산업 구조의 변화와 고용 형태의 다양화에 따라 고용 관계를 신축적으로 운영하며 경직적인 근로 시간 제도를 유연화하는 등 고용 관계 및 근로 시간 제도를 현실에 부합하도록 근로 기준 제도를 합리적으로 규정함으로써 근로자의 기본 생활을 보장·향상시키며 균형 있는 국민 경제의 발전을 도모하고자 1997년 3월 13일에 제정(법률 제5309호)됨.

제 3 편

공중보건학개론

Ⅰ. 질병관리 사업

1 질병 발생 역학

가. 역학

역학적 연구 방법은 인구 집단을 대상으로 특정 질병이나 전염병의 발생 양상, 전파 경로, 원인 및 자연사를 파악하고, 그 발생 요인을 규명하여 역학적 진단과 대책을 수립하는 것으로 관찰 연구와 실험 연구로 나눌 수 있음. 관찰 연구는 기술 역학과 분석 역학으로 나뉘며 분석 역학에는 단면 연구, 환자-대조군 연구, 코호트 연구가 있음. 실험 연구는 인위적으로 어떤 자극이나 조건을 가한 상태에서 실험군과 대조군 간의 결과 차이를 비교·분석하는 방법임.

1) 기술역학

가) 인구학적 특성
연령, 성별, 인종, 종교, 직업, 사회 경제적 수준, 결혼 상태, 가족 관계, 유전적 감수성 등임.

나) 지역적 특성
① 범발성(전 세계적) : 질병 발생이 한 지역이나 국가를 넘어서 최소 두 국가 이상의 광범위한 지역에서 동시에 유행하는 것으로 대유행성이라고도 함. (인플루엔자, SARS, 신종 인플루엔자, COVID-19 등)
② 유행성(전국적) : 어떤 지역에서 평상시 기대되는 발생 수준, 토착성 발생 이상으로 유행하는 것을 말함. (콜레라, 장티푸스 등)
③ 풍토성(토착성) : 특정 지역에 어떤 형태로든 항상 존재하고, 시간적으로 비교적 오랜 기간 발생 수준이 일정한 것을 말함. (간흡충증, 폐흡충증, 반상치(얼룩니) 등)
④ 산발성 : 질병 유행이 아니면서 시간이나 지역에 따라서도 어떠한 경향성을 예측할 수 없는 양상을 말함. (사상충증, 렙토스피라증 등)

2) 분석역학
기술역학의 결과를 바탕으로 발생 원인을 규명하는 방법으로 질병 발생 원인에 대한 가설을 설정하고 이를 검증하기 위해 실제로 관측, 조사 및 분석함으로써 해답을 구하는 2단계 역학임.

가) 단면적 연구
일정한 인구 집단을 대상으로 특정한 시점이나 기간 내에 어떤 질병과 그 인구 집단이 가지고 있는 속성과의 연관성을 알아보는 연구 조사 방법임.

나) 환자-대조군 연구
연구하고자 하는 질병에 이환된 환자군과 해당 질병이 없는 대조군을 선정하여, 질병의 원인이 된다고 생각하는 위험 요인에 대한 과거 노출 비율을 비교하여 위험 요인과 질병 발생이 어떤 인과 관계를 갖고 있는지 검증하는 방법임.

다) 코호트 연구
질병에 이환되지 않은 건강한 사람들을 대상으로, 질병 발생의 원인과 관련되어 있다고 생각되는 어떤 특성을 가진 인구 집단(위험 요인에 노출)과 관련 요인이 없는 인구 집단(위험 요인에 비노출)을 장기간 관찰하여 각 인구 집단의 질병 발생률을 비교·분석하는 연구 방법임.

나. 질병 발생의 역학적 인자

질병 발생의 역학적 모형 중 가장 널리 사용되는 모형으로 질병 발생은 병인, 숙주, 환경의 3요소의 상호작용에 의하여 결정된다는 것임. 3요소 간의 평형 상태가 깨어질 때 질병 발생이 증가하거나 감소하게 됨.

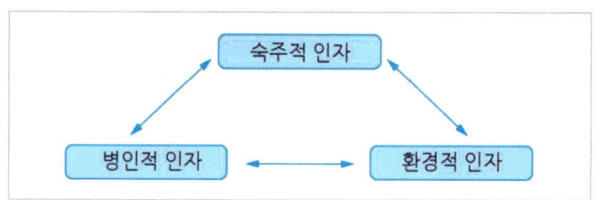

가) 병인
① 생물학적 병인 : 세균, 바이러스, 기생충, 곰팡이, 미생물 등
② 화학적 병인 : 독물질 등 숙주와 접촉하거나 체내 침입 시 질병을 일으킬 수 있는 화학 물질
③ 물리적 병인 : 열, 햇빛, 온도, 기압, 소음 등

나) 숙주
① 유전적 요인 : 혈액형, 선천적 인자, 면역력 등
② 사회적 요인 : 종족, 직업, 사회 경제적 상태, 결혼 및 가족 상태 등
③ 생물학적 요인 : 성별, 나이 등

다) 환경
① 생물학적 환경 : 모든 감염균, 병원소, 매개 곤충, 식품, 약품 등
② 물리 화학적 환경 : 기후, 복사선, 기압 등의 모든 화학 물질과 주택 시설, 하수 처리, 공기 조절 등

③ 사회적 환경 : 인구 밀도, 경제 수준, 직업, 사회적 관습

> **보충자료**
> - 거미줄 모형설(원인망 모형설)
>   질병의 발생이 어느 특정한 요인에 의한 것이 아니라 다양한 요인이 선행된 여러 가지 요인과 연결되어 마치 거미줄처럼 복잡하게 얽혀 발생한다는 것으로 비감염성 질환인 만성 질환의 발생을 설명하는 데 적합함.
> - 수레바퀴 모형설
>   질병이 인간 숙주를 중심으로 내적 요인(유전적 요인)과 외적 요인(생물학적 환경, 물리 화학적 환경, 사회적 환경)의 상호 작용에 의해 발생한다는 설

2 감염성 질환 관리

가. 감염병의 정의

병원체에 감염되어 발생한 질병을 감염성 질환이라 하고, 이 감염성 질환이 감염성을 가지고 새로운 숙주에 감염시켜 질병이 발생하는 것을 감염병이라고 함.

나. 감염병의 발생과정

감염병은 병원체, 병원소, 병원소로부터 병원체의 탈출, 전파, 병원체의 새로운 숙주로의 침입, 숙주의 감수성의 6개 요인이 연쇄적으로 작용하여 발생하며, 이들 6개 요인 중 어느 한 가지만 차단되어도 감염병은 발생하지 못함.

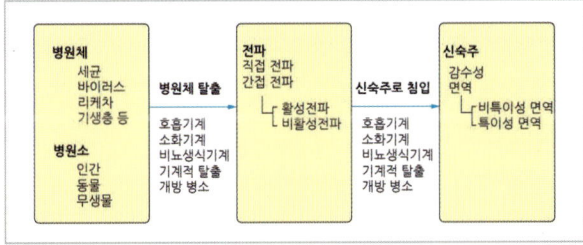

1) 병원체

가) 병원체의 종류

감염병 발생의 직접적인 원인으로 작용하는 1차 요인으로 세균, 바이러스, 리케차, 진균류 등의 미생물과 기생충 등의 각종 기생 생물이 여기에 속함.

① 세균 : 인간의 질병을 일으키는 가장 큰 역할을 하며 사람의 육안으로 관찰할 수 없고 광학 현미경으로만 관찰할 수 있음.

② 바이러스 : 병원체 중에 가장 작아(0.01~0.3μm) 전자현미경으로만 볼 수 있음. 살아 있는 조직 세포 내에서만 증식이 가능하여 세포 내 병원체라고도 하고, 세균 여과막을 통과하여 여과성 병원체라고도 함. (인플루엔자, 홍역, 폴리오, 볼거리(유행성 귀밑샘염), 일본 뇌염, 간염, 공수병, 풍진, 수두, AIDS 등)

③ 리케차 : 세균과 바이러스의 중간 크기로 세균과 구조가 비슷하며, 살아 있는 세포 안에서만 증식한다는 점이 바이러스와 비슷함.(발진티푸스, 발진열, 쓰쓰가무시병, 로키산 홍반열, 큐열 등)

④ 진균 또는 사상균 : 버섯, 곰팡이, 효모 등이 있으며 무좀, 각종 피부 질환 등을 일으킴.

⑤ 기생충 : 동물성 기생체로, 다른 생물체의 몸속에서 먹이와 환경에 의존하여 기생 생활을 함. (회충증, 간흡충증(간디스토마증), 폐흡충증(폐디스토마증), 유구조충증, 무구조충증)

나) 병원체의 특성

① 병원성(병원력) : 병원체가 감염된 숙주에 현성 증상을 일으키는 능력

② 독력 : 임상적으로 증상을 발현한 숙주 중에서 매우 심각한 임상 증상이나 장애를 초래하는 능력

③ 감염력 : 병원체가 숙주에 침입하여 기관에 자리 잡고 증식해서 면역 반응을 일으키게 하는 능력

2) 병원소

병원체가 생활하고 증식하면서 다른 숙주에게 전파될 수 있는 상태로 저장되는 장소로 사람, 동물, 곤충, 토양, 물 등이 속함.

가) 인간 병원소

① 환자

- 현성 감염자 : 병원체에 감염되어 뚜렷한 임상 증상을 나타내는 사람으로, 질병에 걸려 있는 것을 쉽게 인지할 수 있어 질병 관리가 수월함.
- 불현성 감염자 : 숙주 내에 병원체가 침입하였으나 임상적인 증상이 가볍거나 미미해서 인지되지 않아 면역학적 및 미생물학적 방법에 의해서만 병원체 검출이 가능함. 불현성 감염자도 균을 배출하여 전염시킬 수 있으나 증상에 의한 감염 확인이 거의 불가능하므로 역학적으로 관리하기 어려운 대상임.

② 보균자

자각적·타각적으로 인지할 수 있을 정도의 임상증상은 없으나 체내에 병원체를 보유하고 있어 균을 배출하

여 전염원으로 작용하는 감염자를 말함.

잠복기 보균자	임상 증상이 나타나기 전인 잠복 기간 중에 병원체를 배출하는 사람으로 디프테리아, 홍역, 백일해, 유행성 이하선염, 성홍열, 인플루엔자, 폴리오 등이 잠복기 보균자에 의해 전파됨.
회복기 보균자	질병에 이환되었다가 임상 증상이 전부 소실되었는데도 불구하고 계속 병원체를 배출하는 사람으로 장티푸스, 파라티푸스, 디프테리아, 세균성 이질 등이 회복기 보균자에 의해 전파됨.
건강 보균자	병원체가 숙주에 감염되어 알맞은 기관에 자리 잡아 증식하고 있으나 임상 증상이 전혀 나타나지 않고, 건강인과 다름없지만 병원체를 지속적으로 배출하는 사람으로 감염병 관리가 가장 어려움. 디프테리아, 폴리오, 일본 뇌염, B형 간염 등이 건강 보균자에 의해 전파됨.

나) 동물 병원소

동물이 병원체를 보유하고 있다가 인간 숙주에게 감염시키는 감염원으로 작용하는 경우로, 이러한 감염병을 인수 공통 감염병이라고 함.

동물명	인수 공통 감염병
소	우형 결핵, 탄저, 살모넬라증, 브루셀라증, 보툴리눔독소증, 광우병, 무구조충증 등
돼지	일본 뇌염, 브루셀라증, 탄저, 살모넬라증, 렙토스피라증 등
양	큐열(Q열), 탄저, 브루셀라증, 보툴리눔독소증 등
개	공수병, 톡소포자충증(톡소플라스마증) 등
말	탄저, 유행성 뇌염, 살모넬라증 등
쥐	페스트(흑사병), 발진열, 살모넬라증, 렙토스피라증, 쓰쓰가무시병, 신증후출혈열(유행출혈열) 등
고양이	살모넬라증, 톡소포자충증(톡소플라스마증) 등

3) 병원소로부터의 병원체 탈출

가) 호흡기계 탈출

호흡기 감염병이 주가 되고 코, 비강, 기도, 기관지, 폐 등의 부분에서 증식한 병원체가 호흡기계를 통해 나가며 주로 대화, 기침, 재채기를 통해 전파됨. (폐결핵, 폐렴, 백일해, 홍역, 수두, 천연두, 디프테리아, 성홍열, 볼거리(유행성 귀밑샘염), 인플루엔자 등)

나) 소화기계 탈출

위장관을 통한 탈출로 소화기계 감염병이나, 기생충 질환의 경우 분변이나 구토물에 의해서 체외로 배출되는 경우임. (세균성 이질, 콜레라, 장티푸스, 파라티푸스, 폴리오 등)

다) 비뇨기계 탈출

주로 소변이나 성기 분비물을 통하여 배출함. (매독, 임질, 트리코모나스 질염 등의 성병)

라) 개방 병원소 탈출

신체 표면의 농양, 피부병 등의 상처 부위에서 병원체가 직접 탈출함. (한센병 등)

마) 기계적 탈출

모기, 벼룩, 이 등 곤충의 흡혈이나 주사기를 통해 간접적으로 병원체가 탈출함. (일본 뇌염, 말라리아, 발진티푸스, 발진열, 간염 등)

4) 전파

병원소로부터 탈출한 병원체가 각종 매개체에 의해 새로운 숙주에 운반되는 것을 말함. 전파 형태는 크게 직접 전파와 간접 전파로 구분됨.

가) 직접 전파 : 병원체가 중간 매개체 없이 새로운 숙주에 직접 전파되는 것임.

① 직접 접촉
- 혈액·체액 접촉 : 임질, 매독 등의 성병
- 피부 접촉 : 피부 탄저, 단순 포진 등
- 교상 : 공수병 등

② 비말에 의한 전파

기침, 재채기, 대화할 때 감염자의 호흡기로부터 비말이 튀어나와 새로운 숙주에 직접 전파되는 경우임. 인플루엔자, 중동호흡증후군(MERS) 등이 해당됨.

③ 수직 전파

태반을 통한 감염으로 선천성 매독, 풍진, B형 간염, 에이즈(AIDS) 등이 해당됨.

나) 간접 전파 : 병원체가 각종 중간 매개체를 통해 새로운 숙주에 전파되는 것임.

① 활성 매개체 전파

생물에 의한 매개로 전파되는 것으로 파리, 모기, 벼룩 등의 절지동물과 조개류나 민물고기와 같은 흡충류의 중간 숙주 등이 있음.
- 기계적 전파 : 병원체가 변화 없이 매개 곤충의 다리나 날개 또는 표면에 부착한 뒤 그대로 전파되는 것을 말함.
- 생물학적 전파 : 매개 곤충 체내에서 일정 기간 병원체의 발육·증식 등의 생물학적 변화를 거쳐 전파되는 것을 말함.

② 비활성 매개체 전파
- 무생물 매개체 : 물, 우유, 공기, 식품, 토양
- 매개물 : 위의 다섯 가지 무생물을 제외한 숙주의 내부로 들어가지 않고 병원체를 운반하는 수단으로서만

작용하는 모든 무생물을 매개물이라고 함.

5) 숙주의 감수성과 면역성
병원체가 숙주 체내에 침입하였다고 해서 모두 감염이 성립되거나 발병하는 것은 아님. 병원체에 감염된 후 숙주가 해당 병원체에 감수성이 높거나 면역력이 낮은 경우 질병이 발생함.

가) **감수성** : 침입한 병원체에 대항하여 감염이나 발병을 막을 수 없는 상태를 감수성이 있다고 함.

나) **면역** : 병원체의 침입에 대한 각종 방어 체계로, 면역은 선천 면역과 후천 면역으로 구분함.

① **선천 면역** : 태어날 때부터 체내에 가지고 있는 자연 면역으로 비특이적 저항력을 토대로 함. 종족, 인종, 개인의 차이에 따라 면역 형성에 영향을 받음.

② **후천 면역** : 어떤 질병에 이환된 후나 예방접종 등에 의해서 후천적으로 형성되는 면역으로 능동 면역과 수동 면역으로 구분됨.
- **능동 면역** : 병원체나 독소에 의해서 숙주 체내에서 스스로 면역체를 만들어 내는 것으로, 어떤 항원의 자극에 의해 항체가 형성되는 것임.
  - 자연 능동 면역 : 각종 질환에 이환된 후에 형성되는 면역
  - 인공 능동 면역 : 인위적으로 항원을 체내에 투입하여 항체가 생성되도록 하는 것으로 생균 백신, 사균 백신, 순화 독소 등을 사용하는 예방접종으로 얻어지는 면역
- **수동 면역** : 다른 사람이나 동물에게서 만든 항체를 받아서 면역력이 생기는 것으로 능동 면역에 비해 면역 효력이 빨리 나타나지만, 효력 지속 시간이 대개 2개월 미만으로 짧음.
  - 자연 수동 면역 : 태아가 모체로부터 태반이나 모유 수유를 통해 얻어지는 면역
  - 인공 수동 면역 : 회복기 혈청, 면역 혈청, 감마 글로불린, 항독소 등의 인공 제제를 인체에 투입하여 얻는 면역

다. 감염병의 관리원칙
감염병의 관리는 감염병 생성 과정 6단계 중 특정 단계 혹은 여러 단계를 차단함으로써 전파가 이루어지지 않게 하는 것임.

1) 전파 과정의 차단
가) **병원체와 병원소 관리**
감염병 발생의 1차 원인인 병원체 또는 병원체의 생존과 증식에 필요한 병원소를 제거하는 것으로 가장 근본적이고 확실한 방법임.

나) **검역**
감염병 유행 지역에서 국내로 들어오는 사람이나 동물, 식품, 화물 등을 대상으로 잠복기 동안 일정한 장소에 머물게 하거나 그들이 머무는 곳을 신고하게 하여 감염 여부를 확인할 때까지 감시하는 것임.

다) **격리**
감염병을 전파할 우려가 있는 환자나 보균자를 전염력이 없어질 때까지 건강인과의 접촉을 금지하는 것임. 격리 기간은 환자나 보균자에서 균 배출이 되지 않을 때까지임.

라) **환경 및 식품 위생**
비위생적인 환경 요소를 개선함으로써 전파 과정을 차단하는 것으로 배설물의 위생적 처리, 안전한 식수 및 식품 공급, 매개 동물의 위생적인 관리, 철저한 소독 등으로 효과를 기대할 수 있음.

2) 숙주의 면역 증강
인공 능동 면역인 예방접종은 감염병 관리의 가장 효과적인 방법임. 숙주의 질병에 대한 면역력을 높이기 위해 예방접종을 실시하고, 단기 효과를 위해서 면역 혈청, 감마 글로불린, 항독소 등을 접종함. 일반적으로 저항력을 높이기 위해 평소에 영양 관리, 적절한 운동, 충분한 수면과 휴식, 개인위생 관리 등의 노력도 필요함.

[법정 감염병의 분류 및 종류_1]

구분	제1급 감염병 (17종)	제2급 감염병 (21종)
특성	생물 테러 감염병 또는 치명률이 높거나 집단 발생의 우려가 커서 발생 또는 유행 즉시 신고, 음압 격리와 같은 높은 수준의 격리가 필요한 감염병	전파 가능성을 고려하여 발생 또는 유행 시 24시간 이내에 신고 및 격리가 필요한 감염병
종류	① 에볼라바이러스병 ② 마버그열 ③ 라싸열 ④ 크리미안콩고출혈열 ⑤ 남아메리카출혈열 ⑥ 리프트밸리열 ⑦ 두창 ⑧ 페스트 ⑨ 탄저 ⑩ 보툴리눔독소증 ⑪ 야토병	① 결핵 ② 수두 ③ 홍역 ④ 콜레라 ⑤ 장티푸스 ⑥ 파라티푸스 ⑦ 세균성 이질 ⑧ 장출혈성 대장균 감염증 ⑨ A형 간염 ⑩ 백일해 ⑪ 볼거리

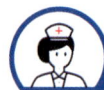

제3편 ✦ 공중 보건학 개론

구분	제1급 감염병 (17종)	제2급 감염병(21종)
종류	⑫ 신종 감염병 증후군 ⑬ 중증 급성 호흡기 증후군(SARS) ⑭ 중동 호흡기 증후군(MERS) ⑮ 동물 인플루엔자 인체 감염증 ⑯ 신종 인플루엔자 ⑰ 디프테리아	⑫ 풍진 ⑬ 폴리오 ⑭ 수막구균 감염증 ⑮ b형 헤모필루스 인플루엔자 ⑯ 폐렴 구균 감염증 ⑰ 한센병 ⑱ 성홍열 ⑲ 반코마이신 내성 황색 포도알균(VRSA) 감염증 ⑳ 카바페넴내성장내세균속균종(CRE) 감염증 ㉑ E형 간염

[법정 감염병의 분류 및 종류_2]

구분	제3급 감염병(28종)	제4급 감염병(23종)
특성	발생을 계속 감시할 필요가 있어 발생 또는 유행 시 24시간 이내 신고하여야 하는 감염병	유행 여부를 조사하기 위하여 표본 감시 활동이 필요한 감염병
종류	① 파상풍 ② B형 간염 ③ 일본 뇌염 ④ C형 간염 ⑤ 말라리아 ⑥ 레지오넬라증 ⑦ 비브리오 패혈증 ⑧ 발진티푸스 ⑨ 발진열 ⑩ 쓰쓰가무시병 ⑪ 렙토스피라증 ⑫ 브루셀라증 ⑬ 공수병 ⑭ 신증후군 출혈열 ⑮ 후천성 면역 결핍증(AIDS) ⑯ 크로이츠펠트-야콥병(CJD) 및 변종 크로이츠펠트-야콥병(vCJD) ⑰ 황열 ⑱ 뎅기열 ⑲ 큐열 ⑳ 웨스트나일열 ㉑ 라임병 ㉒ 진드기 매개 뇌염 ㉓ 유비저 ㉔ 치쿤구니야열 ㉕ 중증 열성 혈소판 감소 증후군(SFTS) ㉖ 지카 바이러스 감염증 ㉗ 매독	① 인플루엔자 ② 회충증 ③ 편충증 ④ 요충증 ⑤ 간흡충증 ⑥ 폐흡충증 ⑦ 장흡충증 ⑧ 수족구병 ⑨ 임질 ⑩ 클라미디아감염증 ⑪ 연성하감 ⑫ 성기단순포진 ⑬ 첨규콘딜롬 ⑭ 반코마이신내성장알균(VRE) 감염증 ⑮ 티실린내성황색포도알균(MRSA) 감염증 ⑯ 다제내성녹농균(MRPA) 감염증 ⑰ 다제내성아시네토박터바우마니균(MRAB) 감염증 ⑱ 장관감염증 ⑲ 급성호흡기감염증 ⑳ 해외유입기생충감염증 ㉑ 엔테로바이러스감염증 ㉒ 사람유두종바이러스 감염증

라. 주요 감염병

1) 급성 감염병

감염병은 급성 감염병과 만성 감염병으로 나누어짐. 급성 감염병은 발생률이 높고 유병률은 낮으며, 만성 감염병은 발생률이 낮고 유병률은 높음. 급성 감염병은 인체 침입구별로 소화기계 감염병, 호흡기계 감염병, 피부 점막 기계 감염병 등으로 구분할 수 있고, 전파 수단별로 수인성 감염병, 공기 전파 감염병, 곤충 매개 감염병 등으로 구분할 수 있음.

가) 소화기계

① 장티푸스 : 전 세계적으로 분포되며, 인체 배설물이나 상·하수도 관리에 문제가 있는 개발 도상국에서 주로 발생함. 우리나라에 토착화된 감염병으로 전국적으로 연중 발생하고 있음.
- 병원체 : 살모넬라 타이피균
- 감염 경로 : 환자나 보균자의 대·소변에 오염된 음식이나 물에 의해 전파됨.
- 잠복기 : 3~30일 (평균 8~14일)
- 증상 : 지속적인 고열, 두통, 오한, 설사, 변비, 서맥, 복통, 장미진, 장출혈 및 장천공의 합병증
- 진단 : 위달 검사 (Widal test)

② 콜레라 : 심한 위장 장애와 전신 증상을 호소하는 급성 감염병으로 발병이 빠름.
- 병원체 : 독소형 콜레라균
- 감염 경로 : 오염된 식수, 어패류 등의 식품 매개 전파, 감염자의 대변이나 구토물과 직접 접촉
- 잠복기 : 수 시간~5일
- 증상 : 복통과 발열 없이 쌀뜨물 같은 심한 설사가 갑자기 나타나는 것이 특징

③ 세균성 이질 : 주로 여름철에 발생하고 감염력이 비교적 강함.
- 병원체 : 이질균
- 감염 경로 : 주로 오염된 물과 식품을 매개로 전파, 환자나 보균자와 직·간접적인 접촉으로도 전파
- 잠복기 : 12시간~7일 (평균 1~3일)
- 증상 : 고열, 구토, 경련성 복통, 설사(대변에 혈액이나 고름), 경련, 두통, 기면, 경부 강직, 환각 등의 중추 신경계 증상

④ A형 간염
- 병원체 : A형 간염 바이러스
- 감염 경로 : 주로 환자의 분변에 오염된 물이나 음식물 섭취를 통해 전파
- 잠복기 : 15~50일(평균 28~30일)
- 증상 : 심한 피로감, 식욕부진, 메스꺼움, 복통, 발열, 복통, 암갈색 소변, 황달 등

나) 호흡기계

① 디프테리아 : 전 세계적으로 발생하며, 특히 열대 기후 지역에서 빈발
- 병원체 : 디프테리아균
- 감염 경로 : 호흡기로 배출된 균을 흡입하거나, 피부 병변 접촉으로 전파
- 잠복기 : 1~10일 (평균 2~5일)
- 증상 : 발열과 코, 인두, 편도, 후두 등의 상기도 침범 부에 거짓 막을 형성하고 피부, 결막 등을 침범함. 심근염, 신경염의 합병증이 발생

② 백일해 : 소아 감염 질환 중 전염력이 강한 질환 중 하나로 주로 5세 이하에서 자주 발생, 2주 이상 지속되는 발작성 기침과 흡기 시 "웁(whoop)" 소리를 내는 것이 특징적임.
- 병원체 : 백일해균
- 감염 경로 : 환자나 보균자의 호흡기 분비물과 직접 접촉하거나, 공기를 통해 떠다니는 호흡기 분비물이나 통해 간접 전파
- 잠복기 : 4~21일 (평균 7~10일)
- 증상
  - 전구기(아급성기) : 콧물, 눈물, 경한 기침, 발열 등의 상기도 감염 증상
  - 발작기(급성기) : 1~6주간 발작성 기침, "웁" 하는 소리, 기침 후 구토, 무호흡 등
  - 회복기 : 발작성 기침의 횟수나 정도 호전

③ 홍역
- 병원체 : 홍역 바이러스
- 감염 경로 : 환자와 직접 접촉, 비말 감염, 공기 매개 감염을 통하여 전파
- 잠복기 : 7~21일 (평균 10~12일)
- 증상
  - 전구기(3~5일) : 발열, 기침, 결막염, 콧물, 구강 내 병변(코플릭 반점), 전염력이 가장 강한 시기
  - 발진기 : 홍반성 구진상 발진이 목뒤, 귀 아래에서 시작하여 몸통, 팔다리로 퍼짐.
  - 회복기 : 발진이 소실되면서 색소 침착

④ 풍진 : 임신 초기에 산모가 감염될 경우 선천 풍진 증후군을 초래할 수 있음.
- 병원체 : 풍진 바이러스
- 감염 경로 : 비말 전파, 환자의 비·인두 분비물과 직접 접촉, 태반을 통해 수직 감염
- 잠복기 : 12~23일 (평균 14일)
- 증상 : 발열, 피로, 결막염, 목뒤와 후두부의 림프절 종창, 홍역과 비슷한 구진성 발진

⑤ 볼거리(유행성 귀밑샘염) : 귀밑이나 턱 밑의 침샘이 붓고 아픈 것이 특징적, 15세 이하 소아에게 잘 이환되고 늦겨울과 봄에 잘 발생함.
- 병원체 : 유행성 귀밑샘염 바이러스
- 감염 경로 : 환자 비말에 의한 직접 전파, 비말핵에 의한 공기 전파로 감염됨.
- 잠복기 : 12~25일 (평균 16~18일)
- 증상 : 발열, 편측 혹은 양측 이하선의 종창과 동통, 두통, 근육통, 식욕부진, 구역 등 합병증으로 고환염, 난소염이 발생

⑥ 수두 : 전염성이 매우 높은 급성 발진성 질환으로 대부분 소아에서 발생하며, 처음 감염되면 수두로 발병하고 회복 후 신경절에 잠복 상태로 있다가 재발하면 대상포진을 일으킴.
- 병원체 : *수두-대상 포진 바이러스
- 감염 경로 : 환자 수포액의 직접 접촉, 공기 감염을 통해 전파
- 잠복기 : 10~21일 (평균 14~16일)
- 증상 : 열감, 권태감, 가려움증이 있는 발진(반점 → 구진 → 수포 → 농포 → 가피)이 얼굴 및 몸통에서 사지로 퍼지고, 모든 병변에 가피 형성

⑦ 수족구 : 주로 여름철이나 초가을에 5세 이하의 영·유아에서 자주 발생하고, 입안의 물집과 궤양, 손과 발의 수포성 발진이 특징임.
- 병원체 : 콕사키바이러스, 엔테로바이러스
- 감염 경로 : 직접 접촉, 비말 감염으로 전파
- 잠복기 : 3~7일
- 증상 : 발열, 식욕 감소, 무력감, 설사, 구토 및 입, 손, 발, 영유아의 기저귀가 닿은 부위에 발진 및 수포

다) 절지동물 매개 감염병

절지동물은 세균, 바이러스, 리케차, 원충류 등을 전파시키는 매개체 역할을 함. 해당 질병과 곤충에는 페스트(쥐벼룩), 일본 뇌염(모기), 발진열(벼룩), 말라리아(모기), 발진티푸스(이), 쯔쯔가무시병(진드기), 유행성 출혈열(쥐) 등이 있음.

① 발진티푸스
- 병원체 : 발진티푸스 리케차
- 감염 경로 : 리케차에 감염된 배설물이 구강 점막이나 결막으로 침입하거나, 비말 감염으로 전파
- 잠복기 : 1~2주

- 증상 : 심한 두통, 고열, 오한, 발한, 기침, 근육통, 발진 등

② 말라리아
- 병원체 : 말라리아 원충
- 감염 경로 : 감염된 중국 얼룩 날개 모기에 물려 감염, 수혈 및 주사기의 공동 사용으로 전파
- 잠복기 : 7~30일 (삼일열 원충)
- 증상 : 초기에는 두통, 식욕부진 등이 나타나고 오한, 고열, 발한 후 해열이 반복적으로 나타남

③ 일본 뇌염
- 병원체 : 일본 뇌염 바이러스
- 감염 경로 : 감염된 돼지를 흡혈한 작은 빨간집 모기가 사람을 물어 전파
- 잠복기 : 5~15일
- 증상 : 대부분 증상이 없거나, 발열 및 두통 등 가벼운 증상, 감염된 250명 중 1명은 바이러스가 뇌로 퍼지면서 고열, 발작, 목 경직, 착란, 떨림, 경련, 마비 등 증상 발현

④ 쓰쓰가무시병

국내에서 가장 흔한 리케차 질환으로 우리나라 전역에서 발생하고, 9~12월에 야외 활동이 많은 농부, 군인 등에서 자주 발생
- 병원체 : 오리엔티아 쓰쓰가무시
- 감염 경로 : 감염된 들쥐에서 기생하던 털진드기가 사람을 물어 전파
- 잠복기 : 6~21일 (평균 10~12일)
- 증상 : 오한, 발열, 두통, 구토, 복통, 털진드기에 물린 자리 가운데 가피 형성되는 것이 특징적

라) 인수공통 감염병

종류	브루셀라증	공수병	탄저	렙토스피라증	동물 인플루엔자 인체 감염증
병원체	브루셀라균	공수병 바이러스	탄저균	렙토스피라균	조류 인플루엔자 바이러스
잠복기	5일~6개월 (평균 2~4주)	평균 2~3개월	4일	5~14일	2~7일
전파 경로	감염 동물에서 배출된 브루셀라균 → ① 피부 상처, ② 호흡기 흡입, ③ 식품·유제품 섭취를 통해 전파됨.	공수병 바이러스에 노출된 야생동물과 직접 접촉하거나, 야생동물이 가축을 감염시켜 이 가축이 사람을 물었을 때 전파됨.	① 감염 동물과 직접 접촉 ② 병원체 흡입 ③ 감염된 육류 섭취 시 전파됨.	감염된 들쥐의 배설물로 오염된 물이나 토양에 피부 상처 접촉 시 전파됨.	감염된 가금류와 직접 접촉하거나 배설·분비물에 오염된 사물과 접촉 시 전파됨.
증상	발열, 오한, 두통, 근육통, 관절통, 식욕 저하, 피로감 등	발열, 두통, 물린 부위 감각 이상 → 부분 마비, 흥분, 타액 과다 분비, 물을 두려워함 → 호흡근 마비로 사망	① 피부 구진, 궤양, 가피 ② 감기 증상 및 호흡 곤란, 쇼크 ③ 구역, 구토, 발열, 복통, 설사 및 패혈증	가벼운 감기, 황달, 신부전, 출혈 등	결막염, 발열, 기침, 인후통, 근육통, 폐렴, 급성 호흡기 부전 등
치료	항생제	물린 부위는 물과 비누로 세척 후, 백신 및 면역 글로불린 투여 여부 결정	항생제	대증 치료 및 항생제 치료	항바이러스제
예방 대책	감염 동물 접촉 주의, 유제품 살균 후 섭취, 육류는 익혀서 섭취함.	야생 동물 및 유기 동물과의 접촉을 피함.	감염 동물 격리 및 도살, 동물 사체는 소각 처리함.	들쥐 구제, 논·밭에서 작업 시 작업복과 장화를 착용함.	손 씻기 등 개인위생 수칙 준수, 감염 동물과 접촉 주의, 닭·오리 등은 익혀서 섭취함.

2) 만성 감염병

만성 감염병은 이전보다 감소하고는 있지만, 새로운 질환의 발견과 더불어 일부는 증가하는 경향을 보이고 있음. 만성 감염병은 발생률은 낮고 유병률이 높은 것이 특징임.

가) 결핵
- 병원체 : 결핵균
- 감염 경로 : 활동성 결핵 환자가 말하거나 기침할 때 호흡기 분비물이 비말핵 형태로 공기 중에 떠다니다가, 주위 사람들이 숨을 들이쉴 때 그 공기와 함께 폐 안으로 들어가 감염
- 잠복기 : 2~12주
- 증상 : 2주 이상 지속되는 기침, 가래, 야간 발열, 객혈, 식은땀, 체중 감소, 피로, 식욕부진, 흉통 등
- 검진 방법
  - 투베르쿨린 피부 반응 검사 : 결핵균에 감염된 상태를 알아보기 위한 검사로, 결핵균 항원(PPD)을 팔에 피내 주사 후 48~72시간 사이에 형성되는 지연 과민 반응을 관찰하여 판독(발적 부위 직경 10mm 이상인 경우 양성으로 판정)
  - 흉부X선 촬영 : 호흡기 증상이 있는 경우 결핵을 진단하기 위한 기본적인 검사
  - 가래(객담) 검사 : 정확하게 진단하는 방법, 아침 공복 상태 객담의 도말 및 배양 검사를 통해 진단

> **보충자료**
> - 소아 검진 순서 : 투베르쿨린 피부 반응 검사 → 흉부X선 직접 촬영 → 가래(객담) 검사
> - 성인 검진 순서 : 흉부X선 간접 촬영 → 흉부X선 직접 촬영 → 가래(객담) 검사

나) B형 간염
- 병원체 : B형 간염 바이러스
- 감염 경로 : 수혈, 성 접촉, 오염된 주사기의 재사용, 모자간 수직 감염으로 전파
- 잠복기 : 45~160일 (평균 120일)
- 증상
  - 급성간염 : 황달, 흑뇨, 식욕부진, 오심, 근육통, 심한 피로, 우상 복부 압통 등
  - 만성간염 : 피로, 전신 권태, 황달, 식욕부진 등, 간경화증, 간부전, 간세포암 등으로 진행됨.
- 치료 및 간호 : 안정, 고영양 식이, 항바이러스제 투여

3) 성 매개 감염병
가) 매독
- 병원체 : 매독균
- 감염 경로 : 주로 성 접촉으로 감염되며, 수혈 및 임신 중 태반을 통한 수직 감염으로도 전파
- 증상 : 균 침입 부위에 통증 없는 구진이나 궤양 발생, 장액성 삼출물을 가진 단단한 무통성 하감, 열, 두통, 권태감, 피부병변, 편평콘딜롬, 심혈관 및 신경계 증상 발현
- 진단 : 매독 혈청 검사(VDRL)

나) 후천 면역 결핍증
- 병원체 : 인간면역결핍바이러스(HIV)
- 감염 경로 : 성 접촉, 오염된 혈액에 노출, 오염된 주사기의 공동 사용, 감염된 산모로부터 태아에게 수직 감염 등을 통해 전파
- 잠복기 : 1~6주, 수년간
- 증상
  - 급성 HIV 증후군 : 감염 3~6주 이내 발열, 인후통, 구역, 구토, 설사, 근육통, 피부 반점 등이 나타나고, 1~2주가 지나면 저절로 사라짐.
  - 무증상기 : 5~10년간 아무런 증상이 없지만, 바이러스는 계속 증식하여 면역 기능 점점 파괴

4) 기생충 질환
가) 회충증
대표적인 토양 매개성 선충으로 전 세계적으로 분포하며 온난 습윤하거나 환경 위생이 불량한 지역에서 감염률이 높고, 우리나라에서 가장 높은 감염률을 나타내는 기생충
- 병원체 : 회충
- 전파 경로 : 분변으로 탈출한 충란이 토양, 채소 등에 묻어 있다가 불결한 손, 파리 등에 의해 오염된 음식물을 통해 경구 침입
- 증상 : 권태감, 복통, 미열, 영양 장애, 식욕부진, 이미증, 두통, 구역, 구토, 장폐색, 폐렴, 담낭염 등

나) 구충증
- 병원체 : 십이지장충, 아메리카충
- 감염 경로 : 분변으로 탈출한 충란이 토양, 풀, 채소류를 통해 인체에 경피와 경구로 침입
- 증상
  - 경피 감염 : 침입한 국소에 소양감, 작열감, 피부염, 종창
  - 경구 감염 : 구토, 오심, 경련성 기침, 심한 빈혈, 소화 장애, 식욕 감퇴, 토식증

다) 요충증
건조한 실내에서 장기간 생존하며, 집단생활을 하는 소아에서 높은 감염률을 보임.
- 병원체 : 요충
- 감염 경로 : 불결한 손이나 음식물을 통해 충란이 경구 침입, 직장 내에서 기생하다가 항문 주위로 기어나와 산란. 항문 주위를 긁은 손에 요충알이 묻어 전파 시작
- 잠복기 : 1~2개월
- 증상 : 항문 주위의 가려움증, 긁으면 발적 및 종창을 일으켜 2차 세균 감염을 유발

Ⅱ. 인구와 출산

1 인구의 이해

가. 인구의 이해

1) 인구의 정의

인구란 어떤 특정 시간에 일정 지역에 거주하고 있는 사람의 집단을 의미하며 정치적, 경제적으로 생활권을 같이 하며, 집단생활을 하는 주민 총체를 말함.

가) 인구의 분류

① 이론적 인구
- 폐쇄인구와 개방인구 : 가장 기본적인 이론적 인구로, 인구의 이동이 전혀 없고 출생과 사망으로만 변동되는 인구임. 반대로 인구이동에 의한 인구 증가가 있는 경우는 개방인구라고 함.
- 안정인구 : 폐쇄인구의 특수한 경우로 연령별, 사망률과 연령별 출생률이 일정한 인구를 말함. 즉 연령별 구조와 인구의 자연증가율이 일정함.
- 정지인구 : 안정인구 중 출생률과 사망률이 같아서 자연증가가 전혀 일어나지 않는 경우를 말함. 생명표의 기초이론을 제공함으로써 인구분석에 가장 기초적인 개념으로 쓰임.
- 적정인구 : 인구와 자원과의 관련성에 근거한 이론으로 인구과잉의 원인을 식량에만 국한하지 않고 생활수준에 둠으로써 주어진 여건 속에서 생산성을 최대로 유지하여 최고의 생활수준을 유지할 수 있는 인구를 말함.
- 평균인구와 중앙인구 : 평균인구는 특정 기간의 초기와 말기의 두 인구를 모두 더한 후 2로 나누어 산술평균을 구한 인구이고, 중앙인구는 특정 기간의 중앙시점에서의 인구임.(주로 7월1일 현재인구).
- 주간인구와 야간인구 : 지역의 특성에 따라 낮과 밤의 인구가 다를 수 있는데 특히 대도시나 공업단지는 주간인구가 야간인구에 비해 훨씬 많음.

② 실제적 인구

인구 집단을 시간이나 지역 등의 속성에 결부하여 분류한 인구로서 실제적 인구는 교통 문제, 도시계획 등 정책의 기초 자료로 활용됨.
- 현재인구 : 어떤 특성한 시점에서 현존하고 있는 인구 집단을 모두 그 지역의 인구로 간주하였을 경우를 현재인구라고 함.
- 상주인구 : 특정한 관찰 시각에서 특정한 지역에 거주하고 있는 인구 집단을 모두 그 지역의 인구로 간주하였을 경우 이를 상주인구라고 함.
- 법적 인구 : 특정한 관찰 시각에서 어떤 법적 관계에 입각하여 특정한 인간집단을 특정 지역에 귀속시킨 인구를 말함. 호적법에 의한 본적지 인구, 선거법에 의한 유권자 인구, 조세법에 의한 납세 인구 등이 있음.
- 출생지 인구 : 출생한 지역에 따라 구분한 인구임. 출생지 인구와 상주 인구를 비교하면 지역 간의 인구이동 양상을 파악할 수 있음.

나) 인구의 변천

인구의 변천은 출생, 사망, 사회적 요인인 이동에 의해서 결정, 이들 3요소를 인간 변수라 하고 출생과 사망은 자연 증가 요인. 전입과 전출은 사회증가 요인임.

① 자연증가 : 출생건수에서 사망건수를 차감, 1년 단위로 계산
- 자연증가＝출생건수－사망 건수
- 자연증가율＝출생건수－사망 건수·인구×1,000 또는 조출생률 －조사망률
- 인가증가지수(인구동태지수)＝출생수 ÷ 사망수 × 100 또는 조출생률 ÷ 조사망률

② 사회증가
- 사회증가＝전입인구(유입수) －전출인구(유출수)
- 인구증가＝자연증가＋사회증가
- 인구증가율＝자연증가인구＋사회증가인구·연앙인구×1,000

  * 연앙인구(추계인구) : 매년 7월 1일 현재 시점 인구

다) 인구 통계

일정 시점에서 인구의 규모와 구조를 파악하는 정태통계와 일정 기간의 변동량을 파악하는 동태통계로 나뉨, 또 표본의 크기에 따라 전수조사자료와 표본조사자료로 나뉨.

① 인구정태
- 인구의 어떤 특정한 순간의 상태
- 인구의 크기, 구성 및 성격을 서술하는 통계. 자연적(성별, 연령별), 사회적(국적별, 학력별 등), 경제적(직업별, 산업별 등)인 상태에 관한 인구구조에 관한 통계, 인구 센서스에 의해 조사

② 인구동태
- 일정 기간에 인구가 변동하는 상황
- 보건학적으로 중요한 의미
  － 출생, 사망, 유입, 유출, 결혼, 이혼 등
  － 출생률과 사망률이 있음

- 인구동태는 ① 호적신고(출생신고, 사망신고, 혼인신고), ② 주민등록신고(전출입신고, 이주신고 등) 피조사자의 법적 신고 의무에 의해 파악

라) 인구구조

① 성별 구조

성비는 남녀인구의 균형상태를 나타내는 지수이며, 인간의 성비는 여성 100명당 남성의 수로 나타냄.

> **보충자료**
> - 1차 성비 : 태아의 성비
> - 2차 성비 : 출생 시의 성비
> - 3차 성비 : 현재인구의 성비

② 연령구조

연령별 인구구성은 1세 미만의 영아인구, 1~14세의 유소년인구, 15~64세의 생산연령인구(청년인구, 중년인구, 장년인구로 구분), 65세 이후의 노년인구로 분류할 수 있음. 연령별 구성에서 사회·경제적으로 큰 의미가 있는 인구지수로는 부양비와 노령화 지수가 있으며 부양비는 경제활동연령층(15~64세)의 인구에 대한 비경제활동 연령인구(0~14세, 65세 이상)의 비를 말함. 경제활동연령층 즉 생산연령인구가 비경제활동연령 인구를 개인당 몇 명이나 부양해야 하는 가를 나타내는 것임. 노령화지수가 높은 것은 노년 인구의 증가를 의미함.

- 총부양비 $= \dfrac{0 \sim 14세 \ 인구 + 65세 \ 이상 \ 인구}{15 \sim 64세 \ 인구}$
- 유년부양비 $= \dfrac{0 \sim 14세 \ 인구}{15 \sim 64세 \ 인구} \times 100$
- 노년부양비 $= \dfrac{65세 \ 이상 \ 인구}{15 \sim 64세 \ 인구} \times 100$

③ 인구구조 유형

- 피라미드형 : 후진국형, 출생률과 사망률이 모두 높은 형, 50세 이상 인구의 2배가 넘음(인구증가형). 인구의 2배가 넘음(인구증가형).
- 종형 : 선진국형, 출생률도 낮고, 사망률도 낮음, 정지인구의 구조와 비슷, 0~14세 인구가 50세 이상 인구의 2배와 같음, 인구의 노령화 현상이 나타나 노인복지문제가 대두됨.
- 방추형(항아리형) : 감퇴형, 출생률과 사망률이 모두 낮으면서 출생률이 사망률보다 낮아 인구가 감소하는 유형(일부 선진국), 유소년층의 비율이 낮고 청장년층의 비중이 크게 나타나며, 국가 경쟁력 약화가 우려됨.
- 표주박형 : 전출형 또는 농촌형, 15~49세 인구가 전체인구의 50%미만, 청장년층의 유출에 의한 출산력 저하로 유년층의 비율이 낮음.
- 별형 : 전입형 또는 도시형, 15~49세 인구가 전체인구의 50%를 넘음, 출산연령에 해당하는 청장년층의 비율이 높기 때문에 유년층의 비율이 높음.

2 인구 정책

인구 정책은 인구수, 구조, 분포 등 인구와 이들로부터 발생하는 제반 인구문제가 현재 또는 미래의 국가, 사회발전을 저해하지 않도록 변화를 예측, 판단하여 인구와 관련된 대비책을 세우고 사업계획을 벌이는 일을 포함하는 일체의 인구계획을 말함.

인구 정책은 그 목적과 이를 수행하기 위해서 채택하는 수단의 차이에 따라 인구조정정책과, 인구대응 정책으로 구분됨.

가. 인구 대책

1) 인구조정 정책

인구현상, 즉 출생, 사망, 이동을 중심으로 발생되는 인구문제에 국가가 직접 관여하여 바람직한 방향으로 해결하고자 하는 적극적 접근 방법으로 출산조절 정책과 인구이동 정책이 있음. 출산조절 정책은 국가나 시대에 따라 정책 초점이 다르며 크게 출산억제 정책과 출산장려 정책으로 분류됨.

2) 인구대응 정책

인구변화로 야기되는 제반 사회적, 경제적 문제를 해결하기 위해 국가가 추구하는 정책으로 식량정책, 자원개발정책, 주택정책, 고용정책, 경제개발정책, 교육정책, 사회복지정책 등 인구의 질적 향상을 도모하고 인구와 관련된 사회문제에 대처하기 위한 정책임.

나. 인구증가에 따른 문제

우리가 인구문제에 대해 깊은 관심을 갖고 있는 것은 이용 가능한 지구의 자원은 한정되어 있고, 인구는 급격히 증가하여 이로 인하여 발생하는 문제가 인류의 생존에 위협이 되고 있기 때문임.

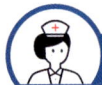

1) 경제발전의 저해

1970년대 세계에 일어난 경제성장의 둔화 현상은 인구증가로 인한 것이며 인구성장이 경제침체와 관계없이 계속될 경우 생활 수준이 처음에는 저하되었다가 사망률 저하와 선진의료기술 및 공중위생의 향상으로 오히려 향상됨.

2) 식량문제

멜서스의 인구이론에서 강조한 인구의 성장이 식량 생산을 능가하게 되면 식량의 소비가 급증하여 일부 국가에서는 식량의 자급자족이 어려워지고 경제 상황이 악화됨.

3) 환경오염문제

오염물질에 의한 환경오염이 심화되는 경우 인간의 질병과 사망률이 높아지고 인구가 집중되는 대도시의 경우 각종 폐기물의 다량 배출로 심각한 환경오염을 초래함.

4) 보건문제 및 의료부담 증가 문제

불충분한 위생시설과 인구과잉은 감염병 관리를 어렵게 하며 빈곤으로 인한 영양실조와 신체허약 등으로 질병에 걸리기 쉽고 그에 따라 의료비 부담이 증가함.

5) 노년 인구의 부양문제

인구의 노령화로 인한 노년인구의 부양비가 증가됨.

6) 빈곤과 실업문제

인구과잉으로 나타나는 가장 두드러지는 문제임.

7) 그 외

청소년의 성 관련 문제, 주택문제, 사회적 – 정치적 불안, 에너지 및 자원 고갈 등

다. 우리나라 인구정책

우리나라 인구정책은 출산억제정책, 인구자질향상정책, 저출산 고령사회정책으로 변화되어 왔음. 저출산 고령사회기본계획은 궁극적으로 출산율을 높이고 인구 고령화에 따른 사회적 위험을 최소화하는 것이 목적으로 아이를 낳고 싶은 사회, 생산적이며 활기찬 고령사회를 만들어 가는 것을 추진 목표로 함.

III. 모자보건

1 모자보건의 정의

모자보건이란 모성 및 유아 건강의 유지·증진을 도모하는 것으로 가정, 지역, 국가, 세계적인 차원의 조직적인 활동에 의해서 지지됨.

모자보건사업이란 모성과 영유아에게 전문적인 보건의료서비스 및 그와 관련된 정보를 제공하고, 모성의 생식건강 관리와 임신, 출산, 양육 지원을 통하여 이들이 신체적, 정신적, 사회적으로 건강을 유지하게 하는 사업을 말함.

2 모자보건의 목적

「모자보건법」 제1조(목적)에 따르면 이 법은 모성 및 영유아의 생명과 건강을 보호하고 건전한 자녀의 출산과 양육을 도모함으로써 국민보건 향상에 이바지함을 목적으로 한다고 하였음.

> **보충자료** 모자보건의 구체적인 목표
> - 지역사회건강수준을 증진시키는 하나로서 모성 건강을 유지함.
> - 임신과 분만에 수반되는 모든 합병증의 발생위험을 줄임.
> - 다음 번 임신에 대한 준비를 하도록 함.
> - 신생아 사망률을 줄임.
> - 불임증을 예방하고 치료함.

3 모자보건 사업의 특징

가. 모자보건 사업의 대상 인구가 많음.
나. 다른 인구집단에 비해 생애주기별 건강이 취약하며 질병에 이환되기 쉬움.
다. 임신은 가정의 경제, 가족 간의 정서 및 신체적 변화를 가져오며 가족에게 미치는 영향이 큼.
라. 적절한 사전관리로 모자 인구의 사망 수준 및 위험 요인을 감소시킬 수 있음.
마. 영유아는 미래의 중요한 인적자원으로 다음 세대의 인구 자질에 영향을 줌.

4 모자보건의 대상

가. "임산부"란 임신 중이거나 분만 후 6개월 미만인 여성을 말함.
나. "모성"이란 임산부와 가임기(可姙期) 여성을 말함.
다. "영유아"란 출생 후 6년 미만인 사람을 말함.
라. "신생아"란 출생 후 28일 이내의 영유아를 말함.
마. "미숙아(未熟兒)"란 신체의 발육이 미숙한 채로 출생한 영유아로서 대통령령으로 정하는 기준에 해당하는 영유아를 말함.

> **보충자료** 「모자보건법 시행령」 제1조의 2 미숙아
> 임신 37주 미만의 출생아 또는 출생 시 체중이 2천500그램 미만인 영유아로서 보건소장 또는 의료기관의 장이 임신 37주 이상의 출생아 등과는 다른 특별한 의료적 관리와 보호가 필요하다고 인정하는 영유아

5 모자보건의 주요 지표

모자보건사업의 주요 지표는 모자보건사업을 질적, 양적으로 평가할 수 있는 자료를 의미함. 모자보건사업의 목표를 달성하기 위하여 모자보건사업의 수행 결과를 평가하는 대표적인 지표는 신생아사망률, 영아사망률, 주산기 사망률, 모성 사망비 등이 있음.

가. 신생아 및 영아사망률

영아의 사망 기간에 따라 생후 4주 이내의 사망은 신생아 사망, 4주 이후에서 1년 미만의 사망은 후기 신생아 사망이라고 함. 영아사망률이 국가의 건강 수준을 파악하는 지표로 사용되는 이유는 영아 사망은 상대적으로 사회, 경제, 환경적 특성에 민감하며, 생후 12개월 미만의 한정된 집단을 대상으로 산출하므로 정확성이 높으며, 국가 간 변동 범위가 크므로 비교 시 편의성이 높기 때문임.

* 신생아 사망률 = $\dfrac{\text{생후 4주 이내의 신생아 사망자 수}}{\text{특정 연도의 총 출생아 수}} \times 1{,}000$

* 영아 사망률 = $\dfrac{\text{출생 후 1년 미만의 영아 사망자 수}}{\text{특정 연도의 총 출생아 수}} \times 1{,}000$

나. 주산기 사망률

영아나 신생아사망률은 출생아 가운데 사망한 경우만을 고려하므로 태아의 건강상태가 불량하여 사산인 경우 분만으로 고려되지 않을 수 있어 임신결과 또는 모성의 출산력이나 태아의 건강상태를 평가하기에는 부족한 부분이 있으며 이를 보완할 수 있는 지표가 주산기 사망률임.
산모의 건강상태 뿐 아니라 태아의 건강상태를 파악할 수 있는 모자보건 분야의 대표적 지표임.

* 주산기 사망률 = $\dfrac{\text{같은 해의 28주 이후 사산아 수} + \text{생후 1주일 이내 사망자 수}}{\text{특정 연도의 총 출생아 수}} \times 1{,}000$

다. 모성 사망비

모성 사망 측정을 위해 개발된 지표 중 가장 많이 사용되는 지표로 출생아 10만 명당 모성 사망자 수로 표시됨. 모성 사망이란 임신 중 또는 출산 후 임신이 직접적인 원인이 되었거나 또는 임신이 기존 질병을 악화시킨 간접적 원인이 되어 산모가 사망한 경우에 한정되며 임신 중 감염된 감염병, 만성 질병 및 사고에 의한 사망은 제외됨. 모성 사망은 산전관리, 분만처치, 산후관리 정도, 분만 장소를 포함한 환경위생, 출산력 조절과 밀접한 관계가 있으며 사회경제적인 수준을 반영함.

* 모성 사망비 = $\dfrac{\text{당해 연도의 모성 사망자 수}}{\text{당해 연도의 출생아 수}} \times 100{,}000$

라. 모성 사망률

15~49세 가임기 여성 수에 대한 모성 사망자 수로 표시되는데, 이는 임신과 분만, 산욕 합병증으로 사망한 모성 사망을 측정한 점에서 모성 사망비와 유사하지만, 분모가 가임기 여성으로 그 해의 모성 사망을 모두 포함하였으므로 모성 사망률이라고 함. 따라서 모성 사망비와 다르게 출산과 관계없이 모든 가임기 여성 중 모성 사망을 측정할 수 있는 지표임.

* 모성 사망률 = $\dfrac{\text{당해 연도의 모성 사망자 수}}{\text{당해 연도의 15-49세 가임기 여성 수}} \times 100{,}000$

> **보충자료** 「지역사회 모자보건사업」
> 1) 모성보건사업
>   1) 표준모자보건수첩 제공
>   2) 임신, 출산, 육아 종합정보 제공 홈페이지 운영
>   3) 출산 친화적 환경조성(임산부의 날 및 임산부 배려 캠페인 추진)
>   4) 인공임신중절 예방
>   5) 고위험 임산부 의료비 지원
>   6) 난임부부 시술비 지원사업
>   7) 산후조리원 감염 및 안전관리
>   8) 청소년 산모 임신, 출산 의료비 지원사업

6 모성보건 사업

대상은 일반적으로 가임기 여성(15~49세)으로 임신 중에 있는 여성과 분만 후 6개월 미만의 수유기 여성 임산부를 중심으로 포괄적인 서비스를 제공함.

모성보건 관리의 목적은 결혼 전 관리에서 시작하여 임산부의 산전, 분만, 산후관리, 고위험 임부관리 및 중년기 여성의 건강관리 등을 철저히 함으로써 건강한 자녀 출산과 분만 후 합병증 없이 회복하도록 도와 모성 사망률을 감소시키는 데 있음.

가. 혼전관리

결혼 전 건강진단을 받아야 할 항목은 다음과 같음.
- 흉부 X선 촬영(결핵)
- 혈액검사(혈액형검사, 혈색소 측정, 기본 혈액검사, B형 간염 항원검사)
- 성병검사(임질 검사, 매독혈청 반응검사, AIDS)
- 심전도
- 소변검사(단백뇨, 당뇨)
- 신체 계측과 전시 소견
- 성기의 진단과 정액검사
- 월경력과 기초체온 측정
- 구강, 시력, 색맹 및 기타 안과 질환
- 유전질환

나. 산전관리

산전관리는 임신 후 가능하면 일찍 시작하는 것이 바람직하며 산전관리 횟수는 임신 시기와 관계가 있음. 임신 초기부터 7개월까지는 4주에 1회, 임신 8~9개월까지는 2주에 1회, 분만 시까지는 매주 받도록 함.

1) 산전관리의 목적

산전관리는 임산부의 안전하고 건강한 분만을 유도하고 태아와 모성의 건강증진을 도모하는 데 그 목적이 있음.

2) 산전관리의 내용

임산부 등록과 관리, 임산부의 정기 건강검진 실시, 고위험 임산부 관리, 산전 영양관리, 임산부 유방관리, 산전운동, 임산부 철분제 지원

다. 산욕기 관리

산욕기는 분만 후 6~8주까지로 분만으로 인해 생긴 성기의 상처가 완전히 회복되어 모체가 임신 전 상태로 회복되는 기간임. 가족 중 간호할 사람을 선정하여 산모 및 신생아 간호법을 시범으로 보여주고 이를 지도·감독함.

7 영·유아 보건

영·유아는 신생아에서 유아까지의 인구로 출생 후 한달 이내를 신생아, 1년 미만을 영아라 함. 유아는 출생 후 1~6년의 인구임.

영·유아 보건사업의 목적은 영·유아의 건강을 유지·증진하고 질병을 조기 발견, 치료함으로써 건강한 사회생활을 영위할 수 있도록 하는 데 있음. 영·유아 보건사업은 건강진단, 예방접종, 안전사고 예방, 영양관리, 구강관리, 장애아 관리 등이 있음.

가. 영·유아 성장발달

생후 6~8주	소천문 닫힘
생후 3개월	출생 시 체중의 2배. 목을 가눔. 쿠잉
생후 3~6개월	생리적 빈혈. 배밀이를 하고 몸을 뒤집음.
생후 4~5개월	옹알이 시작. 이유식 시작
생후 6개월	• 하악 유전치 맹출. 낯가림 발생 • 영아 호흡 - 30회/분, 맥박 - 80~150회/분, 체온 - 37.5℃ • 영아에게 다양한 음식 제공으로 미각의 발달을 도와야 하지만 이유식에 새로운 음식 추가 시 한 번에 하나씩 첨가함. • 일차적인 영양 공급원은 모유나 분유가 되어야 하고 점차 이유식 양을 늘리고 모유나 분유를 줄임. • 영아는 신뢰감이 형성되지 않으면 불신감이 발달함. • 영아는 빨고자 하는 욕구가 강해 작은 물건을 입에 넣어 질식이 발생할 수 있으므로 위험한 물건을 영아 주위에 두지 않음.
생후 9개월	기어다님.

생후 12개월	출생 시 체중의 3배, 출생 시 신장의 1.5배. 혼자 걸을 수 있다. 분리 불안. 혼자 걷고 작은 물체를 잡음.
생후 12개월 이후	• 추락의 위험이 있으므로 혼자 두지 않음. • 치아우식증을 예방하기 위해 칫솔질을 시키고 잠자기 전에는 물 외에 다른 것은 섭취하지 못하게 함. • 유아의 운동 능력(보행 능력)은 급속도로 발달함. • 유아의 감각은 서로 협응하며 연관됨. • 유아의 자존감, 자율성, 독립심을 발달시켜야 하므로 유아를 이해하고 격려해 줌. • 유아는 퇴행, 분노 발작, 거부증 등이 나타남. • 영유아에게는 고열, 탈수, 기도 폐쇄, 열성 경련, 중이염, 변비, 기저귀 피부염 등이 나타남.
생후 12~18개월	대천문이 닫힘.
생후 18~24개월	배변 훈련
생후 24개월	성인 신장의 1/2
생후 24~36개월	유치 20개 모두 맹출
생후 30개월	출생 시 체중의 4배

나. 영유아 예방접종 전후 주의 사항

1) 예방접종 전 주의 사항

가) 예방접종 표를 확인하고 일정에 맞추어 해당일 오전에 의료기관을 방문함.
나) 집에서 체온 측정 후 열이 나면 예방접종을 연기함.
다) 건강 상태를 잘 아는 주 양육자가 의료기관에 데리고 감.
라) 접종 전날 목욕을 시키고 깨끗한 옷을 입혀 데리고 감.
마) 예방접종을 하지 않은 미성년 자녀는 데리고 가지 않음.
바) 심리적 안정을 위해 좋아하는 장난감을 가지고 감.
사) 거짓말로 안심시키지 않음.(아프지 않아!)

2) 예방접종 후 주의 사항

가) 접종 후 20~30분 동안 의료기관에 남아서 아이의 상태를 관찰함.
나) 귀가 후 3시간 정도 아이의 상태를 주의 깊게 관찰함.
다) 접종 당일은 목욕이나 과격한 운동을 시키지 않음.
라) 접종 부위를 청결하게 관리하고 발적, 통증, 부종이 생기면 찬 물수건을 대줌.
마) 접종 후 3일 정도 관찰하고, 고열, 경련 등이 발생하면 바로 의료기관을 방문함.
바) 열이 날 것을 대비하여 의사에게 자문을 구한 뒤 해열제를 준비함.
사) 접종을 받은 것에 대하여 칭찬하고 격려함.
아) 다음 예방접종 일정을 확인함.

IV. 지역사회보건

1 건강증진 이해 및 정책

가. 지역사회 간호의 이해

미국공중보건협회 보건간호과(1996)에서는 보건간호는 "간호학, 사회학, 보건학의 지식을 사용하여 인간의 건강을 보호하고 증진하는 업무"라고 정의함. 지역사회 간호란 간호학과 보건학의 실무 통합으로 지역사회의 기본단위인 개인, 가족, 지역사회를 대상으로 직접적인 간호제공과 보건교육 및 상담, 관리를 실시하여 대상자 스스로 건강문제를 해결할 수 있는 적정기능 수준을 향상시킬 수 있도록 하는 과학적인 활동임.

지역사회 간호의 목표는 적정기능 수준의 향상으로 지역사회 간호사는 대상인 개인, 가족, 지역사회의 건강문제를 스스로 해결하고 관리할 수 있는 능력을 향상시킬 수 있도록 도와주는 역할을 함. 지역사회간호는 직접적인 간호의 제공과 보건교육, 상담과 보건관리 등의 활동을 말하며 이는 지역사회 간호사의 업무를 의미함.

나. 지역사회 간호활동의 범위

지역사회 간호사업의 활동 범위는 보건소, 보건지소, 보건진료소 등의 공공보건기관과 지역사회, 학교, 산업체 등임. 공공보건기관에서의 간호활동은 지역사회 및 주민의 요구를 기반으로 이루어지며, 지방자치단체가 운영의 주체로 국가보건정책사업과 연계성을 가짐. 민간기관의 조직 또는 단체가 주도하는 지역사회 간호활동은 지역사회 및 주민의 요구를 기반으로 하나 지역주민, 사회복지관 또는 노인요양시설 등의 민간기관이 운영 주체로 국가보건정책 사업과 연관되거나 그렇지 않을 수도 있음. 학교에서의 간호활동은 학교 구성원(학생, 교직원, 학부모 등)의 요구를 기반으로 이루어지는 간호업무이며 운영 주체는 학교장임. 산업체에서의 간호활동은 산업체 구성원의 요구를 기반으로 이루어지며 운영 주체는 고용주가 됨.

다. 지역사회 간호사업 시 고려할 사항

1) 지역사회에 대한 인구의 특성, 질병의 범위, 건강을 유지하는 데 필요한 환경조건 등을 필수적으로 파악함.
2) 지역사회의 인구특성을 파악할 때 필요한 자료에는 조출생률, 조사망률, 모아비, 영아사망률 등이 있음.

3) 사업 시 우선적으로 고려해야 할 대상은 감염병이 발생한 지역으로, 감염병 환자는 다른 질병보다 우선적으로 관리함.
4) 성병환자는 지역사회 간호사업의 성격상 중요하게 관리하며 접촉자 발견에 힘씀.
5) 지역사회에서 결핵환자가 발견되었을 경우는 관할 보건소에 신고하도록 함.
6) 간호사업을 실시하고자 하는 지역에 대한 철저한 사회·문화적 요인에 대한 조사가 필요함.
7) 간호서비스에 대한 요구는 개인이나 가족의 필요에 기초를 두고 결정함.
8) 지역사회 주민의 건강수준을 측정 시 질병의 이환상태를 파악하는 것이 구체적인 건강문제를 알 수 있는 방법임.
9) 지역사회 주민의 건강요구 결정시 가장 중요하게 유의해야 할 사항은 지역주민의 요구임.

라. 지역사회 간호조무사의 역할

지역주민과 지역사회 간호사 간에 교류역할을 할 수 있는 사람으로 활동적이며 봉사 정신이 투철해야 함. 지역사회 간호조무사의 역할은 다음과 같음.
- 지역사회 구성원들의 요구를 파악함.
- 개인 및 가족 전체의 건강을 지도, 관리함.
- 개인의 상태를 정확히 파악해야 함.
- 개인의 건강문제에 대한 조기 발견과 보건 계몽에 힘씀.
- 보건교육의 장소, 도구를 준비함.
- 임산부에 대한 보건교육을 실시함.
- 결핵 예방 및 관리 사업에 참여하고 보건 통계 작성에 협조함.
- 응급처치 및 시범교육 시 협조함.
- 전반적인 지역사회 보건사업 계획 및 수행에 협조함.
- 지역사회 전문간호사의 지시, 감독하에 업무를 수행하고 보조함.
- 보건관련 관리실의 정돈 및 진료 시 보조함.
- 교육정도, 위생시설 등을 알아 실정에 맞는 서비스를 제공함.
- 감염병 예방 및 관리 업무에 협조함.
- 지역사회 구성원 스스로 건강에 대한 올바른 개념을 갖도록 힘씀.

마. 지역사회 간호 방법

지역사회 간호사와 지역사회 간호조무사가 개인, 가족, 지역사회를 대상으로 간호사업을 수행할 때 다양한 간호 수단과 방법을 활용하게 됨. 지역사회 간호 수단으로 건강관리실(Clinic) 활동, 가정방문(Home visiting) 활동, 자원 활용과 의료활동, 상담, 매체 활용, 간호기록과 보고 등이 있음. 대상자의 요구에 따라 건강관리실(Clinic)은 영유아실, 결핵관리실, 성병관리실 등임.

1) 건강관리실 위치와 장소
① 대상자에게 알려지고 쉽게 찾을 수 있는 곳이어야 함.
② 교통이 편리한 곳이어야 함.
③ 건강 상담과 검진 시 비밀이 보장될 수 있는 공간이 마련되어 있어야 함.
④ 냉·난방과 환기가 잘되는 곳이어야 함.
⑤ 화장실과 수도시설의 이용이 가능한 곳이어야 함.
⑥ 바닥은 청소하기 쉬운 자재를 사용하고 벽은 페인트를 사용하는 것이 좋음.
⑦ 결핵관리실은 전염 가능성을 고려하여 영유아실과 거리가 먼 곳으로 일광소독 효과를 고려하여 밝고 채광과 통풍이 잘되는 곳에 위치하도록 하는 것이 좋음. 성병관리실은 대상자가 부담 없이 이용할 수 있도록 사람의 왕래가 드문 곳에 위치하도록 하고 상담이 가능한 공간도 필요함.
⑧ 이동 건강관리실의 경우 특정단체(종교, 정치 등)와 관련이 없는 지역이나 건물에 준비하도록 함.

2) 건강관리실의 종류
가) 영유아 건강관리실
영유아 건강관리실에서는 영유아의 예방접종, 식이와 영양 상담 및 이유식 지도, 구강상태 관찰, 성장발육평가, 건강상담, 보건교육 등이 이루어짐. 영유아 건강관리실을 설치 시에는 다음과 같은 사항을 고려하도록 함.
① 조용한 장소로 아이들을 위한 교육자료나 장난감을 준비함.
② 위험한 물건, 시설 등을 확인하여 제거하도록 함.
③ 화장실 및 수도시설의 이용이 편리한 곳에 설치함.
④ 탕비실이나 수유할 수 있는 공간을 설치함.

나) 결핵관리실
결핵관리실은 대상자가 상담할 수 있는 조용하고 분리된 공간이 필요함. 감염 가능성을 고려하여 감염위험이 높은 영유아실과는 먼 곳에 위치하도록 함. 대상자의 침체된 상태와 일광소독의 효과를 고려하여 채광과 조명이 밝은 곳에 위치하도록 함.

다) 성병관리실

질환의 특이성에 따라 대상자의 비밀이 보장될 수 있는 사람의 왕래가 드문 곳에 위치할 수 있도록 함. 상담이 진행될 수 있는 조용하고 분리된 공간이 필요함.

사. 우리나라 국민 건강 증진 종합 계획

국민 건강 증진 종합 계획은 국민 건강 증진법에 따라 질병 사전 예방 및 건강 증진을 위한 중장기 정책 방향을 제시함. 2002년부터 10년 단위로 계획을 수립하고 5년마다 보완 계획을 마련하여, 현재까지 총 5차례 종합 계획을 수립·시행하며 효율적인 운영 및 목표 달성을 위해 모니터링, 평가, 환류하는 사업임.

- 제1차 국민 건강 증진 종합 계획(HP2010, 2002~2005)은 6개 분야, 39개 사업, 40개 목표로 내용이 구성되었고 비전은 '75세의 건강 장수 실현이 가능한 사회'
- 제2차 국민 건강 증진 종합 계획 (HP2010, 2006~2010)은 4개 분야, 24개 과제, 108개 사업, 244개 성과 지표를 구성 내용으로 하고 '온 국민이 함께 하는 건강 세상'을 비전으로 제시함.
- 제3차 국민 건강 증진 종합 계획 (HP2020, 2011~2015)와 제4차 국민 건강 증진 종합 계획 (HP2020, 2016~2020)은 '온 국민이 함께 만들고 누리는 건강 세상'을 비전으로 제시함.
- 제5차 국민 건강 증진 종합 계획 (HP2030, 2021~2030)의 비전은 '모든 사람이 평생 건강을 누리는 사회'이며, 감염병 예방 및 관리, 감염병 위기 대비 대응, 기후 변화성 질환이 중점 과제에 포함되었고 건강 친화적 환경 구축 분야가 주요 변화 내용임.

⟨연차별 자료⟩

구분	시기	주체	구성내용	비전
HP 2010	1차 계획 (2002~2005)	보건복지부	6개 분야 39개 사업 40개 목표	75세의 건강 장수 실현이 가능한 사회
	2차 계획 (2006~2010)	보건복지부 한국 보건 사회 연구원	4개 분야 24개 과제 108개 사업 108개 목표 244개 성과 지표	온 국민이 함께하는 건강 세상
HP 2020	3차 계획 (2011~2015)	보건복지부 한국 건강 증진 개발원	6개 분야 32개 과제 140개 사업 108개 목표 405개 성과 지표	온 국민이 함께 만들고 누리는 건강 세상
HP 2020	4차 계획 (2016~2020)	보건복지부 한국 건강 증진 개발원	6개 분야 27개 과제 140개 사업 108개 목표 369개 성과 지표	온 국민이 함께 만들고 누리는 건강 세상
HP 2030	5차 계획 (2021~2030)	보건복지부 한국 건강 증진 개발원	6개 분야 28개 과제 83개 사업 400개 성과 지표	모든 사람이 평생 건강을 누리는 사회

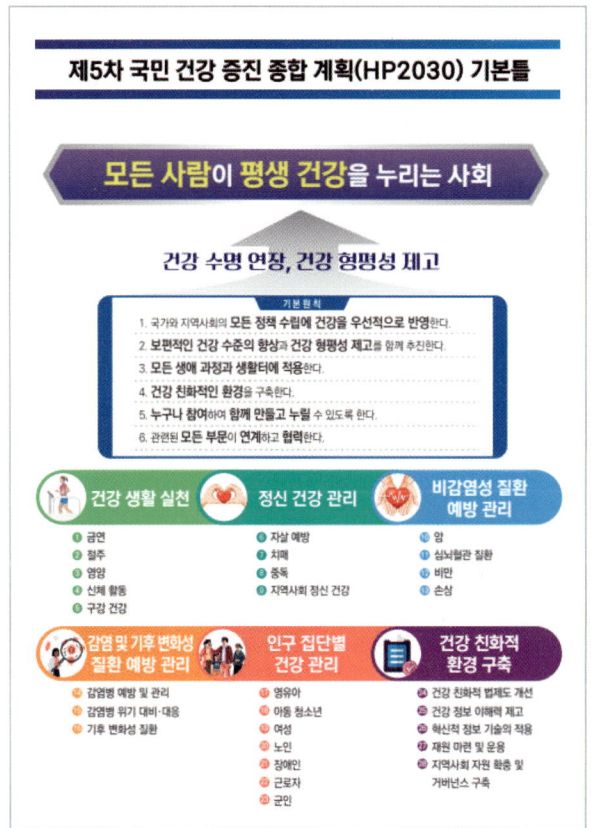

| 제5차 국민 건강 증진 종합 계획(Health Plan 2030) |

2 노인 보건

가. 노인 인구의 특성

1) 노인 인구의 변화

가) 연령별 노인 인구 : 현재 인구 피라미드는 30~50대가 두터운 항아리 형태

① 2020년 65세 이상 고령인구는 전체 인구의 15.7%를 차지함
② 2025년에는 20.3%로 초고령사회로 진입할 것으로 전망됨

③ 65세 이상 노인 인구가 7% 이상 – 고령화 사회, 14% 이상 – 고령사회, 20% 이상 – 초고령사회
④ 노령화 지수가 높아진다는 것은 장래의 생산연령 인구에 비하여 부양해야 할 노년 인구가 상대적으로 많아진다는 것임.

나) 부양비
① 총부양비 = 유년부양비 + 노년부양비
생산가능인구 1백명당 부양해야 하는 인구(유소년, 고령인구)를 의미
② 유년부양비 = (0세~14세 인구/15세~64세 인구)×100
③ 노년부양비 = (65세 이상 인구/15세~64세 인구)×100
④ 노령화 지수 = (65세 이상 인구/0~14세 인구)×100

2) 노인보건의 필요성

가) 노년기가 되면 누구도 피할 수 없는 노화현상이 나타나며 만성 퇴행성 질환은 거의 완치가 불가능하므로 철저한 관리를 통해 예방하는 것이 효과적임.
나) 노인들이 적절한 질병관리를 하지 못해 의료시설에 입원하게 되면 이환 일수가 길어져 자신에게 고통을 줄 뿐만 아니라 막대한 의료비용 때문에 노인을 보호하는 가족이나 국민에게 부담을 줌.
다) 체계적이고 지속적인 건강관리를 통해 장기화된 노년기를 긍정적으로 받아들일 수 있음.
라) 효율적인 노인보건은 노인의 활동과 대인관계를 원만하게 하고 삶의 질을 향상시킴.

나. 우리나라 노인복지 정책과 사업

1) 노인장기요양보험제도 (2008년 7월 시행)

가) 노인장기요양보험제도의 목적
① 고령이나 노인성 질병 등의 사유로 일상생활을 혼자서 수행하기 어려운 노인 등에게 신체활동 또는 가사 활동 지원 등의 장기요양급여를 제공, 사회보험제도
② 목적 : 노후의 건강증진 및 생활 안정을 도모하고 가족의 부담을 덜어줌으로써 국민의 삶의 질을 향상하도록 하기 위함.
나) 노인장기요양보험제도의 주요 특징 : 국민건강보험공단으로 일원화함.
① 건강보험제도와 별도 운영 : 노인장기요양보험법이 제정됨.
② 사회보험방식을 기본으로 한 국고지원 부가방식 : 사회보험방식을 근간으로 하고 일부는 공적부조방식을 가짐.
③ 보험자 및 관리운영기관이 일원화 : 국민건강보험공단을 관리운영기관으로 함.
④ 노인 중심의 급여 수급대상자
 • 65세 이상의 노인
 • 65세 미만의 자로서 치매, 뇌혈관성 질환, 파킨슨병 등 노인성 질병을 가진 자 중 6개월 이상 동안 혼자서 일상생활을 수행하기 어렵다고 인정되는 자 → 65세 미만자 중 노인성 질병이 없는 일반적인 장애인은 제외

다) 노인장기요양보험 적용
① 적용대상 : 건강보험 가입자는 장기요양보험의 가입자가 됨.
 • 신청자격 : 장기요양보험 가입자 및 그 피부양자 또는 의료급여 수급권자 중 65세 이상 노인과 65세 미만자로서 치매, 뇌혈관성 질환, 파킨슨 병 등 노인성 질병을 가진 자
 • 장기요양 인정 및 등급판정
  – 공단 소속 장기요양 직원의 직접 방문에 의한 인정 조사와 등급판정위원회의 장기요양 등급판정에 따라 장기요양인정서와 표준장기요양 이용 계획서의 작성 및 송부로 이루어짐.
  – 인정신청을 하며 기본적 일상생활활동(ADL), 수단적 일상생활활동(IADL), 인지기능, 행동변화, 간호처치, 재활영역 각 90개 항목을 종합적으로 조사하고 이 중 65개 항목의 요양인정점수를 산정에 이용함.
  – 장기요양인정점수 산정을 위한 영역과 항목은 신체기능(12항목), 인지기능(7항목), 행동변화(14항목), 간호처치(9항목), 재활(10항목) 영역
 • 건강상태에 따른 요양 등급

1등급	일상생활에서 전적으로 다른 사람의 도움이 필요한 상태
2등급	상당 부분 다른 사람의 도움이 필요한 상태
3등급	부분적으로 다른 사람의 도움이 필요한 상태
4등급	심신의 기능 상태 장애로 일상생활에서 일정 부분 다른 사람의 도움이 필요한 사람
5등급	치매 환자

라) 장기요양급여의 종류
① 재가급여 : 방문요양, 방문목욕, 방문간호, 주야간보호, 단기보호 및 기타 재가급여 등
② 시설급여 : 노인복지법상의 노인전문요양원, 노인요양원, 노인요양 공동생활가정 등
요양시설 입소한 대상자에게 제공하는 간병, 수발 등 일

상생활지원, 간호, 기능훈련 등 전문요양 서비스
③ **특별현금급여** : 가족요양비, 특례요양비, 요양병원 간병비
도서벽지 등 요양시설이 없어 불가피하게 가족들이 요양인정 대상자를 요양하는 경우 간병비를 현금으로 지급

마) 장기요양보험 재원
① **국가의 부담** : 국가 및 지방자치단체는 의료급여 수급권자에 대한 장기요양 급여비용, 의사소견서 발급비용, 방문간호지시서 발급비용 중 공단이 부담해야 할 비용 및 관리운영비의 전액을 부담함
② **본인일부부담금**
- 재가급여 : 당해 장기요양 급여비용의 100분의 15
- 시설급여 : 당해 장기요양 급여비용의 100분의 20의 본인부담금

2) 우리나라 노인보건복지사업

가) 노인보건복지사업의 현황
① **노인요양**
- 가족구조가 핵가족화되고 여성의 사회진출이 보편화되면서 노인을 돌보는 가족의 기능이 약화되고 있어 노인을 돌보는 시설의 필요성 또한 높아지고 있음
- 노인주거복지시설 : 양로시설, 노인공동생활가정, 노인복지주택
- 노인의료복지시설 : 노인요양시설, 노인요양공동생활가정
- 노인여가복지시설 : 노인복지관, 경로당, 노인교실
- 재가노인복지시설 : 주/야간보호서비스, 방문요양, 단기보호서비스, 방문목욕서비스, 방문간호서비스, 재가노인지원

② **치매관리사업**
- 치매안심센터 : 인지기능저하자 대상 가족 맞춤형 서비스 제공계획 수립, 보건소마다 센터가 있음. 초기상담 및 치매조기검진, 1:1 사례관리, 치매단기쉼터 및 치매카페 운영, 관련 서비스 안내 및 제공기관 연계
- 치매검진사업 : 만 60세 이상 노인을 대상으로 치매조기검진을 실시
- 치매 치료관리비 지원사업 : 본인부담금은 월 3만 원임.
- 실종 노인의 발생예방 및 찾기 사업(노인실종예방 인식표 발급 사업)

③ **노인건강증진사업**
- 노인실명예방사업 : 저소득층 노인 등에 대한 정밀안검진 실시
- 노인 무릎인공관절 수술 지원 : 만 60세 이상, 한쪽 무릎 기준 120만 원 한도 실비 지원
- 노인건강진단

④ **노인사회활동 및 여가활동 지원**
- 노인 일자리 및 사회활동 지원사업
- 노인자원봉사 활성화 : 노인 스스로 자립하고, 존경받고 공헌하고 지혜로운 노인상의 새로운 노년상 제시
- 경로당 운영 : 경로당을 지역의 노인복지, 정보센터, 학대노인 지킴이 센터로 운영

⑤ **노인복지관 설치와 운영** : 시, 군, 구별로 지역 설정에 따라 최소 1개소 이상의 노인복지관 설치와 운영하여 지역사회 노인들의 여가 복지 증진을 추진

⑥ 노인교실

3 방문 및 가족 보건 활동

가. 방문 보건 활동의 이해

1) 방문간호의 개념

방문간호는 보건소에 소속된 방문간호사가 가정을 방문하여 가족과 건강문제를 가진 가구원을 발견하여 질병 예방 및 관리, 건강증진 등을 위하여 적합한 건강서비스를 제공하는 지역보건의료사업의 기본적인 접근 방법임. 지역별 담당 간호사가 각 가정을 방문하여 가족의 건강문제를 발견, 건강 상담, 투약지도, 보건교육, 간호서비스 제공, 애로사항 연계처리 등 포괄적인 의료서비스 제공함.

2) 방문간호의 목적

보건의료서비스를 직접 제공하거나 의뢰, 연계함으로써 주민의 보건의료이용 편의성을 높일 뿐만 아니라 국민의료비 절감을 유도하고 주민 스스로 건강을 유지, 증진하여 삶에 대한 자립의지를 고취시키는 것이 목적임. 보건소에 내소하여 건강관리서비스를 받기 어려운 지역주민을 대상으로 직접 가정 등을 방문하여 제공하는 건강관리서비스로서, 지역주민의 자가 건강관리능력향상 및 허약예방 등을 통한 건강수준 향상에 그 목적을 두고 있음.

3) 방문간호의 특성

간호의 실무현장을 가정으로 하는 방문간호와 가정간호는 간호의 다른 실무현장에 비하여 간호사의 독자적 판단과

전문성이 더욱 요구되므로 간호의 영역확대와 확장이라는 의미를 지니고 있음. 방문간호는 간호사, 의사, 사회복지사, 간호조무사, 치과위생사 등 다 직종이 참여하는 사업이나, 가정간호는 가정전문간호사에 의하여 의료기관 이외의 가정에서 의료행위를 할 수 있는 법적 배경을 갖고 2001년부터 전면 확대 실시됨.

4) 가정방문 활동

가) 방문 전 활동
① 기존의 자료를 분석하여 방문할 대상자를 파악함.
② 대상자가 갖고 있는 문제가 무엇인지 예측하고 대비함.
③ 사전에 약속을 하고 방문 전 한 번 더 연락하여 약속을 확인함.
④ 방문의 횟수는 개인의 이해도, 필요성에 따라서 결정하도록 하며 미리 약속된 시간에 하도록 함.
⑤ 간호조무사가 가정방문을 할 때는 보건간호사의 방문계획과 지시에 따름.

나) 방문 중 활동
① 자신의 이름과 소속을 밝히고 대상 및 가족과 상호신뢰 관계를 수립함.
② 방문 약속을 한 대상자 또는 의뢰를 받은 대상자에 대하여 질문하고 환경을 관찰함.
③ 대상자와 가족과 함께 간호계획을 세움.
④ 적절한 때에 보건교육을 실시하고 의뢰와 상담 등에 관하여 함께 토의함.

다) 방문 후 활동
① 방문목적, 방문 시 활동한 내용, 대상자의 반응과 간호결과, 진행사항 등을 기록양식에 따라 정확히 기록하고 서명함.
② 다른 요원이나 상급자에게 결과를 보고함.
③ 대상자의 반응이나 앞으로 해야 할 추후 관리 사항을 기록, 방문활동에 대한 평가, 대상자의 수행과정을 계속 관리하도록 함.

라) 가정방문의 장·단점
① 가정방문의 장점
- 가정방문은 보건소 내에서 가장 중요한 업무로서 대상자인 개인, 가족에게 가장 효과가 큰 사업으로 다음과 같은 장점을 갖고 있음.
- 가족의 건강을 직접적이고 효과적으로 감독할 수 있는 방법으로 대상자에 대한 종합적인 상황의 파악이 가능함.(개인뿐만 아니라 가족의 건강을 관찰, 관리할 수 있다)
- 우선순위가 높은 문제 해결 시에 실제적인 가족의 요구를 파악하여 낼 수 있는 기회를 제공함.
- 실제 가정환경의 자료를 수집할 수 있어 상황에 적절한 간호를 제공할 수 있음.
- 가족의 환경을 직접 관찰함으로써 알맞은 지도 및 평가를 할 수 있음.
- 대상자의 경우 자신의 집에서 긴장하지 않고 자신의 의사를 표현할 수 있음.
- 가정 내 물품을 이용하여 보건교육을 실시하므로 대상자 스스로 실천에 옮기기에 적절함.
- 왕래가 불편한 대상자에게 간호를 제공할 수 있음.
- 포괄적인 간호 제공이 가능하고 가족의 건강문제를 직접 관찰하여 파악이 용이함.
- 대상자와의 관계 형성이 용이하고, 자연스러운 분위기를 조성할 수 있음.
- 대상자, 가족의 이동시간과 경비를 절약할 수 있음.

② 가정방문의 단점
- 같은 건강 문제를 가진 타인 또는 집단과의 정보를 나눌 기회가 적음.
- 간호사 이외의 다른 전문 보건의료인의 서비스를 받을 수 없음.
- 방문간호사의 비용과 시간이 많이 소요되고 많은 보건 의료 인력이 요구됨.
- 간호 제공 시 전문적인 물품이나 기구의 충분한 활용이 어려움.
- 교육 및 상담을 하는 데 있어서 다른 가족들로 인해 산만하거나 집중할 수 없음.
- 가정방문에 따른 대상자의 부담감이 있을 수 있음.

마) 가정방문의 우선순위
가족 대상 간호계획이나 간호 제공을 위한 가정방문의 경우 다음과 같은 원리에 의하여 우선순위를 설정할 수 있음.
① 비전염성 대상자를 우선으로 실시
② 개인과 집단일 경우 집단을 우선으로 실시
③ 건강한 대상과 문제가 있는 대상일 경우 문제가 있는 대상을 우선으로 실시
④ 급성질환자와 만성질환자의 경우 급성질환자를 우선으로 실시
⑤ 의심이 되는 대상자와 정확한 문제가 있는 대상자의 경우 의심이 있는 대상을 우선으로 실시
⑥ 신환자와 구환자의 경우 신환자를 우선으로 실시

⑦ 경제수준, 교육의 정도가 낮은 대상자를 우선으로 실시

나. 가족보건활동의 이해

1) 가족의 정의 및 역할

가족은 구성면에서 혼인, 혈연 또는 양자 관계를 통해서 결합한 집단이며 기능적인 면에서는 사회 전체의 맥락과 연결되는 여러 과업을 수행하고 상호작용하며 의사소통하는 정서적 집단임. 가족은 사회의 기본적인 단위이고 개인과 사회 간의 완충 역할을 하며, 가족 구성원의 정신적 방어 역할을 함. 가족은 개인의 건강 신념과 가치 등을 형성하는데 영향을 미치며, 특히 가족 공동체의 생활 양식이 가족 구성원의 건강과 직접적인 연관이 있으므로 간호 대상자로서의 가족을 이해하기 위한 특성을 파악하는 것이 중요함.

2) 가족의 구조와 유형

가족의 구조는 가족의 생애 주기, 이혼, 별거 또는 사망 등의 원인으로 변화함. 그 결과 다양한 형태의 가족이 존재함.

- 핵가족 : 결혼한 부부와 자녀 2세대로 구성된 기본 가족 단위
- 대가족 : 부모와 결혼한 부부, 이들의 자녀로 3세대 이상을 포함하는 가족을 말함.
- 직계 가족 : 핵가족이 종적으로 확대된 가족. 부부가 그들의 부모와 미혼인 자녀와 동거하는 형태임.
- 방계 가족 : 핵가족이 횡적으로 확대된 가족으로 형제들이 결혼 후에도 동거하는 형태임.
- 확대 가족 : 직계 가족과 방계 가족을 합친 형태

다양한 가족은 결혼・자녀・부부관계・가족 부양 등에 대한 가치관적 요인, 도시화・세계화・사이버 문화 확대와 같은 사회적 요인, 초혼 연령 증가・혼인 감소・평균 수면 연장과 같은 인구학적 요인, 이혼・재혼・국제 결혼의 증가와 같은 개인적인 가족 요인에 의해 발생함. 이런 가족의 유형에는 한부모 가족, 분거 가족, 동거가족, 무자녀 가족, 입양 가족, 1인 가족, 동성 가족, 이혼 가족, 재혼 가족, 새싹 가족, 다문화 가족 등이 있음.

3) 가족의 특징

① **일차적 집단** : 가족은 친구 같은 감정적인 유대가 깊은 집단을 의미하고 상호 작용이 어느 집단보다 빈번하고 긴밀하며 소속감과 일체감을 강하게 나타냄.
② **공동 사회 집단** : 가족은 이익 사회와 대립하는 개념으로 서로 애정과 상호 이해로 결합. 외부의 간섭이나 방해에도 분열되지 않는 강력한 결합 관계를 의미함.
③ **폐쇄적 집단** : 가족은 집단 구성원이 되기 위한 자격의 획득이나 포기가 용이하지 않은 집단임을 뜻함. 이에 비해 개방적 집단이란 개인의 의사에 따라 집단 구성원의 자격을 획득하거나 포기할 수 있는 집단을 뜻함.
④ **가족은 형식적 집단이나, 가족 관계는 비형식적・비제도적 집단임** : 가족은 결혼식과 혼인 신고라는 사회적, 법적 절차에 의해 부부관계가 성립하므로 형식적 집단이지만, 가족 관계는 가족 구성원의 인간적인 감정으로 맺어진 관계로 형식이나 기본틀에 얽매이지 않는 비형식적이고 자유로운 사회 집단임.
⑤ **혈연 집단** : 전통적인 가족의 특성으로 비 혈연적인 존재가 부부가 되고 출산을 통해 혈연 집단을 형성하는데, 부부의 관계가 소멸해도 부모와 자식 간의 혈연 관계는 본질적으로 영원히 존재함. 하지만 차츰 우리 사회는 혈연 관계를 넘어 비혈연으로 구성된 다양한 형태의 가족이 늘어나고 있음.

건강한 가족의 특성
- 가족 구성원들끼리 의사소통이 잘되며, 가족 구성원들의 말을 잘 경청함.
- 서로서로를 확인하고 지지함.
- 다른 사람들을 존경하는 것을 배움.
- 여가 시간을 함께 보내며 유머가 있음.
- 구성원 간의 상호 작용에 균형이 있음.
- 가족 구성원들은 공유하는 책임감이 있음.
- 가족만의 행사나 전통을 공유함.
- 개개인의 사생활을 존중함.
- 종교적 가치관을 공유함.
- 문제가 있을 때 도움을 요청하고 서로 도와주고 해결함.

---

4) 가족의 기능

가족 기능은 가족이 수행하는 역할, 행위로서 가족 행동을 의미하며, 그 행동의 결과가 사회의 유지, 존속이나 가족 구성원의 욕구 충족에 어떤 영향을 주는지의 문제와 관련됨. 가족의 기능은 크게 대내적 기능과 대외적 기능으로 대별됨. 대내적 기능이란 가족이 구성원 개개인에게 필요한 작용으로 애정, 성, 생식, 양육, 재화와 생산과 소비, 교육, 보호, 휴식, 오락, 종교적인 측면에서 수행되는 기능을 말하고 대외적 기능이란 가족이 사회 전체에 대해 수행하는 기능으로 사회 구성원의 보충, 노동력 제공, 생활 보장과 경제 질서의 유지, 문화 전달, 사회를 안정적으로 유지하는 기능을 말함.

〈가족의 기능〉

종류	대내적	대외적
1. 성·애정 기능	성적 욕구의 충족	성적 욕구의 통제
2. 생식 기능	자녀의 출산	종족 보존 (사회 구성원 제공)
3. 경제적 기능	생산과 소비 경제적 협동과 자립	노동력의 제공 및 경제 질서의 유지
4. 사회화 기능	자녀의 교육과 사회화	문화의 전달 및 사회적 역할과 지위 창출
5. 보호·휴식 기능	신체·정신적 보호, 지지 및 건강 관리	사회의 안정화

5) 가족의 발달 단계

결혼과 혈연 관계로 형성되어 지속되는 가족은 각 구성원들과 함께 성장하며 일련의 발달 과정을 거치게 됨. 개인이 그 성장 시기에 따라 발달 과업을 갖는 것과 마찬가지로 가족 또는 가족의 생활 주기에 따른 발달 과업을 가짐. Duvall은 가족 주기를 연속적인 8단계로 구분하여 각 발달 단계별 과업을 제시함.

〈Duvall의 가족 생애 주기별 발달과업과 건강 영향 요인〉

단계	기간	특징	발달 과업	건강 문제
신혼기	결혼 ~ 첫출산	• 결혼에 적응 • 밀접한 부부관계의 수립 • 의존성과 독립성의 조화 • 친척에 대한 이해 관계 수립 • 자녀 출생에 대비 • 생활 수준 향상	• 의식주, 건강 관리 등 물리적·정서적 지지의 수립과 친족 들과의 연계를 수립	• 조산아 • 부모로부터 경제적·정서적으로 의존적인 결혼
양육기	첫 자녀 출생 ~ 30개월	• 부모의 역할과 기능 • 각 가족 구성원의 갈등이 되는 역할의 조정 • 산아 제한, 임신, 자녀 양육 문제에 대한 배우자 간의 동의	• 가족 구성원의 필요에 따라 가족의 비용을 충족하고 시간, 공간 시설 등과 같은 자원을 분배	• 저체중아 • 기형아 • 출산 시의 상해 및 사고 • 갑작스러운 영아 사망 • 16세 이전이나 35세 이상의 첫 임신
학령 전기 가족	첫 자녀 30개월 ~ 6세	• 자녀의 사회화 교육 및 영양 관리 • 안정된 부부관계의 유지 • 자녀의 경쟁 및 불균형된 자녀와의 관계 대처	• 자녀를 지지·관리하고 누가 돌볼 것인지 결정	• 기형아 • 언어·행동 장애 • 시력 문제 • 감염병 • 치과 문제 • 사고, 중독
학령기 가족	첫 자녀 6~13세	• 자녀들의 사회화 • 가정의 전통과 관습 전승 • 학업 성취의 증진 • 만족스러운 부부관계 유지 • 가족 내 규칙과 규범의 확립	• 가족에서 점차로 증가되는 성숙된 역할을 인식하여 각 구성원의 사회화를 보장	• 학습의 어려움 • 과잉 행동 장애 • 사고 • 호흡기 감염 • 비만
청소년기 가족	첫 자녀 13~20세	• 안정된 결혼 관계 유지 • 10대의 자유와 책임의 균형 맞춤 • 자녀들의 성 문제 대처 • 수입의 안정화 • 자녀들의 독립성 증가에 따른 자유와 책임의 조화 • 세대 간의 충돌 대처 • 자녀의 출가에 대처	• 사회 규범에 맞는 인간관계, 의사소통, 감정 표현, 공격성과 적극성, 성욕 등의 독립성 인정과 조정하는 방법을 설정	• 폭력적 상해 사망 • 알코올과 약물 남용 • 원하지 않는 임신 • 성병 • 자살
진수기 가족	자녀가 집을 떠나는 시기	• 부부관계의 재조정 • 늙어가는 부모들의 지지 • 자녀들의 출가에 따른 부모의 역할 적응 • 새로운 흥미의 개발과 참여	• 가족 구성원들을 적절하게 통합하고 분가시킴	• 심장 질환, 관상동맥 질환, 뇌졸중 • 고혈압 • 암
중년기 가족	자녀가 집을 떠난 후 은퇴	• 경제적 풍요 • 출가한 자녀 가족과의 유대 관계 유지 • 부부관계의 재확립	• 학교, 종교 기관, 지역사회 활동에 대한 관계 확립, 배우자 가족, 친족, 손님, 친구 등의 관계에 대한 규율 설정	• 정신 질환 • 치아 질환 • 당뇨 등 만성 질환
노년기 가족	은퇴 후 사망	• 만족스러운 생활 유지 • 건강 문제에 대한 대처 • 사회적 지위 및 경제력 감소의 대처 • 배우자 상실, 권위의 이양, 임종과 독립의 전환	• 사기와 동기의 유지 • 성취한 것에 대한 보상 • 개인과 가족 위기에의 대처 • 도달 가능한 목표 설정 • 가족 존엄성, 명예, 가치 개발	• 정신 혼란 • 치매 • 시력 감퇴 • 청력 감퇴 • 고혈압 • 면역 저하 • 낙상 • 우울 • 죽음에 대한 불안

6) 가족 간호

지역사회에서는 가족 간호가 필요한 대상 가구를 발굴하여 그 가족이 처한 상황에 대처하고 더 나은 방향으로 가족 스스로 해결하는 능력을 키울 수 있도록 도와야 함. 가족은 가족 내 개인, 둘이나 셋 이상의 구성원이 상호 작용하는 집단, 가족 전체이므로 가족 간호 과정은 지역사회 내 조직의 더욱 협력적이고 체계적인 과정을 통해 이루어져야 함. 실무 범위의 확장에 따라 가족 간호는 사정, 진단, 계획, 중재 및 평가의 과정을 거치는 광범위하고 복잡한 과정임.

〈가족 간호 사정 도구〉

가족 간호의 대상을 선정하기 위한 가족 사정 도구에는 가계도, 가족 밀착도, 사회 지지도, 외부 체계도, 가족 연대기, 가족 APGAR가 있음.

① **가계도** : 3세대 이상에 걸친 가족 구성원에 관한 정보와 그들의 관계를 도표로 기록하여 가족에 대한 정보와 복잡한 가족 유형의 형태를 한눈에 볼 수 있도록 도식화한 것.
② **가계 밀착도** : 자신들의 가정생활에 영향을 미치는 근본적인 문제를 짚어 보는 관계의 본질을 파악하는 방법.
③ **외부 체계도** : 가족을 둘러싼 다양한 외부 체계와 가족 구성원과의 관계를 그려봄으로써 외부와의 다양한 상호 작용을 한눈에 파악할 수 있도록 한 것
④ **사회 지지도** : 가족 중 가장 취약한 구성원을 중심으로 관계를 그려봄으로써 취약 가족 구성원의 가족 하위 체계뿐 아니라 가족 외부 체계와의 상호 작용을 파악할 수 있음.
⑤ **가족 APGAR** : 가족의 문제에 대처하여 해결해 나가는 가족의 자기 관리 능력과 가족 기능 수준을 5가지 영역인 가족의 적응 능력(adaptation), 가족 간의 동료 의식 정도(partnership), 가족 간의 성숙도(growth), 가족 간의 애정 정도(affection), 해결(resolve)로 나누어 평가하는 것을 말함.

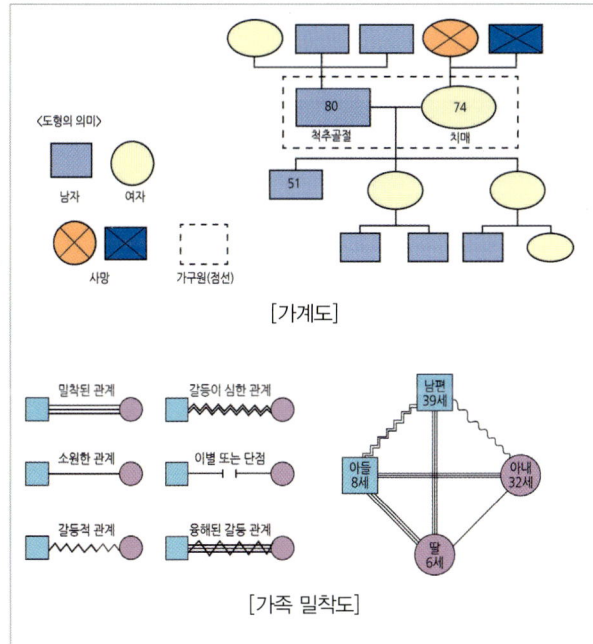

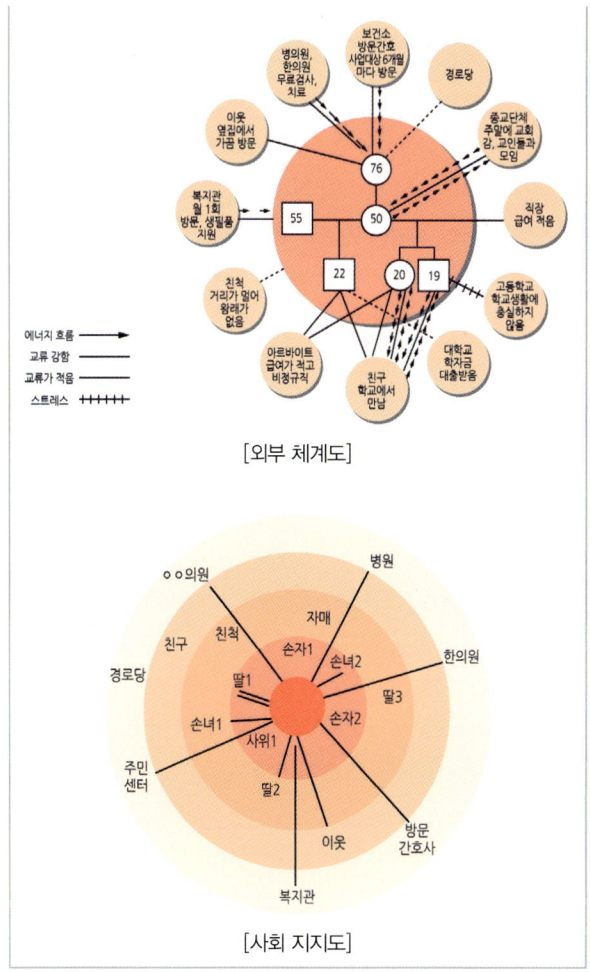

| 가족 간호 사정 도구 |

7) 취약 가족

가족이 다양한 빈곤, 실직, 스트레스 상황에 직면하게 되면 대부분의 가족은 기존의 문제 해결 방식으로 상황을 해결하려고 하지만 기존 방식으로 문제 상황을 해결하지 못하여 위기에 처하게 됨. 위기 가족이 발생하면 가족의 기능이 약화되고 가족 불안정이 심화되며 위기 관리를 제대로 하지 못할 경우에는 취약 가족이 되거나 더 나아가 가족 해체 가능성이 높아지게 됨. 가족의 취약성은 사회 경제적으로 약자의 위치에 있거나 질병, 사고 등이 발생했을 때 현재의 상황을 유지하기 어려운 상황을 말함. 즉 취약 가족은 내적·외적 자원이 매우 부족하여 위기 대처 능력이 부족한 가족이라고 할 수 있음. 일반적으로 만성 질환, 약물 중독, 폭력, 범죄, 빈곤 등의 문제를 하나 또는 그 이상으로 복합적으로 가지고 있는 경우를 취약 가족, 복합 문제 가족, 고위험 가족이라고 함.

가) 취약 가족 구분

① 구조적으로 취약한 가족 : 한부모 가족, 이혼 가족, 별거 가족, 새싹 가족, 불완전 가족
② 기능적으로 취약한 가족 : 저소득 가족, 실업 가족, 취업모 가족, 만성 질환자 가족, 장애인 가족
③ 상호 작용이 취약한 가족 : 학대 부모 가족, 비행 청소년 가족, 알코올 중독 가족
④ 발달 단계가 취약한 가족 : 미혼모·미혼부 가족, 미숙아 가족, 독거 가족
⑤ 기타 : 다문화 가족, 유랑 가족, 유전적 문제가 있는 가족

취약 가족의 공통된 문제점으로는 고위험 요소가 장기화되고 많은 스트레스를 동반해 복합적 위기를 경험하고 한 명 이상의 가족 구성원이 없거나 분리되어 있음. 또 위기에 처한 가족 구성원에게만 관심이 집중되어 다른 구성원들의 신체적, 정서적 욕구가 무시되는 경우가 많음. 가족의 위기 경험 등으로 가족 내 역할 변화를 자주 경험함으로써 가족 내 혼돈은 커지고 부모가 자녀의 훈육에 어려움을 느끼고 흔히 재정적 어려움을 경험하게 됨.

나) 취약 가족 관리의 중요성

취약 가족이 스트레스로 인해 가족이 해체되거나 가족의 정상 발달을 저해할 수 있음. 따라서 취약 가족의 어려움을 확인하고 가족이 제 기능을 할 수 있도록 도와줌으로써 가족 해체 등 예방에 초점을 두고 관리해야 함. 취약 가족의 관리는 가족 문제의 발생을 사전에 예방하여 가족 구성원의 행복을 추구할 수 있음. 가족의 기본 생활권, 가족 구성원 개인의 인권과 성 평등성을 보장하고 가족 관계 향상, 여가 정책, 사회 교육 정책과 자원의 연계 및 지원을 도 모함으로써 가족 구성원들의 삶의 질을 향상시킴. 사회가 가족에 대한 사회적 책임을 수행하고 가족 생활 역량이 강화되어 취약 가족이 건강한 가족으로서 사회에 통합되는 것을 도움. 가족의 긍정적 상호 작용 및 대처 능력과 지지자원은 가족이 스스로 위기나 스트레스를 극복하고 가족 기능을 회복할 수 있으므로 가족의 강점을 개발하도록 돕거나 가족의 자기 관리 능력을 향상시킬 수 있는 간호를 제공함. 가족이 스스로 문제를 해결할 수 있는 능력이 있고 이를 통해 성장할 수 있음. 시간의 경과에 따른 종적 관점에서 가족이 스트레스와 위기 상황에 대처한 방법이 무엇인지 그리고 적응은 가족 기능 수행에 어떤 변화를 주었는지 등을 확인하여 위기 대처 능력을 키우는 기회가 됨.

다) 취약 가족 간호

① 저소득 가족

저소득 가족의 특성은 근로 능력이 없는 가구, 한부모 가구, 조손 가구, 노인 가구에서 비교적 많음.

〈문제점〉

가족의 경제적 빈곤은 그 자체보다는 오히려 빈곤 생활에서 오는 부모의 무기력, 무능력, 생활의 무질서 등이 차적으로 파생되는 방임과 갈등으로 인해 더 큰 문제가 야기될 수 있음. 사회 경제적으로 취약하다는 것은 물질적 지원 및 고용이나 건강 등과 관련된 여러 정보를 얻을 수 있는 기회를 막고 사회적 유대와 같은 사회 조직을 붕괴하고 심리적으로 박탈감을 느끼게 함으로써 건강에 영향을 미칠 수 있음. 특히 저소득가정의 청소년은 학교 적응 수준이 낮으며 사회적 배제와 박탈과 고립이라는 심리적, 사회적 문제를 극복해야 하는 고위험 상황에 노출되기 쉬움.

- 저소득층은 사고와 중독의 위험에 무방비 상태로 노출되어 있다.
- 저가의 고열량 식품으로 인한 아동·청소년의 비만율이 높다.
- 질병 이환의 기회가 증가하나 의료 이용에 대한 경제적 어려움으로 의료 이용이 쉽지 않다.
- 저소득 가구는 일반 가구보다 질병으로 인한 비활동 일수가 많고 심장 질환, 안질환, 정신 질환 등의 이환율이 높다.
- 질병에 이환이 되는 경우 경제 활동이 제한되고 가계 수입 감소 및 의료비 지출 증가로 악순환이 반복된다.

〈간호 중재〉

- 지역사회 자원을 연계해 준다. 직업 훈련 프로그램, 창업 지원 프로그램 및 근로 복지 프로그램, 자원 봉사자의 방문 프로그램, 도시락 지원 프로그램, 지역 아동 센터, 위스타트 등이 있다.
- 국민 기초 생활 수급자 대상 여부 파악을 위해 거주지 동주민 센터 담당자와 연계한다.
- 가구의 소득, 재산, 생활 실태 등의 조사를 거쳐 적합한 가족의 생계, 주거, 교육, 의료, 해산, 장제 급여 등을 지원 받을 수 있도록 돕는다.
- 가족 상담 프로그램이나 활동 프로그램의 참여를 권장한다. 지역사회는 저소득층을 위한 지역사회 자원을 발굴하여 가족과 연계해야 한다. 가족 상담 프로그램, 활동 프로그램의 참여를 적극적으로 유도한다. 빈곤 가족의 문제를 해결하고 가족의 역량 강화를 위해

정부는 자녀 양육비 등 복지 급여 지원 및 대여, 생계 급여, 주거 지원, 청소년, 한부모 자립 지원, 의료비 지원 등 취약 가족 돌봄 지원 사업을 실시하고 있다.

② 만성 질환자 가족

만성 질환을 가진 가족 구성원 및 이를 부양하는 가족 구성원은 가족 내에서 정상적인 역할 수행이 어려우므로 현재의 가족 구조 및 권력, 역할 관계를 확인하여 재조정하는 것이 필요함. 만성 질환은 환자 생활 전반에 큰 영향을 미치며 가족 전체의 일상 재조명과 다양한 보조적 서비스가 필요함. 특히 뇌졸중과 치매는 예후를 예측하기 어렵고 장애 정도가 큼.

〈문제점〉

만성 질환자를 돌보는 가족은 신체적·심리적·사회적·경제적 차원에서 부담감을 느끼게 됨. 환자의 가족은 환자를 돌봄으로 수면 부족, 피로, 건강 상태 악화를 경험함. 심리적으로는 새로운 역할 수행에 따른 부담감과 불안과 위기감을 느끼며 환자의 예후 등에 대한 좌절감을 경험함. 환자가 가족에 대한 의존도가 높아지고 회복 기간이 장기화됨에 따라 우울, 절망감, 가족 간의 갈등을 초래하기도 함. 사회적으로는 직장 일과 가사를 동시에 수행하므로 역할 갈등이 발생하고, 경제적으로는 질환 치료 비용 문제, 간호를 위한 직업의 포기로 어려움은 더 커짐. 저소득 만성 질환자의 경우 우울 양상이 높고 자기 관리 악화의 순환을 겪게 됨.

〈간호 중재〉

- 권력과 역할 관계의 재조정
위기 상황에서는 가족 내에서 자신의 정상적인 역할 수행이 불가능해지고 가족의 구조는 수정되고 불균형 상태에 들어가게 되어 새로운 균형과 재조정이 필요하다.
- 사회적지지
건강 문제로 인한 스트레스의 충격을 감소하고 완충할 수 있도록 개별 지지 제공과 전문가 집단이나 자조 집단을 통한 집단 지지를 제공한다.

③ 결손가족

결손 가족은 가족의 구조적 측면에서 문제가 발생한 경우로 그 예가 한부모 가족과 조손 가족 등임. 한부모 가족은 가족 생활 주기의 어느 시기에나 발생할 수 있으며, 경제 문제, 정서적 문제, 대인 관계 문제, 자녀 문제, 역할 재조정 문제 등의 부담감을 갖음. 또한 이혼 가정의 자녀는 성적 동일시 대상을 잃게 되므로 이로 인해 미치는 영향을 고려해야 함.

조손 가족의 유형은 자녀 부부의 이혼, 가출, 사망 등으로 조부모가 손주를 돌보는 형태임. 신체적 기능이 저하된 조부모가 손주에 대한 부모 역할을 겸해야 하는 부담감과 함께 빈곤으로 인한 경제 문제도 가지고 있음. 한부모나 조부모와의 동거 자체가 문제가 있는 것은 아니며, 그로 인해 가족에게 미치는 영향으로 발생되는 문제에 초점이 있음. 가족의 구조적 요인에 의해 가족의 기능 수행이나 가족 구성원의 성장 발달에 영향을 미치게 되므로 종합적이고 통합적인 접근이 요구됨.

〈문제점〉

- 한부모 가족은 경제 문제, 정서적 문제, 대인 관계 문제, 자녀 문제, 역할 재조정 문제 등의 부담감을 갖는다.
- 이혼 가정의 자녀는 성적 동일시 대상을 잃게 되어 성장 발달상에 어려움을 겪는다.
- 조손 가족의 유형은 신체적 기능이 저하된 상태에 손주에 대한 부모 역할을 겸해야 하는 부담감과 함께 대부분 빈곤으로 인한 경제 문제도 가지고 있다.

〈간호 중재〉

- 한부모 가족의 부 또는 모가 자녀의 갈등과 상처에 대해 함께 노력하고 올바른 부모의 역할을 지속하기 위해서는 스트레스 관리, 대처 기술 및 사회적 지지 강화 등의 교육 프로그램을 제공한다.
- 가족의 구조적 요인에 의해 가족의 기능 수행이나 가족 구성원의 성장 발달에 영향을 미치게 되므로 종합적이고 통합적인 접근이 요구된다.

④ 독거노인 가족

노년에 배우자와 사별했거나 무자녀로 노후 부양을 받지 못하는 저소득 노인 또는 자녀가 있어도 부양 노력 부족으로 별거 상태인 경우 더욱 취약함.

〈문제점〉

경제적·정서적 생활의 어려움으로 친척, 친구, 여가 생활 및 정서 심리적 위축을 초래하고 초고령 노인인 경우 경제적 여력이 부족하거나 자원망이 협소하여 제도적 지원이 필요함. 독거 노인의 경우 만성 질환 유병률이 높고, 복합 이환자도 많음. 생활상 경험하는 어려움으로 아플 때 적절한 간호를 받지 못하고 있음. 사회적 관계망이 약한 독거노인은 고독사나 적절한 보호를 받지 못할 가능성이 높음. 우리나라 노인 자살률이 남성과 여성 모두 70세 연령대에서 최고치를 나타남. 이는 자살을 빈곤, 질병, 고독과 소외, 상실 등의 일종의 삶의 고통에서 벗어나는 수단으로 생각하는 경향에 의한 것으로 봄. 보건 및 복지 지원 측면에서는 독거노인 가족의 보건 의료기관 이용률은 72.9%로 가장 높으며, 독거노인의 경우 17.2%가 영양관리 개선이 필요한 것으로 나타났는데 이는 노인 부부 가구보다 약 3배 이상 더 높음.

〈간호 중재〉

- 독거노인 돌봄 기본 서비스 대상, 기초 생활 수급권 대상 여부 파악을 위해 거주지의 동 주민센터 담당자와 연계한다.
- 긴급 상황에 대비하고 고독사를 방지하도록 이웃과 지역사회의 관심을 유도한다.
- 사회적 활동 증진을 위한 지역사회 모임 참여를 권장한다.
- 방문 간호 서비스, 여가 및 정서 지원 서비스, 식사 서비스, 가정 관리 서비스, 고령 친화적 서비스, 지역사회 통합 돌봄 등 다양한 자원을 활용한다.

⑤ 학대 가족

학대 가족은 아동 학대, 부부 학대, 노인 학대의 유형이 있음. 아동 학대가 의심되면 관련 전문가는 아동 학대 및 방임의 증거가 있는지 자세히 관찰하고 아동과 부모의 상호 작용을 관찰하면서 아동에게 접근함. 부부 학대의 경우 우선 피해자를 확인하고 신체 손상이 있으면 치료를 의뢰함. 자녀가 있는 경우 보호할 수 있는 방안을 강구하고 피해자가 무기력에서 해방되도록 적극적으로 지지한다. 피해자의 자존감을 보호하고 폭력 상황에 대한 대처 능력을 강화할 수 있도록 지지함. 노인 학대 또는 방임이 의심되면 증거가 있는지 잘 관찰하고 만약 생명을 위협하는 의학적 문제, 안전하지 못한 생활 환경이나 폭력 상황에서 피해자를 벗어나게 함. 정부는 가족 학대 예방 및 피해자 보호 자립을 위해 취약 가족 돌봄 지원 사업, 가족 관계 회복 프로그램, 폭력 피해 여성 주거 지원 사업, 가정 폭력 상담소 운영, 긴급 복지 주거 지원, 긴급 복지 해산비 지원, 아동 통합 서비스 지원, 가정 폭력·성폭력 피해자 무료 법률 지원 서비스 등을 운영하고 있음.

V. 의료관계법규

- 법조문 체계 읽는 순서 : 조(제1조) – 항(①) – 호(1.) – 목(가.) = 제1조 제①항 제1호 가목 순서.
- 상위법 우선의 원칙 : 한 항목에서 상위법 / 하위법 중복 시, 상위법 우선 적용
  : 상위법 순서 = 헌법 > 법률 > 명령(시행령) > 조례 > 규칙
- 법 : 시행령(대통령령) – 시행규칙(보건복지부령)

1. 의료법

[제1장 총칙]

제1조(목적) 이 법은 모든 국민이 수준 높은 의료 혜택을 받을 수 있도록 국민의료에 필요한 사항을 규정함으로써 **국민의 건강을 보호하고 증진**하는 데에 목적.

제2조(의료인) ① 이 법에서 "의료인"이란 보건복지부장관의 면허를 받은 의사·치과의사·한의사·조산사 및 「간호법」에 따른 간호사(이하 "간호사"라 한다)를 말한다." ② 의료인의 종별 임무.

1. **의사** = 의료와 보건지도
2. **치과의사** = 치과 의료와 구강 보건지도
3. **한의사** = 한방 의료와 한방 보건지도
4. **조산사** = 조산과 임산부 및 신생아에 대한 보건과 양호 지도
5. **간호사** = 다음 각 목의 업무
   간호사는 「간호법」 제12조의 업무를 임무로 한다.
   가. 환자의 간호요구에 대한 관찰, 자료수집, 간호판단 및 요양을 위한 간호
   나. 의사, 치과의사, 한의사의 지도하에 시행하는 진료의 보조
   다. 간호 요구자에 대한 교육·상담 및 건강증진을 위한 활동의 기획과 수행, 그 밖의 대통령령으로 정하는 보건활동
   라. 제80조에 따른 **간호조무사가 수행하는 가목부터 다목까지의 업무보조에 대한 지도**

제3조(의료기관) ① 의료인이 공중 또는 특정 다수인을 위하여 의료·조산의 업(의료업)을 하는 곳

② 의료기관의 각 호 구분. = 10종

1. **의원급 의료기관** : 의사, 치과의사 또는 한의사가 주로 외래환자를 대상으로 각 의료행위를 하는 의료기관, 종류는 각 목 – 가. **의원** 나. **치과의원** 다. **한의원**
2. **조산원** : 조산사가 조산과 임산부 및 신생아를 대상으로 보건활동과 교육·상담을 하는 의료기관
3. **병원급 의료기관** : 의사, 치과의사 또는 한의사가 주로

입원환자를 대상으로 의료행위를 하는 의료기관, 종류는 각 목 – 가. **병원** 나. **치과병원** 다. **한방병원** 라. **요양병원** 마. **정신병원** 바. **종합병원**

제3조의2(병원등) 병원·치과병원·한방병원 및 요양병원은 30개 이상의 병상(병원·한방병원만 해당) 또는 요양병상(요양병원만 해당하며, 장기입원이 필요한 환자를 대상으로 의료행위를 하기 위하여 설치한 병상).

제3조의3(종합병원) ① 종합병원의 요건.

종류	요건
1. 100개 이상의 병상	
2. 100병상 이상 300병상 이하	외과·소아청소년과·산부인과 중 3개 진료과목, 영상의학과, 마취통증의학과와 진단검사의학과 또는 병리과를 포함한 **7개 이상의 진료과목**을 갖추고 각 진료과목마다 전속하는 전문의를 둘 것
3. 300병상 초과	내과, 외과, 소아청소년과, 산부인과, 영상의학과, 마취통증의학과, 진단검사의학과 또는 병리과, 정신건강의학과 및 치과를 포함한 **9개 이상의 진료과목**을 갖추고 각 진료과목마다 전속하는 전문의를 둘 것

② 종합병원은 필수진료과목 외에 필요하면 추가로 진료과목을 설치·운영. 이 경우 필수진료과목 외의 진료과목에 대하여는 해당 의료기관에 전속하지 아니한 전문의를 둘 수 있음.

제3조의4(상급종합병원 지정) ① **보건복지부장관**은 다음 각 호의 요건을 갖춘 **종합병원 중**에서 중증질환에 대하여 난이도가 높은 의료행위를 전문적으로 하는 종합병원을 **상급종합병원으로 지정**

1. 보건복지부령으로 정하는 **20개 이상의 진료과목**을 갖추고 각 진료과목마다 전속하는 전문의를 둘 것
2. 전문의가 되려는 자를 수련시키는 기관일 것
3. 보건복지부령으로 정하는 인력·시설·장비 등을 갖출 것
4. 질병군별 환자구성 비율이 보건복지부령으로 정하는 기준에 해당할 것

② 보건복지부장관은 제1항 각 호의 사항 및 전문성 등에 대하여 평가 실시
③ 보건복지부장관은 상급종합병원으로 지정받은 종합병원에 대하여 **3년마다** 제2항에 따른 평가를 실시하여 재지정하거나 지정을 취소 가능
④ 보건복지부장관은 제2항 및 제3항에 따른 평가업무를 관계 전문기관 또는 단체에 **위탁 가능**.
⑤ 상급종합병원 지정·재지정의 기준·절차 및 평가업무의 위탁 절차 등에 관하여 필요한 사항은 보건복지부령.

제3조의5(전문병원 지정) ① 보건복지부장관은 **병원급 의료기관 중**에서 특정 진료과목이나 특정 질환 등에 대하여 난이도가 높은 의료행위를 하는 병원을 전문병원으로 지정 가능
② 제1항에 따른 **전문병원**은 다음 각 호의 **요건**

1. 특정 질환별·진료과목별 환자의 구성 비율 등이 보건복지부령으로 정하는 기준에 해당할 것
2. 보건복지부령으로 정하는 수 이상의 진료과목을 갖추고 각 진료과목마다 전속하는 전문의를 둘 것

③ 보건복지부장관은 제1항에 따라 전문병원으로 지정하는 경우 제2항 각 호의 사항 및 진료의 난이도 등에 대하여 평가 실시
④ 보건복지부장관은 제1항에 따라 전문병원으로 지정받은 의료기관에 대하여 **3년마다** 제3항에 따른 평가를 실시하여 전문병원으로 재지정
⑤ 보건복지부장관은 제1항 또는 제4항에 따라 지정받거나 재지정받은 전문병원이 다음 각 호 중 하나에 해당하는 경우, 지정 또는 재지정 취소 가능. 다만, **제1호에 해당하는 경우 그 지정 또는 재지정 취소**

1. 거짓이나 그 밖의 부정한 방법으로 지정 또는 재지정을 받은 경우
2. 지정 또는 재지정의 취소를 원하는 경우
3. 제4항에 따른 평가 결과 제2항 각 호의 요건을 갖추지 못한 것으로 확인된 경우

⑥ 보건복지부장관은 제3항 및 제4항에 따른 평가업무를 관계 전문기관 또는 단체에 **위탁 가능**
⑦ 전문병원 지정·재지정의 기준·절차 및 평가업무의 위탁 절차 등에 관하여 필요한 사항은 보건복지부령

[제2장 의료인]

제1절 자격과 면허

제4조(의료인과 의료기관의 장의 의무) ① 의료인과 의료기관의 장은 **의료의 질을 높이고 의료관련감염**(의료기관 내에서 환자, 환자의 보호자, 의료인 또는 의료기관 종사자 등에게 발생하는 감염)**을 예방하며 의료기술을 발전시키는 등** 환자에게 **최선의 의료서비스를 제공하기 위하여 노력**
② 의료인은 다른 의료인 또는 의료법인 등의 명의로 의료기관을 개설하거나 운영 불가
③ 의료기관의 장은 보건복지부령으로 정하는 사항을 환자가 쉽게 볼 수 있도록 의료기관 내에 게시. 이 경우 게시 방법, 게시 장소 등 게시에 필요한 사항은 보건복지부령
⑤ 의료기관의 장은 환자와 보호자가 **의료행위를 하는 사람의 신분을 알 수 있도록** 의료인, **의료행위를 하는 학생**, 간호조무사 및 의료기사에게 의료기관 내에서 대통령령으로 정하는 바에 따라 **명찰을 달도록 지시·감독**. ※ **예외** : 응급의료상황, 수술실 내인 경우, 의료행위를 하지 아니할 때, 그 밖에 대통령령으로 정하는 경우에는 명

찰 미착용 허용
⑥ 의료인은 **일회용 의료기기를 한 번 사용한 후 다시 사용 금지**

제4조의2(간호ㆍ간병통합서비스 제공 등) ① 간호ㆍ간병통합서비스란 보건복지부령으로 정하는 입원 환자를 대상으로 보호자 등이 상주하지 아니하고 **간호사, 간호조무사 및 그 밖에 간병지원인력**에 의하여 포괄적으로 제공되는 입원 서비스

② 보건복지부령으로 정하는 병원급 의료기관은 간호ㆍ간병통합서비스를 제공할 수 있도록 노력

제5조(의사ㆍ치과의사 및 한의사 면허) ① 의사ㆍ치과의사 또는 한의사가 되려는 자는 해당하는 자격을 가진 자로서 **국가시험에 합격한 후 보건복지부장관 면허**

제6조(조산사 면허) 조산사가 되려는 자는 조산사 **국가시험**에 합격한 후 **보건복지부장관의 면허**
1. **간호사 면허** + 보건복지부장관이 인정하는 의료기관에서 **1년간 조산 수습과정을 마친 자**

제7조(간호사 면허) ① 간호사가 되려는 자는 간호사 **국가시험에 합격한 후 보건복지부장관의 면허**
1. 평가인증기구의 인증을 받은 간호학을 전공하는 대학이나 전문대학을 졸업한 자

제8조(결격사유 등) 다음 각 호의 어느 하나에 해당하는 자.
1. 정신질환자. ※ **예외** : 전문의가 의료인으로서 적합하다고 인정하는 사람
2. 마약ㆍ대마ㆍ향정신성의약품 중독자
3. 피성년후견인ㆍ피한정후견인
4. 금고 이상의 실형을 선고받고 그 집행이 끝나거나 그 집행을 받지 아니하기로 확정된 후 5년이 지나지 아니한 자
5. 금고 이상의 형의 집행유예를 선고받고 그 유예기간이 지난 후 2년이 지나지 아니한 자
6. 금고 이상의 형의 선고유예를 받고 그 유예기간 중에 있는 자

제9조(국가시험 등) ① 의사ㆍ치과의사ㆍ한의사ㆍ조산사 또는 간호사 국가시험은 **매년 보건복지부장관이 시행**
② 보건복지부장관은 **국가시험등의 관리를 한국보건의료인국가시험원에 의뢰 가능**

제10조(응시자격 제한 등)

제11조(면허 조건과 등록) ① 보건복지부장관은 보건의료시책에 필요하다고 인정하면 제5조에서 제7조까지의 규정에 따른 면허를 내줄 때 3년 이내의 기간을 정하여 특정 지역이나 특정 업무에 종사할 것을 면허의 조건으로 붙일 수 있음.(조건부 면허)

제12조(의료기술 등에 대한 보호)

제15조(진료거부 금지 등) ① 의료인, 의료기관 개설자 : 진료나 조산 요청 시 정당한 사유 없이 거부 불가
② 의료인 : 응급환자에게 최선의 처치 제공

제16조(세탁물 처리) ① 의료기관에서 나오는 세탁물은 의료인ㆍ의료기관 또는 특별자치시장ㆍ특별자치도지사ㆍ시장ㆍ군수ㆍ구청장에게 신고한 자만 처리 가능.

제17조(진단서 등) ① 의료업에 종사하고 직접 진찰하거나 검안(검시한 기록)한 **의사, 치과의사, 한의사만** 진단서ㆍ검안서ㆍ증명서를 작성하여 환자 또는 검시(수사기관이 사고나 재난 따위로 갑자기 죽은 사람의 시체를 조사하는 일)를 하는 지방검찰청검사(검안서에 한함)에게 교부 가능. ※ **예외** : 진료 중이던 환자가 최종 진료 시부터 48시간 이내에 사망한 경우, 다시 진료하지 아니하더라도 진단서나 증명서 교부 가능, 환자 또는 사망자를 직접 진찰하거나 검안한 의사ㆍ치과의사 또는 한의사가 부득이한 사유로 진단서ㆍ검안서 또는 증명서 교부 시 같은 의료기관에 종사하는 다른 의사ㆍ치과의사 또는 한의사가 환자의 진료기록부 등에 따라 교부 가능.

② 의료업에 종사하고 직접 조산한 **의사ㆍ한의사 또는 조산사만** 출생ㆍ사망 또는 사산 증명서 교부 가능. ※ **예외** : 직접 조산한 의사ㆍ한의사 또는 조산사가 부득이한 사유로 증명서를 내줄 수 없으면 같은 의료기관에 종사하는 다른 의사ㆍ한의사 또는 조산사가 진료기록부 등에 따라 증명서 교부 가능

※ 제89조(벌칙) 의료인이대리처방 교부요건 위반 시 : 1년 이하의 징역 또는 1천만원 이하의 벌금

③ **의사ㆍ치과의사 또는 한의사는** 자신이 진찰하거나 검안한 자에 대한 진단서ㆍ검안서 또는 증명서 교부를 요구받은 때에는 **정당한 사유 없이 거부하지 못함.**

④ 의사ㆍ한의사 또는 조산사는 자신이 조산(해산달이 차기 전에 아이를 낳음)한 것에 대한 출생ㆍ사망 또는 사산 증명서 교부를 요구받은 때에는 정당한 사유 없이 거부하지 못함.

시행규칙 제9조(진단서의 기재 사항) ① 법 제17조제1항에 따라 의사ㆍ치과의사 또는 한의사가 발급하는 진단서에는 별지 제5호의2서식에 따라 다음 각 호의 사항을 적고 서명날인하여야 함.
1. 환자의 성명, 주민등록번호 및 주소
2. 병명 및 진단에 따른 한국표준질병ㆍ사인 분류에 따른 질병분류기호

3. 발병 연월일 및 진단 연월일
4. 치료 내용 및 향후 치료에 대한 소견
5. 입원·퇴원 연월일
6. 의료기관의 명칭·주소, 진찰한 의사·치과의사 또는 한의사(부득이한 사유로 다른 의사 등이 발급하는 경우, 발급한 의사 등)의 성명·면허자격·면허번호

② 질병의 원인이 상해로 인한 것인 경우, 별지 제5호의3 서식에 따라 제1항 각 호의 사항 외에 다음 각 호의 사항을 적어야 함.
1. 상해의 원인 또는 추정되는 상해의 원인
2. 상해의 부위 및 정도
3. 입원의 필요 여부
4. 외과적 수술 여부
5. 합병증의 발생 가능 여부
6. 통상 활동의 가능 여부
7. 식사의 가능 여부
8. 상해에 대한 소견
9. 치료기간

③ 제1항의 병명 기재는 한국표준질병·사인 분류에 따름.
④ 진단서에는 연도별로 그 종류에 따라 일련번호를 붙이고 진단서를 발급한 경우, 그 부본을 갖추어 두어야 함.

제17조의2(처방전) ① 의료업에 종사하고 **직접 진찰한 의사, 치과의사 또는 한의사가 아니면 처방전**[의사나 치과의사가 「전자서명법」에 따른 전자서명이 기재된 전자문서 형태로 작성한 처방전(**전자처방전**)을 포함. 을 작성하여 환자에게 교부하거나 발송(전자처방전에 한정함)하지 못하며, 의사, 치과의사 또는 한의사에게 **직접 진찰을 받은 환자가 아니면** 누구든지 그 의사, 치과의사 또는 한의사가 작성한 **처방전을 수령하지 못함.**

② ※ **예외** : 환자 및 의약품에 대한 안전성을 인정하는 경우, 환자와 대통령령으로 정하는 사람(**대리수령자**)에게 **처방전 교부, 발송 가능, 대리수령자가 환자를 대리하여 그 처방전을 수령할 수 있는 경우.**
1. 환자의 의식이 없는 경우
2. 환자의 거동이 현저히 곤란하고 동일한 상병(상처를 입거나 앓는 일)에 대하여 장기간 동일한 처방이 이루어지는 경우

③ 처방전의 발급 방법·절차 등에 필요한 사항은 보건복지부령.

제18조(처방전 작성과 교부) ① 의사나 치과의사 : 보건복지부령으로 정하는 바에 따라 처방전을 작성하여 환자에게 내주거나 발송(전자처방전만 해당).

② 제1항에 따른 처방전의 서식, 기재사항, 보존, 그 밖에 필요한 사항은 보건복지부령.

③ 누구든지 정당한 사유 없이 전자처방전에 저장된 개인정보를 탐지하거나 누출·변조 또는 훼손 금지.

④ 처방전을 발행한 의사 또는 치과의사(처방전을 발행한 한의사를 포함)는 처방전에 따라 의약품을 조제하는 약사 또는 한약사가 문의한 때 즉시 응답. ※ **예외** : 응할 수 없는 경우 사유가 종료된 때 즉시 답변.
1. 응급환자를 진료 중인 경우
2. 환자를 수술 또는 처치 중인 경우
3. 그 밖에 약사의 문의에 응할 수 없는 정당한 사유가 있는 경우

⑤ 의사, 치과의사 또는 한의사가 자신이 직접 의약품을 조제하여 환자에게 그 의약품을 내어주는 경우, 그 약제의 용기 또는 포장에 환자의 이름, 용법 및 용량, 그 밖에 보건복지부령으로 정하는 사항 기록. ※ **예외** : 급박한 응급의료상황 등 환자의 진료 상황이나 의약품의 성질상 그 약제의 용기 또는 포장에 적는 것이 어려운 경우로서 보건복지부령으로 정하는 경우.

시행규칙 제12조(처방전의 기재 사항 등) ① 법 제18조에 따라 의사나 치과의사는 환자에게 처방전을 발급하는 경우에는 별지 제9호서식의 처방전에 다음 각 호의 사항을 적은 후 서명(「전자서명법」에 따른 전자서명을 포함)하거나 도장을 찍어야 함. 다만, 제3호의 사항은 환자가 요구한 경우에는 적지 않음.
1. 환자의 성명 및 주민등록번호
2. 의료기관의 명칭, 전화번호 및 팩스번호
3. 질병분류기호
4. 의료인의 성명·면허종류 및 번호
5. 처방 의약품의 명칭(일반명칭, 제품명이나 대한민국 약전에서 정한 명칭)·분량·용법 및 용량
6. 처방전 발급 연월일 및 사용기간
7. 의약품 조제시 참고 사항
8. 「국민건강보험법 시행령」 별표 2에 따라 건강보험 가입자 또는 피부양자가 요양급여 비용의 일부를 부담하는 행위·약제 및 치료재료에 대하여 보건복지부장관이 정하여 고시하는 본인부담 구분기호
9. 「의료급여법 시행령」 별표 1 및 「의료급여법 시행규칙」 별표 1의2에 따라 수급자가 의료급여 비용의 전부 또는 일부를 부담하는 행위·약제 및 치료재료에 대하여 보건복지부장관이 정하여 고시하는 본인부담 구분기호

② 의사나 치과의사는 환자에게 처방전 2부를 발급. 다만, 환자가 그 처방전을 추가로 발급하여 줄 것을 요구하는 경우에는 환자가 원하는 약국으로 팩스·컴퓨터통신 등을 이용하여 송부 가능.

③ 의사나 치과의사는 환자를 치료하기 위하여 필요하다고 인정되면 다음 내원일에 사용할 의약품에 대하여 미리 처방전을 발급할 수 있음.

④ 제1항부터 제3항까지의 규정은 「약사법」 제23조제4항에 따라 의사나 치과의사 자신이 직접 조제할 수 있음에도 불구하고 처방전을 발행하여 환자에게 발급하려는 경우에 준용.

제19조(정보 누설 금지) ① 의료인이나 의료기관 종사자는 업무를 하면서 알게 된 다른 사람의 정보를 누설하거나 발표 금지. 벌칙: 3년 이하의 징역이나 3천만원 이하의 벌금

② 의료기관 인증에 관한 업무에 종사하는 자 또는 종사하였던 자는 그 업무를 하면서 알게 된 정보를 다른 사람에게 누설하거나 부당한 목적으로 사용금지.

제20조(태아 성 감별 행위 등 금지) ① 의료인은 태아 성 감별을 목적으로 임부를 진찰하거나 검사하여서는 아니 되며, 같은 목적을 위한 다른 사람의 행위를 도와서도 안 됨.

② 의료인은 임신 32주 이전에 태아나 임부를 진찰하거나 검사하면서 알게 된 태아의 성(性)을 임부, 임부의 가족, 그 밖의 다른 사람이 알게 하여서는 안 됨. 벌칙: 2년 이하의 징역이나 3천만원 이하의 벌금

제21조(기록 열람 등) ① 환자는 의료인, 의료기관의 장 및 의료기관 종사자에게 본인에 관한 기록의 전부 또는 일부에 대하여 열람 또는 그 사본의 발급 등 내용의 확인 요청 가능. 이 경우 의료인, 의료기관의 장 및 의료기관 종사자는 정당한 사유가 없으면 이를 거부 불가.

② 의료인, 의료기관의 장 및 의료기관 종사자는 환자가 아닌 다른 사람에게 환자에 관한 기록을 열람하게 하거나 그 사본을 내주는 등 내용 확인할 수 있게 하여서는 안 됨.

③ ※ **예외**: 의사·치과의사 또는 한의사가 환자 진료를 위하여 불가피하다고 인정한 경우 내용을 확인 가능.

1. 환자의 배우자, 직계 존속·비속, 형제·자매(환자의 배우자 및 직계 존속·비속, 배우자의 직계존속이 모두 없는 경우에 한정) 또는 배우자의 직계 존속이 환자 본인의 동의서와 친족관계임을 나타내는 증명서 등을 첨부하는 등 보건복지부령으로 정하는 요건을 갖추어 요청한 경우

2. 환자가 지정하는 대리인이 환자 본인의 동의서와 대리권이 있음을 증명하는 서류를 첨부하는 등 보건복지부령으로 정하는 요건을 갖추어 요청한 경우

3. 환자가 사망하거나 의식이 없는 등 환자의 동의를 받을 수 없어 환자의 배우자, 직계 존속·비속, 형제·자매(환자의 배우자 및 직계 존속·비속, 배우자의 직계존속이 모두 없는 경우에 한정) 또는 배우자의 직계 존속이 친족관계임을 나타내는 증명서 등을 첨부하는 등 보건복지부령으로 정하는 요건을 갖추어 요청한 경우

4. 급여비용 심사·지급·대상여부 확인·사후관리 및 요양급여의 적정성 평가·가감지급 등을 위하여 국민건강보험공단 또는 건강보험심사평가원에 제공하는 경우

5. 의료급여 수급권자 확인, 급여비용의 심사·지급, 사후관리 등 의료급여 업무를 위하여 보장기관(시·군·구), 국민건강보험공단, 건강보험심사평가원에 제공하는 경우…등

제21조의2(진료기록의 송부 등) ① 의료인 또는 의료기관의 장 : 다른 의료인 또는 의료기관의 장으로부터 제22조 또는 제23조에 따른 진료기록의 내용 확인이나 진료기록의 사본 및 환자의 진료경과에 대한 소견 등을 송부 또는 전송할 것을 요청받은 경우 **해당 환자나 환자 보호자의 동의를 받아 그 요청에 응해야 함.** ※ **예외 : 해당 환자의 의식이 없거나 응급환자인 경우 또는 환자의 보호자가 없어 동의를 받을 수 없는 경우** – 환자나 환자 보호자의 동의 없이 송부 또는 전송 가능.

② 의료인 또는 의료기관의 장이 응급환자를 다른 의료기관에 이송하는 경우에는 지체 없이 내원 당시 작성된 진료기록의 사본 등을 이송.

③ 보건복지부장관은 제1항 및 제2항에 따른 진료기록의 사본 및 진료경과에 대한 소견 등의 전송 업무를 지원하기 위하여 전자정보시스템(진료기록전송지원시스템)을 구축·운영 가능.

④ 보건복지부장관은 진료기록전송지원시스템의 구축·운영을 대통령령으로 정하는 바에 따라 관계 전문기관에 위탁 가능. 이 경우 보건복지부장관은 그 소요 비용의 전부 또는 일부를 지원 가능.

제2절 권리와 의무

제22조(진료기록부 등) ① **의료인** : 각각 진료기록부, 조산기록부, 간호기록부, 그 밖의 진료에 관한 기록(진료기록부등[전자의무기록 포함])을 갖추어 두고 환자의 주된 증상, 진단 및 치료 내용 등 보건복지부령으로 정하는 의료행위에 관한 사항과 의견을 상세히 **기록하고 서명.**

시행규칙 제14조(진료기록부 등의 기재 사항) ① 법 제22조 제1항에 따라 진료기록부, 조산기록부 및 간호기록부에 기록해야 할 의료행위에 관한 사항과 의견.

1. 진료기록부
   가. 진료를 받은 사람의 주소·성명·연락처·주민등록번호 등 인적사항
   나. 주된 증상. 이 경우 의사가 필요하다고 인정하면 주된 증상과 관련한 병력·가족력을 추가로 기록 가능.
   다. 진단결과 또는 진단명
   라. 진료경과(외래환자는 재진환자로서 증상·상태, 치료내용이 변동되어 의사가 그 변동을 기록할 필요가 있다고 인정하는 환자만 해당)
   마. 치료 내용(주사·투약·처치 등)
   바. 진료 일시

2. 조산기록부
   가. 조산을 받은 자의 주소·성명·연락처·주민등록번호 등 인적사항
   나. 생·사산별 분만 횟수
   다. 임신 후의 경과와 그에 대한 소견
   라. 임신 중 의사에 의한 건강진단의 유무(결핵·성병에 관한 검사 포함)
   마. 분만 장소 및 분만 연월일시분   바. 분만의 경과 및 그 처치
   사. 산아 수와 그 성별 및 생·사의 구별   아. 산아와 태아부속물에 대한 소견
   자. 삭제 〈2013.10.4〉   차. 산후의 의사의 건강진단 유무

3. 간호기록부
   가. 간호를 받는 사람의 성명
   나. 체온·맥박·호흡·혈압에 관한 사항
   다. 투약에 관한 사항
   라. 섭취 및 배설물에 관한 사항
   마. 처치와 간호에 관한 사항   바. 간호 일시(日時)

② 의료인은 진료기록부, 조산기록부, 간호기록부 및 그 밖의 진료에 관한 기록(전자의무기록 포함)을 한글로 기록하도록 노력

② 의료인이나 의료기관 개설자 : 진료기록부등을 보건복지부령으로 정하는 바에 따라 보존.

시행규칙 제15조(진료기록부 등의 보존) ① 의료인이나 의료기관 개설자는 법 제22조제2항에 따른 진료기록부등을 다음 각 호에 정하는 기간 동안 보존해야 함. 다만, 계속적인 진료를 위하여 필요한 경우에는 1회에 한정하여 다음 각 호에 정하는 기간의 범위에서 그 기간을 연장하여 보존 가능

보존연한	기록물
2년	3. 처방전
3년	9. 진단서 등의 부본(진단서·사망진단서 및 시체검안서 등을 따로 구분하여 보존할 것)
5년	1. 환자 명부 5. 검사내용 및 검사 9 소견기록 6. 방사선 사진(영상물 포함) 및 그 소견서 7. 간호기록부 8. 조산기록부
10년	2. 진료기록부, 4. 수술기록

② 제1항의 진료에 관한 기록은 마이크로필름이나 광디스크 등(필름)에 원본대로 수록하여 보존할 수 있음.

③ 제2항에 따른 방법으로 진료에 관한 기록을 보존하는 경우, 필름촬영책임자가 필름의 표지에 촬영 일시와 본인의 성명을 적고, 서명 또는 날인

③ 의료인은 진료기록부등을 거짓으로 작성하거나 고의로 사실과 다르게 추가기재·수정 금지

④ 보건복지부장관은 의료인이 진료기록부등에 기록하는 질병명, 검사명, 약제명 등 의학용어와 진료기록부등의 서식 및 세부내용에 관한 표준을 마련하여 고시하고 의료인 또는 의료기관 개설자에게 그 준수를 권고

제23조(전자의무기록) ① 의료인이나 의료기관 개설자 : 진료기록부등을 **전자서명이 기재된** 전자문서(전자의무기록:EMR(electronic medical record))로 작성·보관 가능

② 의료인이나 의료기관 개설자 : 보건복지부령으로 정하는 바에 따라 전자의무기록을 안전하게 관리·보존하는 데에 필요한 시설과 장비를 갖추어야 함.

③ **누구든지** 정당한 사유 없이 전자의무기록에 저장된 개인정보를 탐지하거나 누출·변조 또는 훼손 금지

④ 의료인이나 의료기관 개설자 : 전자의무기록에 추가기재·수정을 한 경우 – 보건복지부령으로 정하는 바에 따라 **접속기록을 별도로 보관**

제24조(요양방법 지도) 의료인은 환자나 환자의 보호자에게 요양방법이나 그 밖에 **건강관리에 필요한 사항을 지도**해야 함.

제24조의2(의료행위에 관한 설명) ① 의사·치과의사 또는 한의사는 사람의 생명 또는 신체에 중대한 위해를 발생하게 할 우려가 있는 수술, 수혈, 전신마취(수술등)를 하는 경우 제2항에 따른 사항을 환자(환자가 의사결정능력이 없는 경우 환자의 법정대리인)에게 설명하고 서면(전자문서를 포함)으로 그 동의를 받아야 함. ※ **예외** : 설명 및 동의 절차로 인하여 수술등이 지체되면 환자의 생명이 위험하여지거나 심신상의 중대한 장애를 가져오는 경우

② 환자에게 설명하고 동의를 받아야 하는 사항.
 1. 환자에게 발생하거나 발생 가능한 증상의 **진단명**

2. 수술등의 필요성, 방법 및 내용
3. 환자에게 설명을 하는 의사, 치과의사 또는 한의사 및 수술등에 참여하는 주된 의사, 치과의사 또는 한의사의 성명
4. 수술등에 따라 전형적으로 발생이 예상되는 후유증 또는 부작용
5. 수술등 전후 환자가 준수하여야 할 사항

③ 환자는 의사, 치과의사 또는 한의사에게 동의서 사본의 발급 요청 가능. 이 경우 요청을 받은 의사, 치과의사 또는 한의사는 정당한 사유가 없으면 이를 거부하여서는아니 됨.

④ 수술등의 방법 및 내용, 수술등에 참여한 주된 의사, 치과의사 또는 한의사가 변경된 경우에는 변경 사유와 내용을 환자에게 서면으로 알려야 함.

제25조(신고) ① 의료인은 대통령령으로 정하는 바에 따라 최초로 면허를 받은 후부터 **3년마다** 그 실태와 취업상황 등을 **보건복지부장관에게 신고**

② 보건복지부장관은 보수교육을 이수하지 아니한 의료인에 대하여 신고 반려 가능

③ 보건복지부장관은 신고 수리 업무를 대통령령으로 정하는 바에 따라 관련 단체 등에 위탁 가능

제26조(변사체 신고) 의사·치과의사·한의사 및 조산사는 사체를 검안하여 변사(뜻밖의 사고로 죽음)한 것으로 의심되는 때에는 사체의 소재지를 관할하는 경찰서장에게 신고

제3절 의료행위의 제한

제27조(무면허 의료행위 등 금지) ① **의료인이 아니면** 누구든지 의료행위를 할 수 없으며 의료인도 면허된 것 이외의 **의료행위를 할 수 없음**. ※ **예외** : 보건복지부령으로 정하는 범위에서 의료행위 가능
1. 외국의 의료인 면허를 가진 자로서 일정 기간 국내에 체류하는 자
2. 의과대학, 치과대학, 한의과대학, 의학전문대학원, 치의학전문대학원, 한의학전문대학원, 종합병원 또는 외국 의료원조기관의 의료봉사 또는 연구 및 시범사업을 위하여 의료행위를 하는 자
3. 의학·치과의학·한방의학 또는 간호학을 전공하는 학교의 학생

② 의료인이 아니면 의사·치과의사·한의사·조산사 또는 간호사 명칭이나 이와 비슷한 명칭 사용금지.

③ 누구든지 본인부담금을 면제하거나 할인하는 행위, 금품 등을 제공하거나 불특정 다수인에게 교통편의를 제공하는 행위 등 영리를 목적으로 환자를 의료기관이나 의료인에게 소개·알선·유인하는 행위 및 이를 사주하는 행위 금지. ※ **예외** : 1. 환자의 경제적 사정 등을 이유로 개별적으로 관할 시장·군수·구청장의 사전승인을 받아 환자를 유치하는 행위, 2.「국민건강보험법」제109조에 따른 가입자나 피부양자가 아닌 외국인(보건복지부령으로 정하는 바에 따라 국내에 거주하는 외국인은 제외)환자를 유치하기 위한 행위

④ 보험회사, 상호회사, 보험설계사, 보험대리점 또는 보험중개사는 외국인환자를 유치하기 위한 행위를 하여서는 아니 됨.

⑤ **누구든지** 의료인이 아닌 자에게 의료행위를 하게 하거나 의료인에게 면허 사항 외의 의료행위를 하게 하여서는 아니 됨.

[제3장 의료기관]

제1절 의료기관의 개설

제33조(개설 등) ① **의료인**은 이 법에 따른 의료기관을 개설하지 아니하고는 의료업을 할 수 없으며, 다음 각 호의 어느 하나에 해당하는 경우 외에는 그 **의료기관 내에서 의료업**을 하여야 함.

※ **예외** : 1.「응급의료에 관한 법률」제2조제1호에 따른 응급환자를 진료하는 경우
2. 환자나 환자 보호자의 요청에 따라 진료하는 경우
3. 국가나 지방자치단체의 장이 공익상 필요하다고 인정하여 요청하는 경우
4. 보건복지부령으로 정하는 바에 따라 가정간호를 하는 경우
5. 그 밖에 이 법 또는 다른 법령으로 특별히 정한 경우나 환자가 있는 현장에서 진료를 하여야 하는 부득이한 사유가 있는 경우

② **의료기관 개설 가능자**.
1. 의사, 치과의사, 한의사 또는 조산사
   ※ 의사 : 종합병원, 병원, 요양병원, **의원**
   치과의사 : 치과병원, **치과의원**
   한의사 : 한방병원, 요양병원, **한의원**
   조산사 : 조산원만 개설(⑥ 단, 지도의사를 반드시 정해야 함)
   간호사 : 해당 없음
2. 국가나 지방자치단체
3. 의료업을 목적으로 설립된 법인(의료법인)
4. 「민법」이나 특별법에 따라 설립된 비영리법인
5. 「공공기관의 운영에 관한 법률」에 따른 준정부기관, 「지방의료원의 설립 및 운영에 관한 법률」에 따른 지방의료원, 「한국보훈복지의료공단법」에 따른 한국보훈

복지의료공단

③ 제2항에 따라 **의원·치과의원·한의원 또는 조산원을 개설하려는** 자는 보건복지부령으로 정하는 바에 따라 **시장·군수·구청장에게** 신고하여야 함.

④ 제2항에 따라 **종합병원·병원·치과병원·한방병원·요양병원 또는 정신병원**을 개설 시 **시·도 의료기관개설위원회의 심의**를 거쳐 보건복지부령으로 정하는 바에 따라 **시·도지사**의 허가를 받아야 함. 이 경우 시·도지사는 개설하려는 의료기관이 다음 각 호의 어느 하나에 해당하는 경우에는 개설허가를 할 수 없음.
1. 시설기준에 맞지 아니하는 경우
2. 기본시책과 수급 및 관리계획에 적합하지 아니한 경우

⑤ 제3항과 제4항에 따라 개설된 의료기관이 개설 장소를 이전하거나 개설에 관한 신고 또는 허가사항 중 보건복지부령으로 정하는 **중요사항을 변경하려는 때**에도 제3항(신고) 또는 제4항(심의→허가)과 같음.

⑦ 의료기관을 개설 불가
1. 약국 시설 안이나 구내인 경우
2. 약국의 시설이나 부지 일부를 분할·변경 또는 개수하여 의료기관을 개설하는 경우
3. 약국과 전용 복도·계단·승강기 또는 구름다리 등의 통로가 설치되어 있거나 이런 것들을 설치하여 의료기관을 개설하는 경우
4. 「건축법」 등 관계 법령에 따라 허가를 받지 아니하거나 신고하지 않고 건축 또는 증축·개축한 건축물에 의료기관을 개설하는 경우

제33조의2(의료기관개설위원회 설치 등)

제33조의3(실태조사)

제34조(원격의료) ① 의료인(의료업에 종사하는 의사·치과의사·한의사만 해당)은 컴퓨터·화상통신 등 정보통신기술을 활용하여 먼 곳에 있는 의료인에게 의료지식이나 기술을 지원하는 원격의료 가능

② 원격의료를 행하거나 받으려는 자는 보건복지부령으로 정하는 시설과 장비를 갖추어야 함.

③ 원격의료를 하는 자(**원격지의사**)는 환자를 **직접 대면하여 진료하는 경우와 같은 책임을 짐.**

④ 원격지의사의 원격의료에 따라 의료행위를 한 의료인이 **의사·치과의사 또는 한의사(현지의사)인 경우** : 그 의료행위에 대하여 원격지의사의 **과실을 인정할 만한 명백한 근거가 없으면** 환자에 대한 책임은 제3항에도 불구하고 **현지의사의 책임**

제35조(의료기관 개설 특례)

제36조(준수사항) 제33조제2항 및 제8항에 따라 의료기관을 개설하는 자는 **보건복지부령**으로 정하는 바에 따라 다음 각 호의 사항 준수. 〈개정 2023. 10. 31.〉
1. 의료기관의 종류에 따른 시설기준 및 규격에 관한 사항
2. 의료기관의 안전관리시설 기준에 관한 사항

> **시행규칙 제35조(의료기관의 안전관리시설)** 의료기관을 개설하는 자는 법 제36조제2호에 따라 환자, 의료관계인, 그 밖의 의료기관 종사자의 안전을 위하여 다음 각 호의 시설을 갖추어야 함.
> 1. 화재나 그 밖의 긴급한 상황에 대처하기 위하여 필요한 시설
> 2. 방충, 쥐막기, 세균오염 방지에 관한 시설
> 3. 채광·환기에 관한 시설
> 4. 전기·가스 등의 위해 방지에 관한 시설
> 5. 방사선 위해 방지에 관한 시설
> 6. 그 밖에 진료과목별로 안전관리를 위하여 필수적으로 갖추어야 할 시설

3. 의료기관 및 요양병원의 운영 기준에 관한 사항

> **시행규칙 제36조(요양병원의 운영)** ① 법 제36조제3호에 따른 요양병원의 입원 대상은 다음 각 호 중 하나에 해당하는 자로서 주로 요양이 필요한 자.
> 1. 노인성 질환자 2. 만성질환자 3. 외과적 수술 후 또는 상해 후 회복기간에 있는 자
> ② 제1항에도 불구하고 ※ **예외** : 「감염병의 예방 및 관리에 관한 법률」 제41조제1항에 따라 질병관리청장이 고시한 감염병에 걸린 같은 법 제2조제13호부터 제15호까지에 따른 **감염병환자**, 감염병의사환자 또는 병원체보유자(감염병환자등) 및 같은 법 제42조제1항 각 호의 어느 하나에 해당하는 감염병환자등은 요양병원의 입원 대상으로 하지 아니함.
> ③ 제1항에도 불구하고 「정신건강증진 및 정신질환자 복지서비스 지원에 관한 법률」 제3조제1호에 따른 **정신질환자**(노인성 치매환자는 제외)는 같은 법 제3조제5호에 따른 정신의료기관 외의 요양병원의 입원 대상으로 하지 아니함.
> ④ 각급 의료기관은 제1항에 따른 환자를 요양병원으로 옮긴 경우에는 환자 이송과 동시에 진료기록 사본 등을 그 요양병원에 송부하여야 함.
> ⑤ 요양병원 개설자는 요양환자의 상태가 악화되는 경우에 적절한 조치를 할 수 있도록 환자 후송 등에 관하여 다른 의료기관과 협약을 맺거나 자체 시설 및 인력 등을 확보하여야 함.
> ⑥ 삭제〈2020. 2. 28.〉
> ⑦ 요양병원 개설자는 휴일이나 야간에 입원환자의 안전 및 적절한 진료 등을 위하여 소속 의료인 및 직원에 대한 비상연락체계를 구축·유지하여야 함.

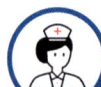

4. 고가의료장비의 설치·운영 기준에 관한 사항
5. 의료기관의 종류에 따른 의료인 등의 정원 기준에 관한 사항
6. 급식관리 기준에 관한 사항

> **시행규칙 제39조(급식관리)** 입원시설을 갖춘 종합병원·병원·치과병원·한방병원·요양병원 또는 정신병원을 개설하는 자는 법 제36조제6호에 따라 별표 6에서 정하는 바에 따라 환자의 식사를 위생적으로 관리·제공해야 함.

7. 의료기관의 위생 관리에 관한 사항
8. 의료기관의 의약품 및 일회용 의료기기의 사용에 관한 사항
9. 의료기관의 감염병환자등의 진료 기준에 관한 사항
10. 의료기관 내 수술실, 분만실, 중환자실 등 감염관리가 필요한 시설의 출입 기준에 관한 사항
11. 의료인 및 환자 안전을 위한 보안장비 설치 및 보안인력 배치 등에 관한 사항
12. 의료기관의 신체보호대 사용에 관한 사항

> **시행규칙 제39조의7(의료기관의 신체보호대 사용 기준)** 의료기관을 개설하는 자는 법 제36조제12호에 따라 의료기관에 입원한 환자의 안전을 위하여 별표 7에 따른 의료기관의 신체보호대 사용 기준을 지켜야 함.

13. 의료기관의 의료관련감염 예방에 관한 사항

> **시행규칙 제39조의8(의료기관의 의료관련감염 예방을 위한 운영기준)** 의료기관을 개설하는 자는 법 제36조제13호에 따라 의료관련감염 예방을 위하여 다음 각 호의 기준을 지켜야 함.
> 1. 의료관련감염 예방을 위한 자체 규정을 마련하고, 해당 규정의 이행 여부를 관리할 것
> 2. 의료기관 내 의료관련감염의 전파를 차단하기 위하여 환자격리 등 적절한 조치를 취할 것
> 3. 의료기관 이용자에게 의료관련감염에 대한 예방방법 및 주의사항을 안내할 것
> 4. 약물투여, 혈액채취 등 침습적 시술은 무균 상태에서 할 것

14. **종합병원과 요양병원의 임종실 설치에 관한 사항**

제36조의2(공중보건의사 등의 고용금지) ① 의료기관 개설자는 배치기관 및 배치시설이나 파견근무기관 및 시설이 아니면 공중보건의사에게 의료행위를 하게 하거나, 당직의료인으로 두어서는 아니 됨.

제37조(진단용 방사선 발생장치)

제38조의2(수술실 내 폐쇄회로 텔레비전의 설치·운영) ① 전신마취 등 환자의 의식이 없는 상태에서 수술을 시행하는 의료기관의 개설자는 수술실 내부에 「개인정보 보호법」 및 관련 법령에 따른 폐쇄회로 텔레비전을 설치. 이 경우 국가 및 지방자치단체는 폐쇄회로 텔레비전의 설치 등에 필요한 비용을 지원 가능

② 환자 또는 환자의 보호자가 요청하는 경우(의료기관의 장이나 의료인이 요청하여 환자 또는 환자의 보호자가 동의하는 경우를 포함) 의료기관의 장이나 의료인은 전신마취 등 환자의 의식이 없는 상태에서 수술을 하는 장면을 제1항에 따라 **설치한 폐쇄회로 텔레비전으로 촬영**. 이 경우 의료기관의 장이나 의료인은 다음 각 호의 어느 하나에 해당하는 **정당한 사유가 없으면 이를 거부할 수 없음.**

1. 수술이 지체되면 환자의 생명이 위험하여지거나 심신상의 중대한 장애를 가져오는 응급 수술을 시행하는 경우
2. 환자의 생명을 구하기 위하여 적극적 조치가 필요한 위험도 높은 수술을 시행하는 경우

> **시행규칙 제39조의10(촬영의 범위)** 법 제38조의2제2항에 따른 촬영의 범위는 환자가 마취되는 시작 시점부터 환자가 수술실에서 퇴실하는 시점까지로 함.

3. 「전공의의 수련환경 개선 및 지위 향상을 위한 법률」 제2조제2호에 따른 수련병원등의 전공의 수련 등 그 목적 달성을 현저히 저해할 우려가 있는 경우
4. 그 밖에 제1호부터 제3호까지의 규정에 준하는 경우로서 보건복지부령으로 정하는 사유가 있는 경우

③ 의료기관의 장이나 의료인이 제2항에 따라 수술을 하는 장면을 촬영하는 경우 녹음 기능은 사용할 수 없음. 다만, 환자 및 해당 수술에 참여한 의료인 등 정보주체 모두의 동의를 받은 경우 제외. (등등)

제39조(시설 등의 공동이용) ① 의료인 : 다른 의료기관의 장의 동의를 받아 그 의료기관의 시설·장비 및 인력 등을 이용하여 진료할 수 있음.

② 의료기관의 장 : 그 의료기관의 환자를 진료하는 데에 필요하면 해당 의료기관에 소속되지 아니한 의료인에게 진료하도록 할 수 있음.

③ 의료인이 다른 의료기관의 시설·장비 및 인력 등을 이용하여 진료하는 과정에서 발생한 의료사고에 대하여는 진료를 한 의료인의 과실 때문이면 그 의료인에게, 의료기관의 시설·장비 및 인력 등의 결함 때문이면 그것을 제공한 의료기관 개설자에게 각각 책임이 있는 것으로 봄.

제41조의2(교육전담간호사)

제42조(의료기관의 명칭) ① 의료기관은 제3조제2항에 따른 의료기관의 종류에 따르는 명칭 외의 명칭을 사용하지 못함.

※ **예외** : 1. 종합병원 또는 정신병원이 그 명칭을 병원으로 표시하는 경우
2. 상급종합병원으로 지정받거나 전문병원으로 지정받은 의료기관이 지정받은 기간 동안 그 명칭을 사용하는 경우
3. 제33조제8항 단서에 따라 개설한 의원급 의료기관이 면허 종별에 따른 종별명칭을 함께 사용하는 경우
4. 국가나 지방자치단체에서 개설하는 의료기관이 보건복지부장관이나 시·도지사와 협의하여 정한 명칭을 사용하는 경우
5. 다른 법령으로 따로 정한 명칭을 사용하는 경우

② 의료기관의 명칭 표시에 관한 사항은 보건복지부령으로 정함.

③ 의료기관이 아니면 의료기관의 명칭이나 이와 비슷한 명칭을 사용하지 못함.

제43조(진료과목 등)

> **시행규칙 제41조(진료과목의 표시)** ① 법 제43조에 따라 의료기관이 표시할 수 있는 진료과목.
> 1. 종합병원 : 제2호 및 제3호의 진료과목
> 2. 병원·정신병원이나 의원 : 내과, 신경과, 정신건강의학과, 외과, 정형외과, 신경외과, 심장혈관흉부외과, 성형외과, 마취통증의학과, 산부인과, 소아청소년과, 안과, 이비인후과, 피부과, 비뇨의학과, 영상의학과, 방사선종양학과, 병리과, 진단검사의학과, 재활의학과, 결핵과, 예방의학과, 가정의학과, 핵의학과, 직업환경의학과 및 응급의학과
> 3. 치과병원이나 치과의원 : 구강악안면외과, 치과보철과, 치과교정과, 소아치과, 치주과, 치과보존과, 구강내과, 영상치의학과, 구강병리과, 예방치과 및 통합치의학과
> 4. 한방병원이나 한의원 : 한방내과, 한방부인과, 한방소아과, 한방안·이비인후·피부과, 한방신경정신과, 한방재활의학과, 사상체질과 및 침구과
> 5. 요양병원 : 제2호 및 제4호의 진료과목
> ② 법 제43조제1항부터 제3항까지의 규정에 따라 추가로 진료과목을 설치한 의료기관이 표시할 수 있는 진료과목과 법 제43조제4항에 따라 추가로 설치한 진료과목의 진료에 필요한 시설·장비는 별표 8과 같음.
> ③ 의료기관이 진료과목을 표시하는 경우에는 제1항 및 제2항의 진료과목 중 그 의료기관이 확보하고 있는 시설·장비 및 의료관계인에 해당하는 과목만을 표시할 수 있음.
> ④ 의료기관의 진료과목 표시판에는 "진료과목"이라는 글자와 진료과목의 명칭을 표시하여야 함.

① 병원·치과병원 또는 종합병원은 한의사를 두어 한의과 진료과목을 추가로 설치·운영

② 한방병원 또는 치과병원은 의사를 두어 의과 진료과목을 추가로 설치·운영 가능

③ 병원·한방병원·요양병원 또는 정신병원은 치과의사를 두어 치과 진료과목을 추가로 설치·운영 가능

④ 제1항부터 제3항까지의 규정에 따라 추가로 진료과목을 설치·운영하는 경우에는 보건복지부령으로 정하는 바에 따라 진료에 필요한 시설·장비를 갖추어야 함.

⑤ 제1항부터 제3항까지의 규정에 따라 추가로 설치한 진료과목을 포함한 의료기관의 진료과목은 보건복지부령으로 정하는 바에 따라 표시. ※ **예외** : 치과의 진료과목은 종합병원과 제77조제2항에 따라 보건복지부령으로 정하는 치과병원에 한하여 표시할 수 있음.

제47조(의료관련감염 예방) ① 보건복지부령으로 정하는 일정 규모 이상의 병원급 **의료기관의 장**은 의료관련감염 예방을 위하여 감염관리위원회와 감염관리실을 설치·운영하고 보건복지부령으로 정하는 바에 따라 감염관리 업무를 수행하는 전담 인력을 두는 등 필요한 조치를 해야 함.

② 감염병의 **예방을 위하여** 정기적으로 교육을 실시해야 함.

③ 감염병이 **유행하는 경우** 감염병의 확산 방지를 위하여 필요한 정보를 제공하여야 함.

④ **질병관리청장은** 의료관련감염의 발생·원인 등에 대한 의과학적인 감시를 위하여 감시 시스템을 구축·운영

⑤ 의료기관은 시스템을 통하여 매월 의료관련감염 발생사실 등록

⑥ 질병관리청장은 시스템의 구축·운영 업무를 대통령령으로 정하는 바에 따라 관계 전문기관에 위탁 가능

⑦ 질병관리청장은 업무를 위탁한 전문기관에 대하여 그 업무에 관한 보고 또는 자료의 제출을 명할 수 있음.

⑧ 의료관련감염이 발생한 사실을 알게 된 의료기관의 장, 의료인, 의료기관 종사자 또는 환자 등은 질병관리청장에게 그 사실을 보고(자율 보고)할 수 있고, 질병관리청장은 자율 보고한 사람의 의사에 반하여 그 신분을 공개하여서는 안 됨.

⑨ 자율 보고한 사람이 해당 의료관련감염과 관련하여 관

계 법령을 위반한 사실이 있는 경우에는 그에 따른 행정처분을 감경하거나 면제 가능. (등등)

제47조의2(입원환자의 전원) 의료기관의 장은 천재지변, 감염병 의심 상황, 집단 사망사고의 발생 등 입원환자를 긴급히 전원시키지 않으면 입원환자의 생명·건강에 중대한 위험이 발생할 수 있음에도 환자나 보호자의 동의를 받을 수 없는 등 보건복지부령으로 정하는 불가피한 사유가 있는 경우에는 보건복지부령으로 정하는 바에 따라 시장·군수·구청장의 승인을 받아 입원환자를 다른 의료기관으로 전원 가능

제60조의3(간호인력 취업교육센터 설치 및 운영) ① 보건복지부장관은 간호·간병통합서비스 제공·확대 및 **간호인력의 역량 강화와 원활한 수급을 위하여** 다음 각 호의 업무를 수행하는 간호인력 취업교육센터를 지역별로 설치·운영할 수 있음. 〈개정 2023. 5. 19.〉

제80조(간호조무사 자격) ① **간호조무사가 되려는 사람** : 보건복지부령으로 정하는 교육과정을 이수하고 간호조무사 국가시험에 합격한 후 **보건복지부장관의 자격인정**을 받아야 한다.

1. 특성화고등학교의 간호 관련 학과를 졸업한 사람(간호조무사 국가시험 응시일로부터 6개월 이내에 졸업이 예정된 사람을 포함)
2. 고등학교 졸업자(간호조무사 국가시험 응시일로부터 6개월 이내에 졸업이 예정된 사람을 포함) 또는 같은 수준 이상의 학력이 있다고 인정되는 사람(고등학교 졸업학력 인정자)으로서 보건복지부령으로 정하는 국·공립 간호조무사양성소의 교육을 이수한 사람
3. 고등학교 졸업 이상 학력 인정자로 평생교육법에 따른 평생교육시설에서 고등학교 교과 과정에 상응하는 교육과정 중 간호 관련 학과를 졸업한 사람(간호조무사 국가시험 응시일로부터 6개월 이내에 졸업이 예정된 사람을 포함)
4. 고등학교 졸업 학력 이상 인정자로 학원의 간호조무사 교습과정을 이수한 사람
5. 고등학교 졸업학력 인정자로서 외국의 간호조무사 교육과정(보건복지부장관이 정하여 고시하는 인정기준에 해당하는 교육과정)을 이수하고 해당 국가의 간호조무사 자격을 취득한 사람
6. 제7조제1항제1호 또는 제2호에 해당하는 사람(= 간호사)

② 제1항제1호부터 제4호까지에 따른 간호조무사 교육훈련기관은 보건복지부장관의 지정·평가를 받아야 함. 이 경우 보건복지부장관은 간호조무사 교육훈련기관의 지정을 위한 평가업무를 대통령령으로 정하는 절차·방식에 따라 관계 전문기관에 위탁할 수 있음.

③ 보건복지부장관은 제2항에 따른 간호조무사 교육훈련기관이 거짓이나 그 밖의 부정한 방법으로 지정받는 등 대통령령으로 정하는 사유에 해당하는 경우에는 그 지정을 취소할 수 있음.

④ 간호조무사는 최초로 자격을 받은 후부터 **3년마다** 그 실태와 취업상황 등을 보건복지부장관에게 신고.

⑤ 제1항에 따른 간호조무사의 국가시험·자격인정, 제2항에 따른 간호조무사 교육훈련기관의 지정·평가, 제4항에 따른 자격신고 및 간호조무사의 보수교육 등에 관하여 필요한 사항은 보건복지부령으로 정함.

제80조의2(간호조무사 업무) ① 간호조무사는 제27조에도 불구하고 간호사를 보조하여 제2조제2항제5호가목부터 다목까지의 업무를 수행할 수 있음.

② 제1항에도 불구하고 간호조무사는 제3조제2항에 따른 의원급 의료기관에 한하여 의사, 치과의사, 한의사의 지도하에 환자의 요양을 위한 간호 및 진료의 보조를 수행할 수 있음.

③ 제1항 및 제2항에 따른 구체적인 업무의 범위와 한계에 대하여 필요한 사항은 보건복지부령으로 정함.

2. 정신건강증진 및 정신질환자 복지서비스 지원에 관한 법률

[제1장 총칙]

제1조(목적) 이 법은 정신질환의 예방·치료, 정신질환자의 재활·복지·권리보장과 정신건강 친화적인 환경 조성에 필요한 사항을 규정함으로써 국민의 정신건강증진 및 정신질환자의 인간다운 삶을 영위하는 데 이바지함을 목적으로 함.

제2조(기본이념) ① 모든 국민은 정신질환으로부터 보호받을 권리를 가짐.

② 모든 정신질환자는 인간으로서의 존엄과 가치를 보장받고, 최적의 치료를 받을 권리를 가짐.

③ 모든 정신질환자는 정신질환이 있다는 이유로 부당한 차별대우를 받지 아니함.

④ 미성년자인 정신질환자는 특별히 치료, 보호 및 교육을 받을 권리를 가짐.

⑤ 정신질환자에 대해서는 입원 또는 입소(입원등)가 최소화되도록 지역 사회 중심의 치료가 우선적으로 고려되어야 하며, 정신건강증진시설에 자신의 의지에 따른 입원 또는 입소(자의입원등)가 권장되어야 함.

⑥ 정신건강증진시설에 입원등을 하고 있는 모든 사람은

가능한 한 자유로운 환경을 누릴 권리와 다른 사람들과 자유로이 의견교환을 할 수 있는 권리를 가짐.

⑦ 정신질환자는 원칙적으로 자신의 신체와 재산에 관한 사항에 대하여 스스로 판단하고 결정할 권리를 가짐. 특히 주거지, 의료행위에 대한 동의나 거부, 타인과의 교류, 복지서비스의 이용 여부와 복지서비스 종류의 선택 등을 스스로 결정할 수 있도록 자기결정권을 존중받음.

⑧ 정신질환자는 자신에게 법률적·사실적 영향을 미치는 사안에 대하여 스스로 이해하여 자신의 자유로운 의사를 표현할 수 있도록 필요한 도움을 받을 권리를 가짐.

⑨ 정신질환자는 자신과 관련된 정책의 결정과정에 참여할 권리를 가짐.

제3조(정의) 이 법에서 사용하는 **용어의 뜻**.

1. **정신질환자** : 망상, 환각, 사고나 기분의 장애 등으로 인하여 독립적으로 일상생활을 영위하는 데 중대한 제약이 있는 사람.
2. **정신건강증진사업** : 정신건강 관련 교육·상담, 정신질환의 예방·치료, 정신질환자의 재활, 정신건강에 영향을 미치는 사회복지·교육·주거·근로 환경의 개선 등을 통하여 국민의 정신건강을 증진시키는 사업.
3. **정신건강복지센터** : 정신건강증진시설, 사회복지시설, 학교 및 사업장과 연계체계를 구축하여 지역사회에서의 정신건강증진사업등을 하는 다음 각 목의 기관 또는 단체.
   가. 국가 또는 지방자치단체가 설치·운영하는 기관
   나. 국가 또는 지방자치단체로부터 위탁받아 정신건강증진사업등을 수행하는 기관 또는 단체
4. **정신건강증진시설** : 정신의료기관, 정신요양시설 및 정신재활시설.
5. **정신의료기관** : 「의료법」에 따른 다음 각 목의 어느 하나에 해당하는 기관
   가. **정신병원** 나. **의원** 다. 병원급 의료기관에 설치된 **정신건강의학과**로 기준에 적합한 기관
6. **정신요양시설** : 정신질환자를 **입소**시켜 요양 서비스를 제공하는 시설
7. **정신재활시설** : 정신질환자 또는 정신건강상 문제가 있는 사람 중 대통령령으로 정하는 사람(정신질환자등)의 **사회적응을 위한 각종 훈련과 생활지도를 하는 시설**
8. "동료지원인"이란 정신질환자등에 대한 상담 및 교육 등의 역할을 수행할 수 있도록 정신질환자이거나 정신질환자이었던 사람 중 보건복지부령으로 정하는 동료지원인 양성과정을 수료한 사람을 말한다.

제4조(국가와 지방자치단체의 책무) ① 국가와 지방자치단체는 국민의 정신건강을 증진시키고, 정신질환을 예방·치료하며, 정신질환자의 재활 및 장애극복과 사회적응 촉진을 위한 연구·조사와 지도·상담 등 필요한 조치를 하여야 함.

② 국가와 지방자치단체는 정신질환의 예방·치료와 정신질환자의 재활을 위하여 정신건강복지센터와 정신건강증진시설, 사회복지시설, 학교 및 사업장 등을 연계하는 정신건강서비스 전달체계를 확립

⑥ 국가와 지방자치단체는 국민에게 영·유아, 아동, 청소년, 중·장년, 노인 등 생애주기에 따른 정신건강서비스를 제공하고, 우울·불안·고독 등의 정신건강상 문제와 관련하여 상담을 제공하는 등 국민의 정신건강 증진을 위하여 필요한 시책을 강구해야 함.

제5조(국민의 의무) 모든 국민은 정신건강증진을 위하여 국가와 지방자치단체가 실시하는 조사 및 정신건강증진사업등에 협력하여야 함.

제6조(정신건강증진시설의 장의 의무)

[제2장 정신건강증진 정책의 추진 등]

제7조(국가계획의 수립 등) ① 보건복지부장관은 관계 행정기관의 장과 협의하여 **5년마다** 정신건강증진 및 정신질환자 복지서비스 지원에 관한 **국가의 기본계획(국가계획)을 수립**하여야 함.

제8조(시행계획의 수립·시행 등) ① 보건복지부장관과 시·도지사는 각각 국가계획과 지역계획에 따라 **매년 시행계획을 수립·시행**하여야 하고, **시장·군수·구청장(자치구의 구청장)은 매년** 관할 시·도의 지역계획에 따라 시행계획을 수립·시행하여야 함. 다만, 시·도지사나 시장·군수·구청장이 지역계획의 시행계획 내용을 포함하여 「지역보건법」 제7조제2항 및 제8조에 따라 연차별 시행계획을 수립·시행하는 경우에는 본문에 따른 시행계획을 별도로 수립·시행하지 아니할 수 있음.

제9조(정신건강증진 관련 주요정책의 심의) 보건복지부장관은 국민건강증진정책심의위원회의 심의를 받아야 함.

제10조(실태조사) ① 보건복지부장관은 **5년마다** 다음 각 호의 사항에 관한 실태조사를 하여야 함. 다만, 정신건강증진 정책을 수립하는 데 **필요한 경우 수시로** 실태조사를 할 수 있음.

1. 정신질환의 인구학적 분포, 유병률(有病率) 및 유병요인
2. 성별, 연령 등 인구학적 특성에 따른 정신질환의 치료 이력, 정신건강증진시설 이용 현황
3. 정신질환으로 인한 사회적·경제적 손실

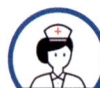

4. 정신질환자의 취업·직업훈련·소득·주거·경제상태 및 정신질환자에 대한 복지서비스
5. 정신질환자 가족의 사회·경제적 상황
6. 정신질환자 및 그 가족에 대한 차별 실태
7. 우울·불안·고독 등 정신건강 악화가 우려되는 문제
8. 그 밖에 정신건강증진에 필요한 사항으로서 보건복지부령으로 정하는 사항

제11조(정신건강상 문제의 조기발견 등) ① 보건복지부장관, 시·도지사 및 시장·군수·구청장은 정신질환의 원활한 치료와 만성화 방지를 위하여 정신건강복지센터, 정신건강증진시설 및 의료기관을 연계한 정신건강상 문제(우울·불안·고독 등 정신건강 악화가 우려되는 문제를 포함)의 조기발견 체계를 구축하여야 함.

제12조(국가와 지방자치단체의 정신건강증진사업등의 추진 등) ① 보건복지부장관은 전국 단위의 정신건강증진사업등을 수행하고, 지방자치단체의 지역별 정신건강증진사업등을 총괄·지원

② 시·도지사는 관할 구역에서의 정신건강증진사업등, 시·군·구(자치구) 간 연계체계 구축 및 응급 정신의료서비스 제공 등 광역 단위의 정신건강증진사업등을 수행하며, 시장·군수·구청장이 지역계획의 시행계획이나 지역보건의료계획의 시행계획에 따른 정신건강증진사업등을 총괄·지원

③ 시장·군수·구청장은 관할 구역에서의 정신건강증진사업등을 수행

제13조(학교 등에서의 정신건강증진사업 실시) ① 기관·단체·학교의 장 및 사업장의 사용자는 구성원의 정신건강에 관한 교육·상담과 정신질환 치료와의 연계 등의 정신건강증진사업을 실시하도록 노력하여야 함.

제14조(정신건강의 날) ① 정신건강의 중요성을 환기하고 정신질환에 대한 편견을 해소하기 위하여 매년 10월 10일을 정신건강의 날로 하고, 정신건강의 날이 포함된 주를 정신건강주간으로 함.

제15조(정신건강복지센터의 설치 및 운영) ① 보건복지부장관은 필요한 지역에서의 정신건강증진사업등의 제공 및 연계 사업을 전문적으로 수행하게 하기 위하여 정신건강복지센터를 설치·운영할 수 있음.

제15조의2(국가트라우마센터의 설치·운영) ① 보건복지부장관은 심리적 안정과 사회 적응을 지원(심리지원)을 하기 위하여 국가트라우마센터를 설치·운영할 수 있음. 〈개정 2020. 12. 29.〉

제15조의3(중독관리통합지원센터의 설치 및 운영) ① 보건복지부장관 또는 지방자치단체의 장은 알코올, 마약, 도박, 인터넷 등의 중독 문제와 관련한 종합적인 지원사업을 수행하기 위하여 중독관리통합지원센터를 설치·운영할 수 있음.

제15조의4(동료지원쉼터의 설치·운영) ① 국가와 지방자치단체는 일시적 정신건강 위기를 겪는 정신질환자등에 대하여 임시로 보호하면서 동료지원인 상담 등을 제공하는 동료지원쉼터를 설치·운영할 수 있음.

제16조(정신건강연구기관 설치·운영) 보건복지부장관은 국립정신건강연구기관을 둘 수 있음.

제17조(정신건강전문요원의 자격 등) ① 보건복지부장관은 정신건강 분야에 관한 전문지식과 기술을 갖추고 보건복지부령으로 정하는 수련기관에서 수련을 받은 사람에게 정신건강전문요원의 자격을 줄 수 있음.

② 정신건강전문요원은 그 전문분야에 따라 정신건강**임상심리사, 정신건강간호사, 정신건강사회복지사 및 정신건강작업치료사로 구분**

제18조(정신건강전문요원의 결격사유)

[제3장 정신건강증진시설의 개설·설치 및 운영 등]

제19조(정신의료기관의 개설·운영 등) ① 정신의료기관의 개설은「의료법」에 따름. 이 경우「의료법」제36조에도 불구하고 정신의료기관의 시설·장비의 기준과 의료인 등 종사자의 수·자격에 관하여 필요한 사항은 정신의료기관의 규모 등을 고려하여 **보건복지부령**으로 따로 정함.

제20조(과징금처분) ① 시·도지사 또는 시장·군수·구청장은 정신의료기관이 사업의 정지를 명하여야 하는 경우로서 그 사업의 정지가 이용자에게 심한 불편을 주거나 그 밖에 공익을 해칠 우려가 있는 경우에는 사업의 정지 처분을 갈음하여 1억원 이하의 과징금을 부과할 수 있음.

제21조(국립·공립 정신병원의 설치 등) ① **국가와 지방자치단체**는 국립 또는 공립의 정신의료기관으로서 정신병원을 설치·운영하여야 함.

제21조의2(공립 정신병원의 운영 등) ① 보건복지부장관은 보건복지부령으로 정하는 바에 따라 공립 정신병원에 대한 운영평가를 실시하여야 함. 다만, 보건복지부장관이 필요하다고 인정하는 경우에는 지방자치단체의 장으로 하여금 운영평가를 하게 할 수 있음.

제22조(정신요양시설의 설치·운영) ① 국가와 지방자치단체는 정신요양시설을 설치·운영할 수 있음.

② 사회복지법인과 그 밖의 비영리법인이 정신요양시설을 설치·운영하려는 경우에는 해당 정신요양시설 소재지 관할 특별자치시장·특별자치도지사·시장·군수·

구청장의 허가를 받아야 함.

제23조(정신건강의학과전문의의 자문)

제24조(정신요양시설의 폐지·휴지·재개 신고) 정신요양시설을 설치·운영하는 자가 그 시설을 폐지·휴지하거나 재개하려는 경우에는 보건복지부령으로 정하는 바에 따라 미리 특별자치시장·특별자치도지사·시장·군수·구청장에게 신고. 이 경우 특별자치시장·특별자치도지사·시장·군수·구청장은 그 내용을 검토하여 이 법에 적합하면 신고를 수리

제25조(정신요양시설 사업의 정지, 설치허가 취소 등)

제26조(정신재활시설의 설치·운영) ① 국가 또는 지방자치단체는 정신재활시설을 설치·운영할 수 있음.

② 국가나 지방자치단체 외의 자가 정신재활시설을 설치·운영하려면 해당 정신재활시설 소재지 관할 특별자치시장·특별자치도지사·시장·군수·구청장에게 신고. 신고한 사항 중 보건복지부령으로 정하는 중요한 사항을 변경할 때에도 신고

제27조(정신재활시설의 종류) ① 정신재활시설의 종류.

② 구체적인 필요 사항은 보건복지부령

1. **생활시설** : 정신질환자등이 생활할 수 있도록 주로 의식주 서비스를 제공하는 시설
2. **재활훈련시설** : 정신질환자등이 지역사회에서 직업활동과 사회생활을 할 수 있도록 주로 상담·교육·취업·여가·문화·사회참여 등 각종 재활활동을 지원하는 시설
3. 그 밖에 대통령령으로 정하는 시설 – (시행령 제16조) 생산품판매시설, 중독자재활시설, 종합시설

제28조(정신재활시설의 폐지·휴지·재개신고)

제29조(정신재활시설의 폐쇄 등)

제30조(기록보존) ① 정신건강증진시설의 장은 관련 기록을 보건복지부령으로 정하는 바에 따라 진료기록부 등에 작성·보존하여야 함.

1. 대면 진단 내용
2. **퇴원등의 의사 확인**
3. 퇴원등의 신청 일시 및 퇴원등의 거부 사유
4. 입원등의 기간 연장에 대한 심사 청구 및 결과
5. 투약 등의 치료 내용을 적은 진료기록 등

제31조(정신건강증진시설의 평가) ① 보건복지부장관은 정기적으로 정신건강증진시설에 대한 평가(정신건강증진시설평가)를 하여야 함. 다만, 의료기관 인증 또는 사회복지시설평가로 정신건강증진시설평가를 갈음할 수 있음.

제32조(청문) 보건복지부장관, 시·도지사 또는 시장·군수·구청장은 행정처분을 하려면 청문을 하여야 함.

[제4장 복지서비스의 제공]

제33조(복지서비스의 개발) ① 국가와 지방자치단체는 정신질환자가 정신질환에도 불구하고 잠재적인 능력을 최대한 계발할 수 있도록 정신질환자에게 적합한 서비스를 적극적으로 개발하기 위한 연구지원체계를 구축하기 위하여 노력하여야 함.

② 필요한 사항은 보건복지부령.

제34조(고용 및 직업재활 지원) ① 국가와 지방자치단체는 정신질환자가 자신의 능력을 최대한 활용하여 직업생활을 영위할 수 있도록 일자리 창출, 창업지원 등 고용촉진에 필요한 조치를 강구.

제35조(평생교육 지원) ① 국가와 지방자치단체는 정신질환자에게 평생교육의 기회가 충분히 부여될 수 있도록 특별자치시장·특별자치도지사·시장·군수·구청장별로 평생교육기관을 지정하여 정신질환자를 위한 교육과정을 적절하게 운영하도록 조치.

제36조(문화·예술·여가·체육활동 등 지원) 국가와 지방자치단체는 이 법에서 정한 지원 외에 문화·예술·여가·체육활동 등의 영역에서 정신질환자에게 필요한 서비스가 지원되도록 최대한 노력.

제37조(지역사회 거주·치료·재활 등 통합 지원) ① 국가와 지방자치단체는 정신질환자의 지역사회 거주 및 치료를 위하여 필요한 시책을 강구.

제38조(가족에 대한 정보제공과 교육) ① 국가와 지방자치단체는 정신질환자의 가족이 정신질환자의 적절한 회복과 자립을 지원하는 데 필요한 정보를 제공하거나 관련 교육을 실시할 수 있음.

제38조의2(절차조력)

제38조의3(성년후견제 이용지원)

[제5장 보호 및 치료]

제39조(보호의무자) ① 「민법」에 따른 후견인 또는 부양의무자는 정신질환자의 보호의무자. ※ **예외** : 보호의무자가 될 수 없는 경우.

1. 피성년후견인 및 피한정후견인
2. 파산선고를 받고 복권되지 아니한 사람
3. 해당 정신질환자를 상대로 한 소송이 계속 중인 사람 또는 소송한 사실이 있었던 사람과 그 배우자
4. 미성년자
5. 행방불명자
6. 그 밖에 보건복지부령으로 정하는 부득이한 사유로 보호의무자로서의 의무를 이행할 수 없는 사람

② 보호의무자 사이의 보호의무의 순위는 후견인·부양의

무자의 순위에 따르며 부양의무자가 2명 이상인 경우에는 「민법」 제976조에 따름.

제40조(보호의무자의 의무) ① 보호의무자는 보호하고 있는 정신질환자가 적절한 치료 및 요양과 사회적응 훈련을 받을 수 있도록 노력하여야 함. ※ 유기 시 : 5년 이하의 징역 또는 5천만원 이하의 벌금

제41조(자의입원등) ① 정신질환자나 그 밖에 정신건강상 문제가 있는 사람은 보건복지부령으로 정하는 입원등 신청서를 정신의료기관등의 장에게 제출함으로써 그 정신의료기관등에 자의입원등을 할 수 있음.

② 정신의료기관등의 장은 자의입원등을 한 사람이 퇴원등을 신청한 경우에는 지체 없이 퇴원등을 시켜야 함.

③ 정신의료기관등의 장은 자의입원등을 한 사람에 대하여 입원등을 한 날부터 2개월마다 퇴원등을 할 의사가 있는지를 확인하여야 함.

제42조(동의입원등) ① 정신질환자는 보호의무자의 동의를 받아 보건복지부령으로 정하는 입원등 신청서를 정신의료기관등의 장에게 제출함으로써 그 정신의료기관등에 입원등을 할 수 있음.

제43조(보호의무자에 의한 입원등) ① 정신의료기관등의 장은 정신질환자의 보호의무자 2명 이상(보호의무자 간 입원등에 관하여 다툼이 있는 경우, 선순위자 2명 이상을 말하며, 보호의무자가 1명만 있는 경우에는 1명)이 신청한 경우로서 정신건강의학과전문의가 입원등이 필요하다고 진단한 경우에만 해당 정신질환자를 입원등을 시킬 수 있음. 이 경우 정신의료기관등의 장은 입원등을 할 때 보호의무자로부터 보건복지부령으로 정하는 바에 따라 입원등 신청서와 보호의무자임을 확인할 수 있는 서류를 받아야 함.

제44조(특별자치시장·특별자치도지사·시장·군수·구청장에 의한 입원) ① 정신건강의학과전문의 또는 정신건강전문요원은 정신질환으로 자신의 건강 또는 안전이나 다른 사람에게 해를 끼칠 위험이 있다고 의심되는 사람을 발견하였을 때에는 특별자치시장·특별자치도지사·시장·군수·구청장에게 대통령령으로 정하는 바에 따라 그 사람에 대한 진단과 보호를 신청할 수 있음.

제45조(입원등의 입원적합성심사위원회 신고 등) ① 제43조 또는 제44조에 따라 입원등을 시키고 있는 **정신의료기관등의 장**은 입원등을 시킨 즉시 **입원등을 한 사람에게** 입원등의 사유 및 입원적합성심사위원회에 의하여 입원적합성심사를 받을 수 있다는 사실을 구두 및 서면으로 알리고, 입원등을 한 사람의 대면조사 신청 의사를 구두 및 서면으로 확인하여야 함.

제50조(응급입원) ① 정신질환자로 추정되는 사람으로서 자신의 건강 또는 안전이나 다른 사람에게 해를 끼칠 위험이 큰 사람을 발견한 사람은 그 상황이 매우 급박하여 규정에 따른 입원등을 시킬 시간적 여유가 없을 때에는 의사와 경찰관의 동의를 받아 정신의료기관에 그 사람에 대한 응급입원을 의뢰할 수 있음.

제51조(신상정보의 확인)

제52조(퇴원등의 사실의 통보) ① 정신의료기관등의 장은 정신의료기관등에 입원등을 한 사람이 퇴원등을 할 때에는 보건복지부령으로 정하는 바에 따라 본인의 동의를 받아 그 퇴원등의 사실을 관할 정신건강복지센터의 장(관할 지역에 정신건강복지센터가 없는 경우에는 보건소의 장)에게 통보. 다만, 정신건강의학과전문의가 퇴원등을 할 사람 본인의 의사능력이 미흡하다고 판단하는 경우에는 보호의무자의 동의로 본인의 동의를 갈음할 수 있음.

[제6장 퇴원등의 청구 및 심사 등]

제53조(정신건강심의위원회의 설치·운영) ① 시·도지사와 시장·군수·구청장은 정신건강에 관한 중요한 사항을 심의 또는 심사하기 위하여 시·도지사 소속으로 광역정신건강심의위원회를 두고, 시장·군수·구청장 소속으로 기초정신건강심의위원회를 둠. 다만, 정신의료기관등이 없는 시·군·구에는 기초정신건강심의위원회를 두지 않을 수 있음.

제59조(퇴원등 명령의 통지 등) ① 정신건강심의위원회로부터 보고를 받은 특별자치시장·특별자치도지사·시장·군수·구청장은 심사 청구를 접수한 날부터 15일 이내에 퇴원등 명령 또는 결정.

제63조(임시 퇴원등) ① 정신질환자를 입원등을 시키고 있는 정신의료기관등의 장은 2명 이상의 정신건강의학과전문의가 진단한 결과 정신질환자의 증상에 비추어 일시적으로 퇴원등을 시켜 그 회복 경과를 관찰하는 것이 필요하다고 인정되는 경우에는 **3개월의 범위에서** 해당 정신질환자를 임시 퇴원등을 시키고 그 사실을 보호의무자 또는 특별자치시장·특별자치도지사·시장·군수·구청장에게 통보

③ 재입원등의 기간은 재입원등을 한 날부터 3개월을 초과할 수 없음.

[제7장 권익보호 및 지원 등]

제68조(입원등의 금지 등) ① 누구든지 응급입원의 경우를 제외하고는 정신건강의학과전문의의 대면 진단에 의하지 아니하고 정신질환자를 정신의료기관등에 입원등을 시키거나 입원등의 기간을 연장할 수 없음.

② 진단의 유효기간은 진단서 발급일부터 30일까지.

제69조(권익보호) ① 누구든지 정신질환자이거나 정신질환자였다는 이유로 그 사람에 대하여 교육, 고용, 시설이용의 기회를 제한 또는 박탈하거나 그 밖의 불공평한 대우를 하여서는 안 됨.

② 누구든지 정신질환자, 그 보호의무자 또는 보호를 하고 있는 사람의 동의를 받지 아니하고 정신질환자에 대하여 녹음·녹화 또는 촬영하여서는 안 됨.

③ 정신건강증진시설의 장은 입원등을 하거나 정신건강증진시설을 이용하는 정신질환자에게 정신건강의학과전문의의 지시에 따른 치료 또는 재활의 목적이 아닌 노동을 강요하여서는 안 됨.

제69조의2(동료지원인 양성 및 활동지원) ① 국가 및 지방자치단체는 동료지원인을 양성하고 활동을 지원할 수 있음.

제70조(인권교육) ① 정신건강증진시설의 장과 종사자는 인권에 관한 교육(인권교육)을 받아야 함.

제70조의2(정신질환보도 권고기준 준수 협조요청) ① 보건복지부장관은 정신질환보도로 인한 정신질환 및 정신질환자에 대한 편견과 차별 유발을 방지하기 위하여 방송·신문·잡지 및 인터넷 신문 등 언론에 대하여 정신질환보도에 대한 권고기준을 준수하도록 협조를 요청할 수 있음.

제71조(비밀누설의 금지) 정신질환자 또는 정신건강증진시설과 관련된 직무를 수행하고 있거나 수행하였던 사람은 그 직무의 수행과 관련하여 알게 된 다른 사람의 비밀을 누설하거나 공표하여서는 아니 됨.

제72조(수용 및 가혹행위 등의 금지) ① 누구든지 이 법 또는 다른 법령에 따라 정신질환자를 보호할 수 있는 시설 외의 장소에 정신질환자를 수용하여서는 아니 됨.

② 정신건강증진시설의 장이나 그 종사자는 정신건강증진시설에 입원등을 하거나 시설을 이용하는 사람에게 폭행을 하거나 가혹행위를 하여서는 아니 됨.

제73조(특수치료의 제한) ① 정신의료기관에 입원을 한 사람에 대한 전기충격요법·인슐린혼수요법·마취하최면요법·정신외과요법, 그 밖에 대통령령으로 정하는 치료(특수치료)는 그 정신의료기관이 구성하는 협의체에서 결정하되, 본인 또는 보호의무자에게 특수치료에 관하여 필요한 정보를 제공하고, 본인의 동의를 받아야 함. 다만, 본인의 의사능력이 미흡한 경우에는 보호의무자의 동의를 받아야 함.

② 제1항에 따른 협의체는 2명 이상의 정신건강의학과전문의와 대통령령으로 정하는 정신건강증진에 관한 전문지식과 경험을 가진 사람으로 구성하며, 그 운영 등에 필요한 사항은 대통령령으로 정함.

제74조(통신과 면회의 자유 제한의 금지) ① 정신의료기관등의 장은 입원등을 한 사람에 대하여 치료 목적으로 정신건강의학과전문의의 지시에 따라 하는 경우가 아니면 통신과 면회의 자유를 제한할 수 없음.

② 정신의료기관등의 장은 치료 목적으로 정신건강의학과전문의의 지시에 따라 통신과 면회의 자유를 제한하는 경우에도 최소한의 범위에서 하여야 함.

제75조(격리 등 제한의 금지) ① 정신의료기관등의 장은 입원등을 한 사람에 대하여 치료 또는 보호의 목적으로 정신건강의학과전문의의 지시에 따라 하는 경우가 아니면 격리시키거나 묶는 등의 신체적 제한을 할 수 없음.

② 정신의료기관등의 장은 치료 또는 보호의 목적으로 정신건강의학과전문의의 지시에 따라 입원등을 한 사람을 격리시키거나 묶는 등의 신체적 제한을 하는 경우에도 자신이나 다른 사람을 위험에 이르게 할 가능성이 뚜렷하게 높고 신체적 제한 외의 방법으로 그 위험을 회피하는 것이 뚜렷하게 곤란하다고 판단되는 경우에만 제1항에 따른 신체적 제한을 할 수 있음. 이 경우 격리는 해당 시설 안에서 시행.

제76조(작업치료) ① 정신의료기관등의 장은 입원등을 한 사람의 치료, 재활 및 사회적응에 도움이 된다고 인정되는 경우, 그 사람의 건강상태와 위험성을 고려하여 보건복지부령으로 정하는 작업을 시킬 수 있음.

② 제1항에 따른 작업은 입원등을 한 사람 본인이 신청하거나 동의한 경우에만 정신건강의학과전문의가 지시하는 방법에 따라 시켜야 하지만, 정신요양시설의 경우에는 정신건강의학과전문의의 지도를 받아 정신건강전문요원이 작업의 구체적인 방법을 지시할 수 있음.

③ 제1항에 따른 작업의 시간, 유형 또는 장소 등에 관한 사항은 보건복지부령.

3. 결핵예방법

제1조(목적) 이 법은 결핵을 예방하고 결핵환자에 대한 적절한 의료를 실시함으로써 결핵으로 생기는 개인적·사회적 피해를 방지하여 국민의 건강증진에 이바지함을 목적으로 함.

제2조(정의) 이 법에서 사용하는 용어의 뜻.
1. **결핵** : 결핵균으로 인하여 발생하는 질환.
2. **결핵환자** : 결핵균이 인체 내에 침입하여 임상적 특징이 나타나는 자로서 결핵균검사에서 양성으로 확인된 자.
3. **결핵의사환자** : 임상적, 방사선학적 또는 조직학적 소견상 결핵에 해당하지만 결핵균검사에서 양성으로 확인되지 아니한 자.
4. **전염성결핵환자** : 결핵환자 중 객담(喀痰)의 결핵균검사에서 양성으로 확인되어 타인에게 전염시킬 수 있는 환자.
5. **잠복결핵감염자** : 결핵에 감염되어 결핵감염검사에서 양성으로 확인되었으나 결핵에 해당하는 임상적, 방사선학적 또는 조직학적 소견이 없으며 결핵균검사에서 음성으로 확인된 자.

제3조(국가·지방자치단체 및 의사 등의 의무) ① 결핵예방과 결핵환자의 조기발견 및 적절한 치료, 결핵퇴치를 위한 조사·연구 등(결핵관리업무)을 수행.
② 의료기관의 장 및 의사와 그 밖의 의료업무 종사자는 협조.

제4조(결핵예방의 날) ① 결핵예방 및 관리의 중요성을 널리 알리고 결핵에 대한 경각심을 고취하기 위하여 **매년 3월 24일을 결핵예방의 날**로 지정.
② 취지에 부합하는 행사와 교육·홍보사업 실시 가능.

제5조(결핵관리종합계획의 수립·시행) ① 질병관리청장은 「감염병의 예방 및 관리에 관한 법률」 제9조에 따른 감염병관리위원회 내 결핵전문위원회의 심의를 거쳐 결핵관리종합계획을 **5년마다** 수립·시행.
② 결핵관리종합계획 포함 사항. 1. 결핵예방 및 관리를 위한 기본시책 등 결핵관리에 필요한 사항
③ 특별시장·광역시장·특별자치시장·도지사·특별자치도지사(시·도지사) 및 시장·군수·구청장(자치구의 구청장)은 각각 지역보건의료계획과 연계하여 결핵관리종합계획에 따른 시행계획을 수립·시행.

제6조(결핵통계사업) ① 질병관리청장은 결핵의 발생과 관리실태에 대한 자료를 지속적이고 체계적으로 수집·분석하여 통계를 산출하는 사업(결핵통계사업)을 실시. 이 경우 통계자료의 수집 및 통계의 작성 등에 관하여는 「통계법」을 준용.

제7조(결핵관리사업 등) ① 질병관리청장은 결핵의 예방 및 퇴치를 위한 다음 각 호의 결핵관리사업을 실시.
1. 결핵의 예방 및 관리사업 2. 결핵환자 조기발견 사업 등 결핵관리에 필요하다고 인정하는 사업
② 질병관리청장은 제1항에 따른 결핵관리사업에 필요한 각종 자료 또는 정보의 처리·기록·관리 업무의 전자화를 위하여 전산정보시스템(결핵통합관리시스템)을 구축·운영
③ 질병관리청장은 보건복지부령으로 정하는 바에 따라 결핵관리사업에 필요한 자료의 제출을 요청할 수 있고, 자료 제출을 요구받은 자는 정당한 사유가 없는 한 이에 따라야 함.
④ 결핵통합관리시스템은 다음 각 호의 정보시스템과 전자적으로 연계하여 활용할 수 있음. 이 경우 연계를 통하여 수집할 수 있는 자료 또는 정보는 결핵관리사업을 위한 것으로 한정
1. 「주민등록법」 제28조제1항에 따른 주민등록전산정보를 처리하는 정보시스템
2. 「감염병의 예방 및 관리에 관한 법률」 제40조의5에 따른 감염병관리통합정보시스템
3. 「가축전염병 예방법」 제3조의3에 따른 국가가축방역통합정보시스템
4. 「지역보건법」 제5조제1항에 따른 지역보건의료정보시스템
5. 그 밖에 대통령령으로 정하는 정보시스템
⑤ 제2항부터 제4항까지에 따른 정보의 보호 및 관리에 관한 사항은 이 법에 규정된 것을 제외하고는 「개인정보 보호법」 및 「공공기관의 정보공개에 관한 법률」을 따름.
⑥ 결핵통합관리시스템의 구축·운영 및 결핵 관련 정보의 수집을 위한 요청 방법에 관하여 필요한 사항은 대통령령으로 정한함.

제8조(의료기관 등의 신고의무) ① 의사 및 그 밖의 의료기관 종사자는 다음 각 호의 어느 하나에 해당하는 경우에는 **지체 없이 소속된 의료기관의 장에게 보고**. 다만, **의료기관에 소속되지 아니한 의사는** 그 사실을 **관할 보건소장에게 신고**하여야 함.
1. 결핵환자등을 진단 및 치료한 경우
2. 결핵환자등이 사망하였거나 그 사체를 검안(檢案)한 경우
② 제1항 본문에 따른 **보고를 받은 의료기관의 장은 24시간 이내에 관할 보건소장에게 신고**

시행규칙 제3조(결핵환자등의 신고 및 치료 결과 보고) ① 법 제8조제1항 각 호 외의 부분 단서 또는 같은 조 제2항에 따라 의료기관에 소속되지 않은 의사 또는 의료기관의 장은 같은 조 제1항 각 호의 어느 하나에 해당하는 사실이 발생하거나 이러한 사실을 보고받은 경우에는 별지 제1호서식에 다음 각 호의 내용을 적어 **관할 보건소장에게 24시간 이내에 신고**해야 함. 〈개정 2023. 12. 1.〉
1. 환자 또는 사망자의 인적사항
2. 검사 · 진단 · 치료 정보
3. 신고자 정보

③ 의료기관에 소속되지 아니한 의사 또는 의료기관의 장은 신고한 결핵환자등을 치료한 결과를 관할 보건소장에게 보고

④ 관할 구역 외의 환자에 관한 것일 때에는 신고 받은 보건소장은 **해당 관할 보건소장에게** 지체 없이 전달

⑤ 제1항부터 제3항까지의 규정에 따른 신고 또는 보고의 방법 및 절차 등에 필요한 사항은 보건복지부령

제8조의2(요양급여비용 심사 등의 정지 요청) ① 질병관리청장은 의사 또는 의료기관의 장이 제8조에 따른 신고를 하지 아니하는 경우에는 그 의사 또는 의료기관의 장이 신고할 때까지 건강보험심사평가원 및 국민건강보험공단에게 요양급여비용에 관한 심사 및 지급을 정지할 것을 요청하여 결핵환자등과 잠복결핵감염자에 대하여 제20조에 따른 결핵 치료에 드는 비용 지원을 보류할 수 있고, ② 요청을 받은 자는 정당한 사유가 없으면 이에 따라야 함.

제9조(결핵환자등 발생 시 조치) ① 보건소장은 제8조에 따라 신고된 결핵환자등에 대하여 인적사항, 접촉자, 집단생활 여부 등 감염원을 조사하기 위하여 보건복지부령으로 정하는 바에 따라 **사례조사를 실시**

② 누구든지 보건소장이 실시하는 사례조사를 정당한 사유 없이 거부 또는 방해하거나 회피하여서는 아니 됨.

③ **보건소장**은 제8조에 따라 신고된 결핵환자등에 대하여 결핵예방 및 의료상 필요하다고 인정되는 경우에는 해당 의료기관에 **간호사 등을 배치 혹은 방문하게 하여** 환자관리 및 보건교육 등 **의료에 관해 적절한 지도**

제10조(결핵 집단발생 시의 조치) ① 시 · 도지사 또는 시장 · 군수 · 구청장은 결핵이 집단적으로 발생한 것이 **의심되는 경우**에는 **역학조사를 실시**, 질병관리청장이 정하는 기준에 따라 결핵검진과 잠복결핵검진(결핵검진등)을 실시한 후 잠복결핵감염자에 대한 치료 등의 조치를 시행.

② 질병관리청장, 시 · 도지사 또는 시장 · 군수 · 구청장은 역학조사를 하기 위하여 **역학조사반을 각각 설치**

③ 역학조사를 정당한 사유 없이 거부 또는 방해하거나 회피하여서는 안 됨.

제10조의2(결핵 집단발생에 따른 조치 명령) ① 시 · 도지사 또는 시장 · 군수 · 구청장은 집단생활시설에서 결핵이 집단적으로 발생한 것이 의심되거나 발생한 것을 확인한 경우 **해당 시설의 장에게** 보건복지부령으로 정하는 바에 따라 **역학조사의 협조 등** 결핵의 전파 방지 및 예방에 필요한 조치를 명할 수 있음.

② 결핵발생을 의심 또는 확인한 경우 **집단발생 사실을 통보**하여야 하며, 결핵의 전파 방지 및 예방을 위하여 필요한 경우 해당 **관할 기관에 협조를 요청**할 수 있음. 요청을 받은 기관은 협조

③ 제2항에 따라 **결핵 발생 사실을 통보하여야 하는 기관의 범위는 대통령령**으로 정함.

제11조(결핵검진등) ① 다음 각 호의 어느 하나에 해당하는 기관 · 학교의 장 등은 그 기관 · 학교 등의 종사자 · 교직원에게 결핵검진등을 실시. 다만, 다른 법령에 따라 건강진단을 받은 경우에는 이 법에 따른 결핵검진등을 받은 것으로 갈음할 수 있음.

1. 의료기관의 장
2. 산후조리업자
3. 학교의 장
4. 유치원의 장
5. 어린이집의 장
6. 아동복지시설의 장
7. 그 밖에 보건복지부령으로 정하는 기관 · 학교 등의 장

② 특별자치시장 · 특별자치도지사 또는 시장 · 군수 · 구청장은 결핵을 조기발견하기 위하여 필요한 경우에는 결핵발생의 우려가 높은 다음 각 호의 어느 하나에 해당하는 자에 대하여 결핵검진등을 실시.

1. 사회복지시설에 수용되어 있는 자 및 그 시설의 직원
2. 부랑인, 노숙인, 미신고 시설 수용자 등 집단생활을 하는 자
3. 결핵에 감염될 상당한 우려가 있다고 인정하여 학교의 장이 요청하는 자 4. 그 밖에 결핵에 감염될 상당한 우려가 있다고 특별자치시장 · 특별자치도지사 또는 시장 · 군수 · 구청장이 인정하는 자

③ 제1항 및 제2항에 따른 결핵검진등의 대상, 주기 및 실시방법 등에 관하여 필요한 사항은 보건복지부령.

제11조의2(준수사항) 제11조제1항 각 호에 해당하는 자는 보건복지부령으로 정하는 절차 · 방법 등에 따라 종사자 결핵감염 예방 및 관리 기준에 관한 사항을 준수.

제12조(결핵예방접종) 결핵예방접종에 관한 사항은 「감염병의 예방 및 관리에 관한 법률」 제24조부터 제33조까지의 규정을 준용. 이 경우 "예방접종"은 "결핵예방접종".

제13조(업무종사의 일시 제한) ① 특별자치시장·특별자치도지사 또는 시장·군수·구청장은 전염성결핵환자에 대하여 접객업이나 그 밖에 사람들과 접촉이 많은 업무에 종사하거나 제19조제1항제2호에 따른 집단생활시설에서 수행하는 업무에 종사하는 것을 보건복지부령으로 정하는 바에 따라 전염성 소실의 판정을 받을 때까지 정지하거나 금지하도록 명하여야 함.

② 제1항에 따라 업무종사 정지 또는 금지 명령을 받은 환자는 전염성 소실 판정을 받을 때까지 업무에 종사할 수 없음.

③ 제1항에 따라 업무종사 정지 또는 금지 명령을 받은 환자의 사업주 또는 고용주는 해당 환자가 전염성 소실 판정을 받을 때까지 업무 종사를 금지하여야 함.

④ 사업주 또는 고용주는 비전염성 결핵환자에 대하여 결핵환자라는 이유만으로 취업을 거부할 수 없음.

⑤ 제1항에 따라 취업이 정지되거나 금지되는 업무에 대하여는 보건복지부령으로 정함.

제14조(전염성 소실과 재취업) ① 특별자치시장·특별자치도지사 또는 시장·군수·구청장은 제13조제1항에 따라 취업이 정지 또는 금지된 자가 보건복지부령으로 정하는 바에 따라 전염성 소실의 판정을 받은 경우 그 정지 또는 금지 명령을 취소하여야 함.

② 사업주 또는 고용주는 제1항에 따라 정지 또는 금지 명령이 취소된 자를 종전의 업무에 복직시켜야 함.

제15조(입원명령) ① 시·도지사 또는 시장·군수·구청장은 결핵환자가 동거자 또는 제3자에게 결핵을 전염시킬 우려가 있다고 인정할 때에는 결핵의 예방을 위하여 결핵환자에게 일정 기간 보건복지부령으로 정하는 의료기관에 입원할 것을 명할 수 있음. 이 경우 입원명령의 통지는 결핵환자 또는 그 보호자에게 하여야 함.

② 제1항에 따른 의료기관의 장은 제1항에 따른 입원명령을 받은 자가 입원신청을 할 때는 정당한 사유 없이 입원을 거절하지 못함.

제15조의2(입원명령거부자 등에 대한 조치)

제15조의3(면회제한 등)

제16조(입원명령 등을 받은 결핵환자 등의 생활보호) ① 시·도지사 또는 시장·군수·구청장은 제15조에 따른 입원명령 또는 제15조의2에 따른 격리치료명령을 받은 결핵환자가 의료기관에 입원·치료 중일 경우 본인 또는 그 부양가족의 생계유지가 곤란하다고 인정될 때에는 대통령령으로 정하는 바에 따라 본인 또는 그 부양가족에 대한 비용 지원 등 생활보호에 필요한 조치(생활보호조치)를 해야 함.

제16조의2(생활보호조치에 관한 조사)

제17조(재소 중인 전염성결핵환자에 대한 조치) 교정시설의 장은 수용자 중 전염성결핵환자가 있을 때에는 그에 대한 치료와 전염방지를 위하여 적절한 조치를 해야 함.

제18조(결핵환자등의 의료) ① 시·도지사 또는 시장·군수·구청장은 관할 구역에 거주하는 결핵환자등에 대한 적절한 의료 등을 실시하기 위하여 전문 인력을 배치하고, 보건복지부령으로 정하는 조치를 해야 함.

② 시·도지사 또는 시장·군수·구청장은 제1항에 따른 의료를 전담하는 의사, 간호사, 임상병리사, 방사선사 및 간호조무사에 대하여 예산의 범위에서 임상연구에 드는 비용(의사만 해당)과 결핵전염위험성에 대한 보상금을 지급할 수 있음.

③ 시·도지사 또는 시장·군수·구청장은 필요한 경우 제1항에 따른 의료를 받은 자로부터 수수료 또는 의료비를 징수할 수 있음. 이 경우 해당 수수료 또는 의료비는 질병관리청장이 정하는 기준에 따라 지방자치단체의 조례로 정함.

제19조(전염성결핵환자 접촉자의 관리) ① 특별자치시장·특별자치도지사 또는 시장·군수·구청장은 전염성결핵환자와 접촉하여 결핵에 감염되기 쉬운 다음 각 호의 어느 하나에 해당하는 자에 대하여는 보건복지부령으로 정하는 기준에 따라 결핵검진등을 실시해야 함.

1. 전염성결핵환자의 가족 및 최근 접촉자
2. 전염성결핵환자가 소속한 학교, 군부대, 사회복지시설 및 사업장 등의 집단생활시설에서 생활을 같이한 자

② 특별자치시장·특별자치도지사 또는 시장·군수·구청장은 제1항에 따른 검진 결과 결핵환자등이나 잠복결핵감염자를 발견하였을 때에는 질병관리청장이 정하는 바에 따라 결핵 치료 및 잠복결핵감염치료 등 결핵의 전파 방지 및 예방에 필요한 조치를 해야 함.

③ 보건소장은 제1항 및 제2항에 따라 전염성결핵환자의 접촉자 조사 및 결핵예방 조치를 시행할 때에는 보건복지부령으로 정하는 바에 따라 대상자를 기록하고 그 명부(전자문서 포함)를 관리.

④ 제1항제2호에 해당하는 기관의 장은 제1항에 따른 결핵검진등의 조치와 제2항에 따른 결핵예방 조치에 적극 협조해야 함.

제20조(결핵환자등과 잠복결핵감염자에 대한 지원) 질병관리청장은 대통령령으로 정하는 바에 따라 결핵환자등과 잠복결핵감염자에 대하여 예산의 범위에서 결핵 치료에 드는 비용을 지원할 수 있음.

제21조(대한결핵협회) ① 결핵에 관한 조사·연구와 예방 및 퇴치사업 수행을 위해 대한결핵협회(협회)를 둠.

② 협회는 법인.

③ 제1항에 따른 대한결핵협회가 아닌 자는 대한결핵협회 또는 이와 유사한 명칭을 사용하지 못함.

④ 협회에 관하여는 이 법에 규정된 것을 제외하고는「민법」중 사단법인에 관한 규정을 준용.

제25조(모금 등) ① 협회는 크리스마스씰 모금 및 그 밖의 모금을 하려면 모금계획을 수립하여 질병관리청장의 허가를 받아야 함.

② 협회는 제1항에 따라 허가를 받은 경우에는「기부금품의 모집 및 사용에 관한 법률」에도 불구하고 크리스마스씰 모금 및 그 밖의 모금을 할 수 있음.

③ 정부 각 기관·공공단체 또는 대통령령으로 정하는 법인은 제2항에 따른 크리스마스씰 모금 및 그 밖의 모금에 협조해야 함.

④ 제2항에 따른 모금의 사용방법 및 실적보고 등에 필요한 사항은 대통령령.

제26조(특별자치시·특별자치도 또는 시·군·구가 부담하는 경비)
1. 결핵 집단발생 시 조치에 드는 경비
2. 결핵검진등에 드는 경비
3. **결핵예방접종과 관련된 경비**
4. 결핵환자의 입원비
5. 생활보호조치에 드는 경비
6. 전염성결핵환자 접촉자의 관리에 드는 경비
7. 그 밖에 특별자치시장·특별자치도지사 또는 시장·군수·구청장이 시행하는 결핵예방 및 결핵환자 발견 등에 드는 경비

제27조(시·도가 부담하는 경비 및 보조금) ① 시·도가 부담하는 경비.
1. 결핵관리업무를 수행하는 법인 또는 단체의 지부의 결핵관리에 드는 경비
2. 결핵 집단발생 시 조치에 드는 경비
3. 그 밖에 시·도지사가 시행하는 결핵예방 및 관리 등에 드는 경비

② 시·도(특별자치시·특별자치도는 제외)는 제26조에 따라 시·군·구가 부담하는 경비를 대통령령으로 정하는 바에 따라 보조해야 함.

제28조(국가가 부담하는 경비 및 보조금) ① 국가가 부담하는 경비.
1. 결핵예방에 필요한 의약품 생산 보조비
2. 결핵진료기관의 설치와 운영에 드는 경비
3. 결핵예방 홍보 등 경비
4. 결핵통계사업 경비
5. 결핵관리사업과 결핵통합관리시스템 운영에 드는 경비
6. 결핵환자등과 잠복결핵감염자에 대한 지원 경비
7. 그 밖에 결핵관리업무에 드는 경비

② 국가는 제27조에 따라 시·도가 부담 또는 보조하는 경비를 대통령령으로 정하는 바에 따라 보조

제29조(비밀누설 금지) ① 이 법에 따른 결핵관리업무에 종사하는 자 또는 종사하였던 자는 **업무상 알게 된 환자의 비밀을 정당한 사유 없이 누설 금지**

② 제16조에 따른 생활보호비 지원업무에 종사하거나 종사하였던 사람은 그 업무상 알게 된 정보를 이 법에서 정한 지원목적 외에 사용하거나 제공하여서는 안 됨.

제30조(권한의 위임·위탁) ① 이 법에 따른 질병관리청장의 권한은 그 일부를 대통령령으로 정하는 바에 따라 시·도지사 또는 시장·군수·구청장에게 위임 가능

② 질병관리청장 또는 지방자치단체의 장은 결핵관리업무 중 교육·홍보·조사·연구·진단·치료 등의 일부를 대통령령으로 정하는 바에 따라 단체 또는 관계 전문기관에 위탁 가능

「결핵예방법」상 결핵 환자의 격리치료 거부 시 처하는 벌칙: 500만원 이하의 벌금

「결핵예방법」상 결핵관리업무 종사자가 업무 중 알게 된 환자의 비밀을 정당한 사유 없이 누설했을 시의 벌칙: 3년 이하의 징역 또는 3천만원 이하의 벌금

4. 구강보건법

[제1장 총칙]

제1조(목적) 이 법은 국민의 구강보건에 관하여 필요한 사항을 규정하여 구강보건사업을 효율적으로 추진함으로써 국민의 구강질환을 예방하고 구강건강을 증진함을 목적으로 함.

제2조(정의) 용어의 뜻.
1. **구강보건사업** : 구강질환의 예방·진단, 구강건강에 관한 교육·관리 등을 함으로써 국민의 구강건강을 유지·증진시키는 사업.
2. **수돗물불소농도조정사업** : 치아우식증(충치)의 발생을 예방하기 위하여 상수도 정수장 또는 수돗물 저장소에서 불소화합물 첨가시설을 이용하여 수돗물의 불소농도를 적정수준으로 유지·조정하는 사업 또는 이와 관련되는 사업.
3. "구강관리용품"은 삭제 됨.
4. 초등학생 치과주치의사업 : 초등학생의 구강건강관리를 위하여 구강검사, 구강질환 예방진료, 구강보건교육 등을 지원하는 사업.

제3조(국가와 지방자치단체의 책무) 국가와 지방자치단체는

국민의 구강건강 증진을 위하여 필요한 계획을 수립·시행하고, 구강보건사업과 관련된 자료의 조사·연구, 인력 양성 등 그 사업 시행에 필요한 기술적·재정적 지원을 해야 함.

제4조(국민의 의무) 국민은 구강건강증진을 위한 구강보건사업이 효율적으로 시행되도록 협력하여야 하며, 스스로의 구강건강 증진을 위하여 노력해야 함.

제4조의2(구강보건의 날) ① 구강보건에 대한 국민의 이해와 관심을 높이기 위하여 **매년 6월 9일을 구강보건의 날**로 정함.

② 국가와 지방자치단체는 구강보건의 날의 취지에 부합하는 행사 등 사업을 시행

[제2장 구강보건사업계획 수립 등]

제5조(구강보건사업기본계획의 수립) ① **보건복지부장관**은 구강보건사업의 효율적인 추진을 위하여 **5년마다** 구강보건사업에 관한 기본계획을 수립

② 기본계획 사업 포함 내용
1. 구강보건에 관한 조사·연구 및 교육사업
2. 수돗물불소농도조정사업
3. 학교 구강보건사업(초등학생 치과주치의사업 포함)
4. 사업장 구강보건사업
5. 노인·장애인 구강보건사업
6. 임산부·영유아 구강보건사업
7. 구강보건 관련 인력의 역량강화에 관한 사업
8. 그 밖에 구강보건사업과 관련하여 대통령령으로 정하는 사업

③ 보건복지부장관은 기본계획을 수립하거나 변경하려는 경우에는 관계 중앙행정기관의 장과 미리 협의. 다만, 대통령령으로 정하는 경미한 사항을 변경하는 경우에는 협의를 하지 아니할 수 있음.

④ 기본계획의 수립절차 등에 필요한 사항은 보건복지부령

제6조(구강보건사업 세부계획 및 시행계획의 수립·시행)

① 특별시장·광역시장·특별자치시장·도지사·특별자치도지사(시·도지사)는 **매년** 기본계획에 따라 구강보건사업에 관한 세부계획을 수립·시행해야 함.

② 시장·군수·구청장(자치구의 구청장)은 **매년** 기본계획 및 세부계획에 따라 구강보건사업에 관한 시행계획을 수립·시행해야 함.

③ 세부계획 및 시행계획을 수립·시행하는 경우 제5조제2항제3호에 따른 학교 구강보건사업에 관하여는 해당 교육감 또는 교육장과 미리 협의해야 함.

④ 제1항 및 제2항에 따른 세부계획과 시행계획의 수립·시행에 필요한 사항은 보건복지부령.

제7조(구강보건사업의 시행) ① 보건복지부장관, 시·도지사 또는 시장·군수·구청장은 이 법에서 정하는 바에 따라 구강보건사업을 시행

② 특별자치시·특별자치도 또는 시·군·구(자치구)의 보건소(보건의료원 포함)에는 치과의사 및 치과위생사를 둠.

③ 보건복지부장관, 시·도지사 또는 시장·군수·구청장은 구강보건사업의 시행을 위하여 필요하면 관계 기관 또는 단체에 인력, 기술 및 재정 지원을 하거나 협조를 요청할 수 있음.

제8조(구강보건사업 시행 결과의 평가) ① 시장·군수·구청장은 해당 시행계획의 결과를 시·도지사에게 제출

② 시·도지사는 제1항에 따라 받은 시행 결과를 평가하고, 그 평가 결과와 해당 세부계획의 시행 결과를 보건복지부장관에게 제출

③ 보건복지부장관은 제2항에 따라 받은 세부계획과 시행계획의 평가 및 시행 결과를 평가

④ 제2항 및 제3항에 따른 평가의 방법·절차, 그 밖에 필요한 사항은 보건복지부령

제9조(구강건강실태조사) ① **질병관리청장**은 보건복지부장관과 협의하여 국민의 구강건강상태와 구강건강의식 등 구강건강실태를 **3년마다** 조사하고 그 결과를 공표해야 함. 이 경우 장애인의 구강건강실태에 대하여는 별도로 계획을 수립하여 조사

② 질병관리청장은 제1항에 따른 구강건강실태조사를 위하여 관계 기관·법인 또는 단체의 장에게 필요한 자료의 제출 또는 의견의 진술 요청 가능. 이 경우 요청을 받은 자는 협조

③ 제1항에 따른 조사의 방법과 그 밖에 필요한 사항은 대통령령

[제3장 수돗물불소농도조정사업]

제10조(수돗물불소농도조정사업의 계획 및 시행) ① 수돗물불소농도조정사업을 시행하려는 시·도지사, 시장·군수·구청장 또는 「한국수자원공사법」에 따른 한국수자원공사 사장이 사업계획 수립 시 포함해야 할 내용

1. 정수시설 및 급수 인구 현황
2. 사업 담당 인력 및 예산
3. **사용하려는 불소제제 및 불소화합물 첨가시설**
4. **유지하려는 수돗물 불소농도**
5. 그 밖에 보건복지부령으로 정하는 사항

시행규칙 제4조(불소제제 등) ① 법 제10조제1항제3호에 따른 불소제제 및 불소화합물 첨가시설. 이 경우 불소제제의 표준규격 및 기준 등은 **보건복지부장관이 정하는 바에 따름.**
1. **불소제제** : 불화나트륨, 불화규산 및 불화규소나트륨
2. **불소화합물 첨가시설** : 정량 불소화합물 첨가기

② 법 제10조제1항제4호에 따라 시·도지사, 시장·군수·구청장 또는 한국수자원공사사장이 유지하려는 **수돗물불소농도는 0.8피피엠**으로 하되, 그 **허용범위는 최대 1.0피피엠, 최소 0.6피피엠**

② 시·도지사, 시장·군수·구청장 또는 한국수자원공사 사장은 공청회나 여론조사 등을 통하여 관계 지역주민의 의견을 적극 수렴하고 그 결과에 따라 수돗물불소농도조정사업을 시행 또는 중단할 수 있음.

③ 보건복지부장관은 제1항에 따른 사업계획의 수립·시행에 필요한 기술적·재정적 지원 가능

④ 제1항제3호 및 제4호의 세부 사항은 보건복지부령

제11조(수돗물불소농도조정사업의 관리) ① 수돗물불소농도조정사업을 시행하는 시·도지사, 시장·군수·구청장 및 한국수자원공사 사장(사업관리자)은 다음 각 호의 사항을 관장함.
1. 불소화합물 첨가시설의 설치 및 운영
2. 불소농도 유지를 위한 지도·감독
3. 불소화합물 첨가 인력의 안전관리
4. 불소제제의 보관 및 관리에 관한 지도·감독

② 사업관리자는 수돗물불소농도조정사업과 관련된 업무 중 보건복지부령으로 정하는 업무를 일반수도사업을 하는 사업소의 장 또는 보건소장으로 하여금 수행하게 할 수 있음.

[제4장 학교 구강보건사업]

제12조(학교 구강보건사업) ① 유치원 및 학교의 장이 시행해야 할 사업.
1. **구강보건교육**
2. 구강검진
3. 칫솔질과 치실질 등 구강위생관리 지도 및 실천
4. **불소용액 양치와 치과의사 또는 치과의사의 지도에 따른 치과위생사의 불소 도포**
5. 지속적인 구강건강관리
6. 그 밖에 학생의 구강건강 증진에 필요하다고 인정되는 사항

시행규칙 제10조(불소용액의 농도 등) ① 법 제12조제1항제4호에 따른 불소용액 양치사업에 필요한 양치횟수는 매일 1회 또는 주 1회로 함.

② 영 제11조에 따른 불소용액 양치사업에 필요한 **불소용액의 농도**는 매일 1회 양치하는 경우에는 **양치액의 0.05퍼센트**로, 주 1회 양치하는 경우에는 양치액의 0.2퍼센트로 함.

③ 영 제11조에 따른 **불소 도포사업에 필요한 불소 도포의 횟수는 6개월에 1회** 시행

② 학교의 장은 학교 구강보건사업의 원활한 추진을 위하여 그 학교가 있는 지역을 관할하는 보건소에 필요한 인력 및 기술의 협조를 요청할 수 있음.

③ 제1항에 따른 사업의 세부 내용 및 방법 등에 관하여는 대통령령

제13조(학교 구강보건시설) ① 학교의 장은 학교 구강보건사업을 시행하기 위하여 보건복지부령으로 정하는 구강보건시설을 설치할 수 있음.

② 국가와 지방자치단체는 제1항에 따른 구강보건시설을 설치하려는 학교의 장에게 필요한 비용의 전부 또는 일부를 지원할 수 있음.

[제5장 사업장 구강보건사업 등]

제14조(사업장 구강보건사업) 사업장의 사업주가 보건교육과 건강진단을 실시할 때, 대통령령으로 정하는 바에 따라 구강보건교육과 구강검진을 함께 실시해야 함.

제15조(노인·장애인 구강보건사업 등) ① 국가와 지방자치단체는 「노인복지법」 제27조제1항에 따라 실시하는 건강진단과 보건교육에 구강검진과 구강보건교육을 포함해야 함.

② 국가와 지방자치단체는 노인복지시설 및 장애인복지시설을 이용하거나 입소하여 생활하는 노인 및 장애인 또는 재가 노인 및 장애인을 대상으로 구강보건사업을 실시해야 함.

③ 국가와 지방자치단체는 홀로 사는 노인의 구강건강을 위하여 노력해야 함.

제15조의2(장애인구강진료센터의 설치 등) ① 보건복지부장관은 장애인의 구강보건 및 구강건강증진에 관한 다음 각 호의 업무를 수행하기 위하여 중앙장애인구강진료센터를 설치·운영.
1. 권역장애인구강진료센터 및 지역장애인구강진료센터의 진료지침 및 방향설정
2. 정보의 공유 및 협력

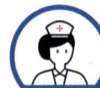

3. 장애인 구강환자의 진료

② 시·도지사는 장애인의 구강진료 등 구강보건 및 구강건강증진을 효율적으로 추진하기 위하여 권역장애인구강진료센터 및 지역장애인구강진료센터를 설치·운영. 이 경우 권역장애인구강진료센터는 각 시·도에 1개소 이상 설치·운영.

③ 보건복지부장관과 시·도지사는 제1항 및 제2항에 따른 중앙장애인구강진료센터, 권역장애인구강진료센터 및 지역장애인구강진료센터의 설치·운영을 업무에 필요한 전문인력과 시설을 갖춘 기관에 위탁 가능. ④ 진료센터를 위탁·운영하는 자에게 위탁·운영에 필요한 경비의 전부 또는 일부 보조 가능.

⑤ 설치·운영 및 위탁 등에 필요한 사항은 보건복지부령.

제15조의3(장애인구강진료센터에 관한 정보 제공) 국가와 지방자치단체는 장애인이 장애인구강진료센터의 구강 진료를 쉽게 이용할 수 있도록 장애인에게 장애인구강진료센터에 관한 정보를 제공.

제16조(모자·영유아 구강보건사업) ① 특별자치시장·특별자치도지사 또는 시장·군수·구청장은 모자보건수첩을 발급받은 임산부와 영유아를 대상으로 구강보건교육과 구강검진을 실시하고, 그 결과를 모자보건수첩에 기록·관리해야 함.

> **시행규칙 제14조(임산부·영유아 구강보건교육)** 특별자치시장, 특별자치도지사 및 시장·군수·구청장은 법 제16조제1항에 따라 임산부 및 영유아에 대하여 다음 각 호의 사항이 포함된 **구강보건교육계획을 수립**하여 **매년** 실시.
> 1. 치아우식증(충치)의 예방 및 관리
> 2. 치주질환(잇몸병)의 예방 및 관리
> 3. 그 밖의 구강질환의 예방 및 관리

② 영유아의 건강진단에는 구강검진을 포함.

③ **구강보건교육과 구강검진 등에 필요한 사항은 보건복지부령**. 제17조 삭제

제17조의2(보건소의 구강보건시설 설치·운영) 특별자치시·특별자치도 또는 시·군·구(자치구)의 보건소에는 구강질환 예방 및 진료를 위해 보건복지부령으로 정하는 바에 따라 구강보건실 또는 구강보건센터를 설치·운영.

[제6장 보칙]

제18조(구강관리용품의 관리 등) ① 보건복지부장관은 국민의 구강건강 증진을 위하여 구강관리용품을 관리.

② 보건복지부장관은 구강관리용품 생산을 위한 연구·개발을 하는 기관, 단체 등에 재정적 지원. → 제18조(구강관리용품의 연구·개발 지원) 보건복지부장관은 「위생용품 관리법」 제2조제1호라목에 따른 구강관리용품의 생산을 위한 연구·개발을 하는 기관, 단체 등에 재정적 지원.

제18조의2(구강보건산업 진흥) 보건복지부장관은 구강보건을 위하여 불소를 포함하는 제품 등이 활성화될 수 있도록 지원.

제19조(대한구강보건협회) ① 구강보건교육 및 홍보 등의 업무를 수행하기 위해 대한구강보건협회(협회)를 둠.

② 협회의 회원이 될 수 있는 사람은 협회의 설립 취지와 그 사업에 찬성하는 사람. ③ 협회는 법인.

④ 협회에 관하여 이 법에서 규정된 사항을 제외하고는 「민법」 중 사단법인에 관한 규정을 준용.

제20조(구강보건연구기관의 설치) 국가는 국민의 구강건강 증진을 위하여 구강보건에 관한 연구·조사를 하는 전문 연구기관을 설치 또는 지정·운영.

제21조(교육훈련) ① 보건복지부장관은 구강보건사업과 관련되는 인력의 역량강화를 위하여 교육훈련을 실시.

② 보건복지부장관은 구강보건사업과 관련되는 인력의 교육훈련에 필요한 교육프로그램 및 업무지침을 마련하여 보급.

③ 보건복지부장관은 제1항에 따른 교육훈련을 전문 관계 기관에 위탁 가능.

④ 제1항 및 제3항에 따른 교육훈련과 위탁에 필요한 사항은 보건복지부령.

제22조(권한의 위임·위탁) ① 이 법에 따른 **보건복지부장관**의 권한은 대통령령으로 정하는 바에 따라 그 일부를 시·도지사 또는 시장·군수·구청장에게 위임 가능.

② 구강보건사업을 하는 관련 기관 또는 단체에 위탁 가능.

③ 시·도지사 또는 시장·군수·구청장은 위임받은 사무의 일부를 대통령령으로 정하는 바에 따라 구강보건사업을 하는 관련 기관 또는 단체에 위탁 가능.

④ 보건복지부장관, 시·도지사 또는 시장·군수·구청장은 업무를 위탁하였을 때에는 수탁 기관 또는 단체에 그 비용의 전부 또는 일부를 보조할 수 있음.

5. 혈액관리법

제1조(목적) 이 법은 혈액관리업무에 관하여 필요한 사항을 규정함으로써 수혈자와 헌혈자를 보호하고 혈액관리를 적절하게 하여 국민보건의 향상에 이바지함을 목적으로 함.

제2조(정의) 용어의 뜻.

1. **혈액** : 인체에서 채혈한 혈구 및 혈장.
2. **혈액관리업무** : 수혈이나 혈액제제의 제조에 필요한 혈액을 채혈·검사·제조·보존·공급 또는 품질관리하는 업무.
3. **혈액원** : 혈액관리업무를 수행하기 위하여 제6조제3항에 따라 허가를 받은 자.
4. **헌혈자** : 자기의 혈액을 혈액원에 무상으로 제공하는 사람.
5. **부적격혈액** : 채혈 시 또는 채혈 후에 이상이 발견된 혈액 또는 혈액제제로서 보건복지부령으로 정하는 혈액 또는 혈액제제.

> **시행규칙 제2조(부적격혈액 및 판정기준)** 「혈액관리법」 제2조제5호에 따른 부적격혈액의 범위와 법 제8조제3항에 따른 혈액 및 혈액제제의 적격여부에 관한 판정기준은 별표 1과 같음.

6. **채혈금지대상자** : 감염병 환자, 약물복용 환자 등 건강기준에 미달하는 사람으로서 **헌혈을 하기에 부적합**하다고 **보건복지부령**으로 정하는 사람

> **시행규칙 제2조의2(채혈금지대상자)** 법 제2조제6호에서 "보건복지부령으로 정하는 사람"이란 별표 1의2에 해당하는 사람을 말함.

7. **특정수혈부작용** : 수혈한 혈액제제로 인하여 발생한 부작용으로서 보건복지부령으로 정하는 것.
8. **혈액제제** : 혈액을 원료로 하여 제조한 의약품
   가. 전혈
   나. 농축적혈구
   다. 신선동결혈장
   라. 농축혈소판
   마. 보건복지부령으로 정하는 혈액 관련 의약품
8의2. **원료혈장** : 혈액제제 중 혈장분획제제(혈장을 원료로 일련의 제조과정을 거쳐 얻어진 의약품)의 제조를 위하여 혈액원이 혈장분획제제 제조업자에게 공급하는 혈장
9. **헌혈환급예치금** : 제14조제5항에 따라 수혈비용을 보상하거나 헌혈사업에 사용할 목적으로 혈액원이 보건복지부장관에게 예치하는 금액
10. **채혈** : 수혈 등에 사용되는 혈액제제를 제조하기 위하여 헌혈자로부터 혈액을 채취하는 행위.
11. **채혈부작용** : 채혈한 후에 헌혈자에게 나타날 수 있는 혈관미주신경반응 또는 피하출혈 등 미리 예상하지 못한 부작용.

제3조(혈액 매매 행위 등의 금지) ① 누구든지 금전, 재산상의 이익 또는 그 밖의 대가적 급부(給付)를 받거나 받기로 하고 자신의 혈액(헌혈증서를 포함)을 제공하거나 제공할 것을 약속하여서는 안 됨.

② 누구든지 금전, 재산상의 이익 또는 그 밖의 대가적 급부를 주거나 주기로 하고 다른 사람의 혈액(제14조에 따른 헌혈증서를 포함)을 제공받거나 제공받을 것을 약속하여서는 안 됨.

③ 누구든지 제1항 및 제2항에 위반되는 행위를 교사·방조 또는 알선하여서는 안 됨. ④ 행위가 있음을 알았을 때에는 그 행위와 관련되는 혈액을 채혈하거나 수혈하여서는 안 됨.

제4조(국가와 지방자치단체의 책무) 국가와 지방자치단체는 적극적인 헌혈기부문화를 조성하고 건강한 국민의 헌혈을 장려할 수 있도록 대국민 교육 및 홍보 등 필요한 지원책을 수립·시행

제4조의2(국가헌혈추진협의회 구성 및 운영) ① 제4조에 따른 책무를 수행하기 위하여 보건복지부장관 소속으로 국가헌혈추진협의회(국가헌혈협의회)를 둠.

제4조의3(헌혈 권장 등) ① 매년 6월 14일을 헌혈자의 날로 하고, 보건복지부장관은 헌혈자의 날의 취지에 적합한 기념행사를 실시하는 등 건강한 국민에게 헌혈을 권장할 수 있음.

② 보건복지부장관은 혈액원에 혈액관리업무에 필요한 경비의 전부 또는 일부를 보조

③ 헌혈 권장에 필요한 사항은 대통령령

제4조의4(헌혈자 보호와 의무 등) ① 헌혈자는 숭고한 박애정신의 실천자로서 헌혈을 하는 현장에서 존중받아야 함.

② 헌혈자는 안전한 혈액의 채혈 및 공급을 위하여 신상 및 병력에 대한 정보를 사실대로 성실하게 제공

③ 혈액원이 헌혈자로부터 채혈할 때에는 쾌적하고 안전한 환경 제공

④ 혈액원은 헌혈자가 자유의사로 헌혈할 수 있도록 헌혈에 관한 유의 사항을 설명하여야 하며, 헌혈자로부터 채혈에 대한 동의를 받아야 함.

⑤ 헌혈 적격 여부를 판정하기 위한 문진 사항의 기록과 면담은 헌혈자의 개인비밀이 보호될 수 있는 환경에서 진행

⑥ 혈액원은 채혈부작용의 발생 여부를 세심히 관찰하여야 하며, 채혈부작용을 예방하기 위하여 필요한 조치

⑦ 헌혈자에게 채혈부작용이 나타나는 경우 혈액원은 지체 없이 적절한 조치

⑧ 제1항부터 제7항까지에서 규정한 사항 외에 헌혈자를 보호하기 위하여 필요한 사항은 대통령령

제4조의5(혈액관리기본계획의 수립) ① **보건복지부장관은** 혈액의 안정적 수급 및 관리에 관한 정책을 효율적으로 추진하기 위하여 제5조에 따른 혈액관리위원회의 심의를 거쳐 혈액관리에 관한 기본계획을 **5년마다 수립**

제4조의6(헌혈추진협의회의 구성)

제4조의7(원료혈장 수급 관리 등)

제4조의8(헌혈자에 대한 예우 및 지원)

제5조(혈액관리위원회의 설치 및 운영)

제6조(혈액관리업무) ① 혈액관리업무를 할 수 있는 자

1. 의료기관
2. 대한적십자사
3. 혈액제제 제조업자 : 혈액관리업무 중 채혈 금지

② 혈액관리업무를 하는 자는 보건복지부령으로 정하는 기준에 적합한 시설·장비를 갖추어야 함.

③ 혈액원을 개설하려는 자는 보건복지부령으로 정하는 바에 따라 보건복지부장관의 허가를 받아야 함. 허가받은 사항 중 보건복지부령으로 정하는 중요한 사항을 변경하려는 경우에도 또한 같음.

④ 혈액관리업무를 하려는 자는 의약품 제조업의 허가를 받아야 하며, 품목별로 품목허가를 받거나 품목신고를 해야 함.

제6조의2(혈액관리업무의 금지 등) ① 제6조제3항에 따라 보건복지부장관의 허가를 받지 아니한 자는 혈액관리업무를 하지 못함. ※ **예외** : 혈액제제 제조업자

제6조의3(혈액제제 제조관리자 등) ① 혈액원에는 1명 이상의 의사를 두고 혈액의 검사·제조·보존 등 혈액제제 제조업무를 관리하게 해야 함.

제6조의4(혈액원의 휴업 등의 신고) ① 혈액원의 개설자가 그 업무를 휴업·폐업 또는 재개업하려는 경우, 보건복지부령으로 정하는 바에 따라 보건복지부장관에게 신고. 이 경우 보건복지부장관은 그 내용을 검토하여 이 법에 적합하면 신고를 수리해야 함.

제7조(헌혈자의 신원 확인 및 건강진단 등) ① 혈액원은 **보건복지부령**으로 정하는 바에 따라 **채혈 전**에 헌혈자에 대하여 **신원 확인 및 건강진단**을 해야 함.

> **시행규칙 제6조(헌혈자의 건강진단 등)** ① 법 제7조제1항에 따라 혈액원은 헌혈자로부터 채혈하기 전에 사진이 붙어 있어 본인임을 확인할 수 있는 주민등록증, 여권, 학생증, 그 밖의 신분증명서에 따라 그 신원을 확인해야 함. 다만, 학생, 군인 등의 단체헌혈의 경우 그 관리·감독자의 확인으로 갈음.
>
> ② 제1항에 따른 신원확인 후에 혈액원은 헌혈자에 대하여 채혈을 실시하기 전에 다음 각 호에 해당하는 건강진단을 실시.
> 1. 과거의 헌혈경력 및 혈액검사결과와 채혈금지대상자 여부의 조회
> 2. 문진·시진 및 촉진
> 3. 체온 및 맥박 측정
> 4. 체중 측정
> 5. 혈압 측정
> 6. 다음 각 목의 어느 하나에 따른 **빈혈검사**
>   가. 황산구리법에 따른 혈액비중검사
>   나. 혈색소검사
>   다. 적혈구용적률검사
> 7. 혈소판계수검사(혈소판성분채혈의 경우에만 해당)
>
> ③ 혈액원은 제2항제1호에 따른 조회를 하려는 때에는 별지 제1호의7서식의 신청서(전자문서를 포함)를 대한적십자사 회장에게 제출.
>
> ④ 대한적십자사 회장은 제3항에 따른 신청을 받은 때에는 제2항제1호에 따른 사항을 확인한 후 그 내용을 지체 없이 혈액원에 통지(전자문서를 포함).
>
> ⑤ 법 제7조제5항 단서에 따라 제2항제1호에 따른 조회를 하지 않을 수 있는 경우.
> 1. 헌혈자 본인에게 수혈하기 위하여 채혈하는 경우
> 2. 천재지변, 재해, 그 밖에 이에 준하는 사유로 인하여 전산 또는 유선 등의 방법으로 정보조회가 불가능한 경우
> 3. 긴급하게 수혈하지 아니하면 수혈자의 생명이 위태로운 경우로서 신속한 정보조회가 불가능한 경우
>
> ⑥ 법 제7조제6항에 따른 혈액원 등이 제공받을 수 있는 정보의 범위.
> 1. 감염병환자 및 약물복용환자 등의 주민등록번호 등 인적 사항
> 2. 진단명 또는 처방약물명
> 3. 진단일 또는 처방일

② 혈액원은 보건복지부령으로 정하는 감염병 환자 및 건강기준에 미달하는 사람으로부터 채혈해서는 안 됨.

③ 혈액원은 신원이 확실하지 않거나 신원 확인에 필요한 요구에 따르지 아니하는 사람으로부터 채혈해서는 안 됨.

제7조의2(채혈금지대상자의 관리) ① 보건복지부장관은 보건복지부령으로 정하는 바에 따라 채혈금지대상자의 명부를 작성·관리할 수 있음.

② 혈액원은 채혈금지대상자로부터 채혈해서는 안 됨.

③ 제2항에도 불구하고 혈액원은 보건복지부령으로 정하는 안전성검사를 통과한 채혈금지대상자에 대하여는 채혈을 할 수 있음. 이 경우 그 결과를 보건복지부령으로 정하는 바에 따라 보건복지부장관에게 보고.

④ 보건복지부장관은 채혈금지대상자 명부에 있는 사람에게 명부의 기재 사항 등을 대통령령으로 정하는 바에 따라 개별적으로 알릴 수 있음.

⑤ 제1항에 따른 채혈금지대상자의 명부를 작성·관리하는 업무에 종사하는 사람 또는 종사하였던 사람은 **업무상 알게 된 비밀을 정당한 사유 없이 누설하여서는 안 됨**.

제8조(혈액 등의 안전성 확보) ① 혈액원은 다음 각 호의 방법으로 혈액 및 혈액제제의 적격 여부를 검사하고 그 결과를 확인해야 함.

> **시행규칙 제8조(혈액의 적격여부 검사등)** ① 혈액원은 법 제8조제1항에 따라 헌혈자로부터 혈액을 채혈한 때에는 지체 없이 그 혈액에 대한 간기능검사(ALT검사, 수혈용으로 사용되는 혈액만 해당), 비(B)형간염검사, 시(C)형간염검사, 매독검사, 후천성면역결핍증 검사, 사람T세포림프친화바이러스(HTLV) 검사(혈장성분은 제외), 그 밖에 보건복지부장관이 정하는 검사를 실시하고, 혈액 및 혈액제제의 적격 여부를 확인해야만 함. 다만, 다음 각 호의 어느 하나에 해당하는 경우로서 별표 1 제2호에 따른 혈액선별검사 중 B형간염바이러스(HBV)·C형간염바이러스(HCV)·사람면역결핍바이러스(HIV) 핵산증폭검사 및 사람T세포림프친화바이러스(HTLV) 검사를 하는 경우에는 그 결과를 수혈 후에 확인할 수 있음.
> 1. 섬 지역에서 긴급하게 수혈하지 아니하면 생명이 위태로운 상황 또는 기상악화 등으로 적격 여부가 확인된 혈액·혈액제제를 공급받을 수 없는 경우
> 2. 성분채혈백혈구 또는 성분채혈백혈구혈소판을 수혈하는 경우
> ② 제1항에도 불구하고 혈액원은 헌혈자 본인에게 수혈하기 위하여 헌혈자로부터 혈액을 채혈한 때에는 제1항에 따른 검사를 실시하지 않을 수 있음.

③ 제1항에 따른 검사는 의사의 지도하에 임상병리사에 의하여 실시되어야 함.

④ 혈액원은 제1항에 따른 검사 결과(후천성면역결핍증 검사결과를 제외)를 헌혈자에게 통보해야 함. ※ **예외** : 헌혈자가 적격으로 판정된 검사결과의 통보를 명시적으로 거부하는 경우.

1. 헌혈자로부터 채혈
2. 보건복지부령으로 정하는 헌혈금지약물의 복용 여부 확인

② 혈액원 등 혈액관리업무를 하는 자(혈액원등)는 제1항에 따른 검사 결과 **부적격혈액을 발견하였을 때**에는 **보건복지부령**으로 정하는 바에 따라 이를 **폐기처분**하고 그 **결과를 보건복지부장관에게 보고**. ※ 예외 : 부적격혈액을 예방접종약의 원료로 사용하는 등 대통령령으로 정하는 경우.

> **시행규칙 제10조(부적격혈액의 폐기처분전 처리)** ① 법 제8조제2항의 규정에 의하여 혈액원 등 혈액관리업무를 하는 자(혈액원등)가 부적격혈액을 발견한 때에는 폐기처분 전까지 다음 각호의 방법에 의하여 처리.
> 1. 부적격혈액이 발견된 즉시 식별이 용이하도록 혈액 용기의 겉면에 그 사실 및 사유를 기재할 것
> 2. 부적격혈액은 적격혈액과 분리하여 잠금장치가 설치된 **별도의 격리공간에 보관할 것**

③ 제1항에 따른 혈액 및 혈액제제의 적격 여부에 관한 판정 기준은 보건복지부령

④ 혈액원은 제1항제2호에 따른 확인 결과 **부적격혈액을** 발견하였으나 그 혈액이 **이미 의료기관으로 출고된 경우**에는 해당 의료기관에 부적격혈액에 대한 **사항을 즉시 알리고, 부적격혈액을 폐기처분하도록 조치**

⑤ 혈액원은 부적격혈액의 수혈 등으로 사고가 발생할 위험이 있거나 사고가 발생하였을 때에는 이를 그 혈액을 **수혈받은 사람에게 알려야 함**.

⑥ 혈액원은 헌혈자 및 그의 혈액검사에 관한 정보를 보건복지부령으로 정하는 바에 따라 **보건복지부장관에게 보고**

⑦ 보건복지부장관은 제6항에 따라 보고받은 헌혈자 및 그의 혈액검사에 관한 정보를 적절히 유지·관리

⑧ 제1항에 따른 혈액 및 혈액제제의 적격 여부 검사와 그 밖에 제4항 및 제5항의 부적격혈액 발생 시의 조치에 필요한 사항은 보건복지부령

제8조의2(혈액사고 발생 시의 조치 등) ① 보건복지부장관은 부적격혈액의 수혈 등으로 사고가 발생할 위험이 있거

나 사고가 발생하였을 때에는 보건복지부령으로 정하는 바에 따라 혈액원등에 대하여 관련 혈액 및 혈액제제의 폐기 등 필요한 조치를 하거나 이를 하도록 명할 수 있음.

② 보건복지부장관은 제1항에 따른 조치를 하거나 이를 하도록 명할 때 필요하다 인정하면 식품의약품안전처장 등 유관기관에 협조를 요청할 수 있음.

③ 보건복지부장관은 제1항과 제2항의 조치 및 협조에 필요한 유관기관 임무 수행지침을 제정하여 시행할 수 있으며, 해당 기관은 정당한 사유가 없으면 이를 성실히 이행해야 함.

제9조(혈액의 관리 등) ① 혈액원등은 채혈 시의 혈액량, 혈액관리의 적정 온도 등 보건복지부령으로 정하는 기준에 따라 혈액관리업무를 해야 함.

> **시행규칙 제12조(혈액관리업무)** 혈액원등이 법 제9조에 따른 혈액관리업무를 수행하는 때에는 다음 각 호의 구분에 따라 행하여야 함.
> 1. 채혈업무
>   가. 의사 또는 간호사는 채혈전에 제6조에 따른 건강진단을 실시, 보건복지부장관이 고시하는 헌혈기록카드 작성
>   나. 채혈은 채혈에 필요한 시설을 갖춘 곳에서 의사의 지도하에 행해야 함.
>   다. 1인 1회 채혈량(항응고제 및 검사용 혈액을 제외)은 다음 한도의 110퍼센트를 초과하여서는 안 됨. ※ 예외 : 희귀혈액을 채혈하는 경우.
>   (1) **전혈채혈** : 400밀리리터
>   (2) **성분채혈** : 500밀리리터
>   (3) 2종류 이상의 혈액성분을 동시에 채혈하는 **다종성분채혈** : 600밀리리터
>   라. 채혈은 항응고제가 포함된 혈액백 또는 성분채혈키트를 사용하여 무균적으로 처리
>   마. 혈액제제제조를 위하여 채혈된 혈액은 제조하기까지 다음의 방법에 따라 관리
>   (1) **전혈채혈** : 섭씨 1도 이상 10도 이하에서 관리할 것. 다만, 혈소판제조용의 경우, 섭씨 20도 이상 24도 이하에서 관리할 것
>   (2) **혈소판성분채혈** : 섭씨 20도 이상 24도 이하에서 관리할 것
>   (3) **혈장성분채혈** : 섭씨 6도 이하에서 관리할 것
> 2. 혈액제제의 보존업무
> 3. 혈액제제의 공급업무
>   가. 혈액제제의 운송거리 및 시간을 고려하여 제2호 가목의 규정에 의한 보존온도를 유지할 수 있는 적절한 용기에 넣어 운송·공급.
>   나. 혈액원은 혈액제제를 공급한 때에는 별지 제7호서식에 따른 혈액제제 운송 및 수령확인서를 **2부 작성하여 1부는 3년간 보관**하고 1부는 혈액제제를 수령한 자에게 내주며, 혈액제제를 수령한 자는 해당 확인서를 **3년간 보관**하여야 한다.
> 4. 품질관리 업무

제9조의2(의료기관의 준수사항) ① 병상 수와 혈액 사용량을 고려하여 보건복지부령으로 정하는 의료기관의 장은 안전하고 적정한 혈액 사용을 위하여 수혈관리위원회와 수혈관리실을 설치·운영하고 혈액 관련 업무를 전담하는 인력을 두는 등 필요한 조치.

제10조(특정수혈부작용에 대한 조치) ① 의료기관의 장은 특정수혈부작용이 발생한 경우에는 **보건복지부령**으로 정하는 바에 따라 그 사실을 시·도지사에게 신고해야 함.

> **시행규칙 제11조(부적격혈액의 폐기처분등)** ① 혈액원등은 제10조제1항에 따른 부적격혈액을 「폐기물관리법 시행규칙」 제14조를 준용하여 폐기처분해야 함.
> ② 혈액원등은 매 연도말 기준으로 별지 제4호서식의 부적격혈액처리현황을 작성하여 다음달 10일까지 보건복지부장관에게 제출해야 함.
>
> **시행규칙 제13조(특정수혈부작용의 신고 등)** ① 의료기관의 장은 법 제10조제1항에 따라 특정수혈부작용이 발생한 사실을 확인한 날부터 **15일 이내**에 해당 의료기관 소재지의 보건소장을 거쳐 특별시장·광역시장·특별자치시장·도지사·특별자치도지사(시·도지사)에게 특정수혈부작용이 발생한 사실을 별지 제8호서식에 따라 신고. ※ 예외 : 사망의 경우는 지체 없이 신고.
> ② 시·도지사는 매월 말일을 기준으로 별지 제9호서식의 특정수혈부작용 발생현황 보고서를 작성하여 다음 달 10일까지 보건복지부장관에게 제출. 다만, 사망의 경우에는 지체 없이 제출.
> ③ 법 제10조제3항에 따른 실태조사 포함 내용.
> 1. 수혈자의 인적사항, 수혈기록 및 의무기록 조사
> 2. 헌혈자의 헌혈기록 및 과거 헌혈혈액 검사결과 조회
> 3. 수혈자 및 헌혈자의 특정수혈부작용 관련 진료내역 및 검사결과 확인
> 4. 헌혈혈액 보관검체 검사결과 확인
> 5. 헌혈자 채혈혈액 검사결과 확인

② 시·도지사는 제1항에 따른 특정수혈부작용의 발생 신고를 받은 때에는 이를 보건복지부장관에게 통보
③ 보건복지부장관은 제2항에 따라 특정수혈부작용의 발생 신고를 통보받으면 그 발생 원인의 파악 등을 위한 실태조사 실시. 이 경우 특정수혈부작용과 관련된 의료기관의 장과 혈액원등은 실태조사에 협조

제10조의2(특정수혈부작용 및 채혈부작용의 보상) ① 혈액원은 다음 각 호의 어느 하나에 해당하는 사람에 대하여 특정수혈부작용 및 채혈부작용에 대한 보상금 지급.
 1. 헌혈이 직접적인 원인이 되어 질병이 발생하거나 사망한 채혈부작용자
 2. 혈액원이 공급한 혈액이 직접적인 원인이 되어 질병이 발생하거나 사망한 특정수혈부작용자
② 제1항에 따른 보상금은 위원회의 심의에 따라 결정되며, 보상금이 결정된 때에는 위원장은 그 심의 결과를 지체 없이 혈액원에 통보
③ 제1항에도 불구하고 보상금 지급 **예외**
 1. 채혈부작용이 헌혈자 본인의 고의 또는 중대한 과실로 인하여 발생한 경우
 2. 채혈부작용이라고 결정된 사람 또는 그 가족이 손해배상청구소송 등을 제기한 경우 또는 소송제기 의사를 표시한 경우
④ 제1항에 따라 지급할 수 있는 보상금의 범위. 다만, 혈액의 공급과정에서 혈액원의 과실이 없는 경우, 제6호의 위자료만 지급 가능
 1. 진료비
 2. 장애인이 된 자에 대한 일시보상금
 3. 사망한 자에 대한 일시보상금
 4. 장제비
 5. 일실소득
 6. 위자료
⑤ 그 밖에 보상금의 산정 및 지급 등에 필요한 사항은 보건복지부령

제11조(혈액제제의 수가) 혈액원이 헌혈자로부터 채혈하여 제조한 혈액제제를 의료기관에 공급하는 가격과 혈액원으로부터 혈액제제를 공급받은 의료기관이 수혈자에게 공급하는 가격은 **보건복지부장관**이 정하여 고시

제12조(기록의 작성 등) ① 혈액원등은 보건복지부령으로 정하는 바에 따라 혈액관리업무에 관한 기록을 작성하여 갖추어 두어야 함.
② 제1항에 따른 기록(전자혈액관리업무기록 포함)은 기록한 날부터 보건복지부령으로 정하는 기간(**10년**) 동안 보존

③ 혈액관리업무에 종사하는 자는 이 법 또는 다른 법령에 특별히 규정된 경우를 제외하고는 건강진단·채혈·검사 등 업무상 알게 된 다른 사람의 비밀을 누설하거나 발표하여서는 안 됨.

제12조의2(전자혈액관리업무기록 등)
제13조(검사 등)
제13조의2(혈액원 및 의료기관의 혈액수급정보 제출)
제14조(헌혈증서의 발급 및 수혈비용의 보상 등) ① 혈액원이 헌혈자로부터 헌혈을 받았을 때에는 보건복지부령으로 정하는 바에 따라 헌혈증서를 그 헌혈자에게 발급. 이 경우 헌혈증서를 잃어버리거나 훼손되어 못쓰게 된 것이 확인된 경우에는 보건복지부령으로 정하는 바에 따라 재발급 가능

6. 감염병의 예방 및 관리에 관한 법률

[제1장 총칙]

제1조(목적) 이 법은 국민 건강에 위해가 되는 감염병의 발생과 유행을 방지하고, 그 예방 및 관리를 위하여 필요한 사항을 규정함으로써 국민 건강의 증진 및 유지에 이바지함을 목적함.

제2조(정의) 용어의 뜻.
 1. **감염병** : 제1급감염병, 제2급감염병, 제3급감염병, 제4급감염병, 기생충감염병, 세계보건기구 감시대상 감염병, 생물테러감염병, 성매개감염병, 인수공통감염병 및 의료관련감염병.

	2. 제1급감염병	3. 제2급감염병	4. 제3급감염병	5. 제4급감염병
특성	생물테러감염병 또는 치명률이 높거나 집단 발생의 우려가 커서 발생 또는 유행 즉시 신고하여야 하고, 음압 격리와 같은 높은 수준의 격리가 필요한 감염병	전파가능성을 고려하여 발생 또는 유행 시 24시간 이내에 신고하여야 하고, 격리가 필요한 다음 각 목의 감염병.	그 발생을 계속 감시할 필요가 있어 발생 또는 유행 시 24시간 이내에 신고하여야 하는 다음 각 목의 감염병.	제1급감염병부터 제3급감염병까지의 감염병 외에 유행 여부를 조사하기 위하여 표본감시 활동이 필요한 다음 각 목의 감염병.
	단, 갑작스러운 국내 유입 또는 유행이 예견되어 긴급한 예방·관리가 필요하여 질병관리청장이 보건복지부장관과 협의하여 지정하는 감염병을 포함			단, 질병관리청장이 지정하는 감염병을 포함
질환	가. 에볼라바이러스병 나. 마버그열 다. 라싸열 라. 크리미안콩고출혈열 마. 남아메리카출혈열 바. 리프트밸리열 사. 두창 아. 페스트 자. 탄저 차. 보툴리눔독소증	가. 결핵 나. 수두 다. 홍역 라. 콜레라 마. 장티푸스 바. 파라티푸스 사. 세균성이질 아. 장출혈성대장균감염증 자. A형간염 차. 백일해 카. 유행성이하선염 타. 풍진	가. 파상풍 나. B형간염 다. 일본뇌염 라. C형간염 마. 말라리아 바. 레지오넬라증 사. 비브리오패혈증 아. 발진티푸스 자. 발진열 차. 쯔쯔가무시증 카. 렙토스피라증 타. 브루셀라증 파. 공수병	가. 인플루엔자 나. 삭제<2023.8.8> 다. 회충증 라. 편충증 마. 요충증 바. 간흡충증 사. 폐흡충증 아. 장흡충증 자. 수족구병 차. 임질 카. 클라미디아감염증 타. 연성하감 파. 성기단순포진

2. 제1급감염병	3. 제2급감염병	4. 제3급감염병	5. 제4급감염병
카. 야토병 타. 신종감염병 　증후군 파. 중증급성 　호흡기증후군 　(SARS) 하. 중동호흡기 　증후군(MERS) 거. 동물인플루엔자 　인체감염증 너. 신종인플루 　엔자 더. 디프테리아	파. 폴리오 하. 수막구균 감염증 거. b형헤모필루스 　인플루엔자 너. 폐렴구균 감염증 더. 한센병 러. 성홍열 머. 반코마이신내 　성황색포도알 　균(VRSA) 　감염증 버. 카바페넴내성 　장내세균목 　(CRE)감염증 서. E형간염	하. 신증후군 　출혈열 거. 후천성면역 　결핍증(AIDS) 너. 크로이츠펠트 　-야콥병(CJD) 　및 변종크로이 　츠펠트-야콥 　병(vCJD) 더. 황열 러. 뎅기열 머. 큐열 버. 웨스트나일열 서. 라임병 어. 진드기매개뇌염 저. 유비저 처. 치쿤구니야열 커. 중증열성혈소판 　감소증후군 　(SFTS) 터. 지카바이러스 　감염증 퍼. 매독	하. 첨규콘딜롬 거. 반코마이신내성 　장알균(VRE) 　감염증 너. 메티실린내성 　황색포도알균 　(MRSA) 감염증 더. 다제내성녹농균 　(MRPA) 감염증 러. 다제내성아시 　네토박터바우 　마니균(MRAB) 　감염증 머. 장관감염증 버. 급성호흡기 　감염증 서. 해외유입기생충 　감염증 어. 엔테로바이러스 　감염증 저. 사람유두종 　바이러스 　감염증
신고주기	즉시	24시간 이내	7일 이내

6. 기생충감염병 : 기생충에 감염되어 발생하는 감염병 중 질병관리청장이 고시하는 감염병.
8. 세계보건기구 감시대상 감염병 : 세계보건기구가 국제공중보건의 비상사태에 대비하기 위하여 감시대상으로 정한 질환으로서 질병관리청장이 고시하는 감염병.
9. 생물테러감염병 : 고의 또는 테러 등을 목적으로 이용된 병원체에 의하여 발생된 감염병 중 질병관리청장이 고시하는 감염병.
10. 성매개감염병 : 성 접촉을 통하여 전파되는 감염병 중 질병관리청장이 고시하는 감염병.
11. 인수공통감염병 : 동물과 사람 간에 서로 전파되는 병원체에 의하여 발생되는 감염병 중 질병관리청장이 고시하는 감염병.
12. 의료관련감염병 : 환자나 임산부 등이 의료행위를 적용받는 과정에서 발생한 감염병으로서 감시활동이 필요하여 질병관리청장이 고시하는 감염병.
13. 감염병환자 : 감염병의 병원체가 인체에 침입하여 증상을 나타내는 사람으로서 제11조제6항의 진단 기준에 따른 의사, 치과의사 또는 한의사의 진단이나 제16조의2에 따른 감염병병원체 확인기관의 실험실 검사를 통하여 확인된 사람.
14. 감염병의사환자 : 감염병병원체가 인체에 침입한 것으로 의심이 되나 감염병환자로 확인되기 전 단계에 있는 사람.
15. 병원체보유자 : 임상적인 증상은 없으나 감염병병원체를 보유하고 있는 사람.
15의2. 감염병의심자 : 다음 각 목의 어느 하나에 해당하는 사람.
　가. 감염병환자, 감염병의사환자 및 병원체보유자(감염병환자등)와 접촉하거나 접촉이 의심되는 사람(접촉자)
　나. 검역관리지역 또는 중점검역관리지역에 체류하거나 그 지역을 경유한 사람으로서 감염이 우려되는 사람
　다. 감염병병원체 등 위험요인에 노출되어 감염이 우려되는 사람
16. 감시 : 감염병 발생과 관련된 자료, 감염병병원체・매개체에 대한 자료를 체계적이고 지속적으로 수집, 분석 및 해석하고 그 결과를 제때에 필요한 사람에게 배포하여 감염병 예방 및 관리에 사용하도록 하는 일체의 과정.
16의2. 표본감시 : 감염병 중 감염병환자의 발생빈도가 높아 전수조사가 어렵고 중증도가 비교적 낮은 감염병의 발생에 대하여 감시기관을 지정하여 정기적이고 지속적인 의과학적 감시를 실시하는 것.
17. **역학조사** : 감염병환자등이 발생한 경우 감염병의 차단과 확산 방지 등을 위하여 감염병환자등의 발생 규모를 파악하고 감염원을 추적하는 등의 활동과 감염병 예방접종 후 이상반응 사례가 발생한 경우나 감염병 여부가 불분명하나 그 발병원인을 조사할 필요가 있는 사례가 발생한 경우 그 원인을 규명하기 위하여 하는 활동.
18. 예방접종 후 이상반응 : 예방접종 후 그 접종으로 인하여 발생할 수 있는 모든 증상 또는 질병으로서 해당 예방접종과 시간적 관련성이 있는 것.
19. 고위험병원체 : 생물테러의 목적으로 이용되거나 사고 등에 의하여 외부에 유출될 경우 국민 건강에 심각한 위험을 초래할 수 있는 감염병병원체로서 보건복지부령으로 정하는 것.
20. **관리대상 해외 신종감염병** : 기존 감염병의 변이 및 변종 또는 기존에 알려지지 아니한 **새로운 병원체**에 의해 발생하여 국제적으로 보건문제를 야기하고 **국내 유입에 대비**하여야 하는 감염병으로서 **질병관리청장이 보건복지부장관과 협의하여 지정**하는 것.
21. 의료・방역 물품 : 의약품・의약외품, 의료기기 등 의료 및 방역에 필요한 물품 및 장비로서 질병관리청장이 지정하는 것.

제3조(다른 법률과의 관계) 감염병의 예방 및 관리에 관하여는 다른 법률에 특별한 규정이 있는 경우를 제외하고는 이 법에 따름.

제4조(국가 및 지방자치단체의 책무) ① 국가 및 지방자치단체는 감염병환자등의 인간으로서의 존엄과 가치를 존

중하고 그 기본적 권리를 보호하며, 법률에 따르지 아니하고는 취업 제한 등의 불이익을 주어서는 안 됨.

② 국가 및 지방자치단체는 감염병의 예방 및 관리를 위한 사업 수행.
1. 감염병의 예방 및 방역대책
2. 감염병환자등의 진료 및 보호
3. 감염병 예방을 위한 예방접종계획의 수립 및 시행
4. 감염병에 관한 교육 및 홍보
5. 감염병에 관한 정보의 수집·분석 및 제공 등

제5조(의료인 등의 책무와 권리) ① 의료인 및 의료기관의 장 등은 감염병 환자의 진료에 관한 정보를 제공받을 권리가 있고, 감염병 환자의 진단 및 치료 등으로 인하여 발생한 피해에 대하여 보상받을 수 있음.

② 감염병 환자의 진단·관리·치료 등에 최선을 다하여야 하며, 보건복지부장관, 질병관리청장 또는 지방자치단체의 장의 행정명령에 적극 협조.

③ 국가와 지방자치단체가 수행하는 감염병의 발생 감시와 예방·관리 및 역학조사 업무에 적극 협조.

제6조(국민의 권리와 의무) ① 국민은 감염병으로 격리 및 치료 등을 받은 경우 이로 인한 피해를 보상받을 수 있음.

[제2장 기본계획 및 사업]

제7조(감염병 예방 및 관리 계획의 수립 등) ① 질병관리청장은 **보건복지부장관과 협의**하여 감염병의 예방 및 관리에 관한 기본계획을 **5년마다** 수립·시행.

② 기본계획에 포함 내용.
1. 감염병 예방·관리의 기본목표 및 추진방향
2. 주요 감염병의 예방·관리에 관한 사업계획 및 추진방법
2의2. 감염병 대비 의료·방역 물품의 비축 및 관리에 관한 사항
3. 감염병 전문인력의 양성 방안
3의2. 「의료법」 제3조제2항 각 호에 따른 의료기관 종별 감염병 위기대응역량의 강화 방안
4. 감염병 통계 및 정보통신기술 등을 활용한 감염병 정보의 관리 방안
5. 감염병 관련 정보의 의료기관 간 공유 방안
6. 그 밖에 감염병의 예방 및 관리에 필요한 사항

③ 특별시장·광역시장·특별자치시장·도지사·특별자치도지사(시·도지사)와 시장·군수·구청장(자치구의 구청장)은 기본계획에 따라 시행계획을 수립·시행하여야 한다.

④ 질병관리청장, 시·도지사 또는 시장·군수·구청장은 기본계획이나 제3항에 따른 시행계획의 수립·시행에 필요한 자료의 제공 등을 관계 행정기관 또는 단체에 요청할 수 있음.

⑤ 제4항에 따라 요청받은 관계 행정기관 또는 단체는 특별한 사유가 없으면 이에 따라야 함.

제8조(감염병관리사업지원기구의 운영) ① 질병관리청장 및 시·도지사는 제7조에 따른 기본계획 및 시행계획의 시행과 국제협력 등의 업무를 지원하기 위하여 민간전문가 등으로 구성된 감염병관리사업지원기구를 둘 수 있음.

② 국가 및 지방자치단체는 감염병관리사업지원기구의 운영 등에 필요한 예산을 지원할 수 있음.

③ 제1항 및 제2항에 따른 감염병관리사업지원기구의 설치·운영 및 지원 등에 필요한 사항은 대통령령.

제8조의2(감염병병원) ① 국가는 감염병의 연구·예방, 전문가 양성 및 교육, 환자의 진료 및 치료 등을 위한 시설, 인력 및 연구능력을 갖춘 중앙감염병전문병원을 설립하거나 지정하여 운영.

② 국가는 감염병환자의 진료 및 치료 등을 위하여 권역별로 보건복지부령으로 정하는 일정규모 이상의 병상(음압병상 및 격리병상을 포함)을 갖춘 권역별 감염병전문병원을 설립하거나 지정하여 운영. 이 경우 인구 규모, 지리적 접근성 등을 고려하여 권역을 설정하여야 함.

③ 국가는 예산의 범위에서 제1항 및 제2항에 따른 중앙감염병전문병원 또는 권역별 감염병전문병원을 설립하거나 지정하여 운영하는 데 필요한 예산을 지원할 수 있음.

④ 국가는 제1항에 따른 중앙감염병전문병원의 업무에 관한 자문 등을 수행하기 위하여 중앙감염병전문병원에 감염병임상위원회를 설치할 수 있음.

⑤ 제1항 및 제2항에 따른 중앙감염병전문병원 또는 권역별 감염병전문병원을 설립하거나 지정하여 운영하는 데 필요한 절차, 방법, 지원내용 등의 사항은 대통령령.

제8조의3(내성균 관리대책) ① 보건복지부장관은 내성균 발생 예방 및 확산 방지 등을 위하여 제9조에 따른 감염병관리위원회의 심의를 거쳐 내성균 관리대책을 **5년마다** 수립·추진.

[제3장 신고 및 보고]

제11조(의사 등의 신고) ① 의사, 치과의사 또는 한의사는 다음 각 호의 어느 하나에 해당하는 사실(제16조제6항에 따라 표본감시 대상이 되는 제4급감염병으로 인한 경우는 제외)이 있으면 **소속 의료기관의 장에게 보고하여야** 하고, 해당 환자와 그 동거인에게 질병관리청장이 정하

는 감염 방지 방법 등을 지도해야 함. 다만, 의료기관에 소속되지 아니한 의사, 치과의사 또는 한의사는 그 사실을 관할 보건소장에게 신고.

1. 감염병환자등을 진단하거나 그 사체를 검안한 경우
2. 예방접종 후 이상반응자를 진단하거나 그 사체를 검안한 경우
3. 감염병환자등이 제1급감염병부터 제3급감염병까지에 해당하는 감염병으로 사망한 경우
4. 감염병환자로 의심되는 사람이 감염병병원체 검사를 거부하는 경우

② 제16조의2에 따른 감염병병원체 확인기관의 소속 직원은 실험실 검사 등을 통하여 보건복지부령으로 정하는 감염병환자등을 발견한 경우 그 사실을 그 기관의 장에게 보고

③ 제1항 및 제2항에 따라 보고를 받은 의료기관의 장 및 제16조의2에 따른 감염병병원체 확인기관의 장은 **제1급감염병**의 경우에는 **즉시**, 제2급감염병 및 제3급감염병의 경우에는 24시간 이내에, 제4급감염병의 경우에는 7일 이내에 **질병관리청장 또는 관할 보건소장에게 신고**.

④ 육군, 해군, 공군 또는 국방부 직할 부대에 소속된 군의관은 제1항 각 호의 어느 하나에 해당하는 사실(제16조제6항에 따라 표본감시 대상이 되는 제4급감염병으로 인한 경우는 제외)이 있으면 소속 부대장에게 보고하여야 하고, 보고를 받은 소속 부대장은 제1급감염병의 경우에는 즉시, 제2급감염병 및 제3급감염병의 경우에는 24시간 이내에 관할 보건소장에게 신고

제12조(그 밖의 신고의무자) ① 다음 각 호의 어느 하나에 해당하는 사람은 제1급감염병부터 제3급감염병까지에 해당하는 감염병 중 보건복지부령으로 정하는 감염병이 발생한 경우에는 의사, 치과의사 또는 한의사의 진단이나 검안을 요구하거나 해당 주소지를 관할하는 보건소장에게 신고

제13조(보건소장 등의 보고 등) ① 제11조 및 제12조에 따라 **신고를 받은 보건소장**은 그 내용을 관할 특별자치시장·특별자치도지사 또는 시장·군수·구청장에게 보고하여야 하며, 보고를 받은 특별자치시장·특별자치도지사는 **질병관리청장에게**, **시장·군수·구청장은 질병관리청장 및 시·도지사에게 이를 각각 보고**

제14조(인수공통감염병의 통보) ① 신고를 받은 국립가축방역기관장, 신고대상 가축의 소재지를 관할하는 시장·군수·구청장 또는 시·도 가축방역기관의 장은 같은 법에 따른 가축전염병 중 다음 각 호의 어느 하나에 해당하는 감염병의 경우에는 즉시 질병관리청장에게 통보

1. 탄저
2. 고병원성조류인플루엔자
3. 광견병
4. 그 밖에 대통령령으로 정하는 인수공통감염병

제15조(감염병환자등의 파악 및 관리) 보건소장은 관할구역에 거주하는 감염병환자등에 관하여 제11조 및 제12조에 따른 신고를 받았을 때에는 보건복지부령으로 정하는 바에 따라 기록하고 그 명부(전자문서를 포함)를 관리해야 함.

[제4장 감염병감시 및 역학조사 등]

제16조(감염병 표본감시 등) ① **질병관리청장**은 감염병의 표본감시를 위하여 질병의 특성과 지역을 고려하여 보건의료기관이나 그 밖의 기관 또는 단체를 감염병 표본감시기관으로 지정할 수 있음.

② 질병관리청장, 시·도지사 또는 시장·군수·구청장은 제1항에 따라 지정받은 감염병 표본감시기관의 장에게 감염병의 표본감시와 관련하여 필요한 자료의 제출을 요구하거나 감염병의 예방·관리에 필요한 협조를 요청할 수 있음. 이 경우 표본감시기관은 특별한 사유가 없으면 이에 따라야 함.

⑥ 제1항에 따른 **표본감시의 대상이 되는 감염병은 제4급감염병**으로 하고, 표본감시기관의 지정 및 지정취소의 사유 등에 관하여 필요한 사항은 보건복지부령

제16조의2(감염병병원체 확인기관)

제17조(실태조사) ① 질병관리청장, 시·도지사 및 시장·군수·구청장은 감염병의 예방 및 관리에 관한 정책을 효과적으로 수립·시행하기 위하여 다음 각 호의 구분에 따라 실태조사를 실시하고, 그 결과를 공표하여야 함.

1. 감염병 및 내성균 발생 등에 대한 실태조사 : 질병관리청장 또는 시·도지사
2. 의료기관의 감염관리 현황에 대한 실태조사 : 질병관리청장, 시·도지사 또는 시장·군수·구청장

② 질병관리청장, 시·도지사 또는 시장·군수·구청장은 제1항에 따른 조사를 위하여 의료기관 등 관계 기관·법인 및 단체의 장에게 필요한 자료의 제출 또는 의견의 진술을 요청할 수 있음. 이 경우 요청을 받은 자는 정당한 사유가 없으면 이에 협조하여야 함.

③ 제1항에 따른 실태조사에 포함되어야 할 사항과 실태조사의 시기, 방법, 절차 및 공표 등에 관하여 필요한 사항은 보건복지부령

제18조(역학조사) ① 질병관리청장, 시·도지사 또는 시장·군수·구청장은 감염병이 발생하여 유행할 우려가 있거나, 감염병 여부가 불분명하나 발병원인을 조사할

필요가 있다고 인정하면 **지체 없이 역학조사**를 하여야 하고, 그 결과에 관한 정보를 필요한 범위에서 해당 의료기관에 제공. 다만, 지역확산 방지 등을 위하여 필요한 경우 다른 의료기관에 제공

제18조의2(역학조사의 요청) ① 「의료법」에 따른 의료인 또는 의료기관의 장은 감염병 또는 알 수 없는 원인으로 인한 질병이 발생하였거나 발생할 것이 우려되는 경우 질병관리청장, 시·도지사 또는 시장·군수·구청장에게 제18조에 따른 역학조사를 실시할 것을 요청할 수 있음.

② 제1항에 따른 요청을 받은 질병관리청장, 시·도지사 또는 시장·군수·구청장은 역학조사의 실시 여부 및 그 사유 등을 지체 없이 해당 의료인 또는 의료기관 개설자에게 통지하여야 한다.

③ 제1항에 따른 역학조사 실시 요청 및 제2항에 따른 통지의 방법·절차 등 필요한 사항은 보건복지부령

제18조의3(역학조사인력의 양성) ① 질병관리청장은 제60조의2에 따른 역학조사관 또는 수습역학조사관에 대하여 정기적으로 역학조사에 관한 교육·훈련을 실시할 수 있음.

② 제1항에 따른 대상별 교육·훈련 과정 및 그 밖에 필요한 사항은 보건복지부령

제18조의5(감염병 교육의 실시) ① 국가기관의 장 및 지방자치단체의 장은 소속 공무원 및 직원 등에 대하여 감염병의 예방·관리 및 위기 대응을 위한 교육(감염병 교육)을 연 1회 이상 실시하고, 그 결과를 질병관리청장에게 제출

② 「공공기관의 운영에 관한 법률」 제4조에 따른 공공기관의 장은 소속된 임직원 및 종사자에게 감염병 교육을 실시.

③ 질병관리청장은 제1항 및 제2항에 따른 감염병 교육을 효과적으로 실시하기 위하여 관련 교육과정을 개발하여 보급

④ 제1항 및 제2항에 따른 감염병 교육의 대상과 범위, 내용 및 방법, 제3항에 따른 교육과정 개발 및 보급 등에 필요한 사항은 대통령령

제19조(건강진단) 성매개감염병의 예방을 위하여 종사자의 건강진단이 필요한 직업으로 보건복지부령으로 정하는 직업에 종사하는 사람과 성매개감염병에 감염되어 그 전염을 매개할 상당한 우려가 있다고 특별자치시장·특별자치도지사 또는 시장·군수·구청장이 인정한 사람은 보건복지부령으로 정하는 바에 따라 성매개감염병에 관한 건강진단을 받아야 함.

제20조(해부명령)

제20조의2(시신의 장사방법 등)

[제6장 예방접종]

제24조(필수예방접종) ① 특별자치시장·특별자치도지사 또는 시장·군수·구청장은 다음 각 호의 질병에 대하여 **관할 보건소를 통하여 필수예방접종**(17종)을 실시해야 함.

	2. 제1급감염병	3. 제2급감염병	4. 제3급감염병	5. 제4급감염병
질환	1. 디프테리아	2. 폴리오 4. 홍역 8. 유행성 이하선염 10. 수두 12. b형헤모필루스인플루엔자 13. 폐렴구균 감염증 15. A형간염	5. 파상풍 7. B형간염 11. 일본뇌염	14. 인플루엔자 16. 사람유두종바이러스 감염증
		6. 결핵 9. 풍진		

17. 그룹 A형 로타바이러스 감염증
18. 그 밖에 질병관리청장이 감염병의 예방을 위하여 필요하다고 인정하여 지정하는 감염병

② 특별자치시장·특별자치도지사 또는 시장·군수·구청장은 제1항에 따른 필수예방접종업무를 대통령령으로 정하는 바에 따라 관할구역 안에 있는 의료기관에 위탁할 수 있음.

③ 특별자치시장·특별자치도지사 또는 시장·군수·구청장은 필수예방접종 대상 아동 **부모(아동의 법정대리인을 포함)**에게 보건복지부령으로 정하는 바에 따라 필수예방접종을 사전에 알려야 함. 이 경우 「개인정보 보호법」 제24조에 따른 고유식별정보를 처리할 수 있음.

제25조(임시예방접종) ① 특별자치시장·특별자치도지사 또는 시장·군수·구청장은 다음 각 호의 어느 하나에 해당하면 관할 보건소를 통하여 임시예방접종을 해야 함.

1. 질병관리청장이 감염병 예방을 위하여 특별자치시장·특별자치도지사 또는 시장·군수·구청장에게 예방접종을 실시할 것을 **요청한 경우**

2. 특별자치시장·특별자치도지사 또는 시장·군수·구청장이 감염병 예방을 위하여 예방접종이 필요하다고 **인정하는 경우**

② 제1항에 따른 임시예방접종업무의 위탁에 관하여는 제24조제2항을 준용

제26조(예방접종의 공고) 특별자치시장·특별자치도지사 또는 시장·군수·구청장은 임시예방접종을 할 경우에는 예방접종의 일시 및 장소, 예방접종의 종류, 예방접종을 받을 사람의 범위를 정하여 미리 인터넷 홈페이지에 공고해야 함. 다만, 제32조제3항에 따른 예방접종의 실

시기준 등이 **변경될 경우에는** 그 변경 사항을 미리 인터넷 홈페이지에 공고해야 함.

제26조의2(예방접종 내역의 사전확인) ① 보건소장 및 제24조제2항(제25조제2항에서 준용하는 경우를 포함)에 따라 예방접종업무를 위탁받은 의료기관의 장은 예방접종을 하기 전에 대통령령으로 정하는 바에 따라 예방접종을 받으려는 사람 본인 또는 법정대리인의 동의를 받아 해당 예방접종을 받으려는 사람의 예방접종 내역을 확인해야 함. ※ **예외 : 예방접종을 받으려는 사람 또는 법정대리인의 동의를 받지 못한 경우**

② 제1항 본문에 따라 예방접종을 확인하는 경우 제33조의4에 따른 예방접종통합관리시스템을 활용하여 그 내역을 확인할 수 있음.

제27조(예방접종증명서) ① 질병관리청장, 특별자치시장·특별자치도지사 또는 시장·군수·구청장은 필수예방접종 또는 임시예방접종을 받은 사람 본인 또는 법정대리인에게 보건복지부령으로 정하는 바에 따라 예방접종증명서를 발급해야 함.

② 특별자치시장·특별자치도지사 또는 시장·군수·구청장이 아닌 자가 이 법에 따른 예방접종을 한 때에는 질병관리청장, 특별자치시장·특별자치도지사 또는 시장·군수·구청장은 보건복지부령으로 정하는 바에 따라 해당 예방접종을 한 자로 하여금 예방접종증명서를 발급하게 할 수 있음.

③ 제1항 및 제2항에 따른 예방접종증명서는 전자문서를 이용하여 발급할 수 있음.

제28조(예방접종 기록의 보존 및 보고 등) ① 특별자치시장·특별자치도지사 또는 시장·군수·구청장은 필수예방접종 및 임시예방접종을 하거나, 제2항에 따라 보고를 받은 경우에는 보건복지부령으로 정하는 바에 따라 **예방접종에 관한 기록을 작성·보관**하여야 하고, 특별자치시장·특별자치도지사는 질병관리청장에게, **시장·군수·구청장은 질병관리청장 및 시·도지사에게 그 내용을 각각 보고**해야 함.

② 특별자치시장·특별자치도지사 또는 시장·군수·구청장이 아닌 자가 이 법에 따른 예방접종을 하면 보건복지부령으로 정하는 바에 따라 특별자치시장·특별자치도지사 또는 시장·군수·구청장에게 보고.

제29조(예방접종에 관한 역학조사) 질병관리청장, 시·도지사 또는 시장·군수·구청장은 다음 각 호의 구분에 따라 조사를 실시하고, 예방접종 후 이상반응 사례가 발생하면 그 원인을 밝히기 위하여 제18조에 따라 역학조사를 해야 함.

1. **질병관리청장** : 예방접종의 **효과 및** 예방접종 후 **이상반응**에 관한 조사
2. **시·도지사 또는 시장·군수·구청장** : 예방접종 후 **이상반응**에 관한 조사

제29조의2(예방접종 후 이상반응에 대한 검사) ① 의료인 및 의료기관의 장은 필수예방접종 또는 임시예방접종 후 혈소판감소성 혈전증 등 보건복지부령으로 정하는 이상반응이 나타나거나 의심되는 사람을 발견한 경우에는 질병관리청장에게 이상반응에 대한 검사를 의뢰할 수 있음.

② 제1항에 따라 의뢰받은 질병관리청장은 **검사를 실시**

③ 제1항 및 제2항에 따른 검사항목, 검사의뢰 방법 및 절차, 검사방법은 질병관리청장이 정함.

제30조(예방접종피해조사반)

제31조(예방접종 완료 여부의 확인) ① 특별자치시장·특별자치도지사 또는 시장·군수·구청장은 초등학교와 중학교의 장에게 예방접종 완료 여부에 대한 검사 기록을 제출하도록 요청할 수 있음.

② 특별자치시장·특별자치도지사 또는 시장·군수·구청장은 유치원의 장과 어린이집의 원장에게 보건복지부령으로 정하는 바에 따라 영유아의 예방접종 여부를 확인하도록 요청할 수 있음.

③ 특별자치시장·특별자치도지사 또는 시장·군수·구청장은 제1항에 따른 제출 기록 및 제2항에 따른 확인 결과를 확인하여 예방접종을 끝내지 못한 영유아, 학생 등이 있으면 그 영유아 또는 학생 등에게 예방접종을 해야 함.

제32조(예방접종의 실시주간 및 실시기준 등) ① 질병관리청장은 국민의 예방접종에 대한 관심을 높여 감염병에 대한 예방접종을 활성화하기 위하여 예방접종주간을 설정할 수 있음.

② 누구든지 거짓이나 그 밖의 부정한 방법으로 예방접종을 받아서는 아니 됨.

③ 예방접종의 실시기준과 방법 등에 관하여 필요한 사항은 보건복지부령.

제32조의2(예방접종 휴가) ① 사업주는 이 법에 따른 예방접종을 받은 근로자에게 유급휴가를 줄 수 있음. 이 경우 국가 및 지방자치단체는 필요한 경우 사업주에게 해당 유급휴가를 위한 비용을 지원할 수 있음.

② 국가 및 지방자치단체는 피보험자 등 대통령령으로 정하는 사람으로서 제1항에 따른 유급휴가를 사용하지 못하는 경우 그 비용을 지원할 수 있음.

③ 제1항 및 제2항에 따른 예방접종 및 비용의 지원 범위, 신청·지원 절차 등에 필요한 사항은 대통령령

제33조(예방접종약품의 계획 생산) ① 질병관리청장은 예방

접종약품의 국내 공급이 부족하다고 판단되는 경우 등 보건복지부령으로 정하는 경우에는 예산의 범위에서 감염병의 예방접종에 필요한 수량의 예방접종약품을 미리 계산하여 의약품 제조업자에게 생산하게 할 수 있으며, 예방접종약품을 연구하는 자 등을 지원할 수 있음.

② 질병관리청장은 보건복지부령으로 정하는 바에 따라 제1항에 따른 예방접종약품의 생산에 드는 비용의 전부 또는 일부를 해당 의약품 제조업자에게 미리 지급할 수 있음.

제33조의2(필수예방접종약품등의 비축 등) ① 질병관리청장은 제24조에 따른 필수예방접종 및 제25조에 따른 임시예방접종이 원활하게 이루어질 수 있도록 하기 위하여 필요한 필수예방접종약품등을 위원회의 심의를 거쳐 미리 비축하거나 장기 구매를 위한 계약을 미리 할 수 있음.

제33조의3(필수예방접종약품등의 생산 계획 등의 보고) 「약사법」제31조 및 같은 법 제42조에 따른 품목허가를 받거나 신고를 한 자 중 필수예방접종의약품등을 생산·수입하거나 하려는 자는 보건복지부령으로 정하는 바에 따라 필수예방접종약품등의 생산·수입 계획(계획의 변경을 포함) 및 실적을 **질병관리청장에게 보고**하여야 함.

제33조의4(예방접종통합관리시스템의 구축·운영 등) ① 질병관리청장은 예방접종업무에 필요한 각종 자료 또는 정보의 효율적 처리와 기록·관리업무의 전산화를 위하여 예방접종통합관리시스템(통합관리시스템)을 구축·운영해야 함.

② 질병관리청장은 통합관리시스템을 구축·운영하기 위하여 다음 각 호의 자료를 수집·관리·보유할 수 있으며, 관련 기관 및 단체에 필요한 자료의 제공을 요청할 수 있음. 이 경우 자료의 제공을 요청받은 기관 및 단체는 정당한 사유가 없으면 이에 따라야 함.

1. 예방접종 대상자의 인적사항(고유식별정보 등 대통령령으로 정하는 개인정보를 포함)
2. 예방접종을 받은 사람의 이름, 접종명, 접종일시 등 예방접종 실시 내역
3. 예방접종 위탁 의료기관 개설 정보, 예방접종 후 이상반응 신고·보고 내용, 예방접종에 관한 역학조사 내용, 예방접종 피해보상 신청 내용 등 그 밖에 예방접종업무에 필요한 대통령령으로 정하는 자료

[제7장 감염 전파의 차단 조치]

제34조(감염병 위기관리대책의 수립·시행) ① 보건복지부장관 및 질병관리청장은 감염병의 확산 또는 해외 신종 감염병의 국내 유입으로 인한 재난상황에 대처하기 위하여 위원회의 심의를 거쳐 감염병 위기관리대책을 수립·시행해야 함.

② 감염병 위기관리대책에 포함 사항.
1. 재난상황 발생 및 해외 신종감염병 유입에 대한 대응체계 및 기관별 역할
2. 재난 및 위기상황의 판단, 위기경보 결정 및 관리체계
3. 감염병위기 시 동원하여야 할 의료인 등 전문인력, 시설, 의료기관의 명부 작성
4. 의료·방역 물품의 비축방안 및 조달방안
5. 재난 및 위기상황별 국민행동요령, 동원 대상 인력, 시설, 기관에 대한 교육 및 도상연습, 제1급감염병 등 긴급한 대처가 필요한 감염병에 대한 위기대응 등 실제 상황 대비 훈련
5의2. 감염취약계층에 대한 유형별 보호조치 방안 및 사회복지시설의 유형별·전파상황별 대응방안
6. 그 밖에 재난상황 및 위기상황 극복을 위해 필요하다고 보건복지부장관 및 질병관리청장이 인정하는 사항

③ 보건복지부장관 및 질병관리청장은 감염병 위기관리대책에 따른 정기적인 훈련 실시

④ 감염병 위기관리대책의 수립 및 시행 등에 필요한 사항은 대통령령

제34조의2(감염병위기 시 정보공개) ① 질병관리청장, 시·도지사 및 시장·군수·구청장은 국민의 건강에 위해가 되는 감염병 확산으로 인하여 주의 이상의 위기경보가 발령되면 감염병 환자의 이동경로, 이동수단, 진료의료기관 및 접촉자 현황, 감염병의 지역별·연령대별 발생 및 검사 현황 등 국민들이 감염병 예방을 위하여 알아야 하는 정보를 정보통신망 게재 또는 보도자료 배포 등의 방법으로 신속히 공개. ※ 제외 : 성별, 나이, 그 밖에 감염병 예방과 관계없다고 판단되는 정보로서 대통령령으로 정하는 정보

② 공개한 정보가 그 공개목적의 달성 등으로 공개될 필요가 없어진 때에는 지체없이 공개된 정보를 삭제

③ 누구든지 제1항에 따라 공개된 사항이 다음 각 호의 어느 하나에 해당하는 경우에는 질병관리청장, 시·도지사 또는 시장·군수·구청장에게 서면이나 말로 또는 정보통신망을 이용하여 이의신청을 할 수 있음.
1. 공개된 사항이 사실과 다른 경우
2. 공개된 사항에 관하여 의견이 있는 경우

제35조(시·도별 감염병 위기관리대책의 수립 등) ① 질병관리청장은 제34조제1항에 따라 수립한 감염병 위기관리대책을 시·도지사에게 알려야 함.

② 시·도지사는 제1항에 따라 통보된 감염병 위기관리대책에 따라 특별시·광역시·특별자치시·도·특별자치도(시·도)별 감염병 위기관리대책을 수립·시행.

제35조의2(재난 시 의료인에 대한 거짓 진술 등의 금지) 누구든지 감염병에 관하여 주의 이상의 예보 또는 경보가 발령된 후에는 의료인에 대하여 의료기관 내원이력 및 진료이력 등 감염 여부 확인에 필요한 사실에 관하여 거짓 진술, 거짓 자료를 제출하거나 고의적으로 사실을 누락·은폐하여서는 안 됨.

제36조(감염병관리기관의 지정 등) ①보건복지부장관, 질병관리청장 또는 시·도지사는 보건복지부령으로 정하는 바에 따라 의료기관을 감염병관리기관으로 지정.

② 시장·군수·구청장은 보건복지부령으로 정하는 바에 따라 의료기관을 감염병관리기관으로 지정.

③ 제1항 및 제2항에 따라 지정받은 의료기관(감염병관리기관)의 장은 감염병을 예방하고 감염병환자등을 진료하는 시설(감염병관리시설)을 설치. 이 경우 보건복지부령으로 정하는 일정규모 이상의 감염병관리기관에는 감염병의 전파를 막기 위하여 전실 및 음압시설 등을 갖춘 1인 병실을 보건복지부령으로 정하는 기준에 따라 설치.

④ 보건복지부장관, 질병관리청장, 시·도지사 또는 시장·군수·구청장은 감염병관리시설의 설치 및 운영에 드는 비용을 감염병관리기관에 지원.

⑤ 감염병관리기관이 아닌 의료기관이 감염병관리시설을 설치·운영하려면 보건복지부령으로 정하는 바에 따라 특별자치시장·특별자치도지사 또는 시장·군수·구청장에게 신고. 이 경우 특별자치시장·특별자치도지사 또는 시장·군수·구청장은 그 내용을 검토하여 이 법에 적합하면 신고를 수리.

제39조의3(감염병의심자 격리시설 지정) ① 시·도지사 또는 시장·군수·구청장은 감염병 발생 또는 유행 시 감염병의심자를 격리하기 위한 시설(감염병의심자 격리시설)을 지정해야 함. 다만, 의료기관은 감염병의심자 격리시설로 지정할 수 없음.

② 질병관리청장 또는 시·도지사는 감염병의심자가 대량으로 발생하거나 제1항에 따라 지정된 감염병의심자 격리시설만으로 감염병의심자를 모두 수용하기 어려운 경우에는 제1항에 따라 감염병의심자 격리시설로 지정되지 아니한 시설을 일정기간 동안 감염병의심자 격리시설로 지정할 수 있음.

③ 제1항 및 제2항에 따른 감염병의심자 격리시설의 지정 및 관리 방법 등에 필요한 사항은 보건복지부령.

제40조의5(감염병관리통합정보시스템) ③ 감염병정보시스템은 다음 각 호의 정보시스템과 전자적으로 연계하여 활용할 수 있음. 이 경우 연계를 통하여 수집할 수 있는 자료 또는 정보는 감염병환자등에 대한 예방·관리·치료 업무를 위한 것으로 한정.

제40조의6(생물테러감염병 등에 대비한 개발 중인 백신 및 치료제 구매 특례)

제41조(감염병환자등의 관리) ① 감염병 중 특히 전파 위험이 높은 감염병으로서 **제1급감염병 및 질병관리청장이 고시한 감염병에 걸린 감염병환자등**은 감염병관리기관, 중앙감염병전문병원, 권역별 감염병전문병원 및 감염병관리시설을 갖춘 의료기관(감염병관리기관등)에서 **입원치료**를 받아야 함.

[제8장 예방 조치]

제49조(감염병의 예방 조치) ① 질병관리청장, 시·도지사 또는 시장·군수·구청장은 감염병을 예방하기 위하여 다음 각 호에 해당하는 모든 조치를 하거나 그에 필요한 일부 조치를 하여야 하며, 보건복지부장관은 감염병을 예방하기 위하여 제2호, 제2호의2부터 제2호의4까지, 제12호 및 제12호의2에 해당하는 조치를 할 수 있음.

1. 관할 지역에 대한 교통의 전부 또는 일부를 차단하는 것
2. 흥행, 집회, 제례 또는 그 밖의 여러 사람의 집합을 제한하거나 금지하는 것

2의2. 감염병 전파의 위험성이 있는 장소 또는 시설의 관리자·운영자 및 이용자 등에 대하여 출입자 명단 작성, 마스크 착용 등 방역지침의 준수를 명하는 것

2의3. 버스·열차·선박·항공기 등 감염병 전파가 우려되는 운송수단의 이용자에 대하여 마스크 착용 등 방역지침의 준수를 명하는 것

2의4. 감염병 전파가 우려되어 지역 및 기간을 정하여 마스크 착용 등 방역지침 준수를 명하는 것

3. 건강진단, 시체 검안 또는 해부를 실시하는 것
4. 감염병 전파의 위험성이 있는 음식물의 판매·수령을 금지하거나 그 음식물의 폐기나 그 밖에 필요한 처분을 명하는 것
5. 인수공통감염병 예방을 위하여 살처분에 참여한 사람 또는 인수공통감염병에 드러난 사람 등에 대한 예방조치를 명하는 것
6. 감염병 전파의 매개가 되는 물건의 소지·이동을 제한·금지하거나 그 물건에 대하여 폐기, 소각 또는 그 밖

에 필요한 처분을 명하는 것
7. 선박·항공기·열차 등 운송 수단, 사업장 또는 그 밖에 여러 사람이 모이는 장소에 의사를 배치하거나 감염병 예방에 필요한 시설의 설치를 명하는 것
8. **공중위생에 관계있는 시설 또는 장소에 대한 소독이나 그 밖에 필요한 조치를 명하거나 상수도·하수도·우물·쓰레기장·화장실의 신설·개조·변경·폐지 또는 사용을 금지하는 것**
9. 쥐, 위생해충 또는 그 밖의 감염병 매개동물의 구제 또는 구제시설의 설치를 명하는 것
10. 일정한 장소에서의 어로·수영 또는 일정한 우물의 사용을 제한하거나 금지하는 것
11. 감염병 매개의 중간 숙주가 되는 동물류의 포획 또는 생식을 금지하는 것
12. 감염병 유행기간 중 의료인·의료업자 및 그 밖에 필요한 의료관계요원을 동원하는 것
12의2. 감염병 유행기간 중 의료기관 병상, 연수원·숙박시설 등 시설을 동원하는 것
13. 감염병병원체에 오염되었거나 오염되었을 것으로 의심되는 시설 또는 장소에 대한 소독이나 그 밖에 필요한 조치를 명하는 것
14. 감염병의심자를 적당한 장소에 일정한 기간 입원 또는 격리시키는 것

② **시·도지사 또는 시장·군수·구청장**은 제1항제8호 및 제10호에 따라 **식수를 사용하지 못하게 하려면 그 사용 금지기간 동안 별도로 식수를 공급**하여야 하며, 제1항제1호·제2호·제6호·제8호·제10호 및 제11호에 따른 **조치를 하려면 그 사실을 주민에게 미리 알려야 함.**

③ 시·도지사 또는 시장·군수·구청장은 제1항제2호의2의 조치를 따르지 아니한 관리자·운영자에게 해당 장소나 시설의 폐쇄를 명하거나 3개월 이내의 기간을 정하여 운영의 중단을 명할 수 있음. 다만, 운영중단 명령을 받은 자가 그 운영중단기간 중에 운영을 계속한 경우에는 해당 장소나 시설의 폐쇄를 명해야 함.

제49조의2(감염취약계층의 보호 조치) ① 보건복지부장관, 시·도지사 또는 시장·군수·구청장은 호흡기와 관련된 감염병으로부터 저소득층과 사회복지시설을 이용하는 어린이, 노인, 장애인 및 기타 보건복지부령으로 정하는 대상(감염취약계층)을 보호하기 위하여 주의 이상의 위기경보가 발령된 경우 감염취약계층에게 의료·방역 물품(「약사법」에 따른 의약외품으로 한정) 지급 등 필요한 조치를 취할 수 있음.

제49조의3(의료인, 환자 및 의료기관 보호를 위한 한시적 비대면 진료) ① 의료업에 종사하는 의료인(「의료법」 제2조에 따른 의료인 중 의사·치과의사·한의사만 해당)은 감염병과 관련하여 심각 단계 이상의 위기경보가 발령된 때에는 환자, 의료인 및 의료기관 등을 감염의 위험에서 보호하기 위하여 필요하다고 인정하는 경우 「의료법」 제33조제1항에도 불구하고 보건복지부장관이 정하는 범위에서 유선·무선·화상통신, 컴퓨터 등 정보통신기술을 활용하여 의료기관 외부에 있는 환자에게 건강 또는 질병의 지속적 관찰, 진단, 상담 및 처방을 할 수 있음.

제50조(그 밖의 감염병 예방 조치)

제51조(소독 의무) ① 특별자치시장·특별자치도지사 또는 시장·군수·구청장은 감염병을 예방하기 위하여 청소나 소독을 실시하거나 쥐, 위생해충 등의 구제조치(소독)를 해야 함. 이 경우 소독은 사람의 건강과 자연에 유해한 영향을 최소화하여 안전하게 실시해야 함.

② 제1항에 따른 소독의 기준과 방법은 보건복지부령.

제52조(소독업의 신고 등) ① 소독을 업으로 하려는 자(주택관리업자는 제외)는 보건복지부령으로 정하는 시설·장비 및 인력을 갖추어 특별자치시장·특별자치도지사 또는 시장·군수·구청장에게 신고. 신고한 사항을 변경하려는 경우에도 또한 같음.

② 특별자치시장·특별자치도지사 또는 시장·군수·구청장은 제1항에 따른 신고를 받은 경우 그 내용을 검토하여 이 법에 적합하면 신고를 수리.

③ 특별자치시장·특별자치도지사 또는 시장·군수·구청장은 제1항에 따라 소독업의 신고를 한 자(소독업자)가 다음 각 호의 어느 하나에 해당하면 소독업 신고가 취소된 것으로 봄.

1. 「부가가치세법」 제8조제8항에 따라 관할 세무서장에게 폐업 신고를 한 경우
2. 제9항에 따라 관할 세무서장이 사업자등록을 말소한 경우
3. 제53조제1항에 따른 휴업이나 폐업 신고를 하지 아니하고 소독업에 필요한 시설 등이 없어진 상태가 6개월 이상 계속된 경우

④ 특별자치시장·특별자치도지사 또는 시장·군수·구청장은 제3항에 따른 소독업 신고가 취소된 것으로 보기 위하여 필요한 경우 관할 세무서장에게 소독업자의 폐업 여부에 대한 정보 제공을 요청할 수 있음. 이 경우 요청을 받은 관할 세무서장은 「전자정부법」 제36조제1항에 따라 소독업자의 폐업 여부에 대한 정보를 제공하여야 함.

제53조(소독업의 휴업 등의 신고) ① 소독업자가 그 영업을 30일 이상 휴업하거나 폐업하려면 보건복지부령으로

정하는 바에 따라 특별자치시장·특별자치도지사 또는 시장·군수·구청장에게 신고.

② 소독업자가 휴업한 후 재개업을 하려면 보건복지부령으로 정하는 바에 따라 특별자치시장·특별자치도지사 또는 시장·군수·구청장에게 신고. 이 경우 특별자치시장·특별자치도지사 또는 시장·군수·구청장은 그 내용을 검토하여 이 법에 적합하면 신고를 수리.

제54조(소독의 실시 등) ① 소독업자는 보건복지부령으로 정하는 기준과 방법에 따라 소독.

제55조(소독업자 등에 대한 교육) ① 소독업자(법인인 경우에는 그 대표자)는 소독에 관한 교육을 받아야 함.

제56조(소독업무의 대행) 특별자치시장·특별자치도지사 또는 시장·군수·구청장은 소독을 실시하여야 할 경우에는 그 소독업무를 소독업자가 대행하게 할 수 있음.

제57조(서류제출 및 검사 등) ① 특별자치시장·특별자치도지사 또는 시장·군수·구청장은 소속 공무원으로 하여금 소독업자에게 소독의 실시에 관한 관계 서류의 제출을 요구하게 하거나 검사 또는 질문을 하게 할 수 있음.

제58조(시정명령) 특별자치시장·특별자치도지사 또는 시장·군수·구청장은 소독업자가 다음 각 호의 어느 하나에 해당하면 1개월 이상의 기간을 정하여 그 위반 사항을 시정하도록 명해야 함.
1. 시설·장비 및 인력 기준을 갖추지 못한 경우
2. 교육을 받지 아니하거나 소독업무 종사자에게 같은 조 제2항에 따른 교육을 받게 하지 아니한 경우

제59조(영업정지 등) ① 특별자치시장·특별자치도지사 또는 시장·군수·구청장은 소독업자가 다음 각 호의 어느 하나에 해당하면 영업소의 폐쇄를 명하거나 6개월 이내의 기간을 정하여 영업의 정지를 명할 수 있음. 다만, 제5호에 해당하는 경우에는 영업소의 폐쇄를 명해야 함.
1. 변경 신고를 하지 아니하거나 휴업, 폐업 또는 재개업 신고를 하지 아니한 경우
2. 소독의 기준과 방법에 따르지 아니하고 소독을 실시하거나 같은 조 제2항을 위반하여 소독실시 사항을 기록·보존하지 아니한 경우
3. 관계 서류의 제출 요구에 따르지 아니하거나 소속 공무원의 검사 및 질문을 거부·방해 또는 기피한 경우
4. 시정명령에 따르지 아니한 경우
5. **영업정지기간 중에 소독업을 한 경우**

② 특별자치시장·특별자치도지사 또는 시장·군수·구청장은 제1항에 따른 영업소의 폐쇄명령을 받고도 계속하여 영업을 하거나 제52조제1항에 따른 신고를 하지 아니하고 소독업을 하는 경우에는 관계 공무원에게 해당 영업소를 폐쇄하기 위한 다음 각 호의 조치를 하게 할 수 있음.
1. 해당 영업소의 간판이나 그 밖의 영업표지 등의 제거·삭제
2. 해당 영업소가 적법한 영업소가 아님을 알리는 게시물 등의 부착

③ 제1항에 따른 행정처분의 기준은 그 위반행위의 종류와 위반 정도 등을 고려하여 보건복지부령.

[제9장 방역관, 역학조사관, 검역위원 및 예방위원 등]

제60조(방역관) ① 질병관리청장 및 시·도지사는 감염병 예방 및 방역에 관한 업무를 담당하는 방역관을 소속 공무원 중에서 임명. 다만, 감염병 예방 및 방역에 관한 업무를 처리하기 위하여 필요한 경우에는 시장·군수·구청장이 방역관을 소속 공무원 중에서 임명할 수 있음.

② 방역관은 제4조제2항제1호부터 제7호까지의 업무를 담당. 다만, 질병관리청 소속 방역관은 같은 항 제8호의 업무도 담당.

③ 방역관은 감염병의 국내 유입 또는 유행이 예견되어 긴급한 대처가 필요한 경우 제4조제2항제1호 및 제2호에 따른 업무를 수행하기 위하여 통행의 제한 및 주민의 대피, 감염병의 매개가 되는 음식물·물건 등의 폐기·소각, 의료인 등 감염병 관리인력에 대한 임무부여 및 방역 물자의 배치 등 감염병 발생지역의 현장에 대한 조치권한을 가짐.

제60조의2(역학조사관) ① 감염병 역학조사에 관한 사무를 처리하기 위하여 질병관리청 소속 공무원으로 100명 이상, 시·도 소속 공무원으로 각각 2명 이상의 역학조사관을 두어야 함. 이 경우 시·도 역학조사관 중 1명 이상은 의료인 중 의사로 임명하여야 함.

② 시장·군수·구청장은 역학조사에 관한 사무를 처리하기 위하여 필요한 경우 소속 공무원으로 역학조사관을 둘 수 있다. 다만, 인구수 등을 고려하여 보건복지부령으로 정하는 기준을 충족하는 시·군·구의 장은 소속 공무원으로 1명 이상의 역학조사관을 두어야 함.

③ 제1항 및 제2항에 따른 역학조사관은 다음 각 호의 어느 하나에 해당하는 사람으로서 제18조의3에 따른 역학조사 교육·훈련 과정을 이수한 사람 중에서 임명.
1. 방역, 역학조사 또는 예방접종 업무를 담당하는 공무원
2. 의료인
3. 그 밖에 약사, 수의사 등 감염병·역학 관련 분야의 전문가

④ 질병관리청장, 시·도지사 또는 시장·군수·구청장은 소속 공무원을 역학조사관으로 임명하기 위하여 제18

조의3에 따른 역학조사 교육·훈련 과정을 이수하도록 하여야 할 경우 해당 공무원을 수습역학조사관으로 임명해야 함.

⑤ 역학조사관은 감염병의 확산이 예견되는 긴급한 상황으로서 즉시 조치를 취하지 아니하면 감염병이 확산되어 공중위생에 심각한 위해를 가할 것으로 우려되는 경우 일시적으로 제47조제1호 각 목의 조치를 할 수 있음. 다만, 수습역학조사관은 방역관 또는 역학조사관의 지휘를 받는 경우에 한정하여 일시적으로 제47조제1호 각 목의 조치를 할 수 있음.

⑥ 경찰관서 및 소방관서의 장, 보건소의 장 등 관계 공무원은 정당한 사유가 없으면 제5항에 따른 역학조사관 및 수습역학조사관의 조치에 협조해야 함.

⑦ 역학조사관 및 수습역학조사관은 제5항에 따른 조치를 한 경우 즉시 질병관리청장, 시·도지사 또는 시장·군수·구청장에게 보고.

⑧ 질병관리청장, 시·도지사 또는 시장·군수·구청장은 제1항·제2항 및 제4항에 따라 임명된 역학조사관 및 수습역학조사관에게 예산의 범위에서 직무 수행에 필요한 비용 등을 지원할 수 있음.

⑨ 제1항부터 제8항까지 규정한 사항 외에 역학조사관 및 수습역학조사관의 자격·직무·권한·비용지원 등에 관하여 필요한 사항은 대통령령.

제60조의3(한시적 종사명령) ① 질병관리청장 또는 시·도지사는 감염병의 유입 또는 유행이 우려되거나 이미 발생한 경우 기간을 정하여 의료인에게 감염병관리기관으로 지정된 의료기관 또는 설립되거나 지정된 중앙감염병전문병원 또는 권역별 감염병전문병원에서 방역업무에 종사하도록 명할 수 있음.

제61조(검역위원) ① 시·도지사는 감염병을 예방하기 위하여 필요하면 검역위원을 두고 검역에 관한 사무를 담당하게 하며, 특별히 필요하면 운송수단 등을 검역하게 할 수 있음.

제62조(예방위원) ① 특별자치시장·특별자치도지사 또는 시장·군수·구청장은 감염병이 유행하거나 유행할 우려가 있으면 특별자치시·특별자치도 또는 시·군·구(자치구)에 감염병 예방 사무를 담당하는 예방위원을 둘 수 있음.

② 제1항에 따른 예방위원은 무보수. 다만, 특별자치시·특별자치도 또는 시·군·구의 인구 2만명당 1명의 비율로 유급위원을 둘 수 있음.

③ 제1항에 따른 예방위원의 임명 및 직무 등에 관하여 필요한 사항은 보건복지부령.

제63조(한국건강관리협회)

[제10장 경비]

제64조(특별자치시·특별자치도와 시·군·구가 부담할 경비) 다음 각 호의 경비는 특별자치시·특별자치도와 시·군·구가 부담.

5. 특별자치시장·특별자치도지사 또는 시장·군수·구청장이 설치한 격리소·요양소 또는 진료소 및 같은 조에 따라 지정된 감염병관리기관의 감염병관리시설 설치·운영에 드는 경비

5의2. 제39조의3에 따라 시장·군수·구청장이 지정한 감염병의심자 격리시설의 설치·운영에 드는 경비

9. 식수 공급에 드는 경비

9의2. 시장·군수·구청장이 의료인 등을 방역업무에 종사하게 하는 데 드는 수당 등 경비

제65조(시·도가 부담할 경비) 다음 각 호의 경비는 시·도가 부담.

7. 제49조제2항에 따른 식수 공급에 드는 경비

7의2. 시·도지사가 의료인 등을 방역업무에 종사하게 하는 데 드는 수당 등 경비

제66조(시·도가 보조할 경비) 시·도(특별자치시·특별자치도는 제외)는 제64조에 따라 시·군·구가 부담할 경비에 관하여 대통령령으로 정하는 바에 따라 보조.

제67조(국고 부담 경비) 다음 각 호의 경비는 국가가 부담.

1. 감염병환자등의 진료 및 보호에 드는 경비
2. 감염병 교육 및 홍보를 위한 경비
3. 감염병 예방을 위한 전문인력의 양성에 드는 경비
4. 표본감시활동에 드는 경비

4의2. 교육·훈련에 드는 경비

5. 해부에 필요한 시체의 운송과 해부 후 처리에 드는 경비

5의2. 시신의 장사를 치르는 데 드는 경비

6. 예방접종약품의 생산 및 연구 등에 드는 경비

제68조(국가가 보조할 경비) 국가는 다음 각 호의 경비를 보조.

제69조(본인으로부터 징수할 수 있는 경비) 특별자치시장·특별자치도지사 또는 시장·군수·구청장은 보건복지부령으로 정하는 바에 따라 입원치료비 외에 본인의 지병이나 본인에게 새로 발병한 질환 등으로 입원, 진찰, 검사 및 치료 등에 드는 경비를 본인이나 그 보호자로부터 징수할 수 있음.

제69조의2(외국인의 비용 부담) 질병관리청장은 국제관례 또는 상호주의 원칙 등을 고려하여 외국인인 감염병환자등 및 감염병의심자에 대한 다음 각 호의 경비를 본인에게 전부 또는 일부 부담. 다만, 국내에서 감염병에 감염된 것으로 확인된 외국인에 대해서는 그러하지 아

니함.
1. 치료비
2. 조사·진찰·치료·입원 및 격리에 드는 경비

[제11장 보칙]

제74조(비밀누설의 금지) 건강진단, 입원치료, 진단 등 감염병 관련 업무에 종사하는 자 또는 종사하였던 자는 그 업무상 알게 된 비밀을 다른 사람에게 누설하거나 업무목적 외의 용도로 사용해서는 안 됨.

제76조의2(정보 제공 요청 및 정보 확인 등) ① 질병관리청장 또는 시·도지사는 감염병 예방·관리 및 감염 전파의 차단을 위하여 필요한 경우 관계 중앙행정기관(그 소속기관 및 책임운영기관을 포함)의 장, 지방자치단체의 장(교육감을 포함), 공공기관, 의료기관 및 약국, 법인·단체·개인에 대하여 감염병환자등, 감염병의심자 및 예방접종을 받은 자에 관한 다음 각 호의 정보 제공을 요청할 수 있으며, 요청을 받은 자는 이에 따라야 함.

1. 성명, 주민등록번호, 주소 및 전화번호(휴대전화번호를 포함) 등 인적사항
2. 처방전 및 진료기록부등
3. 가입자 및 피부양자 또는 수급권자에 관한 정보 중 장애중증도, 장애유형, 소득분위 등 감염병 예방·관리를 위하여 필요한 정보로서 대통령령으로 정하는 정보
4. 진료이력, 투약정보, 상병내역 등 요양급여비용의 청구와 지급에 관한 정보 및 급여비용의 청구와 지급에 관한 정보로서 대통령령으로 정하는 정보
5. 질병관리청장이 정하는 기간의 출입국관리기록
6. 그 밖에 이동경로를 파악하기 위하여 대통령령으로 정하는 정보

② 질병관리청장, 시·도지사 또는 시장·군수·구청장은 감염병 예방·관리 및 감염 전파의 차단을 위하여 필요한 경우 감염병환자등 및 감염병의심자의 위치정보를 경찰청, 시·도경찰청 및 경찰서(경찰관서)의 장에게 요청할 수 있음. 이 경우 질병관리청장, 시·도지사 또는 시장·군수·구청장의 요청을 받은 경찰관서의 장은 「위치정보의 보호 및 이용 등에 관한 법률」 제15조 및 「통신비밀보호법」 제3조에도 불구하고 개인위치정보사업자, 전기통신사업자에게 감염병환자등 및 감염병의심자의 위치정보를 요청할 수 있고, 요청을 받은 위치정보사업자와 전기통신사업자는 정당한 사유가 없으면 이에 따라야 함.

③ 질병관리청장은 제1항 및 제2항에 따라 수집한 정보를 관련 중앙행정기관의 장, 지방자치단체의 장, 국민건강보험공단 이사장, 건강보험심사평가원 원장, 보건의료기관 및 그 밖의 단체 등에게 제공할 수 있음. 이 경우 보건의료기관 등에 제공하는 정보는 감염병 예방·관리 및 감염 전파의 차단을 위하여 해당 기관의 업무에 관련된 정보로 한정

④ 질병관리청장은 감염병 예방·관리 및 감염 전파의 차단을 위하여 필요한 경우 제3항 전단에도 불구하고 다음 각 호의 정보시스템을 활용하여 보건의료기관에 제1항 제5호에 따른 정보 및 같은 항 제6호에 따른 이동경로 정보를 제공해야 함. 이 경우 보건의료기관에 제공하는 정보는 해당 기관의 업무에 관련된 정보로 한정

1. 국민건강보험공단
2. 건강보험심사평가원의 정보시스템
3. 감염병의 국내 유입 및 확산 방지를 위하여 질병관리청장이 필요하다고 인정하여 지정하는 기관의 정보시스템

⑦ 질병관리청장, 시·도지사 또는 시장·군수·구청장은 제1항 및 제2항에 따라 수집된 정보의 주체에게 다음 각 호의 사실을 통지.

1. 감염병 예방·관리 및 감염 전파의 차단을 위하여 필요한 정보가 수집되었다는 사실
2. 제1호의 정보가 다른 기관에 제공되었을 경우 그 사실
3. 제2호의 경우에도 이 법에 따른 감염병 관련 업무 이외의 목적으로 정보를 사용할 수 없으며, 업무 종료 시 지체 없이 파기된다는 사실

제76조의3(감염병 정보의 분석 및 연구) ① 질병관리청장은 감염병 예방·관리 및 감염 전파의 차단을 위하여 필요한 경우 다음 각 호의 정보를 분석하거나 감염병 관련 연구에 이용할 수 있음.

제76조의3(개인정보처리 보고서 작성 및 공개) ① 질병관리청장은 제76조의2제7항에 따른 정보주체에 대한 통지 등 개인정보처리에 관한 보고서(개인정보처리 보고서)를 **매년 작성**.

② 시·도지사 또는 시장·군수·구청장은 제76조의2제7항에 따른 정보주체에 대한 통지 관련 자료를 질병관리청장에게 제출해야 함.

③ 질병관리청장은 제1항에 따라 작성된 개인정보처리 보고서를 보건복지부령으로 정하는 바에 따라 다음 연도 상반기까지 질병관리청의 인터넷 홈페이지에 공개해야 함.

④ 개인정보처리 보고서의 작성 및 자료제출에 필요한 사항은 보건복지부령.

제76조의4(준용규정) 입원 또는 격리에 관하여도 준용.

제76조의4(감염병 정보의 분석 및 연구) ① 질병관리청장은

감염병 예방·관리 및 감염 전파의 차단을 위하여 필요한 경우 다음 각 호의 정보를 분석하거나 감염병 관련 연구에 이용할 수 있음.
1. 신고 및 보고를 통하여 수집한 정보
2. 역학조사 정보
3. 예방접종 기록 정보
4. 예방접종에 관한 역학조사 정보
5. 제76조의2제1항 및 제2항에 따라 제공받은 정보
6. 그 밖에 감염병 예방·관리 및 감염 전파의 차단을 위하여 필요한 정보로서 질병관리청장이 정하는 정보

② 질병관리청장이 제1항에 따라 개인정보를 이용하는 경우에는 가명처리를 해야 함. ※ 예외 : 다음 각 호의 어느 하나에 해당하는 경우.
1. 병상배정 등 긴급한 조치가 필요하여 가명처리를 할 시간적 여유가 없는 경우
2. 예방접종 후 이상반응 대응, 감염병 후유증 관리, 감염취약계층 지원 등 가명처리한 개인정보로는 원활한 업무 수행이 어려운 경우

③ 제1항에 따라 개인정보를 이용하는 경우에는 그 법적 근거, 목적 및 범위 등에 관하여 필요한 사항을 관보 또는 인터넷 홈페이지 등에 게재해야 함. ※ 예외 : 제2항 각 호 외의 부분 본문에 따라 가명처리하여 이용하는 경우.

제76조의5(벌칙 적용에서 공무원 의제) 심의위원회 위원 중 공무원이 아닌 사람은 「형법」 제127조 및 제129조부터 제132조까지의 규정을 적용할 때에는 공무원으로 봄.

제76조의5(준용규정) 제42조제6항은 제41조제1항, 제47조제3호, 제49조제1항제14호에 따른 입원 또는 격리에 관하여도 준용.

제76조의6(벌칙 적용에서 공무원 의제) 심의위원회 위원 중 공무원이 아닌 사람은 「형법」 제127조 및 제129조부터 제132조까지의 규정을 적용할 때에는 공무원으로 봄.

제 4 편

병원간호실기

Ⅰ. 활력징후

1 맥박, 호흡과 말초산소포화도 측정 보조

가. 맥박

1) 정의
맥박은 말초동맥에서 촉진되는 혈관의 박동으로 좌심실의 수축 시 발생하는 혈액의 파동임.

2) 맥박의 측정 목적
- 대상자의 기초자료 사정과 비정상적인 맥박 사정을 위해
- 치료에 대한 반응으로 맥박의 변화를 확인하기 위해
- 말초 맥박 측정으로 사지의 순환상태를 사정하기 위해

3) 측정 부위

측두(관자)동맥	눈의 옆 위쪽 관자 위
경(목)동맥	기관과 흉쇄유돌근 사이의 목동맥이 지나가는 경로인 목 부위
심첨(심장꼭대기)	좌측 빗장뼈(쇄골) 중심선의 4~5번째 갈비뼈 사이(늑간)
상완(위팔)동맥	팔의 이두근 안쪽이나 팔오금(전주와)의 중앙에 위치
요골(노)동맥	손목 부위 아래팔의 요골측(엄지쪽)
대퇴(넙다리)동맥	치골결합과 전상장골극 중심부에서 서혜인대 밑
슬와(오금)동맥	무릎 뒤 오금동맥
후경골(뒤정강)동맥	발목 안쪽, 복숭아뼈 안쪽 부위를 지나는 뒤정강동맥
족배(발등)동맥	첫째와 둘째 발가락 사이와 발목 중간까지의 발등동맥이 지나는 부위

4) 정상 범위

대상	맥박(회/분)	대상	맥박(회/분)	대상	맥박(회/분)
신생아	70~190	학령전기	80~120	성인	60~100
영아	80~160	학령기	75~110	노인(70세 이상)	60~100
유아	80~130	청소년기	60~90		

5) 비정상 맥박
- 빈맥(빠른맥, tachycardia) : 성인의 경우 100회/분 이상으로 맥박수가 증가한 것
- 서맥(느린맥, bradycardia) : 60회/분 미만으로 맥박수가 감소된 것
- 부정맥(arrhythmia) : 불규칙한 심장박동 상태
- 맥박결손(pulse deficit) : 요골맥박과 심첨맥박의 수를 비교한 결과의 차이를 맥박결손이라 하며 맥박결손은 흔히 부정맥과 관련이 있음.

6) 측정 방법
가) 준비물품 : 초침시계, 청진기(심첨맥박 측정 시), 소독솜, 쟁반(tray), 손 소독제, 기록지, 펜

나) 방법

① 요골맥박 측정

번호	수행순서
1	물과 비누로 손위생을 실시함.
2	필요 물품을 준비함.
3	대상자에게 자신을 소개하고 대상자를 확인(이름, 등록번호 등을 개방형으로 질문하고 입원 팔찌와 대조)함.
4	맥박 측정 목적과 방법을 설명함.
5	필요하면 침대 주위에 커튼을 치거나 문을 닫음.
6	대상자가 앙와위나 좌위를 취하도록 도움. 앙와위에서는 대상자의 팔을 편한 자세로 놓고, 대상자의 이불을 내려, 가슴이 보이도록 함. 좌위에서는 팔꿈치를 90°로 구부려 탁자에 팔을 올리게 한 다음에 측정함.
7	2, 3, 4번째 또는 2, 3번째 손가락 끝을 대상자의 요골동맥 위에 대고 맥박을 확인한 다음에 손가락에 살짝 힘을 주어 동맥을 누름. (처음에는 맥박이 사라지도록 세게 누른 다음 압력을 제거하면 박동이 쉽게 만져짐.)
8	• 1분 동안 맥박을 잼. 만일 리듬이 규칙적이면 30초간 측정 후 2배를 곱함. • 만약 대상자가 처음 입원한 경우나 맥박수가 비정상이면 1분 동안 맥박수를 측정함. • 맥박의 리듬, 불규칙성의 빈도와 양상을 함께 사정함.
9	손위생을 실시함.
10	기록지에 측정한 맥박을 기록하고, 이상이 있을 시 보고함.

② 심첨맥박 측정

번호	수행순서
1	물과 비누로 손위생을 실시함.
2	필요한 물품을 준비함. 청진기의 귀꽂이와 판막부위를 알코올 솜으로 닦음.
3	대상자에게 자신을 소개하고 대상자를 확인(이름, 등록번호 등을 개방형으로 질문하고 입원 팔찌와 대조)함.
4	맥박 측정 목적과 방법을 설명함.
5	필요시 침대 주위에 커튼을 치거나 문을 닫음.
6	대상자가 앙와위나 좌위를 취하도록 도움.
7	청진기의 판막을 몇 초간 손으로 잡아서 따뜻하게 함.
8	대상자의 가슴을 드러내고, 좌측 쇄골중간선(빗장중간선)과 4~5번째 늑간의 만나는 지점에 청진기를 댐.
9	심첨맥박이 규칙적이면 30초간 측정 후 2배를 곱하고, 불규칙적이면 1분간 측정함.
10	환의를 입히고 대상자를 편안하게 해줌.
11	손위생을 실시함.
12	기록지에 측정한 맥박을 기록하고, 이상이 있을 시 보고함.

7) 주의 사항

가) 맥박 측정 시 빈도, 리듬, 강도, 동맥벽의 탄력성 등을 함께 사정함.

나) 맥박이 불규칙적일 때는 양쪽의 요골맥박을 비교함. 또한, 맥박이 불규칙적이면 맥박결손이 있는지도 사정함. 이때는 두 명이 동시에 같은 초침시계를 사용하여 요골맥박과 심첨맥박을 1분간 측정함. 요골맥박과 심첨맥박 수가 2회 이상 차이가 있다면 맥박결손이 있는 것임.

다) 맥박에 영향을 주는 요인을 확인함.
① 연령 : 연령이 증가할수록 맥박은 감소함.
② 운동 : 단기 운동은 맥박을 증가시키나 운동 후 휴식을 취하면 빠르게 정상맥박수로 돌아옴. 장기간의 운동(특히 운동선수)은 심근강화로 맥박수가 감소함.
③ 감정 : 스트레스, 급성 통증이나 불안한 감정은 맥박수를 증가시키나 만성 통증, 이완과 휴식은 맥박수를 감소시킴.
④ 성별 : 사춘기 이후 여성이 남성보다 맥박수가 높음.
⑤ 출혈 : 보상작용으로 맥박수를 증가시킴.
⑥ 약물 : 에피네프린 같은 심장박동수 변동 약물은 맥박수를 증가시키고, digitalis, 베타 교감신경 차단제는 맥박수를 감소시킴.
⑦ 체위 : 서거나 앉은 자세는 중력의 힘을 받는 정맥에 혈액이 모이게 되어 정맥울혈이 생겨 일시적으로 정맥 귀환할 양을 감소시켜 맥박을 증가시킴. 누운 자세는 맥박수를 감소시킴.

나. 호흡

1) 정의

호흡은 대기와 혈액 그리고 혈액과 세포 간의 가스 교환 기전으로 흡기에 산소를 받아들이고 호기에 탄산가스를 배출하는 것임.

2) 호흡의 측정 목적

- 산소화와 관련된 대상자의 기초 자료를 얻기 위해
- 호흡을 통해 약물과 치료에 대한 반응을 평가하기 위해

3) 정상 범위

대상	호흡(회/분)	대상	호흡(회/분)	대상	호흡(회/분)
신생아	30~60	학령전기	20~30	성인	12~20
영아	30~40	학령기	18~30	노인 (70세 이상)	12~20
유아	24~40	청소년기	12~20		

4) 변화된 호흡 양상

가) 빈호흡(tachypnea) : 빠르고 얕은 호흡으로 성인의 경우 분당 호흡수가 20회를 초과한 것

나) 서호흡(bradypnea) : 비정상적으로 느린 호흡으로 분당 호흡수가 12회 미만인 것

다) 체인-스톡 호흡(Cheyne-Stockes respiration) : 매우 깊은 호흡에서 매우 얕은 호흡까지 호흡이 주기적으로 심해지고 약해지는 것과 일시적인 무호흡이 반복되는 호흡

라) 쿠스마울 호흡(Kussmaul breathing) : 깊고 빠른 호흡으로 당뇨병 케톤산증이나 신부전 환자에서 흔히 발생하는 호흡

마) 호흡곤란(dyspnea) : 호흡이 힘들고 고통스러우며 산소요구를 충족시키지 못하는 상태

바) 기좌호흡(orthopnea) : 앉거나 선 자세에서만 호흡할 수 있는 상태

5) 측정 방법

가) 준비물품 : 초침시계, 손 소독제, 기록지, 펜

나) 방법

번호	수행순서
1	물과 비누로 손위생을 실시함.
2	필요 물품을 준비함.
3	대상자에게 자신을 소개하고 대상자를 확인(이름, 등록번호 등을 개방형으로 질문하고 입원 팔찌와 대조)함.
4	호흡 측정 목적과 방법을 설명함.
5	필요하면 침대 주위에 커튼을 치거나 문을 닫음.
6	침상 머리 부분을 45~60° 올린 상태로 앉거나 눕도록 하여 편안한 자세를 취하도록 함.
7	맥박을 측정한 손가락을 맥박 측정 부위에 그대로 댄 채 대상자의 호흡수를 측정함. (호흡 측정은 의식적으로 호흡수와 깊이를 변화시킬 수 있으므로 측정하고 있다는 사실을 대상자가 모르도록 함.)
8	흡기와 호기 시마다 대상자의 흉곽이 올라가고 내려가는 것을 관찰함.
9	리듬이 규칙적이면 30초간 측정 후 2배를 곱하고 불규칙적이면 1분간 측정함.
10	손위생을 실시함.
11	기록지에 측정한 호흡을 기록하고, 이상이 있을 시 보고함.

6) 주의 사항

가) 호흡 사정 시에는 호흡수, 깊이, 리듬, 질 등을 함께 사정함.

나) 호흡에 영향을 주는 요인을 확인함.
① 나이 : 성장하면서 폐의 용량이 커지므로 호흡수는 감소됨.

② 운동 : 운동 시 신체에 더 많은 산소를 공급하고 이산화탄소를 제거하기 위해 호흡수와 깊이는 증가함.
③ 열 : 열이 있는 사람은 조직의 대사율이 증가하고 과잉열은 호흡계를 통해 방출시키므로 호흡수가 증가함.
④ 통증 : 통증은 호흡수와 리듬을 변화시키며, 얕은 호흡을 하게 되나 흉부나 복부의 통증일 경우는 흉벽의 움직임을 방해하여 호흡운동을 억제함.
⑤ 스트레스 : 스트레스와 정서변화는 교감신경을 자극하여 호흡수와 깊이가 증가함.
⑥ 흡연 : 만성 흡연은 기도를 변화시켜 흡연하지 않고 휴식 시에도 호흡수가 증가함.
⑦ 약물 : 마약 진통제, 전신마취제, 안정제는 호흡수와 깊이를 억제함. 기관지확장제는 기도의 확장을 가져와 호흡수가 느려짐.
⑧ 신경계 손상 : 뇌간의 손상은 호흡중추에 영향을 미쳐 호흡수와 리듬을 방해함.
⑨ 혈색소 : 혈색소의 감소는 혈액의 산소운반능력을 감소시켜 호흡수가 증가함. 고지대일 때 산소농도가 저하되어 호흡수와 깊이가 증가함.

다. 말초 산소 포화도

1) 정의
산소 포화도는 산소와 결합한 혈색소의 백분율임.

2) 말초 산소 포화도 측정 목적
가) 호흡곤란 등의 문제가 있는 대상자들의 산소요구에 대한 위험요인을 사정하기 위해
나) 대상자의 상태 변화를 확인하기 위해

3) 정상 범위
95~100%, 산소의 경우 SpO_2로 표시

4) 측정 방법
가) 준비물품

| 말초산소포화도 측정기(pulse oximeter), 손소독제, 기록지, 펜 | 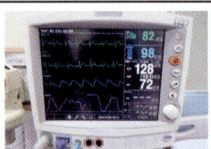 심전도 모니터와 연결된 말초산소포화도 측정기 | 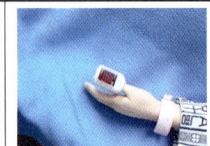 휴대형 말초산소포화도 측정기 |

나) 방법

번호	수행순서
1	물과 비누로 손위생을 실시함.
2	필요한 물품을 준비한 뒤 작동 여부를 확인함.
3	대상자에게 자신을 소개하고, 대상자를 확인(이름, 등록번호 등을 개방형으로 질문하고 입원 팔찌와 대조)함.
4	산소포화도 측정 목적과 방법을 설명함.
5	말초 산소 포화도 측정기의 전원을 켠 후 센서에 불이 들어오는지 확인함.
6	손톱 상태를 확인한 후 센서를 손가락에 부착하여 고정함(매니큐어가 있는 경우 지우고 인조 손톱은 제거함).
7	대상자에게 주의 사항을 설명함. • 혈액순환을 잘 측정할 수 있도록 팔을 많이 움직이지 말 것 • 센서에 강한 외부 빛이 비치지 않도록 할 것 • 손가락이 아프거나 손가락에 습기가 차면 즉시 알릴 것
8	산소포화도 측정치를 읽고 산소포화도와 심박동 수의 경고 범위를 설정한 후 경보음이 울리면 즉시 알리도록 대상자에게 설명함.
9	측정기의 줄이 당기지 않도록 정리함.
10	사용한 물품을 정리하고 손 위생을 실시함.
11	기록지에 측정한 산소포화도를 기록하고, 이상이 있을 시 보고함.

다) 주의 사항
• 센서는 대개 2, 3, 4번째 손가락에 적용함. 만약 손가락 순환이 잘 안되면 귀끝, 코끝, 이마 등에 적용할 수 있으며 다리 순환장애가 없는 경우에만 발가락에 적용할 수 있음. 손가락, 귀, 코의 피부에 부종이나 저체온, 상처가 있으면 센서를 부착하지 않음.
• 산소 포화도에 영향을 주는 요인을 확인함.
  - 혈색소 : 혈색소가 산소로 포화하여 있으면 전체 혈색소 농도가 낮더라도 정상으로 나타남.
  - 순환 : 찬 느낌이 있거나 창백한 피부와 같이 순환장애가 있는 부위에 부착한 경우 정확한 측정이 어려움.
  - 활동성 : 감지기 부착 부위가 떨리거나 과도한 움직임이 있으면 정확한 측정이 어려움.
  - 일산화탄소중독 : 말초 산소 포화도 측정기는 혈색소에 산소와 일산화탄소가 포화하였을 때 구별하지 못함.
  - 빈혈 환자나 어떤 독물을 섭취한 환자들은 SpO_2가 높다고 잘못 판독될 수 있음.
  - 쇼크 상태나 저체온 환자를 포함하여, 저관류 환자들은 모세 혈관에 흐르는 혈액이 충분하지 않아서 정확한 판독이 어려울 수 있음.

2 체온과 혈압 측정 보조

가. 체온

1) 정의

체온은 신체의 열생산과 열소실의 균형상태를 나타내며 섭씨(C; celsius)나 화씨(F; fahrenheit) 단위로 측정함. 체온은 심부 체온과 표면 체온 두 종류로 구분되며 심부 체온은 복강, 골반강과 같은 신체의 심부 조직 온도이며 비교적 일정함.

2) 체온 측정 목적

가) 대상자의 기초자료를 얻고 체온의 변화를 확인하기 위해
나) 측정부위별 체온을 정확하게 측정하기 위해

3) 측정 부위

구강, 직장, 액와, 고막, 이마 등

〈체온 측정부위별 장단점〉

구분	장점	단점
구강 (정상범위 35.7~37.4℃)	• 체위 변경이 필요하지 않음. • 대상자에게 편안함. • 접근이 용이 • 심부 체온의 빠른 변화를 나타냄.	• 측정 직전에 뜨겁거나 찬 음식 섭취, 흡연, 캐뉼라나 마스크로 산소공급 대상자는 일정 시간이 지난 후에 측정해야 함. • 구강으로 측정할 수 없는 대상자가 있음(신생아, 유아, 혼돈 및 무의식 환자, 협조가 되지 않는 대상자, 구강수술, 뇌전증 병력이 있는 대상자 등) • 체액 노출의 위험성
직장 (정상범위 36.3~37.7℃)	• 구강 체온 측정이 어렵거나 불가능할 때 좀 더 신뢰할 만함.	• 직장으로 측정할 수 없는 대상자가 있음(설사, 직장 질환 및 수술, 출혈이 있는 대상자, 심근경색증 대상자 등) • 신생아의 정기적인 활력징후 측정으로 금기 • 체위로 인한 불안감 • 체액 노출의 위험성
액와 (정상범위 35.0~36.9℃)	• 안전하고 가격이 저렴함. • 신생아와 무의식 대상자에게 적합	• 측정자에 의해 지속적인 체위 유지가 요구됨. • 체온변화가 빠를 때 심부 체온을 반영하지 못함. • 영아와 어린이의 발열 감지를 위해 권장되지 않음.
고막 (정상범위 35.7~37.5℃)	• 쉽게 측정가능한 부위 • 최소의 체위 변경으로 측정이 가능 • 구강섭취, 흡연에 영향을 받지 않음. • 호흡에 영향을 주지 않고 호흡곤란 대상자에게 사용 가능 • 고막이 시상하부와 가깝기 때문에 정확한 심부 체온 결과를 제공함. • 측정시간이 짧음(2~5초).	• 측정 전 보청기를 제거해야 함. • 측정 시마다 일회용 탐침 커버가 필요함. • 중이염 혹은 귀지가 많은 경우 오류가 발생함. • 귀나 고막수술 대상자 금기 • 측정기 삽입 위치가 정확하지 않을 시 정확도가 떨어짐
이마	• 안전하고 비침습적 • 측정이 매우 빠름	• 이마에 머리카락이 내려와 체온계에 닿으면 부정확하게 측정됨. • 발한과 같이 피부의 습기에 영향을 받음.

4) 정상 범위

대상	체온(℃)	대상	체온(℃)	대상	체온(℃)
신생아	35.5~37.5	학령전기	37.0~37.2	성인	36.1~37.2
영아	37.4~37.6	학령기	36.7~37.0	노인 (70세 이상)	35.6~37.2
유아	37.2~37.6	청소년	36.1~37.2		

5) 측정 방법

가) 준비물품

전자체온계, 고막체온계, 이마체온계, 일회용 탐침 커버, 수용성 윤활제(직장체온 측정 시), 휴지, 일회용 장갑, 기록지, 펜, 소독솜

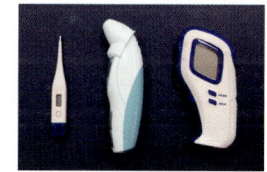

| 체온계 종류 |

나) 구강 체온 측정 방법

번호	수행순서
1	물과 비누로 손위생을 실시함.
2	필요물품을 준비하고 작동 여부를 확인함.
3	대상자에게 자신을 소개하고, 대상자를 확인(이름, 등록번호 등을 개방형으로 질문하고 입원 팔찌와 대조)함.
4	체온 측정 목적과 방법을 설명.
5	체온계의 탐침을 소독솜으로 닦음.
6	스위치를 눌러 체온계를 켬. 전자체온계는 디지털 화면에 'L' 혹은 '___' 표시가 나타날 때까지 기다림.
7	대상자에게 입을 벌리도록 하여 체온계를 혀 밑에 넣고 입술을 가볍게 다물도록 함.(체온계를 깨물지 않도록 잘 설명함.)
8	체온계 화면의 숫자가 더 깜박거리지 않거나 체온계에서 버저가 울리면 체온계를 꺼냄.

| 전자체온계 화면 |

번호	수행순서
9	체온계를 꺼낸 후 구강에 삽입되었던 부분을 소독솜으로 닦아냄.
10	체온계 화면에 나타난 숫자를 읽음.
11	체온계를 끄고 물을 이용하여 씻은 다음 용기에 넣어 보관함.
12	손위생을 실시함.
13	기록지에 측정한 체온을 기록하고, 이상이 있을 시 보고함.

다) 직장 체온 측정 방법

번호	수행순서
1~6	구강 체온 측정의 1~6과 동일한 절차를 거침.
7	스크린이나 커튼을 침.
8	일회용 장갑을 착용함.
9	체온계 끝부분에 수용성 윤활제를 바름.
10	대상자를 측위, 복위 또는 심즈 자세를 취하게 하고 항문 주위만 드러냄. 신생아나 영아는 누운 자세에서 양쪽 다리를 잡아 올림.
11	• 대상자에게 심호흡하도록 하고 부드럽게 체온계를 넣음. • 대상자의 배꼽 방향을 향하여 항문으로 삽입함.(깊이 성인 : 3.5cm) • 삽입 중 저항이 느껴지면 강제로 삽입하지 않음.
12	체온계의 끝을 잡고 체온계 화면의 숫자가 더 깜박거리지 않거나 체온계에서 버저가 울리면 체온계를 뺌.
13	휴지로 분비물을 닦은 다음 체온을 읽음.
14	대상자의 항문 주위를 휴지로 닦아주고 편안한 자세를 취해줌.
15	체온계를 소독솜으로 닦은 후 보관함.
16	일회용 장갑을 벗고 손위생을 실시함.
17	기록지에 측정한 체온을 기록하고, 이상이 있을 시 보고함.

라) 액와 체온 측정 방법

번호	수행순서
1~6	구강 체온 측정의 1~6과 동일한 절차를 거침.
7	앙와위나 좌위를 취하도록 돕고 어깨 부분을 노출함.
8	필요하면 휴지나 타월로 액와 부위를 두드려서 건조시킴.
9	체온계 끝의 체온 감지 부분을 대상자의 액와 중앙에 오도록 삽입 후 체온계가 삽입된 쪽 팔로 반대편 어깨 부분을 잡게 함.
10	체온계의 신호음이 울리면 체온계를 빼고 체온을 읽음.
11	체온계를 알코올 솜으로 닦음.
12	체온계의 전원을 끄고 용기에 담음.
13	손 위생을 실시함.
14	기록지에 측정한 체온을 기록하고, 이상이 있을 시 보고함.

마) 고막 체온 측정 방법

번호	수행순서
1~4	구강 체온 측정의 1~4와 동일한 절차를 거침.
5	고막체온계의 탐침 커버를 씌움.
6	대상자의 머리를 한쪽으로 돌려 편안한 자세를 취하도록 함. 성인은 귓바퀴를 후상방, 3세 미만의 소아는 귓바퀴를 후하방으로 당김.
7	외이도에 탐침을 부드럽게 삽입한 다음 스위치를 누름.(측정 시 귀를 약간 잡아당겨 귓구멍을 편 후 측정기와 고막이 일직선으로 마주 볼 수 있도록 함. 소아는 귓바퀴를 후하방으로, 성인은 귓바퀴를 후상방으로 잡아당기면서 삽입하여야 외부의 대기가 출입할 수 없도록 바깥귀길 입구가 완전히 봉해짐.)

번호	수행순서
8	측정 완료 신호음이 울리면 체온계를 빼서 계기판에 표시된 숫자를 읽음.
9	탐침 커버를 제거한 후 체온계를 보관함에 넣음.
10	손 위생을 실시함.
11	기록지에 측정한 체온을 기록하고, 이상이 있을 시 보고함.

바) 이마 체온 측정 방법(비접촉식)

번호	수행순서
1~4	구강 체온 측정의 1~4과 동일한 절차를 거침.
5	대상자를 앉거나 눕게 하고 이마를 노출한 후 깨끗이 닦음.
6	이마형 체온계 끝을 소독솜으로 닦음.
7	체온계를 작동하여 적외선 센서가 대상자의 이마를 향하도록 댄 후 1초 동안 버튼을 누름.
8	측정 완료 신호음이 울리면 체온계를 제거한 후 계기판에 표시된 숫자를 읽음.
9	체온계 끝을 소독솜으로 닦음.
10	사용한 물품을 정리하고 손 위생을 실시함.
11	기록지에 측정한 체온을 기록하고, 이상이 있을 시 보고함.

6) 주의 사항

가) 구강 체온 측정 시 정확한 측정을 위해 대상자가 차거나 뜨거운 음식을 섭취했거나 흡연을 한 경우 30분이 지난 후에 측정함.

나) 의식이 혼미한 대상자는 체온계를 깨물 수 있으므로 구강 체온 측정을 하지 않음.

다) 심근경색증 대상자에게 직장 체온 측정 시 미주신경을 자극하여 비정상적인 심장 리듬을 발생시킬 수 있으므로 직장 체온 측정을 금함.

라) 고막체온 측정 시 이도의 해부학적 구조를 참고하여 성인은 귓바퀴를 후상방으로, 3세 미만 소아는 귓바퀴를 후하방으로 당겨 이도가 일직선이 되도록 하여 정확하게 측정함.

마) 체온에 영향을 미치는 요인을 확인함.

① 나이 : 영아는 생리적 기전이 성숙하지 못하여 안정된 체온을 유지하는 능력이 없어 환경온도의 변화에 따라 체온이 심하게 변할 수 있음. 노인은 부적절한 식이, 피하지방의 소실, 활동 부족, 열조절 기능의 효율성 감소 등으로 저체온의 위험이 있음.

② 운동 : 근육활동을 통해 열생산을 증가시켜 체온을 상승시킴.

③ 스트레스 : 교감신경의 자극은 신진대사와 체내 열생산이 증가하여 체온을 상승시킴.

④ 호르몬 : 여성들이 일반적으로 남성보다 체온 변화가 더 심함. 배란기에 프로게스테론 분비로 체온이 0.3~0.6℃ 정도 상승함.
⑤ 환경 : 비교적 환경은 심부 체온에 영향을 주지 않지만 심하게 덥거나 추우면 체온의 변화가 있을 수 있음. 특히 아동과 노인은 환경 온도 변화에 매우 민감함.
⑥ 하루 주기 리듬의 변동 : 하루 주기 리듬(circadian rhythm)에 따라 체온은 대개 새벽 4~6시에 가장 낮고 오후 4~6시 사이에 가장 높음.

나. 혈압

혈압은 심장에서 압력에 의해 방출된 혈액이 동맥벽에 미치는 힘을 말함. 좌심실에서 혈액이 방출될 때 동맥벽에 미치는 가장 높은 압력을 수축기압(systolic pressure)이라고 하며 심장의 심실이 이완될 때 동맥 내를 흐르는 혈액이 동맥벽에 미치는 최소압력을 확장기압(diastolic pressure)이라고 함. 수축기 혈압과 확장기 혈압의 차이를 맥압(pulse pressure)이라고 함.

1) 혈압 측정 목적
- 순환 상태를 평가함.
- 치료와 질병 경과에 대한 반응으로 혈압 변화를 확인함.

2) 혈압 측정 부위
- 상완 혈압, 대퇴 혈압

3) 정상 범위

대상	혈압(mmHg)		대상	혈압(mmHg)		대상	혈압(mmHg)	
	수축기압	확장기압		수축기압	확장기압		수축기압	확장기압
신생아	70~90	50~60	학령전기	82~110	50~78	성인	90~140	60~90
영아	74~100	50~70	학령기	84~120	54~80	노인(70세 이상)	90~140	60~90
유아	80~112	50~80	청소년	90~140	60~90			

4) 혈압의 변화
가) **고혈압**(hypertension) : 지속적으로 일정 수준의 압력을 넘는 것으로 흔히 증상이 나타나지 않으며, 서로 다른 시기에 두 번 측정하여 혈압상승이 발견되어야 진단할 수 있음. 확장기압이 90mmHg 이상이거나 수축기압이 140mmHg 이상일 때 진단함.
나) **저혈압**(hypotension) : 출혈, 약물, 마취, 쇼크 등으로 혈압이 떨어지는 것으로 일반적으로 수축기압이 90mmHg 미만 또는 확장기압이 60mmHg 미만인 경우를 말함.
다) **기립 저혈압**(orthostatic hypotension) : 대상자가 앉거나 섰을 때 혈압이 하강하는 것으로 말초혈관의 확장으로 인해 뇌에 혈액 공급이 부족해져 발생함.

5) 혈압 측정 방법

가) 준비물품

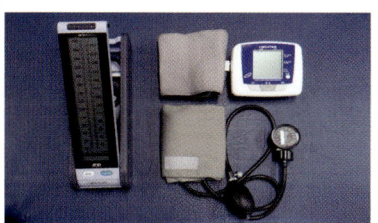

혈압계(무수은 혈압계, 전자혈압계, 아네로이드 혈압계), 청진기, 알코올 솜, 기록지, 펜

| 혈압계 종류 |

나) 방법

① 상완 혈압 측정

번호	수행순서
1	물과 비누로 손위생을 실시함.
2	필요한 물품을 준비한 뒤 작동 여부를 확인함.
3	대상자에게 자신을 소개하고 대상자를 확인(이름, 등록번호 등을 개방형으로 질문하고 입원 팔찌와 대조)함.
4	혈압측정 목적과 방법을 설명함.
5	대상자를 편안하게 앉거나 눕도록 하고 팔을 심장 높이로 지지해 줌.
6	소매를 걷어서 상완동맥이 노출되도록 함.
7	2, 3번째 손가락으로 상완동맥을 촉지함.
8	커프의 공기를 완전히 제거한 다음, 상완동맥 위로 커프의 중앙이 오도록 하고, 커프의 하단이 상완동맥 촉지 부위보다 2~3cm 위에 오도록 함.
9	손가락 하나가 들어갈 여유를 두고 커프를 팔 주위에 균일하고 단단하게 감음.
10	혈압계의 눈금이 '0'에 있는지 확인하고 청진기의 귀꽂이와 판막 부위를 알코올 솜으로 닦음.
11	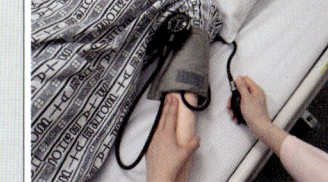

| 상완동맥 촉진법 |

* 혈압을 처음 측정하는 경우 (예비 촉진법 수행) : 한 손으로 조절 밸브를 잠그고 커프에 공기를 주입하며, 다른 손의 둘째, 셋째 손가락을 상완동맥 또는 요골동맥 위에 올려놓음.

번호	수행순서
11	• 동맥을 계속 촉지하면서 맥박이 소실되는 지점에서부터 30mmHg 정도 더 올림. • 조절 밸브를 열어 눈금을 1초에 2mmHg의 속도로 내리면서 맥박이 다시 촉지되는 지점의 눈금을 기억함. • 커프의 공기를 완전히 뺀 후 최소한 15초를 기다림. • 상완동맥 위에 청진기의 판막 부위를 댄 다음 한 손으로 고정하고, 조절 밸브를 잠그고 맥박이 느껴지었던 지점보다 30mmHg 정도 높게 공기를 주입함. ∥청진기 고정 부위∥ * 혈압을 처음 측정하는 경우가 아닌 경우 • 청진기의 귀꽂이를 귀에 맞게 꽂음. • 상완동맥에 청진기를 대고 한 손으로 고정시킨 후, 조절 밸브를 잠그고 혈압계 눈금의 160~200mmHg까지 공기를 주입함.
12	압력계의 조절 밸브를 열어 1초에 2mmHg 정도씩 공기가 서서히 빠져나오게 함.
13	처음으로 깨끗한 소리가 들리는 지점(수축기압)과 소리가 완전히 사라지는 지점(확장기압)을 읽음.
14	커프의 공기를 완전히 빼고 대상자의 팔에서 커프를 제거함.
15	대상자의 혈압을 처음 사정하는 경우 반대편 팔에서도 반복하여 측정함.
16	환의를 내려주고 혈압계를 정리함.
17	청진기의 귀꽂이, 판막 부위를 알코올 솜으로 닦은 후 손 위생을 실시함.
18	기록지에 측정한 혈압을 기록하고, 이상이 있을 시 보고함.

② 대퇴 혈압 측정

번호	수행순서
1~4	상완혈압 측정의 1~4와 동일한 절차를 거침.
5	대상자를 복위, 측위 또는 앙와위를 취하게 하고 무릎을 약간 구부리게 함.
6	환의를 올려 측정 부위를 노출시킴.
7	2,3번째 손가락으로 슬와동맥을 촉지하여 확인함.
8	슬와동맥 위로 커프의 중앙이 오도록 하고 커프의 하단이 슬와동맥 위쪽 2~3cm 되는 지점으로 오도록 놓고 감음.
9	손가락 하나가 들어갈 여유를 두고 커프를 대퇴 주위에 균일하고 단단하게 감음.
10	혈압계의 눈금이 '0'에 있는지 확인하고 청진기의 귀꽂이와 판막부위를 알코올 솜으로 닦음.
11	측정절차는 상완동맥과 같으며 슬와동맥에서 청진기로 측정함.
12	수축기압은 상완혈압보다 10~40mmHg 높게 측정되고 확장기압은 상완혈압과 동일함.
13	환의를 내려주고 혈압계를 정리함.
14	청진기의 귀꽂이, 판막 부위를 알코올 솜으로 닦은 후 손 위생을 실시함.
15	기록지에 측정한 혈압을 기록하고, 이상이 있을 시 보고함.

6) 주의 사항

가) 혈압측정 시 흔히 발생하는 오류를 확인함.

경우	혈압에 미치는 영향
커프가 너무 넓은 경우	낮게 측정됨
커프가 너무 좁거나 짧은 경우	높게 측정됨
커프를 너무 헐겁게 감았거나 고르게 감지 않은 경우	높게 측정됨
커프의 공기를 너무 천천히 뺀 경우	확장기압이 높게 측정됨
커프의 공기를 너무 빠르게 뺀 경우	수축기압은 낮게, 확장기압은 높게 측정됨
팔의 위치가 심장보다 높은 경우	낮게 측정됨
팔의 위치가 심장보다 낮은 경우	높게 측정됨
팔이 지지되지 않았을 때	높게 측정됨
청진기가 귀에 잘 맞지 않거나 청력장애가 있어 소리가 잘 들리지 않을 때	수축기압은 낮게, 확장기압은 높게 측정됨
팔오금에 청진기를 너무 꼭 댈 때	확장기압이 낮게 측정됨
커프에 공기를 너무 천천히 주입할 때	확장기압이 높게 측정됨
재측정을 곧바로 한 경우	수축기압이 높게 측정됨

나) 혈압에 영향을 미치는 요인을 확인함.

① 나이 : 나이가 많아짐에 따라 혈압이 높아져 사춘기가 시작되면 최고에 달하고 그 후로는 약간 감소함. 노인은 동맥의 탄력성이 감소되어 수축기압이 상승함.

② 성별 : 사춘기 이전에는 뚜렷한 차이가 없으나 사춘기 이후 남성이 더 높음. 폐경기와 그 이후에는 여성이 같은 연령대의 남성보다 더 높음.

③ 운동 : 신체운동은 심박출량을 증가시켜 혈압을 상승시킴. 운동 후 20~30분간 안정을 취한 다음 혈압을 측정하는 것이 믿을 만한 결과를 얻을 수 있음.

④ 하루주기 변동 : 보통 이른 아침에 가장 낮고, 서서히 올라가 오후 늦게 혹은 초저녁에 가장 높음.

⑤ 체중 : 유년기와 성인기의 비만은 고혈압의 위험요인임.

⑥ 약물 : 다양한 약물은 직간접적으로 혈압에 영향을 미침. 항고혈압제는 혈관의 평활근을 이완시키고 교감신경 억제와 심박동 수를 변화시켜 혈압을 낮춤. 이뇨제는 순환 혈량을 감소시키므로 혈압을 낮추는 약물로 사용됨.

⑦ 흡연 : 혈관수축을 일으켜 혈관을 좁아지게 함. 흡연 시 혈압은 올라가고, 흡연 후 15분이 지나면 혈압은 원래 상태로 돌아옴.

⑧ 스트레스 : 불안, 분노, 공포, 통증 등과 같은 스트레스는 교감신경계를 자극하여 심박출량을 증가시키고 세동맥을 수축시켜 혈압을 상승시킴.

〈혈압분류표〉

혈압분류		수축기 혈압(mmHg)		확장기 혈압(mmHg)
정상혈압		<120	그리고	<80
주의 혈압		120~129	그리고	<80
고혈압 전단계		130~139	또는	80~89
고혈압	1기	140~159	또는	90~99
	2기	≥160	또는	≥100
수축기 단독고혈압		≥140	그리고	<90

*2018년 개정된 혈압분류 기준
출처 : ACC(미국 심장학회)/AHA(미국 심장협회), 2018 고혈압 진료지침 (대한고혈압학회)

II. 감염관리

1 격리와 주의 지침

가. 격리의 종류

1) 전파경로별 격리 지침

분류	질병	방어벽 보호
공기 주의	• 비말핵의 크기가 5μ(micron) 이하인 경우 • 홍역, 수두, 활동성 결핵 등	• 음압 1인실 격리 • 헤파필터(HEPA filter)를 통해 최소한 6~12회/h 공기 교환 • 방문은 항상 닫아 둠. • N95 마스크나 호흡 보호 기구 사용 • 가능한 한 대상자 이동 제한, 대상자 이동 시 수술용 마스크 착용
비말 주의	• 비말핵의 크기가 5μ 이상인 경우 • 대상자와 1m 이내에서 전파 • 디프테리아, 풍진, 성홍열, 백일해, 유행성 이하선염, 뇌수막구균 폐렴 등	• 1인실 혹은 동일 대상자 집단 병실(코호트) • 대상자와 1m 이내에서는 수술용 마스크나 호흡 보호 기구 사용 • 가능한 대상자 이동 제한, 대상자 이동 시 수술용 마스크 착용
접촉 주의	• 대상자나 환경과의 직접 접촉 • 다제내성 균주(VRE, MRSA 등)에 의한 감염이나 집락 • 높은 감염력을 지닌 피부질환(농가진, 이, 옴 등)	• 1인실 혹은 동일 대상자 집단 병실 • 격리 카트(혈압계, 청진기, 체온계 등) 비치 • 가능한 한 대상자 이동 제한, 대상자 이동 시 덧가운이나 시트로 감싸기 • 손위생은 표준주의 지침에 따름.

2) 역격리(reverse isolation)/보호격리(Protective isolation)

*최근에는 보호격리로 더 자주 불리고 있음.

가) 보호격리 대상 : 동종조혈모세포이식(allogeneic hematopoietic stem cell transplant)을 받는 환자는 보호격리를 시행함.

나) 환자의 이동 및 보호구 : 환자가 진단이나 처치를 위하여 보호격리실을 벗어나는 시간을 최소화함. 보호격리 환자가 보호격리실을 벗어나야 할 때 일상적으로 N95 마스크를 쓰지 않음. 보호격리를 받는 환자가 보호격리실을 떠나 의료기관 내 공사 중인 구역을 지나갈 경우 N95 마스크를 착용하도록 함.

다) 환경관리 : 보호격리를 받는 환자는 진균 감염이 일어날 수 있는 환경에 배치하지 않음. 표면이 매끈하여 잘 닦이고 구멍이 없는 자재를 이용하여 먼지 생성을 줄이도록 해야 함. 틈새에 먼지가 쌓이면 물로 적셔 청소함. 병실과 복도에 카페트를 사용하지 않음. 건조된 꽃, 생화 및 화분의 반입을 금지함. 보호격리실은 2.5Pa 이상의 압력 차이가 나도록 양압을 유지함. 보호격리실은 양압이 적절히 유지될 수 있도록 전실을 설치함. 0.3μm 이상의 입자를 99.97% 제거할 수 있는 HEPA 필터를 장착함. 육안으로 확인할 수 있는 방법으로 보호격리실의 압력을 확인함. 외부의 공기가 들어오지 않도록 보호격리실의 닫힌 상태(well-sealed room)를 유지함.

나. 표준주의 지침(standard precautions)

모든 환자에게 적용되며, 의료기관 내에서 감염원으로 인지하거나 인지하지 못한 모든 미생물의 전파를 감소시키기 위한 것임. 표준주의는 대상자의 혈액, 체액, 분비물, 배설물, 점막, 손상된 피부와 접촉이 예상될 때 적용함.

1) 손위생(hand hygiene)

가) 의료진의 손과 환경 간에 교차 감염을 예방하기 위하여 대상자 주변 환경과 불필요한 접촉은 피함.

나) 눈에 보이는 오염물질이 있으면 물과 비누 혹은 물과 소독 비누를 이용하여 손을 씻음.

다) 눈에 보이는 오염물질이 없으면 알코올 젤을 사용함.

라) 손위생을 수행해야 하는 경우는 다음과 같음.

• 대상자와 직접 접촉하기 전
• 혈액, 체액 혹은 배설물, 점막, 손상된 피부, 혹은 상처 드레싱과 접촉 후
• 대상자의 손상되지 않은 피부와 접촉 후(예 : 맥박이나 혈압 측정, 부축 등)
• 한 대상자의 오염된 신체 부위에서 청결한 신체 부위로 옮겨서 접촉할 경우
• 대상자 가까운 주변에 있는 물품이나 장비 외에 접촉한 후
• 장갑을 벗은 후

2) 장갑은 혈액, 체액, 분비물 및 배설물과 접촉할 때 착용하

며, 불안전한 피부나 점막, 오염된 기구나 환경 표면과 접촉할 때 착용함. 장갑은 사용 후 즉시 벗으며 같은 대상자라도 오염된 부위에서 깨끗한 부위로 옮겨갈 경우는 장갑을 교체함.
3) 마스크, 보안경, 안면 보호대 등은 혈액이나 체액이 튀거나 묻을 위험이 있으면 착용함.
4) 가운은 혈액이나 체액에 의해 피부나 옷이 오염될 가능성이 있으면 착용함.
5) 일회용 물건은 사용 후 버리고 대상자에게 사용한 기구는 적절하게 세척 및 소독함.
6) 오염된 세탁물은 방수 처리된 백이나 세탁 주머니에 넣고 직원의 피부나 점막이 노출되지 않도록 보호함.
7) 모든 오염된 날카로운 기구나 주삿바늘은 뚫리지 않는 자정 용기에 넣어 버림. 사용한 주삿바늘은 뚜껑을 씌우지 말고 그대로 버려야 함.
8) 위생상태가 나쁘거나 개인위생 어려워 환경을 오염시키는 대상자는 가능하면 1인실을 사용함.
9) 기침, 재채기할 때는 코와 입을 가리고 함. 호흡기 분비물은 휴지로 닦고 가까운 휴지통에 버린 후 손위생을 실시함. 호흡기 분비물이 계속 나오거나 기침이 지속되면 외과용 마스크를 사용함.
10) 혈액 매개 질환(B형, C형 간염, HIV 등)의 전파 가능성을 최소화하기 위하여 출혈 대상자 관리는 표준주의를 따름.
11) **환경 관리** : 대상자 주변에 있는 장비와 자주 접촉하는 환경 표면은 의료 기관에서 승인한 소독제를 이용하여 매일 닦고 비말주의 격리실에 들어가기 전 환경관리 요원은 수술용 마스크를 착용함.

2 소독과 멸균

가. 소독의 정의 및 수준

1) 정의
가) 소독(disinfection) : 물체의 표면에 있는 세균의 포자(spore)를 제외한 미생물을 사멸하는 방법임.
나) 높은 수준 소독(high-level disinfection) : 모든 미생물과 일부 세균의 포자를 사멸할 수 있는 것을 말함.
다) 중간 수준 소독(intermediate-level disinfection) : 결핵균과 영양성 세균, 대부분의 바이러스와 진균을 사멸시키나 포자는 사멸시키지 못함.
라) 낮은 수준 소독(low-level disinfection) : 10분 이내에 대부분의 영양성 세균과 일부 진균과 바이러스를 제거할 수 있으나 결핵균과 포자는 사멸시키지 못함.

2) 소독 수준

분류	내용	소독 및 멸균
고위험 기구	무균 조직, 혈관계에 삽입되는 기구로, 세균의 포자를 포함한 어떠한 미생물도 완전히 없어야 함. - 수술기구, 심도관, 이식물, 내시경 부속품 중 생검 집게(겸자)나 절단기, 무균적으로 체강 내로 삽입되는 초음파 탐침(probe)과 내시경류(관절경, 복강경 등), 전기소작팁, 자궁경부 큐렛, 전달 집게, 초고속 치과용 핸드피스를 포함한 치과 기구 등	멸균 화학적 멸균
준위험 기구	점막이나 손상된 피부에 접촉하는 것으로, 모든 미생물이 존재하지 않아야 함. 일부 세균의 포자는 허용됨. - 내시경류(위내시경, 기관지내시경, 대장내시경 등), 호흡치료기구 및 마취기구, 후두경 날, 식도기능검사 도관, 대장항문 기능검사 도관, 냉동수술 탐침, 개검기(nasal/anal/vaginal specula), 심폐소생술 마스크, 유축기구 부속품, 직장/질 초음파 탐침 등	화학 멸균 높은 수준 소독
비위험 기구	손상이 없는 피부와 접촉하고 점막에 사용하지 않는 기구로, 대부분의 영양성 세균을 사멸할 때 적용함. - 대소변기, 혈압측정기, 청진기, 심전도계 등	낮은 수준 소독

나. 소독법

1) 자비소독법(boiling)

100℃에서 10~20분간 끓이면 포자를 제외한 대부분의 병원균은 파괴됨. 소독할 물품은 깨끗이 세척하여 물품이 물속에 잠기도록 넣어 끓임.

2) 여과법

공기 중이나 수용액 중에 있는 미생물을 열이나 화학약품을 사용하지 않고 여과기를 이용하여 세균을 제거하는 방법으로 수술실이나 백혈병 환자를 위한 무균병실 등 무균 공기를 만들고자 할 때 사용됨. 고성능 필터를 사용해 공기 중에 먼지나 미생물을 제거하는 HEPA filter room(HEPA filter로 공기를 정화시킨 실) 등이 그 예임.

3) 자외선 소독

자외선은 폴리에틸렌 병, 실내 공기 및 표면의 미생물을 파괴하기 위해 사용됨. 소독 효과를 얻으려면 반드시 미생물이 자외선에 직접 노출되어야 하므로 포장된 물품 소독에는 비효과적이며 주로 음식, 열에 약한 물건 등의 소독에 이용됨.

다. 소독제 종류별 소독 방법

1) 알코올
60~80%의 에틸알코올은 10초에서 1시간이면 대부분의 미생물을 불활성화시킬 수 있으며, 세균뿐만 아니라 결핵균, 곰팡이, 바이러스에 대한 살균력이 신속함. 하지만 포자에 대한 살균력은 없음. 60~90%에서 가장 효과가 높음. 증발이 잘되고 인화성 물질이므로 서늘하고 환기가 잘 되는 곳에 보관함.

2) 과산화수소
세균, 바이러스, 진균, 결핵균 및 세균의 포자에 모두 효과적임. 그래서 농도에 따라 화학적 멸균제로도 사용함. 피부 소독제로 사용될 경우는 소독보다는 괴사 조직을 제거하는 데 사용됨. 사용 후 충분히 헹구지 않으면 각막 손상 등을 유발함. 차광용기에 보관해야 안정적임.

3) 염소 소독제
무색 혹은 엷은 녹황색의 액체로서 염소 냄새가 있음. 차아염소산나트륨(락스)이 가장 일반적으로 사용됨. 가격이 비싸지 않고, 물에 잘 녹으며, 살균 효과가 신속한 것이 장점이지만 부식성으로 금속류에 사용이 제한됨. 주로 환경 소독제로 희석하여 사용되는데 희석 용액은 밀봉해도 실온에 방치 시 30일이면 유효 염소량이 50% 이상 감소하므로 사용할 때마다 희석하여 사용함.

4) 아이오도퍼(포비돈 아이오딘)
아이오도퍼는 요오드를 액화시켜 요오드의 살균 작용을 높인 소독제로 수용액 상태에서 살균력을 발휘함. 대표적인 아이오도퍼는 포비돈 요오드로 착색이 안 되고 독성과 자극성이 적음. 피부 소독제로 가장 먼저 사용하기 시작한 소독제임.
① 10% 용액 : 창상 치료나 침습적인 시술을 하기 전 피부 준비
② 2% 용액 : 구강 함수에 사용
③ 7.5% 베타스크럽 : 수술실, 중환자실 등에서 의료진 손 소독에 사용

5) 과초산
모든 종류의 미생물에 빠르게 작용하고 무해하며 유기물 제거 능력이 좋고 잔재물이 없음. 수술기구, 치과 기구, 내시경 기구 등에 널리 사용됨.

6) 4급 암모늄 제제
계면 활성 소독제 중 양이온 소독제로서 세균, 지방 친화성 바이러스, 곰팡이에 유효함. 세척제로 우수하여 환경 소독제로 폭넓게 사용됨.

7) 클로르헥시딘 글루코네이트(chlorheidine gluconate)
피부에 존재하는 그람 양성균에 높은 소독력을 보이나 결핵균에는 효력이 없으며, 바이러스와 포자에도 살균력이 없음. 생후 2개월 미만 신생아에게 사용하는 것은 아직 논란이 되고 있으며 이(耳) 독성과 안(眼) 독성이 보고되므로 귀와 눈에는 사용하지 않음. 개방 창상에도 사용하지 않음. 알코올이나 증류수에 희석하여 피부 및 점막 소독제로 사용함.
① 2~4% CHG : 손 소독에 사용함. 침습적 처치나 수술 전 외과적 손 소독에 사용함. 외과적 손 소독에는 4% CHG를 사용함.
② 0.5% 희석액(알코올에 희석) : 중환자나 면역 저하 대상자의 피부 소독이나 손 소독에 사용함.
③ 0.5~2% 희석액(알코올에 희석) : 중심 정맥관 삽입 피부 소독에 사용함.
④ 0.1~0.5% 희석액(멸균 증류수에 희석) : 점막 소독에 사용함.

라. 멸균의 정의
멸균(sterilization) : 모든 종류의 미생물과 포자를 완전히 사멸하는 것을 말함. 병원에서 사용하는 방법으로 증기멸균법, E.O. (Ethylene Oxide) 가스멸균법, 건열멸균법, 과산화수소 가스 플라스마멸균법, 과초산멸균법 등이 있음.

마. 멸균법의 종류 및 방법

가압멸균(Steam Sterilization)					
• 포화 증기를 이용하여 멸균하며, 가압 멸균기 종류에 따른 멸균물품별 최소 노출시간과 건조시간은 아래 표와 같음.					

	멸균기의 종류	멸균할 물품	노출시간 121℃	노출시간 132℃	건조시간
방법	중력 치환 멸균 (Gravity)	포장된 기구	30분	15분	15~30분
		직물 팩	30분	25분	15분
		포장된 용기 (예 bowl, 대야)	30분	15분	15~30분
	선진공 멸균 (Prevaccum)	포장된 기구	-	4분	20~30분
		직물 팩	-	4분	5~20분
		포장된 용기 (예 bowl, 대야)	-	4분	20분

가압멸균(Steam Sterilization)	

적용 물품	• 열이나 증기, 압력이나 습기에 손상을 받지 않는 의료기수
	• 다음 물품은 증기 멸균을 적용할 수 없음.
	  – 열과 습기에 약한 물품, 특히 100℃ 이상의 고온에서 견딜 수 없는 물품(예, 부식되기 쉬운 재질, 예리한 칼날 등)
	  – 물기가 닿으면 용해되는 물품(예 젤라틴으로 만들어진 캡슐, 분말 등)
	  – 수증기가 통과하지 못하는 물품(예 바셀린, 오일 등)

주의 사항	• 구멍이 뚫리거나 망사로 바닥이 되어 있는 트레이나 바구니를 사용하며, 견고한 용기는 제조사의 지침에 따라 사용함. • 멸균물품은 증기 멸균기의 문을 열고 배기와 건조된 후(약 10분 정도) 기구가 상온으로 냉각되었을 때(30~60분 정도) 꺼냄. • 젖은 팩(멸균물품의 포장재에 수분이 물방울이나 웅덩이가 형성된 팩)이 발생하지 않도록 제조사의 지침에 따라 건조시간을 준수함.

즉각–사용 가압멸균(Immediate–use sterilization)	
방법	• 보관하지 않고 즉각적으로 사용할 기구를 증기 멸균하는 방식을 의미하며, 시간과 경비 절감 목적으로는 사용하지 않음.
적용 물품	• 인체 삽입물의 멸균에 적용하지 않으며, 멸균 후 즉각적으로 사용하거나(예 수술기구를 예기치 않게 떨어뜨렸을 때) 사용 전 포장하고 멸균하여 보관할 수 없는 물품에 대해 필요시 적용함.
주의 사항	• 오염된 물품을 철저히 세척하며, 멸균 물품을 옮길 때 오염되지 않아야 하며, 기계적, 화학적, 생물학적 지표에 의해 감시 가능한 멸균기를 사용함. • 즉각–사용 증기멸균을 위해 고안된 포장재나 컨테이너를 사용해야 함.

건열 멸균(Dry heat sterilization)	
방법	• 뜨거운 공기를 이용하여 멸균함.(예 160℃에서 1시간)

적용 물품	• 건열 멸균이 가능한 물품은 다음과 같음.
	  – 열에 의해 녹지 않고, 물기가 닿으면 용해되는 물품(예 젤라틴으로 만들어진 캡슐, powder 등)
	  – 수증기가 통과하지 못하는 물품(예 oil, glycol & glycerin, petrolatum gauze 등)
	  – 유리 주사기
	  – 열에 강한 기구
	• 높은 온도 때문에 손상될 수 있는 직물이나 고무에는 적합하지 않음.

주의 사항	• 멸균할 물품의 양은 1회 사용량으로 포장함.
	• 다음의 포장재를 사용함.
	  – 페트리 접시나 실험 튜브와 같은 열에 저항하는 유리
	  – 스테인리스 스틸/뚜껑
	  – 240℃를 넘지 않는 경우에는 면 모슬린
	  – 알루미늄 포일(aluminium foil)
	  – 나일론 필름
	  – 건열 멸균에 대한 제조사 지침이 있는 멸균 컨테이너

E. O.(Ethylen Oxide) 가스 멸균	
방법	• 열이나 습기에 민감한 고위험 기구 멸균에 적용하여, 100% 산화에틸렌 가스 멸균기는 진공을 이용하여 음압 방식을 사용하며, 혼합 E.O. 가스 멸균기는 압력을 이용하여 작동함. • 제조사의 지침에 따라 적절한 멸균 조건을 선택하여 사용함. 멸균기가 가동되면 전습과 가열 과정을 거치게 되고 멸균제에 물품을 일정시간 동안 노출시킴. • 멸균 종료 후 공기 정화에 일반적으로 50℃에서 12시간, 60℃에서 8시간 소요됨.

E. O.(Ethylen Oxide) 가스 멸균	
적용 물품	• 기구 내관의 크기나 길이에 제한받지 않으며, 열과 습기에 약해서 고온 멸균할 수 없는 물품에 적용함. • 물기가 있는 물품과 가죽 물품에는 적용하지 못함.
주의 사항	• 금속 재질의 카드나 바구니를 사용함. • 멸균기 내 공기가 완전히 정화된 후 멸균 물품을 꺼냄. 진공 사이클이 없는 멸균기는 멸균한 물품을 꺼내기 전에 6인치 이상 열고 15분 동안 두어야 함. • 멸균 물품을 실은 카트를 운반할 때는 밀지 말고 끌어 작업자의 노출을 예방함.

과산화수소 플라즈마 가스(Hydrogen Peroxide Gas Plasma) 멸균	
방법	• 58%의 과산화수소가 멸균원이며 이를 가스화하여 사용하며, 46℃±2℃에서 멸균함.
적용 물품	• 열에 약한 기구에 적용하며, 내경의 구경과 길이에 따라 사용이 제한되며 제조회사의 권장사항에 따름. • 파우더나 종이, 리넨, 셀룰로오즈와 같은 흡수성 물질과 액체, 오일은 멸균할 수 없음.
주의 사항	• 멸균기 사용 후 냄새가 난다면 멸균기를 반드시 점검해야 함. • 포장재는 폴리프로필렌(부직포) 혹은 타이백 파우치를 사용함.

과초산(Peracetic acid) 멸균	
방법	• 35% 과초산을 이용하여 55~56℃에서 12분간 침적 후 멸균수로 헹굼.
적용 물품	• 고형 및 유연내시경 중 침적할 수 있는 기구에 적용함.
주의 사항	• 침적하는 방식이기 때문에 멸균 후 보관이 어려움.

바. 소독과 멸균 관련 실습

1) 소독 및 멸균 의뢰할 물품세척 방법

순서	수행내용
1	손 위생을 수행함.
2	일회용 방수 긴 팔 가운(방수 앞치마), 모자, 마스크(또는 KF94 동급), 보안경(또는 안면 보호구), 고무장갑, 장화 등 보호 장구를 준비함.
3	물품을 세척실로 옮김. 옮기는 과정에서 주변을 오염시키지 않도록 기구와 주변 물건 및 사람들과 접촉하지 않도록 주의하며 운반함. ① 수거 및 운반 시 청결 또는 멸균 물품은 분리함. ② 오염기구 전용 용기와 멸균 기구 전용 용기를 구분하여 사용하고 운반할 때는 멸균 물품과 분리하여 이동함. ③ 전용 용기는 세척하기 수월하고 방수가 되는 용기를 사용함.
4	일회용품과 재사용을 위해 소독해야 할 물품을 구분함. ① 일회용품으로 표시된 것은 반드시 1회 사용이 원칙이므로 폐기함. ② 주삿바늘, 일회용 주사기 등은 어떤 상황에서도 재사용할 수 없으며, 도관 등도 1회 사용 품목임.

순서	수행내용
5	세척 업무에 즉시 임할 수 없는 상황의 경우(질병관리본부, 2017)에는 다음과 같은 사항을 준수함. ① 바로 세척 할 수 없는 상황에서는 기구 표면에 유기물이 달라붙는 것을 방지하기 위해 세척제를 포함한 물에 기구를 담가 놓음. 중앙공급실로 운반할 경우 전용 효소 세척제를 뿌린 후 젖은 포를 덮어 놓거나, 세척 전용 용기의 수거함 뚜껑을 닫아 놓음. 단, 원칙은 바로 세척하는 것임. ② 세척 전에 분해 가능한 물품은 제조사의 권고에 따라 분해하여 세척함. ③ 세척 과정에서 세척하기 수월하도록 기구는 완전히 담가 놓음. ④ 생리식염수는 기구에 손상을 줄 수 있으므로 사용하지 않음.
6	일회용품 외 재사용 물품은 소독이나 멸균 전에 완벽하게 세척함. 용도와 재질에 따라 적합한 수준의 소독과 멸균을 시행함.
7	기구 표면에 흐르는 물을 흘려보내면서 육안으로 보이는 오염물질을 모두 제거함. ① 통의 안쪽과 바깥쪽에도 모두 물을 흘려보냄. 필요하면 고무장갑을 낀 손으로 물품을 문지를 수도 있음. 세척 작업 시에는 물이 튀지 않도록 주의함. ② 물의 온도는 일반적으로 온수를 권장함. 오염물질의 성분을 고려하여 지방질이나 무기물에 오염된 기구는 온수를 사용함. 단 백질이나 당에 오염된 기구는 찬물을 사용함.
8	세척용 솔과 세척제(또는 효소 세척제)를 사용하여 물품을 1분 이상 깨끗이 닦음.
9	세척용 솔과 세척제를 내려놓고 물품을 흐르는 물을 사용하여 세척제 성분이 남아 있지 않도록 맑은 물로 여러 번 헹구어 세척함.
10	세척한 물품을 개수대 위에서 가볍게 흔들어 물기를 제거함.
11	세척한 물품을 방수포 위 또는 건조대에서 자연 건조함. 공기 중의 미생물이 기구에 번식할 위험이 있으므로 잘 건조하는 것이 중요함.
12	세척에 사용한 솔과 세척제, 세척통도 깨끗이 씻어서 제자리에 놓음. 세척용 솔은 소독액에 일정 시간 담가 두는 등 정기적으로 소독함. ① 세척용 솔을 재사용할 경우 사용 대상 물품의 수준에 적합한 재처리 과정(건조, 소독 또는 멸균)을 거침. ② 소독액의 선정은 의료기관의 감염관리 지침에 따름.
13	사용한 고무장갑을 깨끗이 씻어서 건조되도록 제자리에 걸어 놓음.
14	물품 이동에 사용한 카트나 트레이는 물로 깨끗이 세척, 건조한 후 알코올 솜 등을 이용하여 최종적으로 닦아 둠.
15	세척이 끝난 후 세척실의 벽면과 개수대를 깨끗이 닦음.
16	손위생을 실시함.

2) 물품 소독(멸균) 의뢰

순서	수행내용
1	의복과 신체를 청결히 한 후 일회용 장갑을 착용함.
2	세척실 내 지침에 따라 소독(멸균)할 물품을 구분함. ① 가압증기멸균 물품(기계류, 기구류, 린넨류 등) ② EO 가스 소독 물품(플라스틱, 고무, 섬세한 전기기구 등)
3	물품이 건조된 상태인지 확인함.
4	적절한 방법으로 물품을 포장함. ① 관절이 있는 기구는 열어 놓음. ② 기구는 고무줄로 묶지 않음. ③ 무거운 기구는 다른 섬세한 기구를 손상시키지 않도록 배치함. ④ 가벼운 기구는 기구의 끝을 보호하도록 포장함. ⑤ 기구는 스팀이 모든 표면에 도달하도록 배치함.
5	멸균 표지자 테이프를 1.5cm 가량 잘라 기구를 포장한 표면에 부착함.
6	포장된 물품을 소독실로 이동함. ① 물품을 떨어뜨리지 않음. ② 서로 부딪히지 않게 함. ③ 옷에 닿지 않게 이동함.
7	손을 씻음.

3 내·외과적 무균술

가. 내과적 무균술

- 미생물의 수를 한정하거나 줄여서 병원체의 수와 전파를 줄이는 방법임.
- 위관영양, 관장 등 비침습적인 처치를 할 때, 손위생, 대상자에게 일회용 기구를 사용하는 것과 사용된 기구의 오염 제거와 재처리, 혈액이나 체액과 접촉 시 장갑, 가운, 마스크, 모자의 착용, 일상적인 환경 청소 등이 포함됨.

1) 손위생

가) 손위생이란?

미생물의 전파를 예방하는 가장 효과적인 방법임. 물과 비누로 손을 씻거나 알코올 손 소독제를 사용하여 손위생을 함. 감염이나 식중독 예방에 큰 효과가 있음.

나) 손위생 방법

① 물 없이 사용하는 알코올 제제 사용 시 : 물 없이 사용하는 알코올 제제는 양손의 모든 표면을 다 덮을 수 있도록 바르면서 마를 때까지 문지름. 손 마찰 단계를 모두 거치면 대략 20~30초가 소요됨.

② 비누와 물 사용 시 : 비누와 물을 사용하는 경우에는 손을 물로 적신 후 손 표면을 모두 덮을 수 있는 양의 비누로 모든 손 표면을 씻음. 물로 세척하고 일회용 수건으로 완전히 건조함. 가능하면 흐르는 깨끗한 물을 이용함. 뜨거운 물은 반복 사용 시 피부염 발생 위험이 증가하므로 피함. 수도꼭지는 수건을 이용하여 잠금. 손은 재오염시키지 않는 방법으로 완전히 건조함. 수건은 반복적으로 사용하거나 여러 사람이 사용하지 않도록 함. 손위생 시간은 권장 사항을 모두 적절히 수행할 경우 40~60초가 소요됨.

순서	수행내용	
1	시계와 반지를 빼고 옷을 팔꿈치까지 걷어 올린 다음 내려오지 않도록 고정함.	
2	손에 상처가 있는지 확인. 세면대에 15cm 정도 떨어져 섬.	
3	물 온도를 조절하고 흐르는 물에 손을 적심.	
4	손의 모든 표면에 충분한 양의 비누를 묻힘.	
5	비누 거품을 내고 손바닥끼리 마주하고 손가락 사이를 비빔.	
6	• 손바닥으로 다른 손의 손등을 문지름. • 팔꿈치보다 손가락을 아래로 하고 한 손을 다른 손 손등 위에 놓고 손가락 사이를 비빔.	
7	손바닥을 마주 대고 손가락 사이를 문지름.	
8	두 손을 깍지 끼며 마주 잡고 비빔.	
9	한 손에 엄지를 거머쥐듯이(엄지와 검지 사이를 깍지를 끼고 돌리듯이) 회전하며 문지름.	
10	손가락 끝으로 다른 손의 바닥을 비빔.	
11	흐르는 물에 손을 헹굼.	
12	손과 손목을 일회용 종이 타월로 완전히 말림.	
13	사용한 종이 타월로 수도꼭지를 잠금.	

다) 격리실 가운 입고 벗기 수행 체크리스트

순서	수행내용
	격리실에 들어가기
1	물과 비누로 손위생을 실시함.
2	머리카락이 나오지 않도록 모자(헤어캡)를 착용함.
3	코와 입이 완전히 덮이도록 마스크를 착용함. ① 마스크의 위쪽 가장자리를 콧마루 위에 놓고, 위 끈부터 머리 뒤에서 단단히 묶음 (안경을 쓴 경우는 마스크가 안경 밑으로 들어가도록 함.) ② 마스크의 금속선을 콧마루에 맞추어 눌러 밀착함. ③ 아래쪽 가장자리는 턱밑까지 내려오게 하고 아래 끈은 목뒤로 묶음.
4	① 가운 내부의 목둘레 아래 5~7cm 부위를 잡고 가운의 안쪽이 몸쪽으로 향하게 함. 가운이 바닥에 닿지 않도록 조심스럽게 아래로 펼침. ② 가운의 소매 속으로 양손을 동시에 넣는데 왼손을 소매 속에 넣은 채 오른쪽 소매를 잡아당겨 소매 밖으로 오른손을 뺌(오른손 왼손 순서 상관없음). ③ 왼손을 위로 들어 흔들어 소매 밖으로 뺌. ④ 가운 목에 있는 끈을 목뒤에서 묶음. ⑤ 가운 허리에 있는 끈을 허리에 묶음.
5	① 멸균장갑이 들어 있는 소독포를 엶. (자신에게 맞는 사이즈의 장갑 선택) ② 소독된 부위가 오염되지 않게 왼손으로 오른쪽 장갑의 손목 접어놓은 곳을 잡아서 들어 올림.(오른손 왼손 순서 상관없음) ③ 장갑의 바깥쪽에 닿지 않도록 안쪽을 잡아당겨 오른쪽 장갑을 착용함. ④ 장갑 낀 오른손으로 왼쪽 장갑의 손목 접힌 부분의 밑쪽에 첫째 손가락을 제외한 네 손가락을 넣고 장갑을 집어 듦. ⑤ 오른쪽 엄지손가락을 위로 올려 뒤로 젖힌 상태에서 장갑의 안쪽에 닿지 않도록 바깥쪽만을 잡아당겨 장갑을 착용함. ⑥ 손목이 노출되지 않도록 장갑의 손목 끝이 가운의 소매 위로 올라오게 착용함.
	격리실에서 나오기 직전의 보호구 제거
6	가운의 허리끈은 이미 오염되었으므로 허리끈을 풀어 양쪽으로 늘어뜨림.
7	장갑을 벗음. ① 먼저 벗을 손의 장갑의 손바닥 쪽 손목 아랫부분을 장갑끼리만 닿도록 해서 잡음. 오염된 장갑의 바깥쪽이 손목이나 손의 피부에 닿지 않도록 함. ② 먼저 벗을 장갑은 안쪽이 바깥쪽으로 나오도록 뒤집으면서 조심스럽게 벗음. ③ 장갑 낀 손가락은 뒤집힌 장갑을 잡고 있음. ④ 벗은 쪽 손가락은 반대 손 장갑 안쪽에 넣음. ⑤ 손가락을 바깥쪽을 향해 당기면서 뒤집어 벗음. 이때 먼저 벗은 장갑이 두 번째 장갑 안으로 들어가도록 함. ⑥ 양쪽 장갑이 뒤집혀 말아진 채로 감염성 폐기물 전용 용기에 버림.
8	① 가운의 목 끈을 품. ② 오른쪽 손가락을 가운 왼쪽 소매 밑에 넣고 손등 위로 끌어 내림. ③ 가운의 오른쪽 소매를 왼쪽 가운의 소매 속에 덮인 손으로 잡고 끌어내림. ④ 가운 안쪽에서 손을 움직여 어깨의 내면을 잡고 가운을 벗음. 이때 절대로 가운의 바깥 면을 만져서는 안 됨.

순서	수행내용
8	⑤ 안쪽에서 어깨솔기를 두 손으로 잡고 가운을 붙든 후 두 손을 모음. 깨끗한 안쪽이 바깥으로 나오도록 한쪽 어깨를 위로 해서 뒤집음.
	⑥ 가운을 말아서 일회용의 경우 감염성 폐기물 전용 용기에 넣고 재사용 가운의 경우는 오염 세탁물 수집 용기에 넣음.
9	① 마스크 아래 끈을 먼저 푼 다음 위 끈을 풀어줌.
	② 끈만 잡고 감염성 폐기물 전용 용기에 넣음.
10	모자(헤어캡)를 벗어 감염성 폐기물 전용 용기에 넣음.
11	물과 비누로 손위생을 시행함.

나. 외과적 무균술

신체에서 병원균 및 포자를 포함한 모든 미생물을 제거하는 것임. 도관삽입, 무균적 드레싱 교환, 정맥주사 삽입 등 외과적 무균술을 적용함. 외과적 무균술에서는 멸균 영역을 확보하여 오염되지 않도록 주의해야 하며 멸균 상태가 아닌 대상이나 물체에 접촉되었다면 오염된 것으로 간주함.

1) 일반적 원칙

① 멸균 범위에서 사용되는 모든 물품은 멸균 물품이어야 함.
② 멸균 물품과 멸균 물품이 접촉하는 경우에만 멸균 상태가 유지됨.
- 멸균 물품과 청결한 물품이 접촉한 경우나 멸균 물품이 오염 물품과 접촉한 경우는 오염된 것으로 간주함.
- 멸균 범위에서 벗어난 멸균 물품이나 허리선 아래에 있는 멸균 물품은 오염된 것으로 간주함.

③ 멸균 물품을 공기 중에 오래 놓아두는 경우 오염된 것으로 간주함.
④ 멸균 물품이 젖은 경우 모세혈관에 의해 멸균 부위 아래의 미생물들이 멸균 물품을 오염시킬 수 있음.
⑤ 액체는 중력 방향을 따라 흐름. 따라서 외과적 손위생을 하는 경우 손을 팔꿈치보다 높게 두어 팔 아래쪽에 있는 오염원이 손을 오염시키지 않도록 함.
⑥ 멸균 영역의 가장자리 2.5cm는 오염된 것으로 간주함.
⑦ 피부는 멸균이 불가능하므로 오염된 것으로 간주함.

2) 외과적 무균술 방법

① 손위생 시 오염을 제거하기 위해 일차적으로 비누를 이용하며, 미생물 억제 효과를 지속하고자 하는 목적으로는 항균제를 사용함.
② 침습적인 대상자의 피부에는 시술 전 소독제를 사용하며 필요하면 클리퍼나 제모제를 이용하여 제모함.
③ 의료진으로부터 대상자에게 미생물이 전파되는 것을 감소시키기 위해 멸균 장갑, 멸균 가운, 멸균 방포를 사용하여 멸균 부위를 유지함.
④ 수술실로 유입되는 공기는 양압을 유지하고 시간당 15회 이상 HEPA 필터를 통해 여과된 공기가 순환되어야 함. (이 중 20%는 신선한 공기가 유입되어야 함.)
- HEPA 필터 : $0.3\mu m$의 입자를 99.97%의 효율로 제거하는 필터

⑤ 수술 중에는 문을 닫아 놓도록 하고 스크린과 같은 물리적 장벽을 사용하여 통로를 우회하게 함.
⑥ 불필요한 방문객을 제한함.
⑦ 수술실은 수술 전후와 하루 업무가 끝났을 때 청소하며 수술 중에는 청소하지 않음.
⑧ 소독제를 이용하여 주변을 청소, 소독하고 오염 제거는 높은 곳에서 낮은 곳으로 진행하고 소독제 중 알코올은 광범위한 환경 청소에는 사용하지 않음.
- 청소에 사용한 희석 용액은 매일 새 용액으로 준비함 (라벨을 붙이고 희석 날짜를 표기하고 24시간이 지나면 폐기).

> **보충자료**
>
> - 수술용 손스크럽, 수술전 스크럽(surgical handscrub, presurgical scrub)
>
> | 1 | 수술실에서 사용하는 신발, 모자, 마스크를 착용 |
> |---|---|
> | 2 | 시계와 반지, 팔찌를 빼고(인공 손톱 사용 불가) 무릎과 발을 (또는 자동 센서) 이용하여 물을 틀어 물의 온도 및 물줄기를 조절함. 가운에 물이 튀지 않도록 함. |
> | 3 | 손끝을 팔꿈치보다 높게 하여 물이 손에서 팔꿈치로 흐르게 하여 적심. |
> | 4 | 필요시 흐르는 물 아래에서 손톱 소제 기구로 양손의 손톱 밑을 깨끗이 한 다음 버림. 소독 비누액을 포함한 스펀지를 사용하여 손톱을 30회 정도 세게 문지름. 그다음 손바닥, 엄지와 손가락들의 측면과 손등까지 각각 20회씩 세게 문지름. 팔을 세 부분으로 나누어 팔목에서 팔꿈치 순으로 20회씩 문지름(2~6분 정도 소요). |
> | 5 | 한쪽 팔을 닦고 다른 팔을 닦을 때는 새 소독 비누액을 포함한 스펀지를 사용 |
> | 6 | • 흐르는 물에 충분히 손끝을 먼저 헹구고 팔꿈치는 나중에 헹굼(이때 계속해서 손끝은 팔꿈치보다 위쪽을 유지하여야 함).
• 충분히 헹군 후 무릎이나 발을 이용하여 물을 잠그고, 팔꿈치를 굽혀 손끝을 올린 상태로 몸으로부터 멀리하여 수술실로 들어옴. |
> | 7 | 손끝을 계속 올린 상태에서 멸균 수건을 집고 멸균 수건의 한쪽 면을 이용하여 한 손을 손끝부터 팔꿈치를 향해서 물기를 닦음. |
> | 8 | • 반대편 손을 닦을 때는 수건의 반대쪽 면을 사용하여 같은 방법으로 철저히 닦음.
• 사용한 수건은 리넨 담는 용기에 넣음. |

- 멸균 가운

1	소독포에서 접혀진 가운의 안쪽 면을 집어 올려 가운의 목 부분 안쪽을 잡음.
2	테이블로부터 닿지 않게 물러서서 접혀진 가운을 위로 들어 올림. 양손으로 가운의 목 부분 안쪽을 잡고 가운을 폄. 이때 가운의 외면을 건드리거나 바닥에 닿지 않게 주의.
3	손을 어깨높이로 유지하면서 양팔을 속으로 밀어 넣되, 손은 소매를 통해 나오지 않도록 함.
4	순환 간호조무사가 내부의 팔 솔기를 잡아당겨 옷을 여밈. 그러나 가운이 단정하게 당겨지더라도 소매는 여전히 손을 덮고 있는 상태여야 함. 순환 간호조무사는 목 단추를 겉이 닿지 않게 안쪽을 잡고 잠금.
5	멸균 장갑을 폐쇄적으로 착용한 후 허리의 끈을 풀어 순환 간호조무사에게 긴 끈을 주고 묶게 함.
6	허리끈이 멸균적으로 종이에 매듭이 지어져 있는 경우에는 멸균 영역을 잡고 순환 간호조무사에게 비멸균 영역을 잡게 하여 허리끈의 매듭을 풀어 스크럽 간호조무사가 묶는 방법도 있음.
7	스크럽 간호조무사가 허리 부분에서 끈을 묶음. 끈의 끝이 나오지 않도록 잘 정리.

- 폐쇄적 멸균 장갑 착용하기

1	양손 모두 가운의 소매 안에 둔 채로 손이 밖으로 나오지 않도록 주의하며 멸균 장갑의 속포장지를 펼침.
2	왼손으로 오른쪽 장갑의 손목 부분을 집어 올림(양쪽 장갑을 모두 착용할 때까지 손은 소매 밖으로 나오지 않아야 하고, 포장의 안쪽은 멸균으로 간주하므로 손이 닿지 않도록 함).
3	왼손으로 집어 올린 오른쪽 장갑의 손목 부분이 오른쪽 가운 소매의 끝부분에 오도록 하고 장갑의 엄지손가락 부분은 몸의 바깥쪽(소매 안의 손바닥 엄지손가락 쪽)을 향하게 하여 오른쪽 가운 소매 위에 올려놓음(장갑의 손가락 부분이 팔 쪽으로 향하게 되며, 손목의 접힌 부분만 만짐).
	오른손으로 장갑 소매 부분을 잡고, 왼쪽 손으로 장갑 끝을 잡아 가운의 오른쪽 소매 끝부분을 완전히 뒤집어씌움.
4	왼손으로 소매 부분을 잡아당기며 장갑을 착용
5	오른손으로 왼쪽 장갑을 잡아 같은 방법으로 가운 왼손 소매 위에 올려놓음.
6	왼손으로 장갑 소매 부분을 잡고 오른손으로 장갑 끝을 잡아 가운의 왼쪽 소매 끝부분을 완전히 뒤집어씌움.
7	• 오른손으로 소매 부분을 잡아당기며 장갑을 착용 • 반대쪽도 같은 방법으로 장갑을 잡아당겨 줌.
8	손에 잘 맞게 장갑을 낀 다음 가슴 앞으로 모으고 몸으로부터 멀리 함.

수술실에서는 폐쇄식 멸균 장갑 착용(closed gloving technique)을 권장하며, 손이 노출된 상태에서는 개방식 멸균 장갑 착용법(open gloving technique)을 적용

3) 멸균 물품 사용법

① 멸균 방법의 선택 멸균 대상 물품 및 기구 제조사에서 권고하는 멸균 방법 혹은 제품설명서를 확인하여 적절한 멸균 방법을 적용함.
② 멸균기 사용 방법 준수 제조사의 사용설명서에 따라 올바른 방법을 사용함.
③ 멸균 물품의 포장
- 포장을 개봉할 때까지 멸균이 유지되도록 함.
- 멸균제(증기, 건열, 가스)가 모든 표면에 도달하도록 포장하며, 경첩이 있는 기구는 열려 있거나 풀려 있어야 함.
- 포장할 때는 테이프와 안전핀 등 날카로운 물건을 사용하지 않으며, 고무밴드는 포장물을 조이지 않게, 천은 주름지지 않게 함.
- 멸균 물품의 적재 멸균기 내 물품의 모든 표면이 멸균되도록 여분의 공간을 만들고 적정량을 적재함. 이를 위해 물품 적재 방법에 대한 지침을 마련하고 이행함.
④ 멸균의 확인
- 정기적으로 멸균 여부를 확인하기 위한 지침을 마련하고 이행하며 그 결과를 보관함.
- 멸균을 확인하는 방법에는 기계적, 화학적, 생물학적 방법이 있으며 멸균기에 따라 주기와 방법을 다르게 적용함.
⑤ 멸균기 관리
- 멸균기 기능을 정기적으로 점검함.
- 멸균기는 제조사의 권고에 따라 정기적으로 청소함.
⑥ 멸균실패사 관리 멸균 실패가 확인되었을 때 신속한 대처를 위한 규정과 절차를 마련하여 이행함.
⑦ 멸균 물품의 보관
- 멸균 물품 보관 장소는 출입이 제한되며 환기가 잘 되고 온도와 습도가 적절하게 유지되어야 함.
- 멸균 물품 보관장은 하수, 창문, 통풍구 등으로부터 떨어진 곳에 위치하며, 환기가 잘 되고 청소가 용이해야 함.
- 사용 장소에서 보관할 경우에는 불필요한 접촉을 최소화하고 과적은 피함.
- 유효기간이 경과한 물품이 사용되지 않도록 유효기간과 제품명이 잘 보이도록 진열하여 선입선출함.

4) 멸균 물품 다루기

① 전달 집게 다루기(멸균 물품 이동 시 전달 집게를 오염시키지 않고 사용하는 것)

순서	수행내용	
1	• 집게통의 높이는 집게 길이의 2/3가 잠길 정도면 알맞음. • 집게통에 집게는 한 개만 꽂아 둠.	

순서	수행내용
2	집게를 섭자통 가장자리(오염된 것으로 간주)에 닿지 않게 주의하면서 꺼냄.
3	전달 집게의 끝이 아래쪽으로 향하게 물품을 집음. 시야를 벗어나지 않아야 하고 허리 위쪽 높이에서 사용함.
4	집게가 바닥에 닿지 않게 멸균된 물품을 살짝 떨어뜨림.
5	전달 집게를 다시 통에 꽂음.
6	집게와 통은 24시간마다 멸균 소독 후 사용함. (일회용 전달 집게 사용 가능).

② 뚜껑이 있는 멸균 용기 다루기(뚜껑이 있는 멸균 용기에 담긴 용액이나 기구를 멸균 영역을 오염시키지 않고 멸균 용기에 준비하는 것)

순서	수행내용
1	멸균 용액이나 물품의 유효기간을 확인함.
2	필요할 때만 열고 열게 될 때 가능한 한 빨리 닫음.
3	용액일 경우 뚜껑을 연 후, 뚜껑의 안쪽이 아래로 향하게 들거나 뚜껑을 완전히 뒤집어서 안쪽을 위로 향하게 하여 테이블 위에 놓음. 소량의 용액을 따라 버려 입구를 깨끗이 함.
4	멸균된 통의 경우도 마찬가지로 뚜껑을 열 때는 안쪽이 아래로 향해 들거나 뚜껑을 완전히 뒤집어서 테이블 위에 놓음.
5	용액은 10~15cm 위에서 따르고 용액이 튀지 않게 해야 함. 이때 소독 용액을 따랐다가 남은 용액을 용기에 다시 담지 않음.
6	용액의 뚜껑이나 멸균 용기의 뚜껑이나 재사용을 목적으로 다시 닫을 때는 뚜껑의 바깥면만 만져서 닫도록 함.
7	용액 용기에는 뚜껑을 열고 사용한 개봉한 날짜와 시간을 적어 둠.

5) 멸균 물품 포장 및 열기

가) 가압 증기 멸균 물품 포장 및 열기

순서	수행내용
	가압 증기 멸균 물품 포장하기
1	물과 비누로 손위생을 실시함.
2	의복을 청결히 한 후 일회용 장갑을 착용함.
3	세척실 내 지침에 따라 가압 증기 멸균 물품(기계류, 기구류, 린넨류 등)을 구분함. 물품이 건조된 상태인지 확인함.

순서	수행내용
	가압 증기 멸균 물품 포장하기
4	깨끗하고 편평한 테이블 위에 방포를 마름모꼴로 펴고 방포의 중앙에 포장할 물품이 위치하도록 놓음. 수행자 쪽의 방포 끝자락을 물품 개봉 시 잡을 수 있도록 바깥쪽으로 세모 모양으로 접고 적절한 방법으로 물품을 포장함. • 관절이 있는 기구는 열어 놓음. • 기구는 고무줄로 묶지 않음. • 무거운 기구는 다른 섬세한 기구를 손상시키지 않도록 배치함. • 가벼운 기구는 기구의 끝을 보호하도록 포장함. • 기구는 스팀이 모든 표면에 도달하도록 배치함.
5	양쪽 모두 같은 방법으로 접음.
6	수행자의 윗부분에 있는 방포를 중앙으로 감싸고 양쪽의 방포가 겹친 부분 안쪽으로 끝자락을 조금 남겨 놓고 방포를 집어넣음.
7	포장한 방포에 색깔 표지자를 1.5cm가량 잘라 표면에 부착함.
8	포장된 물품을 소독실로 이동함. ① 물품을 떨어뜨리지 않음. ② 서로 부딪지 않게 함. ③ 옷에 닿지 않게 이동함.
9	물과 비누로 손위생을 실시하고 사용한 물품과 주변을 정리함.
	가압 증기 멸균 물품 포장 열기
10	• 작업 공간은 수행자의 시야 안에 있어야 하며 허리 높이 또는 그 이상의 위치로 정함. • 멸균 포장지나 방포가 축축하거나 열려 있지 않은지 확인해야 하며 색깔 표지자(indicator tape)와 유효기간을 확인함.
11	멸균 물품의 방포를 개봉할 때는 물품을 테이블 중앙에 위치하게 하고 포의 맨 윗 자락이 수행자의 반대편으로 가게 염. 이때 수행자는 바깥쪽 면만 만지도록 함.
12	멸균포의 양쪽을 접힌 순서대로 오른쪽은 오른손으로, 왼쪽은 왼손을 사용하여 폄.
13	마지막으로 수행자 앞쪽에 접혀 있는 부분을 잡아 폄. 이때 팔이 멸균 영역을 오염시켜서는 안 됨(멸균포의 가장자리 2.5cm는 오염된 것으로 간주함). 수행자의 몸쪽 방향 끝부분이 아래쪽으로 내려오지 않도록 폄.
14	물품을 정리하고 손 위생을 실시함.

나) E.O.가스 멸균 물품 포장 및 열기

순서	수행내용
	E.O.가스 멸균 물품 포장하기
1	물과 비누로 손위생을 실시함.
2	의복을 청결히 한 후 일회용 장갑을 착용함.
3	세척실 내 지침에 따라 E.O.가스 소독 물품(플라스틱, 고무, 섬세한 전기 기구 등)을 구분함. 물품이 건조된 상태인지 확인함.
4	깨끗하고 편평한 테이블 위에 포장지와 포장 기구를 준비함. 전기 안전 지침을 지킴.
5	적절한 방법으로 물품을 포장함. ① 관절이 있는 기구는 열어 놓음. ② 기구는 고무줄로 묶지 않음. ③ 무거운 기구는 다른 섬세한 기구를 손상하지 않도록 배치함. ④ 가벼운 기구는 기구의 끝을 보호하도록 포장함. 산화에틸렌가스(E.O.gas) 멸균용 색깔 표지자를 1.5cm 가량 잘라 포장지 표면에 부착함. ⑤ 날카로운 물품은 포장지가 찢기지 않도록 끝을 거즈 등으로 감쌈.
6	물품의 크기에 알맞게 포장지를 잘라서 끝을 밀봉한 다음 물품을 넣고 멸균 포장 물품 개봉 시 손으로 잡을 수 있을 정도의 여유를 두고 포장 기계를 사용하여 밀봉함.
7	산화에틸렌가스(E.O.gas) 멸균용 색깔 표지자를 1.5cm 가량 잘라 포장지 표면에 부착함.
8	포장된 물품을 소독실로 이동함. ① 물품을 떨어뜨리지 않음. ② 서로 부딪히지 않게 함. ③ 옷에 닿지 않게 이동함.
9	물과 비누로 손위생을 실시하고 사용한 물품과 주변을 정리함.
	E.O.가스 멸균 물품 포장 열기
10	• 작업 공간은 수행자의 시야 안에 있어야 하며 허리 높이 또는 그 이상의 위치로 정함. • 멸균 포장지나 방포가 축축하거나 열려 있지 않은지 확인해야 하며 색깔 표지자(indicator tape)와 유효기간을 확인함.
11	뜯는 표시가 있는 부분이나 양쪽 모서리를 잡고 포장지를 뜯어서 전달하거나 멸균 영역이 오염되지 않게 폄.
12	포장지는 의료 기관 지침대로 처리하고 물품을 정리 후 손위생을 실시함.

III. 호흡유지

1 산소요법, 흉부물리요법과 분무요법 보조

가. 산소요법 종류, 목적, 방법 및 주의 사항

1) 산소요법(oxygen therapy)

가) 목적

- 폐의 가스 교환에 문제가 있거나, 심장 기능이 감소한 대상자의 저산소증을 예방하기 위함.
- 동맥혈 산소 분압(PaO_2)을 80~100mmHg로 유지하며, 산소를 안전하고 효과적인 방법으로 주입하기 위함.

나) 안전한 산소요법을 위한 주의 사항

- 병실 문, 침상 머리나 발치, 산소 기기에 '금연 : 산소 사용 중'이라는 주의 표시판을 둠.
- 대상자와 방문객에게 산소 사용 시 흡연의 위험에 대해 설명함.
- 사용하고 있는 전기 기구가 스파크를 일으키지 않고 제대로 작동하고 있는지 확인함.
- 모직 담요, 합성 섬유와 같은 정전기가 발생하는 물질을 피함. 면 담요를 사용하고 대상자와 보호자는 면섬유 의류를 착용하도록 함.
- 기름, 윤활유, 알코올, 아세톤과 같은 휘발성, 인화성 물질의 사용을 피함.
- 전기 모니터 장치, 흡인 장치, 휴대용 진단 기기는 모두 전기에 기반을 두고 있음을 명심함.
- 소화기 위치와 사용 방법을 숙지함.

다) 산소요법의 종류

구분	설명	그림
코 삽입관 (nasal cannula)	• 가장 널리 사용되며 양쪽 비강(코안)에 삽입하는 두 개의 짧은 관(prong)이 있는 플라스틱 관임. • 산소 투여를 지속하면서 음식 섭취, 대화가 가능함. • 분당 6L 이상의 산소공급 시 두통과 비강(코안) 점막에 자극을 일으킬 수 있음. • 정확한 흡입 산소 분율(FiO_2)을 유지할 수 없음.	
단순 안면 마스크 (simple face mask)	• 단기간 고농도의 산소공급 시 사용함. • 호기(날숨 : expiration) 시 마스크 측면의 구멍을 통해 이산화탄소가 배출됨. • 음식 섭취 중에는 코 삽입관으로 바꾸어 산소를 공급함.	

구분	설명	그림
부분 재호흡 마스크 (partial rebreath er mask)	• 단순 안면 마스크에 호기(날숨)를 통한 공기의 첫 부분을 모으는 보유 주머니(reservoir bag)가 부착되어 있음. • 호기(날숨)를 통한 공기의 일부는 마스크 측면의 구멍을 통해 배출되며, 일부는 보유 주머니에 있는 100% 산소와 혼합됨. 흡기(들숨 : inspiration) 시 보유 주머니를 통해 흡기(들숨)를 통한 공기의 1/3을 산소와 함께 재호흡하여 흡입 산소 분율(FiO_2)을 증가시킴. • 보유 주머니에 100% 산소를 채운 후 적용함. • 보유 주머니를 비틀거나 꼬이지 않게 하고, 이산화탄소의 과량 흡입을 막기 위해 완전히 수축하지 않도록 부푼 상태를 유지함.	
비재호흡 마스크 (nonrebr eather mask)	• 자발적인 호흡이 있는 대상자에게 단기간 가장 높은 흡입 산소 분율(FiO_2)을 제공하기 위해 사용함. • 마스크와 보유 주머니 사이에 부착된 일방향 판막(one-way valve)은 흡기(들숨) 시 열려 보유 주머니 내의 산소를 들이마시고, 호기(날숨) 시 닫혀 실내 공기와 호기 가스가 보유 주머니 안으로 들어갈 수 없도록 함. • 마스크 측면의 구멍에 부착된 일방향 판막(one-way valve)은 흡기(들숨) 시 닫혀 실내 공기가 마스크 안으로 들어오지 않도록 하고, 호기(날숨) 시 열려 호기 가스가 배출되도록 함. • 보유 주머니에 100% 산소를 채운 후 적용함. • 보유 주머니가 완전히 수축하지 않도록 부푼 상태를 유지함.	
벤추리 마스크 (venturi mask)	• 대상자의 호흡 양상에 상관없이 정확한 흡입 산소 분율(FiO_2)로 산소를 공급할 수 있음. • 연결관(adapter)의 색상에 따라 산소 농도를 조절할 수 있음. • 주로 만성 폐쇄 폐질환(COPD : Chronic Obstructive Pulmonary Disease) 대상자에게 저농도의 산소를 정확하게 공급하기 위해 사용함.	

2) 코 삽입관(nasal cannula)을 이용한 산소요법

가) 목적

① 저산소혈증(혈액 내 산소농도가 감소한 상태 : hypoxemia)을 예방하기 위함.
② 대상자가 음식을 섭취하는 동안에 산소를 공급하기 위함.
③ 저농도(24~44%)의 산소를 주입하기 위함.

나) 준비물품

코 삽입관, 산소 중앙 공급 장치 또는 이동식 산소통, 산소 유량계/습윤병, 멸균 증류수, 기록지, 손소독제

다) 방법

번호	수행순서
1	물과 비누로 손위생을 실시하고 필요한 물품을 준비함.
2	준비한 물품을 가지고 대상자에게 가서 자신을 소개함.
3	손소독제로 손위생을 실시하고 대상자를 확인(이름, 등록번호 등)을 개방형으로 질문하고 입원 팔찌와 대조함.
4	대상자에게 산소요법의 목적과 절차를 설명함.
5	대상자는 가능하면 반좌위 자세를 취해 흉곽을 확장하여 호흡을 용이하게 함.
6	습윤병에 멸균 증류수를 지나치게 많이 채우면 역류하여 흡인의 위험이 있어 정해진 눈금까지 채운 후 멸균 증류수 마개를 닫음.
7	산소 유량계와 습윤병을 연결한 후 산소 중앙 공급 장치 또는 이동식 산소통에 산소 유량계를 연결함.
8	습윤병에 있는 산소 장치 출구와 코 삽입관을 연결함.
9	대상자에게 연결하기 전에 코 삽입관을 통해 산소가 나오는지 확인한 후 산소 유량계를 잠금.
10	대상자 콧구멍의 폐쇄 여부를 확인함.
11	대상자의 양쪽 비강(코안)에 두 개의 짧은 관(prong)을 삽입하고 귀 뒤에 걸친 후 턱 밑에서 길이를 조절함.
12	산소 유량계를 열어 처방된 산소 흡입량을 눈높이에서 조절함. 산소 유량계 내 공(ball)의 중심을 눈금에 일치시키고 습윤병 내에 기포가 생기는지 확인함.
13	가능하면 입을 다물고 코를 통해 호흡하도록 대상자에게 설명함.
14	대상자를 편안하게 해준 후 산소 사용에 따른 화재 위험성, 코와 귀 등 접촉 부위에 피부 손상 가능성을 설명함.
15	물과 비누로 손위생을 실시함.
16	산소 주입 시작 시간, 산소 주입량, 호흡 양상, 대상자의 반응을 기록하고 이상이 있을 때 보고함.

라) 주의 사항

① 장기적 사용 시 코 삽입관이 조이는 부위의 자극과 압박을 감소하여 피부를 보호하기 위해 거즈나 패드를 댐.
② 코 삽입관 적용 부위와 주변의 피부 상태를 최소한 하루 2회 이상 확인하여 의료 기기에 의한 욕창이 발생하지 않도록 함.
③ 산소를 지속해서 공급하는 경우 비강(코안) 점막이 자극되고 건조해지므로 정기적으로 코 삽입관을 제거하여 깨끗이 닦아 주고, 콧구멍의 자극 증상, 출혈 유무, 피부 상태를 확인함.

3) 산소마스크(oxygen mask)를 이용한 산소요법

가) 목적

① 저산소혈증을 예방하기 위함.
② 코 삽입관으로 공급하는 것보다 높은 농도의 산소와 습도를 제공하기 위함.

나) 준비물품

산소마스크, 산소 중앙 공급 장치 또는 이동식 산소통, 산소 유량계/습윤병, 멸균 증류수, 거즈, 기록지, 손소독제

다) 방법

번호	수행순서
1	물과 비누로 손위생을 실시하고 필요한 물품을 준비함.
2	준비한 물품을 가지고 대상자에게 가서 자신을 소개함.
3	손소독제로 손위생을 실시하고 대상자를 확인(이름, 등록번호 등을 개방형으로 질문하고 입원 팔찌와 대조)함.
4	대상자에게 산소요법의 목적과 절차를 설명함.
5	대상자는 가능하면 반좌위 자세를 취해 흉곽을 확장하여 호흡을 용이하게 함.
6	습윤병에 멸균 증류수를 지나치게 많이 채우면 역류하여 흡인의 위험이 있어 정해진 눈금까지 채운 후 멸균 증류수 마개를 닫음.
7	산소 유량계와 습윤병을 연결한 후 산소 중앙 공급 장치 또는 이동식 산소통에 산소 유량계를 연결함.
8	습윤병에 있는 산소 장치 출구와 산소마스크를 연결함.
9	대상자에게 연결하기 전에 산소마스크를 통해 산소가 나오는지 확인한 후 산소 유량계를 잠금.
10	산소마스크가 대상자의 코와 입을 덮도록 하고, 얼굴에 꼭 맞도록 끈을 조절하여 편안하게 함. 산소마스크의 크기가 적절하지 않거나 얼굴에 느슨하게 고정되면 산소가 누출되고 치료 효과가 감소함.
11	산소 유량계를 열어 처방된 산소 흡입량을 눈높이에서 조절함. 산소 유량계 내 공(ball)의 중심을 눈금에 일치시키고 습윤병 내에 기포가 생기는지 확인함.
12	마스크 가장자리로 산소가 누출되지 않도록 얼굴에 잘 밀착되었는지 확인함.
13	대상자를 편안하게 해준 후 산소 사용에 따른 화재 위험성, 코와 입 주변의 피부 손상 가능성, 마스크를 쓴 상태에서 음식을 섭취하거나 말하는 것의 어려움을 설명함.
14	물과 비누로 손위생을 실시함.
15	산소 주입 시작 시간, 산소 주입량, 호흡 양상, 대상자의 반응을 기록하고 이상이 있을 때 보고함.

라) 주의 사항
① 산소마스크의 끈 등에 의한 귀, 두피의 자극과 압박을 감소하여 피부를 보호하기 위해 거즈나 패드를 댐.
② 산소마스크 적용 부위와 주변의 피부 상태를 최소한 하루 2회 이상 확인하여 의료기기에 의한 욕창이 발생하지 않도록 함.
③ 산소를 지속해서 공급하는 경우 마스크에 습기가 차므로 2~3시간마다 마스크를 풀어 마스크 안쪽을 마른 거즈로 닦고 피부를 말려 건조하게 함.
④ 산소마스크 주변에 파우더를 바르면 흡입의 위험이 있으므로 바르지 않음.
⑤ 산소마스크는 질식의 느낌을 줄 수 있으므로 대상자에게 자주 관심을 보이며 안심시킴.

나. 흉부물리요법 종류, 방법 및 주의 사항

1) 흉부 물리 요법(chest physiotherapy)
- 흉부 물리 요법은 폐 분비물을 이동하여 쉽게 배출할 수 있도록 함.
- 분비물의 양이 많거나 비효과적인 기침을 하는 대상자에게 효과적임.
- 흉부 물리 요법은 일반적으로 체위 배액 → 타진법 → 진동법 → 기침이나 흡인을 통한 분비물 제거 순서로 실시함.

2) 흉부 물리 요법의 종류

가) 타진법(percussion)

타진법은 손을 컵 모양으로 오므려 손안에 공기주머니를 형성하여 흉부에 두드리면 진동이 흉벽을 통해 폐 분절에 전달되어 폐 분비물을 묽게 하여 쉽게 배출되도록 하는 것을 말함.

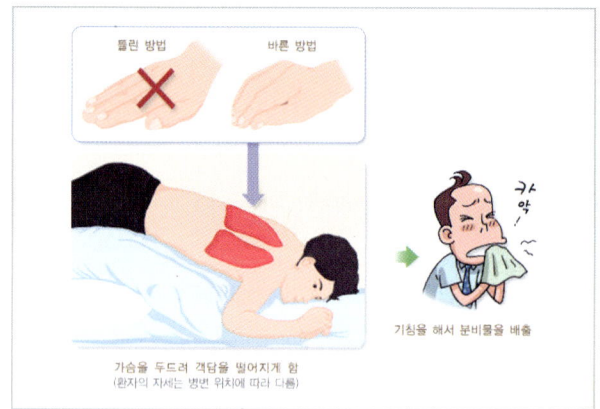

‖ 타진법 ‖

① 방법

번호	수행순서
1	물과 비누로 손위생을 실시하고 필요한 물품을 준비함.
2	준비한 물품을 가지고 대상자에게 가서 자신을 소개함.
3	손소독제로 손위생을 실시하고 대상자를 확인(이름, 등록번호 등을 개방형으로 질문하고 입원 팔찌와 대조)함.
4	대상자에게 목적과 절차를 설명함.
5	타진할 부위를 수건이나 가운으로 덮어 보호함.
6	대상자를 천천히 깊게 호흡하도록 하여 이완시킴.
7	손목, 팔꿈치, 어깨의 이완 상태를 유지하면서 양손으로 번갈아 타진함. 필요시 타진기구를 이용함.
8	두드리는 동안 속이 빈 것과 같은 '펑펑' 하는 소리가 들리면서 통증이 없어야 함.
9	타진 후 대상자에게 기침하여 분비물을 뱉도록 함.
10	사용한 물품을 정리하고 물과 비누로 손위생을 실시함.

② 주의 사항
- 척추, 견갑골(어깨뼈) 등 뼈 돌출 부위와 유방, 신장, 흉골(복장뼈) 등 손상되기 쉬운 부위는 타진하지 않음.
- 골절, 골다공증, 흉곽 수술 후, 흉통(가슴 통증), 폐 색전증, 출혈성 질환, 항응고제 치료를 받는 대상자는 금기임.

나) 진동법(vibration)

진동법은 대상자의 흉벽 위에 양손을 포개어 올려놓고 분당 200회 정도의 속도로 강한 떨림을 만들어 공기의 교란을 증가시켜 폐 분비물을 묽게 하여 쉽게 배출되도록 하는 것을 말함.

① 방법

번호	수행순서
1	물과 비누로 손위생을 실시하고 필요한 물품을 준비함.
2	준비한 물품을 가지고 대상자에게 가서 자신을 소개함.
3	손소독제로 손위생을 실시하고 대상자를 확인(이름, 등록번호 등을 개방형으로 질문하고 입원 팔찌와 대조)함.
4	대상자에게 목적과 절차를 설명함.
5	진동할 부위를 수건이나 가운으로 덮어 보호함.
6	팔과 어깨를 곧게 펴고 손목을 90°로 굽힌 상태로 진동할 부위에 손바닥을 올려놓고 손등 위에 반대쪽 손바닥을 올려놓음.
7	대상자가 코를 통해 깊게 흡기(들숨)한 후 입술을 오므리고 천천히 호기(날숨)하도록 함.
8	호기(날숨)하는 동안 빠르게 흉벽을 진동시킴. 필요시 진동기(vibrator)를 이용함.
9	흡기(들숨)하는 동안 진동을 멈춤.
10	진동이 끝난 후 대상자에게 기침하여 분비물을 뱉도록 함.
11	사용한 물품을 정리하고 물과 비누로 손위생을 실시함.

② 주의 사항
- 진동할 부위를 수건이나 가운으로 덮어 보호하고 맨살의 피부에 시행하지 않음.
- 대상자의 유방, 척추, 흉골(복장뼈) 부위는 진동시키지 않으며, 영아, 소아에게 실시하지 않음.

다) 체위 배액(postural drainage)

① 체위 배액은 폐 분절로부터 분비물을 중력에 의해 배액하는 것을 말하며 기도 폐쇄, 무기폐(폐 확장 부전)를 예방함.
② 폐엽 위치에 따라 적절한 체위를 취하여 매우 작은 폐 기관지에서 큰 기관지로 이동한 분비물은 기침을 통해 배출됨.
③ 식전, 취침 전에 시행하며, 식후 1~2시간은 구토를 유발할 수 있으므로 피함.

④ 체위 배액 도중 빈맥(빠른맥), 두근거림, 호흡곤란, 흉통(가슴 통증), 어지럼증, 허약감, 객혈, 저혈압, 기관지 경련 등이 발생하면 즉시 중단함.

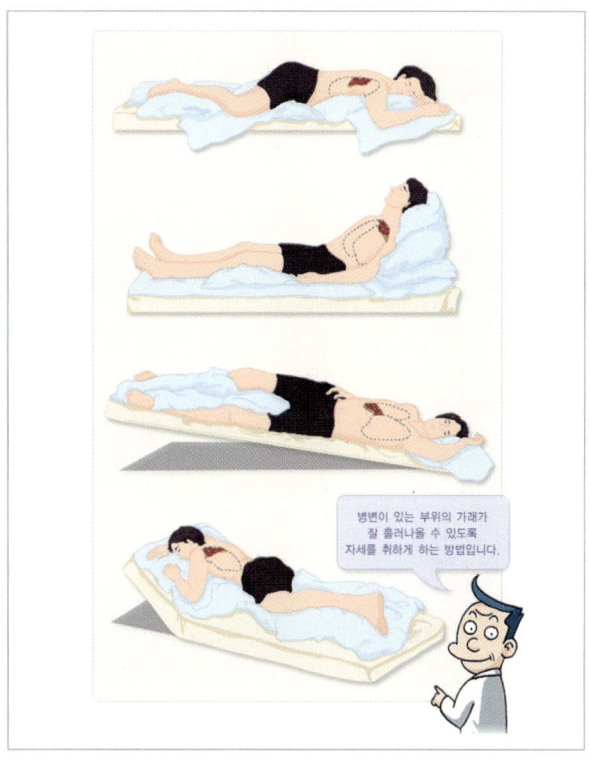

∥ 폐의 병변 부위에 따른 체위 배액 ∥

다. 분무요법 종류, 방법 및 주의 사항

1) 분무요법(nebulization)

분무 요법은 흡입용 기구를 사용하여 약물의 입자를 분산시켜 폐의 말초 부위에 약물이 흡수되도록 하는 방법임.

2) 분무요법의 종류

구분	설명
정량 흡입기 (metered dose inhaler)	• 일정한 용량으로 약물을 투여하여 신속한 치료 효과를 냄. • 휴대가 간편하여 약물 투여가 쉬움. • 기도(숨길 : airway)를 습윤하게 함.
저용량 연무기 (small volume nebulizer)	• 정량 흡입기에 비해 고농도의 용량으로 약물을 폐에 직접 투여함. • 기도(숨길)를 습윤하게 함. • 정량 흡입기를 사용할 수 없는 약물, 노인, 무의식대상자, 인공호흡기 사용 시에 가능함. • 가격이 비싸고 전원을 연결해야 하며 정량 흡입기에 비해 많은 양의 약물이 필요함.

가) 정량 흡입기(metered dose inhaler)

① 방법

번호	수행순서
1	물과 비누로 손위생을 실시하고 필요한 물품을 준비함.
2	준비한 물품을 가지고 대상자에게 가서 자신을 소개함.
3	손소독제로 손위생을 실시하고 대상자를 확인(이름, 등록번호 등)을 개방형으로 질문하고 입원 팔찌와 대조)함.
4	대상자에게 목적과 절차를 설명함.
5	정량 흡입기의 뚜껑을 열고 위아래로 3~4회 흔든 다음 약물의 분사가 잘 되는지 확인함.
6	숨을 깊게 내쉰 다음 입을 벌린 상태로 흡입구를 입에 물음.
7	입을 통해 5초 이상(소아는 2초 이상) 천천히 깊게 숨을 들이마시면서 밸브를 동시에 누르고 10초 동안(적어도 4초 이상) 숨을 참아 약물이 최대한 침착되도록 함.
8	입술을 오므리고 천천히 숨을 내쉬고, 반복하여 약물을 분사할 때 1~5분 정도 기다림.
9	정량 흡입기의 뚜껑을 닫음.
10	물과 비누로 손위생을 실시함.

② 주의 사항

- 스테로이드가 포함된 약물 흡입 후 구강 칸디다증(입안 칸디다증 : oral candidiasis)을 예방하기 위해 구강(입안)을 물로 헹구어 뱉어냄.
- 흡입 보조기(spacer) 사용 시 표면에 생기는 정전기를 제거하기 위해 1주일에 한 번 중성 세제를 푼 물에 담가 세척하고 흐르는 물에 헹군 후 자연 건조하여 보관함.

나) 저용량 연무기(small volume nebulizer)

① 방법

번호	수행순서
1	물과 비누로 손위생을 실시하고 필요한 물품을 준비함.
2	준비한 물품을 가지고 대상자에게 가서 자신을 소개함.
3	손소독제로 손위생을 실시하고 대상자를 확인(이름, 등록번호 등)을 개방형으로 질문하고 입원 팔찌와 대조)함.
4	대상자에게 목적과 절차를 설명함.
5	분무 기계, 관, 약통, 마우스피스 또는 안면 마스크(소아, 무의식 대상자), 약물 등의 물품을 준비함.
6	분무 기계의 전기 코드를 전원에 연결하여 작동 여부를 확인함.
7	대상자가 좌위(앉은 자세 : sitting position)나 반좌위 자세(semi-fowler position)를 취하게 함.
8	약통에 처방된 약물을 넣고 뚜껑을 닫은 후 관을 분무 기계와 흡입 용기의 연결부에 연결함.
9	흡입 용기에 마우스피스나 안면 마스크를 끼워 연결관의 연결 상태를 확인함.
10	마우스피스 사용 시 가볍게 물고 입을 다물고, 안면 마스크 사용 시 대상자의 코와 입에 밀착하여 약물 손실을 피함. 귀와 두피의 자극을 줄이기 위해 거즈나 패드를 사용함.
11	분무 기계를 켜고 약물이 분무되면 기도(숨길) 내로 투여되도록 천천히 깊게 호흡하도록 함.
12	약물이 담긴 흡입구를 수직으로 세우도록 함.
13	분무 요법이 끝나면 심호흡과 기침을 격려하여 가래를 배출하도록 함.
14	사용한 물품을 분리하여 물로 헹구고 건조함.
15	물과 비누로 손위생을 실시함.

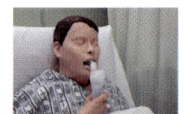 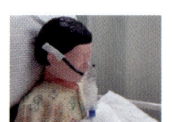

A. 마우스피스(mouth piece) 사용 B. 안면 마스크(face mask) 사용

| 저용량 연무기 사용 방법 |

2 흡입과 기관절개관 간호 보조

가. 입인두와 코인두 흡인 방법 및 주의 사항

1) 입인두 흡인(oropharyngeal suction)과 코인두 흡인(nasopharyngeal suction)

가) 목적

- 구강(입안), 비강(코안), 기도(숨길)의 분비물을 제거하여 기도(숨길)의 개방성을 유지하기 위함.
- 분비물로 인한 감염, 무기폐(폐 확장 부전)를 방지하기 위함.
- 가스 교환을 용이하게 하기 위함.

나) 준비물품

중앙 공급식 벽 흡인 장치 또는 이동식 흡인 장치, 멸균 흡인 도관, 멸균 장갑, 일회용 멸균 생리식염수(흡인용), 수건 또는 방수포, 곡반, 입인두 기도 유지기/코인두 기도 유지기, 개인 보호 장비(필요시 마스크, 보안경, 가운), 기록지, 손소독제, 일반 의료 폐기물 전용 용기

〈흡인 도관(suction catheter) 크기〉

크기	나이
5~8 Fr	영아
8~10 Fr	아동
12~14 Fr	성인

〈흡인 장치 종류별 흡인 압력〉

구분	흡인 압력	그림
중앙 공급식 벽 흡인 장치 (wall suction unit)	• 성인 : 110~150mmHg • 아동 : 95-100mmHg • 영아 : 50~95mmHg	
이동식 흡인 장치 (portable suction unit)	• 성인 : 10~15cmHg • 아동 : 5~10cmHg • 영아 : 2~5cmHg	

다) 방법

번호	수행순서
1	물과 비누로 손위생을 실시하고 필요한 물품을 준비함.
2	준비한 물품을 가지고 대상자에게 가서 자신을 소개함.
3	손소독제로 손위생을 실시하고 대상자를 확인(이름, 등록번호 등을 개방형으로 질문하고 입원 팔찌와 대조)함.
4	대상자에게 목적과 절차를 설명함. 가능하면 식사 전에 흡인(suction)을 시행하여 음식물의 기도 흡인(aspiration)을 예방함.
5	흡인 장치 종류에 따른 흡인 압력을 점검하고 연령에 따라 적절한 압력으로 조절함. 지나친 압력은 기흉(공기가슴증)이 발생할 위험이 있음.
6	의식 있는 대상자의 경우 반좌위 자세에서 입인두 흡인 시 고개를 옆으로 돌리도록 하고, 코인두 흡인 시 목을 과신전(과다 폄)하도록 함. 무의식 대상자는 측위(옆 누운 자세)에서 수행자와 얼굴을 마주 보도록 함.
7	흡인하기 전에 흉부 물리 요법을 시행하여 폐 분비물이 이동할 수 있도록 함.
8	대상자의 흉부 위에 수건이나 방수포를 덮어 환의와 홑이불의 오염을 방지함.
9	일회용 멸균 생리식염수를 개봉하여 준비함.
10	흡인 도관의 입구 부위를 약 5~10cm 개봉한 후 흡인 관(line)과 연결함.
11	손소독제로 손위생을 실시함.
12	멸균 장갑을 착용하고 입인두 기도 유지기(입인두 흡인 시) 또는 코인두 기도 유지기(코인두 흡인 시)를 삽입함.
13	흡인 관을 잡을 손으로 흡인 장치를 켠 다음 흡인 관을 들고, 흡인을 시행할 손으로 흡인 도관의 포장지 바깥쪽이 닿지 않도록 주의하며 꺼냄.
14	흡인 도관의 삽입 길이(입인두 흡인 : 입 가장자리에서 귓불까지의 길이, 코인두 흡인 : 코끝에서 귓불까지의 길이)를 확인하고 끝부분을 생리식염수로 윤활시켜 점막의 자극을 줄임.
15	흡인 관을 잡은 손의 엄지손가락으로 흡인 도관의 조절 구멍(thumb port)을 눌러 보아 생리식염수가 잘 통과하는지 흡인 도관의 기능을 확인함.
16	조절 구멍을 누르고 있던 엄지손가락을 떼고 나서 입인두 기도 유지기(입인두 흡인 시) 또는 코인두 기도 유지기(코인두 흡인 시)를 통해 흡인 도관을 부드럽게 삽입함.
17	조절 구멍을 막고 흡인 도관을 잡은 손의 엄지와 집게손가락으로 흡인 도관을 부드럽게 회전시키면서 위로 빼내어 흡인함. 분비물의 양상과 대상자의 저산소 상태 등을 관찰함.
18	흡인한 도관은 생리식염수를 다시 통과시켜 깨끗하게 하고, 분비물이 통과할 때 분비물의 양상을 관찰함.
19	흡인과 흡인 사이에 20~30초 간격을 유지하며, 대상자에게 심호흡과 기침을 격려하여 기관, 기관지의 분비물을 인두로 이동함.
20	흡인이 끝나면 멸균 장갑을 안쪽이 바깥으로 오도록 뒤집어 벗어 일반 의료 폐기물 전용 용기에 버리고, 흡인 장치를 끔.
21	사용한 물품을 정리하고 물과 비누로 손위생을 실시함.
22	날짜와 시간, 분비물의 특성과 양, 흡인 전후 대상자의 호흡 양상과 반응을 기록하고 이상이 있을 때 보고함.

라) 주의 사항

- 흡인 도관을 조정하는 손은 계속 멸균 상태를 유지하여 감염을 예방함.
- 1회 흡인 시간은 10~15초 이내로 하며, 총 흡인 시간이 5분을 넘지 않도록 하여 기도(숨길)의 점막 손상 및 저산소증을 예방함.
- 코인두 흡인 시 진한 분비물이 흡인 도관에 묻어 있으면 멸균 거즈로 닦음. 반복적인 흡인 시 콧구멍을 바꾸어서 시행하고 흡인 도관을 코 안쪽에 힘으로 밀어 넣지 않도록 함.

나. 기관 내 흡인 방법 및 주의 사항

1) 기관 내 흡인(endotracheal suction)

가) 목적

- 기관 내관이나 기관절개관을 통해 기관 내 분비물을 제거하여 기도(숨길)의 개방성을 유지하기 위함.
- 기관 내 분비물의 축적으로 인한 감염, 무기폐(폐 확장 부전)를 예방하기 위함.

나) 준비물품

중앙 공급식 벽 흡인 장치 또는 이동식 흡인 장치, 멸균 흡인 도관, 멸균장갑, 무균 용기가 들어 있는 (일회용) 흡인 세트 또는 무균 용기, 일회용 멸균 생리식염수(흡인용), 수건 또는 방수포, 곡반, 산소 유량계/습윤병, 백 밸브 마스크(앰부주머니)(필요시), 개인 보호 장비(필요시 마스크, 보안경, 가운), 기록지, 손소독제, 일반 의료 폐기물 전용 용기

다) 방법

번호	수행순서
1	물과 비누로 손위생을 실시하고 필요한 물품을 준비함.
2	준비한 물품을 가지고 대상자에게 가서 자신을 소개함.
3	손소독제로 손위생을 실시하고 대상자를 확인(이름, 등록번호 등을 개방형으로 질문하고 입원 팔찌와 대조)함.
4	대상자에게 목적과 절차를 설명함. 가능하면 식사 전에 흡인(suction)을 시행하여 음식물의 기도 흡인(aspiration)을 예방함.
5	흡인 장치 종류에 따른 흡인 압력을 점검하고 연령에 따라 적절한 압력으로 조절함. 지나친 압력은 기흉(공기가슴증)이 발생할 위험이 있음.
6	의식 있는 대상자의 경우 반좌위 자세로 하고, 무의식 대상자는 측위(옆 누운 자세)에서 수행자와 얼굴을 마주 보도록 함.
7	흡인하기 전에 흉부 물리 요법을 시행하여 폐 분비물이 이동할 수 있도록 함.
8	대상자의 흉부 위에 수건이나 방수포를 덮어 환의와 홑이불의 오염을 방지함.
9	무균 용기가 들어 있는 세트를 열어 용기에 일회용 멸균 생리식염수를 따름. 세트를 사용하지 않는 경우 일회용 멸균 생리식염수를 개봉하여 사용함.
10	흡인 도관의 입구 부위를 약 5~10cm 개봉한 후 흡인 관과 연결함.
11	손소독제로 손위생을 실시함.
12	멸균 장갑을 착용하고 필요시 흡인 전에 산소를 공급하여 흡인 시 저산소증 발생을 예방함.

번호	수행순서
13	흡인 관을 잡을 손으로 흡인 장치를 켠 다음 흡인 관을 들고, 흡인을 시행할 손으로 흡인 도관의 포장지 바깥쪽이 닿지 않도록 주의하며 꺼냄.
14	흡인 도관의 삽입 길이를 확인하고 끝부분을 생리식염수로 윤활시켜 점막의 자극을 줄임.
15	흡인 관을 잡은 손의 엄지손가락으로 흡인 도관의 조절 구멍(thumb port)을 눌러 보아 생리식염수가 잘 통과하는지 확인함.
16	조절 구멍을 누르고 있던 엄지손가락을 떼고 나서 인공 기도를 통해 흡인 도관을 대상자가 기침하거나 저항이 느껴질 때까지 부드럽게 삽입하고 1~2cm 정도 빼냄.
17	조절 구멍을 막고 흡인 도관을 잡은 손의 엄지와 집게손가락으로 흡인 도관을 부드럽게 회전시키면서 위로 천천히 빼내어 흡인함. 흡인 도관을 회전하여 기관의 점막 손상을 예방하고 기도(숨길) 내 분비물을 전체적으로 제거함. 분비물의 양상과 대상자의 저산소 상태 등을 관찰함.
18	흡인한 도관은 무균 용기에 있는 생리식염수(또는 일회용 멸균 생리식염수)를 다시 통과시켜 깨끗하게 하고, 분비물이 통과할 때 분비물의 양상을 관찰함.
19	분비물이 제거될 때까지 3~4회 같은 방법으로 흡인을 시행하되 흡인과 흡인 사이에 20~30초 간격을 유지함.
20	흡인이 끝나면 멸균 장갑을 안쪽이 바깥으로 오도록 뒤집어 벗어 일반 의료폐기물 전용 용기에 버리고, 흡인 장치를 끔.
21	사용한 물품을 정리하고 물과 비누로 손위생을 실시함.
22	날짜와 시간, 분비물의 특성과 양, 흡인 전후 대상자의 호흡 양상과 반응을 기록하고 이상이 있을 때 보고함.

라) 주의 사항

- 흡인 도관은 기관 내관이나 기관 절개관 내부 지름의 1/2 이하의 크기로 사용하여 저산소증을 예방함.
- 흡인 도관을 조정하는 손은 계속 멸균 상태를 유지하여 감염을 예방함.
- 흡인 도관을 삽입하는 동안 흡인되지 않도록 하여 기관의 점막 손상 및 저산소증을 예방함.
- 1회 흡인 시간은 10~15초 이내로 하며, 총 흡인 시간이 5분을 넘지 않도록 하여 기관의 점막 손상 및 저산소증을 예방함.
- 흡인 병은 2/3 이상 분비물이 있거나 매일 소독 및 교환하고, 흡인 도관과 생리식염수는 매번 멸균된 것으로 교환함.

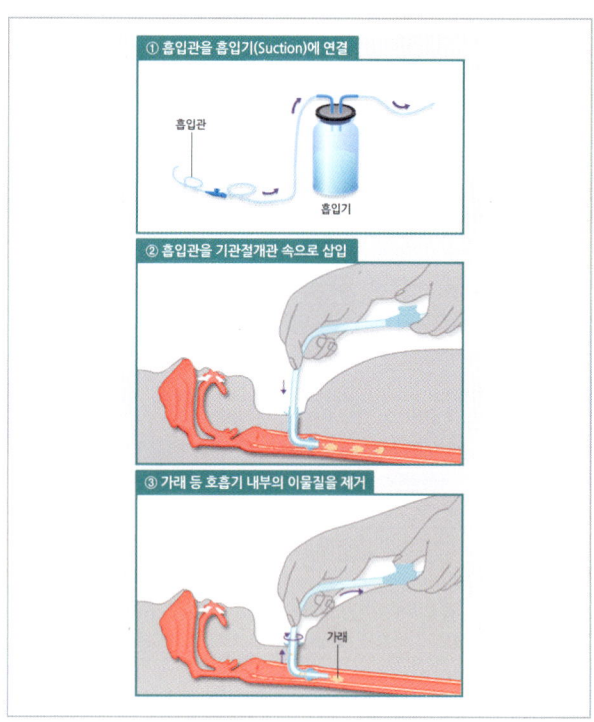

|| 기관 절개관의 흡인 ||

다. 기관 절개관 간호 보조

1) 기관 절개관 관리

가) 목적

- 기관 절개관 주위를 깨끗이 하여 피부를 보호하고 감염을 예방하기 위함.
- 기관 절개관이 폐쇄되지 않게 하기 위함.

나) 준비물품

기관 절개 드레싱 세트(kelly, 종지 3개 : 소독솜, 과산화수소+생리식염수, 생리식염수), 소독된 내관 1개, 멸균 생리식염수, 과산화수소수, 멸균 장갑, 곡반, Y-거즈, 멸균 4×4 거즈, 소독솜, 집게(겸자 : forceps), 쟁반(tray), 중앙 공급식 벽 흡인 장치 또는 이동식 흡인 장치, 흡인 도관, 산소 주입기, 멸균된 세척용 솔 또는 긴 면봉 3~5개, 수건 또는 방수포, 백 밸브 마스크(앰부 주머니), 가위, 고정끈, 기록지, 손소독제, 일반 의료 폐기물 전용 용기

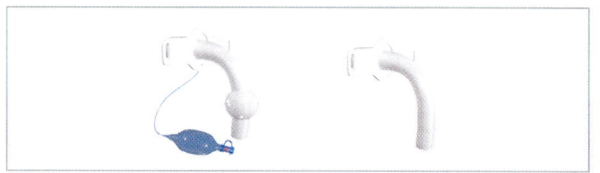

|| 커프(cuff)가 있는 단순기관절개관 || || 커프(cuff)가 없는 단순기관절개관 ||

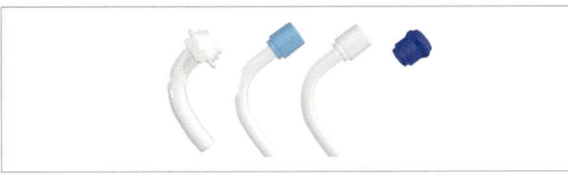

▌ 이중내강기관절개관 ▌

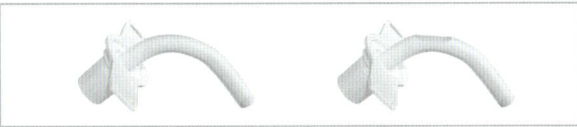

▌ 관 구멍이 없는 기관절개관 ▌　▌ 관 구멍이 있는 기관절개관 ▌

다) 방법

번호	수행순서
1	물과 비누로 손위생을 실시함.
2	멸균된 드레싱 세트에 소독된 내관, 소독솜, Y-거즈 등 소독할 물품을 넣고 필요한 물품을 준비함.
3	준비한 물품을 가지고 대상자에게 가서 자신을 소개함.
4	손소독제로 손위생을 실시하고 대상자를 확인(이름, 등록번호 등을 개방형으로 질문하고 입원 팔찌와 대조)함.
5	대상자에게 목적과 절차를 설명함.
6	의식 있는 대상자의 경우 반좌위 자세로 하고, 무의식 대상자는 측위(옆 누운 자세)에서 수행자와 얼굴을 마주 보도록 함.
7	대상자의 흉부 위에 수건이나 방수포를 덮어 환의와 홑이불의 오염을 방지함.
8	손소독제로 손위생을 실시함.
9	드레싱 세트를 무균적으로 열고 멸균 장갑을 착용함.
10	내관을 제거하기 전에 분비물을 제거하기 위해 기관 내 흡인을 시행하여 내관 제거 시 외관이 막히지 않도록 함.
11	한 손으로 외관을 잡고 다른 손으로 잠금장치를 열어 내관을 조심스럽게 뺌. 내관 주변의 분비물의 양, 색, 냄새 등의 특성을 확인함.
12	외관의 분비물을 흡인하고, 외관 밑에 있는 사용한 Y-거즈를 제거
13	손소독제로 손위생을 실시하고 멸균 장갑을 새로 바꿔 낌.
14	한 손으로 소독된 내관의 끝을 잡고 삽입한 후 빠지지 않게 잠금장치를 확인함. 내관을 잠그지 않으면 기침 시 빠질 수 있음.
15	집게(겸자)를 이용하여 기관 절개관 주위와 피부를 소독솜으로 절개부위에서 바깥쪽으로 닦음. 솜은 한 번에 한 개씩 사용함.
16	습기가 남은 기관 절개 부위를 멸균된 마른 거즈로 가볍게 두드려 습기를 제거하고, Y-거즈를 Y자가 거꾸로 되게 아래에서 위로 끼움.
17	멸균 장갑을 벗고 손소독제로 손위생을 실시함.
18	기관 절개관이 빠지지 않도록 손으로 잡은 후 다른 손으로 기존의 끈을 조심스럽게 가위로 잘라 제거. 대상자 쪽으로 가위 끝을 향하지 않음.
19	기관 절개관이 빠지지 않도록 손으로 잡고 고정구에 새 끈을 넣어 목을 두른 후 목과 끈 사이에 손가락 1~2개가 들어갈 정도로 여유 있게 고정함. 끈이 너무 조이면 혈관을 압박하거나 질식할 수 있고, 끈이 너무 느슨하면 기관 절개관의 위치가 흔들릴 수 있음.
20	사용한 물품을 정리함.
21	내관을 과산화수소 용액에 담가 놓아 분비물이 쉽게 제거되도록 함. 혈액, 고름(농 : pus) 등의 분비물이 과산화수소에 닿으면 산소를 발생하여 거품이 나타나면서 살균 작용을 함. 과산화수소 용액은 피부와 점막의 자극을 예방하기 위해 과산화수소:생리식염수의 비율을 1:2로 혼합하여 사용함.
22	멸균된 세척용 솔 또는 긴 면봉을 이용하여 과산화수소수에 담겨 있는 내관을 깨끗이 닦음.
23	내관을 생리식염수로 헹구고, 물기가 마르도록 마른 거즈로 내관의 물기를 닦거나 말려 놓음.
24	물과 비누로 손위생을 실시함.
25	날짜와 시간, 기관 절개 부위 상태, 분비물의 양·색·냄새·점도, 대상자의 호흡 양상과 반응을 기록하고 이상이 있을 때 보고함.

라) 주의 사항

- 내관 세척 시 뜨거운 용액은 점액에 포함된 단백질이 응고되어 제거하기 어려워 사용하지 않음.
- 기관절개관 드레싱 교환은 감염과 피부 자극을 방지하기 위해 하루에 1회 이상 시행하고 필요시 젖을 때마다 교환하여 건조하게 유지되도록 함.
- 처음 기관 절개술 후 경로가 형성될 때까지 48~72시간 동안은 새로운 기관절개관(silastic 혹은 silicon의 경우)으로 교환하지 않으며 그 이후에는 캐뉼라 내의 가피 및 분비물의 응고 정도에 따라 7일 간격으로 교환
- 기관 절개 상처가 낫기 전까지 같은 크기 또는 작은 크기의 기관 절개관을 침상에 준비하여 응급 시에 사용할 수 있도록 대비해야 하며 기관 절개관을 교환할 수 없는 경우에는 호흡 곤란 정도를 사정하며 의료진이 올 때까지 반좌위 자세를 취해줌.
- 기관 절개관이 빠져서 호흡 곤란이 심해져 호흡이 정지되면 누공을 멸균 드레싱으로 막은 후 백 밸브 마스크(앰부 주머니)로 환기해야 함.
- 자신이 캐뉼라를 막고 몇 마디 말할 수 있도록 연습시키고 말할 수 없으면 필기도구 나 문자, 단어카드 등을 활용하여 비언어적 의사소통을 할 수 있도록 함.
- 드레싱 교환은 1일 1회 이상 시행하며, 필요시 젖을 때마다 교환
- 분비물이 딱지가 되어 붙어 있는 경우, 멸균 생리식염수에 적신 솜을 몇 분 동안 그 자리에 얹어 놓은 후 다시 솜으로 닦아내어 분비물 딱지를 제거

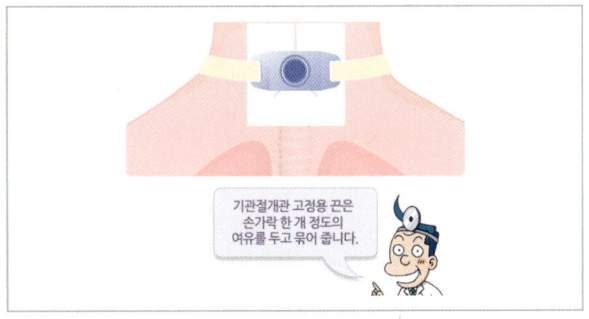

▌ 기관 절개술 환자의 소독 후 모습 ▌

IV. 영양과 배설

1 식사 돕기

가. 식이 형태

1) 일반식

가) 상식(regular diet)

일반 식이는 건강인의 식사와 동일하며 모든 입원 대상자에게 주는 식사임. 일반 식이에서 특별히 제한하는 음식은 없으나 영양소는 한국인 영양 섭취 기준에 알맞은 정도로 구성하고 전체 열량은 2,000~2,500kcal가 권장됨.

나) 연식(soft diet)

일명 '죽식'으로 불리며, 유동식에서 상식으로 이행되는 중간식으로 이용됨. 소화 기능이 감소하였거나, 구강이나 식도 장애 시 사용되며, 강한 향신료나 결합조직이 많은 육류, 가공식품은 포함되지 않음. 열량 공급이 충분하지 않으므로, 장기간 공급 시 추가적인 영양지원이 필요함. 대표적인 음식으로는 죽, 감자, 반숙 달걀, 연두부, 기름이 적은 흰살생선, 굴, 달걀찜, 두부, 시금치, 버섯, 애호박 등 부드러운 익힌 채소, 과일 통조림, 익은 복숭아나 바나나 등이 있음.

다) 유동식이(liquid diet)

연식으로 이행하기 전 단계로서, 2~3일간 단기간 열량과 수분을 공급하는 목적으로 사용됨. 대상으로는 수술 후 혹은 금식 후, 그리고 소화기능이 저하된 대상자 등이 포함되며, 맑은 유동식, 전 유동식, 경구영양 유동식(농축유동식) 등으로 분류할 수 있음.

① **맑은 유동식** : 수술 및 검사 전. 후의 환자, 정맥 영양 후 경구 섭취를 처음 시작하는 환자에게 위장관의 자극을 최소화하고 탈수 방지와 갈증 해소를 위해 제공되는 식사로서, 하루 열량 공급량은 500kcal에 불과함. 그러므로, 3일 이상 제공하는 것은 바람직하지 않음. 맑은 과일주스, 보리차, 연한 홍차, 녹차, 기름기 없는 맑은장국이나 육즙, 묽은 미음, 젤리 등이 이에 해당됨. 맑은 유동식에 달걀흰자를 넣어 열량과 단백질의 섭취를 증가시킬 수 있음. 전유동식은 충분한 열량을 마련할 수 있으나 철분과 섬유질은 부족함.

② **전 유동식(일반유동식)** : 고형음식을 씹거나 삼키거나 소화할 수 없는 환자, 혹은 수술 후 회복기 환자에게 맑은 유동식에서 연식으로 전환되는 과도기 식사로써 이용됨. 맑은 유동식에 일반 주스, 두유, 우유 및 유제품을 첨가한 식사로써 영양소 대부분이 부족하므로 별도의 영양 보충 없이 3일 이상 제공하지 않도록 함. 하루 6번 이상 제공하며, 잣미음, 고깃국물, 푸딩, 우유, 요구르트, 아이스크림, 채소즙, 과일즙, 유자차 등이 해당됨.

③ **농축 유동식** : 치료상의 이유로 장기간 유동식을 해야 하는 환자, 구강이나 식도 등에 염증이나 궤양이 있거나 이(치)가 없는 환자에게 제공되는 것으로, 반고형식으로 씹을 필요가 없는 음식이 주로 이용됨. 일명 믹서식, 블렌더식이라고 하며, 1일 6회 이상 제공해야 함. 상업용 영양액을 이용하기도 함.

2) 특별식(special diet = 제한식이(restrict diet))

특별식에는 당뇨식이, 고단백식이, 저염 식이 등이 포함됨. 만성 질환이나 대사 장애가 있는 대상자에게 일정한 음식을 제한하는 것임. 즉 당뇨 식이는 대상자의 혈당 수치, 체중을 고려하여 의사의 처방에 따라 하루 총 섭취 열량이 정해짐. 보통 심장 질환 대상자에게는 염분과 콜레스테롤을 제한하고 비만증 환자에게는 고칼로리 음식을 제한함.

※ 가스 발생이 쉬운 식품 : 달걀, 콩, 양배추, 양파, 사과, 배(생과일), 고구마(섬유질이 많은 음식), 기름진 음식, 탄산음료 등

3) 저잔류 식이(low-residue diet)

장관의 내용물을 줄이기 위해 고안된 것임. 주로 대장의 자극을 줄이기 위해 대변의 양과 빈도를 감소시키므로, 장 수술 전후, 급성설사, 국소적 장염과 대장염, 부분적 장폐색 환자의 급성 악화 기간에 처방됨. 이 식이는 장관 내에 잔여물을 많이 남기는 음식물과 섬유질을 제한함. 우유와 유제품은 하루 240mL로 제한함. 그러나 맑은 음료, 육류, 지방, 달걀은 허용하며, 치즈, 튀긴 음식, 양념이 많은 음식은 피함. 이 식이는 대개 칼슘, 철분, 비타민 공급이 부족하며 장기간 사용할 경우 변비나 게실염 등의 원인이 될 수 있으므로 3~4일 이상 사용하지 않음.

4) 일상적인 식사 돕기

가) 목적

- 스스로 식사하기 어려운 대상자에게 식사를 할 수 있도록 도와줌.
- 안전하게 영양분을 충분히 섭취하도록 함.

나) 준비물품 : 음식이 준비된 식판, 물컵, 수저, 수건, 냅킨, 앞치마 등

다) 방법

번호	수행순서
1	물과 비누로 손위생을 실시함.
2	대상자에게 자신을 소개하고, 대상자를 확인(이름, 등록번호 등을 개방형으로 질문하고 입원 팔찌와 대조)함.
3	식사 전 배설 욕구를 확인하고 필요시 용변을 보도록 함.
4	식사 전 대상자에게 손을 씻도록 하고 필요시 구강 간호(칫솔질, 틀니가 필요한 경우는 틀니를 끼우도록 도와줌)를 하도록 도움.
5	금기가 아니면 식사하기 편한 자세[좌위(앉은 자세), 반좌위(반 앉은 자세) 또는 측위(옆 누운 자세)]를 취하게 함.
6	수건이나 냅킨을 대상자 앞에 두고 대상자에게 고형식과 수분을 번갈아 제공하면서 식사할 때 필요하면 도와줌.
7	대상자가 식사를 마치는 것을 결정하도록 하고 식사 후 식판을 내가고 양치질하는 것을 도움.
8	식사 후 섭취량, 식욕 상태, 저작 능력 등을 기록하고 이상이 있을 때 보고함.

라) 유의 사항

- 의사의 처방에 맞는 정확한 식사가 배식되었는지 확인함.
- 환기하여 불쾌한 냄새를 제거하며, 변기 등 불쾌감을 주는 물건을 치움.
- 틀니가 있는지, 잘 맞는지, 이상은 없는지 확인함.
- 가능한 한 환자 스스로 먹도록 함.
- 한 번에 조금씩 주고 대상자가 충분히 씹고 삼키는 시간을 줌.
- 통증이 심한 경우 식사 30분 전에 처방된 진통제를 투여함.
- 처치나 투약으로 인해 식욕을 방해받지 않도록 함.
- 식사를 마칠 때까지 대상자 곁을 떠나서는 안 됨.
- 음식은 식욕을 자극하기 위해 따뜻한 것은 따뜻하게 찬 것은 차게 준비함.
  (음식물 온도는 보조자의 손등에 조금만 떨어뜨려 확인함.)
- 제한 식이는 대상자에게 미리 충분히 설명하여 이해와 협조를 얻음.
- 방문객은 제한함.
- 식사 돕기는 대상자의 자존감 및 독립심을 증진하는 것에 초점을 둠.

※ 시각 장애 대상자에게 식사 보조 시 시계 방향을 이용하여 접시에 놓인 음식의 위치를 알려줌.
  (예를 들어, "계란은 3시 방향, 김치는 12시 방향, 국은 4시 방향에 있습니다."라고 안내함.)

※ 편마비 대상자에게는 마비가 없는 쪽으로 음식을 넣어주고 충분히 씹을 수 있는 시간을 주며 입 안에 남아 있는 음식이 있는지 확인함.

2 위관 영양 간호 보조

가. 코위관 삽입 보조

1) 목적

- 코위관을 통하여 영양액 혹은 약물을 공급함.
- 위장 내용물을 제거함.
- 상부 위장관 출혈 여부 및 활동성 출혈의 지속 여부, 위산의 양, 위장 용적 등을 확인함.
- 상부 위장관 출혈 시 축적된 혈액과 혈괴를 흡인하고, 차가운 생리식염수로 세척함.

2) 준비물

코위관(Levin tube) 12~18 Fr. 쟁반(tray), 수용성 윤활제와 거즈, 50cc 주사기, 곡반, 비자극성 반창고, 조절기 또는 집게, 수건, 물 한 컵과 빨대, 클립, 청진기, 장갑, 펜 라이트(penlight), 휴지, pH 시험지, 손소독제, 간호기록지

3) 방법(의료인에 의해 삽입되며 수행 절차를 확인 후 준비물품이나 삽입 시 옆에서 환자에게 설명해야 할 내용과 보조업무 중심으로 내용을 파악함).

번호	수행순서
1	물과 비누로 40~60초 동안 손위생을 실시함(또는 알코올이 첨가된 손소독제를 사용하여 20초 이상 손소독을 실시).
2	처방을 확인한 후 필요한 물품을 준비함.
3	대상자에게 자신을 소개함.
4	손소독제로 손위생을 실시함.
5	대상자의 이름, 등록번호, 생년월일 중 두 가지를 개방형으로 묻고 대답을 들은 후 대상자의 입원 팔찌와 대조하여 대상자(이름, 등록번호)가 정확한지 확인하며 환자 리스트(또는 처방지)와도 대조하여 대상자를 재확인함.
6	목적과 절차를 설명한 후 프라이버시를 위해 스크린을 침.
7	가능하면 환자를 편한 자세로 앉게 함.
8	무의식 환자의 경우 옆으로 눕히고 목이 신전(extension) 되지 않도록 함.
9	NEX(Nose-Earlobe-Xiphisternum) 측정법을 이용하여 미리 삽입할 관의 길이를 측정함. NEX 측정법 : 한쪽 관 끝을 코의 위치에 두고 귓바퀴를 지나 앞가슴뼈 검상돌기에 이르는 길이를 측정함. 반창고로 표시함.
10	펜 라이트로 비강 상태를 사정하고 비공을 교대로 막으면서 비강의 공기 흐름을 확인함. 공기 흐름이 좋은 쪽이 관 삽입이 용이함.
11	환의와 침구를 보호하기 위해 수건을 턱 밑가슴에 펴놓음.
12	고정 테이프나 반창고를 10cm 정도 잘라놓고 아래쪽 부분은 둘로 가름.
13	거즈에 수용성 윤활제를 덜어 놓음.
14	장갑을 착용함.
15	관의 끝 약 10~20cm까지 거즈에 미리 준비한 수용성 윤활제를 바름.

번호	수행순서
16	코위관을 비강 하면을 따라서 삽입하는데, 이때 관이 비강 상방향으로 향하지 않게 함. 대상자의 고개를 약간 들게 하며 천천히 후 하방으로 넣어 비인두의 후방으로 삽입. 이때 대상자에게 구강호흡을 하도록 함.
17	관이 비인두 연접부의 굴곡을 지나서 13~15cm가량 들어가면 환자가 목에 이물감을 호소함. 이때 삽입을 중단하고 심호흡을 3~4회 시킨 후 대상자의 목을 굴곡 하여 흉부를 향해 숙이게 함.
18	대상자에게 빨대로 물을 먹도록 하여 삼키는 동작을 하게 하고, 대상자가 삼킬 때마다 관을 밀어 넣음. 이때 대상자가 구역질하면 잠깐 쉬게 하고 입으로 짧은 호흡을 하게 함.
19	대상자에게 청색증, 구역질, 기침, 호흡곤란이 있는지 관찰함. 계속해서 구역질하면 입안에서 위관이 꼬였는지 펜 라이트로 확인함.
20	표시된 부위까지 삽입이 되면 관이 호흡기 쪽으로 들어가지 않는지 튜브 위치를 확인해 봄. *코위관의 위치 확인 방법 ① 50mL 주사기로 10~20mL의 공기를 주입하고 나서 위 내용물을 흡인한 후 pH 시험지 위에 내용물을 떨어뜨려 산도를 확인함. 또한, 공복 상태에서 흡인된 위액은 무색 또는 초록빛을 띤 맑은 액체이다(pH가 5.5 미만이면 관이 위내에 위치한 것을 의미, pH 6 이상이면 기관 분비물을 의미) ② 대상자의 왼쪽 상복부에 청진기를 대고 주사기로 10~20mL의 공기를 위관을 통해 주입하면서 '쉭'하는 공기 주입 소리를 청진함. ③ 코위관의 위치는 X-ray로 확인하는 것이 가장 정확하므로 최초 영양액 주입 전 X-ray로 코위관의 위치를 확인하는 것이 권고됨.
21	관의 위치를 확인한 후에 위 내로 공기가 들어가지 않도록 관 끝을 조절기로 막아줌.
22	장갑을 벗음.
23	영양 관이 흔들리거나 빠지지 않도록 비강 위쪽에 고정 테이프나 반창고로 고정함. 갈라지지 않은 쪽은 콧등에 붙이고 갈라진 쪽은 관에 붙임. 또는 시중에 상품으로 판매되는 테이프를 이용함.
24	분비물과 가스를 제거할 때는 코위관 끝에 또 다른 관을 연결하여 배액 백에 꽂아 배액 하거나 간헐적 흡인기에 연결함.
25	관의 끝을 클립이나 테이프로 환의에 고정하여 빠지는 것을 막음.
26	사용한 물품을 정리함.
27	물과 비누로 40~60초 동안 손위생을 실시함(또는 알코올이 첨가된 손소독제를 사용하여 20초 이상 손 소독을 시행).
28	관을 삽입한 날짜와 시간, 관의 종류와 굵기, 위 내용물의 흡인량과 색깔, 대상자의 반응 등을 기록함.

나. 위관영양 방법 및 주의 사항

1) 목적

충분한 양의 음식과 수분을 섭취할 수 없을 때 코위관을 사용하여 적절하게 영양을 공급함.

2) 준비물

처방된 위관영양용액, 쟁반(tray), 관장용 주사기(50cc), 영양액 주입용기와 세트, 청진기, 미지근한 물, 곡반, 수건, 수액걸대, 주입펌프(infusion pump), 손소독제, 간호기록지

3) 방법

번호	수행순서
1	물과 비누로 손위생을 실시함.
2	처방된 위관영양액을 포함하여 필요한 물품을 준비함.
3	처방된 위관영양액을 체온 정도의 온도로 데움.
4	준비한 물품을 가지고 대상자에게 가서 자신을 소개함.
5	손소독제로 손위생을 실시함.
6	대상자의 이름을 개방형으로 질문하여 대상자를 확인하고, 입원 팔찌와 환자리스트(또는 처방지)를 대조하여 대상자(이름, 등록번호)를 확인함.
7	대상자에게 위관영양을 하는 목적과 절차를 설명함.
8	금기가 아닌 경우 대상자를 30~45° 정도 앉은 자세를 취하게 함 (일어나지 못하면 오른쪽으로 눕힘).
9	손소독제로 손위생을 실시함.
10	처방된 위관영양액을 담은 용기를 주입 세트와 연결한 다음, 점적 용기(drip chamber)를 눌러서 영양액이 1/3~1/2 정도 점적 용기 안에 채워지도록 하고, 공기를 끝부분까지 제거하고 걸대(pole)에 걸음.
11	대상자의 옷에 고정된 위관을 풀고, 꺾은 후 마개를 빼고 위관에 소량의 공기가 든 주사기를 연결함.
12	꺾어 쥔 위관을 풀고 위관을 위벽에서 분리하기 위해 공기를 주입한 후 주사기로 위 내용물을 흡인하고, 내용물이 소화액이면 위로 다시 주입(산염기균형 유지를 위해)함.
13	위관을 꺾어서 쥐고 주사기를 분리하고 위관 마개를 막음.
14	처방된 위관영양액을 담은 용기를 주입 세트와 연결한 다음 공기를 끝부분까지 제거하고 걸대(pole대)에 걸음.
15	주사기 내관을 제거한 뒤 위관을 꺾어 쥔 후 위관 마개를 열고 위관에 주사기를 연결함.
16	실온의 물 15~30mL 정도를 주사기에 붓고 꺾어 쥔 위관을 풀어 천천히 주입하다가 주사기 끝에 물이 도달했을 때 다시 위관을 꺾어 쥐고 주사기를 제거함.
17	걸대에 걸어둔 처방된 위관영양액 용기를 위관에 연결한 후 꺾어 쥔 위관을 풀고 용액을 천천히 주입함. ※ 위관 영양백은 비위관 삽입 지점보다 약 30~45cm 높이의 걸대에 걸고 1분에 50mL 이하의 속도로 주입
18	처방된 위관영양액을 모두 주입하여 용기 끝에 용액이 도달했을 때 위관을 꺾어 쥔 후 용기를 제거함.
19	내관을 뺀 주사기를 위관에 연결하고 실온의 물 30~60mL를 주사기에 부어 위관을 씻어줌.
20	물이 위관으로 다 주입되기 직전에 위관을 꺾어 쥔 후 주사기를 빼고 위관 마개를 막은 후 위관을 다시 제자리에 고정함.
21	대상자에게 구토를 예방하기 위해 앉아 있어야 함을 설명하고 현재의 자세(30~45° 앉은 자세)를 30분 이상 유지하도록 함.
22	사용한 물품을 정리함.
23	물과 비누로 손위생을 실시함.
24	수행결과를 대상자의 기록지에 기록함. ① 날짜 및 시간 ② 용액의 양과 형태, 주입 시간 ③ 대상자의 반응 ④ 대상자의 팽만감이나 구토증 ⑤ 대상자의 자세

4) 주의사항

'2019년 병원 간호사회 경장영양 실무지침'에서는 위 잔류량을 정규적으로 측정하는 것을 권고하지 않음. 단, 구토가 있거나 패혈증, 진정상태, 혈관수축제를 사용하는 환자는 위 잔류량을 측정할 수 있음.

코위관이 제자리에 잘 삽입되어 있는지 확인하기 위해 간헐적 급식 시 급식 전에 코위관의 위치를 매번 확인하고, 지속적 급식의 경우는 4~12시간마다 확인함.

코위관 위치 확인을 위해 흡인된 위 내용물은 수분 및 전해질 균형을 위해 도로 주입함.

3 섭취량과 배설량 측정 보조

가. 섭취량·배설량 측정 목적, 방법, 주의 사항

1) 목적
대상자의 수분 섭취량과 배설량을 정확히 측정하여 체액균형을 사정함.

2) 준비물
섭취량과 배설량 기록표, 눈금이 있는 컵, 소변기, 필요시 대변기, 볼펜, 손소독제

3) 방법

번호	수행순서
1	물과 비누로 40~60초 동안 손위생을 실시함(또는 알코올이 첨가된 손소독제를 사용하여 20초 이상 손소독을 실시).
2	섭취량과 배설량 측정을 위해 필요한 물품을 준비함.
3	준비한 물품을 가지고 대상자에게 자신을 소개함.
4	대상자의 이름, 등록번호, 생년월일 중 두 가지를 개방형으로 묻고 대답을 들은 후 대상자의 입원 팔찌와 대조하여 대상자(이름, 등록번호)가 정확한지 확인하며 환자리스트(또는 처방지)와도 대조하여 대상자를 재확인함.
5	대상자에게 수분 섭취량과 배설량(I/O)을 측정하는 목적과 방법, 기록 방법을 설명하고 협조를 구함. 배설량은 소·대변기를 이용해서 측정함을 설명함.
6	준비된 I/O 기록지와 입원 팔찌를 확인한 후 환자가 보기 쉬운 곳에 둠.
7	A. 섭취량 1) 침상에 눈금이 있는 컵을 놓고 섭취하기 전에 모든 액체를 컵으로 측정하게 함. 2) 반고형 음식 섭취량은 퍼센트나 양의 비율로 기록함. 병원에서 제공되는 식사는 병원의 표준 수분 비율표에 따라 기록함. 3) 구강으로 섭취되는 모든 것을 측정함. 　① 물 : 약과 함께 마신 물도 포함함. 　② 얼음조각 : 섭취량에 0.5를 곱함. 　③ 모든 액체(우유, 주스, 음료수, 국물)는 눈금이 있는 용기를 사용함. 　④ 스프 : 종류를 명시함. 용량을 측정하거나 급식 관리팀으로부터 표준 용량 측정표를 얻음. 　⑤ 젤리, 아이스크림 등은 기관의 표준 용량이나 용기에 있는 용량을 사용함. 4) 위장관 영양액, 복막투석 시 주입량도 포함함. 5) 모든 정맥 내 용액을 섭취량으로 측정함(항생제를 희석하여 주는 경우, 희석된 용액의 총량을 정맥주입량에 포함함). 6) 매 근무시간이 끝나기 전에 8시간마다 섭취한 총량을 계산하여 기록지에 기록함. 밤번 간호사가 전체를 합하여 24시간의 섭취량과 배설량을 기록함. 7) 소아의 경우 도관의 개방상태를 유지하기 위해 사용한 관류액을 포함함. 세척 시 사용한 용액도 포함함. B. 배설량 1) 배액량에 따라 눈금 있는 용기를 1개 이상 병실에 둠. 적은 양의 배액일 때에는 (상처의 배액이나 적은 코위관배액), 정확히 눈금 표시가 된 컵을 놓아둠. 2) 소변기에서 소변량을 측정하거나 소변을 눈금 있는 용기에 부어서 측정함. 3) 유치도뇨를 한 대상자는 각 근무시간 끝에 소변 주머니를 비워서 소변의 양을 기록함. 4) 구토, 코위관흡인량, 상처배액량, 흉관(chest tube)의 배액량 등을 측정하여 cc로 기록함. 5) 실금이나 대변의 경우 그 횟수를 기록하고 발한이 심한 경우에는 환의와 홑이불의 교환 횟수를 기록함. 기저귀는 무게를 달아 배설량을 확인함. 6) 총 섭취량과 배설량의 차이가 심할 경우 불감성 소실(insensible loss)을 감안하여 최근 며칠 동안의 섭취량과 배설량을 비교·확인함(1일 불감성 소실량은 보통 500~1,000mL임). 7) 매 근무시간이 끝나기 전에 8시간마다 배설량을 계산하여 기록지에 기록함. 밤번 간호사가 전체를 합하여 24시간의 섭취량과 배설량을 기록함.
8	물과 비누로 40~60초 동안 손위생을 실시함(또는 알코올이 첨가된 손소독제를 사용하여 20초 이상 손소독을 실시).

4 배뇨와 배변 간호 보조

가. 자연 배뇨 돕기

1) 자연 배뇨 돕기

① 방광 부위를 가볍게 눌러 줌.
② 흐르는 물소리를 들려줌.
③ 따뜻한 물을 회음부에 조금씩 부어 줌.
④ 소변보는 자세를 취해줌.
⑤ 프라이버시를 유지해 줌.
⑥ 규칙적인 배뇨 시간을 유지함.
⑦ 수분 섭취 제한이 없다면 수분 섭취를 증가시킴.
⑧ 심신의 이완을 돕기 위해 손, 발을 따뜻한 물에 담가 줌.

2) 요실금 대상자 돕기

일상생활에서 자신의 의지와 상관없이 소변을 지리는 것을 요실금이라고 함. 요실금은 요로계에 각종 질병을 유발할 수 있고 삶의 질을 감소시킴. 요실금 대상자를 돕는 방법은 다음과 같음.

① 화장실 접근을 쉽게 해줌.
② 필요한 경우 보조 기구(보행기, 소변기, 의자 변기 등)를 이용하도록 함.
③ 하루 1,500~2,000mL의 수분을 섭취하도록 함.
④ 카페인이나 알코올 섭취를 제한함.
⑤ 골반 저부 근육 강화 훈련(케겔 운동)을 하루에 여러 번 할 수 있도록 함.
⑥ 방광 재훈련 프로그램에 참여하도록 함.
⑦ 변비나 분변 매복을 예방하기 위해 섬유소가 많은 음식을 섭취하도록 함.
⑧ 유치 도관 삽입은 최종 수단으로 선택함.

나. 단순 도뇨 보조

1) 목적

① 급성 방광 팽만을 완화하기 위함.
② 소변 검사물을 무균적으로 수집하기 위함.
③ 배뇨 후 잔뇨량(배뇨 후에 방광에 남아 있는 소변량)을 측정하기 위함.
④ 회음부 오염을 방지하기 위함.
⑤ 방광 세척 및 약물 주입을 위함.

2) 방법

번호	수행순서
1	물과 비누로 손위생을 실시함.
2	필요한 물품을 준비함.
3	1) 도뇨세트를 쟁반(tray) 위에 놓고 무균적으로 폄.
4	2) 도뇨세트의 종지에 소독솜을 넣고, 멸균 윤활제를 세트 내에 짜 넣음.
5	3) 적당한 크기의 도관을 무균적으로 세트 속에 넣은 후 세트를 무균적으로 쌈. ※ 참고) 여자 : 6~7# / 남자 : 7~8#
6	준비한 물품을 가지고 대상자에게 가서 간호사 자신을 소개함.
7	손소독제로 손위생을 실시함.
8	대상자의 이름을 개방형으로 질문하여 대상자를 확인하고, 입원팔찌와 환자리스트(또는 처방지)를 대조하여 대상자(이름, 등록번호)를 확인함.
9	대상자에게 단순도뇨를 하는 목적과 절차를 설명함.
10	커튼(스크린)으로 대상자의 사생활을 보호해 주고, 똑바로 눕도록 한 후 침구(이불 또는 홑이불)를 덮어줌.
11	방수포(또는 고무포와 반홑이불)를 대상자 둔부 밑에 깜.
12	대상자의 하의를 벗기고 무릎을 굽힌 후 60cm 가량 다리를 벌려 배횡와위(dorsal recumbent position)를 취하도록 도와줌. ※ 참고) 남자는 똑바로 눕게 하고 회음부만 노출
13	복부 위로 침구(또는 홑이불) 끝을 접어 올려서 회음부를 노출시키고 대상자에게 다리를 움직이지 말라고 설명함.
14	세트가 있는 쟁반(tray)과 곡반을 대상자 다리 사이에 놓고 준비한 세트를 열어 둠.
15	손소독제로 손위생을 실시함.
16	멸균장갑을 무균적으로 착용함.
17	멸균장갑 낀 손이 오염되지 않게 외음부의 노출된 부위를 공포(hole towel)로 덮어줌.
18	도관 끝(5cm)에 윤활제를 바르고, 소독솜으로 외음부 주위를 닦을 때 찬 느낌이 있을 수 있음을 설명함.
19	소독솜으로 외음부 주위를 닦음(한 번 닦을 때마다 새 솜을 사용하고 닦은 솜은 세트 바깥 포에 놓음).
20	한 손의 엄지와 검지로 음순을 벌려서 요도를 노출시킴.
21	다른 손으로 양편 대음순을 위에서 아래로 닦음.
22	양편 소음순을 위에서 아래로 닦음.
23	요도를 위에서 아래로 닦음. ※ 남자의 경우 - 한 손의 엄지와 검지로 음경을 잡고 포피(Preputium)를 잡아당김. - 요도를 소독솜으로 닦고 버림. - 요도구 바깥쪽으로 둥글게 닦고 버림.
24	도관을 삽입할 때까지 음순을 한 손으로 벌리고 있음.
25	도관을 삽입함을 대상자에게 설명하고 긴장을 풀도록 유도함.
26	다른 손으로 도관이 오염되지 않게 잘 감아쥐고 요도 후상방으로 5~8cm 삽입함. ※ 참고) 남자 : 12~18cm 삽입
27	소변이 흘러나오기 시작하면 도관을 2~4cm 가량 더 삽입하여 소변이 곡반 속으로 흘러나오게 함.
28	소변이 더 흘러나오지 않게 되면 도관을 천천히 돌리면서 빼어 세트에 넣고, 마른 거즈로 요도구와 그 주위를 닦음.
29	공포(hole towel)를 치우고 장갑을 벗음.
30	손소독제로 손위생을 실시함.

번호	수행순서
31	대상자를 편안하게 해주고 일회용 장갑을 착용한 후 소변기에 곡반의 소변을 담아 양을 측정함.
32	사용한 물품을 정리함.
33	물과 비누로 손위생을 실시함.
34	수행 결과를 간호기록지에 기록함. ① 시간과 날짜 ② 절차를 시행한 이유 ③ 사용한 도관의 크기 ④ 소변의 양과 색깔

3) 유의사항

① 불필요한 노출을 피하기 위하여 대상자를 잘 덮어줌.
② 매번 각 부위를 닦을 때마다 새로운 소독솜을 사용함.
③ 도관 삽입은 병원 감염의 흔한 형태 중 하나인 요로감염의 중요한 원인이므로 철저한 무균술을 적용해야 함.
④ 도관의 크기를 대상자에 맞게 잘 선택하고 요도에 손상을 주지 않도록 도관을 무리하게 삽입하지 않음.

다. 유치 도뇨 보조

1) 목적

① 장시간 자연 배뇨가 불가능한 경우 배뇨하기 위함.
② 전신마취 수술 시 오염을 방지하기 위함.
③ 간헐적 도뇨를 지나치게 자주 하는 것을 방지하기 위함.
④ 요실금 대상자의 피부 손상을 예방하기 위함.
⑤ 시간당 소변 배설량 측정을 위함.
⑥ 무의식이나 척추 손상 대상자의 요정체 예방을 위함.
⑦ 방광 세척 또는 약물 주입을 하기 위함.

2) 유치 도관삽입(indwelling catheterization) 방법

번호	수행순서
1	물과 비누로 손위생을 실시함.
2	필요한 물품을 준비함.
3	1) 유치도뇨세트를 쟁반(tray) 위에 놓고 무균적으로 폄.
4	2) 도뇨세트의 종지에 소독솜을 넣고, 멸균윤활제를 세트 내에 짜 넣음.
5	3) 나머지 종지 속에 멸균 증류수와 멸균 주사기를 무균적으로 넣음.
6	4) 적당한 크기의 도관을 무균적으로 세트 속에 넣은 후 세트를 무균적으로 쌈. ※ 참고) 여자 : 14~16Fr. 남자 : 16~18Fr.
7	준비한 물품을 가지고 대상자에게 가서 간호사 자신을 소개함.
8	손소독제로 손위생을 실시함.
9	대상자의 이름을 개방형으로 질문하여 대상자를 확인하고, 입원팔찌와 환자리스트(또는 처방지)를 대조하여 대상자(이름, 등록번호)를 확인함.
10	대상자에게 유치도뇨를 하는 목적과 절차를 설명함.
11	커튼(스크린)으로 대상자의 사생활을 보호해 주고, 똑바로 눕도록 한 후 침구(이불 또는 홑이불)를 덮어줌.
12	방수포(또는 고무포와 반홑이불)를 대상자 둔부 밑에 깜.
13	대상자의 하의를 벗기고 무릎을 굽힌 후 60cm 가량 다리를 벌려 배횡와위(dorsal recumbent position)를 취하도록 도와줌. ※ 참고) 남자는 똑바로 눕게 하고 회음부만 노출
14	복부 위로 침구(또는 홑이불) 끝을 접어 올려서 회음부를 노출시키고 대상자에게 다리를 움직이지 말라고 설명함.
15	세트가 있는 쟁반(tray)과 곡반을 대상자 다리 사이에 놓고 준비한 세트를 염.
16	손소독제로 손위생을 실시함.
17	멸균장갑을 무균적으로 착용함.
18	멸균장갑 낀 손이 오염되지 않게 외음부의 노출된 부위를 공포(hole towel)로 덮어 줌.
19	주사기에 도관에 표시된 정확한 양의 증류수를 준비함.
20	도관의 풍선주입구(balloon lumen)에 주사기에 있는 증류수를 주입하여 도관 풍선의 팽창 여부를 확인하고, 다시 주사기 속으로 뺌.
21	도관 끝(5cm)에 윤활제를 바르고, 소독솜으로 외음부 주위를 닦을 때 찬 느낌이 있을 수 있음을 설명함.
22	도관의 소변이 흘러나오는 출구를 집게로 잠금.
23	소독솜으로 외음부 주위를 닦음(한 번 닦을 때마다 새 솜을 사용하고 닦은 솜은 세트 바깥 포에 놓음).
24	한 손의 엄지와 검지로 음순을 벌려서 요도를 노출시킴.
25	다른 손으로 양편 대음순을 위에서 아래로 닦음.
26	양편 소음순을 위에서 아래로 닦음.
27	요도를 위에서 아래로 닦음.
28	도관을 삽입할 때까지 음순을 한 손으로 벌리고 있음. ※ 참고) 남자의 경우 1) 왼손의 엄지와 검지로 음경을 잡고 포피(Preputium)를 잡아당김. 2) 요도를 소독솜으로 닦고 버림. 3) 요도구 바깥쪽으로 둥글게 닦고 버림.
29	도관을 삽입함을 대상자에게 설명하고 긴장을 풀도록 유도함.
30	다른 손으로 도관이 오염되지 않게 집게와 함께 삽입 부위로부터 8cm 가량 되는 곳을 잘 감아쥐고 요도 후상방으로 5~8cm 삽입함. ※ 참고) 남자 : 12~18cm 삽입
31	도관 끝을 곡반에 대고 잠가둔 집게를 풀어 소변이 나오는지 확인함.
32	소변이 흘러나오면 다시 집게를 잠그고 도관을 2~4cm 가량 더 삽입한 후 음순을 벌리고 있던 손을 뗌.
33	도관의 풍선 주입구(balloon lumen)에 연결된 주사기에 들어있는 증류수를 주입한 후 주사기를 제거함.
34	도관을 부드럽게 잡아당겨 도관이 안전하게 방광 안에 있는지 확인함.

번호	수행순서
35	공포(hole towel)를 치우고 장갑을 벗김.
36	손소독제로 손위생을 실시함.
37	소변 주머니 하단의 조절기(clamp)가 잠겨 있는지 확인한 후 소변 주머니를 도관과 연결함.
38	도관의 소변 나오는 출구를 잠가두었던 집게를 제거한 후 도관을 반창고로 대퇴에 고정시킴. ※ 참고) 남자 : 하복부
39	소변 주머니 상단의 조절기(clamp)가 열려 있어 소변이 잘 나오는지 확인하고, 소변 주머니를 침상 아래 부분에 고정하되 바닥에 닿지 않도록 함.
40	대상자에게 현재의 체위와 삽입한 도관이 편안한지를 묻고 소변 주머니 관리 방법에 대해 설명함.
41	사용한 물품을 정리함.
42	물과 비누로 손위생을 실시함.
43	수행 결과를 간호기록지에 기록함. ① 시간과 날짜 ② 유치 도뇨를 시행한 이유 ③ 사용한 도관의 크기 및 종류(유형) ④ 소변의 배출 여부와 양, 색깔 등

3) 유치 도관 삽입대상자 관리

번호	수행순서			
1	손 위생을 실시함.			
2	물품을 준비함. 물품 준비 – 소변기, 고정 테이프, 소독솜, 일회용 장갑, 일반 의료폐기물 전용 용기, 필요하면 일반 회음부 간호 또는 특별 회음부 간호 물품을 준비함. • 특별 회음부 간호 물품 : 곡반, 집게(Kelly 또는 Forcep), 소독솜(생리식염수 가능, 의료기관 지침에 따라 준비), 멸균 장갑, 방수포, 목욕담요, 멸균 거즈, 스크린 • 일반 회음부 간호 물품 : 따뜻한 물(43~46℃), 대야, 주전자, 목욕 수건, 마른 수건, 목욕 담요, 비누, 스크린, 방수포, 침상용 변기, 일회용 장갑			
3	대상자를 확인하고 설명함.	이름, 등록번호 등을 개방형으로 질문하고 입원 팔찌와 대조함.		
4	일회용 장갑을 착용함.			
5	유치 도관을 통해 소변이 잘 나오고 있는지 확인함. 소변 흐름이 막히지 않도록 유지함. 도관과 수집 튜브가 꼬이지 않도록 유지함.			
6	유치 도관에서 소변 주머니로 연결되는 긴 줄이 꼬이거나 대상자에 의해 눌려 방광 팽만 등의 불편감이 있는지 수시로 확인함. • 폐쇄 배뇨 시스템을 유지함. 무균술이 이루어지지 못했거나, 연결 부위가 분리되거나, 소변이 새는 경우는 도관과 소변 주머니 전체를 멸균 물품을 이용하여 무균적으로 교체함. • 폐쇄 배뇨 시스템(closed drainage system)을 유지 이유 : 유치 도관 관련 요로감염은 도관 내부 또는 외부 표면을 따라 요로감염균이 방광으로 유입되면서 발생됨. 도관 내부를 통한 경우는 폐쇄 배뇨 시스템이 깨지거나 소변 주머니 속의 소변이 오염되어 발생하게 됨. 도관 외부를 통한 경우는 도관 삽입 및 관리 시 무균술이 시행되지 않거나, 환자의 장 또는 회음부의 상재균이 도관의 외벽을 따라 방광으로 이동하면서 감염이 됨.			
7	소변 주머니는 반드시 방광의 위치보다 아래쪽 침상에 묶어 둠.			
8	섭취량 배설량 기록지에 '소변' 칸에 기록	배설량을 확인하여 기록하고 소변 주머니를 비움. 소변을 비울 때는 소변이 튀지 않도록 하고, 소변 주머니의 소변 출구 꼭지가 수집 용기에 닿지 않도록 주의함.		
9	유치 도관이 삽입된 요도 주변에 이상이나 불편감이 있는지 확인하고 회음부 간호를 함.			
10	유치 도관이 고정된 피부에 발적이 있는지 확인함.			
11	장갑을 벗고 손을 씻음. 만약, 소변 주머니를 비우거나 회음부 간호 후 환자의 배설물이나 체액이 묻었으면 반드시 물과 비누를 이용한 손 씻기를 실시해야 함.			
12	사용한 물품을 정리함.	물품	처리 방법	비고
		거즈, 소독솜, 장갑	일반 의료폐기물 전용 용기에 배출	
		소변통	오물처리실에서 세척 후 말림.	개인별로 사용
		회음부 간호 시 사용한 세트	오물처리실에서 세척 후 말린 후 멸균 처리를 위해 중앙공급 실로 보냄.	의료기관 지침에 의해
		스크린	제자리에 둠.	의료기관 지침에 의해
		방수포	젖은 부분이 있으면 소독 후 말림.	소독제는 의료기관 지침에 의해
13	배출된 소변에 이상이 있는 경우 의사나 간호사에게 보고함.			

라. 침상 변기 사용 방법 및 주의 사항

1) 자가 배설 보조

번호	수행순서
1	대상자에게 설명함.
2	침상 옆에 휠체어(워커)를 펴서 30~45° 정도로 놓음.
3	휠체어(워커)의 고정장치를 잠금.
4	대상자를 휠체어(워커)에 깊숙이 앉히고 발 받침대에 발을 올려놓게 함.
5	화장실로 이동한 후 대상자가 변기에 앉을 수 있도록 도움.
6	대상자에게 도움이 필요하면 호출기를 누르도록 하고 화장실 밖에서 기다림.
7	배설을 마친 후 휠체어(워커)에 앉히고 손을 씻도록 도움.
8	휠체어(워커)에서 침상으로 이동시킴.
9	주변을 정리하고 휠체어(워커)를 접어서 보관 장소에 갖다 놓음.
10	손을 씻고 배설에 문제가 있는 경우 간호사에게 보고함.

2) 침상 배설 보조

번호	수행순서
1	대상자에게 설명함.
2	커튼이나 스크린을 사용하여 독립적인 공간을 만들어 줌.
3	일회용 장갑을 착용하고, 스테인리스로 된 변기인 경우 따뜻하게 데워서 사용함.
4	대상자 밑에 방수포를 깔고 무릎을 세운 다음 허리를 받쳐 변기를 대줌. 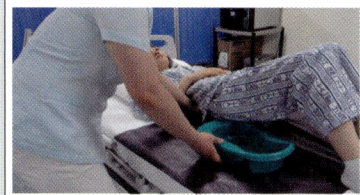 무릎을 세우지 못하는 경우 옆으로 눕게 한 다음 둔부에 변기를 대어 대상자가 변기 위에 오르게 함. 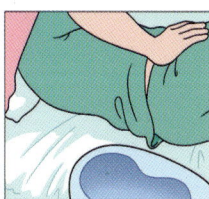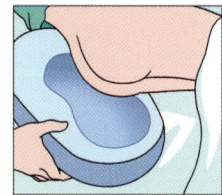
5	목욕담요나 무릎 덮개 등으로 주요 부위를 덮어줌.
6	허리 밑의 공간에는 작은 베개를 대주고, 복압을 줄 수 있도록 침대 머리 쪽을 올려줌. 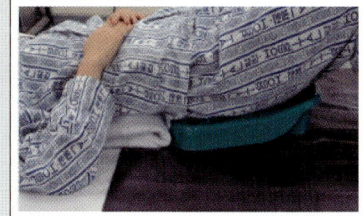
7	대상자의 손 옆에 휴지와 호출기를 두고 커튼 밖에서 기다림. (필요시) 음악을 틀거나 수돗물을 틀어 놓는 것이 좋음.
8	대상자가 뒤처리를 할 수 있는 경우 스스로 하게 하고 혼자 하기 어려운 경우 도와줌.
9	한 손으로 허리를 받치고 다른 한 손으로 손을 씻도록 도와줌.
10	목욕담요와 방수포를 걷어 내고 대상자가 손을 씻도록 도와줌.
11	옷과 침구를 정리하고 커튼 또는 스크린을 치움. (필요시) 방향제를 사용함.
12	소변기, 대변기는 깨끗이 씻고 건조시켜 보관함.
13	장갑을 벗고 손을 씻음.
14	배설물에 이상이 있는 경우 간호사에게 보고함.

3) 기저귀 사용 보조

번호	수행순서
1	대상자에게 설명함.
2	일회용 장갑을 착용함.
3	스크린 또는 커튼으로 개인적인 공간을 만듦.
4	이불을 걷고 면 덮개를 덮은 다음 옷을 내림.
5	허리를 들 수 있는 대상자는 무릎을 구부리고 허리를 들게 하여 기저귀를 교환하고, 허리를 사용할 수 없는 대상자인 경우 옆으로 눕혀서 기저귀를 교환함.
6	사용한 기저귀는 돌돌 말아서 부피를 줄여 신체 배출물 처리 지침대로 처리함.
7	둔부와 회음부 주면은 물티슈로 닦고 건조시킴.
8	둔부 주변의 피부 상태와 발적의 유무, 상처 등이 있는지 관찰하고 혈액순환이 잘되도록 두드려 줌.
9	바지를 입히고 침구를 덮어준 다음 면 덮개는 뺌.
10	사용한 물품을 정리하고 일회용 장갑을 벗은 다음 손을 씻음.
11	환기를 시킴. (필요시) 방향제 등을 사용할 수 있음.
12	배설물에 이상이 있는 경우 간호사에게 보고함.

마. 관장의 종류, 방법 및 주의 사항

1) 글리세린 관장(cleansing enema)

가) 정의

글리세린과 미온수(1:1)를 섞은 용액을 10~15분간 장내에 정체시킨 후, 장의 연동운동을 자극함으로써 장내 내용물이 배출되도록 하는 방법임.

나) 목적

① 수술 중 변 배출을 예방함.
② 일부 진단적 검사(예 X-ray 검사, 내시경 검사 - 결장경 검사)를 위해 장을 비움.
③ 변비나 장폐색을 완화함.

다) 준비물

관장액(글리세린), 미지근한 수돗물(37.7~40.5℃), 50cc 주사기나 관장용 주사기, 도관(10Fr.)이나 직장 튜브(22~24Fr.), 윤활제, 검온계, 일회용 장갑, 휴지, 손소독제, 목욕타월(또는 반홑이불), 방수포(또는 piaper), 변기(필요시) 등 홑이불, 쟁반(tray), 소독포

- 간호기록지
- 대량 관장의 경우; 관장용 주머니(enema bag), 처방된 관장용액, 정맥 주입용 걸대 등

라) 방법

번호	수행순서
1	물과 비누로 손위생을 실시함.
2	필요한 물품을 준비함.
3	일회용 장갑을 착용한 후, 주사기 내관을 빼고 주사기 앞부분을 손으로 막은 상태에서 글리세린과 온수를 1:1로 부어 관장액을 준비함.
4	주사기 내관을 꽂고 공기를 뺀 다음 도관이나 직장 튜브의 끝부분을 개봉하여 주사기를 연결하고 공기를 빼줌.
5	도관이나 직장 튜브 끝 10~15cm 부위에 윤활제를 바른 후 장갑을 벗음.
6	준비한 물품을 가지고 대상자에게 가서 간호사 자신을 소개함.

번호	수행순서
7	손소독제로 손위생을 실시함.
8	대상자의 이름을 개방형으로 질문하여 대상자를 확인하고, 입원팔찌와 환자리스트(또는 처방지)를 대조하여 대상자(이름, 등록번호)를 확인함.
9	대상자에게 관장의 목적과 절차를 설명함.
10	커튼(스크린)으로 대상자의 사생활을 보호해 주고 홑이불을 덮어줌.
11	대상자의 둔부가 간호사 쪽을 향하도록 하여 Sims' position 또는 측위를 취하게 하고, 둔부 밑에 방수포(또는 고무포와 반홑이불)를 깜.
12	대상자의 둔부를 노출시키고 항문이 보이도록 사이를 벌리고 긴장을 풀도록 유도함.
13	일회용 장갑을 착용함.
14	도관이나 직장 튜브 끝을 대상자의 배꼽을 향하도록 해서 5~10cm 정도 삽입함.
15	도관이나 직장 튜브 위치를 고정하고 관장액을 천천히 주입함.
16	관장액이 주입되는 동안 불편함이 있을 수 있으며, 주입 후 팽만감을 느끼는 것은 정상임을 설명함.
17	관장액을 전부 주입한 후 휴지로 항문을 막으면서 도관이나 직장 튜브를 항문에서 빼냄.
18	직장 튜브를 말아 쥐고, 쥔 손의 장갑을 벗어 직장 튜브를 감싼 후 곡반에 놓음.
19	휴지로 항문을 막아주고 나머지 장갑을 벗음.
20	대상자에게 참을 수 있을 만큼 대변을 참은 후(10~15분 정도) 화장실에 가야 함을 설명함.
21	대상자에게 대변을 본 후 그 결과를 알려야 함을 설명함.
22	대변을 본 후 적어도 한 시간 동안 둔부 밑에 방수포(또는 고무포와 반홑이불)를 그대로 둠.
23	대상자를 편안하게 해주고 사용한 물품을 정리함.
24	물과 비누로 손위생을 실시함.
25	수행결과를 간호기록지에 기록함. ① 관장의 종류 ② 관장 용액 및 주입한 양 ③ 관장절차에 대한 대상자의 이상 반응 ④ 대상자의 관장 결과(대변양, 대변 양상)

번호	수행순서
4	손소독제로 손위생을 실시함.
5	대상자의 이름, 등록번호, 생년월일 중 두 가지를 개방형으로 묻고 대답을 들은 후 대상자의 입원 팔찌와 대조하여 대상자(이름, 등록번호)가 정확한지 확인하며 환자리스트(또는 처방지)와도 대조하여 대상자를 재확인함.
6	목적과 방법에 대해 설명함.
7	커튼을 이용하여 프라이버시를 유지함.
8	방수포와 반시트를 둔부 밑에 깔고 시트를 덮어줌.
9	대상자는 좌측위를 취한 후 오른쪽 다리를 90°로 굴절시킴. • 좌측위를 취하면 S상 결장이 직장보다 낮아져 S상 결장과 하행결장으로 중력에 의한 용액 주입이 용이함. 오른쪽 다리를 굴절시키면 항문을 충분히 노출시킬 수 있음.
10	일회용 장갑을 착용하고 직장관에 관장액을 통과시킨 후 조절기를 잠금.
11	직장관 끝에 성인은 5cm 정도 윤활제를 바름.
12	대상자의 둔부를 노출시킴.
13	대상자에게 입을 벌려 "아~" 하는 소리로 숨을 내쉬게 하면서 직장관을 항문에서 배꼽을 향하여 삽입함.
14	성인은 관장통의 높이를 직장보다 30~40cm 정도 높이 듬.
15	조절기를 열어 관장액을 10~15분 정도로 서서히 주입하면서 대상자를 관찰함.
16	결장으로 공기가 들어가 불편감을 초래하는 것을 예방하기 위해 관장액이 조금 남은 상태에서 조절기를 잠금.
17	휴지로 항문을 막으면서 직장관을 서서히 뺌.
18	30분 이상 참도록 환자에게 설명하면서 변기를 받쳐주거나 화장실을 이용하도록 함.
19	물품을 정리하고 손을 씻음.
20	대변 상태를 관찰함.
21	환자를 편안하게 해주고 침상 정리를 해줌.
22	손을 씻고 관장내용(배설물의 상태, 양, 색깔, 환자 반응)을 기록함.

2) 정체관장(retention enema)

가) 목적

대변 내의 K+(Potassium) 배설을 증진시켜 혈청 K+ 수치를 감소시키기 위해

나) 준비물

미온수 200cc(37.7~43.3℃), tray, 거즈, 휴지, 일회용 장갑, 방수포, 직장관, 관장용 통과줄, 수용성 윤활제, 반시트, 처방약(kalimate 30g), 이동식 변기

다) 방법

번호	수행순서
1	물과 비누로 40~60초 동안 손위생을 실시함(또는 알코올이 첨가된 손소독제를 사용하여 20초 이상 손소독을 실시).
2	필요한 물품을 준비함.
3	대상자에게 가서 자신을 소개함.

V. 상처와 골절

1 상처와 욕창 간호 보조

가. 상처 드레싱 목적, 방법 및 주의 사항

1) 상처 드레싱

가) 정의

- 상처(wound)는 외상에 의해 신체의 피부와 조직의 연속성이 파괴된 상태를 말함.
- 드레싱(dressing)은 상처 치유를 증진하기 위해 배액을 흡수하고 상처를 보호하기 위해 덮는 것을 말함.

나) 목적

- 기계적 손상, 세균 감염으로부터 상처 보호하기 위함.
- 상처의 보온, 삼출물의 흡수, 압박 붕대 적용으로 출혈을

예방하기 위함.
- 상처의 습윤 치유 환경 조성 및 유지하기 위함.
- 상처를 지지하고 고정하여 치유 촉진 및 손상 방지하기 위함.

다) 드레싱 재료의 종류

종류	설명	적응증
거즈 드레싱 (gauze dressing)	• 가장 흔한 흡수성 드레싱으로 상처를 덮기 위해 사용함. • 비용이 적게 들고 삼출물을 흡수할 수 있음. • 제거할 때 자극이 될 수 있으므로 생리식염수로 적셔서 없앰.	• 배액이 적은 상처 • 봉합 상처 • 흡수와 보호를 위한 2차 드레싱 재료로 사용
투명 필름 드레싱 (transparent film dressing)	• 투명하고 접착성이며 비흡수성 드레싱임. • 산소와 수증기를 통과하고 방수가 되며 세균 침입을 방지함. • 감염 상처, 다량의 삼출물이 있는 경우 부적합함. • 24~72시간 정도 유지할 수 있음.	• 1도 화상 • 1단계 욕창, 찰과상 • 정맥 주사 부위나 중심정맥관 삽입 부위 드레싱
하이드로콜로이드 (수성교질) 드레싱 (hydrocolloid dressing)	• 흡수성 폐쇄 드레싱임. • 상처 부위에 7일간 부착해 두면 삼출물이 겔 형태로 변화되면서 육아 조직과 상피 조직이 재생됨. • 감염 상처에는 사용하지 않음.	• 2~4단계 욕창 • 자가 분해를 통한 괴사 조직 제거 • 부분적 얇은 상처 부위
하이드로젤 (수화젤) 드레싱 (hydrogel dressing)	• 젤 형태로 장기간 습한 환경이 유지됨. • 괴사 조직의 자연 분해를 촉진함. • 비접착성이며 드레싱을 고정하기 위해 이차 드레싱이 필요함.	• 욕창 • 찢어진 피부 • 부분층 상처
폼 드레싱 (foam dressing)	• 스펀지와 같은 형태로 흡수력이 좋음. • 뼈 돌출 부위, 마찰이 심한 부위 보호, 소량 이상 중간 정도의 분비물이 있는 상처에 사용함. • 비접착성이며 드레싱을 고정하기 위해 이차 드레싱이 필요함.	• 삼출물이 분비되는 상처 • 욕창, 찢어진 피부, 외과적 상처
칼슘 알지네이트 드레싱 (calcium alginate dressing)	• 해초에서 추출한 성분으로 만들어진 흡수력이 뛰어난 드레싱임. • 삼출물을 흡수하여 상처 표면에 젤을 형성함. • 지혈 성분이 함유되어 있으며 상처의 사강을 채우기 위한 패킹용으로 사용이 가능함. • 드레싱 교환 시 드레싱 잔여물이 상처에 남을 수 있으므로 세척이 필요함. • 비접착성이며 드레싱을 고정하기 위해 이차 드레싱이 필요함. • 건조한 상처, 괴사 조직으로 덮인 상처에 부적합함.	• 중간 이상의 많은 양의 분비물이 있는 상처 • 출혈성 상처

라) 방법

번호	수행순서
1	물과 비누로 손위생을 실시하고 필요한 물품을 준비함.
2	준비한 물품을 가지고 대상자에게 가서 자신을 소개함.
3	손소독제로 손위생을 실시하고 대상자를 확인(이름, 등록번호 등을 개방형으로 질문하고 입원 팔찌와 대조)함.
4	대상자에게 목적과 절차를 설명함. 감염을 예방하기 위해 상처나 멸균 물품을 만지지 않도록 교육함.
5	커튼(스크린)으로 대상자의 사생활을 보호해 줌.
6	편안한 자세를 취해 주고 불필요한 노출을 최소화하기 위해 적합한 포를 씌워 상처 부위를 노출함.
7	손소독제로 손위생을 실시하고 일회용 장갑을 착용함.
8	기존의 드레싱을 제거함. • 반창고 제거 시 피부를 살짝 누르면서 상처 쪽으로 당겨서 제거함. 털이 많은 부위는 털이 자란 방향으로 잡아당김. • 드레싱의 바깥 부분을 잡고 조심스럽게 제거함. • 드레싱이 상처에 건조하게 붙어 있으면 그 위에 생리식염수를 적셔 부드럽게 한 후 제거함.
9	일회용 장갑을 안쪽이 바깥으로 오도록 뒤집어 벗어 일반 의료폐기물 전용 용기에 버림.
10	손소독제로 손위생을 실시하고 멸균 장갑을 착용함.
11	상처 부위를 세척함. • 소독제를 묻힌 솜 또는 거즈를 집게(겸자)로 잡고 상처 부위를 닦음. • 가장 오염이 안 된 부위에서 심한 쪽으로 닦음. • 상하로 긴 상처는 위에서 아래로, 중심에서 가장자리로 닦음. • 원형의 상처는 안에서 밖으로 원을 그리며 닦음. • 절개 부위와 함께 습한 배액관이 있는 경우에는 절개 부위에서 배액관 쪽(배액관이 중앙에 있을 경우에는 두 개의 솜으로 배액관을 향해 닦음)으로 닦음. • 배액관만 있는 경우 배액관 가까이에서 시작하여 밖을 향해 원을 그리며 닦음.
12	상처를 한 번 닦은 소독솜은 일반 의료폐기물 전용 용기에 버림. 소독솜은 1회만 사용해야 함.
13	마른 거즈로 상처 부위를 살짝 눌러 습기를 흡수하여 건조함.
14	상처에 따라 적합한 드레싱 재료를 적용함.
15	드레싱의 바깥 부분을 잡고 가볍게 지그시 누르면서 가장자리가 피부에 잘 부착되도록 고정함.
16	드레싱을 붕대, 반창고, 바인더 등으로 고정함.
17	사용한 물품을 정리하고 물과 비누로 손위생을 실시함.

마) 주의 사항
- 드레싱을 하는 동안 무균술을 적용하며 드레싱 실시 전후 반드시 손씻기를 함.
- 드레싱에 배액이 흡수된 상태로 지속되면 미생물이 드레싱을 통해 외부 표면으로부터 상처로 이동할 수 있으므로 배액으로 흠뻑 젖기 전에 교환함.
- 반창고는 신체 활동을 방해하지 않도록 관절을 가로질러 신체 운동의 수직 방향으로 부착하여 고정함.

나. 상처의 지지 및 고정

1) 붕대법

가) 목적

- 드레싱을 고정하고 부종을 감소하거나 방지하기 위함.
- 골절 부위를 고정하고 상처를 보호하기 위함.
- 드레싱을 고정하고 직접 압박하여 지혈하기 위함.

나) 종류

① 환행대(돌림 붕대, 원형 붕대: circular bandage)
- 붕대 감기의 기본이며 동일 부위를 여러 번 돌려 감는 방법으로 손목, 발목, 이마, 목 등의 드레싱을 고정할 목적으로 이용하며 붕대법의 시작과 마지막에 사용함.

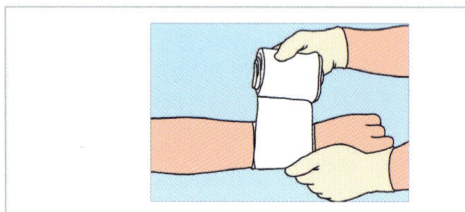

② 경사 붕대(oblique bandage)
- 붕대의 너비만큼 또는 그 이상의 간격으로 나선형으로 감는 방법으로 드레싱을 가볍게 고정하거나 부목을 고정할 때 사용

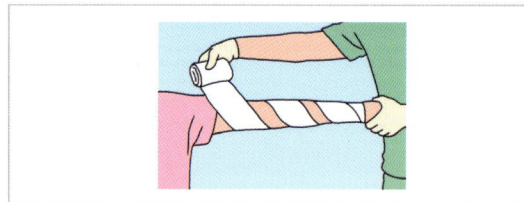

③ 나선 붕대(spiral bandage)
- 환행대로 감고 붕대 너비를 2/3 정도씩 겹치면서 감는 방법으로 주위 굵기가 비슷한 곳의 부목을 고정할 때 사용

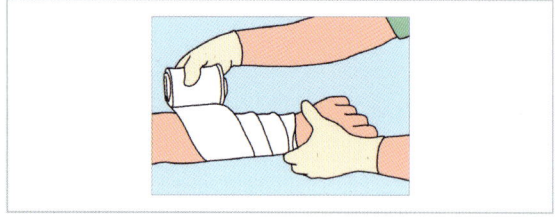

④ 나선 역행 붕대(spiral reversed bandage)
- 팔이나 다리와 같이 굵기가 급격히 변하는 부위에 사용하는 붕대법으로 두 번 환행으로 감은 후 약 30° 각도로 위쪽으로 비스듬히 감고 붕대의 위쪽에 왼손으로 엄지손가락을 뺀 후 붕대를 뒤집어서 돌림. 붕대 너비의 2/3 정도를 겹치면서 감아 감.

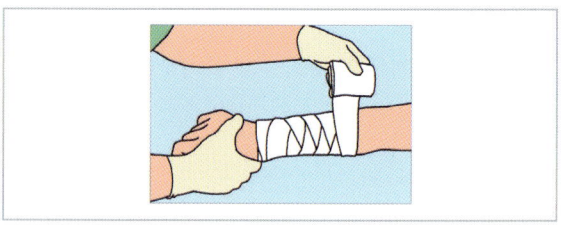

⑤ 8자 붕대(figure of eight bandage)
- 발꿈치, 팔꿈치 등 관절이나 돌출부에 이용되는 방법으로 붕대를 어슷하게 번갈아 돌려 감아 8자형으로 부위를 올려감고 내려감는 붕대법

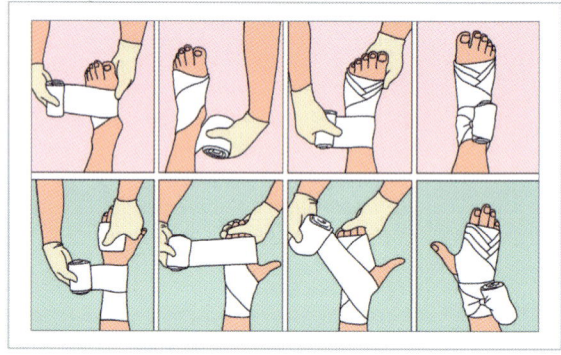

⑥ 되돌이 붕대(recurrent bandage)
- 환행대를 먼저 하고 중앙에서 시작해서 건너가고 돌려오게 하여 손으로 눌러 가며 계속 좌우를 번갈아 돌려서 전체를 덮는 방법으로 절단면이나 말단 부위에 사용

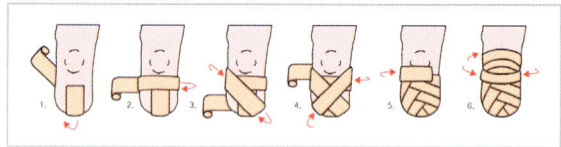

다) 주의 사항

- 붕대를 사지에 적용할 때 원위부에서 근위부로 적용
- 혈액순환에 장애가 되지 않도록 붕대를 너무 조이지 않음.
- 관절은 약간 구부린 상태에서 감고 말단 부위를 노출
- 상처 부위에 붕대의 시작과 매듭을 하지 않음.
- 배액이 있는 상처나 젖은 드레싱 위에 붕대를 할 때는 마르면서 수축되어 국소 빈혈을 일으킬 수 있으므로 느슨하게 감아 줌.
- 말단부터 중앙으로 감아 정맥 귀환을 돕고, 뼈의 돌출 부위나 함몰 부위는 거즈나 패드를 적용함.
- 붕대 적용 부위 말단의 저림, 무감각, 부종, 청색증, 창백함 등 혈액순환이 원활히 이루어지고 있는지 사정해야 함.

2) 바인더

바인더(binder)는 특정 신체 부위에 맞도록 만든 붕대의 한

형태를 말함.

가) 목적
- 특정 신체 부위를 지지하기 위함.
- 드레싱을 제자리에 고정하기 위함.
- 상처에 가해지는 압력을 감소하기 위함.

나) 종류

① 복부 바인더
- 복부 수술 후 조기 보행, 기침 시 발생하는 압력에 취약한 절개 부위를 지지하기 위해 적용함.
- 벨크로(velcro), 안전핀, 끈 등으로 고정함.

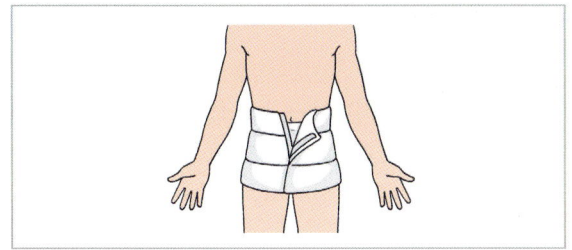

② 유방 바인더
- 유방 수술 후, 출산 후 모유를 감소시키기 위해 압력을 가하기 위해 적용함.

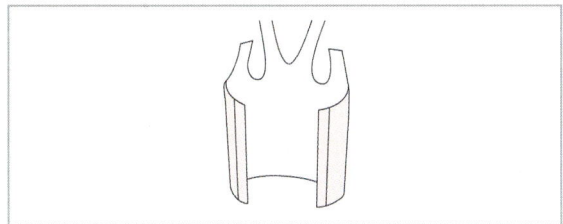

③ T-바인더
- T자 모양이며 직장, 회음부, 서혜부의 드레싱을 고정하기 위해 적용함.
- 여성은 단일 T-바인더를 사용하고, 남성은 이중 T-바인더를 사용함.
- 허리 밴드에 안전핀을 수평으로 하여 고정함.

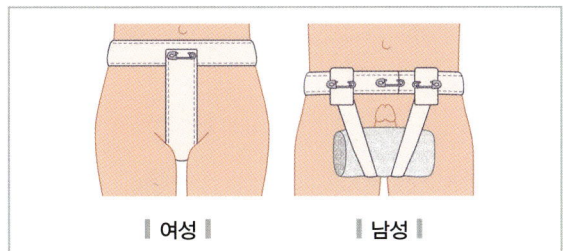

| 여성 | 남성 |

④ 삼각건
- 어깨 탈구 또는 수술 후 어깨를 고정하고 팔을 지지하기 위해 적용함.
- 상품화된 끈 삼각건이나 어깨 건이 있음.
- 가정용으로는 큰 천조각을 삼각형으로 접어 사용함. 손상된 쪽 손목 아래에 삼각형의 기저 부위가 오도록 하고, 팔꿈치 아래에 삼각형의 꼭짓점이 오도록 함. 손상되지 않은 쪽 어깨 위에서 삼각건의 한쪽 끝을 목 뒤쪽으로 돌려 손상된 쪽 목의 측면에서 매듭을 묶음.
- 팔꿈치 주변은 느슨하게 하여 팔꿈치가 접히도록 고정함.
- 전완(아래팔)이 항상 팔꿈치 위치보다 높게 지지가 되도록 하여 부종을 예방함.

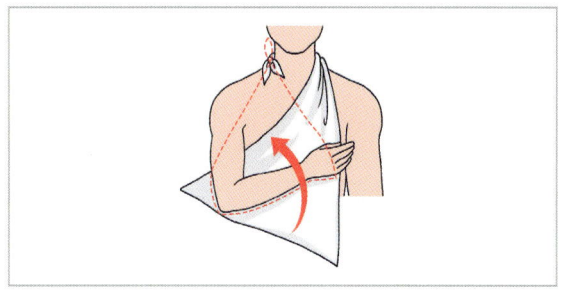

다) 주의 사항
- 바인더 고정 시 상처 부위와 연약한 피부에 핀, 매듭을 하지 않음.
- 상처 부위에 놓인 바인더가 더럽거나 젖어 있으면 교환하여 감염을 예방함.
- 바인더 아래쪽의 피부 표면과 말단 부위의 저림, 무감각, 부종, 청색증, 창백함 등 혈액순환이 원활히 이루어지고 있는지 자주 관찰함.
- 바인더가 불편할 시 즉시 제거하거나 다시 착용함.

다. 욕창 간호 보조

1) 욕창

가) 정의

욕창(pressure ulcer, bed sore)은 신체의 일정한 부위에 지속적인 압력이나 전단력, 마찰 등으로 인해 모세 혈관의 흐름이 폐쇄되어 조직에 국소적 허혈이 생겨 피부 및 피부 아래 조직이 국소적으로 손상이 일어나는 것을 말함.

나) 원인
- 압력(pressure) : 조직에 지속적인 압력을 주면 혈류가 차단되고 세포에 산소와 영양 공급이 차단되어 욕창이 발생함.
- 마찰(friction) : 두 표면이 서로 비벼질 때 생기며, 찰과상 형태의 피부 손상을 유발하며 체위 변경 시 피부가 홑이불에 쓸려 마찰이 발생함. 주로 팔꿈치, 발꿈치 부위에서 잘 발생함.

- 전단력(층밀리기힘 : shearing force) : 피부는 고정되어 있는데 골격 구조가 움직임으로써 피부에 가해지는 힘으로, 침상 머리를 올렸을 때 대상자가 침대 아래로 미끄러질 때 발생함.
- 부동(immobility) : 오래 누워 있거나 앉아 있는 대상자는 부동으로 압박이 가해지기 때문에 욕창이 발생하기 쉬움.
- 부적절한 영양 : 장기간 부적절한 영양 상태가 지속되면 체중 감소, 근육 위축, 피하 조직 감소로 피부와 골격 사이의 조직이 감소되어 욕창이 발생하기 쉬움.
- 습기와 실금 : 실금으로 인해 피부에 습기가 오래 남아 있으면 피부 짓무름이 생겨 표피가 쉽게 벗겨지거나 피부 손상이 잘 일어남.
- 정신 상태 저하 : 무의식이나 혼돈 상태 등 정신 상태 저하에서는 장기간의 압력과 통증을 잘 인지하지 못하고 통증에 대한 반응을 제대로 하지 못해 욕창의 위험이 증가함.
- 감각 저하 : 신체의 감각 소실이나 저하는 열과 냉, 신체 손상 등의 반응 수준을 떨어뜨림.
- 노화 : 노화된 피부를 가진 노인은 욕창이 발생하기 쉬운 고위험군임. 또한 노인의 만성 질환이나 소모성 질환 등도 피부 순환과 산소화를 저하시켜 치유를 지연시키고 피부 손상을 가져옴.

다) 욕창의 분류

분류	증상	침범 부위
욕창 전 단계	• 뼈 돌출 부위에 창백성 홍반(국소 부위를 눌렀을 때 하얗게 되는 발적)이 발생 • 압력 지속 시 욕창 1단계로 발전	
욕창 1단계	• 뼈 돌출 부위에 비 창백성 홍반(국소 부위를 눌러도 하얗게 되지 않는 발적)이 발생 • 뼈 돌출 부위에 국소적으로 형성	표피
욕창 2단계	• 붉은색을 띠는 얕은 궤양 또는 장액성 수포 발생	표피, 진피 일부분
욕창 3단계	• 피하 조직이 관찰되나 근육, 건, 뼈는 노출되지 않음. • 괴사 조직 및 사강(dead space)이 존재할 수 있음.	표피, 진피, 피하 조직
욕창 4단계	• 근육, 건, 뼈가 노출됨. • 괴사 조직 및 사강(dead space)이 존재할 수 있음.	표피, 진피, 피하 조직, 근막, 근육, 뼈
심부 조직 욕창	• 보라색이나 적갈색으로 변색되어 있거나 혈액이 고인 수포가 형성된 상태 • 주위 조직에 비하여 단단하거나 물렁거리고 통증을 유발할 수 있음. • 따뜻하거나 차갑게 느껴질 수 있음.	심부 조직 손상 의심
미분류 욕창	• 상처 기저부가 괴사 조직으로 덮여 있어 조직 손상의 깊이를 알 수 없음. • 괴사 조직을 제거하기 전까지 단계를 분류할 수 없음.	

| 진행 정도에 따른 욕창 분류 |

① 욕창 1단계
- 비 창백성 홍반(국소 부위를 손가락으로 눌렀을 때 창백해지지 않는 것)이 특징

② 욕창 2단계
- 표피, 진피 또는 두 층 모두를 포함한 표재성 피부 손상으로 물집이나 얕게 파인 궤양 등이 생김.

③ 욕창 3단계
- 피부의 전 층이 소실된 상태로 근막까지는 침범되지 않고 피하 조직까지의 손상 및 괴사를 포함하는 심부 피부 손상.

④ 욕창 4단계
- 전 층의 피부와 조직의 손실로 근막과 근육, 인대, 연골, 뼈가 노출되거나 직접적으로 만져지는 단계

⑤ 미분류 욕창
- 전층 피부 손상이 있거나 괴사 조직 또는 건조가피로 덮여 있어 손상된 조직의 깊이가 불명확한 상태임.

⑥ 심부 조직 욕창
- 보라색 또는 갈색으로 국소 부위가 변색되어 있거나 혈액이 찬 수포가 존재하는 상태임.

라) 체위별 욕창 호발 부위

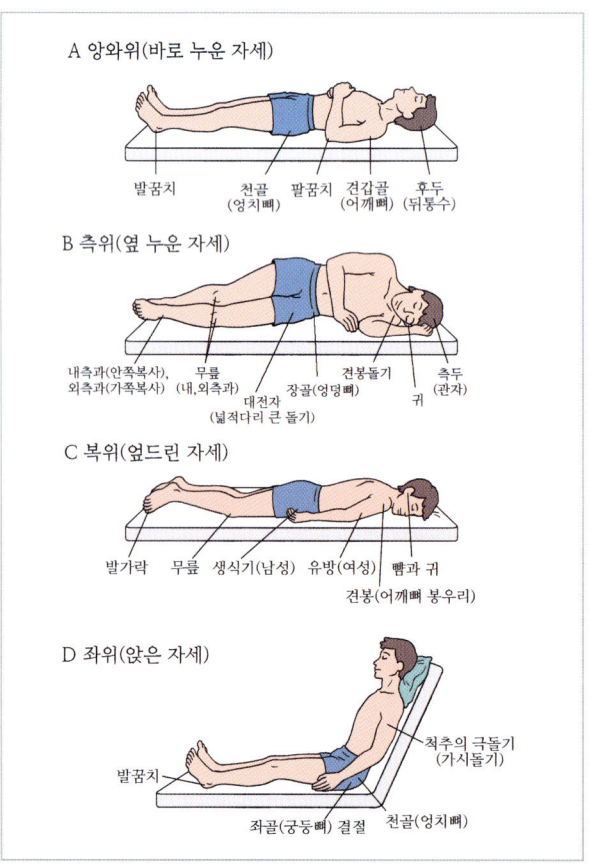

마) 욕창의 위험 사정
- 욕창 위험 사정은 입원 시, 정기적, 대상자의 상태 변화가 있을 때 실시함.
- 욕창 위험 사정 도구는 Braden 욕창 위험 사정 도구, Norton 욕창 위험 사정 도구가 많이 사용됨.
- 욕창 발생 위험 인자 : 감각 지각, 습기, 활동, 가동성, 영양, 마찰과 전단력

※ Norton 욕창 위험 사정 도구

신체상태		정신상태		활동		기동성		실금	
우수	4	정상	4	보행	4	정상	4	정상	4
양호	3	무감동	3	보행시 보조	3	약간 제한	3	간혹 실금	3
불량	2	혼동	2	휠체어 사용	2	매우 제한	2	자주 실금	2
매우 불량	1	혼미	1	침대에 고정	1	불가능	1	대소변 실금	1
점수		점수		점수		점수		점수	

총점 : /20

바) 욕창 예방 간호
- 열량, 단백질, 비타민, 철분 섭취 부족은 욕창 발생의 위험 요인이므로 필요시 영양 보충 식품을 섭취함.
- 뼈가 돌출된 부위는 특별히 더 주의 깊게 관찰하고 피부를 매일 사정함.
- 발적 부위나 뼈 돌출 부위는 마사지하지 않음.
- 침상 홑이불은 부드러우면서도 단단하고 주름 없이 팽팽한 상태를 유지함.
- 체위 변경을 2시간 간격으로 시행함.
- 특수 매트리스를 사용하거나 보조 기구 등을 사용함(도넛 모양의 기구는 혈액의 흐름을 차단하고 기구에 직접 닿는 부분에 조직 손상을 일으킬 수 있으므로 사용하지 않음).
- 피부를 항상 깨끗하게 유지함. 부드러운 세정액을 이용하여 마찰을 최소로 하여 씻어 주고, 뜨거운 물은 사용하지 않음.
- 건조한 피부에는 보습제를 사용함.
- 움직임과 활동을 향상시키기 위해 계속 노력함.

2 골절 간호 보조

가. 석고 붕대 목적, 방법 및 주의 사항

1) 석고 붕대(cast)의 목적
- 손상 부위를 고정, 지지하기 위함.
- 손상 부위를 외부 자극으로부터 보호하기 위함.
- 통증을 완화하고 조기 운동을 가능하게 하기 위함.
- 변형을 교정하거나 변형을 예방하기 위함.

2) 방법
- 석고 붕대를 감을 부위의 피부를 비눗물로 세척하고 완전히 건조함.
- 뼈 돌출 부위에 패드나 솜 등을 대주어 석고로 인한 압박으로부터 피부와 조직을 보호함.
- 석고가 잘 녹을 수 있도록 미지근한 물에 석고 붕대를 충분히 적심.
- 석고 붕대에서 기포가 더 이상 나오지 않을 때 물에서 꺼내서 부드럽게 짠 후 손상 부위에 일정한 압력으로 감음.
- 대상자의 체위를 편안하게 지지하고 불필요한 노출 부위를 보호하여 안정감을 제공
- 젖은 석고 붕대를 적용한 직후에 화학반응으로 인한 열이 발생하며 약 10~15분 후에 사라짐. 대상자가 열감으로 인해 불안하거나 불편하지 않도록 석고의 특성을 설명
- 석고 붕대의 종류, 두께, 주위 환경의 기온, 습도, 환기 상태 등에 따라 석고 붕대가 건조되는 시간이 다름.
- 석고 붕대가 건조되면 냄새가 나지 않고 광택이 나는 흰색을 띠며 두드리면 공명음이 있음.
- 석고 붕대를 적용한 부위가 심장보다 높게 위치하도록 하여 부종을 예방
- 손가락과 발가락을 움직여 혈액순환을 촉진하고 체위를 변경하여 압박을 제거함.
- 8시간마다 석고 붕대의 배액, 갈라짐, 배열 상태, 부스러짐 등을 확인
- 심한 통증, 감각 이상, 저림, 마비, 부종, 피부 변색, 청색증 등의 이상 증상이 있을 때 보고

3) 주의 사항
- 젖은 석고 붕대는 반드시 손바닥을 이용하여 조심스럽게 다루고 손가락 끝으로 누르지 않음. 손가락 끝의 압력으로 인해 석고 붕대에 압력을 받는 부위가 생기지 않도록 함.
- 석고 붕대의 건조 시 공기 중에 노출되도록 크래들(cradle) 위에 침구를 덮음. 석고 붕대가 부서지거나 형태가 변하지 않도록 대상자가 갑자기 움직이지 않도록 함.

4) 석고 붕대의 종류

종류	설명 및 적응증
단상지 석고 (Short arm cast)	• 팔꿈치 밑~손바닥 • 손·손목·손가락의 골절 혹은 부동 적용, 손가락 마디 관절의 손상이나 손가락 뼈의 골절이 함께 있을 때 • 손가락 부목을 대 주어 단상지 석고와 연결
장상지 석고 (Long arm cast)	• 겨드랑이~손바닥 • 전박골, 원위부 상박골의 골절 혹은 부동 적용
상박현수 석고 (Hanging arm cast)	• 장상지 석고를 목에 걸어 멘 형태 • 원위부 상박골의 골절 / 위팔과 어깨관절 지지 • 석고 붕대한 팔을 물체에 기대게 하거나 올려놓아서는 안 됨을 교육
단하지 석고 (Short leg cast)	• 무릎 밑~발가락 • 발목 골절 혹은 인대손상, 족근골 골절 발가락을 노출시켜 감각, 운동정도, 순환정도를 측정 발목관절은 90도를 유지하고 뒤꿈치가 해부학적으로 정상위치가 되도록 주의
장하지 석고 (Long leg cast)	• 상부 대퇴~발가락 • 무릎 관절이나 대퇴하부의 심한 골절 / 경골, 비골, 발목뼈의 경미한 골절
원통형 석고 (Long leg cylinder cast)	• 대퇴부~발목(장하지 석고와 달리 발목을 고정하지 않는 특징) • 무릎관절, 원위부 대퇴골, 근위부 경골의 경미한 골절
체간부 석고 (Body cast)	• 몸체~사지 • 척추골절의 고정 / 척추유합술 후 / 척추손상의 치유 / 척추수술 전 안정
둔부수상 석고 (Hip spica cast)	• 하지~몸통 • 고관절의 부동화 / 골반, 둔부, 대퇴골 골절 / 선천적 고관절 탈구 / 고관절, 무릎관절 교정술 후
양면 절개 석고 붕대 (Cast brace)	• 석고 붕대가 위와 아래로 분리되므로 골절을 고정하면서 관절 운동이 허용됨 • 주로 상박, 경골 골절

나. 견인 목적, 종류 및 주의 사항

견인(traction)이란 신체의 한 부위에 잡아당기는 힘(견인력)을 제공하는 것을 말함.

1) 견인의 목적
- 골절의 정복과 손상 부위를 고정하기 위함.
- 근육 경련으로 인한 통증을 완화하기 위함.
- 변형이나 조직 손상을 예방하거나 교정하기 위함.
- 척추 압박 요인을 제거하기 위함.

2) 견인의 종류

가) 피부 견인(skin traction)
- 피부에 견인 테이프를 적용하고 추를 연결하여 견인을 제공하는 방법으로 뼈, 근육, 연조직 등을 간접적으로 고정함.
- 골절 대상자의 수술 전 부종 예방과 골절편(골절 조각)의 고정 시, 관절염 대상자의 관절 구축(오그라듦)을 예방하기 위해 사용함.
- 견인 테이프는 팔 또는 다리의 양쪽 옆에 대주고 길이를 길게 하여 추를 걸 수 있는 고리에 추를 연결함.
- 견인 테이프는 개방 상처에 적용하지 않으며 피부염, 테이프에 대한 과민 반응이 있을 시 사용을 피함.
- 추의 무게는 연령, 체격, 견인 부위에 따라 달라지며, 2.3~4.5kg으로 제한하여 피부에 손상을 주지 않음.

종류	설명 및 적응증
신전 수평 견인 (buck traction)	• 수평 방향으로 견인력 유지 • 적용 : 골반부 골절의 수술 전 일시적 고정, 넓적다리의 전지 하부나 넓적다리 상부 골절의 정복 • 효과 : 심한 근육 경련 이완, 굴곡 경축의 경감 및 예방 • 부위 : 하지의 양측이나 한쪽, 위팔 주부, 어깨
신전 수평 견인 (buck traction)	• 하지에 적용할 때는 무릎 밑에서부터 발목까지 접착성 테이프 붙이기 • 팔과 손에 적용할 때는 특히 노뼈, 척골 신경의 압박 여부를 살펴서 무감각, 저린감, 엄지 및 다섯 번째 손가락의 대립 기능 관찰
러셀 견인 (Russell traction)	• 수평 견인력 외에 무릎을 걸대로 받쳐서 걸어주는 수직의 견인력이 작용하여 실제로 추의 견인력 향상 • 적용 : 골반부, 넓적다리부 • 상대적 견인력을 유지하기 위해 침대 발치를 상승하거나 침대의 무릎 부위 상승 • 간호 : 무거운 담요로 발을 덮지 말고 발바닥을 발판으로 지지하고 무릎 걸대가 총비골신경에 닿지 않도록 패드 대주기, 욕창 예방을 위해 발꿈치가 침대에 닿지 않게 하고 발목을 수건이나 면으로 지지, 시간마다 발꿈치의 피부 상태를 사정하고 마사지하기, 무릎 밑에 베개를 대어 주었으면 무릎 밑 부분에 욕창과 혈액 순환장애 자주 관찰, 하지를 싸고 있는 붕대가 너무 조이지 않는지 관찰
골반 현수 견인 (pelvic sling traction)	• 적용 : 하복부 연조직 손상, 골반부의 골절 • 걸대를 이용하여 지지해 주는 견인 방법 • 효과 : 손상부의 통증을 완화, 염증 감소, 치유 과정 촉진 • 간호 : 골반부 골절은 복부나 골반강 내 장기 손상을 겸하기 쉬우므로 관찰 필요, 등과 자뼈와 엉덩이 피부 간호, 견인 때문에 배변, 배뇨 곤란이 있으므로 회음부 간호 필요, 음식조절이나 좌약 삽입
골반띠 견인(pelvic belt traction)	• 적용 : 신경근 병변 치료, 좌골신경통, 요부의 근육 경련, 척추하부의 경증 골절 • 간호 : 골반띠를 직접 피부에 대주므로 피부 간호 중요, 장골능 부위의 자극 여부 사정
경부 견인 (cervical traction)	• 적용 : 목등뼈 부위의 근염, 탈골, 아탈구 • 머리에 견인 띠를 적용, 누운 자세나 앉은 자세에서 가능 • 누운 자세에서 견인 띠를 할 때는 턱 밑에 댄 후 침상 머리 쪽에 추와 끈을 연결 • 간호 : 견인 띠는 매우 넓게 하여 환자의 귀나 머리 측면의 피부를 자극하지 않도록 함. 먹기 쉬운 연한 음식을 마련해주며 턱의 피부를 간호하기 위해 알코올 마사지하기, 환자와 대화할 때 항상 환자를 정면으로 보면서 말하도록 하여 환자가 갑자기 고개를 돌리지 않도록 함

종류	설명 및 적응증
bryant's 견인	• 적용 : 3세 미만의 소아로 체중이 18kg 이하, 아기들이 석고 붕대나 다른 방법의 견인력을 이기지 못할 경우, 넓적다리 골절 치료 • 넓적다리관절을 90도로 굴곡 한 상태로 견인 틀에 추를 연결하는 방법이므로 흔히 하지의 혈액순환 장애 문제 유발

나) 골격 견인(skeletal traction)

- 핀, 철사, 나사 등을 외과적 수술을 통해 직접 뼈에 삽입하고 추를 연결하여 견인을 제공하는 방법임.
- 추의 무게(6.8~13.6kg)가 무겁고 장기간 견인하기 위해 사용함.
- 핀 삽입 부위의 감염 여부와 핀으로 인한 피부 자극을 관찰함.
- 추의 무게(6.8~13.6kg)가 무겁고 장기간 견인하기 위해 사용함.
- 견인 장치가 복잡하여 불안할 수 있으므로 정신적으로 안정시키기 위한 심리적 간호를 제공함. 자주 관심을 보이며 안심시킴.

종류	설명 및 적응증
평형 현수대 견인 (suspension traction)	• 적용 : 넓적다리 골절 시 골절편 전위되거나 겹치게 되었을 때 골반이나 하지의 다발성 골절 시에 골절편의 정복과 고정을 위한 목적으로 사용 • 간호 : 총비골신경 압박을 피하려고 무거운 담요로 잘 덮지 않음, 발꿈치는 침요에 닿지 않게 하기, 순환 상태 자주 확인해 욕창 예방, 하지의 관절 운동 격려, 침대에 달린 삼각 손잡이를 이용해 무릎 아래 하지 운동 격려, 환자가 자기 어깨와 엉덩이를 들면서 운동하도록 격려, 견인 초기에는 통증이 심해서 환자들이 움직이기를 두려워하므로 견인의 원리를 잘 설명해 주고 운동의 필요성 인식시킴, 골격 견인이므로 핀이 꽂힌 부분에 발적과 배농 등 감염 여부를 관찰하고 무균적으로 간호
두부 골격 견인	• 적용 : 목등뼈나 등뼈 상부에 손상 • 집게 형태의 금속 제품을 두부에 삽입하여 고정하고 더는 손상이 없도록 하는 것이 목적
할로 견인 (halo traction)	• 간호 : 목등뼈나 등뼈의 손상이 심하면 척수 신경이 손상되어 사지 마비가 오는 경우가 있으므로 유의하게 관찰, 사지나 하지가 마비된 경우에는 체위변경, 두부 견인으로 뇌압이 상승하면 혈압 등 뇌압 상승과 관련된 활력 징후 측정, 뇌압이 상승하면 말초혈관이 점차 이완되고 심장 기능이 약해지며 맥박이 감소하고 동맥압이 저하되므로 이런 증상들 관찰, 뇌의 산소공급이 부족하면 감각이 둔해지고 졸리거나 계속 잠을 자게 되며 심하면 혼수에 빠짐, 사지의 근육력과 반사 능력 사정, 체온이 심하게 변하면 중뇌나 시상하부에 압력이 있음을 암시하므로 유의하게 관찰, 고열이 있으면 냉찜질로 조절

3) 주의 사항

- 대상자는 앙와위(바로 누운 자세)를 취해주고 손상 부위에 불필요한 긴장이 가지 않게 적절한 체위를 유지
- 상대적 견인(치료적 견인력에 대응하여 대상자가 침상 밑으로 미끄러짐을 방지하고 치료적 견인력의 분산을 막기 위한 것)을 적절히 유지하기 위해 침상 발치나 대상자의 무릎을 상승시키고 상체를 올릴 때 침상의 각도는 20°보다 더 높지 않도록 함.
- 견인 장치의 추나 견인줄에 마찰이 생기지 않도록 견인줄 연결 장치가 침상에 닿지 않도록 하고 추가 땅에 닿지 않도록 함.
- 견인은 지속성이 중요하므로 특별한 지시 없이 절대 추를 제거하거나 건드리지 않음.
- 견인이 적절히 작용하도록 견인줄, 도르래가 빠져 있지 않은지, 견인줄의 매듭이 느슨해지거나 풀리지 않았는지 자주 확인.
- 견인줄과 추가 항상 올바른 위치에 유지되도록 함.
- 적어도 8시간마다 견인이 제공되고 있는 부위의 피부 상태를 관찰하고 이상이 있을 때 보고함.
- 대상자의 피부색, 움직임, 감각, 체온, 맥박을 관찰하여 혈액순환과 운동감각을 확인
- 하지 견인 시 발꿈치가 압박받지 않도록 언제나 침상 바닥면에서 떨어져 있도록 하고 최소한 2시간마다 체위를 변경

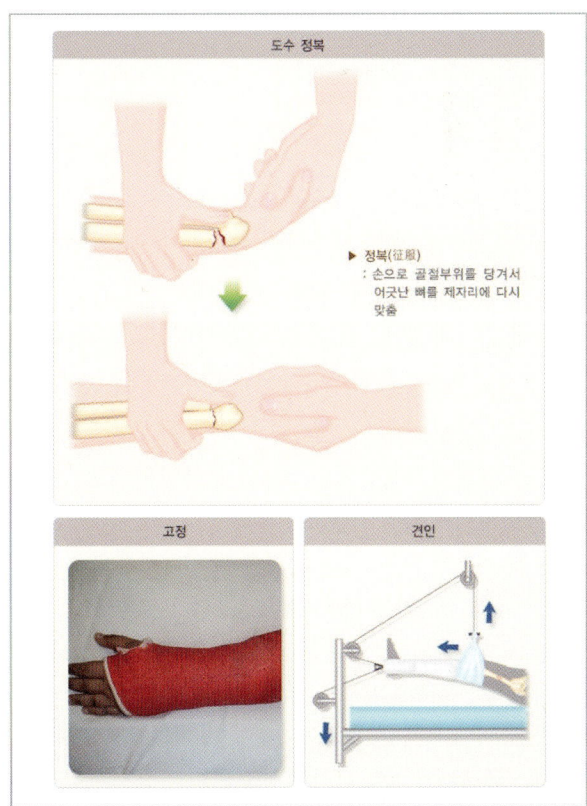

| 골절의 비수술적 치료법 |

VI. 개인위생

1 목욕과 등마사지 돕기

가. 목욕

목욕은 신체 청결을 통해 건강을 유지·증진시키기 위한 청결 목욕과 치료적 효과를 얻기 위해 목욕물에 약물을 넣어 자극된 피부를 안정시키거나 특정 온도의 물을 특정 부위에 적용하는 등의 치료적 목욕이 있음.

1) 목욕의 목적
- 피부를 청결히 함.
- 신체적·심리적 이완을 도모함.
- 피부 상태를 관찰함.
- 피부의 혈액순환을 촉진시킴.
- 축적된 피지 성분, 땀, 괴사된 조직 및 세균을 제거함.

2) 목욕의 종류

가) 청결 목욕
- 완전침상목욕 : 개인위생을 전적으로 다른 사람에게 의존하는 무의식 또는 거동이 불가능한 대상자에게 실시하는 목욕
- 자가침상목욕 : 일부 도움을 받지만, 대상자 스스로 하는 목욕
- 부분목욕 : 얼굴, 손, 발, 액와, 회음부 등 불편감이나 냄새 나는 부위의 청결을 위한 목욕
- 샤워 및 통목욕 : 거동이 가능한 대상자가 샤워실이나 욕조 안에서 온몸을 쉽게 닦을 수 있는 목욕
- 마른 목욕 : 대상자가 거동하기 불편하거나 물을 사용하기 힘든 경우 제품화된 마른 목욕용 세제를 이용하는 목욕

나) 치료적 목욕
- 미온수 스펀지 목욕 : 체온이 높을 때 증발을 유도하여 열을 떨어뜨리기 위해 시행하는 목욕
- 알코올 스펀지 목욕 : 알코올을 물에 첨가하여 급히 체온을 낮출 때 사용하는 목욕(피부 건조와 알코올 흡입 가능성으로 어린이와 노약자는 사용이 제한적임)
- 약물목욕 : 욕조에 약물을 첨가하여 치료 효과를 보기 위한 목욕(전분목욕, 중조목욕 : 소양증, 피부진정작용)
- 좌욕 : 회음부와 항문 주위의 염증 완화와 상처 부위 회복 촉진을 위한 목욕

3) 목욕 시 주의 사항
- 대상자가 목욕을 할 수 있는 상태인지 사정함.
- 개인의 프라이버시 유지를 위해 커튼을 치고 목욕하는 부위만 노출
- 통목욕이나 샤워 시 욕실 문을 잠그지 않고, '사용 중'이라는 표지판을 문에 걸어둠.
- 욕실에서 도움이 필요한 상황을 대비하여 도움을 요청하는 방법에 대해 교육함.
- 목욕 시 낙상 등의 안전사고 대비를 위해 바닥에 고무매트 또는 타월을 깜.

4) 목욕 방법

가) 침상 목욕

① 준비물품 : 따뜻한 물(성인 43~46℃, 아동 38~40℃), 대야, 목욕수건, 마른수건, 목욕담요, 비누, 세탁물 주머니

② 방법

번호	수행순서
1	물과 비누로 손위생을 실시함.
2	필요물품을 준비하며, 방 안의 온도와 조명을 조절하여 편안한 환경을 만듦.
3	대상자에게 자신을 소개하고, 대상자를 확인(이름, 등록번호 등을 개방형으로 질문하고 입원 팔찌와 대조)함.
4	목욕 절차에 대해 설명하고, 자가간호 능력을 사정하여 가능한 능력을 발휘하게 함.
5	목욕 전에 대변이나 소변이 보고 싶은지 확인함.
6	대상자의 침상을 목욕시키기 편한 높이로 올림.
7	커튼이나 스크린을 치고 병실 문에 '목욕 중'의 표지판을 담.
8	수행자 쪽의 침상 난간을 내리고 대상자를 침상가로 옮겨 앙와위로 눕게 함.
9	목욕담요를 덮고 대상자가 목욕담요를 짚고 있는 동안 위 침구를 벗겨냄. 만약 겉 홑이불을 다시 사용하려면 접어서 의자 등에 걸쳐 놓고 더러우면 세탁물 주머니에 넣음.
10	필요 시 구강 위생을 도움.
11	환의를 벗기고 목욕담요를 덮어줌. • 대상자가 정맥주입을 하고 있으면 하지 않는 쪽 팔부터 환의를 벗김. 수액관을 잠그고 수액백을 걸대에서 내려 환의의 소매 속으로 손을 넣어 구멍을 만들고 그 구멍으로 수액관과 수액백을 소매 쪽으로 넣어 어깨 쪽으로 꺼냄. 수액백을 수액걸대에 다시 걸고 주입속도를 확인함. • 감염의 위험이 있으므로 수액통에서 수액관을 절대로 분리하지 않음. • 옷을 입힐 때는 수액주입을 하고 있는 팔을 먼저 입힘.
12	물수건으로 목욕수건을 만듦.
13	물수건으로 눈을 안쪽에서 바깥쪽으로 닦아냄. (분비물이 비루관으로 들어가는 것을 예방하기 위함) 한쪽 눈을 다 닦은 후 수건을 빨거나 다른 면으로 바꾸어 닦아줌. 마른 수건으로 눈을 부드럽게 닦아 완전히 건조시킴.

번호	수행순서
13	(그림)
14	얼굴, 목, 귀를 닦고 말림. 대상자에게 비누 사용 여부를 물어봄.
15	수행자로부터 멀리 있는 대상자의 팔을 노출한 후 그 밑에 수건을 깜. 팔 쪽에서 어깨 쪽으로 길고 힘있게 문질러서 닦고 헹군 후 말림. 액와 부위도 잘 씻음. • 팔 쪽에서 어깨 쪽으로 닦는 것은 말초에서 중심부로 닦는 것으로 정맥 귀환을 도움.
16	수건을 손 아래 놓고 그 위에 대야를 놓음. 대야 속에 대상자의 손을 담가 손을 씻고 말림.
17	반대편 팔과 손도 같은 방법으로 씻고 말림.
18	대상자의 가슴에 목욕수건을 덮고 목욕담요는 배꼽까지 내림. 손을 목욕수건 안으로 넣어 가슴을 씻고 말림. 대상자 가슴 밑의 피부가 겹친 부위를 잘 말림.
19	목욕담요를 대상자의 회음 부위까지 내려 복부를 노출함.
20	복부를 씻고 말림. 배꼽부위와 복부의 주름을 조심스럽게 살피고 깨끗이 함.
21	목욕담요를 상체와 복부를 덮고 수행자의 먼 쪽의 다리를 노출시킴. 수건을 다리 아래에 길게 놓고 다리를 씻음. 발목에서 대퇴 쪽으로 길고 힘있게 밀어 씻고 말림.
22	목욕수건을 발 쪽으로 내려 깔고 따뜻한 물이 담긴 대야를 놓음. 대야 속에 대상자의 발을 담가 씻고 말림.
23	반대편의 다리와 발도 같은 방법으로 씻고 말림.
24	목욕 도중에 필요하면 수시로 깨끗한 물로 갈아서 사용함.
25	대상자가 복위나 측위로 눕도록 도움. 등과 둔부만 노출되도록 목욕담요를 덮음.
26	등 밑에 목욕수건을 깔고 등과 둔부를 씻고 말림. 둔부 사이와 항문 주위도 닦아줌. (금기 사항이 아니면 등마사지를 실시하고 천골 부위의 발적이나 손상의 징후를 확인함.)
27	둔부 밑에 목욕수건을 깔고 대상자의 회음부를 깨끗이 해주거나 대상자 스스로 회음부 간호를 할 수 있도록 함.
28	깨끗한 환의를 입도록 도와줌.
29	목욕수건으로 베개를 덮고 대상자의 머리를 빗김.
30	필요 시 침구를 교환해 주고 자세를 편안하게 취해 줌.
31	목욕 후 대상자를 사정함.
32	사용한 물품을 정리하고 손위생을 실시함.
33	목욕 시 수행한 내용과 사정한 내용 등을 기록하고 이상이 있을 시 보고함.

나) 샤워 및 통목욕

① 준비물품 : 목욕수건, 큰 수건, 세면도구, 비누, 미끄럼 방지 매트, '목욕 중' 표지

② 방법

번호	수행순서
1	대상자가 통목욕 할 수 있는 상태인지 확인함.
2	물과 비누로 손위생을 실시함.
3	대상자에게 자신을 소개하고, 대상자를 확인(이름, 등록번호 등을 개방형으로 질문하고 입원 팔찌와 대조)함.
4	통목욕 절차와 방법에 대해 설명함.
5	바닥에 고무매트 또는 타월을 깜. 필요시 목욕 의자를 사용함.
6	필요물품을 준비하여 목욕통에서 손쉽게 사용할 수 있는 곳에 둠.
7	욕조나 샤워실의 물 온도는 40~43℃ 정도, 통목욕의 경우 욕조에 물을 1/3~1/2 정도 채움.
8	대상자가 욕조나 샤워실에 들어가는 것을 도와줌. 욕조나 샤워실을 들어가고 나올 때 미끄러지지 않도록 난간을 잡도록 교육함.
9	필요시 도움을 요청하는 방법(호출장치 사용법)을 시범해 보임.
10	욕실 문에 '목욕 중'의 안내판을 붙임.
11	20분 이상 욕조에 머무르지 않도록 교육하며 5분마다 대상자를 확인함.
12	대상자의 상태가 좋지 않으면 먼저 통 속의 물을 빼고, 목욕수건으로 대상자를 감싼 다음 밖으로 나오게 함.
13	가운을 입는 것과 병실로 돌아가는 것을 도와주고, 편안한 체위를 취하도록 도와줌.
14	사용한 물품을 정리하고 손위생을 실시함.
15	목욕 시 수행한 내용과 사정한 내용 등을 기록하고 이상이 있을 시 보고함.

나. 등마사지

1) 등마사지 목적

• 혈액순환을 촉진함.
• 신체적·정신적 이완을 증진함.
• 대상자의 피부를 사정함.

2) 등마사지의 종류

• 경찰법 : 피부 표면을 손바닥으로 문지르는 것으로 모든 마사지의 시작과 끝에 사용하는 방법
• 유날법 : 피부, 피하조직, 근육을 주무르거나 꼬집는 방법으로 순환, 근 이완, 근육조직의 가동성을 높이기 위한 목적으로 사용
• 지압법 : 엄지나 다른 손가락 끝으로 연속적으로 눌러 표면조직을 자극하는 방법
• 경타법 : 두드리는 방법으로 손의 측면으로 치는 법, 손끝으로 치는 법, 주먹 쥐고 치는 방법 등이 있음.

3) 등마사지 주의 사항

• 마사지 전 금기 여부를 확인함.
• 로션이나 오일 등의 윤활제를 적당히 바른 후에 마사지를

실시함.
- 피부가 건조한 대상자에게 알코올 제제는 사용하지 않음.
- 마사지 속도가 너무 빠르면 대상자가 불안해하므로 천천히 함.
- 뼈 돌출 부위를 마사지 할 경우 혈류감소 및 조직손상의 위험이 있으므로 하지 않음.

4) 등마사지 금기 대상자
- 허약한 대상자
- 상체에 골절이 있는 대상자
- 감염 가능성이 있는 피부질환 대상자
- 악성 종양이 있는 대상자
- 염증이 주위 조직으로 파급될 염려가 있는 대상자
- 혈전성 정맥염 등으로 색전의 위험이 있는 대상자

5) 등마사지 방법
가) 준비물품 : 로션, 오일, 파우더, 50% 알코올(필요시), 목욕수건, 목욕담요, 스크린

나) 방법

번호	수행순서
1	대상자가 마사지 금기가 아님을 확인함. • 늑골 골절이 되었거나 등 수술을 했으면 등 마사지를 하면 안 됨.
2	물과 비누로 손위생을 실시함.
3	대상자에게 가서 자신을 소개하고 대상자를 확인(이름, 등록번호 등을 개방형으로 질문하고 입원 팔찌와 대조)함.
4	대상자에게 목적과 절차를 설명함.
5	개인의 프라이버시와 보온을 유지하기 위해 스크린을 사용하고 창문을 닫고 방 안의 온도를 맞춤. 준비한 로션을 따뜻한 물에 담가두어 냉기를 없앰.
6	마사지 수행에 편한 높이로 침대의 높낮이를 조절함.
7	대상자가 복위나 측위를 취하도록 하고 반대편 침상난간을 올림. 여성은 배 밑에 베개를 받쳐주면 편안함.
8	대상자의 등과 어깨, 둔부 부위를 노출하고 필요시 물과 비누로 등을 닦아냄.
9	손바닥에 적은 양의 로션을 덜어낸 후 비벼서 부드럽게 함.
10	경찰법으로 엉치뼈 부위에서 시작하여 척추 양옆을 따라 허리 쪽에서 어깨 쪽으로 올라갔다가 등의 양옆을 따라 내려오는 동작을 반복함.
11	지압법, 유날법, 경타법을 이용하여 등을 마사지함.
12	마지막으로 경찰법을 이용하여 마사지를 마무리함. 마사지는 5~20분간 실시하며 마사지하는 동안 대상자의 등에서 손을 떼지 않음.
13	마사지하면서 대상자의 피부 색상, 손상 등을 확인함.
14	옷을 입히고 자세를 편안하게 취한 후 침요를 덮어줌.
15	양쪽 침상난간이 올려져 있음을 확인하고 침상의 높이를 원래대로 조절함.
16	물과 비누로 손위생을 실시함.

종류	설명	
경찰법	• 주로 마사지 시작과 끝에 사용하는 방법 • 등의 위아래로 손을 움직이면서 부드럽고 길게 문지르는 동작 • 손을 중심부에서 말단부로 다시 옮길 때 압력을 주지 않고 스치면서 옮김. • 양 손바닥으로 피부를 가볍게 누르면서 천골 부위에서 어깨를 향하여 위로 길고 둥글게 힘을 가하여 문지르고 다시 둔부를 향해 아래로 둥글고 길게 힘을 가하여 문지르는 동작	
유날법	• 피부, 피하 조직, 근육을 주무르거나 꼬집는 방법 • 혈액 순환, 근 이완, 근육 조직의 가동성을 높이기 위한 목적으로 사용	
지압법	엄지 또는 손가락 끝으로 연속적으로 눌러 표면조직을 자극하는 방법	
경타법	양손으로 번갈아 사용해서 가볍게 두드리는 방법	
	계란 1개를 가볍게 쥔 정도로 손의 주먹을 만들어 새끼손가락 측으로 가볍게 두드리는 방법(beating)	
	손과 손가락을 뻗어 척골 측으로 두드리는 방법(hacking)	
	손가락을 오므린 형으로 해서 손바닥과 손가락으로 두드리는 방법(clapping)	

2 부위별 개인위생 간호 보조

가. 두발 간호 보조

1) 침상 세발

가) 목적
- 모발과 두피 상태를 사정하고, 두피의 혈액순환을 촉진함.
- 두피와 모발의 청결을 유지함.
- 대상자의 안위를 증진시킴.

나) 주의 사항
- 물이나 비눗물이 눈과 귀에 들어가지 않도록 함.
- 두피 마사지 시 손톱으로 긁으면 상처가 날 수 있으므로 손가락 끝을 사용함.
- 머리가 엉켰을 경우 두피 가까이 있는 머리를 붙잡고 손가락으로 머리카락을 조금씩 분리하며 엉성한 빗을 사용하고, 많이 엉켰을 경우는 물이나 알코올로 머리를 약간 적신 후 빗질을 함.
- 절대침상안정이 필요하거나 물을 사용하기 어려운 경우 마른 샴푸를 사용함.

다) 준비물품 : 세발대 또는 Kelly pad, 샴푸, 수건, 빗, 헤어드라이기, 스크린, 온수통, 방수포, 양동이, 솜

라) 방법

번호	수행순서
1	물과 비누로 손위생을 실시함.
2	물품을 준비하여 필요한 곳에 정리함.
3	대상자에게 가서 자신을 소개하고 대상자를 확인(이름, 등록번호 등을 개방형으로 질문하고 입원 팔찌와 대조)함.
4	대상자에게 목적과 절차를 설명함.
5	개인의 프라이버시와 보온을 유지하기 위해 스크린이나 커튼을 침.
6	수행자가 침상세발하기 편한 높이로 침대의 높낮이를 조절함.
7	덮고 있는 침구를 복부 정도까지 내리고 목욕담요로 어깨 부위를 덮어줌.
8	대상자의 상의 단추를 두 개 정도 풀어 목 안쪽으로 접어 넣음.
9	머리의 고무줄이나 핀을 제거하고 빗질을 함.
10	머리 밑의 베개를 빼서 어깨 밑에 받침.
11	방수포를 대상자의 머리 밑에서 어깨 밑의 베개까지 넓게 깜.
12	대상자의 목이 닿는 곳을 수건으로 감아서 대고 머리 밑에 세발대를 놓아 끝이 양동이에 들어가도록 늘어뜨림.
13	대상자의 눈을 작은 수건이나 거즈로 덮고 귀는 솜으로 막음.
14	대상자의 머리에 물을 부어 완전히 적심.
15	샴푸로 거품을 내어 머리를 감기고 손가락 끝으로 두피를 마사지함.
16	머리를 깨끗이 헹굼.
17	수건으로 물기를 닦아줌.
18	마른 수건이나 헤어드라이기로 머리를 말리며 빗으로 머리를 빗음.
19	물품을 정리하고 대상자가 편안한 자세로 취하는 것을 도와줌.
20	물과 비누로 손위생을 실시함.
21	침상 세발 수행 내용과 사정한 사항 등을 기록하고 이상이 있을 때 보고함.

2) 머리 빗기

① 빗질은 두피의 혈액순환을 자극하고 머릿결을 따라 유분을 널리 분포시키며, 모발을 정돈하는 효과가 있음. 자가간호가 가능한 대상자는 모발 간호를 스스로 하도록 격려해주며 가동범위의 제한이 있거나 허약한 대상자, 급성 질환 대상자의 경우는 간호인력이 도움.

② 머리가 엉켰을 때는 두피 가까이 있는 머리를 붙잡고 손가락으로 머리카락을 조금씩 분리하며 엉성한 빗을 사용하고 많이 엉켰을 때는 물이나 알코올로 머리를 약간 적신 후 빗질을 하면 잘 빗어짐.

나. 구강 간호 보조

1) 일반 구강 간호

가) 목적
- 의식 있는 대상자의 구강 청결 유지 및 구취 제거를 위함.
- 잇몸을 자극하여 혈액순환을 촉진시킴.
- 플라크와 세균을 제거함.

나) 준비물품

칫솔, 치약, 물컵, 곡반, 화장지 또는 수건, 일회용 장갑, 설압자, 펜라이트, 필요 시 구강세정제, 치실, 입술윤활제

다) 방법

번호	수행순서
1	대상자의 자가간호 수행능력을 사정함.
2	물과 비누로 손위생을 실시함.
3	필요 물품을 준비하고, 대상자에게 자신을 소개하고, 대상자를 확인(이름, 등록번호 등을 개방형으로 질문하고 입원 팔찌와 대조)함.
4	구강간호 목적과 절차에 대해 설명함.
5	가능하면 대상자를 앉게 하거나 상체를 높여 주고 가슴에 수건을 놓음.
6	일회용 장갑을 착용함.
7	설압자와 펜라이트를 사용하여 구강 점막, 이(치), 잇몸 등의 구강 상태를 사정함.
8	칫솔에 물을 적신 후 소량의 치약을 묻혀 이(치)를 닦음. • 이(치) 바깥 면 먼저 닦음. • 칫솔을 잇몸과 이(치)의 경계선에 45° 각도로 대고 잇몸에서 이(치) 쪽으로 짧게 빗질하듯이 쓸어내림. • 한 번에 2~3개의 이(치)면을 5~10회 반복하여 닦음. • 혀는 안쪽에서 바깥쪽으로 닦음. 회전법 ① 칫솔의 머리가 엄지손가락 쪽으로 오게 한 뒤 나머지 네 손가락도 칫솔을 움켜쥠. ② 칫솔을 잇몸과 이(치)의 경계선에 45° 각도로 대고 잇몸부터 시작하여 이(치)와 잇몸 사이부터 회전시켜 줌. ③ 칫솔을 세워 앞니 안쪽도 닦아 줌. ④ 음식물 씹는 면을 앞뒤로 닦아줌. ⑤ 마지막으로 혀를 닦아줌.
9	곡반을 턱 밑에 대주어 물로 충분히 헹구어 냄.
10	필요시 치실을 사용함. (혈액 응고 장애가 있는 대상자는 출혈 가능성이 있으므로 치실은 사용하지 않음.) 1. 치실을 40~50cm 정도 끊어서 한쪽 손의 중지와 다른 쪽 손의 중지에 각각 감아서 잡아당김. 2. 두 손가락 사이에 2~3cm 정도 되게 남겨 놓고 치실을 팽팽하게 잡음.

번호	
10	3. 치실은 이(치)의 치면을 따라 이(치) 사이로 톱질하듯 치면 열구까지 밀어 넣음. 4. 치실을 치면에 밀착시켜 상하로 움직이면서 음식 찌꺼기와 플러그를 제거함.
11	대상자가 원하면 구강세정제를 사용함.
12	곡반을 치우고 입 주위를 수건으로 닦아줌.
13	입술 윤활제를 발라줌.
14	대상자를 편안한 체위로 취해 줌.
15	사용한 물품을 정리하고 장갑을 벗고 손 위생을 실시함.
16	구강 간호 시 수행한 내용과 사정한 내용 등을 기록하고 이상이 있을 시 보고함.

2) 특별 구강 간호

가) 목적
- 무의식 또는 부동 대상자의 구강 청결을 유지함.
- 구취를 제거하고 구강 내 습기를 유지하여 감염을 예방함.
- 구강, 입술 건조를 예방함.
- 구강 상태를 사정함.

나) 주의 사항
- 구강 간호 수행 시 사용한 함수 용액이 폐로 흡인되지 않도록 대상자를 측위로 취하거나 고개를 옆으로 돌린 상태에서 간호를 제공함.
- 항균용액 사용 후에는 구강에 남아 있는 용액을 철저히 헹구어 내야 구강과 이(치) 손상을 막을 수 있음.
- 구강이 건조한 대상자는 금기가 아니면 소량의 물 또는 얼음조각으로 구강에 습기를 줄 수 있음.

다) 준비물품
함수용액(물, 멸균생리식염수), 항균용액(멸균생리식염수, 0.02%클로르헥시딘용액), 거즈볼, 지혈감자, 곡반, 컵, 수건, 일회용 장갑, 거즈, 설압자, 흡인장치가 있는 도관, 입술 윤활제

번호	수행순서
1	물과 비누로 손위생을 실시함.
2	필요 물품을 준비함.
3	대상자에게 자신을 소개하고, 대상자를 확인(이름, 등록번호 등을 개방형으로 질문하고 입원 팔찌와 대조함.
4	구강간호 목적과 절차에 대해 설명함.(의식이 없는 대상자에게도 설명)
5	가능하면 대상자를 반좌위 상태에서 고개를 옆으로 돌리거나, 측위를 취함.
6	대상자의 가슴 위에 수건을 놓고 턱 아래에 곡반을 놓음.
7	일회용 장갑을 착용함.
8	대상자의 입을 벌리게 하여 혀와 어금니 사이로 입인두 기도 유지기나 한쪽 끝을 거즈로 감은 설압자를 부드럽게 집어넣어 구강 내 공간을 확보함. (입인두 기도 유지기를 삽입한 경우 반창고로 고정하여 빠지지 않도록 함.)
9	지혈감자로 거즈볼(커튼볼)을 감싸 쥔 후 항균용액을 흐르지 않을 만큼 묻힌 후 잇몸, 이(치)표면, 구개, 뺨 안쪽, 혀를 닦아줌. 거즈볼은 자주 교환함. / 너무 깊이 삽입하지 않고 부드럽게 닦아줌.
10	구강함수액으로 입 안을 골고루 닦음. 대상자의 분비물이 많으면 흡인기를 이용하여 도관으로 흡입함.
11	구강간호 후 구강상태를 사정하고 설압자를 제거함.
12	곡반을 치우고 입 주위를 닦아줌.
13	입술윤활제를 발라줌.
14	대상자를 편안한 체위로 취해 줌.
15	사용한 물품을 정리하고 장갑을 벗고 손 위생을 실시함.
16	구강간호 시 수행한 내용과 사정한 내용 등을 기록하고 이상이 있을 시 보고함.

> **보충자료**
>
> - **특별구강간호 대상자**
>   무의식 환자, 인공기도(기관 내 튜브나 기관절개관)를 가지고 있는 대상자, 코위관을 갖고 있거나 구강에 감염이 있는 대상자, 장기간 산소요법을 받는 대상자 등
>
> - **특별구강간호 시 사용되는 용액**
>   - 생리식염수 : 구강 내 산도를 변화시키지 않고 구강점막을 파괴하지 않아 가장 흔히 사용되나 항균효과는 적음.
>   - 클로르헥시딘 : 항균효과가 우수하고 치면 세균막 형성을 억제하고 구강 내 미생물 집락을 감소시키지만, 장기간 사용 시 이(치)와 혀에 착색됨.
>   - 과산화수소 희석액 : 가피를 연화시키며 정균작용이 있으나 점막조직 재상을 지연시키며 장기간 사용 시 이(치)의 에나멜층이 손상됨.

3) 의치 간호

가) 목적
- 의치 대상자의 구강 점막 청결 및 구취 제거를 함.
- 의치 손상 여부를 확인함.

나) 주의 사항
- 의치는 뜨거운 물에서 형태가 변형될 수 있으므로 미온수나 찬물로 닦음.
- 의치를 닦을 때 세면대에 수건을 깔아 실수로 떨어뜨렸을 시에 손상되는 것을 방지함.
- 취침 시에는 반드시 의치를 제거하고 의치 보관함에 보관함.

- 제거한 의치는 건조하여 뒤틀리지 않게 찬물이 담긴 의치 보관함에 넣어 두어야 함.
- 대상자는 의치를 다시 끼우기 전에 구강을 잘 헹구어야 함.

다) 준비물품: 치약, 칫솔, 거즈, 생리식염수 또는 의치 세정제, 의치보관용기, 일회용 장갑, 수건, 세정액

라) 방법

번호	수행순서
1	물과 비누로 손위생을 실시함.
2	필요 물품을 준비함.
3	대상자에게 가서 자신을 소개하고, 대상자를 확인(이름, 등록번호 등을 개방형으로 질문하고 입원 팔찌와 대조)함.
4	의치간호 목적과 절차에 대해 설명함.
5	의치를 닦을 세면대 밑에 수건을 깔음.
6	일회용 장갑을 착용함.
7	대상자 스스로 의치를 제거하도록 함.(만약 의치를 제거할 수 없다면 거즈로 의치를 감싼 후 잘 잡고 앞니의 윗부분을 위아래로 약간 움직여서 빼고, 아래쪽 의치는 부드럽게 들어 올리면 쉽게 빠짐.)
8	의치를 세면대로 가지고 가서 의치 세정제 또는 칫솔에 치약을 묻혀 닦음.
9	흐르는 미온수나 찬물로 깨끗이 헹굼.
10	대상자가 바로 의치를 사용하지 않을 경우, 찬물이 담긴 뚜껑이 있는 용기에 이름표를 부착하고 보관함.
11	의치 사용 전 대상자의 구강을 따뜻한 물이나 세정액으로 헹구는 것을 도와줌.
12	의치를 제 위치에 삽입하도록 도와줌. 끼울 때 입술이나 다른 부위에 손상을 주지 않도록 주의함.
13	손과 입 주위를 닦아줌.
14	사용한 물품을 정리하고 장갑을 벗고 손위생을 실시함.
15	의치 간호 시 수행한 내용과 사정한 내용 등을 기록하고 이상이 있을 시 보고함.

다. 회음부 간호 보조

1) 일반 회음부 간호

가) 목적
- 회음부의 분비물, 냄새를 제거하고 청결을 유지함.
- 자연 배뇨를 돕고 회음부의 불편감을 완화시킴.
- 회음부의 감염 위험성을 감소시킴.
- 회음부 신체검진을 실시할 수 있음.

나) 주의 사항
- 스크린을 사용하고 신체 노출 부위를 최소화하여 대상자의 자존감을 유지시킴.
- 대상자가 가능한 범위 내에서 직접 수행할 수 있도록 함.
- 피부가 겹치는 부위는 미생물이 모여 있는 장소이므로 더 세심히 닦아냄.
- 감염 방지를 위해 앞에서 뒤쪽(치구에서 항문 쪽으로), 바깥에서 안쪽으로(대음순, 소음순, 요도구 순으로) 닦음.
- 물수건 이용 시 사용한 면은 다시 사용하지 않고 사용하지 않은 면으로 바꾸어 가면서 닦음.
- 물수건 사용보다는 샤워기나 물을 흘러내리면서 세척하는 것이 더 효과적임.

다) 준비물품: 따뜻한 물(43~46℃), 대야, 주전자, 목욕수건, 마른 수건, 목욕담요, 비누, 스크린, 방수포, 침상용 변기, 일회용 장갑

라) 방법

번호	수행순서
1	자가간호능력 정도를 사정함.
2	물과 비누로 손위생을 실시함.
3	대상자에게 자신을 소개하고 대상자를 확인(이름, 등록번호 등을 개방형으로 질문하고 입원 팔찌와 대조)함.
4	회음부 간호 절차에 대해 설명함.
5	문을 닫고 침상 주위에 커튼 또는 스크린을 치고, 침상 높이를 조절함.
6	목욕담요를 펴고 위 침구를 제거하며 아랫도리의 환의를 벗겨서 회음부를 노출한 후 방수포를 둔부 밑에 넓게 깜.
7	회음부 간호를 위한 자세를 취함. • 여성 배횡와위를 취하게 한 후 목욕담요를 마름모로 펴서 대상자의 몸과 다리를 덮어줌. 목욕담요의 아랫단 양 끝으로 다리를 감싸주고 아랫단 가운데 끝으로 회음부를 덮음. • 남성 앙와위로 눕히고 무릎을 약간 구부려 고관절을 외전 시킴.
8	회음부를 사정함. • 특히 여성은 음순 사이, 남성은 음낭의 피부가 겹치는 부분의 감염, 찰과상, 부종 등을 관찰함. • 질구 또는 요도구에서의 분비물 유무, 분비물에서의 냄새 등을 사정함.
9	회음부를 씻음. • 여성 – 따뜻한 물(43~46℃)을 대야에 채움. – 일회용 장갑을 끼고 대퇴부 안쪽 윗부분을 물수건으로 씻고 닦음. – 대음순을 씻음. 대음순과 소음순 사이의 겹치는 부분은 음순을 벌려 씻음. 좌·우 음순을 각각 따로 씻음.

번호	수행순서
	− 요도에서 항문 방향으로 씻으며 한 번 사용한 면은 다시 사용하지 않음. − 잘 헹구고 말림. 대상자가 변기를 대고 있는 경우 따뜻한 물을 회음부에 부어 헹굼. 회음부의 물기를 완전히 닦고 말림. 둔부 사이 및 항문 주위도 닦음. • 남성 − 따뜻한 물(43~46℃)을 대야에 채움. − 일회용 장갑을 끼고 대퇴부 안쪽 윗부분을 물수건으로 씻고 닦음. − 음경을 씻고 잘 말림. 음경 끝 요도구부터 치골 부위를 향해 나선형 동작으로 닦음. − 포경 수술을 안 한 대상자는 포피를 뒤로 당겨서 귀두가 노출되게 하여 닦은 후 포피를 제 위치로 함. − 음낭을 잘 씻고 말림. 둔부와 음낭 후부를 깨끗이 함.
9	
	| 회음부 간호 여성, 남성 |
10	사용한 물품을 정리하고 손 위생을 실시함.
11	회음부 간호 시 수행한 내용과 사정한 내용 등을 기록하고 이상이 있을 시 보고함.

2) 특별 회음부 간호

가) 목적

- 회음부의 상처 치유를 도움.
- 골반 내의 울혈 및 염증을 완화함.
- 회음부의 감염 위험성을 감소시킴.

나) 주의 사항

- 한 번 사용한 소독솜은 버리고 매번 새로운 소독솜을 사용함.
- 감염으로부터 보호하기 위해 장갑을 착용함.
- 유치 도관에 달려 있는 소변 주머니를 옮길 때는 침상 아래에서 조심스럽게 이동하고 침상보다 높이 들어야 할 경우에는 관에 달려 있는 잠금장치를 잠근 후 이동함.(소변의 역류를 방지하기 위함.)
- 회음절개가 있는 산모의 회음부 간호는 2~3회/일, 온좌욕 후 깨끗한 수건으로 두드리듯 닦아 말리고 필요시 상처 부위는 소독액으로 소독함.

다) 준비물품 : 멸균장갑, 소독솜, 곡반, 방수포, 목욕담요, 드레싱 세트, 집게(겸자), 멸균거즈, 스크린

라) 방법

번호	수행순서
1~7	일반 회음부 간호의 1~7과 동일한 절차를 거침.(1번 제외)
8	특별 회음부 간호를 실시함. • 여성 − 다리 사이에 드레싱 세트를 열어 놓음. − 곡반을 회음부 가까이 둠. − 장갑을 착용함. − 한 손으로 음순을 벌리고 다른 손으로 집게(겸자)를 이용해 소독솜을 들어 대음순, 소음순, 요도의 순서로 위에서 아래쪽으로(치골에서 항문 방향으로) 닦고 매번 솜은 한 번 사용 후 곡반에 버림. − 마른 거즈로 회음부를 닦아내며 말림. − 대상자를 측위로 취하게 한 다음 요도에서 항문 쪽으로 닦아 내림. • 남성 − 다리 사이에 드레싱 세트를 엶. − 곡반을 회음부 가까이 둠. − 장갑을 착용함. − 한 손으로 음경을 잡고 다른 한 손으로는 소독솜을 집게(겸자)로 잡아 귀두를 부드럽게 원형으로 닦고 음경체를 닦은 후 음경과 음낭 사이를 닦음. − 멸균거즈로 회음부와 요도에서 항문 쪽으로 닦아 내리며 말림.
9	장갑을 벗음.
10	사용한 물품을 정리하고 손 위생을 실시함.
12	회음부 간호 시 수행한 내용과 사정한 내용 등을 기록하고 이상이 있을 시 보고함.

라. 발 간호 보조

1) 발 간호

가) 목적

- 발의 피부통합성을 유지함.
- 발을 청결하게 하여 발의 감염이나 냄새를 없앰.
- 당뇨 대상자 발의 혈액순환상태를 사정함.
- 가골, 티눈, 무좀 등 발의 문제를 사정함.

나) 유의사항

- 발을 매일 씻고 잘 말림. (특히 발가락 사이)
- 씻을 때 피부의 손상, 발적, 부종 등이 있는지 확인함.
- 화상 방지를 위해 발을 담그기 전 물 온도를 확인함.
- 크림이나 로션을 사용해 보습을 주어 발의 건조를 예방함.
- 피부 손상을 방지하기 위해 발톱을 자르기보다는 다듬는 것을 권장함. 끝을 곧게 직선으로 다듬고, 발톱이 너무 두껍거나 모양이 변형되었다면 전문의와 상담함.
- 스타킹이나 양말은 매일 갈아 신음. 구멍이 나거나 꿰맨 양말은 부분적으로 압력을 줄 수 있으므로 피함.
- 꽉 끼거나 미끄러지지 않으며 잘 맞는 신발을 신음.
- 맨발로 걷지 않음. 상처나 감염이 생길 수 있음.

- 매일 여러 차례 발 운동을 하여 혈액순환을 촉진시킴.
- 다리를 꼬는 동작이나 무릎 위로 올라오는 탄력스타킹을 장시간 신는 것은 피함.
- 발이 차가우면 여분의 담요를 덮거나 따뜻한 양말을 신음.
- 티눈이나 굳은살 부분에 자가 치료를 하지 않음.

다) 준비물품 : 대야, 비누, 수건, 손톱깎이, 손톱 다듬기용 줄, 로션, 일회용 장갑

라) 방법

번호	수행순서
1	물과 비누로 손위생을 실시함.
2	필요물품을 준비함.
3	대상자에게 자신을 소개하고 대상자를 확인(이름, 등록번호 등을 개방형으로 질문하고 입원 팔찌와 대조함.
4	대상자에게 발 간호의 필요성과 시행절차를 설명함.
5	대상자가 의자에 앉는 것이 가능하면 의자에 앉도록 도와줌.
6	일회용 장갑을 착용함.
7	대상자 발 앞에 수건을 깔고 그 위에 따뜻한 물이 든 대야를 놓음.
8	대야에 발을 10분 정도 담금. 그동안 다른 개인위생이 필요하면 시행함.
9	물수건과 비누를 이용하여 발을 닦고 헹구는 것을 도와줌.
10	발과 발가락 사이사이를 잘 닦고 말림.
11	발톱은 일직선으로 반듯하게 자르기
12	손톱 다듬기용 줄로 발톱 양옆과 발톱 끝 쪽 다듬기
13	발 크림 바르기
14	양말과 신발을 신도록 도와주고 대상자를 편안하게 눕힘.
15	사용한 물품을 정리하고 장갑을 벗고 손 위생을 실시함.
16	발 간호 수행 내용과 사정한 사항 등을 기록하고 이상이 있을 시 보고함.

VII. 활동관리

1 체위 유지 돕기

가. 체위 종류, 목적, 방법 및 주의 사항

1) 체위 유지

가) 목적
- 폐와 순환기의 합병증을 예방하기 위함.
- 근육의 긴장을 완화하기 위함.
- 올바른 신체 선열을 유지하기 위함.
- 신체적 불편감과 긴장을 완화하여 안위를 증진하기 위함.
- 압력에 의한 혈액순환 장애와 욕창을 예방하기 위함.
- 배액을 촉진하기 위함.
- 호흡을 용이하게 하기 위함.

나) 체위 유지 지침
- 해부학적 자세에 가깝게 하여 올바른 신체 선열을 유지함.
- 침상 안정(bed rest) 시 최소한 2시간마다 체위를 변경함.
- 휠체어나 의자에 앉아 있을 때 대상자가 스스로 움직일 수 있는 경우 15분마다, 스스로 움직이지 못하는 경우 최소한 1시간마다 체위를 변경함.
- 혼수상태, 마비, 구축(오그라듦), 부종, 욕창 위험이 큰 대상자는 자주 체위를 변경함.
- 관절은 약간 굴곡(굽힘) 상태를 유지하여 근육의 긴장을 막음. 근육이 장기간 신전(폄) 상태를 유지하면 근·관절 구축(오그라듦)이 발생할 수 있음.
- 적절한 체위 유지 기구를 사용하여 올바른 신체 선열을 유지하고 뼈 돌출 부위를 보호함.
- 압력, 마찰, 전단력(층밀리기힘)이 작용하지 않도록 주의
- 체위 변경 전후에 피부 상태를 확인하고 발적이 있거나 욕창이 있는 부위가 눌리지 않도록 하여 압력으로 인한 손상을 방지함.
- 체위 변경 시 대상자를 끌지 않도록 홑이불이나 이동 기계(lift)를 이용하여 들어 올려 마찰과 전단력(층밀리기힘)으로 인한 손상을 방지함.
- 침상 머리를 높여야 할 때 침상 머리와 침상 발치를 동일하게 30° 이하로 올려 전단력(층밀리기힘)으로 인한 손상을 방지함.
- 체위 변경 시 의료 기기가 피부를 누르지 않도록 하여 의료 기기에 의한 욕창이 발생하지 않도록 함.
- 금기인 경우를 제외하고 체위 변경 시 운동범위(ROM) 운동을 시행함.

다) 체위 유지 기구

	종류	설명
1	베개 (pillow)	• 목적 : 신체 지지, 신체 상승, 신체 부위 긴장 감소, 수술 절개 부위 지지 • 방법 : 신체 부위에 따라 적절한 크기를 사용하여 신체 선열을 유지함.
2	손 두루마리 (hand roll)	• 목적 : 팔이 마비되었거나 무의식 대상자의 손가락 구축(오그라듦) 예방, 손의 기능적인 자세 유지 • 방법 : 엄지손가락은 약간 내전(모음)하고, 같은 손의 각 손가락은 자연스럽게 굴곡(굽힘)하도록 수건이나 붕대를 말아 반창고로 고정하여 손에 쥐어줌.
3	대전자 두루마리 (trochanter roll)	• 목적 : 고관절(엉덩 관절)과 대퇴(넓적다리)의 외회전(바깥 돌림) 예방 • 방법 : 담요나 홑이불을 대전자(넓적다리 큰 돌기)에서부터 슬개골(무릎뼈)의 하위 경계선까지 길이로 말아 대퇴(넓적다리) 옆에 대줌.

번호	종류	설명
4	발 지지대 (foot board)	• 목적 : 발 처짐 예방, 발의 정상적인 보행 자세 유지 • 방법 : 발의 90° 발등 쪽 굽힘(후방 굽힘) 상태를 유지하고 발바닥에 닿도록 침요와 직각으로 놓음.
5	크래들 (cradle)	• 목적 : 화상, 개방 상처, 피부염, 궤양, 피부 이식 부위에 침구가 닿지 않도록 하여 무게 제거, 침구의 무게로 인한 발 처짐 예방 • 방법 : 끈이나 붕대로 침상 틀에 고정하여 움직이지 않도록 하고 크래들 위에 침구를 덮음.
6	발칸 틀 (Balkan frame)과 삼각대 (trapeze bar)	• 목적 : 대퇴(넓적다리) 골절 시 견인, 이동, 체위 변경, 상지(팔) 근육 강화 운동 • 방법 : 침상에 금속 틀(발칸 틀)을 고정하여 도르래와 견인추를 달아 견인함. 침상 머리 위쪽의 발칸 틀에 있는 손잡이(삼각대)를 한 손 또는 양손으로 잡고 침상에서 몸을 일으키거나 스스로 움직여 운동함.
7	침상 난간 (side rail)	• 목적 : 낙상 예방, 이동, 체위 변경 • 방법 : 침상 난간을 올린 상태를 유지하고 대상자의 안전을 확인함.

나. 체위 종류

1) 해부학적 자세(anatomical position)

시선을 정면에 두고 곧게 서서 양팔을 몸통의 양옆으로 늘어뜨리고, 손바닥과 발끝은 앞쪽을 향하고, 무릎과 손가락은 자연스럽게 굽힌 자세임.

2) 앙와위(바로 누운 자세 : supine position)

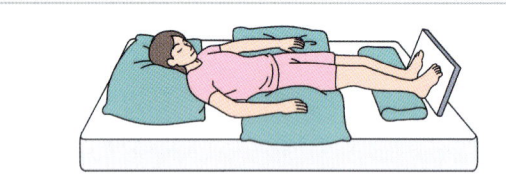

가) 목적 : 모든 체위의 기본, 휴식, 수면, 척추 마취(척수 마취) 후, 척추 손상

나) 방법

번호	수행순서
1	얼굴은 천장을 향하고, 등은 침상 바닥에 대고 바로 누움.
2	머리와 어깨 아래에 적절한 높이의 베개를 대주어 목의 굴곡(굽힘)과 과신전(과다 폄)을 예방함.
3	요추 만곡(허리 굽이) 아래에 수건이나 작은 베개를 대줌.
4	대퇴(넓적다리) 양옆에 대전자 두루마리를 대주어 외회전(바깥 돌림)을 예방함.
5	무릎 아래에서부터 발목까지 종아리 아래에 베개를 대주어 발꿈치가 침상에 닿지 않도록 함.
6	발바닥에 발 지지대를 대주어 발 처짐을 예방함.

다) 압박 부위 : 후두(뒤통수), 견갑골(어깨뼈), 팔꿈치, 천골(엉치뼈), 미추(꼬리뼈), 발꿈치

라) 주의 사항
• 의식 수준 저하, 호흡곤란, 흡인 가능성이 있는 대상자는 금기임.
• 무릎 바로 아래에 베개를 놓으면 슬와(오금) 혈관이 압박되므로 피함.

3) 측위(옆 누운 자세 : lateral position)

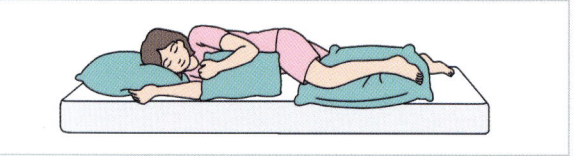

가) 목적 : 휴식, 수면, 기관 분비물의 배출, 등 마사지

나) 방법

번호	수행순서
1	옆으로 누워 머리와 목 아래에 베개를 대주어 척추가 일직선이 되게 함.
2	위쪽에 있는 팔이 가슴을 눌러 폐활량이 감소하지 않도록 베개로 지지하여 폐 확장을 도움. 아래쪽에 있는 팔을 굽혀 손이 머리 쪽으로 향하도록 함.
3	아래쪽에 있는 다리는 일직선으로 펴고 위쪽에 있는 다리는 무릎을 굽혀 앞에 위치하도록 하고 베개로 다리 사이를 지지함.
4	등 뒤에 베개를 대주어 척추의 비틀림을 예방함.

다) 압박 부위 : 측두(관자), 귀, 견봉(어깨뼈 봉우리), 늑골(갈비뼈), 장골(엉덩뼈), 대전자(넓적다리 큰 돌기), 무릎(내측, 측면), 내측과(안쪽복사), 외측과(가쪽복사)

4) 변형된 측위(변형된 옆 누운 자세 : oblique position)

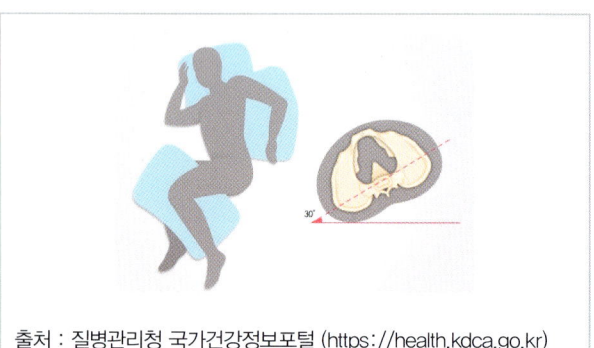

출처 : 질병관리청 국가건강정보포털 (https://health.kdca.go.kr)

가) 목적 : 욕창 위험 대상자[대전자(넓적다리 큰 돌기)] 부위의 압력 감소

나) 방법

번호	수행순서
1	옆으로 비스듬히 누워 머리와 목 아래, 등 쪽 어깨 아래에 베개를 대줌.
2	위쪽에 있는 팔을 굽혀 등 뒤에 놓인 베개 위에 올리고, 아래쪽에 있는 팔을 굽혀 손이 머리 쪽으로 향하도록 함.
3	위쪽에 있는 다리의 고관절(엉덩 관절)을 30°로 굽히고, 무릎을 35°로 굽힘.
4	위쪽에 있는 다리가 아래쪽에 있는 다리보다 뒤에 위치하도록 하고 베개로 다리 사이를 지지함.

5) 복와위(엎드린 자세 : prone position)

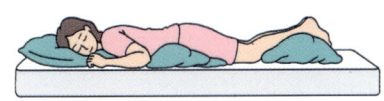

가) 목적 : 휴식, 수면, 등 근육 긴장 완화, 등 마사지, 척추 검사, 등에 외상이 있는 경우, 구강(입안) 분비물 배액 촉진

나) 방법

번호	수행순서
1	복부를 침상 바닥에 대고 엎드려 누움.
2	호흡과 구강(입안) 분비물 배액을 용이하게 하기 위해 머리를 한쪽 옆으로 돌림.
3	양팔을 외전(벌림)하고 팔꿈치를 굽힘.
4	횡격막(가로막) 아래쪽 복부에 작은 베개를 대주어 척추의 과신전(과다 폄)과 호흡곤란을 예방하고, 유방(여성)과 생식기(남성)의 압박을 완화함.
5	무릎을 약간 굽힌 상태에서 무릎 아래에서부터 발등까지 베개를 대주어 발 처짐을 예방하며 발가락이 침상에 닿지 않도록 함.

다) 압박 부위 : 귀, 뺨, 견봉(어깨뼈 봉우리), 유방(여성), 생식기(남성), 무릎, 발가락

라) 주의 사항
- 두개 내압(머리속 압력) 상승, 심폐 기능 장애, 복부 수술, 경추(목뼈)나 요추(허리뼈) 장애가 있는 대상자는 금기임.
- 의식 장애가 있는 대상자는 분비물의 배액을 위해 머리 아래에 베개를 놓지 않음.

6) 심즈 자세(반 엎드린 자세 : Sims position, lateral recumbent position)

- 측위(옆 누운 자세)와 복와위(엎드린 자세) 중간 형태의 자세임.

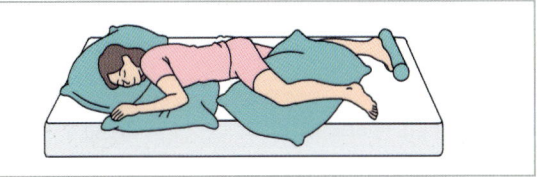

가) 목적 : 관장, 항문 검사, 등 마사지, 구강(입안) 분비물 배액 촉진

나) 방법

번호	수행순서
1	아래쪽에 있는 팔을 등 뒤에 두고, 위쪽에 있는 팔을 굽혀 베개 위에 올림.
2	양쪽 무릎을 굽힐 때 위쪽에 있는 다리를 더 많이 굽혀 서혜부(고샅부위)에서부터 발까지 베개를 대어 올림.
3	발바닥에 베개나 수건을 말아 대주어 발 처짐을 예방함.

다) 압박 부위 : 앞쪽 장골(엉덩뼈), 상완골(위팔뼈), 쇄골(빗장뼈)

라) 주의 사항
- 분비물의 배액을 위해 의식 장애가 있는 대상자의 머리 아래에 베개를 놓지 않음.
- 관장 시 왼쪽이 아래가 되도록 좌측 심즈 자세(반 엎드린 자세)를 취하여 관장액이 중력에 의해 대장 내로 주입되도록 함.

7) 파울러 자세(Fowler position)

- 복강 내의 장기가 중력에 의해 내려와 횡격막(가로막)의 움직임이 자유롭고 폐를 최대한 확장하여 호흡을 용이하게 하는 자세임.
- 파울러 자세의 종류는 저파울러 자세(침상 머리를 15~30° 높여 앉은 자세 : low fowler position), 반좌위 자세(침상 머리를 30~45° 높여 앉은 자세 : semi-fowler position), 파울러 자세(침상 머리를 45~60° 높여 앉은 자세 : fowler position), 고파울러 자세(침상 머리를 60~90° 높여 앉은 자세 : high fowler position)가 있음.

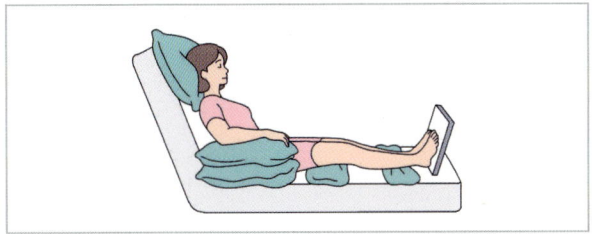

가) 목적 : 호흡곤란, 흉곽 수술 후, 심장 수술 후, 심장 질환, 폐질환

나) 방법

번호	수행순서
1	침상 머리를 올리기 전에 무릎을 약간 굽혀 침상 발치 쪽으로 미끄러지지 않도록 하고, 침상이 접히는 부분에 골반이 놓이도록 함.
2	머리와 어깨 아래에 적절한 높이의 베개를 대주어 목의 굴곡(굽힘)과 과신전(과다 폄)을 예방함.
3	요추 만곡(허리 굽이) 아래에 수건이나 작은 베개를 대줌.
4	손과 전완(아래팔) 아래에 베개를 대주어 어깨가 당겨지지 않도록 지지함.
5	대퇴(넓적다리) 양옆에 대전자 두루마리를 대주어 외회전(바깥 돌림)을 예방함.
6	무릎 아래에서부터 발목까지 종아리 아래에 베개를 대주어 발꿈치가 침상에 닿지 않도록 함.
7	발바닥에 발 지지대를 대주어 발 처짐을 예방함.

다) 압박 부위 : 발꿈치, 좌골 결절(궁둥뼈 결절), 천골(엉치뼈), 견갑골(어깨뼈), 척추의 극돌기(가시돌기)

라) 주의 사항
- 무릎 바로 아래에 베개를 놓으면 슬와(오금) 혈관이 압박되므로 피함.
- 대상자의 몸이 침상 발치 쪽으로 미끄러질 때 전단력(층밀리기힘 : shearing force)이 발생하여 혈관과 조직이 손상되므로 주의함.

8) 골반 내진 자세(하늘 자전거 자세 : lithotomy position)

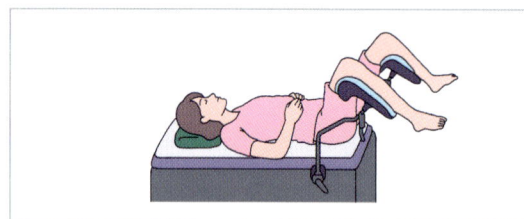

가) 목적 : 회음부 검사, 질 검사, 자궁 경부 검사, 방광경 검사, 직장 검사, 분만

나) 방법

번호	수행순서
1	앙와위(바로 누운 자세)에서 고관절(엉덩 관절)과 무릎을 굽히고 양 다리를 벌려 다리 지지대에 올려놓고 둔부(볼기)가 진찰대 끝에 놓이도록 함.
2	회음부가 노출되어 수치심을 느낄 수 있어 불필요한 노출은 피함.

9) 배횡와위(등 쪽 누운 자세 : dorsal recumbent position)

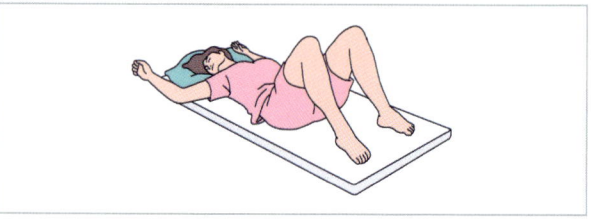

가) 목적 : 복부 검사, 회음부 간호와 처치, 여성의 인공 도뇨

나) 방법

번호	수행순서
1	앙와위(바로 누운 자세)에서 다리를 벌려 발바닥이 침상에 놓이도록 무릎을 세움.
2	양팔을 몸통 옆에 놓거나 머리 위로 올림.

10) 무릎 가슴 자세(knee chest position)
- 골반 장기를 이완시키고 골반 부위의 압박을 감소시키는 자세임.

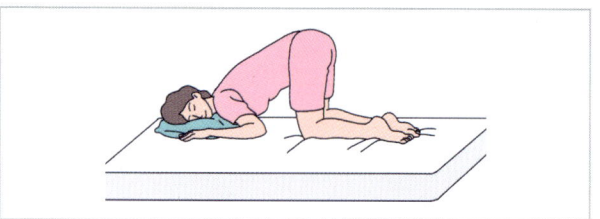

가) 목적 : 자궁 내 태아 위치 교정, 산후 자궁후굴(자궁뒤굽이) 예방, 월경통 완화, 직장 검사, 대장 검사

나) 방법

번호	수행순서
1	복와위(엎드린 자세)에서 무릎을 꿇고 머리와 가슴을 침상에 닿도록 함.
2	머리를 옆으로 돌리고, 둔부(볼기)를 올려 대퇴(넓적다리)와 침상 바닥이 직각이 되도록 함.
3	직장 검사, 대장 검사 시 양쪽 다리를 홑이불로 감싸고 항문만 노출하여 불필요한 노출을 피함.

11) 트렌델렌부르크 자세(trendelenburg position)

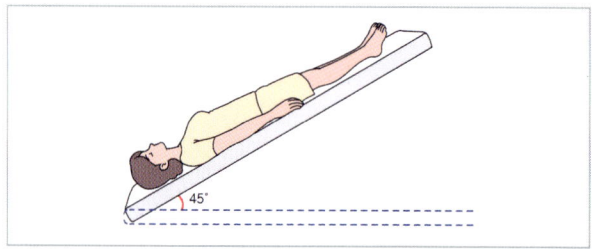

|| 트렌델렌부르크 자세 ||

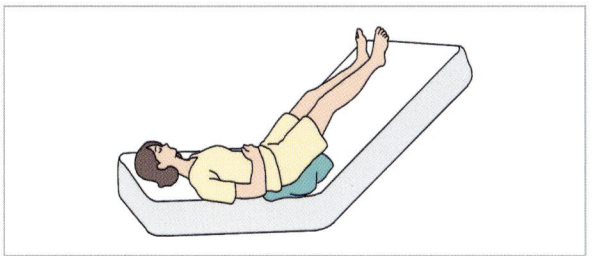

┃ 변형된 트렌델렌부르크 자세 ┃

가) 목적 : 상복부 검사, 쇼크 치료

나) 방법

번호	수행순서
1	트렌델렌부르크 자세 : 앙와위(바로 누운 자세)에서 머리를 낮추고 몸통과 다리를 45° 높임.
2	변형된 트렌델렌부르크 자세(modified trendelenburg position) : 트렌델렌부르크 자세보다 편안함을 주며 앙와위(바로 누운 자세)에서 다리만 45° 높임.

다) 주의 사항
- 복강 내 장기가 횡격막(가로막)을 압박하고 폐 혈류량이 증가하여 호흡 억제의 위험이 있어 가능한 한 유지하는 시간을 짧게 함.

12) 잭나이프 자세(jack knife position)

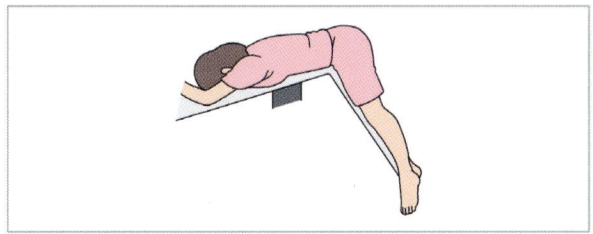

┃ 복부 잭나이프 자세 ┃

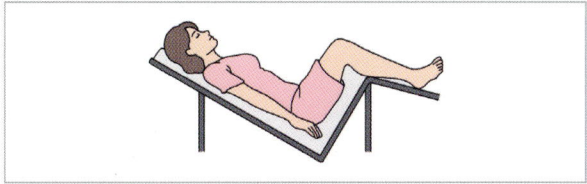

┃ 등 잭나이프 자세 ┃

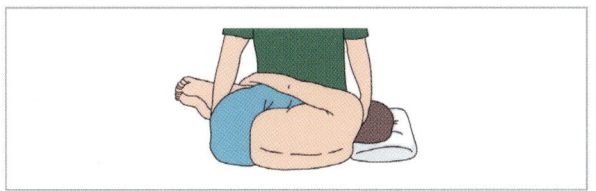

┃ 옆 잭나이프 자세 ┃

가) 목적
- 복부 잭나이프 자세(abdominal jack knife position) : 항문 수술
- 등 잭나이프 자세(back jack knife position) : 방광경 검사
- 옆 잭나이프 자세(lateral jack knife position) : 요추 천자(허리 천자)

나) 방법

번호	수행순서
1	복부 잭나이프 자세 : 복와위(엎드린 자세)에서 양팔을 머리 위로 올린 후 머리와 다리를 낮추고 둔부(볼기)를 높임.
2	등 잭나이프 자세 : 앙와위(바로 누운 자세)에서 어깨와 무릎을 높임. 대퇴(넓적다리)가 복부에 직각이 되도록 굽히고, 종아리가 대퇴(넓적다리)에 직각이 되도록 굽힘.
3	옆 잭나이프 자세 : 측위(옆 누운 자세)에서 양 무릎을 가슴에 붙이고 새우등 모양이 되도록 최대한 등을 굽혀 요추(허리뼈) 간격이 넓어지도록 함.

2 운동 돕기

가. 운동 종류 및 목적

1) 운동의 주체자에 따른 분류

가) 능동 운동(active exercise)
- 대상자가 스스로 능동적으로 참여하고, 근육을 수축하여 근육의 강도와 관절의 가동성을 유지하는 운동임.

나) 보조적 능동 운동(assistive active exercise)
- 운동 능력이 한정된 대상자가 스스로 운동을 시작하고 능동적으로 참여하여 근육의 강도를 유지하는 운동임.
- 운동 보조자는 각 동작을 지지하여 완전한 운동 범위(ROM) 운동이 되도록 도와줌.

다) 수동 운동(passive exercise)
- 운동을 스스로 수행할 수 없는 대상자에게 운동 제공자가 관절의 유연성을 유지하기 위해 실시하는 운동 범위(ROM) 운동임.
- 근육 수축과 에너지 증가 효과가 없으며, 근육의 강도를 유지하거나 증가하지 않음.

2) 근육 수축 유형에 따른 분류

가) 등장성 운동(isotonic exercise)
- 관절의 움직임이 있고 근육의 길이가 짧아지는 근육 수축이 있는 능동적 운동임.
- 근육의 크기, 근긴장도, 근력 증가, 관절의 유연성 향상, 심박동수와 심박출량이 증가하여 심폐 기능과 순환을 증진

하는 데 효과가 있음.
- 유산소 운동, 일상 활동[매일 일상생활을 하기 위한 모든 활동(ADL : Activities of Daily Living)], 능동적 운동 범위(ROM) 운동 등이 포함됨.

나) 등척성 운동(isometric exercise)
- 관절의 움직임이 없고 근육의 길이 변화가 없으나 의식적인 근육의 긴장으로 에너지를 소비하는 능동적 운동임.
- 석고붕대, 견인을 적용하여 부동 상태의 근육에 수 초간 힘을 주어 조였다가 이완함으로써 근력을 유지하는 데 효과가 있음.
- 근육의 크기, 근긴장도, 근력 증가, 운동 시 신체 부위의 순환을 증가하는 데 효과적이며, 심박동 수와 심박출량이 증가하나 신체의 다른 부분까지 혈류량을 증가시키지 않음.
- 물구나무서기, 벽 밀기 등이 포함됨.

다) 등속성 운동(isokinetic exercise)
- 운동 범위(ROM)에 일정한 양의 부하(하중, load)를 제공해 저항에 대항하여 근육이 수축과 긴장을 하는 운동임.
- 가해지는 힘에 상관없이 미리 정해진 각 속도(angular velocity)로 움직이는 특수한 기계[예 : 연속적 수동 운동 기구(CPM : Continuous Passive Motion)]를 통해 이루어짐.
- 근육의 크기와 근력을 증가시켜 관절의 힘을 유지하기 위한 장력(긴장)을 제공하고 특정 근육을 강화하는 데 효과가 있음.

2) 산소 소모 여부에 따른 분류

가) 유산소 운동(aerobic exercise)
- 운동 수행에 요구되는 대부분의 에너지 공급이 산소로 사용하는 대사로 이루어지는 운동임.
- 심폐 기능과 체력 향상, 복부 지방의 감소, 비만 치료에 효과가 있음.
- 걷기, 조깅, 수영, 자전거 타기, 댄스, 스키 타기, 줄넘기 등이 포함됨.

나) 무산소 운동(anaerobic exercise)
- 운동하는 동안 혈액에서 충분한 산소를 제공받을 수 없을 때 단기간에 이루어지는 운동임.
- 근력 향상, 근골격계 질환 예방 및 치료에 효과가 있음.
- 아령, 역기 등 무거운 것을 들어 올리는 근육 강화 운동, 단거리 달리기 등이 포함됨.

나. 능동관절가동범위운동 방법 및 주의 사항

1) 능동적 운동 범위 운동(active range of motion exercise)

가) 목적
- 대상자가 스스로 각 관절을 최대한 움직여 관절의 가동성을 유지하기 위함.
- 근육의 강도와 근긴장도를 유지하기 위함.
- 근위축, 근·관절 구축(오그라듦), 관절 강직을 예방하기 위함.

나) 방법
- 대상자의 관절 가동 여부를 사정함.
- 대상자가 스스로 정상 운동 범위(ROM) 운동의 순서대로 운동함.

구분	운동의 유형	방법	그림
목관절	굴곡 (굽힘)	머리를 앞으로 정중선을 따라 턱이 가슴에 닿도록 굽힘.	
	신전 (폄)	머리를 앞으로 굽힌 상태에서 뒤로 움직여 똑바른 자세로 함.	
	과신전 (과다 폄)	머리를 똑바로 한 상태에서 뒤로 젖힘.	
	측방 굴곡 (옆굽힘)	머리를 좌우 어깨 쪽으로 옆으로 기울임.	
	회전 (돌림)	머리를 좌우로 돌림.	
어깨관절	굴곡 (굽힘)	팔이 머리 위를 향하도록 앞으로 들어 올림.	
	신전 (폄)	팔을 머리 앞으로 들어 올린 상태에서 몸통 옆으로 내림.	

구분	운동의 유형	방법	그림
어깨관절	휘돌림	팔로 원을 그리며 돌림.	
	과신전 (과다 폄)	팔꿈치를 편 상태로 팔을 몸통 뒤로 움직임.	
	외전 (벌림)	손바닥을 바깥쪽으로 돌린 상태로 팔을 몸통으로부터 멀어지도록 옆으로 들어 올림.	
	내전 (모음)	손바닥을 안쪽으로 돌린 상태로 팔을 몸통 옆으로 내림.	
	수평 외전 (수평 벌림)	팔을 앞으로나란히 하여 수평을 유지한 상태로 옆쪽으로 움직임.	
	수평 내전 (수평 모음)	팔을 옆으로 나란히 하여 수평을 유지한 상태로 앞쪽으로 움직임	
	외회전 (바깥 돌림)	팔을 어깨높이에서 옆쪽으로 벌려 팔꿈치를 직각으로 굽히고 손가락이 아래로 향한 상태에서 팔을 위로 들어올려 어깨를 바깥쪽으로 돌림.	
	내회전 (안쪽 돌림)	팔을 어깨높이에서 옆쪽으로 벌려 팔꿈치를 직각으로 굽히고 손가락이 위로 향한 상태에서 팔을 아래로 내려 어깨를 안쪽으로 돌림.	
팔꿈치관절	굴곡 (굽힘)	전완(아래팔)이 어깨를 향하도록 팔꿈치를 굽힘.	
	신전 (폄)	팔꿈치를 펴서 팔이 일직선이 되도록 함.	

구분	운동의 유형	방법	그림
전완(아래팔)	회외 (뒤침)	손바닥이 위를 향하도록 전완(아래팔)을 돌림.	
	회내 (엎침)	손바닥이 아래를 향하도록 전완(아래팔)을 돌림.	
손목관절	굴곡 (굽힘)	손바닥이 전완(아래팔)의 안쪽 면을 향하도록 손목을 굽힘.	
	신전 (폄)	손목을 똑바로 폄.	
	과신전 (과다 폄)	손목을 손등 방향으로 뒤로 젖힘.	
	요측 굴곡 (노쪽 굽힘)	손목을 엄지손가락 쪽으로 옆으로 굽힘.	
	척측 굴곡 (자쪽 굽힘)	손목을 새끼손가락 쪽으로 옆으로 굽힘.	
손가락관절	굴곡 (굽힘)	손가락을 굽혀 주먹을 쥠.	
	신전 (폄)	손가락을 펴 주먹을 폄.	
	과신전 (과다 폄)	손가락을 펴서 손등 방향으로 뒤로 젖힘.	
	외전 (벌림)	손가락 사이를 넓게 벌림.	
	내전 (모음)	손가락을 모두 붙여 오므림.	
엄지손가락관절	굴곡 (굽힘)	엄지손가락을 손바닥 쪽으로 굽힘.	
	신전 (폄)	엄지손가락을 손바닥에서 멀리 똑바로 폄.	

구분	운동의 유형	방법	그림
엄지손가락관절	외전 (벌림)	엄지손가락을 옆으로 벌림.	
	내전 (모음)	엄지손가락을 손에 붙임.	
	대립 (맞섬)	엄지손가락 끝과 같은 손의 각 손가락 끝이 닿게 함.	
고관절 (엉덩관절)	굴곡 (굽힘)	다리가 위를 향하도록 앞으로 들어 올림.	
	신전 (폄)	다리를 앞으로 들어 올린 상태에서 뒤로 내림.	
	과신전 (과다 폄)	다리를 몸통 뒤로 움직임.	
	외전 (벌림)	다리를 몸통으로부터 멀어지도록 옆으로 벌림.	
	내전 (모음)	다리를 몸통 중심으로 교차함.	
	외회전 (바깥 돌림)	발가락이 신체의 정중선에서 멀어지도록 다리를 바깥쪽으로 돌림.	
	내회전 (안쪽 돌림)	발가락이 신체의 정중선을 향하도록 다리를 안쪽으로 돌림.	

구분	운동의 유형	방법	그림
고관절 (엉덩관절)	휘돌림	다리로 원을 그리며 돌림.	
무릎관절	굴곡 (굽힘)	발꿈치가 대퇴(넓적다리)의 뒤쪽을 향하도록 무릎을 굽힘.	
	신전 (폄)	발꿈치가 바닥에 닿도록 무릎을 폄.	
발목관절	발등 쪽 굽힘 (후방 굽힘)	발가락이 위를 향하도록 발목을 발등 쪽으로 굽힘.	
	발바닥 쪽 굽힘	발가락이 아래를 향하도록 발목을 발바닥 쪽으로 굽힘.	
	외번 (가쪽 들림)	발바닥이 바깥쪽을 향하도록 발목을 돌림.	
	내번 (안쪽 들림)	발바닥이 안쪽을 향하도록 발목을 돌림.	
발가락관절	굴곡 (굽힘)	발가락을 아래로 굽힘.	
	신전 (폄)	발가락을 똑바로 폄.	
	외전 (벌림)	발가락 사이를 넓게 벌림.	
	내전 (모음)	발가락을 모두 붙여 오므림.	

구분	운동의 유형	방법	그림
몸통 관절	굴곡(굽힘)	몸통을 앞으로 정중선을 따라 굽힘.	
	신전(폄)	몸통을 앞으로 굽힌 상태에서 뒤로 움직여 똑바른 자세로 함.	
	과신전(과다 폄)	몸통을 똑바로 한 상태에서 뒤로 젖힘.	
	측방 굴곡(옆굽힘)	몸통을 좌우로 굽힘	
	회전(돌림)	상체를 좌우로 돌림	

다) 주의 사항
- 올바른 신체 선열을 유지하기 위한 체위를 취함.
- 대상자가 통증을 느끼지 않도록 최대 운동범위(ROM)를 활용하여 시행함.

다. 수동관절 가동범위 운동 방법 및 주의 사항

1) 수동적 운동범위 운동(passive range of motion exercise)

가) 목적
- 대상자가 스스로 관절을 움직일 수 없을 때 각 관절을 최대한 움직여 줌으로써 관절의 가동성을 유지하기 위함.
- 근위축, 근·관절 구축(오그라듦), 관절 강직을 예방하기 위함.
- 혈액순환과 감각 신경 말단을 자극하기 위함.

나) 방법
- 대상자의 관절 가동 여부, 관절의 운동 정보와 발적 및 부종 여부, 관련 근육의 발달 정도, 불편감 등을 사정함.

구분	운동의 유형	지지 부위	방법
목 운동	굴곡(굽힘), 신전(폄)	머리 뒤, 턱	머리를 앞으로 굽혀 턱이 가슴에 닿았다가[굴곡(굽힘)] 다시 뒤로 움직여 똑바로 놓음[신전(폄)].
	측방 굴곡(옆굽힘)	머리 양측	귀가 어깨에 닿도록 옆으로 기울임.
	회전(돌림)	머리 양측	턱이 어깨에 닿도록 머리를 좌우로 돌림.
어깨 운동	굴곡(굽힘), 신전(폄)	팔꿈치, 손목	팔꿈치를 편 상태로 팔이 머리 위를 향하도록 앞으로 들어 올렸다가[굴곡(굽힘)] 다시 몸통 옆에 내려놓음[신전(폄)].
	외전(벌림), 내전(모음)	팔꿈치, 손목	팔꿈치를 편 상태로 팔을 몸통으로부터 멀어지도록 옆으로 벌렸다가[외전(벌림)] 다시 몸통 옆에 놓음[내전(모음)].
	외회전(바깥 돌림), 내회전(안쪽 돌림)	팔꿈치, 손목	팔을 어깨높이에서 옆쪽으로 벌려 팔꿈치를 직각으로 굽혀 한 손으로 고정한 후 다른 손으로 손바닥이 위로 오도록 전완(아래팔)을 들어 올렸다가[외회전(바깥 돌림)] 다시 손바닥이 아래를 향하도록 전완(아래팔)을 내려 어깨를 회전함[내회전(안쪽 돌림)].
	휘돌림	팔꿈치, 손목	어깨를 외전(벌림)하여 원형으로 돌림.
팔꿈치 운동	굴곡(굽힘), 신전(폄)	팔꿈치, 손목	전완(아래팔)이 상완(위팔)을 향하도록 팔꿈치를 굽혔다가[굴곡(굽힘)] 다시 팔꿈치를 폄[신전(폄)].
전완(아래팔) 운동	회외(뒤침), 회내(엎침)	전완(아래팔), 손	손바닥이 위를 향하도록 전완(아래팔)을 돌렸다가[회외(뒤침)] 다시 손바닥이 아래를 향하도록 전완(아래팔)을 돌림[회내(엎침)].
손목 운동	굴곡(굽힘), 신전(폄), 과신전(과다 폄)	손목, 손바닥	손바닥이 전완(아래팔)의 내측면을 향하도록 손목을 안쪽으로 굽혔다가[굴곡(굽힘)] 다시 똑바로 펴고[신전(폄)] 손등 방향으로 뒤로 젖힘[과신전(과다 폄)].
	요측 굴곡(노쪽 굽힘), 척측 굴곡(자쪽 굽힘)	손목, 손바닥	손목을 펴고 손바닥이 아래를 향하게 하여 손목을 엄지손가락 쪽으로 옆으로 굽혔다가[요측 굴곡(노쪽 굽힘)] 다시 새끼손가락 쪽으로 옆으로 굽힘[척측 굴곡(자쪽 굽힘)].
손가락 운동	굴곡(굽힘), 신전(폄), 과신전(과다 폄)	손목, 손가락	손가락을 손바닥 쪽으로 굽혔다가[굴곡(굽힘)] 다시 똑바로 펴고[신전(폄)] 뒤로 젖힘[과신전(과다 폄)].
	외전(벌림), 내전(모음)	손목, 손가락	손가락 사이를 넓게 벌렸다가[외전(벌림)] 다시 붙여 오므림[내전(모음)].
	대립(맞섬)	손가락	엄지손가락 끝과 같은 손의 각 손가락 끝이 닿도록 마주 댐.

구분	운동의 유형	지지 부위	방법
고관절 (엉덩 관절) 운동	굴곡(굽힘), 신전(폄)	무릎, 발목	다리를 앞으로 들어 올렸다가[굴곡(굽힘)] 다시 내려놓음[신전(폄)].
	외전(벌림), 내전(모음)	무릎, 발목	다리를 편 상태로 몸통으로부터 멀어지도록 옆으로 벌렸다가[외전(벌림)] 다시 몸통 중심으로 오게 하여 교차함[내전(모음)].
	외회전 (바깥 돌림), 내회전 (안쪽 돌림)	무릎, 발목	무릎을 굽혀 바깥쪽으로 가로질러 향하게 하였다가[외회전(바깥 돌림)] 다시 안쪽으로 향하도록 함[내회전(안쪽 돌림)].
	휘돌림	무릎, 발목	다리를 편 상태에서 들어 올려 원형으로 돌림.
무릎 운동	굴곡(굽힘), 신전(폄)	무릎, 발목	발꿈치가 대퇴(넓적다리)의 뒤쪽을 향하도록 무릎을 굽혔다가[굴곡(굽힘)] 다시 폄[신전(폄)].
발목 운동	발등 쪽 굽힘 (후방 굽힘)	발목, 발바닥	발가락이 위를 향하도록 발목을 발등 쪽으로 굽혔다가[발등 쪽 굽힘(후방 굽힘)] 다시 발가락이 아래를 향하도록 발목을 발바닥 쪽으로 굽힘(발바닥 쪽 굽힘).
	발바닥 쪽 굽힘	발꿈치, 발등	
	외번 (가쪽 들림), 내번 (안쪽 들림)	발꿈치, 발바닥	발바닥이 중심선에서 바깥쪽을 향하도록 발목을 돌렸다가[외번(가쪽 들림)] 다시 중심선에서 안쪽을 향하도록 발목을 돌림[내번(안쪽 들림)].
발가락 운동	굴곡(굽힘), 신전(폄)	족저궁(발바닥활), 발가락	침상에 발꿈치를 댄 상태로 발가락을 아래로 굽혔다가[굴곡(굽힘)] 다시 똑바로 폄[신전(폄)].
	외전(벌림), 내전(모음)	발가락	발가락 사이를 넓게 벌렸다가[외전(벌림)] 다시 붙여 오므림[내전(모음)].

다) 주의 사항
- 수행 전에 반드시 대상자의 상태를 확인함.
- 대상자가 누운 침상 곁에서 운동시킬 관절 옆에 가까이 섬.
- 앙와위(바로 누운 자세)에서 시행하면 효과적임.
- 근육 긴장과 손상을 예방하기 위해 관절을 지지하여 천천히 부드러운 움직임으로 시행함.
- 관절 운동의 정상 범위 내에서 가능한 한 최대 운동범위(ROM)를 움직이며 절대로 정상범위를 초과하지 않음.
- 대상자가 통증을 느끼지 않도록 저항이 느껴지는 지점까지 움직이되 무리하게 움직이거나 힘을 주지 않음.
- 머리부터 시작하여 발끝까지의 순서로, 큰 근육에서 작은 근육으로 운동을 시행한 후 반대쪽에서 머리부터 발끝까지 반복함.
- 하지(다리) 운동은 반드시 운동시키는 다리의 반대쪽을 고정하고 한 쪽씩 시행함.
- 운동은 대상자의 허용범위에서 각 동작을 3~5회 반복하고 하루에 2~3회 시행함.
- 대상자가 불편감을 호소하면 움직임을 멈춤.

3 이동과 보행 돕기

가. 신체 역학 원리 및 지침

1) 신체 역학(body mechanics)
- 신체 역학은 신체를 움직이고 물체를 들어 올리는 등 활동할 때 신체 선열, 신체 균형, 자세를 유지하기 위한 근골격계와 신경계의 조정된 노력을 말함.
- 신체 역학의 원리는 이동, 체위 유지, 일상 활동, 휴식 등 모든 경우에 적용함.

가) 목적
- 근골격계와 신경계의 손상을 예방하기 위함.
- 적절한 근 긴장도와 신체의 균형을 유지하기 위함.
- 에너지를 효율적으로 사용하기 위함.
- 근육과 관절의 통증을 예방하기 위함.

나) 신체 선열(body alignment)
- 신체 선열은 신체의 한 부분과 다른 부분과의 수직적 또는 수평적인 관계를 말함.
- 올바른 신체 선열은 최적의 근골격계 균형 유지와 움직임을 가능하게 하고 좋은 신체 기능을 증진함.

다) 신체 균형(body balance)
- 신체 균형은 무게 중심점(center of gravity), 중심선(line of gravity), 기저면(base of support)과의 관계에서 결정됨.
- 신체의 무게 중심점이 낮고, 중심선이 기저면을 통과하며, 기저면이 넓을 때 균형을 유지함.
- 직립 자세에서 무게 중심점은 골반 중앙에 위치하며 배꼽과 치골 결합(두덩 결합)의 중간 지점임.
- 중심선은 무게 중심점을 통과하여 기저면에 내린 수직선을 말하며, 중심선이 기저면을 벗어나면 균형을 유지할 수 없음.
- 기저면은 지지하고 있는 표면의 넓이를 말함.

신체 역학의 원리	신체 역학의 활용
기저면이 넓을수록 안정성이 높음.	• 다리를 붙이는 것보다 벌리고 서는 것이 기저면이 넓음. • 양발을 어깨너비로 벌리고 서서 한 발을 다른 발보다 앞에 두어 기저면을 넓게 확보함.
무게 중심점이 낮을수록 기저면과 가까워 안정성이 높음.	• 서는 것보다 앉는 것이 무게 중심점이 낮음. • 무릎과 둔부(볼기)를 굽혀서 무게 중심점을 낮춤.
중심선이 기저면을 통과하면 균형을 유지함.	물체에 가능한 한 가까이 섬.

신체 역학의 원리	신체 역학의 활용
강하고 큰 근육군을 사용할수록 근육의 피로와 손상을 방지함.	• 팔과 다리의 길고 강한 근육을 사용함. • 허리를 굽히지 않고 무릎과 둔부(볼기)를 굽히면 다리의 강하고 큰 근육군을 사용하여 허리에 무리를 주지 않음.
물체가 무게 중심점에 가까이 있을수록 힘이 적게 듦.	침상의 높이를 적절히 조절하여 허리 높이에서 일하도록 함. 낮은 위치에서는 허리를 굽히지 말고 무릎을 굽히며, 높은 위치에서는 발 받침대를 이용하여 허리 근육의 손상을 예방함.
이동 방향을 향해 바라보고 서면 척추의 비정상적인 비틀림을 방지할 수 있음.	허리를 돌리는 것보다 몸 전체를 돌리면 척추 손상을 예방함.
움직이는 물체와 표면 사이의 마찰이 감소할수록 힘이 적게 들고, 물체의 표면적이 작을수록 마찰이 감소함.	• 대상자의 양팔을 가슴 위에 올려 표면적을 줄여 마찰을 감소함. • 물체를 미는 것보다 홑이불을 사용하여 들어 올리면 마찰이 감소함.
물체를 들어 올리는 것보다 굴리기, 밀기, 당기기, 축을 중심으로 몸을 돌리는 것이 힘이 적게 듦.	• 물체를 밀거나 당길 때 체중을 이용하여 발을 움직이거나 몸을 앞이나 뒤로 기울임. • 척추가 비틀리지 않도록 몸을 돌림.
지렛대를 이용하면 힘이 적게 듦.	수행자의 팔을 지렛대로 이용함.
근육을 지속해서 사용하면 근육 피로와 손상을 일으킴.	활동과 휴식을 교대로 하면 피로가 감소함.

나. 이동 돕기

1) 침상 대상자 이동 돕기

가) 침상 대상자 이동 지침

- 대상자를 이동하기 전 마비 상태와 움직일 수 있는 범위를 확인함.
- 대상자에게 이동 목적과 절차를 설명하고 협조를 구함.
- 대상자 이동에 필요한 적정 인원의 수행자와 함께 이동하여 도움을 받음.
- 대상자의 치료를 위한 의료 기기(정맥주사 세트, 산소 공급 장치, 유치 도관, 배액관 등)가 있는지 확인하여 이동 시 방해가 되지 않도록 함.
- 신체 역학의 원리를 이용하여 대상자와 수행자의 근골격계 손상을 예방함.
- 이동 전후에 대상자의 신체 선열을 바르게 유지하도록 함.
- 이동 후 낙상을 예방하기 위해 침상 높이를 낮춤.

나) 침상 대상자 이동 방법

① 앙와위(바로 누운 자세)에서 침상 머리 쪽으로 이동하기

번호	수행순서
1	침상 바퀴를 고정하고 침상 머리를 수평 상태로 유지함.
2	침상 높이를 수행자의 팔꿈치까지 올려 허리 손상을 방지함.
3	베개를 침상 머리 쪽에 세워 놓아 대상자의 머리를 보호함.

번호	수행순서
	협조가 가능한 대상자 이동하기
4	수행자 쪽 침상 난간을 내리고 반대쪽 침상 난간을 올림.
5	엉덩이와 무릎을 굽혀 발바닥이 침상 바닥에 닿도록 함.
6	양팔을 펴서 침상 머리 쪽의 난간을 잡도록 함.
7	침상 머리 쪽을 향해 서서 양발을 어깨너비로 벌리고 한쪽 발을 앞에 두고 무릎과 둔부(볼기)를 굽혀 몸을 낮춤.
8	한 손은 대상자의 어깨 아래에, 다른 손은 대퇴(넓적다리) 아래에 넣음.
9	목 관절이 과신전(과다 폄)되지 않도록 턱을 가슴 쪽으로 굽히도록 함.
10	수행자의 신호에 맞추어 발꿈치로 침상 바닥을 밀면서 동시에 양팔을 당겨 침상 머리 쪽으로 움직이도록 함.
11	수행자의 무게 중심이 뒤쪽 다리에서 앞쪽 다리로 이동하면서 대상자를 침상 머리 쪽으로 이동함.
	협조가 불가능한 대상자 이동하기
12	양쪽 침상 난간을 내림.
13	양팔을 가슴 위에 포개어 올려놓음.
14	대상자의 양쪽에 2명의 수행자가 마주 서서 양발을 어깨너비로 벌리고 무릎과 둔부(볼기)를 굽혀 몸을 낮춤.
15	한 손은 대상자의 어깨 아래에서, 다른 손은 대퇴(넓적다리) 아래에서 깍지를 껴서 마주 잡음.
16	홑이불 사용 시 한 손은 대상자의 머리와 목 부분에서, 다른 손은 대퇴(넓적다리) 부위에서 홑이불을 팽팽히 말아 쥠.
17	침상 머리 쪽을 향해 서서 수행자 상호 간의 신호에 맞추어 무게 중심이 뒤쪽 다리에서 앞쪽 다리로 이동하면서 동시에 대상자를 침상 머리 쪽으로 이동함.
18	베개를 머리, 목, 어깨 위쪽에 대주어 지지하고 신체 선열을 유지하기 위한 체위를 취함.
19	침상 난간을 올리고 침상 높이를 조절함.

② 앙와위(바로 누운 자세)에서 측위(옆 누운 자세)로 이동하기

번호	수행순서
1	침상 바퀴를 고정하고 침상 머리를 수평 상태로 유지함.
2	침상 높이를 수행자의 팔꿈치까지 올려 허리 손상을 방지함.
3	수행자 쪽 침상 난간을 내리고 반대쪽 침상 난간을 올림.
4	대상자를 움직이려고 하는 방향의 반대쪽 침상 가장자리로 이동하여 체위 변경 후에 몸이 침상 중앙에 위치할 수 있도록 함. 이때 대상자의 머리, 가슴 → 둔부(볼기) → 다리, 발 순서로 몸 아래에 수행자의 손을 넣어 당김.
5	수행자와 가까운 쪽 대상자의 팔을 가슴 위에 올려놓고, 반대쪽 어깨관절을 외회전(바깥 돌림)하여 대상자의 몸 아래에 팔이 눌리지 않도록 함.
6	수행자와 가까운 쪽 대상자의 발과 발목을 반대쪽 발과 발목 위에 포개어 올려놓음.
7	대상자 쪽의 침상 난간을 올리고 반대쪽 침상 난간을 내림.
8	대상자의 중심에 서서 양발을 어깨너비로 벌리고 한쪽 발을 앞에 두고 무릎과 둔부(볼기)를 굽혀 몸을 낮춤.
9	수행자와 먼 쪽 대상자의 어깨와 둔부(볼기)를 잡아 수행자 쪽으로 돌려 눕힘.
10	신체 선열을 유지하기 위한 체위를 취함.
11	침상 난간을 올리고 침상 높이를 조절함.

③ 앙와위(바로 누운 자세)에서 침상 가장자리에 앉도록 이동하기

번호	수행순서
1	침상 높이를 가장 낮게 조절함.
2	침상 머리를 천천히 대상자가 견딜 수 있는 높이까지 올림.
3	수행자 쪽 침상 난간을 내리고 반대쪽 침상 난간을 올림.
4	침상에 가깝게 서서 양발을 어깨너비로 벌리고 한쪽 발을 앞에 두고 무릎과 둔부(볼기)를 굽혀 몸을 낮춤.
5	한 손은 대상자의 어깨 아래에 넣어 감싸고, 다른 손은 수행자와 먼 쪽 무릎 아래를 잡음.
6	한쪽 다리를 축으로 하여 몸을 약간 돌리면서 무게 중심을 앞쪽 다리에서 뒤쪽 다리로 이동함.
7	대상자의 상체를 일으켜 세우며 침상 가장자리로 다리를 끌어당김.
8	대상자가 균형을 유지하며 안정될 때까지 지지함.
9	침상 가장자리에 양발을 늘어뜨린 상태(dangling)로 1분 동안 앉아 있도록 하여 기립 저혈압을 예방함.

2) 휠체어 대상자 이동 돕기

가) 휠체어 대상자 이동 지침

- 휠체어의 구조와 기능을 숙지하고 이상이 없는지 확인함.
- 사용 전후 휠체어 바퀴의 공기압 상태, 마모 상태를 확인함.
- 사용 전에 바퀴가 매끄럽게 구르는지, 바퀴에 소리가 나는지, 이물질이 끼어 있지 않은지 확인함.
- 사용 전에 반드시 바퀴, 바퀴 잠금장치 등 나사의 고정 상태를 점검하여 사용 중에 손상을 당하지 않도록 함.
- 팔걸이의 높이를 조절할 수 있는 휠체어 사용 시 고정 상태를 확인함.
- 이동 경로의 위험 요인을 미리 확인하여 제거하거나 우회하도록 함.
- 승하차 시에 휠체어를 편평하고 안전한 장소에 세워 놓고 반드시 바퀴 잠금장치를 고정함.
- 휠체어 이동 시 벽, 문 등에 부딪히지 않도록 주의함.
- 휠체어를 접거나 펼 때 손가락 등 신체 부위가 끼지 않도록 주의함.
- 휠체어 바퀴에 대상자의 손가락, 옷, 정맥주사 세트 등이 끼지 않도록 주의함.
- 휠체어 이송 중에 발이 발 받침대로부터 떨어지지 않도록 주의하고, 대상자의 안색이나 표정 등 상태를 관찰하여 힘들어하거나 창백해지는 경우 휴식을 취하도록 함.
- 조작 중 이상한 소리나 떨림 현상이 있는 경우, 바퀴가 잘 구르지 않거나 흔들리는 경우, 휠체어가 한쪽으로 기울거나 바퀴 잠금장치 고정이 느슨한 경우에는 사용하지 않고 점검을 받음.
- 가능하면 바닥이 올라오거나 파인 곳을 피해 고른 길로 이동함.
- 필요시 휠체어 좌석에 압력을 분산할 수 있는 공기, 겔(gel), 폼(foam) 쿠션을 적용하여 피부 손상을 예방하고 피부 상태를 자주 관찰함.

나) 휠체어 대상자 이동 방법

① 침상에서 휠체어로 이동하기

번호	수행순서
1	접혀 있는 휠체어를 펴서 청결 상태를 확인하여 소독액을 묻힌 수건으로 깨끗하게 닦아 감염을 예방함.
2	정맥 주사가 있는 경우에는 휠체어에 장착하는 수액 걸대에 수액을 걸어 놓음.
3	휠체어의 바퀴 잠금장치를 고정하고 발 받침대를 위로 올림.
4	휠체어를 대상자의 건강한 쪽에 침상과 30~45°의 위치에 둠.
5	침상 높이를 가장 낮게 조절함.
6	수행자 쪽 침상 난간을 내리고 반대쪽 침상 난간을 올림.
7	침상 머리를 천천히 대상자가 견딜 수 있는 높이까지 올림.
8	침상 가장자리로 일으켜 앉히고 양발을 늘어뜨린 상태(dangling)로 1분 동안 앉아 있도록 하여 기립 저혈압을 예방함.
9	대상자의 앞쪽에 마주 서서 양발을 어깨너비로 벌리고 한쪽 발을 앞에 두고 무릎과 둔부(볼기)를 굽혀 몸을 낮춤.
10	몸을 앞쪽으로 기울이고 수행자의 어깨 위에 손을 얹도록 함.
11	대상자의 액와(겨드랑) 아래쪽이나 보행 벨트를 잡고 아픈 쪽 다리를 지지하며 일으켜 세움. 이때 수행자의 무릎이 대상자의 아픈 쪽 무릎과 닿게 하여 지지함.
12	아픈 쪽 다리를 지지한 수행자의 한쪽 발을 축으로 하여 대상자를 휠체어 쪽으로 돌림.
13	건강한 쪽 팔로 휠체어의 팔걸이를 잡도록 함.
14	무릎과 둔부(볼기)를 굽혀 대상자의 아픈 쪽 무릎을 지지하며 휠체어의 등받이에 붙여 깊숙이 앉힘.
15	대상자가 마비가 심할 때는 2인이 이동함.
16	휠체어의 발 받침대를 수평으로 하고 발을 편안하게 올리도록 함.
17	소변 주머니, 배액관이 있는 경우에는 덮개를 덮어서 밖으로 보이지 않게 배려함.
18	소변 주머니는 휠체어 아래쪽에 묶어 바닥에 닿지 않도록 고정함.
19	무릎 위에 작은 베개를 놓고 양팔을 가볍게 포개어 올려놓도록 함.

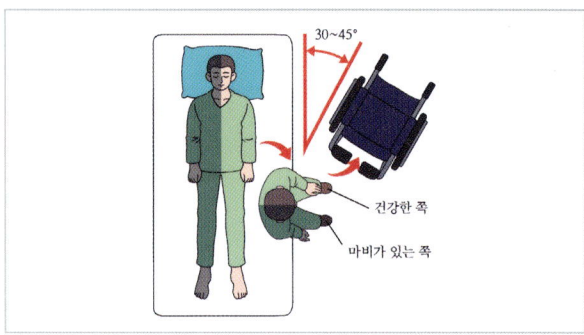

│ 편마비 대상자 이동 시 휠체어 위치 │

② 휠체어로 계단 오르내리기

- 계단을 올라갈 때는 티핑 레버(tipping lever)에 한쪽 발을 얹어서 천천히 밟아 손잡이를 당겨 앞바퀴를 띄

운 다음 조심스럽게 계단 위에 앞바퀴를 올림. 뒷바퀴가 계단 턱에 닿으면 손잡이를 들어 올림.
- 계단을 내려갈 때는 휠체어를 뒤로 돌려 뒷바퀴부터 내려가고 앞바퀴를 들어 올린 다음 뒷바퀴를 천천히 뒤로 빼면서 앞바퀴를 조심스럽게 내려놓음.

③ 휠체어로 울퉁불퉁한 길 이동하기
- 울퉁불퉁한 길을 이동할 때는 대상자가 진동을 받지 않도록 휠체어 앞바퀴를 들어 올린 상태에서 뒷바퀴로만 천천히 이동함.

④ 휠체어로 경사로 이동하기
- 대상자가 무겁거나 경사도가 심할 때는 S자를 그리면서 지그재그로 이동함.
- 경사로를 올라갈 때는 양팔에 힘을 주고 자세를 낮춰 다리에 힘을 주어 밀고 올라감.
- 경사로를 내려갈 때는 휠체어의 뒤쪽이 내려가는 진행 방향 앞쪽을 향하게 하여 뒷걸음으로 천천히 내려가거나, 휠체어의 앞바퀴를 들어 올려 거의 눕힌 자세로 천천히 내려감. 반드시 고개를 뒤로 돌려서 진행 방향을 살핌.

⑤ 휠체어로 엘리베이터 이동하기
- 엘리베이터를 타고 내릴 때는 휠체어를 뒤로 돌려서 뒷바퀴가 먼저 움직이도록 타고 앞으로 나옴.
- 휠체어의 앞바퀴가 엘리베이터와 바닥 사이의 틈에 끼지 않도록 주의함.
- 엘리베이터 문에 대상자의 몸통, 팔, 다리 등이 끼지 않도록 주의함.
- 대상자의 손과 발은 항상 휠체어 안쪽에 놓이도록 하여 다치지 않도록 주의함.

⑥ 휠체어에서 침상으로 이동하기

번호	수행순서
1	침상 높이를 가장 낮게 조절함.
2	수행자 쪽 침상 난간을 내리고 반대쪽 침상 난간을 올림.
3	휠체어를 대상자의 건강한 쪽에 침상과 30~45°의 위치에 두거나 침상 옆에 평행이 되도록 붙여 놓음.
4	휠체어의 바퀴 잠금장치를 고정하고 발 받침대를 위로 올림.
5	양발이 바닥에 닿도록 지지함.
6	대상자의 앞쪽에 마주 서서 양발을 어깨너비로 벌리고 한쪽 발을 앞에 두고 무릎과 둔부(볼기)를 굽혀 몸을 낮춤.
7	몸을 앞쪽으로 기울이고 건강한 쪽 손으로 침상을 지지하도록 함.
8	대상자의 액와(겨드랑) 아래쪽이나 보행 벨트를 잡고 아픈 쪽 다리를 지지하며 일으켜 세움. 이때 수행자의 무릎이 대상자의 아픈 쪽 무릎과 닿게 하여 지지함.
9	아픈 쪽 다리를 지지한 수행자의 한쪽 발을 축으로 하여 대상자를 침상 쪽으로 돌려 앉힘.
10	다리를 들어 올려 침상에 눕히고 신체 선열을 유지하기 위한 체위를 취함.
11	침상 난간을 올리고 침상 높이를 조절함.
12	이동을 마친 후에 수분을 공급하고 휴식을 취하도록 함.
13	휠체어 사용 후 청결하게 닦아 건조한 후 접어서 지정된 장소에 보관함.

3) 운반차 대상자 이동 돕기

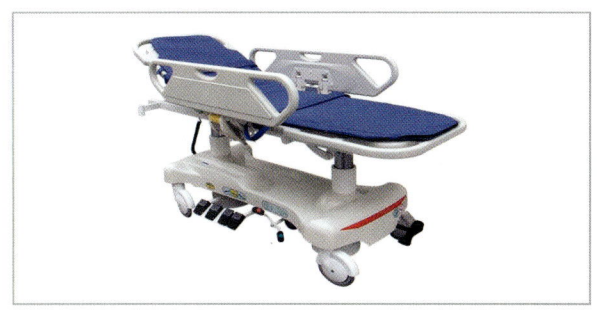

| 운반차(stretcher car) |

가) 운반차 대상자 이동 지침
- 사용 전에 바퀴가 매끄럽게 구르는지, 바퀴에 소리가 나는지, 이물질이 끼어 있지 않은지 확인함.
- 운반차의 바퀴 고정장치, 난간 작동 여부를 확인함.
- 침요(mattress)의 청결 상태를 확인하여 소독액을 묻힌 수건으로 깨끗하게 닦아 감염을 예방함.
- 운반차의 바퀴를 고정하고 대상자를 운반차로 이동함.
- 운반차에 벨트가 있는 경우 벨트를 채우고 운반차의 난간을 반드시 올림.
- 운반차의 난간 작동 시 대상자의 손가락 등 신체 부위가 끼지 않도록 주의함.
- 유치 도관이 있는 경우 일시적으로 잠그고 이동한 후 소변 주머니를 운반차 아래쪽에 묶어 바닥에 닿지 않도록 고정함.
- 운반차 이동 시 벽, 문 등에 부딪히지 않도록 주의함.
- 운반차 이송 중에 대상자가 일어나지 않도록 하여 낙상을 예방함.

나) 운반차 대상자 이동 방법
① 침상에서 운반차로 이동하기
  ㉠ 홑이불을 이용하여 이동하기

번호	수행순서
1	침상 바퀴를 고정하고 침상 머리를 수평 상태로 유지
2	침상 높이를 운반차의 높이보다 1~1.5cm 높게 하여 기울기를 이용하면 이동이 용이함.

번호	수행순서
3	침상 난간을 내리고 운반차를 침상 옆에 나란히 붙여 놓고 운반차의 바퀴를 고정함.
4	정맥 주사가 있는 경우에는 운반차에 장착하는 수액 걸대에 수액을 걸어 놓음.
5	2명의 수행자는 대상자가 운반차로 이동하는 쪽에 서고, 1명의 수행자는 반대쪽에 마주 섬.
6	베개를 침상에서 운반차로 옮겨 놓음.
7	양팔을 가슴 위에 포개어 올려놓음.
8	대상자의 어깨에서 대퇴(넓적다리) 부위까지 홑이불을 몸 가까이 돌돌 말아 쥠.
9	3명의 수행자가 상호 간의 신호에 맞추어 동시에 대상자를 운반차 쪽 침상 가장자리로 이동함.
10	운반차 반대쪽의 수행자는 침상에 올라가 대상자의 몸 가까이 무릎을 꿇고 앉아 홑이불을 팽팽히 말아 쥠.
11	3명의 수행자가 상호 간의 신호에 맞추어 동시에 대상자를 운반차 쪽에서는 당기고 침상 쪽에서는 밀어 운반차로 이동함.
12	신체 선열을 유지하기 위한 체위를 취함.
13	운반차의 난간을 올리고 얇은 담요 또는 홑이불을 덮어 편안하게 해줌.

ⓒ 2인/3인이 이동하기

번호	수행순서
1	운반차를 침상 발치와 90°가 되도록 두고 운반차의 바퀴를 고정함.
2	침상 바퀴를 고정하고 침상 머리를 수평 상태로 유지
3	침상 높이를 운반차의 높이와 같게 조절.
4	수행자 쪽 침상 난간을 내리고 반대쪽 침상 난간을 올림.
5	수행자는 운반차로 이동하는 쪽 침상 옆에 나란히 서서 양발을 어깨너비로 벌리고 한쪽 발을 앞에 두고 무릎과 둔부(볼기)를 굽혀 몸을 낮춤.
6	양팔을 가슴 위에 포개어 올려놓음.
7	2인 이동 시 첫 번째 수행자는 대상자의 머리와 어깨, 등 아래에, 두 번째 수행자는 등과 무릎 아래에 양팔을 깊숙이 넣어 지지함.
8	3인 이동 시 첫 번째 수행자는 대상자의 머리와 어깨, 등 아래에, 두 번째 수행자는 등과 둔부(볼기) 아래에, 세 번째 수행자는 대퇴(넓적다리)와 발 아래에 양팔을 깊숙이 넣어 지지함.
9	수행자의 팔꿈치를 침상에 댄 상태로 대상자를 수행자의 몸 가까이 오도록 감쌈.
10	수행자가 상호 간의 신호에 맞추어 동시에 대상자를 들어 올려 운반차로 이동함.
11	수행자는 무릎과 둔부(볼기)를 굽히고 팔꿈치를 운반차에 댄 상태로 대상자를 운반차 위에 안전하게 내려놓음.
12	신체 선열을 유지하기 위한 체위를 취함.
13	운반차의 난간을 올리고 얇은 담요 또는 홑이불을 덮어 편안하게 해줌.

② 운반차 대상자 이송하기

- 대상자의 발치가 진행 방향의 앞을 향하게 하여 시야가 넓게 확보되도록 함.
- 1인 이송 시 대상자의 머리 쪽에 서서 머리를 부딪히지 않도록 보호함.
- 2인 이송 시 첫 번째 수행자는 대상자의 발 쪽, 두 번째 수행자는 머리 쪽에 각각 섬. 첫 번째 수행자는 진행 방향을 향해서 운반차를 제어하고, 두 번째 수행자는 대상자의 상태를 관찰하며 이송함.
- 경사로를 올라갈 때는 대상자의 머리가 올라가는 진행 방향 앞쪽으로 이동함.
- 경사로를 내려갈 때는 대상자의 다리가 내려가는 진행 방향 앞쪽으로 이동함.
- 엘리베이터를 탈 때는 대상자의 머리가 먼저 들어가도록 이동함.

③ 운반차에서 침상으로 이동하기

번호	수행순서
1	홑이불을 이용한 방법 또는 2인/3인 이동 방법을 이용하여 운반차에서 침상으로 이동함.
2	운반차 높이를 침상 높이보다 1~1.5cm 높게 하여 기울기를 이용하면 이동이 용이함.
3	침상 난간을 올리고 침상 높이를 조절함.
4	이동을 마친 후에 수분을 공급하고 휴식을 취하도록 함.
5	운반차 사용 후 청결하게 닦아 건조한 후 지정된 장소에 보관함.

다. 보행 돕기

1) 목적

- 근골격계 손상을 예방하기 위함.
- 근수축과 순환을 증진하기 위함.
- 올바른 신체 선열을 유지하기 위함.
- 안전사고를 예방하기 위함.

2) 보행 가능한 대상자 이동 지침

- 대상자를 이동하기 전 마비 상태와 움직일 수 있는 범위를 확인하여 필요한 보행 보조 기구를 사용함.
- 대상자의 치료를 위한 의료 기기가 있는지 확인하여 보행 시 방해가 되지 않도록 함.
- 보행 이동 통로의 위험 요인을 미리 확인하여 제거하거나 우회하도록 함.
- 미끄러지지 않는 굽이 낮은 신발, 미끄럼 방지 양말을 신도록 함. 슬리퍼는 미끄러지기 쉬우므로 가능한 한 신지 않음.

- 머리를 들어 똑바로 앞을 바라보고 척추를 곧게 편 상태로 걷도록 하여 신체 선열을 유지함.
- 보행하는 동안 대상자의 안색이나 표정 등 상태를 관찰하여 무리하지 않도록 함.
- 대상자가 힘들어하거나 창백해지는 경우 잠시 앉아서 쉰 후 상태가 호전되면 다시 이동함.
- 누워 있다가 앉거나 일어설 때 기립 저혈압의 징후(창백, 어지럼증, 발한(땀남), 구역(메스꺼움), 빈맥(빠른맥) 등)가 있는지 살펴 안전사고를 예방함.
- 보행 이동을 마친 후에 수분을 공급하고 휴식을 취하도록 함.
- 대상자의 이동을 돕고 균형을 유지하기 위해 필요시 보행 벨트를 사용함.
- 보행 벨트는 대상자의 허리와 보행 벨트 사이에 손가락 2개가 들어갈 정도로 여유 있게 채우며, 비만 대상자와 낙상 고위험 대상자는 금기임.
- 보행 벨트의 청결 상태, 벨트 손잡이의 고정 상태 등을 점검함.

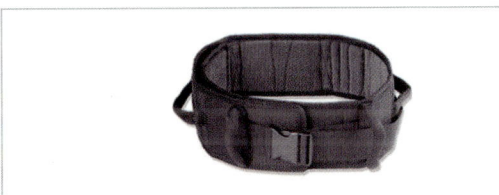

| 보행 벨트(gait belt) |

3) 1인 보행 돕기
- 대상자의 아픈 쪽에 서서 대상자와 가까운 쪽 손으로 대상자의 허리를 잡고, 반대쪽 손으로 어깨 위에 올린 대상자의 팔을 잡아 지지함.
- 보행 시 아픈 쪽 다리가 먼저 앞으로 나가도록 함.
- 아픈 쪽 다리를 지지하면서 대상자와 반대쪽 발을 맞춰 걸음.
- 대상자와 수행자는 보폭과 속도를 동일하게 하여 걸음.
- 보행 벨트 착용 시 대상자의 등 뒤에서 약간 옆쪽에 서서 손바닥이 위쪽을 향하게 하여 등 쪽의 벨트 손잡이를 잡고 걸으면서 지지함.

4) 2인 보행 돕기
- 1인 보행 돕기가 어려운 경우에는 2인 보행 돕기를 이용하여 대상자의 체중을 균등하게 분산함.
- 대상자의 양옆에 2명의 수행자가 선 상태로 대상자가 양팔을 펴서 수행자의 어깨 위에 올리도록 함.
- 2명의 수행자가 대상자와 가까운 쪽 손으로 대상자의 허리를 잡고, 반대쪽 손으로 어깨 위에 올린 대상자의 팔을 잡아 지지함.
- 수행자는 서로 반대쪽 발을 맞춰 걸음.
- 대상자와 수행자는 동일한 보폭과 속도로 걸음.
- 발을 들어 올리면서 끌지 않게 걷도록 함.
- 보행 벨트 착용 시 각 수행자는 대상자와 가까운 쪽 손으로 벨트 손잡이를 잡고, 반대쪽 손으로 대상자의 팔꿈치와 가까운 상완(위팔)의 아래쪽을 잡고 걸으면서 지지함.

5) 목발 보행 돕기

가) 목발 보행 지침
- 목발 보행하기 전에 팔과 어깨 근육을 강화하기 위한 운동을 충분히 하도록 함.
- 처음으로 목발 보행을 하는 경우 짧은 보폭으로 시작함.
- 체중이 액와(겨드랑)에 실리면 압박하여 요골 신경이 눌리게 되어 팔이 부분적으로 마비(목발 마비 : crutch paralysis)될 수 있으므로 체중을 손바닥과 팔꿈치의 힘으로 지탱함.
- 목발 보행에 필요한 근육 강화 훈련을 충분히 하도록 함.
- 머리를 들어 정면을 바라보면서 보행하고 바닥을 보지 않도록 하여 안전사고를 예방함.
- 고무 받침과 나사의 고정 상태를 점검하여 사용 중에 손상을 당하지 않도록 함.
- 정기적으로 고무 받침을 확인하여 고무가 닳았으면 교체함.

나) 기본 목발 자세

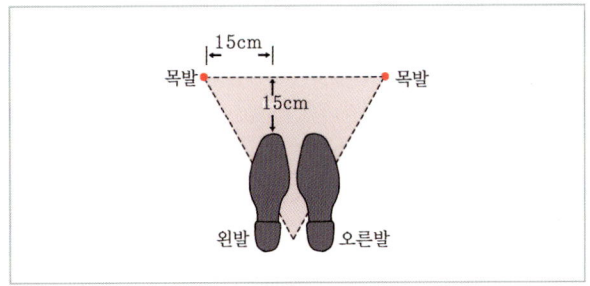

| 삼각위 |

- 목발의 아래쪽 부분을 각 발의 앞쪽으로 15cm, 바깥쪽 옆으로 15cm 떨어진 지점에 놓는 자세로 삼각위(tripod position)라고 함.
- 삼각위치에서 대상자의 신체 선열은 머리는 똑바로 높게 들고 고관절(엉덩관절)과 무릎은 펴고 등은 곧게 폄.

- 대상자의 기저면이 넓어져 균형이 증가함.

다) 목발 길이 측정
- 앙와위(바로 누운 자세)를 취한 상태로 액와(겨드랑) 아래에서 2.5~5cm 길이만큼 떨어진 곳에서부터 시작하여 발꿈치 측면으로 15cm 떨어진 지점까지의 거리를 측정함. 또는 액와(겨드랑) 앞쪽 주름에서부터 시작하여 발꿈치까지의 거리를 측정하여 2.5cm를 더한 길이임.
- 직립 자세를 취한 상태로 액와(겨드랑) 아래에서 2.5~5cm 길이만큼 떨어진 곳에서부터 시작하여 발의 앞쪽으로 15cm, 옆쪽으로 15cm 떨어진 지점까지의 대각선 거리를 측정함. 손잡이를 팔꿈치 각도가 30°로 굴곡(굽힘)되는 위치에 오도록 조정함.

라) 목발 보행 종류
① 이점 보행(two point gait)
- 양쪽 다리에 부분적으로 체중을 지탱할 수 있으며 균형을 잡기 어려운 경우에 시행하는 보행 방법임.
② 삼점 보행(three point gait)
- 건강한 쪽 다리에 체중을 지탱할 수 있으며 아픈 쪽 다리에 체중을 지탱할 수 없거나 부분적으로 체중을 지탱할 수 있는 경우에 시행하는 보행 방법임.
③ 사점 보행(four point gait)
- 양쪽 다리에 체중을 지탱할 수 있으며 균형을 잡기 어렵거나 근력이 약한 경우에 시행하는 보행 방법임.
- 목발 보행의 초기 단계에 시행하는 기본적이고 안전한 보행 방법임.
④ 뛰기 보행(swing to gait)
- 하반신 마비로 보조기를 착용한 대상자가 양쪽 다리에 부분적으로 체중을 지탱할 수 있는 경우에 시행하는 보행 방법임.
⑤ 목발 뒤흔들 걸음(swing through gait)
- 하반신 마비로 보조기를 착용한 대상자가 양쪽 다리에 체중을 지탱할 수 있는 경우에 시행하는 보행 방법임.
- 뛰기 보행보다 상당한 힘, 조정 능력, 기술이 필요한 보행 방법임.

마) 목발 보행 방법

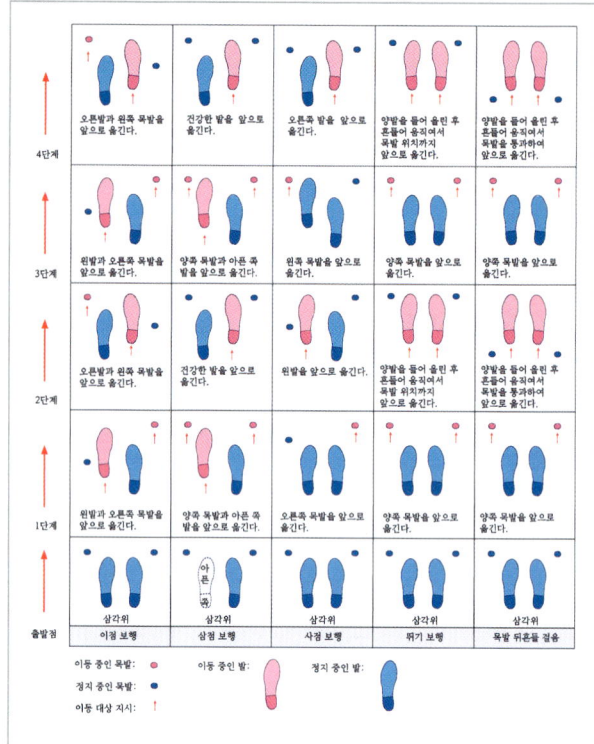

바) 목발을 이용한 계단 오르내리기

번호	수행순서
목발을 이용하여 계단 오르는 방법	
1	계단 아래에서 삼각 위로 섬.
2	건강한 쪽 다리를 계단 위로 올림.
3	목발과 아픈 쪽 다리를 계단 위로 올림.
목발을 이용하여 계단 내려가는 방법	
1	계단 위에서 삼각 위로 섬.
2	목발을 계단 아래로 내림.
3	아픈 쪽 다리를 계단 아래로 내림.
4	건강한 쪽 다리를 계단 아래로 내림.

6) 지팡이 보행 돕기

① 지팡이 보행 지침
- 지팡이의 종류를 확인하고 고무 받침과 손잡이가 안전한지 확인함.
- 정기적으로 고무 받침을 확인하여 고무가 닳았으면 교체함.
- 지팡이 높이 조절 버튼과 고정 나사를 점검하여 사용 중에 손상을 당하지 않도록 함.
- 지팡이의 길이를 정확히 측정하여 손잡이를 정확한 위치에 잡도록 함.
- 지팡이의 길이는 직립 자세에서 대전자(넓적다리 큰 돌기)에서부터 시작하여 각 발의 앞쪽으로 15cm, 바깥

쪽 옆으로 15cm 떨어진 지점까지의 대각선 거리임.
- 손잡이를 팔꿈치 각도가 15~30°로 굴곡(굽힘)되는 위치에 오도록 조정함.
- 대상자의 건강한 쪽 손에 지팡이를 잡도록 함.
- 옆에서 도울 때는 아픈 쪽에 서서 한 손으로 액와(겨드랑)를 지지하고, 다른 손으로 팔을 잡아 지지하여 넘어지지 않도록 도움.
- 뒤에서 도울 때는 한 손으로 보행 벨트를 잡고, 다른 손으로 대상자의 어깨 부위를 지지하여 보행을 도움.

② 지팡이 보행 방법

번호	수행순서
지팡이 3동작 보행(아픈 쪽 다리에 최대한의 지지가 필요한 경우)	
1	지팡이를 앞으로 이동함.
2	아픈 쪽 다리를 앞으로 이동함.
3	건강한 쪽 다리를 앞으로 이동함.
지팡이 2동작 보행(아픈 쪽 다리에 약간의 지지가 필요한 경우)	
1	지팡이와 아픈 쪽 다리를 동시에 앞으로 이동함.
2	건강한 쪽 다리를 앞으로 이동함.

③ 지팡이를 이용한 계단 오르내리기

번호	수행순서
지팡이를 이용하여 계단 오르는 방법	
1	지팡이를 계단 위로 올림.
2	건강한 쪽 다리를 계단 위로 올림.
3	아픈 쪽 다리를 계단 위로 올림.
지팡이를 이용하여 계단 내려가는 방법	
1	지팡이를 계단 아래로 내림.
2	아픈 쪽 다리를 계단 아래로 내림.
3	건강한 쪽 다리를 계단 아래로 내림.

7) 보행기 보행 돕기

① 보행기 보행 지침
- 보행기의 종류를 확인하고 고무 받침과 손잡이가 안전한지 확인함.
- 바퀴가 달린 보행기 사용 시 미끄러질 수 있어 안전사고가 발생하지 않도록 주의함.
- 접이식 보행기 사용 시 접거나 펼 때 손가락 등 신체 부위가 끼지 않도록 주의함.
- 손잡이를 팔꿈치 각도가 15~30°로 굴곡(굽힘)되는 위치에 오도록 둔부(볼기)의 고관절(엉덩 관절) 높이로 조정함.
- 몸이 보행기 중앙에 위치하고 보행기 안에 들어가도록 하며, 보행기 양쪽 옆에 있는 손잡이를 잡도록 함.
- 대상자 뒤에서 보행 벨트를 잡고 천천히 대상자에 맞춰 걸으며, 발을 들어 올리면서 끌지 않게 걷도록 함.

② 보행기 보행 방법

번호	수행순서
보행기 3동작 보행(양쪽 다리가 모두 약한 경우)	
1	보행기를 앞으로 이동함.
2	한쪽 다리를 앞으로 이동함.
3	반대쪽 다리를 먼저 이동한 다리의 위치까지 앞으로 이동하여 몸이 보행기 안에 들어가도록 함.
보행기 2동작 보행(한쪽 다리만 약한 경우)	
1	아픈 쪽 다리와 보행기를 동시에 앞으로 이동함.
2	건강한 쪽 다리를 아픈 쪽 다리의 위치까지 앞으로 이동하여 몸이 보행기 안에 들어가도록 함.

4 의복 갈아입히기와 보호대 적용 돕기

가. 의복 갈아입히기

1) 옷을 갈아입힐 때 고려 사항
- 대상자 신체의 불편한 곳 또는 마비가 있는 곳이 어디인지 파악함.
- 대상자의 체온, 기분 상태, 어지럼증 유무 등을 확인함.
- 옷을 갈아입힐 때는 목욕담요나 큰 수건 등을 이용하여 신체 노출을 최소화함.
- 옷은 단추가 있는 옷이 좋으며, 상의와 하의가 분리된 것이 좋음.
- 신축성이 좋고 입고 벗기 편안하도록 넉넉한 옷이 좋음.
- 흡수와 통풍이 잘되고, 세탁에 강한 소재의 옷이 좋음.
- 입고 벗기 편한 옷이 좋음. 단추보다는 벨크로 테이프가 있는 옷, 끈이 있는 신발보다 벨크로 테이프가 있는 신발이 좋음.
- 여성의 경우 고탄력 스타킹이나 너무 조이는 옷은 순환장애를 초래할 수 있으므로 선택하지 않게 함.
- 남성의 경우 박스형 팬티를 입게 하는 것이 건강에 좋음.
- 대상자의 운동범위(ROM)를 파악하여 관절이나 근육에 무리를 주지 않도록 함.

2) 방법
- 편마비나 장애가 있는 경우 옷을 벗을 때는 건강한 쪽부터 벗고, 옷을 입힐 때는 불편한 쪽부터 입히는 것이 원칙임.
- 정맥 요법이 실시되고 있는 경우 옷을 벗을 때는 수액이 연결되지 않은 쪽부터 벗고, 옷을 입힐 때는 수액이 연결된 쪽부터 입히는 것이 원칙임.

가) 상의 갈아입히기
- 단추 유무에 상관없이 대상자의 불편한 쪽에 서서 불편한

쪽을 먼저 입히는 것이 원칙임.

① 상의 갈아입히기(단추가 있는 옷)

번호	수행순서
1	물과 비누로 손위생을 실시하고 필요한 물품을 준비함.
2	준비한 물품을 가지고 대상자에게 가서 자신을 소개함.
3	손소독제로 손위생을 실시하고 대상자를 확인(이름, 등록번호 등을 개방형으로 질문하고 입원 팔찌와 대조)함.
4	대상자에게 목적과 절차를 설명함.
5	커튼(스크린)으로 대상자의 사생활을 보호해 줌.
6	대상자가 신체적으로 불편한 곳이 어디인지 파악함.
7	대상자의 상체를 45° 정도 일으켜서 옷을 갈아입기 편한 자세를 취하도록 도움.
8	대상자가 입고 있는 옷의 단추를 풀고 건강한 쪽의 소매를 당겨 벗긴 다음 불편한 쪽의 소매를 벗김.
9	갈아입을 옷의 소매를 불편한 쪽부터 끼운 다음 건강한 쪽을 끼움.
10	단추를 채우고 옷이 잘 펴지도록 아래쪽에서 당겨 줌.
11	침상에 편안하게 눕거나 앉도록 도와줌.
12	입었던 옷은 세탁실로 보내고 사용한 물품을 정리함.
13	물과 비누로 손위생을 실시함.

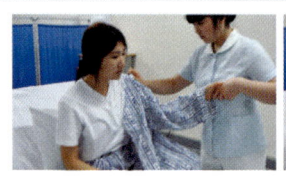 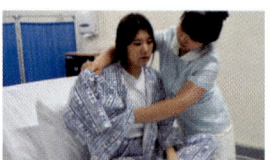
불편한 쪽 소매 끼우기   건강한 쪽 소매 끼우기

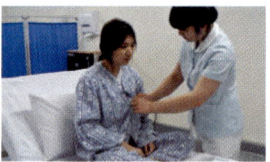
단추 채우기

| 옷 갈아입히는 모습 |

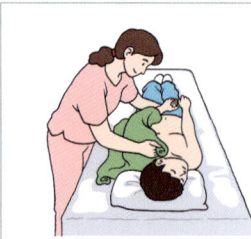 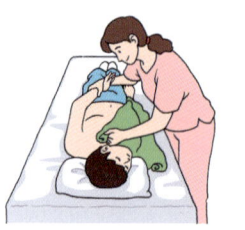
| 왼쪽 편마비 대상자 상의 입히기 | | 오른쪽 편마비 대상자 상의 입히기 |

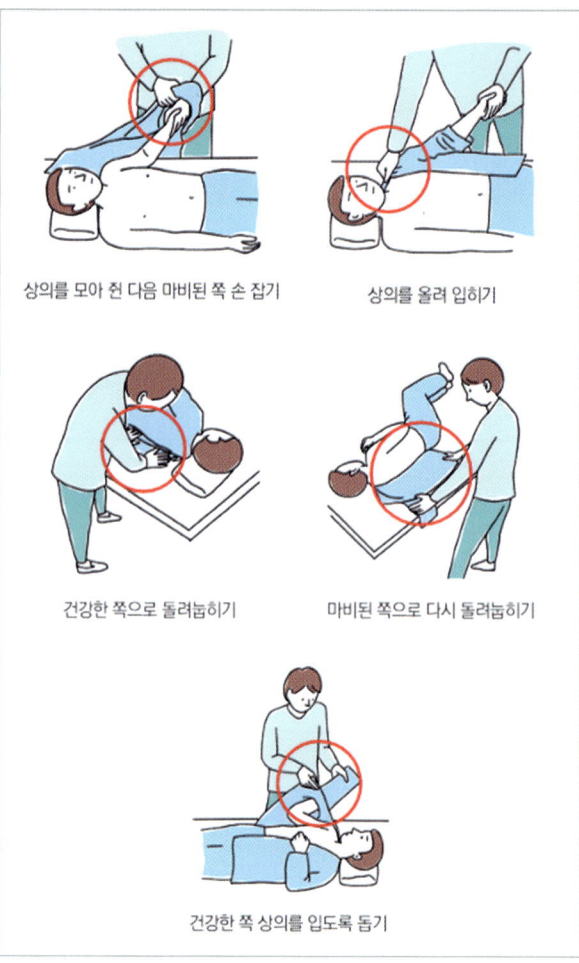

상의를 모아 쥔 다음 마비된 쪽 손 잡기   상의를 올려 입히기

건강한 쪽으로 돌려눕히기   마비된 쪽으로 다시 돌려눕히기

건강한 쪽 상의를 입도록 돕기

| 앞이 벌어진 단추 있는 상의 갈아입기 |

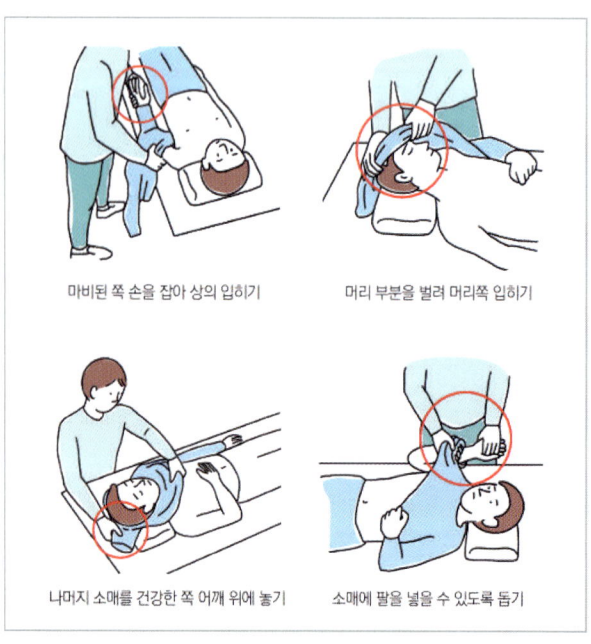

마비된 쪽 손을 잡아 상의 입히기   머리 부분을 벌려 머리쪽 입히기

나머지 소매를 건강한 쪽 어깨 위에 놓기   소매에 팔을 넣을 수 있도록 돕기

| 앞이 막힌 상의 갈아입기 |

② 상의 갈아입히기(단추가 없는 옷)

번호	수행순서
1	물과 비누로 손위생을 실시하고 필요한 물품을 준비함.
2	준비한 물품을 가지고 대상자에게 가서 자신을 소개함.
3	손소독제로 손위생을 실시하고 대상자를 확인(이름, 등록번호 등을 개방형으로 질문하고 입원 팔찌와 대조)함.
4	대상자에게 목적과 절차를 설명함.
5	커튼(스크린)으로 대상자의 사생활을 보호해 줌.
6	대상자가 신체적으로 불편한 곳이 어디인지 파악함.
7	대상자의 상체를 45° 정도 일으켜서 옷을 갈아입기 편한 자세를 취하도록 도움.
8	입고 있는 옷을 가슴 부위까지 올림.
9	소매를 당겨 건강한 쪽 소매를 벗김.
10	머리를 빼고 불편한 쪽 소매를 벗김.
11	갈아입을 옷의 소매에 수행자의 팔을 넣어 대상자의 불편한 쪽 팔을 잡고 소매를 통과시킴.
12	옷의 목 부분을 늘려 머리를 통과시키고 건강한 쪽 소매를 통과시킴.
13	옷의 아래쪽을 당겨 주름이 없이 펴지도록 함.
14	침상에 편안하게 눕거나 앉도록 도와줌.
15	입었던 옷은 세탁실로 보내고 사용한 물품을 정리함.
16	물과 비누로 손위생을 실시함.

③ 상의 갈아입히기(정맥 요법이 실시되는 경우 단추가 있는 옷)

번호	수행순서
1	물과 비누로 손위생을 실시하고 필요한 물품을 준비함.
2	준비한 물품을 가지고 대상자에게 가서 자신을 소개함.
3	손소독제로 손위생을 실시하고 대상자를 확인(이름, 등록번호 등을 개방형으로 질문하고 입원 팔찌와 대조)함.
4	대상자에게 목적과 절차를 설명함.
5	커튼(스크린)으로 대상자의 사생활을 보호해 줌.
6	대상자가 신체적으로 불편한 곳이 어디인지 파악함.
7	대상자의 상체를 45° 정도 일으켜서 옷을 갈아입기 편한 자세를 취하도록 도움.
6	수액의 주입 속도를 확인함.
7	대상자가 입고 있는 옷의 단추를 풀고 수액이 연결되지 않은 쪽의 소매를 당겨 벗김.
8	수액이 연결된 쪽의 소매를 함께 잡아서 주사 부위 위까지 입고 있는 옷이 오도록 함.
9	정맥 주사 부위 위로 옷을 조심스럽게 벗겨 수액 세트를 따라 대상자의 손 밖으로 옷이 나오도록 함.
10	소매에서부터 함께 옷을 모아 잡고 계속 수액 세트를 따라 수액백 위치까지 옷이 나오도록 함.
11	수액 걸대에서 수액백을 빼내고 수액백을 대상자의 팔보다 높게 유지함. 소매 속으로 손을 넣고 수액백을 꼭 잡음.
12	다른 손으로 수액이 연결된 쪽의 소매를 수액백 위로 벗김.
13	수액백을 갈아입을 옷의 수액이 연결된 쪽 소매의 안쪽에 집어넣어 밖으로 뺌.
14	수액백을 수액 걸대에 다시 걸어둠.
15	수액이 연결된 팔을 수액 세트와 함께 조심스럽게 소매 속으로 집어넣어 통과시킴.
16	수액이 연결되지 않은 쪽의 소매를 통과시킴.
17	단추를 채우고 옷이 잘 펴지도록 아래쪽에서 당겨 줌.
18	수액의 주입속도를 확인함.
19	침상에 편안하게 눕거나 앉도록 도와줌.
20	입었던 옷은 세탁실로 보내고 사용한 물품을 정리함.
21	물과 비누로 손위생을 실시함.

나) 하의 갈아입히기

번호	수행순서
1	물과 비누로 손위생을 실시하고 필요한 물품을 준비함.
2	준비한 물품을 가지고 대상자에게 가서 자신을 소개함.
3	손소독제로 손위생을 실시하고 대상자를 확인(이름, 등록번호 등을 개방형으로 질문하고 입원 팔찌와 대조)함.
4	대상자에게 목적과 절차를 설명함.
5	커튼(스크린)으로 대상자의 사생활을 보호해 줌.
6	주요 부위에 목욕 덮개를 덮음.
7	• 대상자의 무릎을 구부리게 하고 둔부(볼기)를 들게 하여 바지를 내림. • 스스로 둔부를 들지 못하는 경우 한 손으로 지지하고 다른 손으로 바지를 내림.
8	한쪽 다리씩 들면서 바지를 벗김.
9	갈아입을 바지에 손을 넣어 한쪽 다리씩 잡아 바지에 넣고 바지의 허리 부분을 잡고 대퇴(넓적다리) 부위까지 끌어올림.
10	무릎을 세우도록 하고 둔부를 들어 바지를 허리 부위까지 올림. 무릎을 세우지 못하는 경우 옆으로 눕혀서 바지를 올린 다음 바로 눕힘.
11	바지에 주름이 없도록 펴 줌.
12	침상에 편안하게 눕거나 앉도록 도와줌.
13	입었던 옷은 세탁실로 보내고 사용한 물품을 정리함.
14	물과 비누로 손위생을 실시함.

나. 보호대 종류, 방법 및 주의 사항

1) 보호대(restraints) 사용 목적

대상자의 낙상 예방, 자해로 인한 손상이나 타인 손상 예방, 튜브나 도관 등 치료적 중요 부착물 제거 예방, 피부 손상 예방, 안전 유지 등이 있음.

2) 보호대의 종류

가) 재킷 또는 조끼 보호대

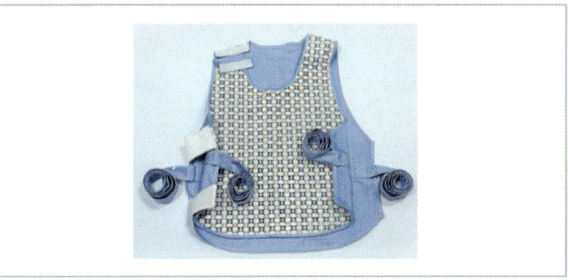

- 침대에 눕거나 기댈 때, 의자나 휠체어 등에 앉아 있을 때, 떨어지는 것을 방지함.
- 옷 또는 환의 위에 입고 앞이나 뒤에서 묶을 수 있음.
- 호흡이 쉽도록 너무 조이지 않게 착용함.

나) 벨트 보호대

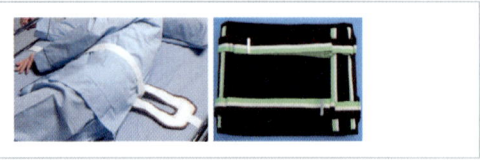

- 지남력이 상실된 대상자가 침대나 의자에서 떨어지지 않게 하고 운반차로 이동 시 대상자의 안전을 위해 적용함.
- 대상자의 호흡에 영향을 끼치므로 복부나 가슴 부위를 너무 조이지 않게 적용함.

다) 사지 보호대

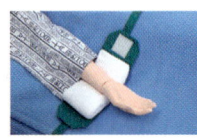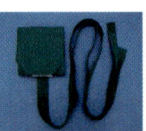

- 낙상 혹은 치료 장치 제거로 생기는 손상을 예방하기 위해 손과 발 하나 혹은 모든 사지의 움직임을 제한하기 위해 사용함.
- 장기간 똑바로 누워 있는 경우에 흡인의 위험이 있으므로 바로 누운 자세보다 옆으로 눕히거나 고개를 옆으로 돌린 자세를 취해 줌.
- 피부에 닿는 부분은 패드나 거즈를 대고 그 위에 감아 줌.

라) 장갑 보호대

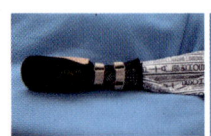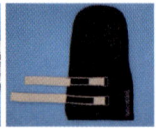

- 대상자의 손을 억제하기 위한 장치로서 침습적인 장치와 드레싱을 제거하거나 피부 긁는 것을 예방하기 위해 적용함.
- 사지 보호대보다는 움직임이 더 많이 허용됨.

마) 팔꿈치 보호대

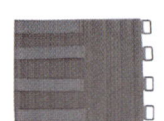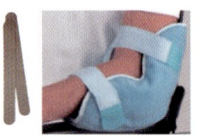

- 영아나 소아 대상자가 수술 상처나 습진과 같은 피부질환이 있을 때 긁지 못하도록 하거나 정맥 주사 등과 같은 치료 장치를 유지하기 위해 적용함.
- 부목이나 설압자를 넣어 팔꿈치 굴곡을 방지하고 팔꿈치 뼈 돌출 부위에는 패드를 댄 후 적용함.

바) 전신 보호대

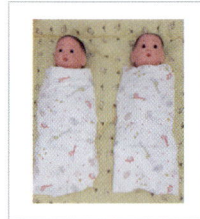

- 영아의 머리 부위에 정맥 주사를 놓거나 목 부위에서 채혈할 때 적용함.
- 영아의 몸 전체를 담요나 속싸개로 감쌈.

3) 보호대 적용 시 주의 사항

- 대상자에게 보호대 적용 시 대상자의 상태를 확인하고, 반드시 의사의 처방이 있어야 하며, 질식의 위험, 피부 통합성 장애의 위험성 등을 예방해야 함.
- 보호대 사용은 다른 치료적 대안이 효과가 없을 때만 사용하고, 최소한으로 필요한 시간만 적용함.
- 대상자와 보호자에게 보호대는 일시적으로 보호 목적으로 적용함을 설명하고 동의를 받음.
- 보호 목적의 한도 내에서 대상자가 자유롭게 움직일 수 있도록 함.
- 보호대 적용 시 혈액순환 장애가 일어나지 않도록 너무 단단히 묶지 말고 손가락 두 개가 들어갈 정도로 조이는 것이 좋음.
- 팔목이나 발목의 돌출 부위에 패드를 댐.
- 30분마다 보호대를 사정하여 순환장애나 느슨해진 부분을 확인함.
- 적어도 2시간마다 보호대를 풀어 근관절 운동과 피부 간호를 실시함.
- 8시간마다 보호대를 적용해야 하는지 여부를 확인함.
- 피부의 청색증, 냉감, 저린 감각, 통증, 마비감 등을 관찰함.
- 보호대 적용 이유와 보호대 사용 시작 시간과 마치는 시간을 기록함.
- 보호대는 침상 난간에 묶는 것이 아니라 침대 프레임 자체에 묶어야 대상자가 움직일 때 대상자의 안전 유지와 보호대 적용이라는 목적을 달성할 수 있음.

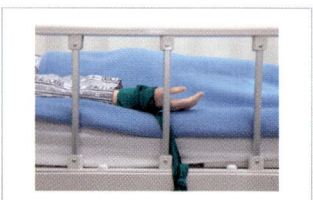

| 보호대 묶는 방법 |

VIII. 체온유지

1 냉·온요법 적용 돕기

가. 냉요법

1) 냉요법의 효과
- 피부와 조직의 온도를 낮추고 혈관을 수축시킴.
- 근육의 통증이나 경련을 감소시킴.
- 혈관수축을 통해 지혈을 촉진함.
- 국소 부위의 급성염증이나 부종을 완화함.

2) 냉요법의 종류
- 건냉 적용 : 얼음주머니
- 습냉 적용 : 미온수 스펀지 목욕

3) 냉요법 적용 방법

가) 얼음주머니

① 준비물품 : 얼음주머니, 얼음, 수건 또는 주머니 커버

② 방법

번호	수행순서
1	물과 비누로 손위생을 실시함.
2	얼음주머니를 준비함. • 모가 나지 않은 호두알 크기의 얼음을 1/2~2/3 정도 채우고 편평한 곳에 놓은 다음 주머니의 입구 쪽으로 얼음을 밀면서 공기를 제거하고 입구를 잠금. • 물주머니의 물기를 닦고 거꾸로 들어보아 물이 새는지 확인함.
3	준비한 물품을 가지고 대상자에게 가서 자신을 소개하고 대상자를 확인(이름, 등록번호 등을 개방형으로 질문하고 입원 팔찌와 대조)함.
4	얼음주머니의 적용 목적, 방법, 유의 사항을 설명함.
5	커튼이나 스크린을 치고 적용 부위만 노출시킴.
6	적용 부위 피부상태를 사정하고, 피부를 완전히 건조시킨 후 얼음주머니를 대줌.
7	처방된 시간이 지나면 얼음주머니를 제거함. • 피부상태와 냉에 대한 대상자의 반응을 자주 사정함. • 오한, 발적, 통증 등의 증상 호소 시 얼음주머니를 제거함.
8	사용한 물품을 정리하고 손 위생을 실시함.
9	적용시간, 부위, 피부상태, 효과 및 대상자의 반응 등을 기록하고 이상이 있을 시 보고함.

[유의 사항]
- 냉요법을 지속적으로(15~20분 이상) 적용하면
  - 반동 현상으로 혈관 이완반응이 일어날 수 있으므로 적용 부위를 5분 후 관찰하고 정해진 시간이 지나면 얼음주머니를 제거해야 함.
  - 조직 손상이 일어날 수 있으므로 열감이나 무감각, 발적이나 청색증, 극도의 창백함 등의 증상이나 징후가 나타나면 즉시 제거함.

나) 미온수 스펀지 목욕

① 준비물품 : 세숫대야, 미온수(27~34℃ 미만), 검온계, 방수포, 목욕담요, 거즈나 수건

② 방법

번호	수행순서
1	물과 비누로 손위생을 실시함.
2	필요한 물품을 준비함.
3	대상자에게 가서 자신을 소개하고 대상자를 확인(이름, 등록번호 등을 개방형으로 질문하고 입원 팔찌와 대조)함.
4	대상자에게 시행 목적 및 절차를 설명함.
5	커튼이나 스크린을 친 후 적용부위만 노출하고 목욕담요를 덮어줌.
6	실시하려는 부위에 방수포를 깔아줌.
7	시행 전에 체온을 측정함.
8	미온수에 적신 거즈나 수건을 살짝 짜서 얼굴, 팔, 다리, 등, 엉덩이 순으로 3~5분 동안 닦고 복부는 닦지 않음(필요 시 머리, 겨드랑이, 서혜부에 얼음주머니를 적용).
9	30분 동안 실시하고, 목욕 중 대상자의 피부색과 맥박을 점검함.
10	목욕이 끝나면 피부를 두드려 말려주고 30분 후 체온을 측정하여 치료 전과 비교하여 효과를 평가함.
11	사용한 물품을 정리하고 손 위생을 실시함.
12	적용시간, 부위, 피부상태, 효과 및 대상자의 반응 등을 기록하고 이상이 있을 시 보고함.

[유의 사항]
복부는 냉 적용 시 장의 연동운동을 증가시켜 복통을 유발하므로 닦지 않음.

4) 냉요법 금기증

순환부전, 한랭 알레르기, 감각의 소실, 레이노(Raynaud's) 현상

나. 온요법

1) 온요법의 효과
- 혈관을 확장하여 혈액순환을 촉진함.
- 부종과 통증을 감소시킴.
- 관절의 유연성을 증진시킴.
- 화농작용을 촉진함.

2) 온요법의 종류
- 건열 적용 : 더운물 주머니, 열램프, 전기패드
- 습열 적용 : 좌욕

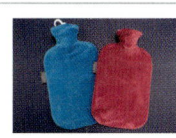
| 더운물 주머니 |

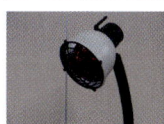
| 열램프 |

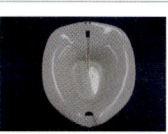
| 좌욕대야 |

3) 온요법 적용 방법

가) 더운물 주머니

① 준비물품 : 고무주머니, 고무주머니 커버, 더운물, 검온계

② 방법

번호	수행순서
1	물과 비누로 손위생을 실시함.
2	더운물 주머니를 준비함. • 고무주머니에 물이 새는 곳이 있는지 확인함. • 41~46℃의 더운물을 1/2~2/3정도 채우고, 편평한 곳에 놓은 다음 주머니의 입구 쪽으로 밀어서 공기를 제거하고 입구를 잠금. • 물주머니의 물기를 닦고 거꾸로 들어보아 물이 새는지 확인함.
3	준비한 물품을 가지고 대상자에게 가서 자신을 소개하고 대상자를 확인(이름, 등록번호 등을 개방형으로 질문하고 입원 팔찌와 대조)함.
4	더운물 주머니의 적용 목적, 방법, 유의 사항을 설명함.
5	커튼이나 스크린을 치고 적용부위만 노출함.
6	적용부위 피부상태를 사정하고, 피부를 완전히 건조시킨 후 더운물 주머니를 대줌.
7	20~30분간 적용하고 처방된 시간이 지나면 물주머니를 제거함. 계속 적용할 경우 최소 2시간마다 물을 교환해 줌.
8	사용한 물품을 정리하고 손위생을 실시함.
9	적용시간, 부위, 물 온도, 피부상태, 효과 및 대상자의 반응 등을 기록하고 이상이 있을 시 보고함.

[유의 사항]
• 열 적용 시 화상을 입지 않도록 주의함.
• 열 적용 시 최대효과가 나타나는 시간은 20~30분이며, 그 이상 지속되면 조직울혈과 혈관수축 등의 반동 현상이 나타날 수 있음.

나) 열램프

① 준비물품 : 열램프, 홑이불, 크래들(필요시)

② 방법

번호	수행순서
1	물과 비누로 손위생을 실시함.
2	준비한 물품을 가지고 대상자에게 가서 자신을 소개하고 대상자를 확인(이름, 등록번호 등을 개방형으로 질문하고 입원 팔찌와 대조)함.
3	열 램프 적용 목적, 방법, 유의사항을 설명함.
4	커튼이나 스크린을 치고 적용부위만 노출함.
5	40W의 램프는 40~50cm, 60W는 45~60cm 거리를 두고 20분간 적용함.
6	피부상태와 열에 대한 대상자의 반응을 자주 사정함. (발적이나 통증을 호소할 시 램프를 제거함.)
7	처방된 시간이 지나면 열 램프를 제거함.
8	사용한 물품을 정리하고 손위생을 실시함.
9	적용시간, 부위, 거리 및 대상자의 반응 등을 기록하고 이상이 있을 시 보고함.

[유의 사항]
• 1일 3회 시행할 수 있음.
• 정해진 거리와 시간을 유지하여 화상을 예방함.
• 20~30분간 적용하고 5분마다 피부색을 관찰함.

다) 전기 패드

① 준비물품 : 전기 패드, 수건이나 전기 패드 커버

② 방법

번호	수행순서
1	물과 비누로 손위생을 실시함.
2	전기패드의 작동 여부와 온도조절 상태를 확인함.
3	준비한 물품을 가지고 대상자에게 가서 자신을 소개하고 대상자를 확인(이름, 등록번호 등을 개방형으로 질문하고 입원 팔찌와 대조)함.
4	전기패드 적용 목적, 방법, 유의사항을 설명함.
5	커튼이나 스크린을 치고 적용 부위만 노출함.
6	적용 부위의 피부상태를 사정하고, 적용부위 둘레의 피부를 완전히 건조시킴.
7	전기패드를 수건이나 커버로 덮고, 플러그를 연결한 후 처방된 온도를 조절기를 이용해 맞춤.
8	전기패드를 적용함. (대상자가 임의로 온도를 변경하거나 커버 없이 바로 위에 눕지 않도록 주의시키며, 전기패드를 신체에 고정하기 위해 안전판을 사용해서는 안 됨.)
9	피부상태와 열에 대한 대상자의 반응을 자주 사정함. (발적이나 통증을 호소할 시 전기패드를 제거함.)
10	처방된 시간이 지나면 전기패드를 제거함.
11	사용한 물품을 정리하고 손 위생을 실시함.
12	적용시간, 부위, 거리 및 대상자의 반응 등을 기록하고 이상이 있을 시 보고함.

라) 좌욕

① 준비물품 : 좌욕기 또는 좌욕의자, 더운물, 소독액(필요시), 마른 수건, 목욕담요, 수온계

② 방법

번호	수행순서
1	물과 비누로 손위생을 실시함.
2	대상자에게 가서 자신을 소개하고 대상자를 확인(이름, 등록번호 등을 개방형으로 질문하고 입원 팔찌와 대조)함.
3	좌욕의 적용 목적, 방법, 유의사항을 설명함.
4	필요한 물품을 준비함. • 멸균된 좌욕대야에 더운물(40~43℃)이나 소독액을 1/3 정도 채움.
5	대상자에게 소변을 보도록 하고, 좌욕기 또는 좌욕의자에 앉도록 함.
6	좌욕 시 대상자의 어깨와 무릎 위로 목욕담요를 덮어줌.
7	좌욕하는 동안 2~3차례 수온을 측정하여 식었으면 더운물을 부어줌.
8	좌욕 시간은 1회 20~30분 동안 하며, 1일 3~4회 시행함.
9	대상자를 혼자 남겨 두지 않으며 좌욕하는 동안 허약감, 피로감 등을 느끼는지 관찰함.
10	좌욕 후 대상자를 마른 수건으로 적용부위를 완전히 말려줌.
11	사용한 물품을 정리하고 손 위생을 실시함.
12	적용 시간, 부위 및 대상자의 반응 등을 기록하고 이상이 있을 시 보고함.

4) 온요법 금기증

급성 근골격계 손상, 순환부전, 감각부전, 출혈, 개방 상처

IX. 진단검사와 수술

1 임상병리검사와 특수진단검사 보조

가. 임상병리검사 보조

1) 혈액 검사

가) 종류 및 목적

- 전체 혈구 계산(CBC : Complete Blood Cell count) : 혈액 내 적혈구 수, 헤모글로빈, 헤마토크릿, 백혈구 수 등을 파악하여 혈액 질환, 감염성 질환을 확인하기 위함.
- 혈액 화학 검사 : 혈청을 이용하는 검사를 말하며 신기능, 간 기능, 혈액 내 지질 농도 등을 알아보기 위함.
- 동맥혈 기체 분석(ABGA : Arterial Blood Gas Analysis) : 동맥을 천자하여 동맥혈을 채취하며 신체의 산염기 균형, 산소공급 상태, 혈액의 산소 및 탄산가스 분압, 폐와 신장의 기능을 평가하기 위해 실시하는 검사임.
- 당뇨 검사 : 혈액을 이용한 당뇨의 검사 종류로는 간이 혈당 검사, 공복 혈당 검사, 식후 혈당 검사, 당화 혈색소 검사, 경구 당부하 검사가 있음.
- 혈액 배양 검사(blood culture test) : 고열로 진균이나 세균에 의한 균혈증이 의심되는 환자의 혈액을 배양하여 원인균을 확인하는 검사로 검체 수집 과정에 멸균법이 요구됨.

나) 채혈 전 준비 및 유의 사항

- 대상자에게 검사의 목적, 채혈 부위와 과정, 검사 시 불편감, 검사하기 전에 피해야 할 식이, 음료, 약에 대하여 교육함.
- 말초혈관 천자 시 정맥이 꼬이거나 정맥염이 있었던 부위는 피하며 따뜻하면서 병소 및 부종이 없는 부위를 선정함.
- 피부가 차고 푸르면 그 부위를 약 3분간 온찜질하여 말초혈관을 이완시킴.
- 정맥 주입을 받고 있거나 수혈을 받고 있는 팔에서는 채혈하지 않음.
- 피부는 포비돈 용액이나 70% 알코올로 소독한 후 소독액이 마른 다음 채혈함.
- 용도에 맞는 기구나 도관을 선택하여 점검하고 검사의 종류에 따라 적절한 용기를 준비함.
- 진공 채혈관은 혈압과 채혈관의 압력 차이로 인해 검사에 필요한 양을 용기 내로 직접 채혈할 수 있음.
- 채혈한 검사물은 시약이 골고루 섞이도록 위아래로 위치를 8번 정도 이동함. 너무 세게 흔들면 혈액이 용혈되어 검사 결과가 부정확해질 수 있음.

- 동맥혈 가스 분석 검사를 위한 주사기는 헤파린 처리가 된 주사기를 이용하며, 채혈 후 주사기 내의 공기를 제거한 후 즉시 주사기의 끝을 막은 채 얼음에 담가 검사실로 보냄. 채혈 후에는 바늘을 뺀 다음 지혈이 되도록 5~10분간 채혈 부위에 압력을 가해 누르고 있어야 함.

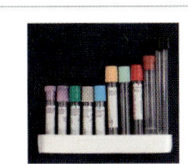 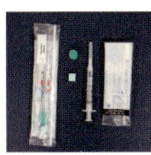 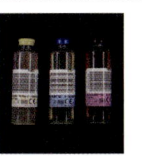

| 검사용 용기 | ABGA 검사 kit | 혈액 배양 검사 용기 |

다) 혈당 검사

① 준비물품

혈당 측정기, 채혈기, 채혈침, 소독솜, 혈당 검사지, 기록지, 손소독제, 쟁반(tray), 손상성 폐기물 전용 용기, 일반 의료 폐기물 전용 용기

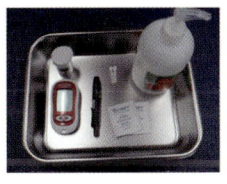

| 혈당 검사 준비물품 |

② 방법

번호	수행순서
1	물과 비누로 손위생을 실시하고 필요한 물품을 준비함.
2	준비한 물품을 가지고 대상자에게 가서 자신을 소개함.
3	손소독제로 손위생을 실시하고 대상자를 확인(이름, 등록번호 등을 개방형으로 질문하고 입원 팔찌와 대조)함.
4	대상자에게 검사의 목적과 절차를 설명함.
5	대상자의 손가락 끝을 부드럽게 촉진하여 채혈하기 적합한지 확인 후 천자할 부위를 소독솜으로 닦아 말림.
6	채혈기에 채혈침을 끼워 대상자의 피부 상태에 맞도록 삽입 깊이를 조절함.
7	혈당 측정기의 전원을 켜고 혈당 검사지를 꺼내 혈당 측정기에 삽입함.
8	채혈기를 손가락 끝부분의 측면에 놓고 채혈침이 피부를 순간적으로 천자하도록 버튼을 누름.
9	천자 부위에서 힘주어 혈액을 짜내지 말고 혈액이 자연스럽게 흘러나오게 함.

번호	수행순서
10	혈액을 검사지에 묻히고 천자 부위는 소독솜으로 눌러 줌.
11	혈당 측정기의 모니터에 나타나는 수치를 확인하고 메모한 후 대상자에게 설명함.
12	사용한 물품을 정리하고 물과 비누로 손위생을 실시함.
13	혈당 기록지에 혈당 측정치를 기록하고 이상이 있을 때 보고함.

2) 소변 검사

가) 일반 소변 검사

- 요 비중 검사 : 소변의 농도나 소변에 있는 용질의 양(대사 산물과 전해질)을 나타내는 지표임. 정상 범위는 1.010~1.025임. 소변이 농축될수록 요 비중은 증가됨. 과다한 수분 섭취나 신장의 소변 농축에 영향을 미치는 질병이 있을 때 요 비중은 낮아지며, 탈수, 수분 결핍, 소변 속의 포도당과 같은 용질이 과다할 때는 요 비중이 높아짐.
- 소변 pH 검사 : 대상자의 산-염기 상태를 조사하는 검사로 정상 pH는 6으로 약산성임. 대사성 산증에서 소변의 pH는 감소하고 대사성 염기중일 때는 pH가 상승함.
- 요당 검사 : 당뇨병이 있는 대상자를 선별하고 임신 동안 비정상적인 당 내성 여부를 알아보기 위해 하는 검사임. 소변에서 당이 검출되는 경우 전문의와 상담할 것을 권하고 있음.
- 케톤뇨 검사 : 지방산의 대사산물인 케톤체는 정상적으로 소변에서 검출되지 않으나 당뇨가 조절되지 않는 대상자의 소변에서 볼 수 있음.
- 단백뇨 검사 : 일반적으로 단백질 분자는 너무 커서 사구체 모세 혈관에서 여과되어 빠져나갈 수 없으나 사구체염 등으로 신장의 사구체 막이 손상되었을 때 혈장에 있는 단백질 분자가 사구체에서 빠져나오므로 대상자는 단백뇨를 볼 수 있음.
- 혈뇨 검사 : 정상 소변에는 혈액이 없으나 신장이나 요로에 손상이 있을 때 혈뇨가 나타남. 혈액이 소변에 존재할 때 눈에 보일 수도 있고 보이지 않을 수도 있으므로 시중에 판매되는 스틱으로 검사할 수 있음.

나) 소변 검체 수집 종류 및 방법

- 일반 소변 : 대상자가 직접 깨끗한 용기에 소변을 수집함. 보통 아침 첫 소변이 좋은데, 이는 오후보다 소변이 농축되어 희석된 소변 중에 없는 물질을 찾아낼 수 있음. 소변량은 적어도 10mL 이상이어야 하며, 소변과 대변이 섞이지 않아야 하고 여성의 경우 화장지가 검사물에 섞여 들어가지 않도록 함. 채집한 소변은 오염을 막기 위해 반드시 뚜껑을 닫아 둠.
- 청결 중간뇨 : 비뇨기계의 감염을 초래하는 미생물을 규명하기 위해 소변 배양 검사 목적으로 수집함. 피부에 있는 세균으로 오염될 가능성도 있지만 도뇨로 채뇨할 때 생기는 요로감염이 더 심각하고 청결 중간뇨로 채취하는 검체와 도뇨로 채취한 검체의 배양 검사 결과에 유의한 차이가 없으므로 최근에는 청결 중간뇨 검사를 많이 실시함. 가능한 한 요 도구 주위의 세균에 오염되지 않도록 수집해야 함.
- 일정 시간 동안의 소변 : 어떤 특정 시간 동안에 배뇨한 전체 소변량을 검사하는 것으로 1~2시간 동안의 소변량에서 24시간 소변량까지 포함됨. 일반적으로 세균의 성장이나 소변 구성 성분의 부패를 막기 위해 냉장 보관하거나 방부제를 넣음. 소변 수집을 시작할 때 첫 소변은 버리고 수집을 끝마칠 때 마지막 소변은 모음. 수집된 소변 주머니에는 대상자의 인적 사항과 소변의 총량, 수집 시작 및 완료 시간을 기록하여 검사실로 보냄.
- 도뇨 검사물 : 단순 도뇨나 정체 도뇨를 한 후에 얻은 검사물로 단순 도뇨는 깨끗한 중간뇨를 얻을 수 없는 대상자에게 적용하며, 미생물과 세포학적 분석을 위해 수집함.
- 유치 도관을 가진 대상자의 소변 검사물 채취 : 무균적으로 소변 검사물을 채취하기 위해서는 대상자의 유치 도관과 소변 주머니 연결 부위에 있는 포트에서 주사기를 이용하여 소변 검사물을 채취함. 소변 검사물을 채취할 때 감염 예방을 위해 장갑을 착용하며 주사기를 연결하는 부위를 소독하고 무균적 방법으로 채취함. 절대로 유치 도관과 소변 주머니 연결 부위를 분리하여 소변 검사물을 채취하지 않음.

3) 대변 검사

가) 목적

- 잠혈 검사를 하기 위함.
- 소화된 음식 찌꺼기나 소화액을 분석하기 위함.
- 기생충이나 충란이 있는지 확인하기 위함.
- 대변 속에 유해한 박테리아나 바이러스가 있는지 알기 위함.

나) 준비물품

- 대변 검체 용기, 깨끗한 마른 변기, 설압자, 일회용 장갑 등

다) 주의 사항

- 일반적인 대변 검사는 내과적 무균술을 준수하며 일회용 장갑을 끼고 깨끗한 설압자로 대변을 용기에 담아 뚜껑을 닫고 검사실로 보냄.

- 가능한 한 소변이나 월경으로 검체를 오염시키지 않도록 함. 검체 채집이 있기 전에 배뇨하도록 함.
- 고형의 대변은 설압자를 이용하여 약 2.5cm, 묽은 변은 15~30mL를 검체 용기에 넣음. 만약 대변에 농양, 점액이나 혈액 등이 보이면 검체에 함께 넣어서 보냄.
- 잠혈 검사인 경우 검사 3일 전부터 붉은색 채소, 철분 제제, 육류를 피하도록 함.
- 대변 배양 검사는 검체가 배양되므로 소량의 대변만 필요함. 멸균된 수집 용기에 무균술을 적용하여 검체를 수집하고 즉시 검사실로 보내야 함. 대상자가 항생제를 복용했는지 확인함.
- 검체는 즉시 검사실로 보냄. 만약 검사실 제출이 늦어질 경우 냉장 보관하지만, 아메바 검사 항목이 있는 경우에는 실온 보관함.

4) 객담 검사

가) 목적
- 객담 검체 수집은 특정 미생물과 약물의 민감성을 확인하기 위한 배양 및 민감성 검사, 세포학적 검사, 결핵 존재 유무 확인, 치료의 효과를 사정하기 위함.

나) 준비물품 : 객담 검체 용기

다) 주의 사항
- 객담 검사는 주로 아침에 일어나자마자 물로 양치 후 밤 동안 축적된 분비물을 기침하여 받도록 함. 그 이유는 이때가 객담이 가장 농축되어 있기 때문임.
- 객담과의 직접적인 접촉을 막기 위해 장갑과 보호장비를 착용함. 결핵이 의심된다면 N95 마스크를 착용함.
- 심호흡을 한 후에 기침하게 하여 1~2스푼 정도의 객담을 용기에 뱉도록 함.
- 기침을 할 수 없는 경우 검체를 얻기 위해 흡인할 수 있음.
- 객담 용기 바깥에 객담이 묻었다면 소독제로 깨끗이 닦음.
- 객담을 뱉은 후 불쾌한 맛을 제거하기 위해 대상자에게 입을 씻을 물을 줌.
- 검체는 라벨을 붙이고 검사실로 즉시 보냄.

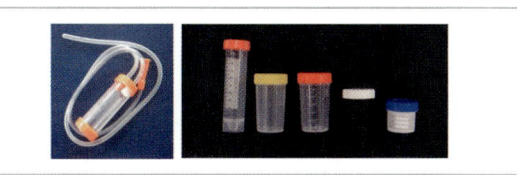

흡인용 객담 검체 용기, 객담 검사, 소변 검사, 대변 검사용 수집통

5) 인후 배양 검사

가) 목적

구강 인두와 편도 부위의 점막으로부터 검사물을 채취 배양하여 병원성 미생물 감염의 원인균을 확인하기 위해 실시함.

나) 주의 사항
- 똑바로 앉게 해서 검사 시 유발되는 구개 반사를 감소시킴.
- 대상자에게 입을 벌리고 혀를 내밀게 하여 "아" 하고 소리내게 하고 무균 면봉을 사용하여 혀 뒤편에서 검사물을 재빨리 채취하여 검사실에 보냄.
- 인후의 뒤쪽이 잘 보이지 않으며 설압자로 혀를 눌러 펜라이트 등을 이용하면서 채취함.

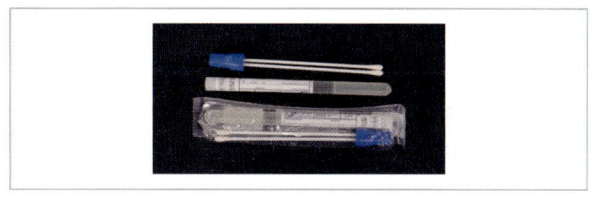

배양 검사용 배지와 멸균 면봉(swab culture kit)

나. 특수진단검사 보조

1) 방사선 검사

가) 단순 X-선 검사
- 검사 전 특별한 사전 준비는 없으나 X-선의 투과를 방해하는 금속 물질은 제거하고 X-선 촬영실에서 대상자의 자세와 위치를 고정한 후 촬영함.

나) 상부위장관 연속 조영술(UGIS : upper gastrointestinal series)
- 방사선을 통과하지 못하는 물질인 바륨을 삼키게 한 후 X-선을 찍어 식도, 위, 십이지장의 병변을 확인하는 검사임.
- 검사 전날 밤 12시 이후부터 금식하도록 함.
- 검사 후 남아 있는 바륨을 원활하게 배출하기 위해 완하제를 주고, 수분 섭취와 활동을 격려하여 변비를 막음.

다) 정맥 내 신우 조영술(IVP : intravenous pyelography)
- 신장, 요관, 방광, 요도 등의 비뇨기계 질환을 확인하기 위해 실시하는 검사임.
- 조영제를 정맥 주사하여 신장에 의해 배설되는 조영제의 양을 측정하기 위해 적절한 간격으로 촬영함.
- 조영제에 의한 알레르기 반응이 일어날 수 있으므로 검사 전에 확인함.

라) 바륨 관장 조영술(barium enema)
- 바륨으로 관장을 한 후 대장을 X-ray를 찍어 대장 질환을 확인하는 검사임.
- 검사 전날 저녁에 완하제를 주고 밤 12시 이후부터 금식하게 하며, 검사 당일 아침에 관장하여 결장을 깨끗이 비운 후 바륨 용액을 항문으로 주입하여 X-ray로 촬영함.
- 검사 시행 후 남아 있는 바륨 제거를 위해 완하제를 주고 관장함.
- 대상자에게 바륨으로 인해 장이 팽창되어 불편할 수 있으며 검사 후 며칠 동안 바륨 때문에 대변이 흰색일 수 있음을 설명해 줌.
- 수분 섭취를 적극 권장하여 바륨으로 인한 변비나 분변 매복을 예방함.

마) 혈관 조영술(angiography)
사전 동의가 요구되는 침습적 검사로 검사하고자 하는 혈관에 조영제를 투여한 후 X-ray나 형광 투시 검사를 통해 조영제가 흘러가는 모습을 관찰하면서 혈관이 좁아져 있거나 막혀 있는 부위를 조사하는 것임.

2) 내시경 검사

가) 기관지 내시경술(bronchoscopy)
- 후두, 기관, 기관지를 보는 것으로 질병을 진단할 수 있고 많은 양의 분비물이나 혈액을 흡인할 수 있음.
- 국소마취나 전신마취를 시행하는데 부분 마취로는 구토 방지를 위해 리도카인을 인두에 뿌림.

나) 식도 위 십이지장 내시경술
(EGD : esophagogastroduodenoscopy)
- 식도경 검사, 위경 검사, 십이지장경 검사 모두 포함하며 진단 및 치료의 목적으로 사용함.
- 검사 전 의치나 코위관을 제거하며, 검사 전날 저녁부터 검사 전까지 금식함.
- 검사 30~60분 지난 후 구역 반사(gag reflex)가 돌아오면 음식 섭취가 가능함.
- 검사 중 생검으로 조직을 떼어낸 경우는 검사 당일 출혈이 있는지 관찰하여야 함.

다) 직장 S상 결장경 검사(proctosigmodoscopy)
항문관, 직장, 원위 S상 결장의 점막을 직접 보는 것으로 암을 진단하거나 용종을 제거하며 기타 직장과 결장의 질병을 검사하기 위함. 검사 전날 저녁부터 검사 전까지 금식하며, 관장을 실시하고 검사함.
이 외에 요도, 방광, 요관 입구를 보는 방광 내시경술(cystos-copy), 어깨, 팔꿈치, 발목, 손목 관절의 관절 내부 구조를 직접 보는 관절 내시경술(arthroscopy), 흉강을 직접 보는 흉강경술(thoracoscopy), 결장 전부와 회장 말단의 점막을 보는 대장 내시경술(colonoscopy) 등이 있음. 수면 내시경 검사 후 일시적으로 어지러움증이나 두통이 있을 수 있으므로 운전이나 위험한 기계 조작 등은 피함.

3) 전기 생리적 검사

가) 심전도 검사(ECG 또는 EKG : electrocadiography)
① 목적
- 심전도는 심장의 전기적 자극이나 전도 체계를 그래프로 표현한 것으로 결과를 통해 심박동 수, 리듬, 부정맥 및 맥박 결손이 있는지 확인하기 위함.

② 주의 사항
- 전극을 가슴과 사지에 붙이고 측정되는 동안 조용히 누워 있어야 함.
- 전극이 피부에 잘 부착되지 않으면, 전극 젤리나 생리 식염수를 바른 후 부착하고 체모, 기름기, 때가 많으면 검사 전에 미리 제거함.

나) 뇌파 검사(EEG : electroencephalography)
- 뇌세포의 전기 활동을 측정하기 위한 검사로 조그만 원반 모양의 전극을 전도용 연고를 발라 두피에 붙여서 검사함.
- 뇌전증이나 뇌혈관 질환 진단에 사용되며 뇌파 결과에 영향을 줄 수 있는 대상자의 모든 활동(말하기, 눈 깜빡임, 삼킴 등)을 기록함.
- 검사 전 24~48시간 동안에는 대상자에게 어떠한 약도 먹지 않도록 교육함.

다) 근전도(EMG : electromyography)
- 특정 근육의 전기적 활동을 알아보기 위한 검사로 근육 질환이나 근육 기능에 영향을 주는 질병을 진단할 때 이용함.
- 26~28G의 가는 전극 바늘을 근육에 삽입하기 때문에 통증이 있을 수 있음.

라) 컴퓨터 단층 촬영(CT : Computerized Tomography)
① 목적
- 단순 X-선 검사와 달리 가로로 자른 횡단면상을 볼 수 있으며 구조물이 겹치는 것이 적어 구조물과 병변을 좀 더 명확히 보기 위함.
- 기관이나 조직 구조의 3차원 이미지를 제공함.

② 주의 사항
- 보통 조영제가 구역(메스꺼움), 구토를 유발할 수 있으므로 검사 전 3~4시간 동안은 음식과 수분을 제한함.

- 검사하는 동안 절대로 움직이지 않도록 함.
- 조영제 주사로 인한 발열감, 구역(메스꺼움), 구토 등의 증상이 있을 수 있으므로 반드시 조영제에 대한 알레르기 반응 사전 조사를 함.
- 밀실 공포증을 느낄 수 있음을 미리 설명하고 검사받을 부위의 금속성 물질은 모두 제거함.

마) 자기 공명 영상(MRI : Magnetic Resonance Imaging)

① 정의
- 자기 작용과 고주파를 이용하여 신체 조직을 컴퓨터 스크린에 단면 영상화하는 첨단 검사임.

② 주의 사항
- 좁은 터널 같은 기계 안에 약 60~90분 정도 움직이지 않고 가만히 누워 있어야 함.
- 시끄러운 소리가 발생하므로 필요시 헤드폰을 제공함.
- 밀실 공포증의 느낌을 완화하기 위해 양방향식 의사소통 체계를 사용함.
- 자기장을 이용한 검사로 모든 금속성 물체는 검사에 방해가 되므로 반드시 제거하여야 함.
- 자기를 사용하기 때문에 신체에 이식된 금속 기구(인공 심박동기나 인슐린 펌프, 금속성 고관절 보철물 등)가 있는 대상자는 검사를 받을 수 없음.
- 비만이나 밀실 공포증이 있거나 임산부는 검사를 받을 수 없음.
- 신체의 문신(특히, 붉은색)은 MRI 촬영하는 동안 문신 부위에 발적과 부종을 초래할 수 있으므로 문신 혹은 반영구 화장의 유무를 확인하고 촬영 도중 문신 부위에 특정 반응이 나타나는지 확인함.

바) 초음파 검사(ultrasonography)
- 초음파를 이용하여 조직이나 기관을 사진 또는 영상으로 시각화하는 검사임.
- 신장, 간, 비장, 췌장, 담낭, 갑상선, 심장, 눈, 여성 생식 기관 등의 검사에 주로 사용됨.
- 내부 구조의 크기, 형태, 덩어리, 액체, 염증, 전이 상태, 병변의 경계, 움직임 등을 볼 수 있음.

사) 천자

천자는 인체 내에 침습적으로 기구를 사용하여 체액의 일부를 검사용으로 채취하는 것으로 수행 시 반드시 무균술을 지켜야 하며 검사 동의서가 필요함.

① 요추 천자(허리 천자)(lumbar puncture)
- 목적
  - 척수액 압력 측정, 뇌척수액 추출, 척수에 약물 주입, 검사를 위한 조영제 투입 등임.
- 자세
  - 머리를 가슴 쪽으로 당기고, 무릎은 복부로 굽혀 측면으로 눕힘.
- 주의 사항
  - 천자 부위의 부종이나 출혈이 있는지 관찰함.
  - 검사 후 검사 부위는 멸균 드레싱을 적용함.
  - 검사 직후 경막 상처로부터 척수액 유출을 막고, 두통 방지를 위해 베개를 베지 않고 곧게 누운 자세로 1~12시간 정도 누워 있도록 함.

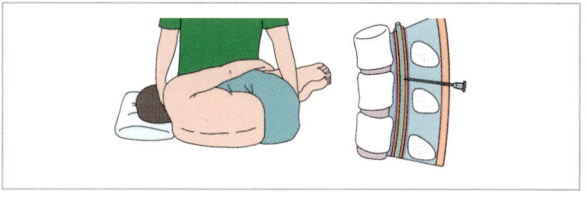

| 요추 천자 |

② 복부 천자(abdominal paracentesis)
- 목적
  - 복수의 성분을 검사하고 과도한 체액으로 인한 복부의 압박을 경감하기 위함.
- 자세
  - 좌위(앉은 자세)나 반좌위(반 앉은 자세)를 취함.
- 주의 사항
  - 복부 천자 시행 전 소변을 보아 방광을 비움.
  - 처치 전후에 대상자의 몸무게와 복부 둘레를 측정하여 비교함.
  - 복수액은 천천히 제거하며 저혈량 징후를 관찰함(1회 배액량을 1,500mL를 넘지 않게 함).

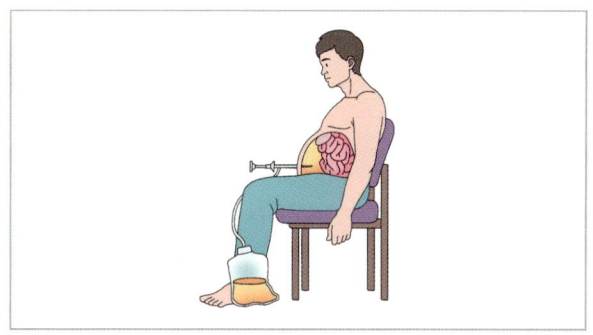

| 복부 천자 |

③ 흉강 천자(가슴막 천자)(thoracentesis)
- 목적
  - 늑막판으로부터 공기나 액체를 흡인하는 것으로 과도한 늑막액이나 기흉이 있는 경우 호흡을 용이하게 하기 위함.
- 자세
  - 늑골이 벌어지고 늑간이 넓어지게 하기 위해 팔을 머리 위로 하여 앉는 자세를 취함.
- 주의 사항
  - 한 번에 1,000~1,500mL 이상 제거하지 않음.
  - 검사 동안 폐손상 예방을 위해 대상자에게 기침, 심호흡을 멈추도록 함.
  - 대상자에게 검사 동안 베개를 제공하여 자세를 지지해 줌.
  - 천자 후 폐의 확장과 원활한 호흡을 돕기 위해 상체를 30° 높인 자세를 30분 정도 취하게 함.

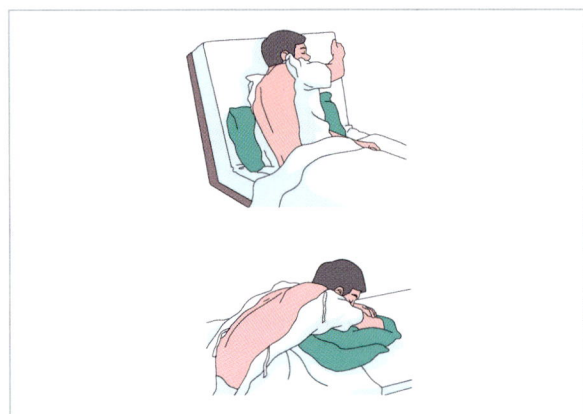

| 흉강 천자 |

2 수술 간호 보조

가. 수술 전 간호 보조

1) 수술 전 교육

가) 심호흡(deep breathing)과 기침(coughing)

① 목적
- 폐 확장을 증진하고 분비물의 축적을 막아 무기폐(폐 확장 부전), 폐렴을 예방하기 위함.
- 호흡기 분비물을 배출하고 폐 청결을 유지하여 환기를 증진하기 위함.

② 준비물품
- 베개, 휴지, 곡반, 손소독제, 일반 의료 폐기물 전용 용기

③ 방법

번호	수행순서
1	물과 비누로 손위생을 실시하고 필요한 물품을 준비함.
2	준비한 물품을 가지고 대상자에게 가서 자신을 소개함.
3	손소독제로 손위생을 실시하고 대상자를 확인(이름, 등록번호 등을 개방형으로 질문하고 입원 팔찌와 대조)함.
4	대상자에게 목적과 절차를 설명함.
심호흡	
5	대상자가 좌위(앉은 자세)나 반좌위 자세를 취하게 하여 폐 확장을 증진하고 심호흡을 용이하게 함.
6	양쪽 손바닥을 흉곽에 대고 흉곽이 최대한 확장할 때까지 코를 통해 숨을 천천히 깊게 들이마시도록 함.
7	3~5초 동안 숨을 참음.
8	입술을 오므리고 흉곽이 최대한 수축할 때까지 숨을 천천히 내쉬도록 함.
기침	
9	상체를 올려 앞으로 약간 굽힌 자세를 취하게 하여 효과적으로 기침하도록 함.
10	심호흡을 2~3회 시행하여 기침 반사를 자극함.
11	숨을 천천히 깊게 들이마신 후 1~2초 동안 호흡을 참음.
12	상체를 앞으로 굽히면서 복부 근육을 수축하여 강하게 2~3회 연속적으로 기침하도록 함.
13	휴지나 곡반에 가래를 뱉어내고 가래의 색, 농도, 냄새, 양 등을 관찰하도록 함.
14	사용한 물품을 정리하고 물과 비누로 손위생을 실시함.

④ 주의 사항
- 흉부 또는 복부 수술 대상자의 경우 손바닥이나 베개로 수술 부위를 지지하여 절개 부위의 긴장과 통증을 최소화함. 필요시 복대를 사용하여 절개 부위가 벌어지지 않도록 함.
- 안구, 귀, 뇌, 척추, 경부(목) 수술한 대상자는 금기임.
- 수술 후 대상자가 깨어 있는 동안 적어도 2시간마다 심호흡과 기침을 하도록 설명함.

나) 강화 폐활량계(incentive spirometer, inspirometer) 사용
- 강화 폐활량계는 대상자가 흡기(들숨) 노력 정도를 시각적으로 확인함으로써 자발적인 심호흡을 격려하는 기구임.

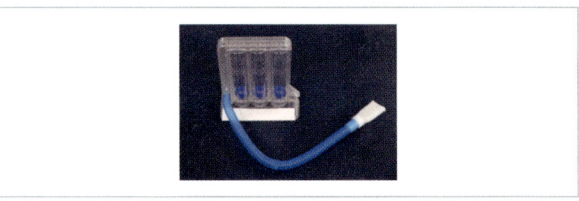

| 강화 폐활량계 |

① 목적
- 폐 환기를 증진하기 위함.
- 마취나 저환기(호흡 저하)의 부작용을 감소하기 위함.

- 호흡기 가스 교환을 촉진하기 위함.
- 호흡기 분비물을 완화하기 위함.
- 허탈된 폐포(허파 꽈리)를 다시 팽창시키고 무기폐(폐 확장 부전)를 예방하기 위함.

② 준비물품
- 강화 폐활량계, 휴지, 곡반, 베개(필요시), 손소독제, 일반 의료 폐기물 전용 용기

③ 방법

번호	수행순서
1	물과 비누로 손위생을 실시하고 필요한 물품을 준비함.
2	준비한 물품을 가지고 대상자에게 가서 자신을 소개함.
3	손소독제로 손위생을 실시하고 대상자를 확인(이름, 등록번호 등을 개방형으로 질문하고 입원 팔찌와 대조함.
4	대상자에게 목적과 절차를 설명함.
5	대상자가 좌위(앉은 자세)나 반좌위 자세를 취하게 하여 폐 확장의 범위를 증가시킴.
6	한 손으로 강화 폐활량계를 잡고 다른 손으로 마우스피스(mouth piece)를 잡도록 함.
7	최대한 숨을 내쉬고 강화 폐활량계를 똑바로 세운 다음 마우스피스를 입에 단단히 물도록 함.
8	코를 통해 숨을 쉬지 않고 입을 통해 최대한 깊게 숨을 들이마시도록 함.
9	숨을 참은 상태에서 강화 폐활량계 내 공(ball)이나 원주(cylinder)가 목표로 한 기준선에 3~5초 유지할 수 있도록 함.
10	입에서 마우스피스를 떼어낸 후 입술을 오므리고 숨을 천천히 내쉬도록 함.
11	대상자의 최대 흡식량을 확인하고, 지시계(indicator)로 지정함.
12	수술 후 사용 빈도, 수술 부위 지지 방법 등을 설명함.
13	사용 후 마우스피스를 물로 닦고 흔들어서 물기를 제거함.
14	물과 비누로 손위생을 실시함.

④ 주의 사항
- 강화 폐활량계를 사용하기 전에 심호흡과 기침을 격려하고, 필요시 진통제를 투여하여 통증을 감소함.
- 5~10회 반복하며 1시간에 10분씩 사용하도록 설명함. 1회 사용 시마다 잠시 쉬어 휴지기를 갖도록 하여 과대 환기로 인한 두통과 어지럼증을 예방함.
- 대상자를 심리적으로 지지해 줌.

2) 신체 준비

가) 금식(NPO : Nil Per Os, Non Per Os)

① 목적
- 위장 문제를 예방하고 완화하기 위함.
- 구토로 인한 구토물 흡인 위험성을 최소화하여 흡인성 폐렴을 예방하기 위함.

② 방법
- 금식의 목적을 설명하고 침상 주변에 있는 물, 음식을 치움.
- 금식 표지판을 침상 위 잘 보이는 곳에 부착함.
- 영양팀에 금식임을 알림.
- 수술 전날 의사가 지시한 시간에 따라 최소 6~8시간 유지함.
- 음식이나 음료수(물 포함), 담배(니코틴은 위액 분비를 자극) 등 어떠한 경구 섭취도 하지 않도록 함. 만약 수술 전 음식물을 섭취한 것이 발견되면 보고함.
- 대상자는 물을 먹지 못하며 물이나 구중청량제(입가심약)로 입을 헹구거나 양치질 정도만 가능함을 설명함.

나) 피부 준비(skin preparation)

① 목적
- 피부의 손상 없이 세균을 감소시키기 위함.
- 피부 절개 시 감염의 위험성을 최소화하기 위함.

② 준비물품
- 담요, 베개, 거즈, 휴지(필요시), 제모제, 종이 수건, 커튼(스크린), 일회용 장갑, 손소독제, 일반 의료 폐기물 전용 용기

③ 방법

번호	수행순서
1	물과 비누로 손위생을 실시하고 필요한 물품을 준비함.
2	준비한 물품을 가지고 대상자에게 가서 자신을 소개함.
3	손소독제로 손위생을 실시하고 대상자를 확인(이름, 등록번호 등을 개방형으로 질문하고 입원 팔찌와 대조)함.
4	대상자에게 목적과 절차를 설명함.
5	커튼(스크린)으로 대상자의 사생활을 보호해 주고 일회용 장갑을 착용함.
6	제모제를 사용하기 전에 피부 민감성 반응 검사를 함. 피부(손목 안쪽)에 소량의 제모제를 바른 후 제품설명서에 제시된 일정 시간 동안 그대로 둔 다음 피부 반응을 확인함.
7	피부 반응 확인 결과 발진이 없으면 누운 자세에서 수술 부위를 노출함.
8	제모제를 수술 부위 전체에 바르고 문지르지 않도록 함.
9	제품설명서에서 제시하는 일정 시간이 지난 후에 제모제를 털과 함께 닦아냄.
10	일회용 장갑을 벗고 손소독제로 손위생을 실시함.
11	수술 부위 제모 여부를 확인하고 필요시 항균 비누로 샤워하도록 하여 수술 후 상처 감염을 감소함.
12	대상자를 편안하게 해주고 사용한 물품을 정리함.

④ 주의 사항
- 피부 준비는 수술 부위를 포함하여 주위의 가장자리까지 광범위하게 시행함.
- 대상자의 피부 민감도에 따라 제모제 사용으로 인한 발진, 가려움, 부종 등의 부작용이 발생할 수 있으므로 주의 깊게 관찰함.

다) 장 준비(bowel preparation)
- 하부 위장관이나 하복부 부위 수술 전에 장 준비를 함.
- 수술 후 변비 또는 수술 동안의 실금을 예방하기 위해 관장과 변비약(완하제, 설사제)으로 장관을 깨끗이 함.
- 관장 시 관장용액은 체온보다 약간 높은 정도의 온도로 따뜻하게 함.
- 장 수술의 경우 장내 세균의 수를 최소화하고 수술하는 동안 대변의 유출로 인한 수술 부위의 오염을 예방함.

라) 휴식과 수면
- 수술 전 불안을 감소시키고 수술 후 회복을 촉진하는 중요한 요소임.
- 대상자에게 조용하고 편안한 환경을 제공하고 이완 요법을 통해 안위를 증진함.

3) 수술 당일 준비
- 대상자의 이름, 성별, 연령, 등록번호를 확인할 수 있는 입원 팔찌(ID band)를 확인함.
- 수술 전날 의사가 지시한 시간에 따라 음식물이나 물을 먹지 않았는지 금식 상태를 확인함.
- 활력 징후를 측정하고 이상이 있을 때 보고함. 마취 의사나 회복실 의료진이 기준 혈압과 비교할 수 있도록 기록함. 감염으로 인한 체온 상승 시에 수술이 취소될 수 있음.
- 수술 부위 피부 준비, 수술 부위 표시를 확인함.
- 구강(입안) 위생을 돕고 흔들리는 이(치)가 있는지 확인함.
- 의치, 의안, 안경, 콘택트렌즈, 보청기 등 착용물을 제거함. 보청기는 수술 직전까지 지시에 따를 수 있도록 유지하고 마취 후에 제거할 수도 있음.
- 머리핀, 반지, 시계, 팔찌, 목걸이, 귀걸이, 피어싱, 가발 등 장신구를 제거함.
- 머리가 길면 두 갈래로 땋아 단정하게 함.
- 수술 중 피부색을 관찰할 수 있도록 화장하지 않음.
- 수술 중 청색증을 관찰하기 위해 매니큐어나 페디큐어를 지움.
- 속옷을 벗고 수술 가운을 입히고 필요시 항혈전 스타킹을 착용하도록 함.
- 수술실로 가기 직전에 소변을 보도록 하여 수술 시 수술 부위 오염을 방지하고 방광 팽만을 완화함.
- 귀중품은 병원 규정에 따라 보관함에 넣고 잠그거나 가족이 보관하도록 설명함.
- 수술 동의서 및 '수술 전 처치 및 간호 상태 확인표' 확인

4) 수술실로 이동
- 수술실로 이동할 때 운반차(stretcher car)를 이용함.
- 침상 난간을 올리고, 다리 방향으로 이동하면서 대상자의 상태를 관찰함.
- 대상자가 수술하는 동안 보호자가 기다릴 수 있는 장소를 안내함.

나. 수술 중 간호 보조
수술 중 간호 보조는 대상자를 수술실 침상으로 옮기면서 시작되어 회복실로 이동할 때까지 지속됨.

1) 수술 대상자 준비
가) 수술 부위의 피부 준비
① 목적
- 수술 후 상처 감염의 위험을 감소하기 위함.
- 피부에 있는 때와 일과성 미생물을 제거하기 위함.
- 단시간 내에 최소한의 피부 자극으로 정주 세균의 수를 최소화하기 위함.
- 미생물의 빠른 반발 성장을 억제하기 위함.

② 방법
- 수술 부위의 피부를 항균 세제를 이용하여 기계적으로 문지르거나 닦음.
- 깨끗한 쪽(수술 절개 부위)에서 시작하여 더러운 쪽(말초 부위)을 향해 소독함.
- 수술 절개 부위 주위의 가장자리까지 광범위하게 소독하여 수술 부위를 보호함.
- 절개에 필요한 부위만 노출되도록 덮개(draping)로 덮음.

나) 체위 준비
- 체위는 수술의 종류에 따라 결정됨.
- 수술 부위의 노출과 접근이 쉽고, 적절한 순환과 호흡 기능을 유지하도록 체위를 취함.
- 올바른 신체 선열을 유지하고, 체중의 분배가 균등하게 유지되도록 함.
- 부적절한 체위는 근육 긴장, 관절 손상, 신경 손상, 욕창 등의 합병증을 유발할 수 있음.
- 체위를 천천히 변경하여 신체의 한 부위에서 다른 부위로 혈액량이 갑작스럽게 이동하는 것을 예방함.
- 체위를 천천히 변경하여 신체의 한 부위에서 다른 부위로 혈액량이 갑작스럽게 이동하는 것을 예방함.
- 욕창을 예방하기 위해 뼈 돌출 부위에 패드를 적용함.

① 앙와위(바로 누운 자세 : supine position)
- 복부 수술, 심장 수술, 유방 절제술 등에 적용함.
- 뼈 돌출 부위[후두(뒤통수), 견갑골(어깨뼈), 팔꿈치, 천골(엉치뼈), 미추(꼬리뼈), 발꿈치 등]에 베개나 패드를 대어주어 압력으로부터 보호함.

② 측위(옆 누운 자세 : lateral position)
- 신장 수술, 식도 수술, 흉부 수술, 골반 수술 등에 적용함.
- 뼈 돌출 부위[측두(관자), 귀, 견봉(어깨뼈 봉우리), 늑골(갈비뼈), 장골(엉덩뼈), 대전자(넓적다리 큰 돌기), 무릎(내측, 측면), 내측과(안쪽복사), 외측과(가쪽복사) 등]에 베개나 패드를 대어주어 압력으로부터 보호함.
- 액와의 압력을 방지하기 위해 액와부 지지대를 이용함.

③ 복와위(엎드린 자세 : prone position)
- 척추 수술, 등 수술 등에 적용함.
- 뼈 돌출 부위[귀, 뺨, 견봉(어깨뼈 봉우리), 유방(여성), 생식기(남성), 무릎, 발가락 등]에 베개나 패드를 대어주어 압력으로부터 보호함.
- 호흡 운동의 감소를 예방하기 위해 흉부 롤 또는 프레임을 이용함.

④ 골반 내진 자세(하늘 자전거 자세 : lithotomy position)
- 분만, 회음부 수술 등에 적용함.
- 양쪽 다리의 관절과 신경에 손상이 오지 않게 보호함.

⑤ 트렌델렌부르크 자세(trendelenburg position)
- 하복부 수술, 골반 수술 등에 적용함.
- 복강 내 장기의 상향 이동으로 인한 호흡 운동 감소, 뇌혈관의 울혈로 인한 뇌부종, 정맥 혈전 가능성이 있으므로 호흡과 순환 상태를 주의하여 관찰함.

⑥ 잭나이프 자세(jack knife position)
- 직장 수술, 항문 수술 등에 적용함.
- 흉곽, 복부에 압박을 받을 수 있으므로 호흡과 순환 상태를 주의하여 관찰함.

2) 수술실 간호 돕기

멸균 영역의 오염, 상처 감염의 가능성을 최소화하기 위해 외과적 무균술을 철저히 지킴.
- 멸균 영역의 오염, 상처 감염의 가능성을 최소화하기 위해 외과적 무균술을 철저히 지킴.
- 수술 중 대화, 기침, 재채기, 불필요한 움직임을 최소화함.
- 담요, 보온 장치를 사용하여 저체온을 예방함.

구분	역할
소독 (scrub)	• 집도의 옆에서 수술을 돕는 수행자 • 외과적 손씻기, 멸균 가운과 장갑 착용 • 멸균 영역에서 물품과 기구 준비 • 수술팀 다른 구성원의 멸균 가운과 장갑 착용 보조 • 수술 과정 진행 동안 멸균 영역 유지, 외과적 무균술 시행 • 수술 기구, 거즈, 봉합사, 바늘 등 수술 과정에서 필요한 물품을 집도의에게 제공 • 멸균 영역 내의 스펀지, 기구, 거즈, 바늘 등의 개수를 정확히 세고 확인
순환 (circulating)	• 전체 수술 과정 진행 동안 수술이 원활하게 진행되도록 비멸균 영역에서 돕고 수술의 진행 상태를 기록하는 수행자 • 수술에 필요한 기구, 물품, 약품 공급 • 수술실 조명 조절 • 생검한 검체를 검사실로 보내기 • 무균이 요구되는 모든 활동 감시 • 멸균 영역 내의 스펀지, 기구, 거즈, 바늘 등의 개수를 정확히 세고 확인

3) 타임아웃(time out)

- 개념 : 수술실에서 대상자의 안전과 관련해 의료 사고를 예방하기 위한 프로토콜을 말함.
- 대상 : 모든 수술 및 시술(국소마취 포함)
- 시기 : 마취 유도 전, 수술 부위 절개 전, 수술실 퇴실 전에 시행함. 협진 수술은 수술팀이 바뀔 때 다시 시행함.
- 참여자 : 마취의, 수술의, 마취 간호사, 수술실 간호사 등 수술팀이 모두 참여함.

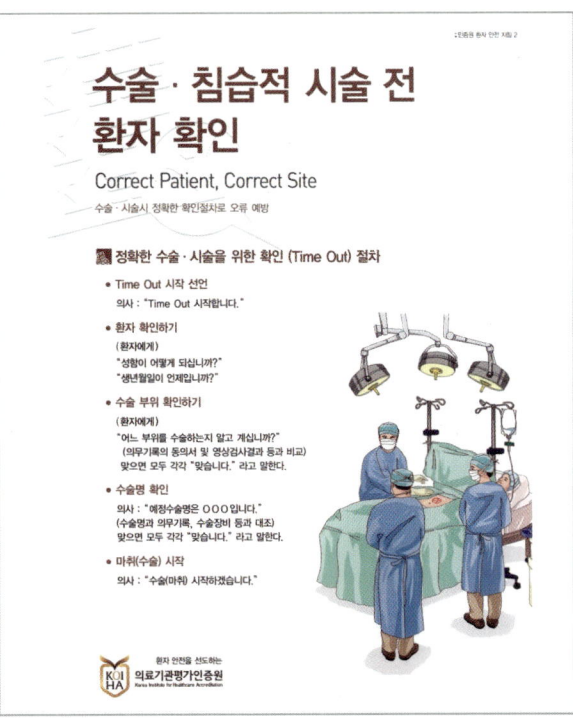

▌수술·침습적 시술 전 환자 확인 ▌

4) 수술실 환경 관리

가) 공기 질 관리 및 환기
- 양압 유지
- 시간당 15회 이상 공기 순환(이 중 20%는 신선한 공기가 유입되어야 함)
- 수술실로 유입되는 공기는 HEPA 필터를 통해 여과 후 유입

※ HEPA 필터 : 0.3㎛의 입자를 99.97%의 효율로 제거하는 필터

나) 온도 및 습도
수술실 내의 실내 온도는 20~22℃, 습도는 40~60%를 유지하여 감염의 빈도를 낮춤.

다) 청소
- 주기적으로 청소하며, 수술 전후와 하루 업무가 끝났을 때 청소함.
- 수술실의 모든 표면은 그날 첫 수술 전에 소독제로 닦음.
- 청소에 사용한 희석 용액은 매일 새 용액으로 준비함(라벨을 붙이고 희석 날짜를 표기하고 24시간이 지나면 폐기).
- 대상자를 이송하는 장비도 의료 기관에서 정한 소독제로 소독함.
- 오염 제거는 높은 곳에서 낮은 곳으로 진행함.
- 알코올은 광범위한 환경 청소에는 사용하지 않음.

5) 마취 간호 돕기
- 마취 유도 시 대상자에게 신체적, 심리적 지지를 제공함.
- 조용한 환경을 유지하고 대상자가 움직이거나 과도한 소음을 내지 않도록 함.

유형		기대 결과	방법
전신마취 (general anesthesia)		• 가역적 무의식 • 진통 • 마취 • 기억 상실 • 근육 이완(부동) • 반사 기능 억압	• 흡입 • 정맥 내
부위 마취 (regional anesthesia)	척추마취 (spinal anesthesia)	• 진통 • 마취 • 근육 이완	• 지주막하(거미막 밑)층의 척수 내로 마취제 주입
	경막외마취 (epidural anesthesia)	• 진통 • 마취 • 근육 이완	• 경막외 뇌척수액 속으로 마취제 주입
	국소마취 (local anesthesia)	• 말초 신경 억제	• 국소 도포 또는 국소적침윤으로 표피층에 마취제 주입
	신경 차단 (nerve block)	• 선택한 신경의 마취	• 말초 신경 주위에 마취제 주입

유형	기대 결과	방법
의식 있는 진정 (conscious sedation)	• 진정 • 항불안 • 호흡기계와 심장 기능에 영향 없음.	• 정맥 내

6) 봉합(suture)
- 피부와 조직의 봉합은 봉합사(sutures), 스테이플(staples), 특수 접착제 등을 사용함.
- 봉합사의 종류는 흡수성, 비흡수성이 있음. 흡수성 봉합사는 체내 효소에 의해 시간이 지나면 소화가 되고, 비흡수성 봉합사는 치유 과정 동안 조직 내에서 캡슐에 싸여있어 제거하지 않으면 조직에 남게 됨.

다. 수술 후 간호 보조

1) 수술 후 체위
- 수술 후 대상자는 처방에 따른 체위를 취함.
- 척추 마취를 한 대상자는 8~12시간 동안 앙와위(바로 누운 자세)를 취함.
- 의식이 없는 대상자의 머리를 한쪽으로 돌려 눕히거나 측위(옆 누운 자세)를 취하여 구강(입안) 내 분비물 배출을 용이하게 함.
- 뇌수술 후 침상 머리를 15~30° 올린 자세를 취하여 두개 내압(머릿속 압력) 상승을 방지함.

2) 수술 후 상처 배액(wound drainage)

가) 상처 배액관 관리

구분	설명	그림
헤모백 (hemovac drain)	• 200mL, 400mL, 800mL의 배액 주머니를 연결하여 다량의 분비물이 배액되는 수술 상처에 사용함.	
J-P 흡인백 (Jackson-Pratt drain)	• 100~200mL의 실리콘으로 만든 원형의 배액 주머니를 연결함.	

① 목적
- 수술 상처로부터 과도한 삼출물을 흡인하여 상처의 치유를 증진하기 위함.
- 삼출물로부터 피부를 보호하고 감염의 위험을 감소시키기 위함.

② 준비물품
- 배액관(헤모백 또는 J-P 흡인백), 쟁반(tray), 곡반, 배

액 측정컵, 소독솜, 일회용 장갑, 일반 의료 폐기물 전용 용기, 방수포, 손소독제, 기록지, 펜

③ 방법

번호	수행순서
1	물과 비누로 손위생을 실시하고 필요한 물품을 준비함.
2	준비한 물품을 가지고 대상자에게 가서 자신을 소개함.
3	손소독제로 손위생을 실시하고 대상자를 확인(이름, 등록번호 등을 개방형으로 질문하고 입원 팔찌와 대조)함.
4	대상자에게 목적과 절차를 설명함.
5	방수포를 깔아 홑이불의 오염을 방지하고, 일회용 장갑을 착용함.
6	배액이 잘되고 있는지, 배액관이 꼬이거나 접혀 있지 않은지, 덩어리지거나 막힌 부분이 없는지 배액관을 정규적으로 확인함.
7	배액관 삽입 부위의 감염 여부를 확인하기 위해 드레싱(dressing) 상태와 수술 상태(부종, 통증, 발적, 삼출물, 출혈 등)를 확인함.
8	배액 주머니를 비울 때는 배액관 위쪽의 잠금장치(clamp)를 잠가서 배액이 역류하지 않도록 음압 상태를 유지한 후 배액 주머니를 안전하게 잡고 주의하여 마개를 엶.
9	배액 주머니의 분비물을 눈금이 있는 측정컵에 비울 때 마개의 안쪽을 만지지 않도록 하여 감염을 예방함.
10	소독솜으로 배출구와 마개의 바깥쪽을 닦고 사용한 소독솜을 곡반에 버림.
11	배액이 유지되도록 배액 주머니를 손으로 눌러 음압이 유지된 상태에서 배출구 마개를 닫음.
12	배액관 위쪽의 잠금장치를 열어서 배액 여부를 확인하고, 배액 측정컵에 담긴 배액 양상(배액의 양, 색깔, 투명도)을 확인함.
13	배액관이 꺾이거나 꼬이지 않도록 고정함.
14	배액물을 오물 배출구에 버리고 측정컵을 물로 헹굼.
15	일회용 장갑을 벗어 일반 의료 폐기물 전용 용기에 버림.
16	사용한 물품을 정리하고 물과 비누로 손위생을 실시함.
17	배액관 삽입 부위 상태, 배액 양상, 교육 내용을 기록하고 이상이 있을 때 보고함.

④ 주의 사항
- 배액 주머니가 상처 부위보다 아래에 위치하여 배액이 역류하지 않도록 함.
- 배액 주머니를 환의에 고정하여 배액관이 눌리거나 당겨지지 않도록 하고, 홑이불이나 침상에 고정하지 않음.

3) 수술 후 심혈관계 합병증 예방 간호

가) 목적
- 수술 후 움직임이 제한되거나 침상에 누워 있는 대상자의 정맥혈류 정체로 인한 혈전 형성의 위험을 감소하기 위함.
- 정맥 혈전 색전증(정맥에서 기인한 혈전으로 인해 발생한 질환 : venous thromboembolism)을 예방하기 위함.

나) 하지(다리) 운동
① 발목 펌프(ankle pumps) 운동
- 발가락이 얼굴을 향하도록 발목을 발등 쪽으로 굽히는 운동[발등 쪽 굽힘(후방 굽힘)]과 발가락이 침상 발치를 향하도록 발목을 발바닥 쪽으로 굽히는 운동(발바닥 쪽 굽힘)을 교대로 시행함.

② 발목 돌리기(ankle circles) 운동
- 발목을 왼쪽으로 원을 그리며 돌린 후 오른쪽으로 원을 그리며 돌리는 운동을 반복하여 시행함.

③ 하지(다리) 직거상(straight leg raise) 운동
- 한쪽 무릎을 굽혀 발바닥을 침상에 지지한 자세 유지함.
- 반대쪽 다리를 곧게 펴서 위로 들어 올린 후 천천히 침상으로 내림.
- 다리를 바꾸어 동일한 동작을 교대로 시행함.

다) 간헐적 공기 압박 기구(IPC : Intermittent Pneumatic Compression) 적용

- 간헐적 공기 압박 기구는 다리를 싸고 있는 슬리브에 공기 펌프를 통해 간헐적으로 일정량의 공기를 주입하여 하지(다리)의 압박과 감압을 반복하여 정맥혈류 정체를 예방하는 기구임.

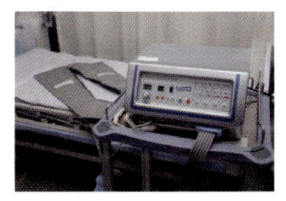

| 간헐적 공기 압박 기구 |

- 올바른 크기의 슬리브를 선택하기 위해 무릎형은 종아리의 가장 두꺼운 둘레, 대퇴형은 대퇴(넓적다리)의 가장 두꺼운 둘레를 정확히 측정함.
- 다리와 슬리브 사이에 손가락 2개 정도의 공간을 두어 여유 있게 고정함.
- 공기 주입 튜브를 공기 펌프와 슬리브에 연결하고 공기 주입 튜브가 꼬이거나 뒤틀리지 않도록 함.
- 공기 펌프를 켜고 압박 압력(일반적으로 35~55mmHg)을 설정하여 작동 상태를 확인함.
- 적어도 8시간마다 슬리브를 제거하여 하지(다리)와 압박 부위의 피부 상태를 관찰하고 이상이 있을 때 보고함.
- 양쪽 하지(다리)의 족배 동맥(발등 동맥) 박동을 반드시 확인 후 적용함.
- 대상자가 수술 후 회복되어 충분히 보행 가능할 때 제거함.
- 동맥 부전(기능 상실), 정맥 혈전, 연조직염(cellulitis), 하지(다리) 감염의 과거력이 있는 대상자는 금기임.

라) 항혈전 스타킹(AES : Anti-Embolism Stockings) 착용
- 다리 근육의 압력을 유지하여 정맥 귀환을 증진함.

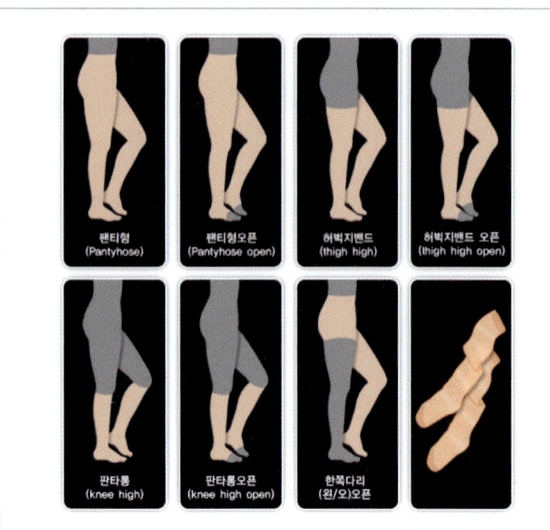

| 항혈전 스타킹 |

- 올바른 크기의 항혈전 스타킹을 선택하기 위해 다리 길이와 둘레를 정확히 측정함. 무릎형은 발꿈치부터 무릎 뒤까지의 길이, 대퇴형은 발꿈치부터 둔부(볼기) 아래 주름까지의 길이를 측정함.
- 순환을 방해할 수 있는 다리의 피부 병변이나 국소 질환이 있는지 확인함.
- 항혈전 스타킹을 착용하기 전 침상에 눕히고 15~30분 동안 다리를 올려 부종을 감소시킴.
- 손을 항혈전 스타킹 안에 넣어 스타킹의 발꿈치 부위까지 바깥으로 쥐고 뒤집음.
- 발바닥과 발꿈치가 항혈전 스타킹 모양에 맞도록 발을 안쪽으로 넣음.
- 발가락에 힘을 주도록 하며 발꿈치부터 무릎을 향하여 주름이 없도록 신겨 올림. 무릎형은 스타킹 끝부분을 무릎에서 2.5~5cm 아래에 두고, 대퇴형은 스타킹 끝부분을 둔부(볼기)에서 3~8cm 아래에 둠.
- 대퇴형 항혈전 스타킹은 무릎을 구부려 무릎 위까지 신긴 후 무릎을 펴 대퇴(넓적다리) 부위까지 신김.
- 주름이나 접힌 부분이 있으면 항혈전 스타킹의 끝부분을 잡아당기지 말고 아래에서 위로 손바닥으로 고루 펴주어 피부 손상과 순환장애를 예방함.
- 다리 마사지, 다리 꼰 자세, 오랫동안 앉은 자세, 다리가 조이는 옷을 피하도록 함.
- 사지의 혈액 순환 상태, 피부 상태를 확인하고 이상이 있을 때 보고함.

마) 조기 보행(early ambulation)
- 수술 직후 조금씩 체위 변경을 하여 가능한 한 빨리 대상자 혼자 기상이나 보행할 수 있도록 하는 것을 말함.
- 폐 팽창 강화, 분비물 배출, 정맥 귀환 촉진, 장내 운동성 자극, 관절의 경직성 방지 및 압력을 완화함.
- 호흡기계, 심혈관계, 비뇨기계, 위장관계, 근골격계의 합병증을 예방하는 데 도움을 줌.
- 대상자의 상태를 고려하여 수술 후 당일 또는 수술 다음 날부터 침상 밖으로 움직이도록 격려함.
- 보행 전에 활력 징후를 측정하고 기립 저혈압을 예방함.
- 운동을 처음 시작할 때 도와주고 격려하여 점차 운동량을 늘리도록 함.

3) 수술 후 통증 관리
- 통증은 신체적, 심리적, 사회적, 정서적인 요인의 작용으로 나타남.
- 마취 효과가 사라지면 통증이 심해지고 수술 후 회복을 지연시킬 수 있음.
- 정기적으로 또는 심한 통증이 발생하기 전에 진통제를 복용하는 것이 효과적임.
- 통증이 있는 대상자의 안위를 도모하기 위해 냉/온 요법, 비약물적 방법(마사지, 체위 변경, 기분 전환 등)을 제공함.
- 진통제의 효과는 경구 투여의 경우 약 1시간 후, 정맥 투여의 경우 약 30분 이내에 나타남.
- 통증이 있을 때 자가 조절 진통(PCA : Patient-Controlled Analgesia)을 사용하여 대상자가 정해진 용량을 자가 투여하여 즉각적으로 진통제를 제공하고 진통제의 혈중 농도를 일정하게 유지함.

⟨통증 사정 도구⟩

종류	설명
수치 통증 척도 [수치 평가 척도 (NRS : Numerical Rating Scale)]	• 통증의 강도를 0에서 10까지의 점수를 통해 측정하는 방법임. • 0점은 통증 없음, 5점은 괴로운 통증, 10점은 가장 심한 통증을 의미하며, 통증의 정도를 가장 잘 나타내는 숫자로 표현하도록 함. <table><tr><td>숫자</td><td>의미</td></tr><tr><td>0</td><td>통증 없음</td></tr><tr><td>1~3</td><td>경도 통증</td></tr><tr><td>4~6</td><td>중등도 통증</td></tr><tr><td>7~10</td><td>심한 통증</td></tr></table> 통증 없음 괴로운 통증 가장 심한 통증 0 1 2 3 4 5 6 7 8 9 10

종류	설명
얼굴 통증 척도 (faces pain rating scale)	• Wong-Baker의 얼굴 통증 척도는 통증의 강도를 6가지 단계의 표정을 통해 측정하는 방법임. • 맨 왼쪽의 웃는 얼굴은 통증 없음, 맨 오른쪽의 우는 얼굴은 가장 심한 통증을 의미하며, 통증의 정도를 가장 잘 나타내는 표정에 선택하도록 함. • 3세 이상의 소아, 의사소통 장애가 있는 대상자의 통증 평가에 사용함. 0 2 4 6 8 10 통증이 없음 / 조금 아프다 / 아프다 / 많이 아프다 / 매우 아프다 / 상상할 수 있는 가장 심한 정도로 아프다(반드시 울어야 할 필요는 없음) 출처 : https://wongbakerfaces.org

4) 수술 후 합병증과 간호 돕기

구분	합병증	간호 돕기
호흡 기계	무기폐(폐 확장 부전), 폐렴, 폐색전증	• 기도 개방성을 확인함. • 산소 포화도가 95% 이하 시 즉시 보고함. • 심호흡과 기침을 하도록 함. • 체위를 최소 2시간마다 변경하여 폐가 확장되도록 함.
심혈관 계	고혈압, 저혈압, 저혈량 쇼크, 부정맥, 심부 정맥 혈전증(깊은 정맥 혈전증), 심부전, 패혈증	• 섭취량/배설량을 측정하여 체액 균형을 확인함. • 깨어 있는 동안 적어도 2시간마다 하지(다리) 운동을 시행함. • 조기 보행을 하도록 함. • 수술 후 거동 시 기립 저혈압이 생기지 않도록 점진적으로 시행함.
비뇨 기계	급성 요정체, 요로 감염	• 유치 도관을 통한 소변량이 30mL/hr 이하(성인) 시 보고함. • 자연 배뇨를 유도(정상 체위로 배뇨, 수돗물 틀기, 수분 섭취, 회음부에 따뜻한 물 붓기, 따뜻한 변기 사용 등)함. • 배뇨 장애(배뇨 곤란) 유무, 방광 팽만 정도, 배설 양상을 확인함. • 수술 후 8시간 안에 자연 배뇨하지 못하는 경우 보고하고 잔뇨량을 측정함. 자연배뇨 실패 시 인공 도뇨를 시행함. • 소변의 색깔, 양상을 확인함.
위장 관계	구역(메스꺼움), 구토, 변비, 복부 팽만, 마비 장폐색증	• 연동 운동을 확인(복부 청진, 가스 배출)하여 장 운동이 회복되면 단계별 [물 → 유동식(맑은 미음) → 연식(죽) → 상식(밥)]로 섭취함. • 위장관 수술 후 장운동이 회복되면 코위관을 제거함. • 조기 보행과 운동은 복부 팽만을 완화함. • 변비가 있을 때 고섬유 식이를 권장하고 필요시 완화제를 투여함. • 장폐쇄가 완화되지 않을 때 코위관이나 코장관을 삽입하여 감압함.
수술 상처	상처 감염, 상처 벌어짐, 내장 탈출	• 드레싱 교환 시 철저한 무균술을 지킴. • 상처 부위를 관찰하여 감염의 징후를 확인함. • 상처가 벌어지거나 내장 탈출 시 돌출된 부위를 억지로 밀어 넣지 않고 신속하게 생리식염수로 적신 멸균 드레싱으로 덮음.

X. 기도폐쇄와 심정지 대처

1 기도폐쇄 처치 방법 및 주의 사항

가. 기도폐쇄의 정의

기도폐쇄는 완전 기도 폐쇄와 부분적 기도폐쇄로 나눌 수 있음. 부분 기도폐쇄인 경우는 환자가 말을 할 수 있거나 캑캑거리는 소리를 낼 수 있으며 한 손이나 두 손으로 목을 움켜쥐고 고통스러운 신호를 보냄. 완전 기도 폐쇄인 경우는 환자가 말을 하거나 기침, 구토조차 할 수 없고 청색증이 나타나며 즉각적인 응급처치를 실시하여 기도의 이물질을 제거해 주어야 함. 기도폐쇄 증상이 경미한 경우는 스스로 기침을 해서 기도에 막힌 것을 뱉을 수 있게 하고 증상이 심해지는지를 지속적으로 감시함. 그러나 심각한 기도폐쇄의 징후를 보이며 기침을 할 수 없거나 숨을 쉬지 못하는 성인이나 1세 이상의 소아를 발견하면 즉시 등 두드리기(back blow)를 시행함. 등 두드리기를 연속 5회 시행한 후에도 효과가 없다면 복부 밀어내기(하임리히법)를 시행함. 임산부나 고도 비만 환자의 경우에는 등 두드리기를 시행한 후 이물이 제거되지 않으면, 복부 밀어내기 대신 가슴 밀어내기(chest thrust)를 시행함.

나. 기도 폐쇄의 주된 원인

- 음식을 잘 씹지 않고 삼키거나 음식을 너무 빨리 먹거나 웃거나 이야기하면서 먹을 때
- 음식 섭취 시 음주로 인한 삼키는 것을 도와주는 신경세포가 둔화
- 음식을 입에 넣은 상태에서 걷거나 뛰는 행동
- 상하 의치를 가진 대상자

다. 성인 기도 폐쇄 응급처치법(하임리히법)

1) 등 두드리기

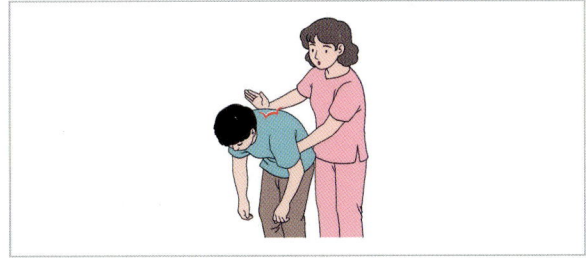

∥ 등 두드리기 ∥

심각한 기도폐쇄의 징후를 보이며 효과적으로 기침을 하지 못하는 성인이나 1세 이상의 소아 환자를 발견하면 즉시 등 두드리기(back blow)를 시행하고 등 두드리기를 5회 연속 시행한 후에도 효과가 없다면 5회의 복부 밀어내기를 시행

2) 복부 밀어내기 – 의식이 있을 경우

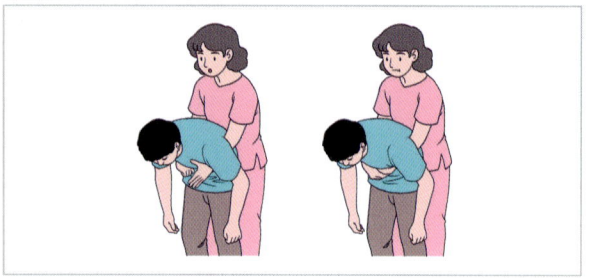

| 복부 밀어내기 |

- 대상자의 뒤에 서서 대상자의 다리 사이에 처치자의 다리를 넣어 지지함.
- 한 손으로 대상자의 배꼽을 찾고, 다른 손으로 주먹을 쥐고 엄지손가락이 대상자의 복부 중앙을 향하도록 주먹을 돌려 배꼽 바로 위에 위치시킴.
- 다른 손으로 주먹을 감싼 후, 빠르고 강하게 후상방으로 밀어 올림.
- 이물질이 제거되어 대상자가 기침을 하거나 거칠게 숨을 몰아쉴 수 있게 될 때까지 반복함.
- 대상자가 의식을 잃으면 구조자는 대상자를 바닥에 눕히고 즉시 심폐소생술을 시행함. 인공호흡을 하기 전 입안을 확인하여 이물질이 보이는 경우에만 제거함.

3) 유의사항

- 소아인 경우는 소아 뒤에 서서 무릎을 굽히고 앉거나 소아의 키에 맞추어야 함.
- 복부 밀어올리기는 복부 장기의 손상을 유발할 수 있으므로 성공적으로 시행되었더라도 병원으로 후송하여 검사를 받아야 함.
- 비만인 사람이나 임산부의 경우 복부 밀어올리기 대신 가슴 압박을 시행하고, 처치 도중 의식을 잃는 경우 심정지로 판단하고 심폐소생술을 시행함.
- 이물질이 보일 경우 무리하게 손가락으로 제거하는 것을 시도하지 않음.

라. 영아 기도 폐쇄 응급처치

1) 영아 환자 : 1세 이하, 체중이 10kg 이하인 환아

가) 주변에 119 신고를 요청함.
나) 영아의 얼굴이 위로 향하도록 자신의 팔 위에 올려놓고 손으로 머리와 경부가 고정되도록 잡음.
다) 다른 팔을 이용해 영아의 얼굴이 아래로 향하도록 뒤집어 턱을 잡은 손으로 영아를 떠받침.

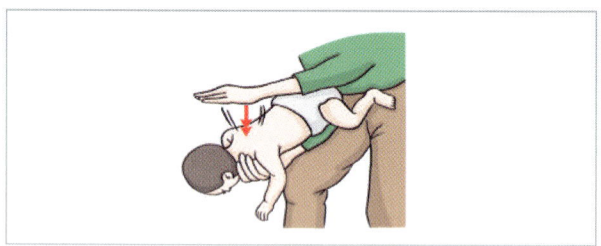

라) 영아의 머리를 가슴보다 낮게 하고, 영아를 안은 팔을 허벅지에 고정한 뒤 손바닥으로 영아의 견갑골 사이를 5회 두드림.

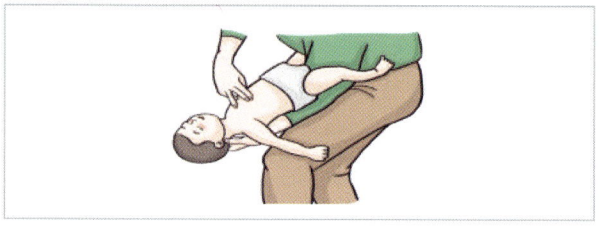

마) 영아의 등을 받치고, 머리를 가슴보다 낮게 하여, 영아를 안은 팔을 무릎 위에 놓음.
바) 영아의 유두 사이에 가상선을 그어, 검지와 중지를 흉골에 올려놓고 정확하게 5회 압박을 가함.(압박 시 손가락은 가슴에서 떼지 않음.)
사) 영아의 구강 내 이물질을 확인하여 보이면 제거함.(손에 닿지 않는 이물질은 무리하게 제거하지 않음.)

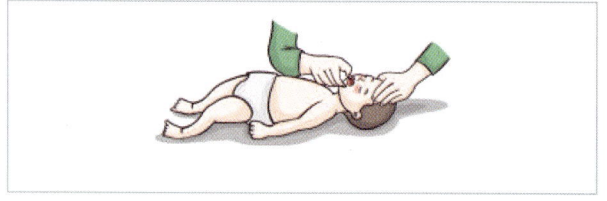

아) 이물질이 배출되거나 기침하거나 힘차게 숨을 쉴 때까지 계속 반복 실시함.(119 구급대원이 도착할 때까지 위의 과정을 반복함.)

2 심폐소생술 방법 및 주의사항

가. 심폐소생술(CPR, CardioPulmonary Resuscitation)

심폐소생술은 심정지 대상자에게 응급으로 호흡과 혈액순환을 보조해 주는 과정으로 생명을 살리기 위해 시행되는 생명 구조 행위를 말함. 즉 산소를 함유한 혈액을 전신의 조직세포로 순환시키는 펌프 기능을 대신하는 '가슴압박'과 환자의 폐를 통해 환자의 혈액 속으로 산소를 불어 넣는 '인공호흡'을 교대로 반복해 주는 것을 말함. 넓은 의미로는 '가슴압박'과 '인공호흡'에 더하여 환자의 심장박동을 정상상태로 회복시켜 주는 '심장 충격'과 환자의 상태를 안정시키는 목적의 소생술용 '약물투여'까지를 함께 포함하여 '심폐소생술'이라고 함.(대한심폐소생술협회, 2015)

우리나라는 최근 심혈관질환의 증가로 인한 심정지 발생이 급격히 높아지고 있는 추세임. 심정지는 하루 중 오전 8∼10시 사이에 가장 많이 발생하고 그다음은 오후 6∼8시 사이에 많이 발생하는 것으로 나타남. 질병관리본부 통계자료에 따르면 심정지 발생 장소는 가정 54%, 공공장소 20%, 비공공장소 13%로 일어나는 것으로 일반인에 의한 심폐소생술의 중요성을 일깨워 주고 있음. 심정지가 발생했을 경우 119에 신고하고 구급대가 도착하기까지 평균적으로 5∼10여 분 이상 소요되는 것으로 알려져 있어 목격자의 빠른 심폐소생술 시행이 심정지 대상자의 소생 가능성을 높이는 데 매우 중요함. 목격자가 즉시 심폐소생술을 시행할 경우 시행하지 않은 경우에 비해 생명을 구할 수 있는 확률이 3배 이상 높아짐.

심장은 혈액을 온몸으로 내뿜는 기능을 하며 심장마비는 심장의 펌프 기능이 중단된 상태임. 뇌는 4∼5분만 혈액 공급이 중단되어도 영구적으로 손상이 될 수 있으므로 바로 조치를 취해 주어야 함.

1) 기본 심폐소생술

심정지 대상자의 생존율을 높이기 위해 5가지 필수적인 단계들을 생존사슬(chain of survival)이라 함. 기본소생술에서의 소아와 성인의 구분은 8세 이상은 성인, 8세 미만은 소아에 준하여 심폐소생술을 함.

가) 생존사슬 5단계

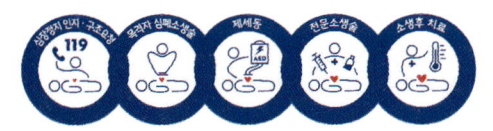

∥ 병원 밖 심장정지 생존사슬 ∥

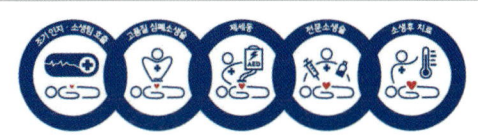

∥ 병원내 심장정지 생존사슬 ∥

나) 심폐소생술의 시행 방법

① 1단계 : 반응의 확인
- 먼저 현장의 안전을 확인한 다음 대상자에게 다가가 어깨를 가볍게 두드리며, 큰 목소리로 "여보세요, 괜찮으세요?"라고 물어봄.
- 의식이 있다면 대상자는 대답을 하거나 움직이거나 또는 신음소리를 내는 것과 같은 반응을 나타냄.
- 반응이 없다면 심정지의 가능성이 높다고 판단해야 함.

② 2단계 : 119 신고
- 대상자의 반응이 없다면 즉시 큰 소리로 주변 사람에게 119 신고를 요청함.
- 주변에 아무도 없으면 직접 119에 신고함. 만약 주위에 심장충격기가 비치되어 있다면 즉시 가져와 사용해야 함.

③ 3단계 : 호흡 확인
- 쓰러진 대상자의 얼굴과 가슴을 10초 이내로 관찰하고 호흡이 있는지를 확인함.
- 대상자의 호흡이 없거나 비정상적이라면 심정지가 발생한 것으로 판단함.
- 일반인은 비정상적인 호흡 상태를 정확히 판단하기 어렵기 때문에 응급의료전화상담원의 도움을 받는 것이 바람직함.

④ 4단계 : 가슴압박 30회 시행
- 대상자를 바닥이 단단하고 평평한 곳에 등을 대고 눕힌 다음 흉골(복장뼈)의 아래쪽 절반 부위에 깍지를 낀 두 손의 손꿈치를 댐.
- 손가락이 가슴에 닿지 않도록 주의하면서 양팔을 쭉 편 상태로 체중을 실어서 대상자의 몸과 수직이 되도록 가슴을 압박하고, 압박된 가슴은 완전히 이완되도록 함.
- 가슴 압박은 성인에게 분당 100∼120회 속도와 약 5cm 깊이(소아 4∼5cm)로 강하고 빠르게 시행함.
- '하나, 둘, ···· 서른'하고 세어가면서 규칙적으로 시행하며, 대상자가 회복되거나 119구급대가 도착할 때까지 지속함.

- 심정지 초기에는 가슴압박만을 시행하는 가슴압박 소생술과 인공호흡을 함께 실시하는 심폐소생술의 효과가 비슷하기 때문에 일반인 목격자는 지체 없이 가슴압박 소생술을 시행해야 함.

⑤ 5단계 : 인공호흡 2회 시행
- 머리 기울이고 턱 들기 수기(head tilt chin lift maneuver)를 사용하여 기도를 개방함.
- 머리를 젖혔던 손의 엄지와 검지로 코를 잡아서 막고, 입을 크게 벌려 대상자의 입을 완전히 막은 후 가슴이 올라올 정도로 1초에 걸쳐서 숨을 불어넣음. 숨을 불어넣을 때는 대상자의 가슴이 부풀어 오르는지 눈으로 확인함.
- 숨을 불어넣은 후에는 입을 떼고 코도 놓아주어 공기가 배출되도록 함.
- 인공호흡 방법을 모르거나, 꺼려지는 경우는 인공호흡을 제외하고 지속적으로 가슴압박을 시행함.

⑥ 6단계 : 가슴압박과 인공호흡의 반복
- 이후에는 가슴압박과 인공호흡을 30:2의 비율로 119구급대원이 현장에 도착할 때까지 반복 시행함.
- 다른 구조자가 있는 경우에는 한 구조자는 가슴압박을 시행하고 다른 구조자는 인공호흡을 맡아서 시행한 뒤에 서로 역할을 교대함.

⑦ 7단계 : 회복 자세
- 가슴압박 소생술을 시행하던 중에 대상자가 소리를 내거나 움직이면, 호흡도 회복되었는지 확인함.
- 호흡이 회복되었다면 대상자를 옆으로 돌려 눕혀 기도가 막히는 것을 예방함.
- 그 후 대상자의 반응과 호흡을 관찰해야 함.
- 대상자의 반응과 정상적인 호흡이 없어진다면 심정지가 재발한 것이므로 신속히 가슴압박과 인공호흡을 시작함.

3 자동 심장 충격기 사용방법 및 주의사항

가. 전원 켜기

외부형 자동 심장 충격기(AED : Automated External Defibrillator)는 반응과 정상적인 호흡이 없는 심정지 대상자에게만 사용해야 하며, 심폐소생술 시행 중에 심장충격기가 도착하면 지체 없이 적용해야 함. 먼저 심장충격기를 심폐소생술에 방해가 되지 않는 위치에 놓은 뒤에 전원 버튼을 누름.

나. 두 개의 패드 부착

- 패드 1 : 오른쪽 빗장뼈 아래
- 패드 2 : 왼쪽 젖꼭지 아래의 중간 겨드랑이선
  패드 부착 부위에 이물질이 있다면 제거하며, 패드와 심장충격기 본체가 분리되어 있는 경우에는 연결함.

다. 심장리듬 분석

"분석 중…"이라는 음성이 나오면, 심폐소생술을 멈추고 대상자에게서 손을 뗌. 심장 충격이 필요한 경우라면 "심장 충격(제세동)이 필요합니다."라는 음성과 함께 심장충격기 스스로 설정된 에너지로 충전을 시작함. 심장충격기의 충전은 수 초 이상 소요되므로 가능한 가슴압박을 시행함. 심장충격이 필요 없는 경우에는 "대상자 상태를 확인하고, 심폐소생술을 계속 하십시오."라는 음성이 나오며, 이 경우에는 즉시 심폐소생술을 시작함.

라. 심장충격 시행

심장충격이 필요한 경우에만 심장충격 버튼이 깜박이기 시작함. 깜박이는 버튼을 눌러 심장충격을 시행함. 반드시 다른 사람이 대상자에게서 떨어져 있는지 확인한 다음 심장충격 버튼을 누름.

마. 즉시 심폐소생술 다시 시행

심장충격을 실시한 뒤에는 즉시 가슴압박과 인공호흡을 30 : 2로 다시 시작함. 심장충격기는 2분마다 심장 리듬을 반복해서 분석하며, 이러한 심장충격기의 사용 및 심폐소생술의 시행은 119구급대가 현장에 도착할 때까지 지속되어야 함.

> **보충자료 주의 사항**
> - 가슴압박 깊이는 영아(만 1세 미만) 가슴두께의 1/3(약 4cm), 소아 4~5cm, 성인 약 5~6cm
> - 가슴압박 속도는 성인(만 8세부터)과 소아(만 1세~8세 미만)에서 분당 100~120회로 권장됨.
> - 소아 및 영아인 경우 한쪽 발바닥을 가볍게 두드려 움직임이나 반응을 확인함.
> - 소아와 영아인 경우 2인 구조 시 가슴압박과 인공호흡의 비율은 15:2로 실시함.(의료제공자만 해당)
> - 소아들은 목이 아주 유연하기 때문에 목을 과신전시키는 것보다 반듯하게 해줌으로써 폐쇄를 경감시킬 수 있음.
> - 의료인인 경우 호흡 확인과 맥박 확인도 실시하며 성인과 소아는 경동맥(목동맥), 영아인 경우 상완동맥(위팔동맥)에서 촉진함.
> - 익수로 인한 심정지 시는 반드시 인공호흡이 병행되어야 함.

보충자료 119 신고 시 응급의료상담원에게 알려주어야 하는 내용
- 대상자가 발생한 위치, 주소 및 전화번호를 정확히 알려줌.
- 응급상황이 발생한 경위와 대상자의 상태를 정확히 알려줌.(심장발작, 자동차 사고 등)
- 주위의 위험요소 유무 : 가스 유무, 화재, 사고, 위험물질, 안개, 얼음 등을 정확히 알려줌.
- 대상자의 수를 정확히 알려줌.
- 전화 건 사람의 이름, 전화번호

보충자료 선의의 응급의료에 대한 면책(선한 사마리아인 법)
제5조의2(선의의 응급의료에 대한 면책)
1. 생명이 위급한 응급환자에게 다음 각 호의 어느 하나에 해당하는 응급의료 또는 응급처치를 제공하여 발생한 재산상 손해와 사상에 대하여 고의 또는 중대한 과실이 없는 경우 그 행위자는 민사책임과 상해에 대한 형사책임을 지지 아니하며 사망에 대한 형사책임은 감면함.〈개정 2011.3.8., 2011.8.4.〉
다음 각 목의 어느 하나에 해당하지 아니하는 자가 한 응급처치
가. 응급의료종사자
나. 「선원법」 제86조에 따른 선박의 응급처치 담당자, 「119구조·구급에 관한 법률」 제10조에 따른 구급대 등 다른 법령에 따라 응급처치 제공 의무를 가진 자
2. 응급의료종사자가 업무수행 중이 아닌 때 본인이 받은 면허 또는 자격의 범위에서 한 응급의료
3. 제1호나목에 따른 응급처치 제공 의무를 가진 자가 업무수행 중이 아닌 때에 응급처치

XI. 환자관리와 의사소통

1 환자관리

가. 입원 관리

1) 입원 수속 절차

입원은 주로 외래를 통하거나 응급의료센터를 통하게 되는데 입원 시 대상자는 질병에 대한 불안, 기타 여러 가지 걱정과 두려움의 스트레스 상황을 갖게 됨. 따라서 수행자는 대상자의 불안, 공포, 두려움, 걱정 등의 모든 것을 위해서 빠른 시일 내 의료인을 신뢰하고 편안한 마음으로 치료에 임할 수 있도록 도와주어야 함.

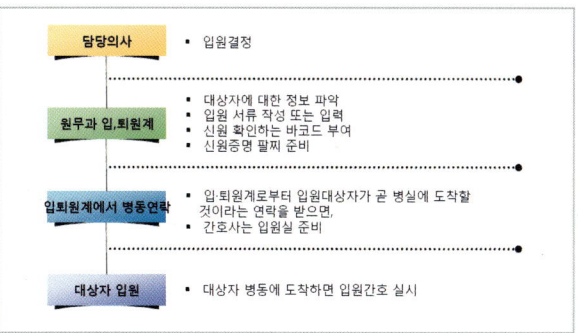

∥ 입원수속절차 ∥

2) 입원 관리의 목적
- 대상자가 의료기관 환경에서 편안하고 안전하게 적응할 수 있도록 돕기 위함.
- 대상자의 상태를 관찰하고 요구를 확인하기 위함.

3) 준비물품

환의, 활력징후 측정관련 물품, 간호정보조사지, 낙상위험도 사정도구, 욕창위험도 사정도구, 통증사정도구, 대상자 이름표, (입원/환자)팔찌, 입원생활 안내문 등

4) 방법

1	대상자에게 자신을 소개함.
2	대상자의 이름과 등록번호 또는 생년월일 등을 개방형으로 질문하여 대상자를 확인하고, 입원 팔찌와 대조하여 확인함.
3	대상자의 신체를 확인 후 사이즈에 맞는 환의를 챙겨서 입원실로 안내함.
4	환의를 입도록 함. • 대상자가 환의를 스스로 입기 힘든 상황에 도움.
5	환의를 입은 대상자의 키와 체중을 측정하고 측정치를 대상자에게 확인함.
6	담당 의사에게 대상자가 입원하였음을 알림.
7	필요한 물품을 준비함.
8	대상자의 이름표를 병실 앞, 침대에 부착함.
9	손위생을 실시함.
10	입원 팔찌를 대상자의 팔목에 부착하고 활력 징후를 측정함. • 입원 팔찌는 퇴원할 때 제거함(입원 팔찌가 손상된 경우 제거 후 다시 부착함).
11	대상자에게 입원 간호 정보 조사지의 각 항목에 대해 질문하여 자료를 수집하고 기록함.
12	현재 통증이 있는지 질문하고 통증 점수를 기록함. • 통증 사정 도구 활용
13	욕창 위험도를 사정함. • 욕창 사정 도구 활용

14	낙상 위험도를 사정함. ① 위험도에 따라 낙상간호를 실시함. ② 낙상고위험군에게 낙상예방 교육 실시함. • 침상 난간 올림, 침대 바퀴 고정, 대상자와 보호자 교육(낙상예방과 관련된 교육자료 제공), 인수인계 시 낙상 위험군의 정보를 공유, 낙상 예방 스티커 부착, 시설 환경 점검, 바닥에 액체가 있는지 확인하고 있으면 즉시, 닦음, 대상자에게 잠자기 전에 화장실을 다녀오도록 교육 • 낙상 고위험군 : 노인, 과거에 낙상 경험이 있거나 균형감각, 운동 능력의 변화가 있는 경우
15	입원생활 안내문을 대상자와 보호자에게 주고 설명함. • 입원준비물품, 식사시간, 탕비실, 간호사실, 치료실, 샤워실 등 위치, 면회시간, 회진시간, 병실 내 전화사용 방법, 화재 시 대피요령, 호출 벨 사용 법, 전기 스위치 위치 및 사용 방법, 금연, 주차 안내, 진단서 및 의무기록 사본 발급과 관련된 사항, 학대와 폭력 피해자를 위한 신고기관, 고충 상담 안내, 종교시설 이용 안내, 도난 주의, 편의 시설 사용 안내 등
16	준비해야 할 물품을 설명함.
17	입원 및 앞으로의 치료, 시술, 수술 등에 대해 설명하고 대상자가 불안해하는지 확인함.
18	재사용 물품은 제자리에 정리하고 사용한 물품을 정리함.
19	손위생을 실시함.
20	수행한 결과들을 기록지에 기록하고 이상 발견 시 의료진에게 보고함.

5) 간호정보조사지(예시 자료, 의료기관 지침에 따름)

6) Braden scale 욕창 위험 요인 사정 도구

대상자 성명: 사정일: 년 월 일

구 분	척도	내 용	점수
감각 인지 정도	1. 감각 완전 제한됨 (완전히 못 느낌)	의식 수준이 떨어지거나 진정/안정제 복용/투여 등으로 통증 자극에 반응이 없다(통증 자극에 대해 신음하거나 주먹을 쥔다거나 할 수 없음). 신체 대부분에서 통증을 느끼지 못함.	
	2. 감각 매우 제한됨	통증 자극에만 반응(신음하거나 불안정한 양상으로 통증이 있음을 나타냄) 또는 신체의 1/2 이상에 통증이나 불편감을 느끼지 못함.	
	3. 감각 약간 제한됨	말로 지시하면 반응하지만, 체위 변경을 해달라고 하거나 불편하다고 항상 말할 수 있는 것은 아님. 또는 사지에 통증이나 불편감을 느끼지 못함.	
	4. 감각 손상 없음	말로 지시하면 반응을 보이며 통증이나 불편감을 느끼고 말로 표현할 수 있음.	
습기 여부	1. 항상 젖어 있음	피부가 땀, 소변으로 항상 축축함. 대상자 이동이나 체위 변경할 때마다 습기가 있음.	
	2. 자주 젖어 있음	약간의 피부는 자주(항상 있지는 않음) 축축해져 8시간(매 근무 시간마다)에 한 번은 홑이불을 갈아주어야 함.	
	3. 가끔 젖어 있음	가끔 축축함. 하루에 한 번 정도 홑이불 교환이 필요함.	
	4. 거의 젖지 않음	피부는 항상 건조하며 홑이불 교환은 정기적인 간격으로 해주면 됨.	

구분	척도	내용	점수
활동 상태	1. 항상 침대에만 누워 있음	도움 없이는 몸은 물론 손, 발을 조금도 움직이지 못함.	
	2. 의자 또는 휠체어에 앉아 있을 수 있음	걸을 수 없거나 걷는 능력이 상당히 제한되어 있음. 체중 부하를 할 수 없어 의자나 휠체어로 이동 시 도움이 필요함.	
	3. 가끔 걸을 수 있음	낮 동안에 도움을 받거나 도움 없이 매우 짧은 거리를 걸을 수 있음. 그러나 대부분 시간은 침상이나 의자에서 보냄.	
	4. 자주 걸을 수 있음	적어도 하루에 두 번 병실 밖을 걷고, 병실 안은 적어도 2시간마다 걸음.	
움직임	1. 완전히 못 움직임	도움 없이는 신체나 사지를 전혀 움직이지 못함.	
	2. 매우 제한됨	신체나 사지의 체위를 가끔 조금 변경시킬 수 있지만 독립적으로 자주 체위를 변경할 수 없음.	
	3. 약간 제한됨	조금이기는 하지만 혼자서 신체나 사지의 체위를 자주 변경시킴.	
	4. 제한 없음	도움 없이도 체위를 자주 변경시킴.	
영양 상태	1. 매우 나쁨	항상 음식을 남기고 제공된 음식의 1/3 이상 먹는 것이 드묾. 고기나 유제품의 단백질을 하루에 2회 또는 더 적게 섭취함. 수분을 잘 섭취하지 않음. 유동성 영양 보충액도 섭취하지 않음. 또는 5일 이상 동안 금식 상태이거나 유동식으로 유지함.	
	2. 부족함	제공된 음식의 1/2을 먹음. 단백질(고기나 유제품)은 하루에 약 3회 섭취량을 먹음. 가끔 영양보충 식이를 섭취함. 또는 유동식이나 위관영양을 적정량 미만으로 투여받음.	
	3. 적당함	식사의 반 이상을 먹음. 단백질(고기나 유제품)을 하루에 4회 섭취량을 먹음. 가끔 식사를 거부하지만 보통 영양보충식이는 섭취함. 또는 위관영양이나 TPN으로 대부분의 영양요구량이 충족됨.	
	4. 양호함	대부분의 식사를 섭취하며 절대 거절하는 일이 없음. 단백질(고기나 유제품)을 하루에 4회 섭취량 이상을 먹으며 가끔 식간에도 먹음. 영양보충 식이는 필요로 되지 않음.	
마찰력과 전단력	1. 문제 있음	움직이는데 중도 이상의 많은 도움을 필요로 함. 린넨으로 끌어당기지 않고 완전히 들어 올리는 것은 불가능함. 자주 침대나 의자에서 미끄러져 내려가 다시 제 위치로 옮기는 데 많은 도움이 필요함. 관절구축이나 강직, 움직임 등으로 항상 마찰이 생김.	
	2. 잠정적으로 문제 있음	자유로이 움직이나 약간의 도움을 필요로 함. 움직이는 동안 의자억제대나 린넨 또는 다른 장비에 의해 마찰이 생길 수 있음. 의자나 침대에서 대부분 좋은 체위를 유지하고 있지만 가끔은 미끄러져 내려옴.	

구분	척도	내용	점수
마찰력과 전단력	3. 문제없음	침대나 의자에서 자유로이 움직이며 움직일 때 스스로 자신을 들어 올릴 수 있을 정도로 충분한 근력이 있음. 침대나 의자에 누워 있을 때 항상 좋은 체위를 유지함.	
합계			

※ 해석 : (Braden, 2001)
- 19-23 위험 없음
- 15-18 약간의 위험 있음
- 13-14 중간 정도의 위험 있음
- 10-12 위험이 높음
- 9 이하 위험이 매우 높음

년   월   일

작성자 :

7) 낙상 위험 사정 도구

Morse Fall Scale 낙상 위험 사정 도구

낙상 고위험 환자 분류 기준: Morse Fall Scale 평가 결과 51점 이상 환자

분류	낙상 위험이 거의 없음 (no risk)	저위험군 (low risk)	고위험군 (high risk)
Morse Fall Scale 점수	0~24점	25~50점	51~150점

환자명: 환자 번호: 병실:

구분	척도	점수	평가 날짜
1. 과거 낙상력	있음	25	/ / / /
	없음	0	
2. 2차 진단 (부진단)	있음	15	
	없음	0	
3. 보행 보조	가구를 잡고 보행함	30	
	목발/지팡이/보행기 사용	15	
	보조기 사용하지 않음 / 침상 안정/ 휠체어/ 간호사가 도와줌	0	
4. 정맥 요법/헤파린록 (Heparin lock)	있음	20	
	없음	0	
5. 걸음걸이/이동	장애가 있음	20	
	허약함	10	
	정상/ 침상 안정/ 부동	0	
6. 의식 상태	자신의 기능 수준을 과대평가하거나 잊어버림	15	
	자신의 기능 수준을 알고 있음	0	
총점		150	

나. 퇴원 관리

퇴원은 일반적으로 정규퇴원, 가퇴원, 자의퇴원, 사망으로 인한 퇴원으로 구분됨. 일반적으로 정규퇴원의 경우 퇴원 약물처방 관리, 퇴원심사처리 관리, 식이종료 관리 등 처리해야 될 업무가 많이 있음. 따라서 최근에는 퇴원 예고제를 많이 이용하는 편이며 퇴원 예고된 대상자의 경우 사전에 모든 것을 준비해 둘 수 있으므로 인하여 단위에서의 업무가 효율적인 장점이 있음. 정규퇴원 계획은 입원과 동시에 계획되는 것이 필요함. 퇴원시 대상자에게 가장 중요한 것은 퇴원 교육임. 성공적인 퇴원교육은 지속적인 치료와 함께 일상적인 활동을 재개할 수 있도록 돕는 것이므로 계획적으로 퇴원교육에 시간을 갖고 전달해야 함. 또한 퇴원교육에

는 대상자를 돌볼 수 있는 가족이나 가까운 사람과 함께 있을 때 교육시킴으로써 교육 내용을 잘 활용하도록 해줌.

1) 퇴원 시 확인 사항
- 대상자의 퇴원 결정은 의사의 책임이므로 퇴원 지시가 있는지 확인함.
- 의사의 동의 없이 퇴원하는 경우에는 동의서를 받았는지 확인함(법적으로 대상자는 자기 의사대로 퇴원할 수 없음).
- 입·퇴원은 의사의 처방에 따라 행해짐

※ 자의퇴원은 의사나 보건의료인의 지시에 따르지 않고 환자나 보호자 본인의 의사로 퇴원을 하는 경우를 말함. 환자는 합법적으로는 퇴원할 자유가 있을지라도 이 선택은 환자의 질병악화나 합병증의 위험을 초래할 수 있으므로 자의퇴원이 발생한 경우 담당의사는 환자와 보호자에게 의사지시에 따르지 않은 퇴원으로 인해 발생할 수 있는 위험성과 이와 관련된 책임, 그리고 자의퇴원서약서)에 대해 설명하고 자의퇴원서약서 또는 지시에 따르지 않는 퇴원 서식에 환자 또는 법적 대리인의 서명을 받도록 함. 이 양식은 보건의료인의 법적 책임을 면제하는 것으로 이 양식에 환자가 의료진의 권고를 따르지 않고 환자 본인의 의사결정에 의해 퇴원을 하므로 의료기관은 이후 발생하는 문제에 책임을 지지 않음을 명시하고 그 경위를 환자의무기록지에 기록하고 환자가 서명을 거절하고 퇴원한 경우에는 의무기록에 서명을 거절하였다고 그 상황을 기록하여 남겨야 함.

2) 퇴원 시 교육 사항
- 대상자가 퇴원 후 복용해야 할 약 복용법
- 퇴원 후 식이
- 퇴원 후 활동 범위
- 퇴원 후 추후 검진 및 외래 진료 계획

다. 전동(전실) 관리

1) 전과대상자 관리
전과는 대상자의 주 진료과가 변경되는 것을 의미함. 전과 업무는 다음과 같이 구성됨.
- 전과 의뢰를 받은 타 진료과의 의사로부터 전과결정이 나면 담당의사가 전과 처방을 내리고 전과기록을 작성함으로써 전과업무가 시작됨.
- 전과 통보서를 입·퇴원계로 보내거나 전산으로 진료과를 수정함.
- 대상자의 의무기록지와 전산 정보를 정리함.
- 전과되는 진료과와 새로 변경된 주치의에게 대상자 전과 사실을 알리거나 확인함.

2) 전동대상자 관리
전동은 대상자가 입원하고 있는 병동을 전과나 기타 이유들로 변경하는 것을 의미함. 전동업무는 대상자를 보내는 쪽의 업무와 받는 쪽의 업무로 구성됨.

가) 전출병동에서의 대상자관리
- 원무과에 연락하여 전과되는 병동의 빈 병상 정보를 확인한 후 전동 요청을 하고, 전동될 병동 담당자에게 전동 가능 여부에 대해 확인함.
- 전동수속이 확정되면 옮겨갈 병동 담당자와 담당의사에게 전동하게 됨을 알려주고, 대상자 전실 예정시간을 확인하고 전입병동의 준비사항을 알려줌.
- 대상자에게 전동수속이 되었음을 알리고, 개인 소지품을 정리하도록 함.
- 의무기록(전과전동기록지)에 전실 이유, 대상자 상태 등을 기록함.
- 전입병동의 담당자에게 전과전동기록지를 참조하여 대상자의 현재 상태와 그동안의 경과에 대해 인계함.
- 기록을 마무리하고 입원 차트를 정리하며 남아 있는 약이나 물품을 보낼 준비를 함.
- 전동예정시간이 되면 지정된 병실로 대상자와 함께 대상자의 의무기록(수시 기록 시), 남은 약, 물품을 보냄.
- 이동하는 동안 대상자에게 부착된 각종 도관이나 튜브 등이 제거되지 않도록 해야 하며 무엇보다 안전하게 대상자 이동을 마칠 수 있도록 고려하여야 함. 일반적으로 대상자 이동 시 이동 요원과 함께 이동용 침대나 휠체어로 이동하는데 대상자 상태가 위중할 경우 담당 의사나 담당 간호사가 동반하는 것이 좋음.
- 병실을 정돈하고 다른 대상자를 받을 수 있도록 준비함.

나) 전입병동에서의 대상자 관리
- 전출병동에서 연락이 오면 대상자의 입실 가능시간을 확인하여 알려줌.
- 전출병동 담당자로부터 대상자에 대한 인계를 받고, 인계받은 내용에 따라 대상자 상태에 적합하게 침상과 필요 물품을 준비함.
- 대상자를 지정된 병실로 안내하고 입실을 도우며 안전하게 침상으로 옮김.
- 인계받은 내용과 비교하면서 대상자의 상태(삽입관과 각

종 주사 및 튜브 등을 포함), 전달받은 물품과 치료 및 검사 일정을 확인함.
- 대상자를 새 병실의 대상자들에게 소개하고 병동시설과 생활에 대해 안내함.
- 전입병동의 특수상황에 대해 대상자에게 교육하고 보충 정보를 수집하여 기록함.
- 대상자가 전동되어 왔음을 담당의사에게 알리고 병상 등록을 함.

라. 입·퇴원, 전동 시 확인사항

- 입원 시 검사 및 앞으로의 치료에 대해 설명하여 대상자의 불안을 감소시켜 줌.
- 퇴원 시 보관하였던 대상자의 개인 소지품은 돌려줌.
- 퇴원 시 대상자가 가지고 갈 약물 등 모든 필요한 물품이 준비되어 있는지 확인함.
- 만일 의사의 권유 없이 퇴원을 원할 경우 이에 관한 적절한 절차(각서)가 있는지 확인함.
- 다른 병동으로 전동 시 의무기록지는 정리하여 해당 병동으로 보냄.
- 다른 병동으로 전동 시 대상자의 기록 상태와 기록 사항을 검토하며 전실 이유, 환자 상태 등을 기록함.

마. 침상 만들기

1) 빈 침상(Unoccupied bed making) 만들기

가) 목적 : 대상자가 검사나 치료로 이동하거나 의자에 나와 있거나 병실을 비운 사이에 이루어짐. 퇴원 후 침상 정리 후 입원 대상자를 위해 준비하는 침상임.

나) 종류 : 개방식 침상은 대상자가 침상에 눕기 쉽게 윗 침구를 접어서 정리한 것이고 폐쇄식 침상은 새로 입원할 대상자를 위한 침상으로 담요나 윗홑이불을 침대머리까지 펴놓고 그 위에 베개를 놓음.

다) 준비물
침요 잇, 방수포와 반 홑이불(필요 시), 밑 홑이불, 윗홑이불 담요, 침상보 1장, 베개와 베갯잇, 세탁물 주머니

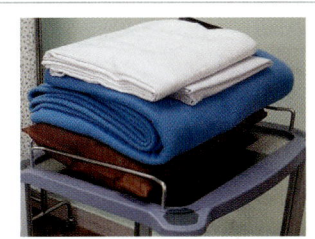

라) 방법

번호	수행순서
1	물과 비누로 손위생을 실시함.
2	물품을 준비하여 의자 위나 침상 옆 테이블에 놓음. - 물품은 역순서대로 준비함(밑홑이불 - 방수포 - 반홑이불 - 윗홑이불 - 담요 - 베갯잇).
3	대상자가 있으면 침상정리의 필요성에 대해 설명하고 이동하도록 도움.
4	침상과 침상 옆 테이블과 의자를 떼어놓고 벽에서도 떼어 놓음.
5	침상의 높이를 수행자의 허리높이로 조절하고 침상 난간은 내림.
6	홑이불을 벗기는데 침대 머리 쪽부터 시작해서 매트리스 안으로 들어가 있던 시트를 돌아가며 차례로 느슨하게 풀어 놓음.
7	사용했던 베갯잇을 벗기고 베개는 깨끗한 장소에 둠.
8	다시 사용할 담요나 침상보는 접어서 깨끗한 장소에 두고, 더러운 린넨은 침대보 안쪽으로 말아서 수행자 옷에 닿지 않게 잡고 세탁물 주머니에 넣음.
9	밑홑이불은 넓은 단이 침상 위쪽으로 가도록 편 다음 홑이불의 중심선을 침상의 중앙선에 맞추고 침상 발치에 좁은 단이 일치하도록 하고 머리 부분은 여유 있게 남김
10	머리 쪽 윗 부분을 침요 밑으로 넣고 사각봉투접기를 함. 발치 부분도 같은 방법으로 정리함. 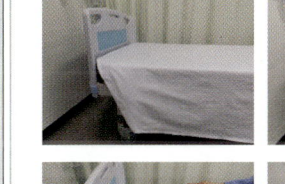 │ 침상 모서리 사각봉투접기 │
11	매트리스가 방수 재질로 싸여있지 않은 경우에는 반홑이불을 깜(매트리스 전체가 방수 재질로 싸여있는 경우에는 반홑이불이 필요 없음).
12	혼자서 침상을 만들 경우에는 반대편으로 가서 밑홑이불을 매트리스 밑으로 넣어서 고정시킴.
13	밑홑이불을 매트리스 머리 부분 아래로 팽팽하게 당겨서 접어 넣고, 모서리를 접음. 홑이불의 옆면도 접어 넣음.
14	반홑이불 사용 시 위와 같은 과정으로 함.
15	윗홑이불과 담요 및 겉홑이불을 깔아줌.
16	윗홑이불은 침대 중앙선에 맞추어 펴면서 끝 부분이 침대 머리 쪽 상단과 일치되도록 함. 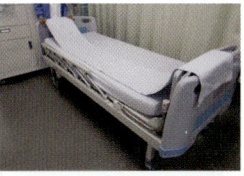
17	윗홑이불은 뒤집어서 침대에 펼침. 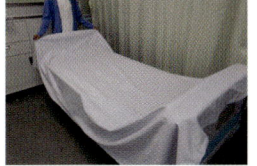

번호	수행순서
18	담요를 윗홑이불보다 약 15~20cm 정도 아래로 내려서 중앙선과 맞추어서 폄. 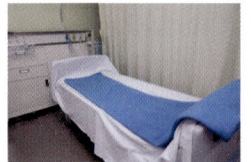 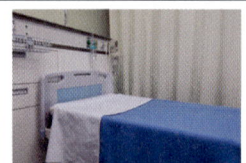
19	겉홑이불은 윗홑이불보다 약간 길게 중앙선에 맞추어 담요 위에 펼침. 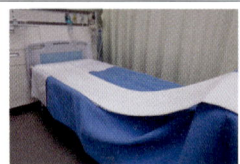
20	발치 부분에 여유 공간을 주기 위해 윗홑이불, 담요와 겉홑이불을 함께 잡아서 침대의 수직 혹은 수평 방향으로 주름을 만든 다음 주름이 풀리지 않도록 주의하면서 윗홑이불, 담요, 겉홑이불을 함께 매트리스 밑으로 집어넣음. 수직으로 주름 넣기 : 침대와 수직이 되도록 침대 발치 부분의 윗홑이불, 담요, 겉이불을 한꺼번에 잡아 5~10cm가량 주름을 접음. 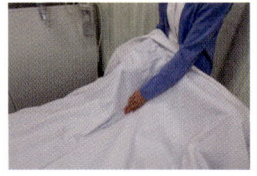 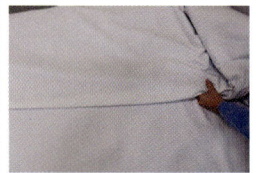 수평으로 주름 넣기 : 침대와 수평이 되도록 윗홑이불, 담요, 겉이불을 한꺼번에 잡아 5~10cm가량 주름을 접음. 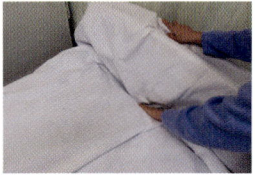 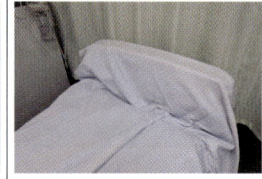
21	침대 발치에서 3겹의 시트(윗홑이불, 담요, 겉홑이불)를 편평하게 하여 침요 밑으로 접어 넣음.
22	침대 발치 쪽에 있는 3겹의 시트(윗홑이불, 담요, 겉홑이불)를 한꺼번에 잡아서 삼각봉투접기를 하여 매트리스 밑으로 반듯하게 넣음. 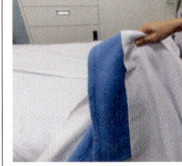
23	양 모서리에 늘어진 부분은 아랫자락만 침요 밑으로 넣고 윗부분은 침대 옆면에 자연스럽게 늘어뜨림.
24	침상 머리 쪽의 겉홑이불을 담요 머리 부분 속으로 접어 넣고 윗이불을 그 위로 접어 올려 커프를 만듦.
25	깨끗한 베갯잇을 씌움. – 베갯잇의 터진 쪽이 출입문의 반대쪽으로 오도록 하여 침상 머리 맡 중앙에 놓음.
26	대상자의 편안함과 안전을 고려함. – 대상자가 사용 중이라면 윗침구를 아래로 접어놓음. 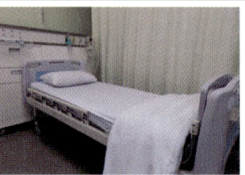
27	대상자가 쉽게 사용하도록 침상 옆 탁자와 윗 탁자는 제자리에 놓음.
28	손위생을 실시하고 기록함.

2) 사용 중 침상 만들기(Occupied bed making)

가) 목적 : 움직일 수 없는 대상자를 위한 침상으로 대상자가 누워 있는 상태에서 침상을 편안하고 깨끗하게 유지하거나 홑이불 중 오염되고 더러워진 부분만 교환하기 위함.

나) 준비물 : 필요한 홑이불, 베갯잇, 목욕담요, 침상보, 세탁물 주머니, 필요시 큰 홑이불, 방수포, 반홑이불, 담요

다) 방법

번호	수행순서
1	물과 비누로 손위생을 실시함.
2	대상자에게 홑이불(또는, 오염된 이불) 교환에 대해 알려주고 대상자의 신체활동 범위를 확인 후 가능한 범위 내에서 협조를 구함.
3	윗 침구를 걷어 냄. 침구에 놓여 있거나 붙어 있는 기구들을 제거하고 대상자에게 연결되어 있는 배액관, 튜브 등은 수행자가 서 있는 곳의 침대 반대편으로 정돈함. 침대 발치의 모든 윗 침구를 빼내고 겉홑이불과 담요을 걷음. 윗홑이불은 그대로 두거나 목욕담요로 교환하여 덮어주어 대상자의 보온을 유지함.
4	매트리스가 사용 중에 밑으로 내려가는 것을 막기 위해 침대 머리 쪽으로 끌어 올림(손잡이를 잡고 신체 역학을 이용함).
	밑홑이불과 반홑이불 교환하기
5	1) 대상자를 침상 한쪽으로 옮겨 중앙선이 보이도록 함. 2) 대상자가 있는 쪽의 침대 난간을 올림. 3) 교환하려는 침대 부분의 밑홑이불을 걷어내기 쉽게 빼냄. 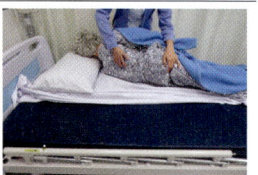 4) 대상자를 측위로 돌려놓음. 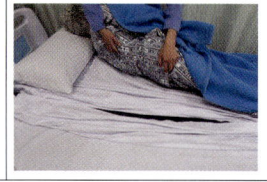 5) 침대 중앙에서 반홑이불과 방수포, 밑홑이불을 차례로 말아서 대상자 밑으로 접어 넣음. 이때, 하나씩 말아놓아야 대상자를 침대 반대편으로 이동시킬 때 쉽게 할 수 있음. 6) 새 밑 홑이불을 침대 위 중앙선에 맞추어 펴고 나머지 반쪽을 가능한 한 대상자에게 가깝게 말아 놓음.

번호	수행순서
5	7) 침대 머리 쪽의 밑홑이불을 침요 밑으로 접어 넣고 모서리를 봉투접기하고 옆에 늘어진 부분을 침요 밑으로 접어 넣음
	8) 침대 발치 부분도 같은 방법으로 모서리 접기를 함.
	9) 방수포와 밑홑이불을 각각 순서대로 침대 중앙선에 맞추어 반쪽은 깔아서 침요 밑으로 접어 넣고 나머지 반쪽은 대상자 가깝게 말아 놓음
	10) 대상자를 새 홑이불을 깔아 놓은 쪽으로 돌아누움.
	11) 침대 반대편으로 이동하기 전에 침상 난간을 올려놓음.
	12) 침대의 다른 편으로 이동하여 침상 난간을 내리고 사용했던 홑이불을 제거하여 새 홑이불과 닿지 않도록 조심히 걷어내서 이동식 세탁물 주머니에 넣음.
	13) 침대 옆면에서 마주보고 서서 두 손을 사용하여 침대 중앙으로부터 말려져 있는 밑홑이불부터 차례로 폄.
	14) 밑홑이불을 잡아당겨서 침요 밑으로 여분을 접어 넣어 평평하게 만들고, 침상 머리 쪽과 발치 쪽 모서리는 봉투접기를 하여 침요 밑으로 접어 넣음.
	15) 침대 중앙에 말아져 있는 방수포와 반홑이불을 펴고 양손으로 팽팽하게 잡아당겨 침요 밑으로 접어 넣음.
6	대상자를 침대 중앙으로 옮김. 1) 베개를 침대 가운데로 옮김. 2) 대상자가 침대 가운데로 가도록 한 다음 대상자가 선호하는 자세를 취하도록 도와줌.
7	윗홑이불, 담요, 겉홑이불을 덮음. 1) 윗홑이불 상단을 이불깃만큼 접어서 대상자 위로 덮고, 대상자가 홑이불 상단을 잡고 있게 한 다음 윗홑이불 아래로 손을 넣어 목욕담요나 사용하던 홑이불을 제거한 후 담요를 덮어주고 그다음에 겉홑이불을 덮은 다음에 이불깃 부분을 잘 정리함. 2) 윗홑이불, 담요, 겉홑이불을 빈 침상만들기를 할 때처럼 한 번에 잡아서 발치 쪽이 여유 있고 느슨한 상태가 되도록 하여 침요 밑으로 넣음. - 너무 팽팽하면 족하수가 발생하기 쉬움.

번호	수행순서
8	베갯잇을 새것으로 바꿈.
9	대상자의 안전을 확인함. 1) 침대 난간을 올림. 2) 호출장치는 대상자가 손을 뻗을 수 있는 범위 내에 침대보에 부착함.
10	침상 주위를 정리 정돈함.
11	손위생을 실시하고 기록함.

* 족하수(Foot drop) : 근육의 이상이나 신경의 압박 또는 손상 등으로 인하여 근육이 약화되어 발목을 들지 못하고 발등을 몸쪽으로 당기지 못하며 발이 아래로 떨어지는 증상

3) 수술 침상 만들기(Post anesthetic bed making)

가) 목적 : 수술 직후의 대상자를 위한 침상으로, 더러워지기 쉬운 부위에 홑이불을 덧깔아서 부분적으로 침상을 교환할 수 있도록 한 침상임.

나) 준비물 : 빈 침상 만들기와 동일한 물품, 여분의 고무포와 반 홑이불, 홑이불, 곡반, 압설자, 휴지, 정맥수액 걸대, 휴지통

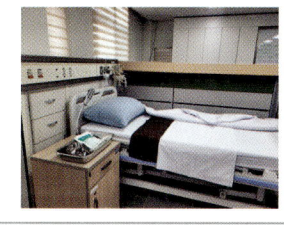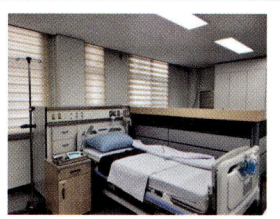

다) 방법

번호	수행순서
1	물과 비누로 손위생을 실시함.
2	필요한 물품을 준비하여 침상 가로 감.
3	사용 중 침상 때와 같은 방법으로 위 침구를 걷어 내고 필요시 반홑이불을 깜.
4	침상 머리 쪽에 여분의 방수포를 깔고 마취에서 깬 후 구토 등으로 침요가 더러워지는 것을 막기 위해 그 위에 반홑이불을 편 후 늘어진 부분을 침요 밑으로 넣고 모서리는 봉투 접기를 함.
5	반대편으로 가서 방수포와 반홑이불을 팽팽히 잡아당겨 침요 밑으로 넣고 침요 머리 쪽의 방수포와 반홑이불도 사각봉투 접기로 접어놓음.
6	제자리로 돌아와서 윗홑이불과 담요, 침상보는 빈 침상 만들기와 같은 방법으로 함.
7	침상 발치에 늘어진 부분의 위 침구는 침요 밑으로 넣지 않고 침요 하단과 일치하도록 걷어 올려서 접어놓음.

번호	수행순서
8	대상자가 이동용 침대를 타고 들어올 때 쉽게 옮겨 누울 수 있도록 반대편은 위 침구를 부채 모양으로 접어 열어 놓음.
9	베갯잇이 더러우면 교환하고 베개는 침대 위에 두지 않고 침상 옆에 둠. • 대상자가 수술 후 마취에서 깬 다음 의식이 돌아올 때까지는 기도 폐쇄를 예방하기 위해 베개를 사용하지 않음.
10	수술 후 간호에 필요한 휴지나 거즈, 거즈를 맏 설압자 등과 같은 물품은 침상 옆 탁자 위에 둠. • 그 외 수술 후에 필요한 물품은 지침대로 함.
11	정맥 주사 걸대는 침상 머리 쪽에 놓아둠.
12	침상 주위를 정리 정돈함.
13	물과 비누로 손위생을 실시하고 기록함.

2 의사소통기법

가. 의사소통의 의미

의사소통(communication)의 원래 뜻은 '상호 공통점을 나누어 가짐.'으로 라틴어 'communis(공통, 공유)'에서 나온 말임. 의사소통이란 두 사람 또는 그 이상의 사람들 사이에서 의사의 전달과 상호 교류가 이루어진다는 뜻이며, 어떤 개인 또는 집단이 개인 또는 집단에 대해서 정보, 감정, 사상, 의견 등을 전달하고 그것을 받아들이는 과정으로서, 공통적으로 이해하고 상대방의 의식이나 태도 또는 행동에 변화를 일으키게 하는 일련의 언어적, 비언어적 행동임.

나. 의사소통의 종류

1) 언어적 의사소통

단어에 대한 정신적인 이미지 및 정서적인 상징의 일치를 위하여 일차적으로 대상자의 말을 적극적으로 경청하고 이에 대한 효과적인 반영적 반응을 하는 것이 중요함.

청취와 경청 : 청취란 발언자의 말을 듣고 들은 정보를 분석, 종합, 비판, 감시하면서 의미를 새롭게 구성해 가는 인지적 과정임. 적극적인 청취는 실습과 훈련을 통해 향상될 수 있음. 의사소통에서 좋은 인간관계를 갖기 위해서는 의미 듣기, 즉 경청을 해야 함. 경청의 유형 중 공감적 듣기란 발언자의 생각이나 특히, 감정을 깊이 있게 이해하고 그 감정을 공유하려는 감정 이입 차원에서 듣는 것을 말하며, 촉진적 대화 또는 조력적 의사소통의 기본이 됨. 공감적 듣기는 반영적 반응을 하는 것이 도움이 됨.

반영적 반응(reflective response) : 모든 촉진적 대화의 기본인 반영적 반응은 대상자의 말을 듣고 대화의 핵심을 정확하고 알기 쉽게 다시 표현하는 것임. 즉 새로운 정보를 추가하지 않으며 대상자의 원래 진술에 새로운 정보를 덧붙이거나 빼지 않는 것임.

2) 비언어적 의사소통

언어를 매체로 하는 언어적 의사소통과 달리 몸짓, 얼굴표정, 태도 등을 매개로 의사소통하는 것을 의미함. 때로는 언어적 의사소통보다 더 큰 영향력을 미치기도 함.

다. 효율적인 의사소통 기법(치료적 의사소통 기법)

1) 적극적인 경청(active listening)

① 의사소통 기술 중 가장 어려운 부분
② 대화를 나눌 때 상대방을 위한 개방적, 수용적, 긍정적인 관심을 가지고 듣는 것(판단하지 않고 듣는 기술)
③ 주의 깊게 주어진 상황의 소리를 듣는 것
④ 말하는 상대방의 감정을 마치 내가 느끼고 이해하는 것
⑤ 상대방에 대한 존경심의 신호이며, 강력한 강화 방법
⑥ 타인을 향한 최고의 봉사

2) 말없이 들어주기(passive listening)

① 말이나 비언어적인 태도를 최대한 자제하는 기술
② 상대방의 말을 주의 깊게 들어만 주고, 그 말에 대해 반응하지 않는 것 : 상대방을 바라보며, 상대방이 계속해서 말할 수 있도록 하는 것
③ 사려 깊은 침묵은 자신과 상대방에게 생각을 정리할 시간을 주며 환자의 감정을 언어화하도록 도움
④ 환자는 열심히 들어 줄 사람이 있을 정도로 자신이 중요한 사람임을 깨닫게 되며, 동시에 내적인 긴장을 해소할 수 있음

3) 함께 있어 주기

① 조건 없이 대상자와 같이 있어 준다(자신을 제공해 주는 것).
   ✓ 잠깐 여기 함께 앉아 있을게요.
   ✓ ○○○님과 여기에 함께 있겠어요.

4) 개방적 질문과 촉진적 질문하기

① 대상자가 자신의 문제와 생각을 자기의 언어로 표현하게 함으로써 함께 토의할 수 있게 되며, 이를 통해 치료자는 대상자의 문제와 생각을 정확하게 알 수 있게 됨.
   ✓ 어디서부터 이야기를 시작할까요?
   ✓ ...에 대해 얘기해 주시겠어요?

- ✓ 오늘 기분은 어떠세요?
- ✓ 무엇을 생각하고 계시는지요?

5) 수용
① 환자의 행위, 진술에 대해서 옳고 그름을 판단하지 않고, 있는 그대로를 받아들이는 표시를 보내는 것
② 비평하지 않음으로써 상대방이 하고자 하는 이야기나 계속할 수 있게 되는 효과를 가짐.
③ 치료의 기법으로 긍정, 부정인 두 감정을 모두 수용
④ 자기 이해의 계기가 마련되고 성장하게 되며, 이들이 자기 감정적인 부분임을 자각할 때 비로소 진정으로 자신을 이해하고 통찰할 수 있게 됨.
⑤ 그러나 수용이 반드시 동의를 의미하는 것은 아님.

6) 시작한 이야기를 계속하도록 이끌기
① 하던 이야기를 마저 계속할 수 있도록 호응해 주고, 관심을 두는 것
② 혹, 어떤 상황으로 이야기가 단절되었다 할지라도 다시 그 이야기를 계속하도록 함.
- ✓ 계속 말씀하세요.
- ✓ 그래서 어떻게 되었어요?
- ✓ 그다음에는요?, 그 밖에는요?

7) 이야기하는 사건의 때와 순서를 명확히 알도록 하기
① 그 일이 어떻게 일어났는지를 명확히 하고, 다른 일이 일어난 정도에 따라 어려움이 있었는지, 또는 중요한 인간관계를 알기 위해 하는 구체적인 질문기법
- ✓ 그 일이 일어나기 전에 무슨 일이 있었어요?
- ✓ 언제 일어난 일이에요?
- ✓ 일이 일어나기 이전이에요, 이후예요?

8) 관찰하는 것을 말로 표현
① 관찰한 느낌을 말로 표현하여 자신을 표현할 수 있음
② 어떠한 행동을 함에 그 행동에 대해 서로 이해해야 하며, 무슨 일이 일어나고 있는지 확인하여 도와주려는 것
③ 이 기술에서는 서로의 관찰을 비교할 수 있고, 그에게 자신을 인식하도록 격려할 수도 있음
- ✓ 안녕하세요? ○○○님, 머리를 빗고 계시는군요.
- ✓ 안녕하세요? ○○○님, 옷을 갈아입으셨군요.
- ✓ 아까부터 손을 꽉 쥐고 계시네요.
- ✓ 화가 나신 것 같군요.
- ✓ 입술을 깨물고 계시는군요.

- ✓ ○○○님은 지금 마음이 불안하십니까?
- ✓ 긴장하고 계신 것 같아요.

9) 느끼고 생각한 것을 표현하도록 격려
① 어떤 사물과 사건에 대해 다르게 이해하더라도 그대로 들어줌.
② 자신의 감정을 자유롭게 말할 수 있다고 느낀다면 환자는 충동을 조절할 수 있을 것임.
- ✓ 불안하다고 느끼실 때는 저에게 말씀해 주십시오.
- ✓ 무슨 일이에요? 무엇을 보셨습니까?
- ✓ 땀을 많이 흘리고 계시는데 무슨 일이 있으신가요?

10) 되풀이해서 말하기
① 환자가 말한 대로 혹은 다른 말로 같은 내용을 되풀이해서 말하는 기술
② 환자는 자신이 중요하게 생각하는 것들을 되풀이해서 표현하는 것
③ 그러나 지나치게 반복해서 말한다면 대상자를 화나게 할 수 있고, 혹은 너무 상투적이기 때문에 적당히 사용해야 함.
- ✓ 대상자 : 밤새도록 한숨도 못 잤어요.
- ✓ 간호조무사 : 주무시기 어렵다고요?
- ✓ 대상자 : 난 이 방이 싫어요.
- ✓ 간호조무사 : 이 방이 싫다고요?

11) 내용의 반영(대상자에게 어떤 일이 발생하였는가)
① 내용의 반영은 '확인' : 말한 것 혹은 이야기한 것을 대상자에게 말하여 다시 생각하게 하여 자신이 결정하도록 도움
② 느낌이나 질문, 생각, 중요한 단어들을 부연하여 반영시켜 줌으로 더 이야기하도록 하는 기술
③ 이해한 메시지의 내용을 인지적인 단어로 진술해 주어야 함.

12) 감정의 반영(발생한 일에 대상자는 어떻게 느꼈는가)
① 내용에 대해 대상자가 가지고 있는 감정에 대한 반응
② 대상자가 모호하게 표현한 감정을 명확한 의식의 수준으로 끌어내기 위해 내용보다는 감정에 초점을 둠.
③ 감정의 반영은 자신의 감정을 수용하고 인정하도록 도움.

13) 감정을 말로 표현하기
① 환자가 이야기하는 말의 뜻을 이해하고, 환자의 감정을 거리낌 없이 표현하도록 이끌어 줌.

✓ 환자 : 의사가 불친절하니 퇴원시켜 주세요.
✓ 간호사 : ○○○씨에게 관심이 없다고 느껴서 불안하고 화가 나시지요?

14) 요약
① 대상자는 면담이 끝날 때 서로 같은 생각을 하고 있음을 알리는 기술, 환자의 이야기를 전체적으로 요약함.
② 결말을 짓는 말을 하고 환자가 끝맺도록 도움
  ✓ …이라고 말씀하셨는데… 그것이 맞지요?
  ✓ 오늘 우리는… 에 대해 이야기했습니다.
    ○○○님은…. 에 대해… 을 말씀하셨습니다.
  ✓ 지난번에 우리는… 에 대해… 까지, 이야기하였지요?

15) 초점 맞추기
① 대상자가 중요한 주제로 나아가는 것을 도와주는 기법
② 초점 맞추기를 효과적으로 사용하고자 한다면 대상자가 좀 더 구체적인 표현을 하도록 하는 것이 중요
③ 산만한 진술 속에서 주요한 문제로 집중하도록 하는 기법
④ 추상적이거나 일반화는 피하고 대상자가 문제에 직면하고, 문제를 상세하게 분석하도록 도와주는 기법
⑤ 주요한 주제를 깊이 있게 토의할 수 있는 기법

16) 명료화하기
① 지각을 명료화하는 것을 도와주는 기능과 이러한 것들과 대상자의 행동 사이의 명백한 연결을 제공하는 기능을 하고 있어서 이 명료화 기법은 매우 중요
  ✓ 당신이 무엇을 의미하는지 확실하게 알지는 못합니다.
  ✓ ○○○씨에 대해서 이야기하고 있는 것입니까?
  ✓ 그것에 대해서 다시 한번 말씀해 주시겠어요?

17) 의심을 나타내기
① 현실에 대한 지각이 왜곡되었을 때 적절한 현실지각을 돕기 위해 의심을 나타내는 기법
  ✓ 그런 경우는 드물지 않을까요?
  ✓ 정말 그런 일이 있을 수 있을까요?
  ✓ 그것은 믿기 어려운데요.
  ✓ 내가 보기에는 그럴 사람이 아닌 것 같은데요.

18) 현실감 제공하기
① 대상자가 지각이상(착각, 환각)의 행동을 보일 때, 현실을 바로 보도록 의사소통을 이끄는 기법
  ✓ 대상자 : 누군가 나보고 "죽어!"라고 말하고 있어요. 내 욕을 하는 소리가 들려요.(주위에는 아무도 없고, 혼자서 불안한 모습으로 서 있음).
  ✓ 간호조무사 : 내게는 들리지 않는데요. 그 소리 때문에 불안하시군요.
  ✓ ○○○님의 언니는 여기에 계시지 않아요.
  ✓ 저는 간호조무사입니다.
  ✓ 여기는 병원입니다.
  ✓ 방 안에 아무도 보이지 않는데요.
  ✓ 저는 아무 소리도 못 들었는데요.
  ✓ 그 소리는 차의 시동을 거는 소리입니다.

19) 정보 제공하기
① 병원 규칙, 식이, 투약, 검사를 위한 지시사항 등을 포함하여 대상자가 필요로 하는 사실에 정보를 제공하는 것
② 대상자가 자신의 문제 해결을 요청할 때 섣불리 충고하거나 해석하지 않고 대상자에게 필요한 충분한 정보를 제공해 주어 적절한 문제 해결을 할 수 있도록 도와주는 기법

번호	수행순서
1	대화 시 적절한 태도를 보임. (끝까지 경청, 시선을 맞춤. 고개 끄덕임, 끝말에 감탄사 등 표현, 편안한 자세, 칭찬 등)
2	대화하는 동안 대상자의 표정이나 몸짓 등을 확인함.
3	대상자의 말이 끝나면 간단명료하게 정리하여 대상자의 의도를 재확인함.
4	대상자가 이해하기 쉬운 언어와 표현을 사용함. • 의학용어 쉽게 설명하기, 나이에 맞는 호칭, 비난하지 않기 등
5	너무 작거나 크게 말하지 않음.
6	외래어, 줄임말, 인터넷 용어 등은 꼭 필요한 경우 이외에 사용하지 않음.
7	이상 징후가 있으면 간호사에게 보고함. • 불편감 호소, 요청, 학대 등

XII. 임종 간호

1 Kübler-Ross의 슬픔 단계별 간호 보조

1) 부정(denial)

상실이 발생하고 있다는 것을 믿지 않는 단계임. 부정은 잘 모르는 사람으로부터 너무 갑자기 통보받거나, 대상자에게 생각할 여유를 주지 않고 대상자의 사정을 고려하지도 않은 채 성급하게 문제를 처리해 버리려는 생각에서 특히 심하게 나타남. 부정 반응은 충격적 소식을 받은 뒤 심리적으로 완충작용을 하며 대상자에게 자신을 가다듬는 여유를 갖게 도와줌. 하지만 죽을 때까지 자기 죽음을 부인하는 사람도 있음. '진단을 잘못 내렸어'라고 생각하여 여러 병원에 다니며 검사를 다시 받는 대상자도 있음. 대상자의 부정을 말로써 지지해주고 정직하고 따뜻한 태도로 대함.

2) 분노(anger)

대상자는 억울함과 적개심을 나타내며 '왜? 나에게 이런 일이 생겼지?'라고 생각함. 죽음에 저항하고 현 상황에 대해 화를 냄. 주변에 있는 다른 가족들이 그 분노의 대상이 될 수 있음. 계속되는 대상자의 적대적 행동은 의료진이나 가족들이 대상자 본인을 회피하게 될 수도 있음. 하지만, 대상자의 이런 반응은 상실감과 무력감에 대한 정상 반응임을 이해하도록 그들을 도와야 함. 이때 대상자를 이해해 주고 관심을 보이고 대상자의 이야기에 귀 기울여야 함.

3) 협상(bargaining)

죽음의 현실을 막아보려고 여러 방면으로 노력하는 단계임. 자식이 대학 졸업할 때까지만, 결혼할 때까지만 등 자신의 사적인 일들을 처리할 순서를 정하고 마지막으로 바란 던 일을 함. 대상자가 소망하는 일들이 이루어질 수 있도록 돕고 죽음을 준비하는 단계로 나아갈 수 있게 도움.

4) 우울(depression)

죽음이 가까이 오고 있음을 깨닫게 됨. 외로움을 느끼고 주변 인간관계가 위축됨. 죽음 전 극도의 슬픔의 단계를 거침. 가장 도움이 되는 중재는 비언어적 의사소통임. 그러므로 가족들에게 말없이 대상자와 함께 있어 주는 것이 매우 중요함을 이해시켜야 함.

5) 수용(acceptance)

대상자는 죽음을 수용하고 준비를 마침. 이때, 대상자는 평온함을 느낌. 상실을 받아들이고 미래를 내다보기 시작함. 이 단계에서 대상자는 지치고 극도로 쇠약해지며 수면시간이 길어지게 됨. 이러한 징후는 체념, 절망으로부터 받는 자포자기와는 다름. 이때에는 가족의 도움과 이해와 격려의 시간이 필요함. 또한 방문객의 수를 줄이고 면회 시간을 줄임으로써 환경을 조용하게 바꿔주어야 함. 그러나 때때로 수용의 단계에 도달하기 힘든 사람들도 있음. 죽음을 피하려는 저항이 강한 만큼 죽음이 임박했음을 계속해서 부정하여 평온하게 최후를 받아들이는 단계에 다다르지 못하는 경우도 많음. 의료진과 가족은 대상자의 죽음을 같이 수용하는 자세를 갖춰야 함.

단계	행동반응	간호
부정	• 상실했다는 사실을 부정함. • 현실을 부정하려고 일부러 즐거운 척함.	• 언어적으로 대상자를 지지하되 부정에 동의하지 않음. • 대상자의 부정에 동의하지 않도록 자신의 행동을 점검함.
분노	• 대상자나 가족이 평소 같으면 아무렇지도 않을 사소한 일로 간호인력이나 의료진에게 화를 냄.	• 상실이나 무력감에 분노를 느끼는 것은 정상적인 반응이라고 대상자를 이해시킴. • 대상자의 분노에 위축되거나 반응하지 않음. • 분노를 개인적으로 받아들여서는 안 됨. • 분노 이면의 욕구에 대처함. • 안정감을 증진하는 환경과 연속성을 제공함. • 대상자에게 생활을 가능한 한 맡기고 간섭하지 않음.
협상	• 상실을 인정하지 않을 타협점을 찾음. • 지난 잘못이 있든 없든 찾아내어 벌을 받을 것이라는 두려움이나 죄의식을 표현할 수 있음.	• 대상자의 말을 주의 깊게 듣고, 죄책감이나 두려움을 줄이기 위해 자기 생각과 감정을 이야기하도록 격려함. • 적절하다면 영적 지지를 제공함.
우울	• 일어난 일과 일어날 수 없는 일에 대해 비통해함. • 말이 많아지거나(과거에 돈이나 직장을 잃은 일 등에 대해), 말을 하지 않음.	• 대상자가 슬픔을 표현하도록 함. • 대상자에게 말을 걸지 않고 곁에 조용히 앉아 있는 등 비언어적으로 의사소통함. • 손을 잡아주는 등 관심을 표현함.
수용	• 상실을 인정함. • 주변 환경이나 주변 사람들에 관한 관심이 줄어들 수 있음. • 계획을 세우기 시작함(생전유언(living will), 의족, 생활방식 변경 등).	• 사회성이 줄어든 대상자의 현재 상태를 가족과 친구에게 이해시킴. • 대상자가 가능한 치료프로그램에 참여하도록 격려함.

2 임종 시 신체적 변화 및 간호 보조

1) 임종이 임박한 대상자의 신체적 변화

임종(죽음) 직전의 징후	내용
근 긴장도 상실	• 안면근의 이완(턱이 늘어짐) • 대화 곤란 • 연하곤란(삼킴곤란)과 구토반사의 점차적인 상실 • 계속되는 구역(메스꺼움), 복부 가스 축적, 복부팽만, 대변 정체를 수반한 위장관 활동(연동운동) 저하 • 괄약근 조절 감소로 요실금과 변실금 • 신체 움직임 감소(부동)
순환 속도 저하	• 감각 감소 • 사지의 반점형성과 청색증 • 발, 손, 귀, 코 순서로 피부가 차가워짐
활력징후 변화	• 혈압 하강 • 빠르고 얕고 불규칙적이거나 비정상적으로 느린 호흡 • 체인 스톡스(Cheyne-Stokes) 호흡 • 빠르고 약해진 맥박
감각 손상	• 미각과 후각 손상 • 시야가 흐려짐 • 청각은 마지막으로 상실

2) 임종이 임박한 대상자 신체적 간호 돕기

가) 통증 조절
통증을 조절하기 위하여 여러 종류의 약물이 사용되는데, 약물은 의사처방에 의해 투여되지만, 대상자의 의견도 고려해야 함. 죽음을 앞둔 대상자는 혈액순환이 원활하지 못하므로 진통제는 피하나 근육보다는 정맥으로 투여함.

나) 호흡곤란 완화
호흡곤란이 암과 연관되었으면 치료의 부작용, 암과 별개의 동반된 질환, 정신 사회적 요인 등이 원인임. 대부분은 갑작스러운 공기 부족으로 인해 질식사에 대한 공포감이 크므로 혼자 있지 않도록 하고, 반좌위를 취하게 하여 호흡을 용이하게 함. 필요에 따라서는 의사처방에 의해 산소흡입과 기관지 확장제를 적용할 수 있음. 가래가 많은 경우에는 수분 섭취를 증가시키고 습도를 높여주고 등과 가슴을 가볍게 두드려 주어 분비물 배출을 용이하게 하면서 기침을 권장함. 그럴만한 기력이 없을 때는 기도 흡인이 필요함.

다) 구강 간호
면역기능 저하와 영양상태 불량으로 인하여 구내염 발생이 많고, 방사선 치료나 구강호흡 또는 탈수로 인한 구강건조 현상을 자주 볼 수 있음. 생리식염수나 과산화수소 희석액(과산화수소 : 물 = 1 : 1)을 사용하여 자주 함수하고 갈라진 입술에 글리세린이나 바셀린을 발라 줌. 양치 시에는 부드러운 칫솔이나 면봉을 사용하도록 함. 임종이 다가와서 가래가 많이 생긴 경우에는 부드러운 거즈를 손가락에 말아서 닦아내도록 함.

라) 영양공급
임종을 앞둔 대상자는 구역(메스꺼움)과 구토는 흔한 증상이므로 초기부터 치료하는 것이 좋음. 식사는 소량씩 자주 하도록 하고, 기름진 식사는 피함. 식사 전·후에 휴식을 취하고, 식사 중이나 후에는 바로 눕지 않음. 식사 전에 대상자의 안정을 위해 진통제를 사용할 수 있음.

마) 식욕부진
대상자의 감각 변화, 피곤, 구역(메스꺼움)이나 구토, 구강 내 상처나 입안이 마른 경우, 통증, 우울 등이 식욕부진의 원인임. 소량씩 자주 식사와 간식을 주고, 음식은 보기 좋고 먹음직스럽게 만듦. 딱딱한 음식을 삼키기 힘들어하면 죽이나 미음으로 바꿈. 식사 전에 음료수나 부드러운 음식을 제공함. 물기가 있는 음식이 먹기 편하고 입안이나 목마름을 예방할 수 있음. 되도록 앉아서 식사하고 혼자 먹는 것보다는 가족이 함께 식사하도록 함. 식욕을 자극하기 위해 진토제나 음료를 주기도 함.

바) 수분 섭취와 체액균형
수분 섭취 부족, 발열, 세포외액량 감소, 연하곤란(삼킴곤란), 위장관 수분 손실 등과 심박출량 감소, 부종, 이뇨제 사용과 관련된 전해질 불균형 등의 문제가 발생함. 탈수 현상이 있을 때 이뇨제 사용을 줄이고 수분을 구강과 정맥 내로 공급함. 복수나 부종이 있을 때 이뇨제를 투여하고 혈액순환을 도울 수 있는 체위를 유지함. 발과 다리에 생긴 부종의 경우, 탄력붕대를 사용하며 발 마사지를 병용하기도 함.

사) 배설증진
소량의 식사, 운동 부족, 탈수, 장폐색, 우울증, 약물의 부작용 등으로 변비가 생길 수 있음. 식사는 섬유질이 많은 채소와 싱싱한 과일을 섭취하는 것이 좋음. 장기간 마약제를 사용하는 대상자의 경우 만성 복통, 구역(메스꺼움)과 구토, 복부팽만, 변비, 가성 장폐색증, 식욕부진을 일으키는 마약성 장 증후군이 생기게 되므로 마약 진통제 사용 시 반드시 설사약을 함께 사용해야 함. 그러나 지나친 하제 사용으로 인해 설사하지 않도록 사정하고 대상자와 보호자를 교육할 필요가 있음. 소변이나 대변이 대상자의 의지대로 조절할 수 없는 상태가 되면 유치 도관이나 기저귀 착용을 고려해 볼 수 있음. 이때, 대상자가 무가치함, 무기력함을 느끼지 않도록 정서적 지지를 제공하도록 함.

아) 휴식과 수면

죽음에 대한 공포와 미래에 대한 불안, 동통, 호흡곤란 등과 같은 징후로 인해 수면 장애가 올 수 있음. 대상자가 정서적으로 이완할 수 있도록 옆에서 많이 도와줘야 함. 필요시 의사처방에 의해 수면제 사용이 가능함.

자) 욕창 및 위생관리

① 욕창 관리

욕창 발생이 생기지 않도록 체위 변경을 자주 하고 피부는 건조하고 깨끗하게 유지하며 압력을 제거함. 욕창이 생겼을 시에는 욕창 부위는 바람이 잘 통하도록 하고 필요시 상처간호를 실시함.

② 개인 위생관리

몸을 항상 청결하게 유지하며 거동이 불편하거나 침상에 누워만 있는 대상자도 침상 목욕이나 부분 목욕을 해주어 청결을 유지하도록 함. 집에 있는 환자일 경우 평상복을 입고 단정하게 옷차림과 몸을 깨끗이 하도록 교육하고 말기 대상자는 욕창, 요실금, 변실금 등으로 인해 냄새가 나기 쉬우므로 자주 방을 환기하고 더럽혀진 옷이나 시트는 즉시 갈도록 함.

3) 임종이 임박한 대상자 정서적 영적 간호 돕기

임종을 앞둔 대상자에 따라 개인별로 차별화된 목표를 세우고 현실적으로 접근해야 함. 이러한 접근을 통해 대상자가 상실이나 스트레스가 많은 상황에 적응해 나가도록 도와야 함. 대상자 옆에서 그들이 표현하는 감정과 언어에 귀를 기울이고 이해하려고 노력하는 자세가 필요함. 영적 분야란 삶과 고통과 죽음, 그리고 죽음 후의 세계에 대한 철학과 자세, 믿음과 희망에 관한 것이라고 말할 수 있음. 대상자의 종교를 그대로 받아들이면서 그 종교 안에서 희망과 위안을 찾도록 하고 원하는 의식이나 종교적인 조언과 위로를 받을 수 있도록 도움을 주는 것이 필요함.

가) 의미 추구의 요구

대상자는 과거와 현재 자신의 삶을 뒤돌아보면서 삶의 목적과 의미를 알고자 함. 의미 있는 죽음을 맞이하고자 하는 욕구, 죽음에 대한 두려움을 줄이고 적응하려는 요구, 미지의 세계에 대해 이해하고자 하는 요구, 죽음에 대한 좌절감을 극복하려는 요구, 생의 가치를 확인하고자 하는 요구 등이 있음.

나) 용서에 대한 요구

임종을 앞둔 대상자는 점차 쇠약해지는 상황 속에서 지난날 자기 잘못을 용서받고 싶어 하며 타인에 대한 잘못을 용서하는 마음을 갖게 됨.

다) 존재감 확립을 위한 지원

생의 남은 기간 신의 사랑뿐 아니라 대인관계에서도 사랑을 경험하고자 함. 가족과 친지들은 대상자에 대한 자신들의 애틋한 마음과 사랑을 표현하는 것이 바람직함. 관심 주기, 질문에 답해주기, 들어주기, 긍정적이며 현실적인 격려를 해주는 태도는 대상자에게 존재감을 확립하는 데 매우 중요함. 이러한 관계 형성에는 대상자와의 신뢰 관계 형성이 선행되어야 함.

라) 희망에 대한 요구

거의 모든 임종 대상자는 희망을 품음. 하지만, 간호 돕기 시 대상자가 기대할 수 있는 현실적인 것들을 발견할 수 있도록 도와야 함.

4) 임종이 임박한 대상자의 가족 간호 돕기

임종 대상자의 가족은 대상자의 후원자로서 조력자로서 매우 주요한 역할을 함. 가족은 대상자 가장 가까이에서 그의 감정적인 표현을 직접적으로 경험하게 되고 사랑하는 사람의 상실에 직면하게 됨. 그러므로 수행자는 대상자의 가족을 존중하는 마음을 가지고 예의를 갖추어 대해야 하며 임종 과정에서 대상자를 지지할 수 있도록 격려해야 함. 가족이 대상자를 간호하면서 피로하면 필요한 휴식과 지지를 받도록 함. 임종이 가까이 왔다는 징후가 보이면 가족의 방문, 조용한 간호 수행, 접촉 그리고 대상자에 대한 가족의 사랑을 말할 수 있도록 도움.

5) 임종이 임박한 대상자의 종교적·문화적 간호 돕기

죽음과 영혼에 대한 믿음과 태도도 문화마다 다름. 시신 준비, 부검, 장기기증, 화장, 연명의료 결정은 종교적 신념과 밀접하게 관련됨. 동방정교회, 이슬람교, 여호와의 증인, 정교회 신자들은 부검을 금지하거나 반대할 수 있음. 힌두교도는 힌두교도가 아닌 사람들이 시신을 만지는 것을 원치 않음. 일부 종교에서는 신체 일부를 제거하는 것을 금지하여 장기기증을 반대하고 시신을 온전히 매장하기를 원하기도 함. 바하이교, 모르몬교, 동방정교회, 이슬람교, 로마 가톨릭교에서는 화장을 권장하지 않거나 금지하지만, 힌두교도들은 화장을 선호함. 이처럼 종교적·문화적 관습은 개인에 따라 다를 수 있으므로 대상자와 가족에게 임종 시 어떤 것이 필요한지 물어보고 개별화된 간호를 제공해야 함.

3 사후 간호 보조

가. 사후의 신체적 변화

대상자가 사망하면 수행자는 사체를 인도할 준비를 함. 조직의 손상이나 형태의 변화를 방지하기 위해 가능한 한 사망 후 즉시 사후 처치를 함.

1) 사후 한랭

체온이 점차 떨어지는 사후 한랭이 나타남. 혈액순환이 멈추고 시상하부의 기능이 정지되면서 시간당 1℃가량 떨어짐.

2) 사후강직

사망 후 2~4시간 후부터는 신체가 경직되는 사후강직이 시작되며 약 96시간이 지나면 사후강직이 끝남. 원인은 ATP의 부족으로 근육이 수축하고 관절이 굳기 때문임. 사후강직은 심장, 방광 등의 불수의근부터 시작되어 머리, 목, 몸통, 사지로 뻗어나감. 그러므로 사체는 사후강직이 오기 전에 바른 체위를 취해줌. 의치를 사용했던 대상자는 의치를 끼워주어 자연스러운 얼굴 모습을 유지해 줌.

3) 사후시반

사망 후 순환이 정지되면서 적혈구가 파괴되어 주위 조직을 변색시켜 피부색이 변하는 사후시반이 나타나므로 머리 밑에 베개를 고여 주거나 10~15° 정도 머리를 올려주어 얼굴 변색을 방지함.

나. 사후간호 지침

1) 목적

- 사망한 대상자를 존중하는 마음으로 신체를 단정하게 준비하기 위해
- 유족에게 신체적·정신적 지지를 제공하기 위해
- 법적으로 필요한 조치를 위해

2) 준비물

일회용 장갑, 일회용 가운(필요시), 일회용 마스크, 목욕수건, 작은 수건, 세숫대야, 가위, 수의, 홑이불, 흡수 패드, 사망자의 이름표 2개, 안전핀, 작은 베개, 거즈, 반창고, 솜, 붕대, 사망자의 소지품 정리 봉투, 일반 의료 폐기물 전용 용기, 격리의료폐기물 전용 용기(필요시), 오염 세탁물 통, 손 소독제, 기록지, 공기 청정제

3) 고려사항

- 대상자에게 격리해야 할 감염병이 있었는지 확인하고 감염 전파를 예방하기 위한 지침을 지킴.
- 부검이나 다른 처치가 필요한지 확인함.
- 장기기증 시에는 반드시 의료진에 의해 사후간호가 이루어져야 하며 삽입된 관을 누가 어떻게 제거할 것인지에 대한 것은 의료기관의 지침을 확인해야 함.
- 유족이 대상자의 사망을 통보받았는지 확인하고 그들의 반응을 사정함.
- 유족이 사망한 대상자를 보기 원하는지 사정함.
- 대상자의 종교나 문화적 관습을 확인함.

4) 수행 절차

- 의사가 사망 선언을 하고 기록함(사망 시간, 사망 전에 취한 치료나 활동을 기록).
- 의사가 부검을 요구할 수 있다(부검과 관련된 지침에 따른다).
- 장기 이식을 원하는 경우 장기이식코디네이터와 같은 전문 인력이 장기나 조직기증과 관련된 일을 담당하고 가족의 개인적, 종교적, 문화적 요구를 배려함.
- 수행자는 대상자와 가족의 존엄성을 존중함.
- 검사 대상물이나 특수처방이 있는지 확인함.
- 사체를 가족들에게 보여주기 위해 준비하는 동안 성직자, 직원 등이 가족과 함께 있을 수 있도록 해주고 다른 요구가 있는지 확인함.
- 남성 대상자는 면도하기 전에 가족에게 원하는지 확인함.
- 지침에 따라 삽입된 모든 관은 제거함. 단, 장기기증이 예정된 경우는 유지 장치를 그대로 둠.
- 신체를 깨끗이 닦아 주고 깨끗한 홑이불을 깔아줌. 쓰레기 등의 주변을 정리함.
- 머리를 빗겨서 단정히 해줌.
- 지침에 따라 체위를 취해줌.(앙와위를 취한 후 작은 베개로 머리와 어깨를 높여주고 눈은 감겨줌. 의치는 그대로 두고 입 안에 넣은 솜이 보이지 않도록 함)
- 깨끗한 홑이불을 아래턱까지 오도록 덮고, 가능하면 팔은 나오게 함.
- 방 안의 조명을 약간 낮추고 공기 청정제를 뿌림.
- 가족에게 고인을 볼 것인지 선택하게 함. 어떤 선택을 하든 존중함.
- 가족이 원한다면 고인을 만지고 이야기하며 작별할 수 있도록 도움. 이 과정은 서두르지 않음. 가족에게 혼자 있고 싶은지 물어보고 시간을 줌.

- 사체와 함께 놓아둔 물건, 고인의 소지품을 인수한 사람의 이름, 인수 시간, 품목을 기록함.
- 가족이 돌아간 후에 발견된 고인의 물건은 버리지 말고 가족에게 연락하여 가져가도록 함.
- 지침에 따라 이름표를 붙임(손목, 오른쪽 엄지발가락, 수의 바깥면).
- 사체를 운반할 때는 다른 대상자와 보호자들을 배려함.
- 사체를 병원의 다른 곳이나 장례식장으로 이동할 때는 깨끗한 홑이불을 덮어서 다른 대상자나 방문객에게 보이지 않도록 함.
- 사체 간호에 대한 다른 사항은 의료기관의 정책과 지침을 따름.
- 주변을 정리하고 간호기록을 완성함.

임종 이후의 사체 관리

용품 : 목욕 타월, 세면대야, 가위, 이름표가 달린 수의 용구, 침대보, 탈취제, 기록지

1. 의사는 죽음에 관하여 선고된 시간, 사용된 치료, 행위를 증명해야 함.
2. 필요하면 의사는 부검을 요구할 수도 있음.
3. 직원은 장기나 세포의 기증에 대한 과정을 처리.
   - 개인적, 종교적 및 문화적 필요가 이 과정에 포함되어야 함.
4. 간호사들은 대상자와 가족에게 위엄과 감수성이 손상되지 않도록 함.
   - 의사의 처방을 점검함
   - 신체를 볼 수 있도록 준비하면서 직원, 목사 또는 다른 사람들이 가족과 함께 머물도록 함. 신체에 대한 요구를 가족들에게 물어봄(예 : 면도, 특별한 옷, 성경을 손에 놓음, 염주를 침대 곁에 놓는 것 등).
   - 남자 신체의 면도를 하기 전 : 턱수염을 그대로 두는 것이 관습이면 가족이 면도를 하기를 원하는지를 파악함.
   - 프로토콜에 따라 모든 장비, 튜브, 비품과 더러운 헝겊을 제거함(장기 기증이 이루어지지 않으면 병원 시스템이 그대로 유지되도록 함).
   - 신체를 깨끗이 닦고 깨끗한 천으로 덮고 방의 쓰레기를 모두 치움.
   - 대상자의 머리카락을 손질
   - 눈은 아래로 부드럽게 밀어서 감기도록 함. 의치는 입 안에 있도록 함.
   - 깨끗한 천을 아래턱까지 오도록 덮고, 가능하면 팔은 나오게 함.
   - 악취를 제거하기 위해 가능하면 조명을 낮추고 탈취제를 뿌림.
   - 가족에게 대상자를 볼 것인지, 아니면 보지 않을 것인지를 선택하도록 함.
   - 어느 선택을 할 것인지 분명히 확인해야 함.
   - 가족이 접촉과 이야기를 통하여 작별을 하도록 권유함.
   - 이 과정을 너무 서두르면 안 됨. 가족의 마음이 진정된 후에 홀로 있기를 원하는지 물음. 필요하면 간호사를 호출할 수 있다는 것을 알려줌.
   - 대상자와 함께 두어야 할 개인물품과 누가 어떤 물품을 받았는지를 확인함. 물건과 받은 사람의 이름과 일시를 기록해 둠.
   - 가족이 떠난 뒤에 물건이 발견되면 가족을 불러서 누가 그 물건을 보관할 것인지를 물음. 물건에 대해 설명하는 것은 대상자 가족의 의사결정 과정에 도움이 될 수 있음.
   - 프로토콜에 따라 이름표를 부착함(예 : 손목, 오른쪽 큰 발가락 또는 어깨 바깥쪽).
   - 간호 기록을 완성함.

- 대상자를 병원의 다른 곳이나 장례식장으로 이동할 때는 깨끗한 천으로 가려 다른 대상자들이나 방문객들이 보지 않도록 함.
- 대상자의 처리와 관련된 모든 법적 요건을 준수하기 위하여 모든 프로토콜과 정책을 따름.

4 연명의료 결정법

가. 호스피스·완화의료 및 임종과정에 있는 환자의 연명의료결정에 관한 법률(약칭 : 연명의료결정법)의 목적

호스피스·완화의료와 임종과정에 있는 환자의 연명의료와 연명의료중단등 결정 및 그 이행에 필요한 사항을 규정함으로써 환자의 최선의 이익을 보장하고 자기결정을 존중하여 인간으로서의 존엄과 가치를 보호하는 것을 목적으로 함.

나. 연명의료의 정의

임종 과정에 있는 환자에게 하는 심폐소생술, 혈액투석, 항암제 투여, 인공호흡기 착용 및 그 밖에 대통령령으로 정하는 의학적 시술로서 치료 효과 없이 임종 과정의 기간만을 연장하는 것을 말함.

제2조(연명의료) 「호스피스·완화의료 및 임종과정에 있는 환자의 연명의료결정에 관한 법률」(이하 "법"이라 한다) 제2조제4호에서 "대통령령으로 정하는 의학적 시술"이란 다음 각 호의 시술을 말한다.
1. 체외생명유지술(ECLS)
2. 수혈
3. 혈압상승제 투여
4. 그 밖에 담당의사가 환자의 최선의 이익을 보장하기 위해 시행하지 않거나 중단할 필요가 있다고 의학적으로 판단하는 시술

[본조신설 2019. 3. 26.] [종전 제2조는 제3조로 이동 〈2019. 3. 26.〉]

다. 호스피스·완화의료의 정의

다음 각 목의 어느 하나에 해당하는 질환으로 말기 환자로 진단을 받은 환자 또는 임종과정에 있는 환자(이하 "호스피스대상환자"라 함.)와 그 가족에게 통증과 증상의 완화 등을 포함한 신체적, 심리사회적, 영적 영역에 대한 종합적인 평가와 치료를 목적으로 하는 의료를 말함.

1) 암
2) 후천성면역결핍증
3) 만성 폐쇄성 호흡기질환
4) 만성 간경화
5) 그 밖에 보건복지부령으로 정하는 질환

보건복지부령으로 정하는 질환

■ 호스피스·완화의료 및 임종과정에 있는 환자의 연명의료결정에 관한 법률 시행규칙 [별표 1] 〈신설 2022. 4. 14.〉

호스피스 대상 질환(제2조의2 관련)

질환	진단명
만성호흡부전	상세 불명의 만성 기관지염
	천식
	천식지속상태
	기관지확장증
	탄광부진폐증
	석면 및 기타 광섬유에 의한 진폐증
	실리카를 함유한 먼지에 의한 진폐증
	상세 불명의 진폐증
	결핵과 연관된 진폐증
	성인호흡곤란증후군
	기타 간질성 폐질환
	달리 분류되지 않은 호흡부전
	기타 호흡장애

라. "연명의료계획서"란 말기 환자 등의 의사에 따라 담당의사가 환자에 대한 연명의료중단등결정 및 호스피스에 관한 사항을 계획하여 문서(전자문서를 포함한다)로 작성한 것을 말함.

마. "사전연명의료의향서"란 19세 이상인 사람이 자신의 연명의료 중단 등 결정 및 호스피스에 관한 의사를 직접 문서(전자문서를 포함한다)로 작성한 것을 말함.

참고문헌

- Audrey Berman외. (2023). 기본간호학 Ⅰ,Ⅱ(제11판). 이현주 외 (번역). 현문사
- Lgnatavicius외. (2023). 성인간호학 Ⅲ(제10판). 황선영 외 (번역). 현문사
- 감염병예방법(약칭) [시행 2024. 7. 24.] [법률 제20090호, 2024. 1. 23., 일부개정]
- 강경숙 외. (2018). 보건교육학. JMK
- 강성진 외(2022). 개정2판 보건의료인을 위한 공중보건학, 도서풀판 의학교육
- 결핵예방법 [시행 2023. 12. 14.] [법률 제19442호, 2023. 6. 13., 일부개정]
- 고일선 외 1인. (2022). 고등학고 간호의 기초. 은하출판사
- 고일선. (2022).기초간호학개요. 은하출판사
- 고일선.박이균. (2023). 기초간호임상실무. 은하출판사
- 공병혜.(2018). 간호 윤리. 현문사
- 교육부. (2023). 요양지원. 포널스
- 구강보건법 [시행 2024. 3. 29.] [법률 제19292호, 2023. 3. 28., 일부개정]
- 구난숙 외(2023). 개정판 공중보건학. 파워북
- 김광숙 외(2022). 지역사회간호학 이론과 실제. 현문사
- 김금순 외. (2017). 성인간호학 Ⅰ(제8판). 수문사.
- 김명 외. (2017). 보건교육방법 및 자료 개발. 계축문화사
- 김민호 외. (2023). 공중보건학. 수문사
- 김양호 외. (2020). 제7판 수정판 공중보건학. 현문사
- 김양희 외. (2025). 간호의 기초.피앤피북
- 김영임 외. (2023). 지역사회간호학, 한국방송통신대학교출판문화원
- 김용숙 외. (2025). 보건간호. 피앤피북
- 김준연. (2018) 한의 진료 보조 실무.은하출판사
- 김증임 외 6인. (2022).노인간호학.수문사
- 김현하 외. (2022).고등학교 간호의 기초. 포널스
- 김혜옥 외 6인. (2016).간호 윤리학. JMK
- 김희걸 외. (2000). 지역사회간호학Ⅱ. 현문사
- 남철현 외. (2022). 공중보건학. 계축문화사
- 다나카 미호,하치가사키 레이코. (2016). 실습준비노트(간호대생을 위한). 군자출판사.
- 대한의료관련감염관리학회. (2023). 의료관련감염관리. 군자출판사
- 대한천식알레르기학회. (2021). 한국 천식진료지침.
- 박경희. (2019). 그림으로 보는 상처관리. 군자출판사.
- 병원간호사회. (2018). 근거기반 임상간호실무지침 통증간호.
- 병원간호사회. (2022). 근거기반 임상간호실무지침 욕창간호.
- 병원간호사회. (2023). 근거기반 임상간호실무지침 정맥혈전색전증 예방간호.
- 보건복지부 국립재활원. (2018). 나에게 딱 맞는 휠체어 – 휠체어 사용법 가이드.
- 보건복지부. (2024). 2024년 요양보호사 양성 표준교재. 도서출판 대광의학
- 송경애 외. (2023). 기본간호 중재와 술기. 수문사
- 송경애 외. (2023). 기본간호학 Ⅰ,Ⅱ. 수문사
- 송영신 외. (2023). EBN 기본간호학 Ⅰ,Ⅱ. 수문사
- 송영신 외. (2023). EBP 기본간호실무. 수문사
- 신윤희 외. (2020). 기본간호학 Ⅰ,Ⅱ(제8판). 계축문화사
- 심문숙 외. (2022). 제3판 지역사회간호학. 현문사
- 심문숙 외. (2022). 지역사회간호학Ⅱ. 현문사
- 안양희 외. (2017). 보건교육학. 현문사
- 안전보건공단. (2020). 안전보건 실무길잡이 11권 보건 및 사회복지 사업
- 양선희 외. (2021). 기본간호학 Ⅰ,Ⅱ(제4판). 현문사
- 양숙자 외. (2022). 지역사회간호학. 현문사
- 오선영. (2017). NCS에 따른 보건교육 연구 방법론 실무서. 메디시언
- 원종순 외. (2023). 핵심 기본간호수기(제4판). 현문사

참고문헌

- 윤은자 외. (2022). 성인간호학 Ⅱ(제9판). 수문사
- 윤희종 외.(2021). 제4판 공중보건학. 현문사
- 의료법 [시행 2024. 5. 20.] [법률 제19421호, 2023. 5. 19., 일부개정]
- 이정균 외. (2020). 보건 간호. 은하출판사
- 이주열 외, 보건행정학, 계축문화사, 2021
- 이한기 외(2022), 개정판 공중보건학. 현문사
- 이현영 외. (2023). 기초간호임상실무. 피앤피북.
- 이현영 외. (2025). 기초간호임상실무. 피앤피북.
- 장성옥 외. (2018). 기본간호학 실습지침서(제5판). 군자출판사.
- 정신건강복지법(약칭) [시행 2024. 7. 24.] [법률 제20113호, 2024. 1. 23., 일부개정]
- 조경희 외. (2023). 보건 간호. 포널스
- 지역사회보건편찬위원회. (2022). 지역사회간호학 1,2. 수문사
- 직업계고 실습실 안전 수칙. (2021). 경기도교육청
- 질병관리청.(2017, 2019년7월 12일 수정자료), 의료관련감염 표준예방지침,
- 편집부. (2016). 간호사·보건의료인을 위한 왜? 어떻게? 1(기본간호). 의학교육.
- 한국간호교육평가원. (2017). 핵심기본간호술 평가항목 프로토콜.
- 한국보건의료인국가시험원. (2017). 간호조무사 직무분석 연구.
- 혈액관리법 [시행 2023. 6. 22.] [법률 제18626호, 2021. 12. 21., 일부개정]
- 환경부. (2023). 의료폐기물 분리배출 지침.

[참고사이트]

- 국가직무능력표준 https://www.ncs.go.kr
- 노인장기요양보험공단 http://www.longtermcare.or.kr
- 대한결핵협회 https://www.knta.or.kr
- 법제처 국가법령정보센터 https://www.law.go.kr
- 질병관리청 국가건강정보포털 https://health.kdca.go.kr

초단기 완성
간호조무사
CBT 국가시험 완벽 대비 요약집

발 행	2025년 4월 30일 초판1쇄
저 자	피앤피북 편집부
발 행 인	최영민
발 행 처	피앤피북
주 소	경기도 파주시 신촌로 16
전 화	031-8071-0088
팩 스	031-942-8688
전자우편	pnpbook@naver.com
출판등록	2015년 3월 27일
등록번호	제406-2015-31호

정가 : 26,000원

- 이 책의 어느 부분도 저작권자나 발행인의 승인 없이 무단 복제하여 이용할 수 없습니다.
- 파본 및 낙장은 구입하신 서점에서 교환하여 드립니다.

ISBN 979-11-94085-48-5 (13510)